ÉLÉMENS

DE

MÉDECINE-PRATIQUE.

TOME SECOND.

ELEMENS
DE
MÉDECINE-PRATIQUE
DE
M. CULLEN, M. D.

Traduits de l'Anglois sur la quatrième & dernière édition, avec des Notes, dans lesquelles on a refondu la Nosologie du même Auteur, décrit les différentes espèces de maladies, & ajouté un grand nombre d'Observations qui peuvent donner une idée des progrès que la Médecine a faits de nos jours ;

PAR M. BOSQUILLON,

Écuyer, Docteur-Régent de la Faculté de Médecine de Paris, Lecteur du Roi & Professeur de Langue grecque au Collège Royal de France, Censeur Royal, & Associé honoraire de la Société de Médecine d'Edimbourg, &c. &c.

TOME SECOND.

A PARIS,

Chez THÉOPHILE BARROIS *le jeune*, Libraire, quai des Augustins, n°. 18 ;
MÉQUIGNON *l'aîné*, Libraire, rue des Cordeliers, près des Ecoles de Chirurgie.

M. DCC. XCV.

TABLE
DES CHAPITRES
CONTENUS DANS CE VOLUME.

PREMIERE PARTIE.

LIVRE IV.

LIVRE V.

SECONDE PARTIE.

LIVRE PREMIER.

LIVRE II.

LIVRE III.

SECTION I.

SECTION II.

SECTION III.

LIVRE III.

TROISIEME PARTIE.

LIVRE I.

LIVRE II.

LIVRE III.

FIN DE LA TABLE.

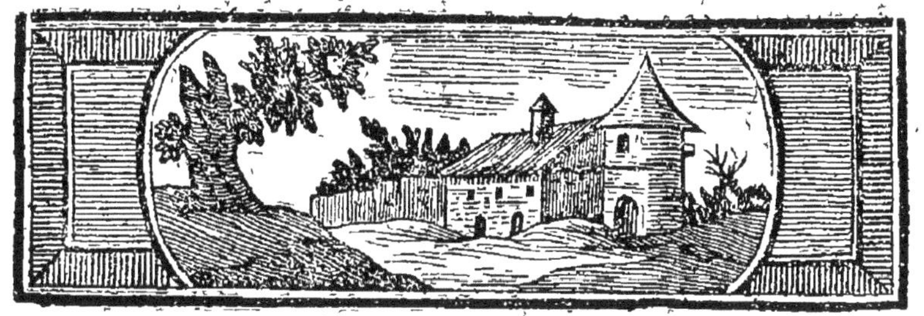

ÉLÉMENS DE MÉDECINE-PRATIQUE.

PREMIERE PARTIE.

LIVRE IV.

Des Hémorrhagies.

CHAPITRE PREMIER.

De l'Hémorrhagie en général.

735. LES Nosologistes, en établissant une classe ou un ordre de maladies sous le titre d'*Hémorrhagies* (a), n'ont adopté pour caractère de cette classe ou de cet ordre, que la seule circonstance d'épanchement de sang rouge ; ils ont ainsi réun[i]

(a) L'auteur donne le caractère suivant des hémorrhagies. Il y a pyrexie avec un écoulement de sang qui n'est occasionné par aucune force interne ; le sang tiré des veines ressemble à celui que l'on en tire dans les phlegmasies N.C. Ordre IV.

des maladies dont la nature est fort différente : mais dans tout arrangement méthodique, il faut éviter, autant qu'il est possible, toute pareille association arbitraire & non naturelle. Les Nosologistes, en se conduisant ainsi, ont en outré supprimé ou perdu de vue la distinction des hémorrhagies en passives & en actives (*a*), qui est adoptée & bien fondée.

736. Mon dessein est de rétablir cette distinction ; c'est pourquoi je ne comprendrai ici, sous le titre d'hémorrhagies, que celles que l'on a communément appellées actives ; c'est-à-dire, qui sont accompagnées d'un certain degré de pyrexie, lequel paroît toujours dépendre de l'accélération du mouvement du sang dans les vaisseaux qui le laissent échapper, & cette accélération est particuliérement l'effet d'une cause interne. Hoffmann (*b*) me sert en ceci de guide ; il a joint les hémorrhagies actives aux malades fébriles, & a, en conséquence, placé les premieres comme un ordre dans la classe des pyrexies. J'exclus de cet ordre tous les épanchemens de sang rouge qui sont entiérement dus à une violence externe, & tous ceux qui, quoique produits par des causes internes, ne sont cependant pas accompagnés de pyrexie, & paroissent occasionnés par une fluidité putride du sang, par la foiblesse ou l'érosion des vaisseaux, plutôt que par l'accélération de la circulation du sang dans ces mêmes vaisseaux.

737. Avant de traiter de ces hémorrhagies proprement dites, qui forment un ordre dans ma nosologie, je parlerai de l'hémorrhagie active en général ; car les différens genres & les différentes especes dont je m'occuperai particuliérement par la suite, ont un si grand nombre de circonstances qui leur sont communes, qu'il est convenable & utile de les considérer sous un point de vue général, comme je vais tenter de le faire.

(*a*) On nomme hémorrhagies passives celles qui sont dues a des causes externes sans augmentation d'action dans les vaisseaux dont coule le sang. Les hémorrhagies actives surviennent sans aucune de ces causes, & sont l'effet de l'action augmentée dans les vaisseaux de la partie. Les hémorrhagies passives appartiennent aux *apocenoses* ; c'est-a-dire, aux flux d'humeurs qui ne sont pas accompagnés d'irritation, ni de pyrexie.

(*b*) Il est le seul qui ait mis les hémorrhagies au rang des maladies fébriles. C'est avec raison qu'il observe qu'en considérant avec attention les phénomènes des hémorrhagies, & en examinant la maniere dont elles se manifestent, elles paroissent en quelque sorte produites par des mouvemens plus modérés, mais semblables à ceux qu'y occasionnent les fièvres.

SECTION PREMIERE.

Des Phénomènes de l'Hémorrhagie.

738. Les phénomènes de l'hémorrhagie sont en général les suivans :

Les hémorrhagies affectent particuliérement les pléthoriques, & ceux qui sont d'un tempérament sanguin. Elles surviennent le plus communément au printemps, ou au commencement de l'été.

Plus ou moins de temps avant que l'hémorrhagie commence, car ce temps varie suivant les différens cas, il y a des symptomes de plénitude & de tension aux environs des parties dont le sang doit couler : on observe dans celles que l'on peut découvrir à la vue, de la rougeur, du gonflement, & un sentiment de chaleur ou de démangeaison ; le malade éprouve dans les parties internes, immédiatement avant l'écoulement, un sentiment de pesanteur & de chaleur ; souvent même il ressent dans ces deux cas différentes douleurs dans les parties voisines.

739. Lorsque ces symptomes ont duré quelque-temps, il survient un certain degré d'accès de froid, comme dans la pyrexie, auquel succéde celui de chaud ; pendant cet accès, il coule une plus ou moins grande quantité de sang, d'une couleur vermeille ; cet écoulement dure plus ou moins ; mais communément il s'arrête de lui-même au bout de quelque-temps, & la pyrexie cesse en même-temps.

740. Pendant l'accès du chaud qui précéde l'hémorrhagie, le pouls est fréquent, vif, plein, & souvent dur ; mais il devient, à mesure que le sang coule, plus mol & moins fréquent.

741. Le sang que l'on tire des veines, dans les hémorrhagies, offre, en se coagulant, le gluten communément séparé, ou il se forme une croûte sur sa superficie, comme dans les phlegmasies (a).

742. Les hémorrhagies une fois produites par des causes internes, sont sujettes à revenir au bout d'un certain intervalle ; dans quelques circonstances elles reparoissent très-souvent, & elles ont fréquemment des périodes fixes.

743. Tels sont, en général, les phénomènes de l'hémor-

(a) Cette apparence du sang est une preuve que la diathèse inflammatoire a lieu dans les hémorrhagies.

rhagie; il y a cependant des cas où ils ne sont pas tous exactement marqués, il peut même arriver que quelques-uns ne s'apperçoivent nullement; mais il suffit, pour établir le caractère de ce genre, que le systême soit toujours plus ou moins généralement affecté, & que, dans quelques cas, il y ait des hémorrhagies, de même que des inflammations purement topiques.

SECTION II.

De la cause prochaine de l'Hémorrhagie.

744. LA pathologie de l'hémorrhagie paroît assez aisée à connoître. Quelque inégalité dans la distribution du sang occasionne une congestion dans certaines parties du systême sanguin; c'est-à-dire, que certains vaisseaux reçoivent une plus grande quantité de sang qu'ils ne peuvent en contenir en raison de leur capacité naturelle (*a*). En conséquence, ils se distendent extraordinairement, & cette distention devenant pour eux un stimulus, augmente leur action à un dègré plus considérable que de coutume; le sang alors poussé avec une force extraordinaire dans les extrêmités de ces vaisseaux, les ouvre par anastomose, ou par rupture; & si ces extrêmités sont situées d'une maniere lâche sur les surfaces externes ou internes de quelques cavités qui s'ouvrent

---

(*a*) Cette congestion, ou cette accumulation extraordinaire du sang dans certains vaisseaux, doit arriver toutes les fois qu'une cause quelconque détermine une plus grande quantité de sang vers certaines parties; & lors même que ces vaisseaux sont désemplis, souvent la cause qui produit la détermination continue & la congestion se renouvelle; ce qui donne lieu aux rechûtes.

La réaction qui survient lorsque la congestion est formée, & les autres symptomes qui l'accompagnent, prouvent que les inflammations & les hémorrhagies se ressemblent beaucoup: elles ne différent qu'en ce que, dans ces dernieres, la détermination qui a précédé, & la congestion, sont plus remarquables, parce qu'elles ont lieu dans des vaisseaux qui se distendent facilement & s'ouvrent par rupture. Les inflammations, au contraire, sont situées dans des membranes d'une texture plus compacte, qui n'est pas susceptible d'une distension ou d'un épanchement considérable Les Stahliens ont eu raison d'avancer que l'inflammation & l'hémorrhagie dépendoient d'une même cause; savoir, de la congestion; mais ils avoient tort d'ajouter que l'ame intelligente fixoit la congestion dans un lieu impropre. Il est plus naturel de dire que ces maladies dépendent d'une nécessité physique plutôt que d'un être sensitif, soit que cette nécessité soit l'effet d'un état particulier des solides, ou d'une cause purement méchanique.

extérieurement, il sort une certaine quantité de sang du corps.

745. Ce raisonnement servira, en quelque sorte, à expliquer la maniere dont se forme l'hémorrhagie. Mais il me paroît que, dans la plupart des cas, quelques autres circonstances concourent à la produire; car il est probable que la congestion occasionne un sentiment de résistance qui excite l'action de la force médicatrice de la nature, dont les efforts sont communément accompagnés de la formation de l'accès de chaud de pyrexie, lequel donne plus de force à l'action des vaisseaux; le concours de ces efforts contribue plus efficacement à ouvrir les extrêmités des vaisseaux, & détermine le sang à sortir.

746. Ce que j'ai dit dans les deux paragraphes précédens, paroît rendre raison de tous les phénomènes de l'hémorrhagie; on ne doit en excepter que la circonstance de ses retours fréquens, qui, je crois, peut s'expliquer de la maniere suivante. Dès que la congestion & l'irritation qui en est la suite sont dissipées par l'écoulement du sang, ce dernier doit cesser spontanément, immédiatement après; mais comme dans ce cas les causes internes qui avoient produit une distribution inégale du sang, subsistent communément, elles doivent alors agir avec plus de facilité, parce que les vaisseaux de la partie qui sont extraordinairement distendus & relâchés, sont plus disposés à favoriser la congestion sanguine, & à produire, en conséquence, le même ordre de phénomènes qu'avant.

747. Ceci peut suffire pour expliquer le retour ordinaire de l'hémorrhagie; mais il y a encore une autre circonstance dont il faut parler ici, parce qu'elle concourt communément à le produire; cette circonstance est l'état général de pléthore du systême, qui augmente l'effet de toute cause qui donne lieu à la distribution inégale du sang. L'hémorrhagie peut souvent dépendre de l'état des vaisseaux d'une partie, qui est tel qu'il y favorise la congestion: néanmoins, pour qu'un semblable état produise son effet, il est nécessaire que tout le systême soit au moins dans son état de pléthore naturel; & si cet état est extraordinairement augmenté à un degré quelconque, il déterminera encore plus certainement les effets de la conformation locale. Le retour de l'hémorrhagie doit, pour cette raison, avoir lieu avec plus de certitude quand le systême acquiert une pléthore extraordinaire: or, l'hémorrhagie tend toujours à augmenter l'état de pléthore du systême, & à occasionner, par conséquent, son propre retour.

748. Pour prouver que l'hémorrhagie contribue à produire ou à augmenter l'état de pléthore du systême, il suffit d'observer que la quantité de fluides séreux étant donnée, l'état des excrétions dépend d'un certain équilibre entre la force des grosses artères qui poussent le sang, & la résistance des conduits excréteurs. Or, la force des artères dépend de la plénitude & de la distention qu'y occasionne particuliérement la quantité de globules rouges & de gluten ; ces derniers sont bornés en grande partie aux artères rouges ; d'où il résulte que l'hémorrhagie, en privant principalement le sang de globules rouges & de gluten, doit produire un plus grand vuide dans les artères rouges & les affoiblir davantage. Les excrétions diminuent en proportion que l'action des artères rouges devient plus foible ; & en conséquence les ingesta continuant à être les mêmes, il s'accumule une plus grande quantité de fluides dans les gros vaisseaux. C'est de cette maniere que se réparent si promptement les pertes de sang occasionnées par les hémorrhagies artificielles, ou spontanées, lorsqu'elles sont contenues dans de certaines bornes ; mais les fluides étant poussés en moins grande quantité dans les conduits excréteurs, les excrétions diminuent, ce qui donne lieu à ces conduits de tomber dans un état de contraction ; si même cet état continue long-temps, ils acquerront plus de rigidité, & ne céderont pas au même degré de force qu'avant. Par conséquent, quoique le sang, en s'accumulant de nouveau dans les artères, leur ait rendu leur premier degré de plénitude, de tension & de force, cette force ne sera cependant pas en équilibre avec la résistance des conduits excréteurs, dont la rigidité est augmentée, & ne suffira pas pour rétablir les excrétions dans leur premier état ; d'où il résultera une nouvelle accumulation dans les artères, qui augmentera leur état de pléthore. On conçoit de cette maniere, plus facilement, comment l'hémorrhagie tend à occasionner son propre retour avec plus de violence en augmentant l'état de pléthore du systême ; de plus, le sang exige un temps determiné pour se renouveller & s'accumuler de nouveau ; mais ce temps est à-peu-près le même dans les différens retours de l'hémorrhagie ; c'est pourquoi ces retours arrivent communément à des périodes fixes, comme on l'a fréquemment observé.

749. J'ai ainsi expliqué la nature de l'hémorrhagie en général ; je crois qu'elle dépend de quelque inégalité dans la distribution du sang, qui donne lieu à une congestion de ce fluide dans certaines parties du systême sanguin. Il est sans

doute probable que, chez la plupart des hommes, les différentes parties de ce système sont en équilibre les unes avec les autres; & que la densité, & par conséquent la résistance des différens vaisseaux, sont en proportion de la quantité de sang que chacun d'eux doit recevoir; d'où il arrive fréquemment qu'il ne survient aucune inégalité dans la distribution du sang, pendant le cours d'une longue vie. Néanmoins, si nous faisons attention que le système sanguin est continuellement dans un état de pléthore, c'est-à-dire, que les vaisseaux sont constamment distendus au-delà du volume qu'ils auroient, si aucune force ne les retenoit dans cet état de distention, nous serons persuadés que cet état peut facilement être changé. Car les vaisseaux sont d'une part élastiques, & tendent constamment à se contracter, pour peu que l'on diminue une partie de la force qui les distend; d'une autre part, ils n'ont pas assez de rigidité, pour ne pas se distendre plus que de coutume, lorsque le sang y est poussé avec plus d'impétuosité; d'où il est aisé de comprendre comment il peut naître, chez la plupart des hommes, des causes qui augmentent la contraction ou la distension dans l'une ou l'autre partie du système, ou comment la distribution inégale du sang peut avoir lieu (a). Il est également aisé d'expliquer comment, dans

(a) L'auteur a exposé très-clairement dans sa physiologie, *sect. III*, *chap. III.* les causes capables de produire les inégalités dans la distribution du sang: c'est pourquoi je ne m'en occuperai pas ici. J'observerai seulement qu'en admettant que le tempérament dépend de la constitution primitive, il est aisé de reconnoître que certains vaisseaux peuvent, par une disposition naturelle, recevoir le sang plutôt & en plus grande quantité que d'autres. C'est même de cette disposition que dépendent les évolutions successives qui se font dans les différentes parties du corps, tant pour l'accroissement que pour d'autres fonctions particulieres. La distribution doit donc être nécessairement inégale; néanmoins il ne survient aucune maladie, tant que l'équilibre subsiste, & que la distribution du sang est proportionnelle à la force du cœur & à la résistance des parties. La santé n'est troublée que quand différentes circonstances, telles que les causes externes, produisent des variétés dans cette distribution. Des constrictions, ou des dilatations contre nature, peuvent aussi augmenter la détermination ou l'impétuosité du sang vers une partie. Par exemple, les habitans de certaines contrées ont quelques parties plus considérables que les autres peuples, soit que cela dépende d'une conformation originelle ou d'une façon de vivre particulière. Les Westphaliens ont la tête plus grosse que les habitans de l'Attique. Que ces effets soient produits par la constitution primitive ou par une cause accidentelle, il survient toujours une certaine constriction

un systême parfaitement distendu ou pléthorique, une petite inégalité dans la distribution du sang peut former ces congestions qui donnent lieu à l'hémorrhagie.

750. J'ai tâché d'expliquer ainsi comment l'hémorrhagie peut être occasionnée dans un période quelconque de la vie, ou dans une partie quelconque du corps; mais il survient des hémorrhagies dans certaines parties plus fréquemment que dans d'autres, & à certains périodes de la vie plus facilement qu'à d'autres; on peut, en conséquence, exiger qu'en exposant la doctrine générale des hémorrhagies, je rende raison des circonstances qui donnent lieu aux hémorrhagies particulieres dont je viens de faire mention; c'est ce que je vais tenter.

751. Le corps de l'homme, qui, dans sa premiere formation, est d'un volume fort petit, acquiert par la suite une masse considérable. Cette augmentation de volume consiste, en grande partie, dans l'accroissement de la quantité des fluides, & dans l'élargissement proportionnel des vaisseaux qui les contiennent; mais, en même-temps, la quantité de matiere solide augmente aussi par degrés; & de quelque maniere que nous supposions que cela se fasse, il est probable que le progrès du corps des animaux pendant tout le temps de son accroissement dépend de l'extension du systême artériel; & telle est la constitution du systême sanguin, que le mouvement du sang dans les artères tend constamment à les étendre dans toute sorte de dimension.

752. L'état du solide animal est, dans le temps de la premiere formation du corps, très-lâche, & céde facilement (*a*);

---

dans le systême, qui occasionne des changemens, d'où s'ensuivent des inflammations & des hémorrhagies.

Il est aisé d'expliquer les causes qui donnent lieu à la distribution inégale du sang, en admettant, avec M. Cullen, que les vaisseaux sont toujours pleins & dans un état de pléthore; de maniere que chaque fibre, pour entretenir l'équilibre, est tendue au-delà de son élasticité naturelle, & reste abandonnée à elle-même. En conséquence, le moindre changement qui arrive relativement à la quantité de sang, & la distension la plus légere des vaisseaux au-dela de leur équilibre naturel, suffisent pour occasionner un pléthore morbifique. La constriction & le relâchement doivent être considérés comme des effets qui donnent lieu aux congestions.

(*a*) Il est nécessaire, par une loi établie par le Créateur, que le corps passe par gradation d'un petit volume à un plus grand; il a fallu, pour cet effet, que les solides fussent d'abord très-lâches, afin de pouvoir s'étendre & favoriser l'apposition de la matiere sur-

en conséquence, l'extension du systême se fait d'abord très-promptement : mais en même-temps elle favorise l'apposition d'une plus grande quantité de matiere sur les parties solides; ces dernières acquièrent constamment une plus grande densité, à proportion de ce qu'elles s'étendent ; c'est pourquoi elles opposent plus de résistance à leur propre extension & à leur accroissement ultérieur. Ainsi, l'on observe à mesure que le volume du corps augmente, que son accroissement, dans un temps donné, diminue proportionnellement de jour en jour, & cesse enfin totalement.

753. Telle est l'idée générale de la maniere dont se fait l'accroissement du corps, jusqu'à ce qu'il ait acquis tout le volume dont il est susceptible ; mais il faut remarquer que cet accroissement ne se fait pas également dans chaque partie; il est nécessaire, pour l'économie du systême, que quelques-unes se développent les premieres, & qu'elles parviennent aussi à leur état de perfection plutôt que les autres. C'est ce qui s'observe particuliérement à l'égard de la tête, dont les parties paroissent se développer les premieres, & parvenir plus promptement à leur grandeur naturelle.

754. On doit présumer que les dimensions, ou l'état de relâchement des vaisseaux de la tête, ou bien la direction de la force du sang, doivent naturellement favoriser cet accroissement inégal, & il résulte nécessairement de ce qui a été dit dans (752), que les vaisseaux de la tête qui croissent plus promptement & parviennent plutôt à leur état de perfection, doivent aussi acquérir plutôt ce degré de densité qui s'oppose à leur extension ultérieure. Néanmoins, tant que la force du cœur & la quantité des fluides restent dans le même état, relativement à tout le systême, les puissances qui produisent la distension & l'extension sont dirigées vers

les solides. Dans le premier âge de la vie, les canaux excrétoires sont plus disposés à résister à l'impétuosité du sang, que ne le sont les gros vaisseaux : ce qui étoit absolument nécessaire pour empêcher la dissipation des parties les plus subtiles des fluides. Tant que le relâchement des solides est considérable, il est rare que les effets de la pléthore produisent des maladies ; c'est pour cette raison qu'il survient rarement des congestions sanguines dans l'enfance, quoiqu'il y ait pléthore : mais à mesure que les solides prennent un certain degré d'accroissement, la résistance augmente, & la pléthore morbifique devient plus dangereuse. On voit, d'après cela, pourquoi les hémorrhagies sont si fréquentes à l'âge de puberté ; elles sont une conséquence du degré de force qu'ont acquis les solides pour résister à l'impétuosité des fluides.

les parties qui n'ont pas encore acquis la même densité, ni les mêmes dimensions que celles qui ont été développées les premieres ; c'est pourquoi ces puissances continuent à agir jusqu'à ce que chaque partie du systême soit, relativement à sa densité & à sa résistance, en équilibre avec chacune des autres parties, & jusqu'à ce que le tout soit aussi en équilibre avec la force du cœur, de maniere qu'il ne puisse plus se faire d'accroissement ultérieur dans aucune partie, à moins qu'il ne survienne quelque circonstance extraordinaire.

755. Cette maniere dont se fait l'accroissement du corps, semble dépendre d'un certain équilibre entre la force du cœur, ou la puissance qui produit la distension & la résistance des solides ; d'où il paroît que tant que les solides sont très-lâches & cédent facilement, une cause accidentelle quelconque peut augmenter la force du cœur sans occasionner aucun désordre fort sensible dans le systême. Mais il en résulte aussi que plus la force du cœur & la résistance des solides approcheront d'un équilibre parfait entre elles, plus l'accroissemnt de la premiere donnera facilement lieu à la rupture des vaisseaux, qui ne cédent que difficilement à l'extension.

756. Il suit nécessairement de ce que je viens de dire, que les effets de tout état de pléthore extraordinaire du systême différeront en raison des divers périodes de l'accroissement du corps, dans lesquels cet état surviendra. Il est, en conséquence, évident que si la pléthore a lieu pendant que la tête croît encore, & que la détermination du sang y est plus forte que vers les autres parties, la quantité augmentée de sang s'y portera spécialement ; de plus, comme l'équilibre entre les puissances qui produisent l'extension & la distension est alors presque parvenu à son plus haut point de précision, la détermination du sang vers la tête y produira plus facilement la rupture des vaisseaux, ou une hémorrhagie. C'est pour cette raison que les hémorrhagies du nez sont si fréquentes chez les jeunes gens, & qu'elles y surviennent d'autant plus facilement, qu'ils approchent davantage de leur parfait accroissement ; ou bien on pourroit les attribuer, avec peut-être plus de fondement, à la proximité de l'âge de puberté, qui est le temps où il paroît se faire dans les deux sexes, & spécialement chez les femmes, une nouvelle détermination dans le systême (a).

(a) La résistance que le sang trouve vers la tête, paroît le déterminer a refluer vers les parties inférieures, où il contribue

757. On pourroit objecter que la détermination d'une plus grande quantité de sang vers les vaisseaux de la tête, produit une rupture des vaisseaux dans d'autres parties de la tête, de même que dans le nez : mais cela n'arrive pas communément, parce que ce dernier doit le sentiment dont il jouit à un lacis considérable de vaisseaux sanguins qui s'étend sur toute la surface interne des narines, & est recouvert uniquement de tégumens minces & foibles. C'est en raison de cette structure particuliere, que toutes les fois que la circulation du sang est augmentée dans les vaisseaux de la tête, ceux du nez se rompent plus facilement ; & quand cette hémorrhagie a lieu, non-seulement elle dégorge les autres extrêmités de la carotide externe, d'où viennent principalement les artères du nez, mais même en grande partie, le systême de la carotide interne ; car cette derniere envoie quelques rameaux au nez, qui s'étendent sur sa surface interne, & se joignent probablement par anastomose avec les extrêmités de la carotide externe ; de maniere que, quand quelques-unes de ces extrêmités sont rompues, *la force de dérivation* de Haller a lieu : le sang qui sort dégorge tout le systême des vaisseaux sanguins de la tête, & communément arrête aussi l'hémorrhagie qui survient en même-temps dans une autre partie du corps.

758. D'après ces principes, on voit pourquoi des hémorrhagies du nez, si fréquentes avant le période de la puberté, ou de l'accroissement parfait, arrivent rarement passé ces périodes ; je dois encore ajouter que quand même on observeroit des hémorrhagies plus tard, cela ne formeroit aucune objection contre ma doctrine, parce qu'on pourroit les attribuer à un relâchement particulier des vaisseaux du nez, & peut-être à l'habitude contractée par ces vaisseaux, lorsque l'équilibre du systême auroit dû d'ailleurs être convenablement établi.

759. Quand les progrès de l'accroissement se font régulièrement, & que l'équilibre du systême est convenablement

---

à développer les organes de la génération. C'est en effet vers ce période que commence la puberté dans l'homme & le flux menstruel chez les femmes. Lorsque ce changement d'équilibre a lieu, & que le corps, ainsi que ses parties, ont acquis leur dernier degré d'accroissement, l'état de pléthore doit augmenter & se faire sentir, particulièrement dans les endroits où les solides ne peuvent prêter long-temps à la distension, tels que les poumons, qui sont alors particulièrement affectés.

établi en proportion de l'accroissement graduel de tout le corps & de l'accroissement successif de chaque partie, l'état de pléthore même ne produit pas d'hémorrhagie, ou au moins n'en produit aucune après celle du nez : mais si, tant que l'état de pléthore continue, il subsiste quelque inégalité dans certaines parties du systême, il peut encore se former facilement des congestions hémorrhagiques ou inflammatoires.

760. On peut observer, en général, que quand les différentes parties du systême de l'aorte ont acquis leur accroissement parfait, & sont dans un équilibre convenable les unes avec les autres, s'il subsiste ou survient alors un degré considérable de pléthore, la précision extrême de l'équilibre se trouvera entre les systêmes de l'aorte & de l'artère pulmonaire, ou entre les vaisseaux des poumons & ceux du reste du corps (*a*). Le peu de capacité des vaisseaux du poumon est communément compensé par la plus grande vélocité du sang qui y circule ; mais si cette vélocité n'est pas constamment réglée de maniere à produire la compensation nécessaire, il est probable que l'état de pléthore de tout le corps affectera toujours particuliérement les poumons, & en conséquence, l'hémorrhagie qui est l'effet de la pléthore générale, y surviendra plus fréquemment sans qu'il existe même aucun vice de conformation.

761. Il est possible que, dans quelques cas, l'hémorrhagie des poumons, ou l'hémoptysie, soit produite par l'état général de pléthore du corps ; mais elle survient le plus souvent, & on doit même s'y attendre, quand il y a un défaut de proportion entre la capacité des poumons & celle du reste du corps.

762. Lorsque ce défaut de proportion a lieu, il est évident que l'hémoptysie doit arriver particuliérement vers le temps où le corps approche de son accroissement parfait ;

(*a*) L'on sait que les vaisseaux des poumons sont beaucoup plus petits & en moindre quantité que ceux que fournit l'aorte, quoiqu'ils doivent, dans des temps égaux, donner passage à des quantités égales de sang ; la circulation doit en conséquence y être accélérée en proportion ; d'où il est aisé d'expliquer pourquoi l'état de pléthore, ou une gêne quelconque dans la circulation, capable de rompre l'équilibre qui existe entre les poumons & le reste du systême, affectent particulièrement cet organe. Toute mauvaise conformation du thorax, & des vêtemens même trop serrés, déterminent, pour cette raison, facilement l'hémoptysie.

c'est-à-dire, lorsque le système de l'aorte a acquis son plus grand degré d'extension & de résistance, & par conséquent dans le temps où l'état de pléthore de tout le système doit affecter particulièrement les poumons.

763. C'est pour cette raison que l'on a constamment observé que l'hémoptysie survient spécialement vers le temps où le corps arrive à son accroissement parfait ; mais je dois aussi remarquer que l'hémorrhagie peut survenir plutôt ou plus tard, suivant que l'équilibre entre les vaisseaux des poumons & ceux du système de l'aorte est plus ou moins exact ; c'est pourquoi souvent elle arrive beaucoup plus tard que le période indiqué, lorsque cet équilibre, quoiqu'il ne soit pas parfaitement égal, n'est cependant pas tellement éloigné de l'être qu'il ne faille le concours de quelques autres causes pour qu'il produise son effet.

764. Hippocrate a remarqué depuis long-temps, & l'observation des modernes a confirmé que l'hémoptysie se manifeste particulièrement depuis l'âge de quinze ans jusqu'à trente-cinq ; elle peut arriver dans un temps quelconque entre ces deux époques, mais rarement avant la premiere, ou passé la derniere ; je crois qu'il est utile de chercher à rendre raison de ces deux limites.

765. La raison de la premiere limite a été suffisamment développée (dans 762 & 763).

Quant à la seconde, je pense que l'on peut en rendre raison d'après les considérations suivantes.

On a déjà observé que l'extension & l'accroissement du corps exigent que le systême artériel soit dans un état de pléthore ; c'est pourquoi la nature y a pourvu, soit en constituant le sang de maniere qu'une grande partie ne puisse passer par les conduits exhalans & excrétoires, soit en donnant un certain degré de densité & de résistance aux différens conduits exhalans & excrétoires, à travers lesquels les fluides qui s'échappent des artères rouges peuvent passer ; soit enfin & spécialement par la constitution des veines qui résistent au passage libre du sang qu'elles reçoivent des artères.

766. Quant à cette derniere & principale circonstance, il paroît par les expériences que rapporte Clifton Wintringham, dans son *Experimental inquiry*, que la densité proportionnelle des membranes des veines, relativement à celle des membranes des artères, est plus grande chez les jeunes animaux que chez ceux qui sont avancés en âge : d'où l'on peut présumer que la résistance que trouve le sang à passer des artères

dans les veines est plus forte chez les jeunes animaux que chez les vieux ; & tant que cette résistance a lieu, l'état de pléthore des artères doit continuer & se soutenir constamment. Néanmoins la densité des tuniques des vaisseaux, qui consiste particulièrement en tissu cellulaire, est augmentée par la pression ; c'est pourquoi à proportion que les tuniques des artères sont, par la distension qu'elles éprouvent, plus exposées à la pression que les tuniques des veines, les premieres, pendant les progrès de l'accroissement du corps, doivent augmenter beaucoup plus en densité que les dernieres ; les tuniques des artères doivent par conséquent, relativement à la densité & à la résistance, se trouver, avec le temps, non-seulement en équilibre avec celles des veines, mais même l'emporter sur elles : ce fait est suffisamment prouvé par les expériences du célèbre auteur que nous avons cité plus haut.

Par ces moyens, les quantités proportionnelles de sang contenu dans les artères & les veines doivent, changer pendant le cours de la vie. Chez les jeunes animaux, la quantité qui se trouve dans les artères doit être proportionnellement plus considérable que chez les vieux ; mais, à mesure que la densité des arteres augmente, la quantité de sang qu'elles renferment doit diminuer continuellement, & celle des veines augmenter à proportion, de maniere à devenir enfin proportionnellement plus considérable que celle des artères. Quand ce changement se fait en raison des quantités proportionnelles du sang contenu dans les artères & dans les veines, il est évident que l'état de pléthore des artères doit être en grande partie détruit ; & qu'en conséquence, l'hémorrhagie artérielle n'aura vraisemblablement plus lieu ; mais cet état de pléthore se manifestera spécialement dans les veines, s'il survient ensuite un état général de pléthore dans le systême.

767. C'est avec raison que l'on suppose que le changement que j'ai dit survenir dans l'état des systêmes veineux & artériel, a lieu dans le corps humain vers l'âge de trente-cinq ans ; il est évident qu'alors la vigueur du corps, qui dépend tellement de la plénitude & de la tension du systême artériel, n'augmente plus ; c'est pourquoi ce même âge est le période où cessent les hémorrhagies artérielles, & passé lequel on ne voit presque jamais l'hémoptysie. Il est vrai qu'on l'a vue quelquefois survenir plus tard ; mais on doit l'attribuer aux raisons exposées plus haut (758), qui prouvent que l'hémorrhagie peut arriver à un période quelconque de

la vie, par des causes accidentelles de congestion indépendantes de l'état d'équilibre où se trouve le systême à ce période particulier.

768. J'ai dit (766) que si, passé l'âge de trente-cinq ans, il survenoit un état de pléthore général & extraordinaire, il devoit se manifester spécialement dans le systême veineux. Il me reste maintenant à observer que cette pléthore veineuse peut aussi donner lieu à l'hémorrhagie.

769. Si l'état de pléthore du systême veineux a lieu, il est à présumer qu'il affectera spécialement & d'abord le systême de la veine porte, parce que le mouvement du sang veineux y est plus lent que par-tout ailleurs, & est peu favorisé par la compression externe; en outre, le défaut de valvules dans les veines, dont la réunion forme la veine porte, est cause que les effets de la compression y sont peu sensibles, & donne lieu en même-temps au sang de refluer plus facilement dans ces veines (*a*). On pourroit peut-être prétendre qu'un reflux quelconque du sang suffit pour produire dans les veines une action, qui, étant changée ou dirigée vers leurs extrêmités, peut les forcer & occasionner l'hémorrhagie; mais il me paroît que l'hémorrhagie produite par l'état de pléthore des veines, peut s'expliquer d'une maniere différente & plus probable. Le cours ordinaire du sang étant interrompu par une cause quelconque, ce fluide doit s'accumuler dans les veines, & s'opposer au passage libre de celui qu'elles reçoivent des artères. La même cause doit produire aussi quelque congestion dans les extrêmités des artères rouges, & par conséquent une augmentation d'action, qui doit être déterminée avec plus de force que de coutume, sur les extrêmités des artères, & sur les vaisseaux exhalans qui en sortent; & cette force peut occasionner un écoulement de sang par anastomose, ou par rupture.

770. L'on peut, je pense, expliquer de cette maniere le flux hémorrhoïdal, lorsqu'il dépend de l'état de tout le systême. Il paroît le plus communément tirer son origine de l'extrêmité des vaisseaux hémorrhoïdaux, qui, étant les branches les plus dépendantes & les plus éloignées des veines dont la réunion forme la veine porte, sont en conséquence

(*a*) Ces congestions veineuses ont lieu, non-seulement parce que l'équilibre du systême change & passe des artères aux veines, mais encore parce qu'à mesure que nous avançons en âge, le mouvement du sang devient plus lent, & toutes les sécrétions diminuent.

plus facilement affectées par une accumulation quelconque du sang dans ce systême de veines, & par la même raison, par toute espece de pléthore générale du systême veineux.

771. On doit observer ici que j'ai parlé de cette hémorrhagie comme si elle étoit uniquement produite par les vaisseaux hémorrhoïdaux; c'est en effet ce qui arrive le plus communément: mais il sera aisé de comprendre que la même accumulation & la même résistance formant un obstacle au cours du sang veineux, peuvent, par différentes causes, affecter plusieurs des extrêmités de la veine-porte, qui sont situées très-superficiellement sur la surface interne du canal alimentaire, & donner lieu à ce qu'on a appellé la *maladie noire*.

772. La tête est une autre partie, où l'état de pléthore extraordinaire des veines peut produire des effets particuliers, & être suivi d'hémorrhagie. Le systême veineux de cette partie a une conformation particulière (*a*), & telle que la nature semble avoir eu en vue d'y rendre le mouvement du sang plus lent. En conséquence, si l'état de pléthore du systême veineux en général, qui semble croître avec l'âge, augmente enfin à un degré considérable, il pourra affecter très-facilement les vaisseaux veineux de la tête, & opposer par-là une telle résistance au sang artériel, qu'il déterminera ce dernier à s'ouvrir un passage par le nez, ou à s'épancher dans la cavité du crâne. L'effet particulier de cet épanchement sera de produire la maladie nommée apoplexie, que Hoffmann a, en conséquence, appellée avec raison *hæmorrhogia cerebri*; & l'explication que je viens de donner de sa cause, fait voir clairement pourquoi cette maladie arrive spécialement à ceux qui ont la tête large & le col court, & vers le déclin de la vie, lorsque les puissances qui favorisent le mouvement du sang sont fort affoiblies.

773. J'ai ainsi tenté de donner l'histoire des états pléthoriques & hémorrhagiques du corps humain, tels qu'on les observe dans les différens périodes de la vie; je crois avoir expliqué par-là, non-seulement la nature de l'hémorrhagie en général, mais même des hémorrhagies particulières qui arrivent le plus communément, & telles qu'elles se succédent dans les différens périodes de la vie.

(*a*) Les veines de la tête jouissent d'une structure particuliere; la circulation s'y fait différemment que dans les autres parties du corps: elle n'est pas aidée par l'action du mouvement musculaire; d'ailleurs, comme ces veines arrivent plutôt a leur dernier degré d'accroissement, elles acquierent aussi plutôt de la rigidité

SECTION

SECTION III.

Des causes éloignées de l'Hémorrhagie.

774. J'AI jusqu'ici spécialement considéré la disposition à l'hémorrhagie ; mais il est à propos, & même nécessaire de parler aussi des causes occasionnelles, qui non-seulement concourent avec la cause prédisposante, à produire l'hémorrhagie, mais même peuvent quelquefois en être les seules causes.

775. Ces causes occasionnelles sont :

1°. La chaleur externe, qui, en raréfiant le sang, produit ou augmente l'état de pléthore du corps ; de plus, la même chaleur, en stimulant tout le systême, doit augmenter toutes les déterminations particulieres qui existoient avant, ou peut porter à l'excès quelque inégalité, qui n'auroit pas d'ailleurs été nuisible ; ainsi il est possible que la chaleur externe, en agissant de l'une ou de l'autre maniere, produise sur-le-champ des hémorrhagies, quand il existe déjà une disposition particulière ; ou qu'elle forme des congestions dans des endroits où il n'y en avoit pas, & par-là occasionne l'hémorrhagie.

2°. La diminution considérable & subite du poids de l'atmosphère ; cette cause paroît produire les mêmes effets que la chaleur, en occasionnant aussi une expansion de sang.

3°. Tout ce qui augmente la force de la circulation, & par conséquent la vélocité du sang ; peut agir de la même maniere que la chaleur, non-seulement en augmenter avec force des déterminations qui existoient déjà, mais même en portant à l'excès des inégalités qui d'ailleurs ne pouvoient nuire. On voit, d'après ceci, que tous les exercices violens, & en particulier tous les efforts considérables, qui non-seulement produisent une inspiration plus grande & plus longue, mais même qui, en donnant lieu à l'action simultanée d'un grand nombre de muscles, interrompent le libre mouvement du sang, doivent le pousser plus généralement avec une force extraordinaire dans les extrêmités des vaisseaux, & le déterminer, suivant les différentes positions du corps, & la maniere dont s'exécutent les efforts, à se porter plus particulièrement dans certains vaisseaux.

Il faut mettre au nombre des causes qui augmentent la

force de la circulation, la colère & les autres passions actives violentes ;

4°. L'exercice violent de certaines parties du corps. S'il s'est déjà formé des congestions dans ces parties, ou si elles y sont disposées, cet exercice peut être considéré comme un stimulus appliqué sur leurs vaisseaux ; ainsi tout exercice violent de la respiration peut déterminer l'hémoptysie ou en occasionner le retour ;

5°. Les positions du corps qui augmentent les déterminations particulières, ou les ligatures qui occasionnent des accumulations de sang dans certaines parties du corps ;

6°. Une détermination dans certains vaisseaux rendue habituelle par l'hémorrhagie fréquemment réitérée de ces mêmes vaisseaux ;

7°. Le froid appliqué extérieurement : il produit cet effet en changeant la distribution du sang, & en le déterminant à se porter en plus grande quantité sur les parties internes.

SECTION IV.

De la cure de l'Hémorrhagie.

776. Après avoir ainsi considéré en général les causes prochaines & éloignées de l'hémorrhagie, il nous reste maintenant à parler, en suivant le même plan, de sa curation.

La premiere question qui se présente, en entreprenant de traiter cet objet, est de déterminer si l'art doit tenter la cure des hémorrhagies, ou si l'on doit les abandonner à la nature.

777. La derniere opinion étoit la doctrine favorite du célèbre Stahl & de ses sectateurs. Ils prétendoient que le corps humain est très-disposé à l'état de pléthore, &, en conséquence, à un grand nombre de désordres que la nature tente de prévenir & de modérer en excitant l'hémorrhagie ; ils ajoutoient qu'elle est, pour cette raison, souvent necessaire afin de maintenir l'équilibre & la santé du systême, & que l'on doit, pour cet effet, généralement la favoriser, l'exciter quelquefois, & ne jamais la supprimer, à moins qu'elle ne soit portée à un excès considérable, ou qu'elle ne survienne dans des parties où elle pourroit être dangereuse.

778. On peut admettre une grande partie de cette doctrine. Le corps humain acquiert, dans beaucoup d'occasions,

un état de pléthore extraordinaire, dont l'hémorrhagie paroît arrêter les conséquences dangereuses que l'on pourroit redouter (a) : de plus, la nécessité de l'hémorrhagie est souvent évidente, en ce que sa suppression paroît occasionner beaucoup de désordres.

Tout ceci semble juste ; mais il y a de l'erreur dans la conclusion que l'on tire.

779. Il me paroît certain que l'hémorrhagie, soit qu'elle vienne pour la premiere fois, ou qu'elle reparoisse de nouveau, n'est jamais nécessaire pour conserver la santé du corps, à moins qu'on ne suppose que l'état de pléthore, qui semble exiger cette évacuation, ne puisse être prévenu ou dissipé autrement : or, je m'imagine qu'il est possible de le prévenir ou le dissiper par d'autres moyens, & par conséquent, je ne crois pas que l'hémorrhagie soit nécessaire dans tous les cas. Je pense que l'on doit en général l'éviter, parce que,

1°. Elle ne survient pas toujours dans des parties où il n'y a aucun danger à redouter.

2°. Souvent l'hémorrhagie, en diminuant l'état de pléthore, peut produire en même-temps une maladie très-dangereuse.

3°. Elle peut souvent augmenter à l'excès, & mettre la vie en danger, ou donner lieu à une infirmité dangereuse.

4°. Enfin, elle tend à augmenter l'état de pléthore, que l'on vouloit modérer ; à produire son propre retour (721) ; & à engendrer par-là une habitude qui, étant abandonnée à l'action précaire & inégale de la nature, peut, d'après les erreurs fréquentes de cette derniere, être accompagnée de beaucoup de danger.

780. Il faut observer en outre que les hémorrhagies ne sont pas toujours produites par les besoins où se trouve le systême, mais qu'elles sont souvent l'effet de causes accidentelles. Il me paroît que l'on peut supprimer sur le champ toutes les hémorrhagies de la derniere espece, & en prévenir avec beaucoup d'avantage le retour, parce qu'il

(a) Ainsi l'on a vu l'apoplexie, le vertige, & autres maladies, guéris par l'hémorrhagie du nez. Il faut observer ici que la doctrine des Stahliens, quoique défectueuse, peut, à bien des égards, être utile dans les hémorrhagies. Ils ont été plus loin que les autres dans l'exposition des phénomènes, & ils ont donné beaucoup de faits propres à diriger dans la pratique. On peut les suivre dans bien des cas.

produit la pléthore, & donne lieu à une habitude qui d'ailleurs n'est pas nécessaire (*a*).

781. Je conclus de tout ce que j'ai dit sur ce sujet, que toute hémorrhagie extraordinaire, ou, pour me servir d'autres termes, qu'une hémorrhagie quelconque, excepté l'écoulement des régles chez les femmes, doit être évitée, & qu'il faut spécialement s'occuper d'en prévenir les retours; c'est pourquoi je vais maintenant exposer les moyens que l'on peut mettre en usage pour prévenir l'hémorrhagie ainsi que ses retours.

782. D'après les principes établis plus haut, il est très-aisé de voir que les moyens de prévenir, soit les premières attaques, soit les retours de l'hémorrhagie, doivent consister particuliérement, & avant tout, à prévenir ou à détruire tout degré considérable d'état de pléthore qui peut dominer

(*a*) Les hémorrhagies peuvent être produites par un état de pléthore insensible qui produit congestion; par conséquent, en prévenant cet état, on empêchera le retour des hémorrhagies; mais quand elles deviennent habituelles, il faut user de précaution pour les guérir.

M. Cullen a prouvé qu'il existoit un certain degré de résistance dans les canaux excrétoires, qui empêchoit nos fluides de s'épancher, & que toutes nos excrétions dépendoient de l'équilibre parfait qui se trouve entre l'action des gros vaisseaux qui charient les globules rouges du sang, & les conduits excrétoires; plus le degré de résistance de ces conduits est considérable, plus la tension & l'accumulation doivent augmenter dans les gros vaisseaux.

Quand il sort des vaisseaux rouges une certaine quantité de fluides, ils se relâchent, leur tension diminue, & ils perdent leur ton; l'action qui dépendoit de cette tension est détruite, l'équilibre cesse entre ces vaisseaux & les canaux excréteurs. Ces derniers étant privés de force, & opposant la même résistance, les excrétions ne doivent pas long-temps continuer à se faire. C'est pour cette raison que les hémorrhagies diminuent les secrétions & les excrétions. La perte de sang peut facilement se réparer par des alimens nourrissans, mais l'équilibre ne se rétablit que lentement; les canaux excrétoires restent encore long-temps dans un état de contraction & d'affaissement.: par conséquent, leur résistance devient plus forte qu'elle n'étoit; alors la perte des fluides étant réparée & les excrétions diminuées, il doit subsister un état de pléthore morbifique dans les gros vaisseaux: c'est pourquoi les hémorrhagies, ainsi que les saignées fréquentes, produisent un état de pléthore, & deviennent nécessaires quand elles ont été souvent réitérées. De-là il est aisé de voir que la saignée peut modérer la pléthore, mais qu'elle n'est pas capable de prévenir son retour, & qu'au contraire, elle le favorise. On doit donc éviter dans ce cas la saignée, toutes les fois qu'il sera possible de mettre d'autres moyens en usage.

dans le corps. Il est vrai que quand l'hémorrhagie dépend de la conformation particulière de certaines parties, plutôt que d'un état général de pléthore du tout, les mesures propres à détruire ou prévenir le dernier, peuvent ne pas être toujours suffisantes pour prévenir l'hémorrhagie; mais il doit aussi être évident que les déterminations, qui sont une suite de la conformation de certaines parties, augmenteront toujours plus ou moins, en proportion du degré plus ou moins grand de l'état de pléthore de tout le systême. En conséquence, il n'est pas moins évident que, même dans les cas qui dépendent d'une conformation particulière, les moyens que l'on mettra en usage pour prévenir ou détruire l'état de pléthore extraordinaire, seront toujours ceux qui conviendront particulièrement pour détruire l'hémorrhagie. On doit de plus remarquer qu'il peut y avoir différentes inégalités dans l'équilibre du systême, qui pourront ne produire que peu ou point d'effet, excepté dans les cas où le systême parvient à un degré extraordinaire de pléthore; c'est pourquoi l'art de prévenir ou de dissiper l'état de pléthore du systême, sera toujours le principal moyen de prévenir les premieres attaques, ou les retours de l'hémorrhagie. Il me reste donc à exposer comme on doit prévenir ou dissiper l'état de pléthore du systême.

783. Les fluides du corps humain éprouvent une perte continuelle qui est l'effet des excrétions : mais communément les alimens réparent cette perte; & si leur quantité surpasse d'un degré quelconque celle des excrétions, il s'ensuivra nécessairement un accroissement de la quantité des fluides du corps, ou, pour me servir d'autres termes, l'état de pléthore surviendra. Cet état est jusqu'à un certain point, nécessaire pour que l'accroissement se fasse; mais, alors même, si la quantité des alimens surpasse celle des excrétions, plus qu'il ne convient pour l'accroissement du corps, il doit survenir un état de pléthore extraordinaire, surtout si l'accroissement étant accompli, & l'égalité entre les *ingesta* & les *excreta* établie, le défaut de proportion subsiste toujours. Il est évident, dans l'un & l'autre cas, que pour arrêter ou corriger la pléthore, il faut proportionner les alimens aux excrétions; & l'on peut en général y parvenir, en diminuant les uns, ou en augmentant les autres; la premiere indication exige un régime convenable, la seconde l'exercice dirigé suivant les circonstances.

784. On peut diminuer les ingesta, ou en donnant une

quantité d'alimens moins considérable que de coutume, ou en choisissant ceux qui sont moins nourrissans ; c'est-à-dire, qui, sous le même volume & le même poids, contiennent moins de matiere capable d'être convertie en fluides animaux, ou en substance nutritive (*a*) & en renferment une grande quantité disposée à passer facilement par les conduits excréteurs, & par conséquent moins de celle qui pourroit être retenue & accumulée dans les vaisseaux (*b*).

Le choix des alimens propres à remplir ces indications, doit être dirigé d'après les préceptes établis dans la matiere médicale.

785. On augmentera les excreta, & l'on diminuera en conséquence l'état de pléthore du systême, en augmentant l'exercice du corps ; mais pour établir l'équilibre entre les ingesta & les excreta, & prévenir l'état de pléthore, il est en général nécessaire que l'exercice soit convenablement modéré & continué très-long-temps.

786. J'ai traité fort au long plus haut, en parlant de la goutte (548 jusqu'à 552), de la maniere dont on doit observer l'abstinence, & faire usage de l'exercice, pour prévenir ou dissiper l'état de pléthore du corps ; ainsi il me reste peu

---

(*a*) Voyez dans la physiologie de l'auteur. *sect. IV*, *chap. IV*, ce qu'il entend par *fluides animaux*, & la matiere dont se fait la nutrition.

(*b*) Il est évident que l'excès des alimens doit toujours tendre à changer l'équilibre & à ramener l'état de pléthore morbifique. On doit donc préférer ceux qui nourrissent le moins, tels que les plus aqueux, & éviter ceux qui donnent beaucoup de lymphe coagulable ; parce que cette lymphe remplit particulièrement les vaisseaux rouges, & occasionne la pléthore.

On pourroit objecter que l'hémorrhagie ne dépend pas d'une pléthore générale, mais d'une pléthore partielle, & qu'en conséquence, on ne peut y apporter remède en diminuant les alimens, parce que cette diminution ne peut avoir d'effet sur la pléthore partielle. On donne pour exemple le flux menstruel, qui paroît dépendre d'une pléthore partielle, & qui ne varie pas, quoique l'on diminue la quantité des alimens, qu'il y ait pléthore ou non. Mais ceci n'est vrai qu'en partie ; car l'on remarque que la nourriture contribue beaucoup à produire la congestion partielle, quoique cette derniere ne puisse être entiérement dissipée par le régime. Par conséquent l'on empêchera toujours la pléthore partielle de devenir excessive, en s'opposant à la pléthore générale & à la diathèse inflammatoire qui l'accompagne ; on y parviendra en observant une diète sévere : c'est le plus grand moyen de modérer la plénitude des vaisseaux & de prévenir les hémorrhagies.

de choses à ajouter sur cet objet ; il faut uniquement remarquer que l'on ne peut pas élever ici les mêmes doutes que dans la goutte, relativement à la sûreté de ces moyens, car ils sont toujours admissibles & convenables lorsqu'il y a un état de pléthore qui dispose à l'hémorrhagie (a). Néanmoins, on observera qu'il est nécessaire de faire un choix dans la maniere de pratiquer l'exercice, & qu'il doit différer en raison des déterminations particulières qui peuvent dominer dans le systême. En général, dans le cas où la pléthore dispose à l'hémorrhagie, l'exercice du corps est toujours hasardeux, & la gestation est le plus communément sujette à moins d'inconvéniens.

787. On peut employer les évacuations artificielles pour diminuer l'état de pléthore : quand, dans quelque-temps que ce soit, cet état est devenu considérable, & menace d'une maladie très-prochaine, il faut proportionner la quantité de ces évacuations à la violence des symptomes qui se manifestent, & cependant ne jamais oublier que les saignées ne sont pas toujours fort convenables pour prévenir la pléthore, parce qu'elles tendent à l'augmenter (721) ; & que, comme

(a) Il est certain qu'en général, les personnes qui menent une vie sédentaire, deviennent pléthoriques sans prendre beaucoup d'alimens. La diète sans l'exercice est donc un moyen insuffisant pour prévenir ou diminuer l'état de pléthore. Les femmes deviennent communément plus pléthoriques que les hommes, quoiqu'elles prennent moins de nourriture, parce qu'elles font moins d'exercice. Toutes les fois qu'on a lieu de redouter que l'état de pléthore ne soit suivi de quelque inégalité considérable dans la circulation, l'exercice est un moyen de conserver l'équilibre, parce qu'il augmente les excrétions.

On objectera que l'accumulation du sang étant produite par la dilatation est très-foible, parce que l'exercice ne dilate que les canaux excrétoires & aide les évacuations. L'exercice ne peut nuire que quand il s'est formé des congestions dans quelques parties : car alors il pourroit déterminer une plus grande quantité de liquides à s'y porter ; c'est ce qui arrive souvent dans le cas où il y a des congestions dans les poumons, parce que l'exercice ne peut en ouvrir les canaux excrétoires & augmenter le mouvement du sang sans affecter les poumons. Néanmoins, on a porté cette objection trop loin ; car lorsque la congestion n'est pas a un degré considérable, l'exercice, augmenté insensiblement, peut être plus utile, en déterminant les humeurs vers la surface, que nuisible en accélérant la circulation. L'exercice doux, modéré, & continué long-temps, est le seul qui puisse dissiper la pléthore & la congestion qui s'est faite sur-tout vers les poumons.

elles demandent à être réïtérées souvent, elles sont capables de produire, en conséquence, une habitude qui peut être très-dangereuse (a).

(a) La saignée est certainement un des remèdes les plus convenables pour prévenir la pléthore, & sur-tout pour dissiper les congestions locales qui dépendent du reste du systême. Néanmoins, on ne peut nier que cette pratique, souvent réitérée, est précaire, parce qu'elle dispose aux congestions & met dans la nécessité de pratiquer les saignées périodiquement. Quoique les hémorrhagies soient communément périodiques, plusieurs circonstances, telles que le plus ou moins de résistance des vaisseaux, ou la quantité des alimens, peuvent occasionner des variétés dans leur retour ; en conséquence, il est difficile de mettre la saignée en usage comme prophylactique, parce que l'on court risque de la pratiquer souvent trop tard, à moins que le médecin & le malade ne soient très-attentifs a anticiper sur les hémorrhagies périodiques : autrement on est fréquemment obligé de réitérer la saignée.

Quelques médecins proposent de substituer aux saignées les scarifications périodiques, faites près de la partie où les congestions arrivent périodiquement. Cette pratique est en usage chez les Orientaux. Mais dans beaucoup de cas, on ne peut faire ces scarifications près de la partie affectée, & il est impossible de produire une évacuation subite qui, en agissant sur tout le systême, diminue la pléthore & dissipe la tension, d'où dépend la diathèse inflammatoire. Ainsi ce moyen ne peut être utile que pour modérer la congestion qui existe ; il est d'ailleurs sujet aux mêmes objections que la saignée, & on ne peut en attendre aucun avantage sans la diète & l'exercice

Quant au temps de recourir à la saignée, il faut toujours faire plus d'attention aux symptomes qui indiquent la pléthore qu'à la période de l'hémorrhagie. Quand même les signes qui annoncent la derniere ne seroient pas évidents, il faut plutôt avancer le temps de la saignée, que de permettre aux vaisseaux d'acquérir leur dernier degré de distension : car c'est en proportion de cette distension, que l'hémorrhagie est plus ou moins fréquente.

La quantité de sang doit être diminuée chaque fois que l'on saigne, afin de n'être pas oblige de revenir à la saignée toute la vie.

La plupart des praticiens négligent & méprisent même, avec raison, ce que l'on a écrit sur les saignées révulsive & dérivative ; en conséquence, nous ne nous en occuperons pas ici. Hoffmann propose, dans l'hemorrhagie du nez, la saignée du pied ; mais comme le sang n'en coule jamais assez abondamment tout-a-coup, cette saignée ne réagit pas suffisamment pour être suivie du relâchement, d'où dépendent les bons effets de l'évacuation que l'on produit. L'on doit porter ses vues sur la pléthore générale & la diathèse inflammatoire ; l'on tirera, en conséquence, plus d'avantage d'une large saignée du bras. Si on pouvoit en faire une semblable près de la partie affectée, elle feroit plus utile ; ainsi, dans les cas d'hémorrhagies du nez & de congestions à la tête, on ouvre les jugulaires avec succès.

788. Pendant que l'on tâche d'éviter ou de détruire la pléthore, & par conséquent la disposition à l'hémorrhagie, il ne faut pas négliger les autres moyens nécessaires pour prévenir le retour de la derniere, qui consistent à éviter les causes éloignées. J'ai fait l'énumération de ces causes dans (775) ; & les moyens de les éviter, autant qu'il est en notre pouvoir, sont faciles à connoître.

789. Après avoir ainsi indiqué les moyens de prévenir les premieres attaques, ou le retour de l'hémorrhagie, il me reste à exposer la conduite que l'on doit suivre lorsqu'elle existe.

790. Si l'hémorrhagie paroît être l'effet d'un état de pléthore extraordinaire, ou de quelque changement dans l'équilibre du systême sanguin, il ne faut prendre aucune mesure pour la supprimer tout-à-coup ; car il y a lieu d'espérer qu'elle cessera spontanément quand la quantité de sang nécessaire pour soulager le systême sera évacué (a).

791. Néanmoins on peut, dans beaucoup de cas, soupçonner que la quantité de sang évacué n'est pas exactement proportionnée aux besoins qu'en a le systême, pour diminuer la pléthore générale ou la congestion particulière ; mais qu'elle est souvent plus abondante que ces besoins ne l'exigent. Je suppose que cela arrive en conséquence de la diathèse inflammatoire qui domine, ou du spasme fébrile qui s'est formé, & que pour cette raison, il est convenable dans beaucoup de cas, & même communément sans danger, de modérer cette évacuation & de la supprimer entiérement lorsqu'on a lieu de craindre qu'elle ne devienne excessive.

(a) Les Stahliens veulent que l'on abandonne l'hémorrhagie à la nature, & prétendent qu'elle suffit pour dissiper la pléthore. Ils ne tentent pas même de l'arrêter lorsqu'elle est fort abondante, parce que l'expérience prouve que nous pouvons supporter des pertes considérables de sang sans périr. Néanmoins, on ne peut nier que des hémorrhagies portées à l'excès, ont été quelquefois mortelles, ou ont produit des hydropisies. Quand même ces craintes seroient mal fondées, il est constant que les grandes hémorrhagies disposent à un état de pléthore qui peut avoir des suites fâcheuses, & que l'on doit, en conséquence, s'occuper de prévenir. C'est à tort que les Stahliens regardent les hémorrhagies comme l'effet d'une nécessité physique ; elles dépendent plutôt de l'irritabilité & de la phlogose, qui y a donné lieu. Il faut en conséquence, tenter d'arrêter les hémorrhagies sans changer l'équilibre du systême ; c'est-à-dire, qu'il ne faut pas les supprimer trop soudainement, mais attendre que la congestion ou l'irritation soient dissipées, & qu'il n'y ait plus de danger à redouter.

792. On peut modérer l'hémorrhagie en évitant toute irritation capable de concourir à l'augmenter ; ainsi il faut mettre en usage toutes les parties du régime antiphlogistique (*a*), éviter en particulier la chaleur externe avec le plus grand soin, parce qu'elle raréfie les fluides, & stimule les solides ; il est même probable que dans tous les cas on peut avec sûreté modérer l'hémorrhagie, en exposant le malade à l'air froid, & en lui prescrivant des boissons froides.

793. Un second moyen propre à remplir la même indication, est l'usage des rafraîchissans, & particulièrement des acides & du nitre (*b*).

794. Un troisieme moyen que l'on a fréquemment mis en usage, est la saignée ; on peut douter que cette pratique soit toujours fort convenable, parce que l'on peut supposer que la quantité de sang évacuée par l'hémorrhagie supplée suffisamment à l'effet que pourroit produire toute autre évacuation ; je ne serois pas même éloigné de convenir que cette

---

(*a*) Ce régime est le même que celui qui convient dans les fievres. Non-seulement il faut éviter la chaleur, dont les effets sont suivis de congestions, mais même le mouvement des parties affectées, ne point parler dans l'hémoptysie, s'abstenir, dans tous les cas, des plaisirs de Vénus, avoir égard à la position du corps, & éviter celle qui détermine le sang a se porter vers la partie malade.

(*b*) Le nitre est utile, sur-tout donné en substance ; mais on ne peut en prescrire une suffisante quantité pour qu'il agisse comme rafraîchissant. Il peut être bon comme anti-phlogistique & laxatif, en ce qu'il détermine les humeurs vers la surface. C'étoit le remède ordinaire d'Hoffmann. Son usage exige beaucoup de précaution dans l'hémoptysie, parce qu'il peut irriter les poumons & causer la toux ; néanmoins, j'en ai éprouvé de bons effets, en le prescrivant après de copieuses saignées, combiné avec les narcotiques & le kermès minéral. Dans les autres hémorrhagies, on ne peut pas le donner à grande dose, parce qu'il produit la nausée & même le vomissement. Si on le continue fort long-temps, & si on le porte à l'excès, il rend le malade sujet au retour de la pléthore, de même que la saignée : on ne doit pas s'y fier comme rafraîchissant.

Les acides sont préférables au nitre ; on peut même les donner hardiment à grande dose. Parmi les acides minéraux, le vitriolique mérite la préférence. Les acides végétaux ont paru utiles. M. Cullen racontoit, dans ses leçons, qu'un médecin de Londres avoit donné en un jour, avec beaucoup de succès, une demi-livre de jus de limon, & de plus, du vinaigre & des acides minéraux à une dose aussi considérable : les acides sont rafraîchissans ; & comme l'estomac les supporte en général aisément, on devroit les recommander plus qu'on ne le fait communément.

pratique a souvent été superflue, & quelquefois nuisible, en produisant une évacuatioion plus considérable qu'il ne falloit, ou qui pouvoit avoir des suites fâcheuses. Néanmoins je suis en même-temps disposé à croire qu'il ne faut pas recourir à la saignée dans le traitement de l'hémorrhagie, uniquement dans le dessein de produire une évacuation ; mais qu'elle est en outre nécessaire pour détruire la diathèse inflammatoire qui domine, & le spasme fébrile qui est formé. En conséquence, dans le cas d'hémorrhagie, lorsque le pouls est non-seulement fréquent, mais prompt & plein, & qu'il ne devient pas plus mol ou plus lent, à mesure que le sang coule, lorsque la perte est abondante & menace de continuer au même degré, il me paroît que la saignée peut être nécessaire, & j'ai souvent remarqué qu'elle étoit alors utile (*a*). Il est même probable que les circonstances particulieres de l'ouverture de la veine peuvent la rendre plus efficace, pour dissiper la tension & l'irritation inflammatoire du systême, que tout écoulement graduel que l'on obtiendroit par l'ouverture d'une artère.

(*a*) Ces observations sont de la plus grande importance pour déterminer les cas où la saignée est utile dans les hémorrhagies. Il est certain que la saignée est souvent nécessaire pour détruire la diathèse inflammatoire & dissiper la pléthore, parce que communément l'hémorrhagié seule ne suffit pas pour produire cet effet ; on doit même tirer du sang jusqu'à ce que la défaillance survienne, avant que l'hémorrhagie que l'on veut guérir soit arrêtée. Plus cette défaillance est subite, plus elle est utile ; c'est pourquoi il faut toujours recommander de faire une large ouverture.

Il est difficile de déterminer la quantité de sang que l'on doit tirer. Hoffmann la borne à huit onces ; mais cette quantité ne suffit pas. Quelques praticiens François sont tombés dans l'extrêmité contraire. Ainsi, le célèbre Astruc, dans l'hémorrhagie utérine qui menace d'un danger imminent, prescrit de saigner d'abord de quatre heures en quatre heures, ou du moins de faire quatre ou cinq saignées dans les premieres vingt-quatre heures, & de faire chaque saignée de douze ou de quinze onces, à moins que des contre-indications bien fortes ne s'y opposent. Il ajoute, qu'il vaut mieux faire, dans cette maladie, deux saignées de trop, que d'en omettre une de nécessaire. Il faut, dans ce cas, se déterminer d'après l'état du pouls ; tant qu'il est prompt & plein, on ne court aucun risque de réitérer les saignées, sur-tout dans le commencement de l'hémorrhagie : tous les autres remèdes, & même les rafraîchissans, sur lesquels les Allemands ont beaucoup compté, sont fort au-dessous de la saignée dans ces cas urgens. C'est sans fondement que quelques modernes veulent bannir entiérement la saignée du traitement des hémorrhagies actives.

795. Il me paroît probable que le ſpaſme des petits vaiſſeaux contribue à entretenir l'hémorrhagie ; car l'on a ſouvent obſervé que le véſicatoire avoit été utile pour la modérer & la ſupprimer (*a*).

796. Les émétiques & le vomiſſement contribuent-ils à la cure de l'hémorrhagie ? *Voyez* le docteur BRYAN ROBINSON, ſur les vertus & la puiſſance des médicamens (*b*).

797. Lorſque l'hémorrhagie eſt très abondante, & paroît mettre la vie en danger, ou menace même de produire une infirmité dangereuſe, l'on convient généralement qu'il faut la ſupprimer ſur-le-champ, en mettant en uſage tous les moyens connus, & que, outre ceux que nous avons indiqués plus haut pour modérer l'hémorrhagie, il faut employer parculiérement les aſtringens donnés intérieurement ou appliqués extérieurement, s'il eſt poſſible (*c*).

(*a*) L'on a vu (dans le paragraphe 191) que l'on devoit peu craindre la vertu irritante des véſicatoires, & qu'ils n'agiſſoient point en diſſolvant la maſſe du ſang : en conſéquence, l'on doit moins redouter d'y recourir dans les hémorrhagies ; leurs avantages paroiſſent même confirmés par l'expérience. Le docteur Bryan Robinſon de Dublin eſt le premier qui les a employés. On ne doit les éviter que dans les hémorrhagies utérines & dans les hémorrhoïdes, parce qu'ils occaſionnent une ſtrangurie, & que l'irritation pourroit ſe communiquer, à raiſon de la contiguité des parties, à l'utérus & au rectum, & augmenter ainſi l'hémorrhagie.

(*b*) Les émétiques ſont utiles dans les hémorrhagies qui ont continué long-temps, ſur-tout dans la ménorrhagie ; néanmoins, il eſt difficile de rendre raiſon de leur maniere d'agir. Le docteur Robinſon les a propoſés dans la vue de diſſiper la foibleſſe de l'eſtomac qui, en s'étendant ſur les vaiſſeaux, donnoit lieu a une foibleſſe du ſyſtême. Les émétiques paroiſſent, d'après les principes de M. Cullen, diſſiper le ſpaſme & la diathèſe inflammatoire. Mais, quelle que ſoit leur maniere d'agir, le docteur Robinſon les a recommandés comme un des remedes les plus utiles dans les hémorrhagies en général ; il donne pluſieurs exemples de ſes bons effets. M. Cullen, dans ſa Matiere médicale, dit que des hémorrhagies de l'utérus ont été guéries avec le verre ciré d'antimoine, & que lui-même a employé l'ipécacuanha avec ſuccès. Il ajoute que les émétiques peuvent agir dans ce cas de la même maniere que dans les dyſenteries. Les anciens paroiſſent auſſi les avoir recommandés dans cette vue.

(*c*) Les Sthaliens redoutoient ſur-tout les aſtringens, parce qu'ils craignoient que le ſang étant arrêté avant que la congeſtion fût diſſipée, il ne ſe jettât ſur d'autres parties. Il eſt certain que leur uſage exige beaucoup de circonſpection ; les aſtringens externes ſont plus actifs que les internes, & peuvent ſur-tout être dangereux lorſqu'on les emploie indiſcretement.

398. Les astringens internes (*a*) sont ou végétaux ou fossiles.

Les astringens végétaux sont rarement fort puissans dans la cure des hémorrhagies quelconques, excepté dans celles du canal alimentaire.

Les astringens fossiles sont plus puissans; mais il est à propos de faire un choix entre leurs différentes especes.

Les ferrugineux, que l'on a si fréquemment employés, ne me paroissent pas être fort puissans.

Les préparations de plomb sont certainement plus actives, mais elles ont d'ailleurs une qualité si pernicieuse, que l'on ne peut les employer que dans les cas ou le danger est extrême (*b*). La teinture de Saturne, ou anti-phthisique, comme on l'a appellée, me paroît avoir peu d'efficacité; mais je ne sais si cela dépend de la petite portion de plomb qu'elle contient, ou de l'état dans lequel se trouve le plomb (*c*).

Parmi les astringens fossiles, il me paroît que le plus puissant, & en même-temps le moins dangereux, est l'alun (*d*).

(*a*) Aucune expérience ne prouve que les astringens, donnés intérieurement, aient la vertu d'arrêter subitement l'hémorrhagie. Ils n'agissent que par l'action qu'ils exercent sur l'estomac; ils diminuent l'action des vaisseaux, & modèrent la force de la circulation. Car on ne peut concevoir comment les astringens, une fois entraînés dans la masse du sang, vont se porter sur une partie déterminée; c'est pourquoi l'on doit soupçonner qu'un grand nombre nuisent par l'irritation qu'ils occasionnent; mais cela dépend de ceux que l'on emploie.

(*b*) Hundermark recommande le sucre de Saturne dans les inflammations & dans les hémorrhagies. Les Allemands le donnent dans la fievre. On l'a quelquefois prescrit à très-petite dose sans danger, mais jamais l'on n'a pu en continuer l'usage long-temps. Ce remède a une vertu sédative combiné avec la vertu astringente; il occasionne des spasmes violens, des obstructions & des coliques. On doit donc rejetter entiérement son usage interne, excepté peut-être dans le cas où il y auroit à craindre une mort très-prompte.

(*c*) La teinture de Saturne est fréquemment employée en Angleterre; ses effets paroissent être très-modérés, & il ne paroît pas en résulter d'inconvéniens. L'expérience a appris à M. Cullen qu'elle ne contenoit qu'une très-petite portion de plomb & autant de cuivre; il croit que l'acide vitriolique est uni avec le plomb dans cette teinture, & qu'il forme une masse insoluble qui se précipite; il en a vû donner des doses assez fortes sans produire aucun effet. Ce qui prouve que ce médicament ne contient qu'une très-petite quantité de plomb

(*d*) L'alun diminue l'accélération du mouvement du sang.

799. Les astringens externes, lorsqu'on peut les appliquer, sont plus efficaces que les internes. J'en laisse le choix aux chirurgiens.

800. Il me paroît que le plus puissant de tous les astringens est le froid ; on peut l'employer ou en appliquant l'eau froide sur la surface du corps, ou en l'injectant dans les parties internes (a).

M. Cullen n'en a jamais vu de mauvais effets, quoique donné à la dose d'une demi-once en moins de trois jours. Néanmoins, on ne peut pas le prescrire à plus de dix grains à la fois, parce qu'il excite le vomissement, lorsqu'on veut en augmenter la dose : alors il faut le réitérer toutes les demi-heures si la violence de l'hémorrhagie l'exige. La vertu des pilules astringentes d'Helvétius dépend uniquement de l'alun qu'elles contiennent, & non du sang-dragon qui ne paroît y avoir été ajouté que pour réduire l'alun en pilules. J'ai fait usage avec succès de l'alun dans des hémorrhagies qui avoient résisté à tous les autres remèdes.

(a) Il est difficile d'expliquer la maniere d'agir du froid. Il paroît être stimulant & augmenter l'action des vaisseaux sur tout le systême, & particuliérement celle des vaisseaux de la partie où on l'applique. M. Cullen a vu le froid augmenter une hémorrhagie du nez ; mais il regarde cet effet tonique comme la conséquence de son application momentanée : il n'en est pas de même quand son action est de quelque durée. On peut l'appliquer sur tout le corps de même que sur la partie affectée. Il réussit même étant appliqué sur des parties éloignées. Ainsi l'on voit souvent l'hémorrhagie du nez cesser chez les hommes par l'application du froid sur les parties de la génération. L'hémorrhagie utérine se dissipe en appliquant des linges mouillés sur le dos. Différentes hémorrhagies ont cessé en tenant les pieds & les mains dans l'eau froide.

Il paroît que le froid, même quand il agit comme stimulant, est suivi d'une détermination vers la surface ; en conséquence, loin d'être dangereux, il peut être utile dans les hémorrhagies internes, comme le prouve l'usage de l'eau froide, tant à l'intérieur qu'à l'extérieur. Hoffmann l'a employé avec succès dans une hémorrhagie rebelle. Néanmoins on ne doit y recourir que quand le sang a déja coulé très-abondamment & long-temps. Ce remède est dangereux chez les personnes très-irritables : j'en ai vu quelquefois des accidens funestes.

On a aussi recommandé le quinquina comme un remède très-actif dans les hémorrhagies. Il paroît cependant que l'on ne doit guère compter sur son action comme astringent ; ni sur celles des autres végétaux de cette classe. D'ailleurs son usage est douteux, parce qu'il ne possede pas la vertu sédative & rafraîchissante des astringens fossiles. Il a au contraire une vertu tonique remarquable.

Il y a des hémorrhagies, telles que celles de l'utérus, qui semblent plutôt dépendre de la perte de ton des vaisseaux que de la circulation augmentée & de la pléthore générale. Alors le quinquina est utile ; mais ces hémorrhagies doivent être mises au rang des hémor-

801. On a recommandé, pour arrêter les hémorrhagies, beaucoup de remèdes superstitieux & les charmes ; on a même prétendu les avoir employés avec succès. Le succès apparent de ces remèdes a été au moins généralement dû à l'erreur des spectateurs qui ont pris la cessation spontanée de l'hémorrhagie pour l'effet du remède. Je pense cependant que les remèdes de ce genre peuvent avoir quelquefois été utiles, en imprimant à l'esprit des sentimens d'horreur, de crainte, ou de terreur.

802. Dans le cas où les hémorrhagies étoient fort abondantes, on a eu recours aux narcotiques avec avantage ; je pense que l'on peut les employer sans crainte lorsque la plénitude & la diathèse inflammatoire ont été dissipées par l'hémorrhagie même, ou par la saignée.

803. On a appliqué, pour arrêter l'hémorrhagie, des ligatures aux extrêmités, dans la vue de retarder le retour du sang veineux ; mais leur usage me paroît être incertain & douteux (a).

---

rhagies passives. Le quinquina peut néanmoins être avantageux dans les hémorrhagies actives, en prévenant le retour des accès de fievre qui viennent à des périodes réglées & rappellent fréquemment les hémorrhagies. Ainsi le saignement de nez s'annonce quelquefois par un accès fébrile. Dans ces cas le quinquina semble indiqué lorsque l'intermission est évidemment marquée. Mais quand il y a pléthore & congestion, il peut, en arrêtant le retour du paroxysme, augmenter la congestion & nuire beaucoup. Le quinquina n'est donc utile que quand le paroxysme frébrile détermine le sang vers quelques vaisseaux particuliers, ou quand l'hémorrhagie vient de relâchement. Il est difficile de distinguer ces divers états dans la pratique ; néanmoins il faut, s'il est possible, ne les jamais perdre de vue.

(a) Les anciens ont recommandé les ligatures : néanmoins leurs effets sont très-précaires. On les applique aux extrêmités, dans le dessein de modérer l'impétuosité avec laquelle le sang se porte vers le cœur, & d'arrêter la détermination qui se fait vers la partie affectée. Mais si ces ligatures sont trop fortes, elles empêchent le sang de couler dans les artères, ce qui est nuisible ; si, au contraire, elles sont trop lâches, elles ne compriment point les veines & sont inutiles. En supposant même qu'on puisse les serrer à un degré convenable, leur effet ne peut être que momentané, parce que quand les veines commencent à se remplir, elles doivent opposer plus de résistance aux grosses artères, & les empêcher de se vuider ; en conséquence la circulation du sang se trouve gênée dans les grosses artères, & ce fluide sort difficilement du cœur, ainsi les ligatures, en résistant à la circulation, paroissent favoriser les hémorrhagies. On ne doit donc pas compter sur ce moyen. D'ailleurs les praticiens semblent l'avoir abandonné.

804. Dans le cas d'hémorrhagies abondantes, il ne faut pas s'occuper de prévenir la défaillance, parce qu'elle est souvent le moyen le plus certain d'arrêter l'hémorrhagie.

805. Après avoir ainsi exposé la doctrine générale de l'hémorrhagie, je vais considérer ses genres particuliers. On remarquera peut-être que j'en ai indiqué un nombre moins considérable que la plupart des nosologistes : mais les raisons pour lesquelles je différe de ces auteurs sont l'objet d'une discusion nosologique, dont je m'occuperai plus convenablement ailleurs (*a*).

CHAPITRE II.

De l'Epistaxis (b), ou de l'Hémorrhagie du nez.

806. L'ÉTAT des vaisseaux qui rampent sur la surface interne du nez, dont j'ai donné la description plus haut

(*a*) On peut voir dans 736 la principale raison qui a déterminé l'auteur à admettre un plus petit nombre de genres que les autres nosologistes ; on verra qu'il a cru ne devoir ranger dans cet ordre que les hémorrhagies.

(*b*) Ce terme est de Vogel : l'auteur s'en sert pour signifier l'hémorrhagie du nez, parte qu'il pense, avec Linnæus, que les termes qui expriment les genres ne doivent pas être les mêmes que ceux qui sont adoptés pour désigner les classes & les ordres naturels ; ainsi le terme d'hémorrhagie, étant généralement pris pour désigner une classe particuliere, ne doit se donner à aucun genre.

Le caractère de l'hémorrhagie du nez est le suivant.

Il y a douleur ou pesanteur de la tête, rougeur du visage ; & écoulement de sang du nez. N. C. *Genre* XXVIII.

L'hémorrhagie du nez est idiopathique ou symptomatique.

L'épistaxis ou hémorrhagie du nez, idiopathique, varie à raison de l'âge. Celle qui attaque les jeunes gens est accompagnée des signes de la pléthore artérielle, & celle des vieillards des signes de la pléthore veineuse. Sauvage la désigne sous le nom d'hémorrhagie pléthorique. Elle est plus commune le printemps & au commencement de l'été que dans toute autre saison : lorsqu'elle paroît pour la première fois, elle survient souvent le matin : elle est déterminée par la chaleur & par toutes les causes de pléthore.

L'épistaxis symptomatique est produite par des causes internes ou externes.

On doit rapporter à l'épistaxis symptomatique produite par des causes internes, les variétés suivantes.

(757.)

(757), est tel qu'il rend l'hémorrhagie de cette partie beaucoup plus fréquente que toute autre (a)

807. Le sang ne coule communément que d'une seule narine, il est probable que cela est dû à ce que l'hémorrhagie d'un seul vaisseau diminue la congestion de tous les vaisseaux voisins.

Lorsque le sang coule des deux narines en même temps, il annonce communément une maladie plus grave.

808. Cette hémorrhagie arrive à des personnes de toute constitution & de tout tempérament; cependant elle est plus fréquente chez ceux qui sont naturellement pléthoriques & d'un tempérament sanguin. Les deux sexes y sont sujets, mais on l'observe plus souvent chez les hommes.

809. Cette hémorrhagie peut survenir à quelque temps que ce soit de la vie; mais elle est plus commune aux jeunes gens, en raison de l'état d'équilibre du systême particulier à cet âge, comme je l'ai indiqué dans (756).

1°. L'hémorrhagie fébrile. Cette espèce est accompagnée d'un mouvement de fievre intermittente, dont le type ressemble à la fievre quotidienne; elle commence par un froid léger, auquel succèdent la chaleur & un sentiment de pesanteur de la tête

2°. L'hémorrhagie critique, telle que celle qui survient dans les maladies aigues, passé le quatrieme jour, & qui en modére les symptomes On peut aussi rapporter à cette espèce celle qui succède aux hémorrhoïdes ou à la suppression des regles chez les femmes.

3°. L'hémorrhagie symptomatique que Sauvages appelle *insalubre*, qui survient dans le commencement ou dans la vigueur des maladies aigues. Cette hémorrhagie ne soulage point le malade, elle est accompagnée, de délire, d'assoupissement, de mouvemens spasmodiques, d'un pouls mol & petit, ou inégal, le sang sort goutte à goutte, & cesse tout-à-coup de couler.

4°. L'hémorrhagie qui survient dans les maladies chroniques, telles que l'hydropisie, la fievre quarte, l'affection hypochondriaque, le scorbut, &c Cette hémorrhagie est toujours fâcheuse.

On peut admettre deux espèces d'épistaxis produites par des causes externes; savoir, 1°. l'hémorrhagie passive qui est occasionnée par des coups portés sur le nez ou sur le front, par la commotion de la tête, ou par des corps aigus ou stimulans introduits dans le nez; 2°. l'hémorrhagie produite par l'introduction des sangsues dans les narrines, à laquelle sont sujets les quadrupèdes qui boivent des eaux bourbeuses.

(a) Le tissu des vaisseaux qui pénétrent la membrane interne du nez est très-considérable & très-lâche, d'ailleurs, ils paroissent construits de manière à donner issue au sang dont le cerveau est quelquefois surchargé, ce qui favorise beaucoup la doctrine de Stahl; car on voit sur cette membrane un grand nombre de

810. Elle attaque généralement ceux qui ne ſont pas encore parvenus à leur accroiſſement parfait, & elle eſt plus rare paſſé ce temps ; néanmoins on voit quelquefois des perſonnes qui ont pris tout leur accroiſſement, & même des adultes, en être attaqués ; on doit alors l'attribuer à un état de pléthore extraordinaire du ſyſtême, à une détermination habituelle du ſang vers les vaiſſeaux du nez, ou à une foibleſſe particuliere de ces vaiſſeaux.

811. Dans tous ces cas, on peut conſidérer la maladie comme une hémorrhagie purement artérielle, & qui dépend d'une phéthore artérielle ; mais elle ſurvient auſſi quelquefois dans le déclin de la vie : il eſt alors probable qu'elle dépend de la pléthore veineuſe des vaiſſeaux de la tête, & que l'on doit la conſidérer comme un ſigne de cette pléthore. *Voyez* (772).

812. Cette hémorrhagie s'obſerve auſſi à quelque période que ce ſoit de la vie (*a*) dans certaines maladies fébriles, qui ſont entiérement ou en partie de nature inflammatoire, & qui indiquent une détermination particuliere

---

ramifications des carotides externes & internes, ce qui établit une communication entre les deux carotides.'

(*a*) Hippocrate obſerve dans ſes pronoſlics, que l'on doit particuliérement attendre l'hémorrhagie du nez, dans les fievres ardentes, où le mal de tête eſt très-violent, chez ceux qui n'ont pas encore atteint l'âge de trente ans ; chez les vieillards, au contraire, il ſurvient fréquemment un vomiſſement Cette criſe s'obſerve auſſi plus communément l'été que dans toute autre ſaiſon de l'année. Il faut, pour que l'on puiſſe y compter, qu'elle ſoit proportionnée à la violence de la maladie ; car jamais une évacuation médiocre n'eſt critique dans une affection grave. On a vu quelquefois dans les maladies inflammatoires, pluſieurs livres de ſang couler des narines avec beaucoup davantage, malgré l'affoibliſſement dans lequel ſe trouvoient les malades après une ſemblable hémorrhagie. J'ai vu un enfant de dix ans attaqué d'une petite vérole confluente dans un temps où elle étoit épidémique & très pernicieuſe, la fievre & les autres ſymptomes furent très-effrayans juſqu'au ſeptième jour de la maladie ; il ſurvint alors une hémorrhagie du nez qui dura plus de douze heures, & jetta le malade dans une ſi grande foibleſſe, que les parens en déſeſpéroient, néanmoins tous les accidens ſe diſſiperent promptement, l'éruption qui paroiſſoit être ſur le point de ſe ſupprimer ſe ranima ; enfin, cet enfant, qui étoit le quatrieme affecté de la petite vérole dans la même maiſon, fut enſuite beaucoup mieux que les autres, & guérit facilement.

Il y a une infinité d'exemples ſemblables, qui prouvent que l'on doit toujours regarder l'hémorrhagie du nez comme ſalutaire dans le cas de pléthore & dans les maladies inflammatoires.

du ſang vers les vaiſſeaux de la tête. Souvent la ſolution de ces maladies ſe fait par cette hémorrhagie ; alors on peut avec raiſon l'appeller *critique*.

813. Cette hémorrhagie ſurvient quelquefois ſans être précédée d'aucuns ſymptomes, particuliérement quand quelque violence externe a contribué à la produire. Mais lorſqu'elle eſt uniquement due à une cauſe interne, elle eſt communément précédée de maux de tête, de la rougeur des yeux ; de la couleur vermeille du viſage, d'une pulſation extraordinaire des tempes, d'un ſentiment de plénitude vers le nez, & d'une démangeaiſon des narines. Le ventre reſſerré, l'urine pâle, les pieds froids, & un friſſon que le malade reſſent dans tout le corps, ſont auſſi quelquefois des ſymptomes qui précèdent l'hémorrhagie du nez.

814. La foibleſſe des vaiſſeaux du nez eſt telle, que le ſang en coule ſouvent ſans aucun effort conſidérable du ſyſtême, & ſans aucun ſymptome fébrile ſenſible ; néanmoins, dans beaucoup de cas, il eſt très-aiſé d'y reconnoître toutes les circonſtances qui accompagnent la fièvre.

815. On regarde l'hémorrhagie du nez qui ſurvient aux jeunes-gens comme une maladie de peu de conſéquence, & qui exigent à peine quelque remede ; on peut en général la regarder comme telle ; mais lorſquelle revient fort fréquemment, même chez les jeunes perſonnes, & qu'elle eſt très-copieuſe, elle demande une attention particuliere, parce qu'on doit la conſidérer comme un ſigne de pléthore artérielle, & qu'elle peut, en raiſon de ſes retours fréquens, augmenter l'état de pléthore, qui, dans un âge plus avancé ; eſt capable d'occaſionner une détermination du ſang vers des parties dont l'hémorrhagie ſeroit plus dangereuſe. Toutes ces circonſtances exigent d'autant plus d'attention, que les ſignes de pléthore & de congeſtion particuliere, qui précedent l'hémorrhagie, ſont plus évidens, & que l'écoulement du ſang eſt accompagné d'un degré plus conſidérable de fievre.

816. Quand le ſaignement de nez attaque ceux qui ont acquis leur accroiſſement parfait, lorqu'il revient fréquemment, & eſt très abondant, il faut toujours le conſidérer comme une maladie dangereuſe, dont l'on doit particuliérement redouter les conſéquences indiquées dans le dernier paragraphe.

817. Lorſque cette hémorrhagie arrive vers le déclin de la vie, on peut la conſidérer comme très-ſalutaire par elle-même : néanmoins elle eſt alors le ſigne d'un état très-dangereux du

ſyſtême ; c'eſt-à-dire, qu'elle indique une tendance très-forte à la pléthore veineuſe dans les vaiſſeaux de la tête : j'ai obſervé en conſéquence, qu'elle étoit ſouvent ſuivie d'apoplexie, de paralyſie, ou d'autres maladies ſemblables.

818 Lorſque l'hémorrhagie du nez arrive dans les maladies fébriles, comme je l'ai dit dans (812), & qu'elle eſt aſſez copieuſe, on peut la regarder comme critique & ſalutaire ; mais elle eſt très-ſujette à devenir immodérée, & par-là même dangereuſe.

Elle ſurvient dans quelques cas pendant la fievre éruptive de pluſieurs exanthêmes, & elle eſt dans ces cas quelquefois ſalutaire ; mais ſi ces exanthêmes ſont accompagnés d'une tendance à la putridité, cette hémorrhagie, de même que les ſaignées artificielles, peuvent avoir des effets très-funeſtes.

819. Après avoir ainſi developpé les différentes circonſtances de l'hémorrhagie du nez, je vais conſidérer la manière dont on doit la diriger & la guérir. Je me ſers de l'expreſſion de *diriger*, parce que l'on croit communément qu'il ne faut pas la guérir, mais permettre à la nature de ſe débarraſſer fort frequemment du ſang par cette voie ; & que cette hémorrhagie eſt toujours produite par des cauſes internes, c'eſt-à-dire, par un état du ſyſtême qui paroît exiger une pareille évacuation.

820. Néanmoins je penſe, par les raiſons données dans (779), qu'il eſt très-rare que l'on puiſſe abandonner cette maladie à la nature, & que dans tous les cas on doit la modérer. Il faut, pour y parvenir, expoſer le malade à l'air froid, lui donner des boiſſons froides, tenir le corps & la tête dans une poſition droite, éviter toute eſpece de coup ſur le nez, s'abſtenir de parler, ou de toute irritation. Lorſque l'écoulement a duré quelque temps, & que rien n'indique qu'il ſoit ſur le point de ceſſer, on tentera d'empêcher qu'il ne devienne trop abondant, en prenant les meſures capables de l'arrêter ; on comprimera, par exemple, la narine d'où le ſang coule, on lavera le viſage avec l'eau froide, ou l'on en verſera ſur d'autres parties du corps (*a*).

(*a*) Il ne faut cependant pas ſe trop preſſer d'arrêter l'hémorrhagie, ſur-tout dans les maladies aigues. Tant que le pouls paroît modérément plein, que la chaleur ſe conſerve aux extrémités, que les lèvres & le viſage ne ſont pas extrêmement pâles, il n'y a rien à craindre.

821 Je pense qu'il est à propos de prendre ces mesures dès les premieres attaques de la maladie, chez les jeunes gens même, où elle est moins dangereuse ; néanmoins elles sont encore plus convenables lorsque l'hémorrhagie reparoît fréquemment sans aucune violence externe ; lorsque ces rechûtes arrivent à des personnes d'un tempérament qui tend à devenir pléthorique, & sur-tout lorsqu'on apperçoit les signes d'un état de pléthore dans les symptomes qui précedent l'hémorrhagie (813).

822. Chez les jeunes gens même, si l'hémorrhagie est fort abondante & dure long-temps, & sur-tout si le pouls devient foible & le visage pâle, je crois qu'il est à propos de recourir à tous les moyens qui sont en notre puissance pour arrêter l'écoulement. *Voyez* 797 & les paragraphes suivans.

Lorsque la syncope survient, il ne faut recourir à aucun remede capable de ranimer le malade, car ce seroit un moyen de rappeller l'hémorrhagie ; on doit le laisser dans l'état de foiblesse où il se trouve, quoique quelquefois cet état dure long-tems. Une petite fille de douze ans rendoit depuis deux ans plusieurs livres de sang par le fondement tous les deux ou trois mois, je ne parvins à la guérir qu'en la laissant douze heures dans la syncope où l'avoit jettée l'hémorrhagie, & pendant deux jours je ne la nourris que de boissons acides, sans permettre aucun aliment solide.

Van-Swieten recommande, lorsque l'hémorrhagie du nez est trop abondante, d'introduire dans les narines une tente trempée dans une dissolution de vitriol blanc ; mais plusieurs observations m'ont prouvé que ce moyen ne convenoit que dans les hémorrhagies passives, produites par des chûtes sur le nez ou par d'autres causes. J'en ai toujours vu de mauvais effets dans les hémorrhagies actives, je me contenterai d'en rapporter ici un exemple. Un tailleur étoit sujet depuis son enfance à une hémorrhagie du nez que je parvins à modérer pendant quelques années par les saignées & les antiphlogistiques ; mais ennuyé de vivre de régime, il vécut à sa maniere & abandonna tous les remedes. L'hémorrhagie augmenta, elle reparut d'abord toutes les semaines, ensuite tous les jours, enfin toutes les deux ou trois heures, tant la nuit que le jour ; le sang étoit tellement décoloré, qu'il teignoit à peine le linge ; les acides donnés à grande dose & continués long-temps, ne produisirent alors que très-peu d'effet ; je conseillai d'introduire dans le nez des tentes trempées dans une dissolution de vitriol blanc, l'hémorrhagie s'arrêta, mais toutes les veines du visage se gonflerent extraordinairement, il survint un mal de tête violent, accompagné de mal-aise, d'anxieté & d'autres symptomes fâcheux ; le sang sortit par la bouche, & tous les accidens ne se dissipèrent que quand il reprit son cours par le nez ; je fus obligé d'abandonner le malade à la nature : la leucophlegmatie survint quelques années après, & le fit périr à l'âge de soixante-cinq ans, après avoir été sujet to[illegible] cette hémorrhagie.

823. De plus, lorſque chez les jeunes perſonnes dont je viens de parler les retours de cette hémorrhagie deviennent fréquens, & ſpécialement lorſqu'ils ſe manifeſtent avec des ſignes qui indiquent une conſtitution pléthorique je penſe qu'il eſt néceſſaire d'employer un régime capable de prévenir l'état de pléthore (783-787). L'on s'occupera en même temps d'éviter avec ſoin toutes les circonſtances qui pourroient déterminer une plus grande quantité de ſang vers les vaiſſeaux de la tête, ou en gêner le retour, & l'on entretiendra le ventre libre, pour produire une dérivation de ces mêmes vaiſſeaux.

824. On doit moins redouter & employer plus librement chez les adultes, ſujets aux retours fréquens du ſaignement de nez, tous les moyens propoſés (823). Lorſque la tendance à une hémorrhagie exceſſive ſe trouve réunie aux circonſtances indiquées dans 813, la ſaignée du bras peut convenir, même aux jeunes perſonnes; mais elle eſt encore mieux indiquée, & même néceſſaire pour les adultes.

825. Lorſque chez des perſonnes de tout âge ſujettes aux retours fréquens de cette hémorrhagie, les meſures indiquées dans 817 *& ſuiv.*, ont été ou négligées, ou ſans effet, par quelques circonſtances particulieres de l'équilibre du ſyſtême, & que les ſymptomes qui indiquent les approches de l'hémorrhagie (738) ſe manifeſtent, il eſt alors convenable de recourir à la ſaignée, aux purgatifs rafraîchiſſans, & au regime antiphlogiſtique dans toute ſon étendue, afin de prévenir l'hémorrhagie, ou au moins de l'empêcher de devenir exceſſive ſi elle ſurvient.

826. Les meſures propoſées conviennent, & même ſont néceſſaires dans les circonſtances dont je viens de parler 825. Néanmoins il faut obſerver que l'on en retire beaucoup moins d'avantages que de celles qui ſont indiquées dans 824: les premieres peuvent prévenir l'hémorrhagie pour le moment; mais il eſt certain qu'elles diſpoſent au retour de l'état de pléthore qui obligeoit de prendre ces précautions; & il n'y a pas dans ce cas de moyens plus ſûrs de ſe mettre à l'abri des rechûtes, que ceux qui ſont indiqués dans 823.

827. Dans le cas ou l'hémorrhagie du nez ſurvient à ceux qui approchent de leur accroiſſement parfait, & lorſque ſes retours ſont précédés des ſymptomes indiqués dans 813, on pourroit ſuppoſer, s'il étoit poſſible de prévenir ces retours par les moyens propoſés dans 825, qu'il n'y auroit aucun inconvénient à employer ces moyens, parce

que l'état de pléthore dominant, les mettroit hors d'état de nuire, à raison du changement qui doit promptement survenir dans l'équilibre du systême. On ne peut cependant pas admettre cette opinion, car toutes les évacuations que l'on excite dans cette vue sont sujettes, comme je l'ai déjà observé, à tous les inconvéniens qui peuvent résulter du retour de l'hémorrhagie même.

828. Lorsque l'hémorrhagie du nez vient à des périodes presque fixes, on peut, pour la prévenir, employer avec beaucoup plus d'assurance, les moyens indiqués (825); &, en diminuant la quantité de sang, chaque fois que l'on réitère la saignée, éviter, jusqu'à un certain point, sa tendance à produire la pléthore. Il est en effet convenable, quand l'on ne peut absolument se dispenser de réitérer des évacuations, de les diminuer à chaque fois qu'on y a recours. Mais la manière de diriger cette pratique est délicate & précaire, & jamais l'on ne doit s'y fier au point de négliger les mesures proposées dans 825, toutes les fois qu'elles sont admissibles.

829. Lorsque l'hémorrhagie du nez est une suite de la pléthore veineuse des vaisseaux de la tête, comme dans 772, on peut laisser couler le sang assez abondamment, sur-tout quand cette hémorrhagie succède à la suppression ou à la cessation du flux menstruel ou hémorrhoïdal. Mais quoique l'on puisse laisser couler le sang lorsque l'hémorrhagie survient pour la premiere fois, rien n'est plus convenable que de se mettre en garde contre ses retours. Il faut pour cet effet, non-seulement prendre les mesures indiquées dans 783 & *suiv.*; mais comme les effets de l'état de pléthore de la tête sont très-incertains, on doit, dès qu'il commence à se manifester, & sur-tout lorsqu'il menace d'hémorrhagie, détruire la pléthore, & s'occuper sur-le-champ de prévenir l'hémorrhagie par les évacuations convenables, telles que les saignées, les purgatifs (*a*), & les cautères, ou rétablir, s'il est possible, les évacuations supprimées.

(*a*) Cette hémorrhagie est souvent accompagnée de constipation, il est, en conséquence, essentiel d'entretenir la liberté du ventre par de doux laxatifs, réitérés de temps en temps; l'usage des fruits acidules, du petit-lait, & des émulsions est aussi très-convenable; il faut en outre que le malade se tienne dans une position droite, autant qu'il lui sera possible, car ceux qui sont obligés d'avoir le corps continuellement courbé, sont plus sujets aux retours du saignement de nez.

CHAPITRE III.

De l'Hémoptysie, ou de l'Hémorrhagie des poumons.

SECTION PREMIÈRE.

Des Phénomènes & des causes de l'Hémoptysie (a)

830. LORSQUE, à la suite de quelque affection de la poitrine, le sang sort de la bouche & est expectoré avec

(a) L'hémoptysie se reconnoît au caractère suivant.

Il y a rougeur des joues, un sentiment de mal-aise ou de douleur, & quelquefois de chaleur dans la poitrine ; à ces signes se joignent la dyspnée, un chatouillement dans la gorge, une toux ou des efforts pour tousser, qui sont suivis d'une expectoration d'un sang vermeil souvent écumeux. N. C. Genre XXXVIII.

L'hémoptysie est idiopathique ou symptomatique.

On connoît cinq espèces d'hémoptysie idiopathique, savoir,

1°. L'hémoptysie *pléthorique* qui survient sans aucune violence externe, sans avoir été précédée de toux, ou de suppression d'aucune évacuation habituelle.

2°. L'hémoptysie *forcée*, qui est produite par l'action d'une cause externe. On doit rapporter à cette espèce, 1°. l'hémoptysie accidentelle occasionnée par des excès dans la manière de vivre ou par des exercices forcés, sans être précédée d'aucun vice héréditaire, ni d'aucune acrimonie des humeurs ; 2°. l'hémoptysie habituelle, qui est due à une acrimonie particulière des fluides, ou à la foiblesse des poumons, & communément accompagnée d'une fièvre quotidienne ; 3°. l'hémoptysie *traumatique*, c'est-à-dire, produite par une plaie pénétrante dans les poumons.

3°. L'hémoptysie *phthisique*, qui succède à une toux ancienne accompagnée de maigreur & de foiblesse. On doit rapporter à cette espèce l'hémoptysie produite par le tubercule & le squirrhe des poumons.

4°. L'hémoptysie *calculeuse*, dans laquelle il sort avec le sang de petits calculs qui sont communément d'une nature calcaire. Plusieurs ouvriers, tels que les tailleurs de pierre, les boulangers & autres, sont sujets à cette maladie : elle est sur-tout funeste aux lapidaires.

5°. L'hémoptysie périodique, qui succède à la suppression du flux hémorrhoïdal ou des règles.

L'hémoptysie symptomatique peut se réduire à quatre espèces, qui sont ;

une toux plus ou moins considérable, on ne peut douter qu'il vient des poumons ; & ce symptome est généralement un signe certain de la maladie dont je vais parler. Mais il y a des cas où la source du sang rejetté par la bouche est incertaine : il est en conséquence souvent nécessaire, pour s'assurer de l'existence de l'hémoptysie, de considérer quelques autres circonstances dont je parlerai ci-après.

831. Les vaisseaux sanguins des poumons sont plus nombreux que ceux d'aucune autre partie du corps du même volume. Ces vaisseaux, qui sont très-gros à leur sortie du cœur, se subdivisent plus immédiatement que ceux d'aucune autre partie en vaisseaux d'un très-petit volume ; ces derniers se répandent près des surfaces internes des cavités bronchiques, sont situés dans un tissu cellulaire lâche, & recouverts uniquement d'une membrane mince : ainsi, il suffit de considérer combien ils se gorgent facilement & fréquemment de sang, pour comprendre pourquoi leur hémorrhagie est la plus fréquente de toutes après celle du nez ; & en particulier, pourquoi un choc violent quelconque imprimé à tout le corps occasionne si facilement l'hémoptysie.

832 L'hémoptysie peut être produite par une violence externe, à quelque période que ce soit de la vie : j'ai expliqué plus haut (760), pourquoi chez les adultes cette maladie peut être en tout temps occasionnée uniquement par l'état de pléthore des poumons ; tant que la pléthore

---

1°. L'hémoptysie *catarrhale*, qui survient dans les catharres, dans la coqueluche, la pleurésie, & la péripneumonie où les crachats sont sanglans ou rouillés.

2°. L'hémoptysie *exanthématique*, qui s'observe quelquefois dans la petite vérole & la rougeole. Elle est toujours très-fâcheuse dans les petites véroles confluentes.

3°. L'hémoptysie *hydropique*. Elle est souvent un symptome qui précéde la mort dans l'ascite & dans l'hydropisie de poitrine.

4°. L'hémoptysie *cachectique*, qui survient à ceux dont les viscères du bas-ventre sont affectés de squirrhes.

M. Cullen rejette comme fausses & ridicules les espèces d'hémoptysie produites par la diapédèse, ou la dilatation des pores des vaisseaux, par le sphacèle des poumons, par le scorbut, par l'introduction de sangsues dans l'œsophage ; il rejette également l'espèce que Sauvages appelle *Helwigienne*, dont Helwich a donné la description sous le nom d'*hémorrhoïdes de la bouche* ; cette hémorrhagie est précédée d'un sentiment de chaleur autour de la luette, mais l'auteur ne nous donne pas les signes auxquels on peut reconnoître de quelle partie vient le sang.

artérielle domine dans le systême, c'est-à-dire, depuis l'âge de seize ans jusqu'à trente-cinq.

833. Néanmoins on a également observé plus haut (761), que l'hémoptysie étoit encore plus fréquemment l'effet d'un défaut de proportion entre la capacité des vaisseaux du poumon & celle de ceux du reste du corps. C'est pourquoi elle est souvent une maladie héréditaire, qui dépend d'une conformation particuliere & vicieuse. Elle attaque aussi spécialement ceux dont le peu de capacité des poumons se manifeste par une poitrine étroite, & par la saillie des omoplates, qui indique que ces personnes ont été long-temps sujettes à une respiration difficile.

834. Cette maladie est encore particuliere à ceux chez qui ces circonstances se trouvent réunies à un tempérament sanguin, & où la pléthore artérielle domine à un degré considérable. On l'observe aussi chez les personnes d'une complexion foible & délicate, dont un col long est le signe; chez celles qui jouissent de beaucoup de sensibilité & d'irritabilité, qui ont, en conséquence, l'esprit vif, & dont le corps est généralement d'une structure délicate; chez celles qui ont été sujettes à des fréquentes hémorrhagies du nez, ou à d'autres hémorrhagies qui ont cessé de reparoître périodiquement, comme on le voit souvent chez les femmes dont le flux menstruel est supprimé; enfin, l'hémoptysie attaque les personnes à qui l'on a fait l'amputation de quelque membre considérable.

835. Dans la plupart de ces cas (834), l'hémoptysie s'observe spécialement chez ceux qui approchent de leur accroissement parfait, ou elle survient immédiatement après, pour les raisons que nous avons suffisamment développées plus haut.

836. D'après tout ce qui a été dit, depuis 831 jusqu'à 835, on connoîtra suffisamment la cause prédisposante de l'hémoptysie, & cette cause seule portée à un degré considérable, est capable de produire la maladie. Néanmoins elle est souvent, chez ceux qui y sont disposés, l'effet du concours de différentes causes occasionnelles & déterminantes, dont une, & peut-être la plus fréquente, est la chaleur externe, qui, même sans être portée à un degré considérable, occasionne l'hémoptysie au printemps & au commencement de l'été, lorsque la chaleur rarefie le sang plus qu'elle ne relâche les solides qui avoient été précédemment resserrés par le froid de l'hiver. Une autre cause

de ce genre eſt la diminution ſubite du poids de l'atmoſphere, ſur-tout quand elle concourt avec un effort quelconque dans l'exercice du corps. Cet effort ſeul peut auſſi, chez ceux qui y ſont déjà diſpoſés, être fréquemment la cauſe déterminante; mais il n'y en a pas de plus commune que l'exercice violent de la reſpiration. En un mot, un degré quelconque de violence externe eſt capable de produire la maladie chez ceux qui y ſont déjà diſpoſés.

837. Lorſque l'hémoptyſie a été occaſionnée par l'une ou l'autre de ces cauſes (836), elle s'annonce par un ſentiment de peſanteur & d'anxiété dans la poitrine, par un embarras dans la reſpiration, par une douleur dans la cavité de la poitrine ou dans quelques autres parties du thorax, & par un ſentiment de chaleur au-deſſous du ſternum; on reſſent très-ſouvent, avant que la maladie ſe manifeſte, un goût ſalé dans la bouche.

838. Immédiatement avant que le ſang paroiſſe, un certain degré d'irritation ſe fait tenir à la partie ſupérieure du larynx. Afin de modérer cette irritation, le malade fait des efforts pour cracher, qui ſont ſuivis d'un peu de ſang, de couleur vermeille, & légérement écumeux. L'irritation ſe renouvelle; & il ſort, comme avant, une plus grande quantité de ſang du même genre; qui produit dans la trachée-artère un bruit ſemblable à celui qu'excite l'air en paſſant à travers un fluide.

839. Telle eſt la maniere dont commence communément l'hémoptyſie; mais quelquefois le ſang ſurvient dès la premiere fois en touſſant, ou au moins une toux légere accompagne les efforts dont je viens de parler, que le malade fait pour cracher.

840. Quelquefois le ſang qui ſort eſt d'abord en très-petite quantité, & diſparoît bientot entiérement; mais, dans d'autres cas, ſur-tout lorſque l'hémorrhagie eſt réitérée, ſa quantité augmente, & il continue fréquemment à paroître de temps en temps pluſieurs jours de ſuite. D'autres fois il ſort abondamment, mais rarement dans une quantité ſuffiſante pour produire ſur-le-champ la mort par ſon excès, ou par une ſuffocation ſubite. L'hémorrhagie ceſſe communément ſpontanément, ou s'arrête par les remèdes que l'on met en uſage.

841. Il n'eſt pas toujours aiſé, lorſque le ſang eſt rejetté par la bouche, de déterminer de quelle partie interne il ſort; ſoit qu'il vienne de la ſurface interne de la bouche

même de l'intérieur de la gorge, ou des cavités voisines du nez, de l'estomac, ou des poumons. Néanmoins il est très-nécessaire de distinguer ces différens cas, & communément on peut y parvenir en faisant attention aux considérations suivantes.

842. Lorsque le sang que l'on crache vient de quelque partie de la surface interne de la bouche même, il sort sans aucun effort ou sans toux; & l'on peut en général s'assurer, par l'inspection, de la source particuliere qui le produit.

843. Le sang qui vient du fond de la gorge, ou des cavités voisines du nez, peut être rejetté par les efforts que l'on fait pour cracher, & quelquefois par la toux, de la maniere que j'ai décrite dans 837 & 839; & en conséquence, l'on peut dans ce cas, avoir quelque doute sur sa véritable source. Le malade saisit souvent ces circonstances, afin de se consoler par l'idée que le sang vient de la gorge, & on peut lui permettre de le faire; mais il est difficile que le médecin se trompe, s'il considere que le crachement de sang de la gorge est plus rare que celui des poumons; que le premier cas n'arrive guère qu'aux personnes qui ont été sujettes à l'hémorrhagie du nez, ou à quelque cause évidente d'érosion; & le plus souvent, en examinant l'intérieur de la gorge, on en voit couler le sang, s'il vient de cette partie.

844. Lorsque le sang sort des poumons, la maniere dont il est rejetté indique communément d'où il vient: mais il y a beaucoup de circonstances, indépendamment de cette derniere, qui peuvent concourir à l'indiquer, telles que le période de la vie, l'habitude du corps, & d'autres marques de disposition particuliere (833-835), auxquelles il faut joindre les causes occasionnelles (836) qui ont agi immédiatement avant.

845. Le vomissement & la toux s'excitent souvent mutuellement, & peuvent, en conséquence, être fréquemment réunis, & donner lieu de douter, lorsque le vomissement accompagne le sang que l'on rejette par la bouche, si ce dernier vient des poumons ou de l'estomac; néamoins il suffit en général, pour se décider, de considérer que le sang ne sort pas aussi fréquemment de l'estomac que des poumons, que quand il vient de l'estomac, il paroît communément en plus grande quantité que quand il tire son origine des poumons; & dans le dernier cas, il est habituellement d'une couleur vermeille & n'est mêlé que d'une petite quantité de mucus écumeux; le sang, au contraire, qui vient de

l'estomac, est communément d'une couleur plus noire, plus grumeleux, & mêlé avec d'autres matières contenues dans l'estomac : lorsque la toux ou le vomissement, après s'être manifestés séparement, se sont réunis, ils peuvent quelque fois servir à indiquer la source du sang, en faisant attention à celui des deux qui a paru le premier ; enfin, on peut tirer beaucoup de lumieres des circonstances & des symptomes qui ont précédé l'hémorrhagie.

Les symptomes qui précédent l'hémoptysie ; dont j'ai fait l'énumération dans 837 ; sont la plupart des signes évidens de l'affection des poumons ; & d'un autre côté, l'hématemesis, ou le vomissement de sang qui vient de l'estomac, est aussi précédé de symptomes & de circonstances qui lui sont propres ; tels sont, par exemple, une affection morbifique de cet organe, ou au moins de la douleur, de l'anxiété, & un sentiment de pesanteur que le malade rapporte distinctement à la région de l'estomac. On peut ajouter à tout ceci, que le vomissement de sang arrive plus fréquemment aux femmes qu'aux hommes, & qu'il survient aux premieres, en conséquence de la suppression du flux menstruel : toutes ces considérations (842-845), si l'on y fait attention, peuvent communément suffire pour s'assurer de l'existence de l'hémoptysie.

SECTION II.

De la Cure de l'Hémoptysie.

846. CETTE maladie est quelquefois peu dangereuse (*a*) ; comme quand elle survient, par exemple, à la suite de la

(*a*) Il est vrai que l'hémoptysie est rarement funeste comme hémorrhagie, & que ses conséquences ne sont mortelles qu'en ce qu'elles donnent lieu à la phthisie. Néanmoins on doit toujours la redouter chez les jeunes personnes, lors même qu'elle vient à la suite de la suppression des regles : si la constitution de la matrice est telle que le flux périodique ne se rétablisse pas promptement, & que l'hémoptysie soit abondante, il survient communément une phthisie incurable, ou si l'hémoptysie devient elle-même périodique, & remplace les regles, les malades restent infirmes & sujettes à quantité d'accidens plus ou moins fâcheux. Je me contenterai d'en citer, entre autres, un exemple qui m'a paru accompagné de circonstances intéressantes. Les regles furent supprimées chez une femme de quarante-deux ans, par un accident imprévu qui la saisit de frayeur ; la fievre survint sur-le-champ,

suppression des regles chez les femmes ; quand elle est produite par une violence externe, sans aucune marque de disposition primitive ; ou quand, quelle que soit la cause qui y a donné lieu, elle n'est pas suivie de toux, de dyspnée, ou d'autre affection des poumons. Néanmoins, dans ces cas même, la maladie peut devenir dangereuse, si la blessure que les vaisseaux du poumon ont reçue est fort considérable ; s'il reste une certaine quantité de sang rouge en stagnation dans la cavité des bronches, & particuliérement s'il s'est fait une détermination quelconque de sang dans les vaisseaux du poumon, qui, en renouvellant l'hémorrhagie, peut avoir des conséquences fâcheuses. C'est pourquoi toutes les fois que l'hémoptysie survient, il faut la modérer par les différens moyens indiqués (792 jusqu'à 795).

847. Ces moyens sont sur-tout nécessaires, lorsque l'hémoptysie est la suite d'une disposition particuliere ; toutes les fois que la perte de sang paroît être considérable, ou que l'hémorrhagie revient fréquemment, il faut non-seulement modérer la perte, mais même l'arrêter entiérement, & en prévenir les retours par tous les moyens qui y sont en notre pouvoir. *Voyez* le paragraphe 797 & les suivans.

848. Pour arrêter l'hémoptysie, ou en prévenir les retours, on a souvent employé deux remedes, que je ne puis approuver. Ce sont les ferrugineux, & l'écorce du Pérou. L'un & l'autre contribuent à augmenter la diathese inflammatoire du systême ; en conséquence, on ne peut

---

& tous les signes de pleurésie se manifesterent ; les saignées réitérées furent employées avec succès. Mais au bout d'un mois de guérison, le frisson l'anxiété, & tous les symptomes de fievre se manifesterent, l'oppression étoit extrême & fut suivie d'un crachement de sang fort abondant ; les mêmes accidens revinrent tous les mois avec plus ou moins de violence pendant dix ans, mais les cinq premières années elle rendoit un sang rouge & vermeil, ensuite elle vomit pendant trois ans une matiere noire semblable à celle que l'on rend dans la maladie noire ; avec l'âge, cette matiere prit une couleur moins foncée, elle fut enfin remplacée par une matiere glaireuse que la malade vomit tous les mois pendant deux ans : elle survécut quelques années après, mais elle étoit sujette a éprouver des maux de poitrine plus ou moins considérables, & elle périt de péripneumonie à l'âge de cinquante-six ans. Il est inutile d'observer que ce fait peut jetter beaucoup de jour sur la maladie noire, je l'ai rapporté pour prouver que l'on ne doit jamais regarder comme vraiment critique l'hémoptysie, quoiqu'elle remplace une autre évacuation périodique, & que l'on doit en conséquence tenter de la détruire.

guère les employer sans danger dans tous les cas d'hémorrhagie active, & je les ai souvent vu nuire (a).

849. L'hémoptysie qui survient en conséquence d'une disposition particuliere, est toujours accompagnée de diathese inflammatoire, & c'est sur-tout la continuité de cette diathese qui donne lieu de redouter les suites fâcheuses de la maladie; on doit en conséquence la détruire avec adresse par les saignées (b), plus ou moins copieuses, & plus ou moins fréquemment réitérées, suivant que les symptomes l'exigeront. Il faut en même temps employer les purgatifs rafraîchissans (c), & suivre strictement le régime antiphlogistique

---

(a) *Voyez* ce qui a été dit dans la note du paragraphe 800, sur l'usage du quinquina, ceux qui l'ont vanté dans l'hémoptysie n'ont pas fait assez d'attention aux circonstances dans lesquelles il a paru réussir. On l'a fréquemment employé après l'usage long-temps continué des saignées, des rafraîchissans & des autres remedes généraux, c'est-à-dire, lorsque l'état de relâchement avoit peut-être succédé à la diathese inflammatoire; il n'y a pas de doute qu'il ne puisse alors convenir, mais il est très-difficile de reconnoître ce cas particulier; c'est pourquoi on ne doit jamais donner le quinquina qu'avec la plus grande circonspection à ceux qui sont sujets au crachement de sang; je l'ai vu rappeller l'hémorrhagie. J'observerai qu'il arrive aussi quelquefois que les approches de cette derniere se masquent sous les apparences de fievre intermittente; dans ce cas, le malade se plaint d'une anxiété, d'une oppression & d'une douleur de poitrine, lors même que l'accès de fievre est dissipé; alors il faut particuliérement insister sur la saignée & les antiphlogistiques pour prévenir l'hémoptysie.

Les ferrugineux ne sont pas moins à redouter que le quinquina, tous les médecins conviennent qu'ils affectent particuliérement la poitrine; on ne doit pas, en conséquence, se fier à la combinaison des ferrugineux avec les narcotiques & les absorbans, qui a été proposée par quelques médecins.

(b) La saignée est ici le plus puissant de tous les remedes, il faut la réitérer hardiment tant que le pouls est élevé, sur-tout lorsque la maladie vient pour la premiere fois & succéde a quelque évacuation habituelle supprimée. La saignée est le seul moyen capable de détruire la diathese inflammatoire. La promptitude avec laquelle se rétablissent ceux qui ont supporté des pertes énormes de sang, doit dissiper les craintes de quelques médecins relativement aux saignées copieuses; les anciens guérissoient l'hémoptysie en tirant le sang jusqu'au blanc, nous devons les imiter en cela toutes les fois qu'il y a des signes qui indiquent une disposition à la phthisie. L'hémoptysie dissipée, on ne réitérera les saignées que vers le temps où l'on appercevra des signes qui en indiquent le retour, comme il arrive fréquemment vers le temps des équinoxes. *Voyez* la note (a) de 787.

(c) L'huile d'amandes douces & celle de lin, qui ont été

dans toute son étendue (*a*). On peut aussi administrer les rafraîchissans, en prenant garde néanmoins que les acides, & sur-tout le nitre (*b*), n'excitent la toux.

850. D'après ce qui a été observé dans 795, il est évident que les vésicatoires appliqués sur la poitrine ou sur le dos, peuvent être un remede convenable à l'hémoptysie pendant qu'elle existe ; & que, quand elle a cessé, il peut être utile d'ouvrir des cautères dans les mêmes endroits pour en prévenir le retour.

851 L'attention à éviter le mouvement constitue en général la partie la plus essentielle du régime antiphlogistique ; & dans l'hémoptysie, rien n'est plus nécessaire que d'éviter l'exercice du corps. Cependant il y a quelques especes de gestation,

---

recommandées comme spécifiques par quelques auteurs, me paroissent agir uniquement comme laxatives.

(*a*) Il faut traiter l'hémoptysie de même que les maladies inflammatoires les plus graves, retrancher absolument toute nourriture forte, tenir le malade à l'usage des boissons rafraîchissantes, telles que l'eau d'orge & le petit-lait, & ne permettre même le bouillon fait avec la viande que quand le pouls est souple, & que le malade ne ressent aucun mal-aise à la poitrine.

Il faut aussi donner à boire froid, autant que la constitution du malade le permet, mais je pense que l'eau à la glace qui a été recommandée dans les pays chauds, convient très-rarement dans nos climats, parce que la diathèse inflammatoire y domine plus généralement. Il faut toujours entretenir un air frais dans la chambre du malade, le faire coucher sur le crin, & éviter les lits de plume.

(*b*) On a donné le jus de citron & l'oxycrat avec succès. Hoffmann a regardé les nitreux comme de grands remèdes. Mais le docteur Dickson, dans les Obs. des méd. de Londres, avance que le nitre lui a paru être presque aussi efficace dans l'hémoptysie que le quinquina dans les vraies fievres intermittentes. Il mêle quatre onces de conserve de roses rouges avec une demi-once de nitre pour en former un électuaire, dont il fait prendre la grosseur d'une noix muscade, quatre, six, ou huit fois par jour, suivant la violence des symptomes ; néanmoins toutes les fois que le pouls étoit plein & dur, il ne négligeoit pas la saignée. Il a remarqué que le nitre calmoit la chaleur, & modéroit la force & la fréquence du pouls beaucoup plus efficacement qu'aucun médicament connu. Lorsque la toux étoit fort violente, il donnoit le soir un narcotique. Le nitre m'a paru être souvent fort efficace, sur-tout réuni aux narcotiques.

L'auteur ne parle pas des balsamiques, parce que ces remedes sont trop incendiaires pour pouvoir être prescrits dans l'hémoptysie, le miel néanmoins y est utile.

La gomme arabique que l'on a regardée comme un souverain remede, semble jouir de la même vertu que tous les farineux. Quant aux astringens, *voyez* ce qui a été dit dans 798.

gestation, telles que la navigation, & les voyages dans une voiture douce sur des chemins unis, qui souvent ont été des remèdes salutaires dans cette maladie (*a*).

852. Tel est le traitement que je puis proposer pour l'hémoptysie, considérée uniquement comme hémorrhagie. Mais lorsque, malgré toutes nos précautions, elle continue à reparoître, elle est souvent suivie d'un ulcère des poumons, & de la phthisie pulmonaire. Je vais en conséquence considérer présentement cette dernière maladie; mais comme elle est aussi produite par d'autres causes que l'hémoptysie, il est nécessaire que je l'envisage sous un point de vue plus général.

(*a*) Sydenham a recommandé l'exercice du cheval; mais j'ai observé qu'il étoit souvent suivi du retour de l'hémoptysie, surtout chez ceux qui ont une disposition à la pulmonie. On ne doit, en conséquence, y recourir qu'avec les plus grandes précautions. Dickson a remarqué avec raison, dans le quatrième vol. des Observations des Médecins de Londres, que quand on juge l'équitation convenable, il faut n'en faire usage que le matin, pendant quelques heures seulement, parce qu'alors le pouls est plus calme que le soir, & il y a moins à redouter une accélération de la circulation qui pourroit être dangereuse. La promenade peut, en prenant les mêmes précautions, réussir également; ainsi M. Cullen a vu une hémoptysique dont le crachement de sang se dissipoit pendant la promenade. Quand elle restoit plusieurs jours chez elle, le crachement de sang revenoit, & il cessoit dès qu'elle se promenoit de nouveau; enfin, elle en fut exempte plusieurs mois en se promenant beaucoup. L'exercice modéré a l'avantage de déterminer les humeurs vers la surface; mais il ne faut jamais y recourir qu'après avoir suffisamment désempli les vaisseaux.

Il faut en outre observer pendant long-temps une diète très-sévère, ne vivre que de végétaux ou de lait. Les anciens prescrivoient l'usage du lait pendant des années entières après l'hémoptysie, & en prévenoient par ce moyen les suites fâcheuses, comme on peut le voir dans Alexandre de Tralles. C'est sans fondement que les modernes ont recommandé les gelées des animaux comme un moyen de donner plus de consistance aux humeurs, & de prévenir les hémorrhagies; car ces gelées, non-seulement augmentent la diathèse inflammatoire, mais elles se digèrent en général difficilement, diminuent en conséquence la transpiration, & sont plus nuisibles qu'utiles. Les mucilagineux tirés des végétaux sont préférables; ainsi, la gomme arabique, la racine de guimauve, modèrent quelquefois la toux & s'opposent au retour de l'hémoptysie.

Les violentes passions de l'ame sont encore plus funestes que l'exercice: c'est pourquoi il faut éviter soigneusement tout ce qui peut agiter l'esprit.

CHAPITRE IV.

De la Phthisie (a) pulmonaire, ou de la Pulmonie.

SECTION PREMIERE.

Des phénomènes & des causes de la Phthisie pulmonaire.

853. JE crois pouvoir définir la phthisie pulmonaire, une expectoration de pus ou de matière purulente qui sort des

(*a*) On nomme, en général, phthisie toute maladie où le corps dépérit par degré insensible; néanmoins on désigne particulièrement sous cette dénomination l'ulcère des poumons, parce qu'on le regarde comme la cause la plus commune de ce dépérissement. Cette maladie, qui est souvent une suite de l'hémoptysie, se reconnoît au caractère suivant.

Il y a amaigrissement & foiblesse du corps, accompagnés de toux, de fièvre hétique, & communément d'expectoration purulente. N. C.

On peut admettre deux espèces de phthisie, l'une *commençante*, l'autre *confirmée*.

1°. La phthisie commençante est celle où il n'y a pas d'expectoration de pus. Cette espèce s'appelle aussi *phthisie sèche*: elle se connoît aux sueurs, à la fièvre quotidienne, à la dyspnée, & à une chaleur considérable des mains & des pieds accompagnée de sécheresse.

2°. La phthisie confirmée est accompagnée d'une expectoration purulente, & se nomme vulgairement *phthisie humide*.

Ces deux espèces varient & prennent différens noms, à raison de leurs causes éloignées. Ainsi, elles peuvent être occasionnées, 1°. par l'hémoptysie; 2°. la péripneumonie; 3°. l'asthme; 4°. des concrétions crétacées formées dans les bronches; 5°. les exanthêmes, tels que la rougeole & la petite vérole; 6°. les fièvres intermittentes; 7°. les douleurs de goutte ou de rhumatisme; 8°. la suppression des règles; 9°. l'embarras du foie: alors elle est souvent précédée de la jaunisse; 10°. par la mélancolie, l'hystéricisme, l'affection hypochondriaque; 11°. les écrouelles, qui sont une des causes les plus communes de la phthisie; 12° l'obstruction des vaisseaux lactés & l'engorgement des glandes du mésentère. Lorsque la phthisie est produite par ces causes, comme on l'observe fréquemment chez les enfans, les excrémens sont blancs, & l'abdomen est tuméfié; 13°. le scorbut; 14°. la maladie vénérienne; 15°. le plica; 16°. la phthisie peut enfin être produite par la suppression d'une suppura-

poumons, & est accompagnée d'une fièvre hétique (a). Comme cette maladie constitue la principale espèce de

---

tion établie dans une partie. Ainsi, j'ai vu une fistule à l'anus qui duroit depuis long-temps, donner lieu à une toux vive & à une expectoration purulente, mêlée de filets de sang, lorsque la suppuration diminuoit ou se supprimoit; le malade a vécu ainsi douze ans & est péri de la fistule.

La phthisie varie aussi à raison de la source du pus. Quelquefois il est renfermé dans une espèce de sac, & sort tout-à-coup sans avoir été précédé de signes ordinaires à la phthisie; c'est ce qui constitue la vomique proprement dite. De Haen croit que le pus peut se former dans le tissu cellulaire & passer à travers les poumons sans les ulcérer; mais cette espèce de phthisie cellulaire paroît très-douteuse. Il est possible que le mucus se change en matière purulente, ou bien qu'il produise uniquement une matière âcre qui, par son irritation, donne lieu à la fièvre hétique & à toutes ses conséquences. Les fluides propres à former le pus peuvent s'épancher dans les follicules muqueux, ou le serum peut s'extravaser dans les cavités des bronches, acquérir de l'âcreté par la stagnation & occasionner la toux; mais toutes ces conjectures ne sont pas suffisamment prouvées. D'ailleurs, comme l'observe M. Cullen, on ne peut guère admettre cette espèce de phthisie cellulaire dans la nosologie, parce qu'elle n'est caractérisée par aucun signe externe.

Galien a parlé d'une espèce de phthisie trachéale; il arrive, en effet, quelquefois que l'ulcère paroît borné à l'extrémité supérieure de la trachée-artère; mais on doit regarder la douleur qui s'y manifeste comme le symptôme d'une affection très-grave des poumons; lorsque cette douleur se trouve réunie à la fièvre lente. J'ai plusieurs fois observé cette espèce de phthisie; elle est toujours mortelle, & ses progrès sont très-rapides. Souvent rien ne peut calmer le feu que le malade ressent dans la gorge; les loochs, les huileux, & tous les remèdes que l'on vante comme adoucissans, augmentent l'irritation. J'en ai vu un qui ne pouvoit avaler qu'avec beaucoup de peine un peu de petit-lait & d'émulsions, & qui est resté trois mois dans cet état.

(a) M. Cullen ne donne sa définition de la phthisie qu'avec méfiance; non-seulement la cause de l'espèce admise par M. de Haen, mais on observe aussi quelquefois une expectoration qui n'est pas purulente, & qui consiste uniquement en un mucus expectoré sous forme de mousse; alors la toux, la fièvre hétique, la pâleur du visage, la maigreur & la foiblesse extrêmes suffisent pour caractériser la maladie, comme l'avoient observé les anciens, & en particulier Aretée. Je reviendrai à cette espèce de phthisie dans le paragraphe 872. Je me contenterai d'observer ici que les cas où la phthisie est produite par des matières étrangères introduites dans la trachée-artère, ne forment pas une objection suffisante pour abandonner la définition reçue. Ces matières amassées dans les cavités des bronches, donnent lieu à une irritation considérable, & sont une cause d'ulcère particulière aux ouvriers qui sont continuellement exposés à un nuage de poussière, tels

phthisie; je me servirai fréquemment dans ce chapitre du terme général de phthisie, pour signifier strictement la phthisie pulmonaire.

854. J'ai vu quelquefois l'expectoration de matière purulente continuer plusieurs années, & n'être accompagnée que d'un très-petit nombre de symptomes de fièvre hétique, ou au moins d'aucune fièvre hétique bien exactement caractérisée : mais, dans aucun de ces cas, les malades n'étoient pas assez complétement exempts des symptomes de cette fièvre pour former une exception à la définition générale.

855. Je présume que dans tous les cas d'expectoration de pus, il y a ulcère aux poumons. M. de Haen est le seul auteur que je connoisse qui ait avancé une opinion différente, & qui ait supposé que le pus pouvoit se former dans les vaisseaux sanguins, & de-là s'épancher dans les bronches (*a*). J'ai tenté, en admettant le fait qu'il rapporte, d'expliquer dans 349, comment le pus peut se manifester dans les crachats, sans qu'il y ait d'ulcère aux poumons; néanmoins je ne puis m'empêcher, en considérant cet objet sous tous ses points de vue, d'avoir quelques soupçons sur l'exactitude de ses observations; on doit entiérement rejetter l'explication qu'il en donne; & avouer cependant que nous manquons encore de faits suffisans pour soutenir celle que j'ai proposée; je doute même beaucoup qu'on puisse en faire l'application à un cas quelconque de phthisie. C'est pourquoi je conclurai, d'après ce que nous ont appris toutes les autres ouvertures de cadavres, & d'après l'opinion de tous les médecins, que les symptomes indiqués dans la définition que j'ai donnée dépendent toujours d'un ulcère formé dans les poumons.

---

que les meûniers, les perruquiers, les tailleurs de pierre, &c. Il est vrai que dans ces cas, la phthisie ne peut s'attribuer à aucune cause particulière dépendante de la constitution primitive des poumons; mais comme les symptomes se ressemblent, il est inutile d'en faire un genre séparé.

(*a*) J'ai été témoin d'une observation qui approchoit beaucoup de celle de M. de Haen; le malade avoit rejetté pendant le cours de sa maladie, une très-grande quantité de matière muqueuse mêlée d'un peu de pus, & quelquefois de sang; à l'ouverture du cadavre, les poumons parurent gorgés & enflammés, sans offrir aucun foyer de suppuration, ni tubercule. Plusieurs observations me donnent lieu de présumer qu'il suffit qu'une cause quelconque occasionne une affluence de sang plus considérable que de coutume dans les vaisseaux du poumon, pour exciter une toux très-vive & une expectoration plus ou moins considérable de mucus,

856. Il arrive quelquefois que le catarrhe est accompagné de l'expectoration d'une matière tellement semblable au pus, que les médecins sont souvent incertains si elle est muqueuse ou purulente, & ne peuvent en conséquence déterminer si la maladie est un catarrhe ou une phthisie. Il est souvent important de décider ces questions; & il me paroît qu'en général on peut le faire avec assez de certitude, d'après les considérations suivantes : chacune en particulier n'est pas toujours décisive, si on ne fait attention qu'à elle seule; mais il est difficile que toutes, prises ensemble, puissent nous induire en erreur; ces considérations se tirent :

1°. De la couleur de la matière; car le mucus est naturellement transparent, & le pus toujours opaque. Le mucus devient quelquefois opaque, & alors il prend une couleur blanche, jaune, ou verdâtre; mais cette dernière couleur n'est presque jamais aussi remarquable dans le mucus que dans le pus;

2°. De la consistance de la matière : le mucus est plus visqueux & plus cohérent, & le pus l'est moins; on pourroit même dire, en quelque sorte, qu'il est plus friable. Si l'on jette du mucus dans l'eau; il ne s'y étend pas facilement; il reste, au contraire, uni en masses uniformes & circulaires; mais si l'on tente la même expérience avec le pus, on observe que, sans s'étendre facilement, il ne reste pas uni d'une manière aussi uniforme; & en l'agitant légérement, il se sépare en fragmens qui forment des espèces de lambeaux (*a*);

---

comme je l'ai remarqué particuliérement dans les cas de suppression des règles, & dans la grossesse. Il est aisé de voir qu'alors la saignée est l'unique moyen de calmer la toux.

On a quelquefois trouvé les poumons desséchés à la suite de la phthisie; mais comme nous n'avons encore aucun signe qui puisse alors nous diriger pour le diagnostic, il ne nous est pas possible d'en rien dire de satisfaisant.

(*a*) Il n'y a pas toujours dans la phthisie commençante une grande quantité de pus épanché, l'expectoration est en général particuliérement composée de mucus; mais j'ai remarqué que quand le pus étoit abondant & presque d'une couleur cendrée, la maladie faisoit des progrès beaucoup plus rapides. Le docteur Starck, dans les *Medic. communic.*, observe que le pus s'étend facilement dans l'eau, en l'agitant légérement, mais qu'il tombe au fond en peu d'heures; le mucus au contraire ne peut pas s'étendre dans l'eau sans une forte agitation; mais, quand il y est étendu, il forme avec elle une liqueur visqueuse permanente. La matière qu'expectorent

3°. De l'odeur de la matière ; on en apperçoit rarement dans le mucus, mais fréquemment dans le pus. On a proposé, pour reconnoître l'odeur de la matière expectorée, de la jetter sur des charbons ardens ; mais dans cette expérience, le mucus & le pus donnent une odeur désagréable, & il n'est pas aisé de les distinguer l'un de l'autre ;

4°. De la pesanteur spécifique de la matière comparée avec la pesanteur de l'eau ; en effet, le mucus qui sort des poumons surnage communément sur la surface de l'eau, & le pus tombe au fond. Mais l'on peut quelquefois y être trompé, parce que le pus mêlé à une grande quantité d'air peut surnager, & le mucus tomber au fond de l'eau, s'il ne contient point d'air ;

5°. Du mêlange qui est aisé à distinguer dans la matière expectorée : car si l'on apperçoit une matière jaune ou verdâtre, environnée d'une certaine quantité de matière transparente, ou moins opaque & moins colorée, on peut, en général, considérer la matière qui est plus fortement colorée comme du pus ; car il n'est pas aisé de comprendre comment une portion du mucus qui sort des poumons peut être extraordinairement changée, pendant que le reste l'est très-peu, ou demeure dans son état ordinaire ;

6°. Du mêlange de certaines substances avec la matière chassée des poumons. Quant à cet objet, les expériences de feu M. Charles Darwin nous ont appris : *a*, que l'acide vitriolique dissout également le mucus & le pus, mais plus facilement le premier ; & que si l'on ajoute de l'eau à cette dissolution de mucus, ce dernier se sépare, & surnage sur la surface de la liqueur, ou bien se divise en petits flocons, & y reste suspendu : au contraire, lorsqu'on ajoute de l'eau à une pareille dissolution de pus, celui-ci tombe au fond, ou, si on l'agite, il s'étend de manière qu'il présente une liqueur uniformément trouble : *b*, qu'une solution d'alkali fixe caustique dissout, au bout de quelque temps, le mucus, & généralement le pus ; mais si l'on ajoute de l'eau à ces dissolutions, le pus se précipite, ce que ne fait pas le mucus. On suppose, d'après ces expériences, que

les pulmoniques s'étend, en général, plus facilement dans l'eau que le mucus, & forme d'abord avec l'eau, de même que le mucus, une liqueur visqueuse ; mais au bout de peu de jours, elle dépose un sédiment de la même manière que le pus ; néanmoins la liqueur conserve sa viscosité, & ressemble au mucus & à l'eau.

le pus & le mucus peuvent, avec certitude, se distinguer l'un de l'autre (a);

7°. De l'expectoration qui est accompagnée d'une fièvre hétique (b). Le catarrhe, ou l'expectoration de mucus, est souvent accompagné de fièvre; mais elle n'est jamais, autant que j'ai pu l'observer, telle que celle que je vais décrire comme fièvre hétique. Cette dernière est, suivant moi, la marque la plus certaine de l'état purulent de quelque partie du corps; & si d'autres ont pensé différemment, je suis persuadé qu'on doit l'attribuer à ce que, présumant que la phthisie confirmée ou purulente étoit une maladie mortelle par sa nature, ils ont regardé comme un simple catarrhe tous les cas où les malades ont guéri; mais je prouverai par la suite qu'ils peuvent s'être trompés en cela.

857. Après avoir ainsi considéré la première partie du caractère de la phthisie pulmonaire comme une marque de l'ulcère des poumons, & avoir dit dans le paragraphe pré-

(a) On peut encore tirer quelque lumière des linges imprégnés des crachats du malade; car, en les lavant dans l'eau tiede, le mucus se sépare & le pus reste.

On doit conclure de tout ce qui a été dit jusqu'ici, que, quoique le mucus & le pus soient aisés à distinguer dans leur état naturel, & que la tenacité, ainsi que la transparence de l'un comparées avec la tenacité & l'opacité de l'autre, forment un contraste facile à saisir, néamoins, comme l'observe le docteur Carmichael Smyth, dans les *Medic. communic.*, lorsque le mucus est exprimé d'une membrane affectée d'inflammation ou d'une autre maladie, son apparence est entiérement changée, & l'on y remarque toutes les nuances intermédiaires, entre l'état naturel du pus & celui du mucus, de maniere qu'il est impossible de déterminer auquel de ces deux fluides ressemble davantage la matiere expectorée; on peut, jusqu'à un certain point, dire la même chose du pus: des circonstances très-légeres peuvent souvent en altérer considérablement la couleur & la consistance; quoiqu'il soit généralement fluide, il peut acquérir une viscosité égale a celle du mucus.

(b) La fievre hétique est le vrai signe caractéristique de la pulmonie; car il y a des catarrhes bénins, où les malades expectorent une matiere épaisse, visqueuse, d'une couleur cendrée, verdâtre ou jaunâtre, & teinte même quelquefois très-légérement de sang, comme dans la phthisie; mais lorsque cette expectoration se manifeste, la fievre catarrhale qui a précédé est fort modérée ou entiérement dissipée, le sommeil est tranquille; l'expectoration se fait facilement, particuliérement le matin, & cesse au bout de peu de temps: mais si la toux revient par accès & tourmente beaucoup le malade, particuliérement le soir ou la nuit, & si les signes de la fievre hétique se manifestent, on doit beaucoup craindre, sur-tout lorsque l'on a lieu de soupçonner une disposition à la phthisie.

cédent, que l'autre partie de ce caractère, c'est-à-dire, la fievre hétique, indiquoit la même chose, il est convenable de considérer maintenant cette fièvre que j'ai omise plus haut (74) dans cette vue (*a*).

858. La fièvre hétique observe le type d'une fièvre rémittente, qui a tous les jours deux redoublemens. Le premier paroît vers midi, quelquefois un peu plus tôt ou un peu plus tard, & il survient une rémission légere vers cinq heures d'après-midi; à cette dernière succède bientôt un autre redoublement, qui augmente par degrés jusqu'après

(*a*) Le caractere de la fievre hétique consiste en ce qu'elle revient tous les jours; ses accès se manifestent à midi & le soir; il y a une rémission le matin, mais rarement apyrexie. Il survient communément des sueurs la nuit, & l'urine dépose un sédiment furfuracé briqueté. N. C.

Les espèces de fievre hétique, connue aussi sous le nom de fievre lente, sont les suivantes, d'après Sauvages:

1°. La fievre hétique chlorotique, qui accompagne le chlorosis. Horstius la nomme fievre blanche: elle est particulière aux jeunes filles, elle est produite communément par la suppression des règles, ou par l'amour;

2°. La syphilique, ou la fievre lente, qui accompagne les nodus & les suppurations qui sont la suite de la maladie vénérienne. Voyez Astruc, *de morb ven. lib.* 4, *c.* 3;

3°. La scrophuleuse, qui est la même que la phthisie scrophuleuse de Morton;

4°. L'hétique produite par le calcul de la vessie;

5° L'hétique vermineuse, commune aux enfans nouvellement sevrés qui sont attaqués de vers: elle differe des autres espèces; en ce qu'elle n'a pas constamment des redoublemens le matin & le soir; souvent elle est accompagnée d'un flux de ventre, les excrémens sont cendrés ou gris, l'urine est trouble & dépose un sédiment bourbeux;

6°. L'hétique produite par la cachexie, ou la gale, sans qu'il y ait de suppuration;

7°. Celle qui accompagne le vomissement, ou les fleurs blanches

8°. La fievre lente des enfans. Elle n'a pas de caractère particulier, & M. Cullen croit que l'on doit l'attribuer au rachitis, aux écrouelles, ou aux vers;

9°. L'élévation du pouls que l'on observe chez tous les hommes le soir. Mais on ne doit pas regarder cet état comme morbifique.

Sauvages parle en outre de la fièvre lente lymphatique de Baglivi, qu'il prétend être l'effet de l'abus des rafraîchissans, & de la fievre lente nerveuse que M. Lorry dit survenir à la mélancolie nerveuse invétérée. Mais M. Cullen avoue ne pas connoître ces deux espèces de fièvre lente.

Cette énumération suffit pour prouver que la fievre hétique est communément symptomatique, comme l'observe M. Cullen.

minuit : mais passé deux heures du matin, il survient une rémission, qui devient plus considérable à mesure que le jour avance. Les redoublemens sont fréquemment accompagnés de quelque degré de frisson, ou, au moins, le malade est extraordinairement sensible à tout refroidissement de l'air ; il recherche la chaleur externe, & souvent se plaint d'un sentiment de froid, quoique sa peau paroisse, au thermomètre, plus chaude que dans l'état naturel. Le redoublement du soir est toujours plus considérable que celui du matin.

859. On croit communément qu'une partie du caractère de la fièvre hétique consiste dans un redoublement qui se manifeste d'ordinaire après avoir mangé ; il est vrai que le dîner que l'on prend à midi, ou peu après, semble produire quelque redoublement. Mais cela ne suffit pas pour nous faire juger que le redoublement de midi est uniquement l'effet de la nourriture, car je l'ai souvent vu venir avant midi, & fréquemment quelques heures avant le dîner, que l'on ne prend aujourd'hui en Écosse, que quelque temps après la douzième heure du jour. On observe réellement, chez presque tous les hommes, que la nourriture occasionne un certain degré de fièvre : mais je suis persuadé qu'il ne paroîtroit pas si considérable dans la fièvre hétique, si le redoublement n'étoit dû à une autre cause ; car la nourriture que l'on prend le matin occasionne à peine quelque effet sensible.

860. J'ai ainsi décrit le type général de la fièvre hétique ; mais elle est en outre accompagnée d'un grand nombre de circonstances, qui exigent un plus grand détail.

La fièvre dont j'ai donné la description ne subsiste pas communément long-temps, sans que les redoublemens du soir soient accompagnés de sueurs ; ces sueurs continuent à paroître ; & deviennent de plus en plus abondantes pendant tout le cours de la maladie.

Presque dès la première apparence de la fièvre hétique, l'urine est fort colorée, & dépose un sédiment copieux furfuracé & rouge, qui ne tombe presque jamais entiérement jusqu'au fond du vase.

Dans la fièvre hétique, l'appétit pour les alimens diminue en général moins que dans toute espèce de fièvre.

La soif est rarement considérable ; la bouche est communément humide, & à mesure que la maladie fait des progrès, la langue se débarrasse de toute la matière épaisse qui la recouvroit, & paroît très-nette ; mais dans les périodes plus avancés de la fièvre, la langue & le fond de la gorge paroissent légérement enflammés, & se couvrent plus ou moins d'aphthes.

A mesure que la maladie devient plus grave, les vaisseaux rouges qui rampent sur la cornée transparente disparoissent, & toute la conjonctive devient d'un blanc de perle.

Le visage est communément pâle ; mais dans le temps des redoublemens, on apperçoit sur chaque joue une tache de couleur rouge vermeille, & presque circonscrite.

Pendant le cours de la fièvre hétique, le ventre est quelque temps resserré ; mais dans les périodes plus avancés de la maladie, la diarrhée survient presque toujours : elle continue à revenir fréquemment jusqu'à la fin de la maladie, & remplace alternativement jusqu'à un certain point les sueurs dont j'ai parlé plus haut.

La maladie est toujours accompagnée d'une foiblesse, qui augmente par degré pendant tout son cours.

En même temps, l'émaciation devient sensible, & parvient à un degré plus considérable que dans presque tout autre cas.

La chûte des cheveux, & la forme crochue des ongles, sont aussi les symptomes qui indiquent le défaut de nourriture.

Vers la fin de la maladie, les pieds sont souvent affectés de gonflemens œdémateux.

Les redoublemens de fièvre sont rarement accompagnés de mal de tête, & presque jamais de délire.

Les sensations & le jugement restent communément sains jusqu'au dernier moment, &, en général, le malade est plein de confiance & d'espérance.

Quelques jours avant la mort, le délire survient, & continue communément jusqu'a la fin de la maladie.

861. La fièvre hétique que je viens de décrire (858-860) est celle qui accompagne l'état de purulence des poumons ; c'est peut-être le cas où elle se manifeste plus fréquemment ; mais toutes les fois que je l'ai observée, il existoit évidemment, ou bien il y avoit lieu de soupçonner une suppuration permanente ou un ulcère dans quelque partie externe ou interne. C'est pour cette raison que, dans 74, j'ai conclu qu'elle n'étoit qu'une fièvre symptomatique. Elle me paroît toujours être réellement l'effet d'une acrimonie absorbée des abcès ou des ulcères ; cependant elle n'est pas également produite par toute espèce d'acrimonie ; car les affections scorbutiques & cancéreuses subsistent souvent long-

temps dans le corps, sans occasionner de fièvre hétique. Je ne puis déterminer précisément la nature de l'acrimonie qui produit cette fièvre, mais il semble qu'elle est particulièrement de la nature de l'acrimonie qui résulte d'une suppuration viciée.

862. Quoi qu'il en soit, il paroît qu'il suffit, pour expliquer les circonstances particulières à la fièvre lente, d'admettre qu'elle dépend en général d'une acrimonie. L'état fébrile semble être principalement un redoublement de la fréquence du pouls (a); qui revient deux fois le jour chez les personnes qui jouissent d'une bonne santé; & cet état peut être produit par l'acrimonie seule. Certainement, ces redoublemens n'arrivent pas sans les circonstances particulières à la pyrexie; mais le spasme de l'extrémité des vaisseaux ne paroît pas être aussi considérable dans la fièvre hétique que dans les autres fièvres : c'est à cette cause que l'on doit attribuer l'état des sueurs & des urines qui se manifeste de si bonne heure & si constamment dans la fièvre hétique. Je pense que l'on peut aussi expliquer la plupart des autres symptomes, en supposant qu'il y a une acrimonie qui corrompt les fluides & affoiblit les puissances motrices.

863. Après avoir considéré les symptomes caractéristiques & la principale partie de la cause prochaine de la phthisie pulmonaire, j'observerai que l'ulcère des poumons, ainsi que les circonstances particulières à la fièvre hétique qui l'accompagnent, peuvent être l'effet de différentes affections antérieures des poumons, qui toutes peuvent cependant se rapporter, à ce que je pense, aux cinq chefs suivans; savoir : 1°. à l'hémoptysie; 2°. à la suppuration des poumons, en conséquence de la pneumonie; 3°. au catarrhe; 4°. à l'asthme; ou, 5°. à un tubercule. Je vais considérer ces affections, comme causes des ulcères, en suivant l'ordre que je viens d'indiquer.

864. On suppose communément que l'hémoptysie est naturellement & presque nécessairement suivie d'un ulcère

---

(a) Le pouls est toujours petit, serré & précipité, la peau paroît sèche & brûlante au toucher, sur-tout dans la paume de la main; mais ces symptomes sont plus marqués dans le temps des redoublemens : dans le commencement de la fièvre lente, le pouls est à peine sensible le matin; mais la tension de l'artère, jointe à la sécheresse de la peau & à la toux fréquente, suffisent alors pour caractériser la maladie.

des poumons (a) : mais j'ose assurer que c'est, en général, une erreur ; car il y a quantité d'exemples d'hémoptysies

(a) On a employé beaucoup de raisonnemens faux pour expliquer pourquoi l'hémoptysie est suivie de l'ulcère des poumons. On l'a attribué à la difficulté que les vaisseaux de ce viscère ont à se réunir quand ils sont rompus. On a donné pour cause le mouvement des poumons & leur agitation constante ; mais cette opinion ne paroît pas bien fondée, car dans la respiration naturelle, les vaisseaux ne sont pas exposés à des mouvemens assez violens. Le mouvement des poumons, dans l'état de santé, est lent & uniforme : il ne cause aucune distension des fibres, il augmente uniquement les angles d'où naissent les vaisseaux, & favorise leur dilatation. De plus, il y a un grand nombre d'exemples qui prouvent que des plaies faites au poumon par des causes externes se sont consolidées ; il n'y a donc rien de particulier dans ce viscère, qui s'oppose à la guérison des plaies qui y surviennent. Les principales causes qui peuvent s'y opposer sont l'exercice violent, ou toute autre cause capable d'augmenter l'impétuosité du sang, & de favoriser le retour de l'hémorrhagie. On a vu des hémoptysies survenues à la suite de la suppression des règles, disparoître sans aucune phthisie, au retour de cette évacuation. J'ai connu plusieurs personnes qui ont été fréquemment sujettes au crachement de sang, & chez lesquelles les crachats paroissoient purulens, qui cependant ne sont pas péries de phthisie, quelques-unes même sont parvenues à un âge avancé, quoiqu'elles eussent souvent été affectées de catarrhes qui étoient accompagnés d'une fievre assez vive. Néanmoins j'ai remarqué que dans les temps où régnoient les maladies catarrhales, ces personnes étoient plus facilement attaquées de l'épidémie que d'autres, & périssoient en peu de jours de péripneumonie.

Hoffmann observe qu'en usant de quelque précaution, l'hémoptysie ne produira pas d'ulcère aux poumons sans le concours de quelque autre circonstance. L'expérience journalière ne me laisse aucun doute sur la vérité de son observation ; on voit fréquemment des suppurations & même des vomiques survenir à la suite des inflammations de poitrine & guérir parfaitement. Tout ceci prouve la disposition qu'ont les poumons à se consolider, & que l'ulcère qui survient après l'hémoptysie n'est pas incurable de sa nature.

La difficulté que les blessures de la surface du corps ont quelquefois à guérir, a donné lieu de supposer par analogie que l'air libre s'opposoit à la guérison de celles du poumon. Mais l'analogie n'est pas admissible dans ce cas, parce que l'air qui pénètre les poumons s'est échauffé en passant par la bouche & la trachée-artère, & se mêle avec une grande quantité d'air qu'il rencontre dans les bronches. Par conséquent, il ne conserve pas sa fraîcheur, & est fort différent de celui qui agit sur les blessures externes. De plus, le poumon contient une humidité qui l'empêche de se dessécher par l'action de l'air ; ainsi, les chiens guérissent leurs blessures en les humectant avec leur salive, ce qui prouve qu'un peu d'humidité suffit pour défendre les plaies de

produites par une violence externe, ou même par une cause interne, qui n'ont été suivies d'aucun ulcère aux poumons. On a fait cette observation, non-seulement chez des jeunes gens où l'hémoptysie a reparu plusieurs fois, mais même lorsqu'elle a souvent été réitérée pendant le cours d'une longue vie. Il est, en effet, aisé de concevoir que la rupture des vaisseaux du poumon, de même que celle des vaisseaux du nez, est souvent, par sa nature, guérissable. Il est donc probable que ce n'est que quand l'hémoptysie survient dans des circonstances particulières qu'elle est nécessairement suivie d'ulcère; mais il est difficile de déterminer quelles sont ces circonstances. Il est possible que le seul degré de rupture, ou la rupture fréquemment réitérée, puissent, en empêchant la plaie de se guérir naturellement, occasionner un ulcère, ou le sang rouge épanché, n'étant pas entiérement rejetté par la toux, peut rester en stagnation dans les bronches, devenir âcre, & corroder les parties. Néanmoins on ne doit considérer tout ceci que comme des suppositions qui ne sont appuyées sur rien d'évident. Mais si l'on fait attention que les cas où l'hémoptysie survient à la suite d'une disposition particulière (832-835) sont spécialement ceux qui se terminent par la phthisie, l'on sera tenté de soupçonner qu'il y a quelques autres circonstances qui concourent alors à déterminer la suite fâcheuse de l'hémoptysie, comme je vais tâcher de le démontrer.

865. Néanmoins, quelque supposition que nous puissions adopter, relativement au peu de danger que l'on doit redouter de l'hémoptysie, cela ne doit pas nous empêcher de mettre en usage les moyens que nous avons proposés plus haut pour

---

l'action de l'air. Ce n'est donc pas la situation de l'ulcère, mais quelque état particulier des poumons, qui s'oppose à la guérison. Cela semble prouvé par l'exemple des scrophuleux & des scorbutiques, qui sont particuliérement sujets à la phthisie pulmonaire. C'est avec raison que l'on regarde dans nos climats la plupart des phthisiques comme scrophuleux. Car on observe que les glandes lymphatiques conglobées sont changées en tubercules, qui seules peuvent suffire pour produire la phthisie sans aucune hémoptysie; mais communément il y a un crachement de sang plus ou moins considérable.

L'engorgement des vaisseaux du poumon peut quelquefois suffire pour produire un épanchement de fluides dans le tissu cellulaire de ce viscère; ces fluides n'étant pas facilement absorbés forment un kyste qui peut occasionner la phthisie ou l'hémoptysie, & même toutes les deux ensemble. Ce qui vient d'être dit suffit pour prouver que l'hémoptysie n'est pas l'unique cause de la phthisie.

sa curation, tant parce que nous ne pouvons pas prévoir, avec certitude, quelles seront les conséquences d'un pareil accident, que parce que l'on peut, sans danger, recourir aux moyens que nous avons indiqués; car, quelque opinion que l'on adopte, il y a une diathèse inflammatoire qui peut accélérer toutes les suites fâcheuses que l'on doit redouter.

866. La seconde cause d'ulcère des poumons, que nous avons à examiner, est la suppuration formée en conséquence de la pneumonie.

867. D'après les symptomes dont j'ai fait l'énumération dans 857-858, on peut conclure qu'il se forme un abcès, ou ce qu'on appelle une *vomique*, dans quelque partie de la plèvre, & le plus communément dans la portion de cette membrane qui recouvre les poumons. La matière purulente y reste fréquemment pendant quelque temps; comme si elle étoit renfermée dans un kyste : mais communément elle n'y séjourne pas long-temps; elle est promptement absorbée, & transportée sur quelque autre partie du corps; ou bien elle se fraie un passage dans la cavité des poumons, ou dans celle du thorax. Dans le dernier cas, elle produit la maladie appellée *empyème*; mais ce n'est que quand la matière s'épanche dans la cavité des bronches qu'elle constitue proprement la phthisie pulmonaire. Les circonstances principales de la phthisie existent aussi dans le cas d'empyème; néanmoins je ne considérerai ici que celui où l'abcès des poumons donne lieu à une expectoration purulente.

868. L'abcès formé dans les poumons, en conséquence de la pneumonie, n'est pas toujours suivi de phthisie; car quelquefois on n'observe pas le type de la fièvre hétique : la matière épanchée dans les bronches est un pus véritable & de bonne qualité, qui, fréquemment, sort avec beaucoup de facilité lorsque la toux survient, & est rejetté avec les crachats : cette expectoration purulente peut durer quelque temps; néanmoins si la fièvre hétique ne se manifeste pas, l'ulcère se guérit promptement, & tous les symptomes morbifiques disparoissent. On a un si grand nombre d'exemples de ce genre, que l'on peut en conclure que ni l'accès de l'air, ni le mouvement constant des poumons, n'empêcheront l'ulcère de ces parties de se guérir, pourvu que la matière soit de bonne qualité. L'abcès des poumons ne produit donc pas nécessairement la phthisie pulmonaire, & s'il est suivi d'une semblable maladie, ce doit être en conséquence de circonstances particulières qui corrompent la

matière purulente engendrée dans l'abcès, la rendent incapable de guérir l'ulcère, & en même temps lui donnent une acrimonie, qui, étant absorbée, occasionne la fièvre hétique & ses conséquences.

869. La corruption de la matière de ces abcès peut être due à plusieurs causes : ainsi, 1°. il est possible que la matière épanchée pendant l'inflammation, ne soit pas un sérum pur, capable d'être converti en un pus louable, mais qu'elle se trouve unie avec d'autres matières qui empêchent cette conversion, & qui communiquent une acrimonie considérable au tout ; ou, 2°. la matière épanchée & convertie en pus, peut uniquement, par une longue stagnation dans le kyste, ou par sa communication avec l'empyème, se corrompre au point de devenir incapable de former un pus convenable à la guérison de l'ulcère. Ces causes peuvent, à ce qu'il me semble, donner lieu à la corruption de la matière contenue dans les abcès, au point d'occasionner la phthisie chez des personnes saines d'ailleurs ; mais il est probable que l'abcès qui succède à la pneumonie produit spécialement la phthisie lorsqu'il survient à des personnes déjà disposées à cette maladie, & qu'en conséquence il ne fait que concourir avec avec quelques autres causes.

870. On suppose que la troisième cause de la phthisie est le catarrhe ; dans beaucoup de cas, il paroît quand le catarrhe a duré quelque temps, que l'expectoration du mucus, qui lui est particulière, se change par degrés en une expectoration de pus ; & que si la fièvre hétique s'y réunit, la maladie qui étoit d'abord un simple catarrhe, se convertit en phthisie. Néanmoins on ne peut facilement admettre cette supposition. Le catarrhe est proprement une affection des glandes muqueuses de la trachée-artère & des bronches, qui est analogue au coryza, & aux espèces les plus bénignes d'esquinancie tonsillaire, qui se terminent très-rarement par la suppuration. Il est possible que le catarrhe soit disposé à une pareille terminaison, mais l'ulcère qu'il produit peut facilement se guérir, comme on le voit dans le cas d'esquinancie tonsillaire, & ne doit pas, en conséquence, occasionner la phthisie.

871. De plus, le catarrhe, qui est simplement l'effet du froid, est généralement une maladie bénigne, & de courte durée ; & parmi les exemples très-fréquens de cette maladie, à peine en voit-on un très-petit nombre que l'on puisse dire s'être terminé par phthisie. Dans tous les cas

où cela semble être arrivé, il me paroît probable que les malades étoient déjà affectés d'une disposition particulière à la phthisie. D'ailleurs, le commencement de la phthisie ressemble si souvent au catarrhe, que l'on peut avoir confondu la première avec le dernier. En outre, ce qui augmente l'erreur, c'est qu'il arrive souvent que l'action du froid, qui est la cause la plus commune du catharre, est aussi fréquemment celle qui détermine la toux qui constitue le commencement de la phthisie.

872. En conséquence, il me paroît probable que le catarrhe produit très-rarement la phthisie ; néanmoins je ne voudrois pas assurer d'une manière positive que cela n'arrive jamais, car il est possible que dans les cas de catarrhe fort violent, il se joigne une affection inflammatoire de la poitrine qui se termine par la suppuration (*a*) ; ou il peut

(*a*) Je pense que la phthisie peut exister souvent dans ce cas, même sans une véritable expectoration de pus. Huxham observe avec raison que la phthisie produite par l'ulcère des poumons est plus rare qu'on ne croit communément. L'on voit, dit-il, des malades qui rendent tous les jours, pendant long-temps, une quantité étonnante de mucus salé, doux, & même parfaitement insipide, dont l'expectoration est accompagnée de toux. Ce mucus n'est ni fétide, ni purulent. Huxham attribue cette expectoration au relâchement des conduits excréteurs des glandes de la trachée-artère : je ne doute nullement que cela puisse arriver dans quelques cas particuliers ; mais il me semble que le même effet peut avoir lieu toutes les fois que l'humeur de la transpiration, supprimée par le froid, reflue vers les glandes bronchiques ; il survient alors une irritation qui occasionne un flux d'humeurs vers les poumons, & principalement vers les glandes bronchiques. Cette cause suffit pour produire la toux & l'expectoration de mucus. La toux elle-même peut, par l'irritation qu'elle occasionne, troubler la circulation du sang dans les poumons, donner lieu à des congestions funestes, augmenter l'excrétion de mucus au point de produire la phthisie sans qu'il existe de tubercules.

J'ai plusieurs fois observé, sur-tout chez des enfans de dix à douze ans, une espèce de phthisie particulière, qui s'annonçoit généralement par un accès de fievre assez considérable : cette fievre ressembloit à celle qui accompagne le catarrhe, & se modéroit au bout de peu de jours ; mais on n'y observoit pas les mêmes rémissions que dans la fievre hétique : elle était presque continue ; le visage paroissoit continuellement rouge & enflammé ; les malades se plaignoient d'éprouver un sentiment de chaleur considérable dans la poitrine : quelques-uns, particuliérement de ceux qui étoient plus avancés en âge, disoient sentir quelque chose qui les déchiroit : ils expectoroient chaque jour au moins une livre de matière écumeuse semblable à de la salive, ou à de l'eau que l'on a fait mousser en y dissolvant du savon ; la marche de cette maladie est plus rapide

arriver

arriver qu'un catarrhe de longue durée produise, par l'agitation violente que la toux communique aux poumons, quelques-uns des tubercules dont je vais parler comme de la cause la plus fréquente de la phthisie.

873. Il faut particulièrement observer ici, que rien de ce que j'ai dit dans le paragraphe précédent ne doit nous permettre de négliger une apparence quelconque de catarrhe, comme on le fait trop souvent; car elle peut être ou le commencement d'une phthisie que l'on a prise pour un vrai catarrhe; ou même un catarrhe qui, étant de longue durée, peut produire la phthisie, comme dans 872.

874. Beaucoup de médecins ont supposé qu'une cause fréquente de la phthisie & de l'ulcere étoit une acrimonie des fluides qui corrodoit quelques-uns des vaisseaux des poumons. Mais ceci me paroît être une supposition dénuée de fondement : car dans tous les cas où j'ai vu la phthisie survenir, il n'y avoit rien qui indiquât évidemment aucune acrimonie du sang capable de corroder les vaisseaux. Néanmoins il est vrai que souvent l'acrimonie qui existe dans quelque partie des fluides est la cause de la maladie; mais il est en même-temps probable que l'effet de cette

---

que celle de la phthisie ordinaire. Elle enlève communément ceux qui en sont attaqués en quatre mois, souvent plutôt, rarement plus tard. Je serois porté à croire que l'on doit regarder cette espece de phthisie comme l'effet du catarrhe, parce que je l'ai observée dans le temps où régnoient les affections catarrhales; d'ailleurs, elle a affecté des personnes qui ne sembloient pas disposées aux écrouelles, & elle est souvent survenue avant l'âge où se manifeste communément la phthisie; cependant les malades paroissoient être naturellement d'une foible constitution. Il me semble que, dans ces cas, la même cause qui produit le catarrhe peut occasionner dans les bronches une inflammation chronique superficielle, semblable à celle qui survient fréquemment à la conjonctive : cette inflammation suffit pour produire une toux presque continuelle, & exciter une secrétion abondante de mucus qui devient écumeux, & prend cette apparence, en raison de la quantité d'air à laquelle il est mêlé; car la matiere expectorée dans ce cas se réduit, de même que le mucus, en la laissant reposer, en une matiere visqueuse. Ce qui me confirme dans l'idée que cette maladie est entretenue par un état de phlogose, c'est que la saignée & les autres anti-phlogistiques m'ont paru être les remèdes les plus capables de la modérer. Cette espece de phthisie a été connue d'Hippocrate, il l'a décrite dans le livre *de morbis internis*, chap. XI, p. 204, édit. de Vanderlind. t. II, mais c'est à tort que le D. Carmichael Smyth pense qu'il est question de cette maladie dans le chap. X. du même ouvrage d'Hippocrate. Voyez *Medical. communicat.* p. 402, Lond. 1784.

acrimonie eſt de produire des tubercules, plutôt que de corroder directement en aucune maniere.

875. J'ai dit dans 863, que l'on pouvoit regarder l'aſthme comme une des cauſes de la phthiſie, & je n'entends par aſthme que l'eſpece que l'on nomme communément aſthme ſpaſmodique. Cette maladie ſubſiſte fréquemment très-long-temps ſans en produire aucune autre, & peut avoir une terminaiſon fatale qui lui eſt particulière, comme je l'expliquerai par la ſuite : mais je l'ai vue fréquemment finir par la phthiſie ; & dans ces cas, je penſe que l'aſthme agit de la même maniere que je l'ai dit à l'égard du catarrhe, c'eſt-à-dire, en produiſant des tubercules, & leurs conſéquences, dont je parlerai tout-à-l'heure.

876. Je paſſe maintenant à la conſidération du cinquieme chef des cauſes de phthiſie, que je regarde comme le plus fréquent de tous (*a*). J'ai dit que cette cauſe étoit, en

(*a*) Cette cauſe fréquente de la phthiſie n'a pas échappé à la ſagacité d'Hippocrate ; il en parle dans pluſieurs endroits de ſes ouvrages. Néanmoins les médecins qui l'ont ſuivi, excepté Galien & Alexandre de Tralles, n'en ont point parlé. Morton eſt le premier, parmi les modernes, qui ait conſidéré les tubercules comme la principale cauſe de la phthiſie ; Sylvius de le Boë & Hoffmann ont confirmé ſon opinion ; mais ce qu'il y a de ſurprenant, c'eſt que le célebre Boerhaave n'ait pas fait mention de cette cauſe. Aucun anatomiſte n'a donné de deſcription bien exacte des tubercules avant le docteur Stark ; c'eſt pourquoi je crois devoir joindre ici un extrait de celle qu'on a inſérée, d'après un de ſes manuſcrits, dans les *Medical communications*.

On nomme tubercules des corps ronds & fermes qui ſe trouvent dans le tiſſu cellulaire des poumons : ces corps ſont de différentes groſſeurs ; on en trouve qui ne forment que des grains très-petits, & d'autres qui ont près d'une demi-pouce de diamètre ; les derniers ſont ſouvent en grappes. Les petits tubercules ſont toujours ſolides, & ceux même qui ont un volume plus conſidérable le ſont fréquemment ; les tubercules ont une couleur blanchâtre, & ſont preſque auſſi durs que le cartilage : ſi on les coupe tranſverſalement, ils préſentent une ſurface unie, brillante & uniforme ; on n'y apperçoit ni véſicules, ni cellules, ni vaiſſeaux, en les examinant même avec le microſcope ; après avoir injecté l'artère & la veine pulmonaire, on obſerve, ſur la ſurface interne de quelques tubercules coupés tranſverſalement, de petits trous, comme s'ils avoient été piqués avec une épingle : on trouve dans d'autres une ou pluſieurs cavités qui renferment un fluide épais & blanc, ſemblable au pus : on voit ſouvent dans le fond de chacune de ces cavités, lorſqu'on les a vuidés, pluſieurs petits trous dont il ſort une matiere ; mais ces trous, ainſi que les autres dont on a parlé, ne

général, les tubercules : on entend par ce terme certaines petites tumeurs, qui ont l'apparence de glandes endurcies. L'ouverture des cadavres a fréquemment montré de pareils tubercules formés dans les poumons : ces tumeurs sont d'abord indolentes ; néanmoins elles s'enflamment ensuite, & se changent par-là en petits abcès ou en vomiques, qui, en se rompant, & en versant dans les bronches la matiere qu'ils renferment, produisent une expectoration purulente, & deviennent ainsi l'origine de la phthisie (a).

---

paroissent communiquer avec aucuns vaisseaux. La grandeur de ces cavités varie suivant la différence des tubercules ; il y en a qui sont à peine perceptibles, & d'autres qui ont un demi-pouce ou trois quarts de pouce de diamètre ; lorsqu'on a coupé & vuidé ces tubercules, ils ressemblent à de petites coupes blanches, & il ne reste de leur substance qu'une enveloppe mince. Les cavités qui ont moins d'un demi-pouce de diamètre, sont toujours parfaitement fermées ; celles qui sont un peu plus larges ont, aussi constamment, une ouverture ronde qui communique avec une branche de la trachée-artère. A cette époque, la matiere contenue dans le tubercule passe librement dans la trachée artère, & la cavité du tubercule communique avec l'air extérieur ; il est par conséquent convenable de changer alors le nom de tubercule en celui de vomique.

(a) On voit, d'après la description que le docteur Stark donne des tubercules, dans le passage que j'ai rapporté dans la note précédente, que les vomiques qui produisent communément la phthisie ne sont autre chose que des tubercules dont la cavité s'ouvre dans la trachée artère : le même auteur décrit l'état où se trouvent ces vomiques de la maniere suivante.

Les plus petites vomiques sont communément entières, les plus grandes se trouvent fréquemment rompues : ces dernieres sont en général d'une forme ovale, elles ont environ quatre pouces de long, & sont recouvertes entièrement ou en partie d'une membrane lisse, mince & tendre, semblable à la capsule des petites vomiques. La matiere qui y est contenue est blanchâtre ou jaunâtre, tant que la capsule est entiere ; mais cette matiere est rougeâtre lorsque la capsule est rompue ; dans l'un & l'autre cas, la matiere s'étend facilement dans l'eau : néanmoins il est bon de remarquer que la matiere qui se trouve même dans les plus grandes vomiques, lorsqu'elles ne sont pas complètement rompues, est rarement rouge ; elle est communément jaunâtre, cendrée ou verdâtre ; souvent elle est fétide.

Il y a différentes ouvertures aux bronches qui communiquent dans toutes les vomiques, excepté, peut-être, dans les plus petites ; on trouve aussi des ouvertures qui établissent des communications entre les différentes vomiques : les ouvertures bronchiques sont communément rondes & lisses ; les autres sont généralement irrégulières & ridées. Les plus grandes vomiques, qui ont des ouvertures bronchiques nombreuses, ne contiennent guère

877. Quoique la matiere expectorée dans ces cas ait l'apparence de pus, elle constitue rarement une espece de pus louable ; & comme des ulcères d'où elle sort ne se guérissent pas facilement, mais sont accompagnés d'une fievre hétique, qui, le plus communément, se termine par la mort, je présume que cette matiere est imprégnée d'une acrimonie nuisible d'une nature particuliere, qui forme un obstacle à la guérison (a), & produit la phthisie

---

plus de matiere qu'il n'en faut pour humecter leur surface ; & ce qui prouve évidemment que la matiere des vomiques sort par les ouvertures que l'on observe sur la trachée-artère, c'est que si l'on fait une incision profonde dans une partie malade des poumons, & que l'on comprime légèrement cette partie, l'on verra sortir des bronches la matiere contenue dans les extrêmités coupées ; ou bien si l'on met à découvert une branche considérable de la trachée-artère, & que l'on comprime les poumons de la même maniere, on verra la matiere sortir des plus petites ramifications de la trachée-artère.

Les plus grandes vomiques sont généralement situées vers la partie postérieure de l'un des lobes supérieurs du poumon, & sont communément cachées ; néanmoins on trouve quelquefois, sur la surface de cette partie du poumon qui est mince & qui s'enfonce dans une cavité, différentes petites ouvertures qui communiquent avec la vomique ; quelquefois la vomique forme une cavité hémisphérique sur la partie externe des poumons : mais cela se voit rarement. Il y a toujours dans l'endroit où se trouve la vomique une adhérence large & ferme de cette partie des poumons avec la plèvre, de maniere qu'il ne peut y avoir aucune communication entre la cavité de la vomique & celle de la poitrine ; on trouve même rarement des tubercules sans adhérence.

(a) Cette théorie de M. Cullen est fondée sur les idées les plus généralement reçues ; néanmoins il paroît que dans la phthisie la suppuration ne dépend nullement de l'inflammation des tubercules, comme le prouve la description suivante que donne le docteur Stark de l'état des vésicules aëriennes, du tissu cellulaire, des gros vaisseaux du poumon, & de la trachée-artère dans la phthisie, produite par des tubercules.

Les parties des poumons qui sont contigues aux tubercules sont rouges, quelquefois molles, mais plus fréquemment fermes & dures ; & quoique les autres parties des poumons qui sont saines se distendent facilement en soufflant dans la trachée-artère, les portions contigues aux tubercules ou aux vomiques restent affaissées, & sont impermeables à l'air, soit qu'on tâche de l'introduire dans les poumons de cette maniere, ou qu'on veuille le forcer d'y pénétrer par un tuyau, en faisant des incisions sur la surface de ce viscère. Ainsi, il paroît que sa fonction, relativement à l'admission de l'air, est entiérement détruite dans ces parties.

Les artères & les veines pulmonaires se contractent dès qu'elles approchent des grandes vomiques ; de maniere qu'un vaisseau

avec toutes ses circonstances, comme je l'ai dit plus haut.

sanguin qui, étant mesuré, donnoit à son commencement près d'un demi-pouce de circonférence, ne peut plus être disséqué à un pouce de distance de son origine, quoiqu'il n'ait fourni aucune branche considérable; lors même que ces vaisseaux offrent un plus gros volume à l'extérieur, on n'y apperçoit qu'un très-petit canal intérieurement, lequel est presque rempli d'une substance fibreuse; & on trouve fréquemment les vaisseaux qui passent près des vomiques, totalement détachés des parties voisines, dans la longueur d'environ un pouce. On peut s'assurer encore que les vaisseaux sanguins sont ainsi obstrués, & qu'ils n'ont que peu ou point de communication avec les vomiques, en soufflant dans ces vaisseaux, ou en les injectant: dans le premier cas, ils ne se distendent pas sensiblement, & l'air ne passe que très-rarement dans les vomiques; & lorsque cela arrive, ce n'est que par quelques ouvertures imperceptibles; si l'on injecte les poumons par l'artère & la veine pulmonaire, les parties, moins affectées par la maladie, qui, avant l'injection, paroissoient être les plus molles, deviennent alors les plus dures; au contraire, les parties les plus malades qui, avant l'injection, étoient les plus dures, sont alors les plus molles. En coupant les parties saines, on apperçoit un nombre infini de petits rameaux remplis de cire, mais les parties malades n'offrent rien de semblable; & en disséquant les vaisseaux injectés, on peut suivre fort loin les petits rameaux qui se terminent dans les parties les plus saines; mais on perd bientôt de vue ceux qui se portent aux tubercules & aux vomiques, & on ne peut suivre que leurs principales branches. L'injection n'a paru pénétrer que très-rarement les moyennes vomiques, & jamais les plus petites ou les plus grandes.

On ne trouve jamais les branches de la trachée-artère contractées à quelque degré que ce soit; la surface interne de celles qui s'ouvrent dans les grandes vomiques est d'un rouge foncé (ce qui paroît dû à l'élargissement des vaisseaux,) & la surface interne de la trachée-artère même est quelquefois rouge en partie.

Les degrés de l'affection morbifique varient beaucoup, suivant les différens sujets, & même suivant les différentes parties des poumons chez le même individu. Dans quelques cas, on n'apperçoit point de vomiques qui aient plus d'un pouce de diamètre; d'autres fois on en trouve plusieurs, de deux, trois ou quatre pouces: dans les premiers cas, les artères & les veines pulmonaires sont à peine sensiblement contractées. Quelquefois il n'y a pas plus d'un tiers ou d'un quart des poumons d'affectés; d'autres fois les poumons sont entiérement malades d'un côté ou des deux côtés. D'après une estimation grossiere faite sur les poumons malades, la partie capable de recevoir l'air peut s'évaluer à environ un quart de toute la substance des poumons: lorsqu'ils ne sont qu'en partie affectés, ce sont toujours les parties supérieures qui sont malades, sur-tout dans leur portion postérieure; alors les parties inférieures & antérieures sont saines. Lorsque tout le

E 3

878. Il est très-probable que l'acrimonie (a) qui se manifeste ainsi dans les ulcères existoit avant, & qu'elle avoit produit les tubercules même ; l'on doit rapporter la cause de la phthisie, qui est la suite de ces tubercules, à cette acrimonie qui est vraisemblablement d'une espece différente, suivant les différens cas ; il n'est pas aisé d'en déterminer les variétés : cependant je vais tenter de le faire jusqu'à un certain point.

879. Il y a un cas de phthisie qui est aussi très-fréquent, où il paroît que l'acrimonie nuisible est du même genre que celle qui domine dans les écrouelles. On peut conclure que cette acrimonie est de ce genre, en ce que l'on a observé que

---

poumon est affecté, les parties les plus élevées & postérieures le sont toujours beaucoup plus que les autres, & le côté droit des poumons est plus communément malade que le côté gauche.

Les glandes lymphatiques de la poitrine sont fréquemment blanchâtres, & contiennent quelquefois une substance semblable à de la craie humectée. On n'observe rien de remarquable dans l'abdomen, l'on y apperçoit seulement quelquefois de légères érosions de la membrane véloutée des intestins.

(a) C'est avec raison que M. Cullen ne propose qu'avec méfiance ses idées sur l'acrimonie qui est généralement adoptée ; car il paroît, d'après la description que le docteur Stark nous a donnée des tubercules, que ces derniers peuvent exister sans aucune acrimonie particulière, & dépendre uniquement de la constitution primitive des poumons ; lorsqu'ils ont pris un certain accroissement, ils gênent la respiration, non-seulement parce qu'ils remplissent une partie de la cavité du thorax, mais principalement en ce qu'ils détruisent les fonctions d'une partie considérable des poumons ; la surface lisse & polie de l'intérieur de ces tubercules & leur forme régulière semblent annoncer qu'il n'existe aucune acrimonie ; une substance âcre & corrosive détruiroit entiérement le tissu des parties, & ne formeroit d'une portion du poumon qu'une seule vomique, comme on l'a observé dans quelques cas. En admettant même l'acrimonie, on ne voit pas comment elle pourroit engendrer le tubercule, puisque les matières âcres produisent des effets fort différens. Les tubercules où devroit résider l'acrimonie ne s'enflamment jamais, suivant Stark ; on ne trouve des marques d'inflammation que dans les parties voisines, & cette inflammation, ainsi que l'hémorrhagie qui survient quelquefois, paroissent être plutôt l'effet de la compression qu'exercent les tubercules sur les parties voisines, que de toute autre cause. Cette compression, réunie à l'oblitération d'un grand nombre de vaisseaux, suffit pour gêner considérablement la circulation dans les poumons, comme il est évident, en observant le passage court qui se trouve entre les extrêmités des vaisseaux qui s'ouvrent dans les bronches, & leurs troncs, & en faisant attention à la texture lâche de ces vaisseaux, qui les dispose à se rompre aisément.

la phthisie attaquoit le plus communément, à ses périodes ordinaires, ceux qui étoient nés de parens scrophuleux, c'est-à-dire, de parens qui avoient été affectés d'écrouëlles pendant leur enfance ; il arrive aussi très-fréquemment, quand la phthisie paroît, qu'il survient en même-temps quelques tumeurs lymphatiques sur les parties externes, & j'ai très-souvent vu la *tabes mesenterica*, ou la phthisie mésentérique, qui est une affection scrophuleuse, jointe à la phthisie pulmonaire. Je pourrois ajouter à tout ceci, que quand l'affection scrophuleuse même ne précède point ou n'accompagne pas évidemment la phthisie, cette derniere néanmoins attaque particuliérement les personnes dont la constitution ressemble à la scrophuleuse, c'est-à-dire, les personnes d'un tempérament sanguin, ou mélancolico-sanguin, qui ont la peau très-fine, un teint vermeil, de larges veines, les chairs molles, & la lèvre supérieure épaisse ; de plus ; chez ces sortes de personnes, la phthisie survient de la même maniere que chez celles qui ont des tubercules, comme je vais l'expliquer sur-le-champ.

880. Il y a une autre espece d'acrimonie que l'on peut regarder comme produisant des tubercules aux poumons, & en conséquence la phthisie ; c'est l'acrimonie exanthématique. Il est très-connu que quelquefois la petite vérole, & plus fréquemment la rougeole, sont suivies de phthisie. Il est également probable que les autres exanthêmes produisent le même effet ; & les phénomènes de la maladie, ainsi que l'ouverture des cadavres de ceux qui en sont morts, donnent lieu de croire que tous les exanthêmes peuvent occasionner la phthisie, en fournissant une matiere qui produit d'abord les tubercules (a).

(a) J'ai eu occasion de voir l'ouverture du cadavre d'un enfant de dix ans, mort de la phthisie, à la suite de la petite vérole ; je n'y ai observé qu'un foyer de suppuration considérable qui affectoit le lobe gauche du poumon, & rien qui ressemblât aux tubercules ; en conséquence, je pense qu'il s'est formé, dans ce cas, un abcès semblable à ceux qui surviennent dans d'autres parties du corps à la suite des exanthêmes : la phthisie a été très-rapide, le malade est mort en moins d'un mois ; la fievre étoit fort vive & presque continue, le pus étoit fort épais dès le commencement de la maladie, presque couleur cendrée, & contenoit très-peu de mucus ; on pourroit regarder cette apparence du pus comme un signe de vomique survenue à la suite d'un abcès ; car, dans les autres cas, la partie muqueuse est plus considérable, & la maladie plus lente.

881. Une autre acrimonie, qui semble quelquefois produire la phthisie, est l'acrimonie syphilitique : mais il ne me paroît pas certain que cette acrimonie produise la phthisie chez d'autres personnes que chez celles qui y sont déjà disposées.

882. Je ne puis décider précisément jusqu'à quel point les autres especes d'acrimonies, telles que celles qui sont produites par le scorbut, par l'absortion du pus renfermé dans d'autres parties du corps, par les éruptions supprimées, ou par d'autres sources, peuvent aussi engendrer les tubercules & la phthisie ; mais je suis obligé de laisser ces objets à déterminer à ceux qui ont observé de pareils cas.

883. Il y a un cas particulier de phthisie, dont je peux parler d'après ma propre expérience. C'est celui où la phthisie est produite par une matiere calcaire formée dans les poumons, & rejettée par la toux, fréquemment avec un peu de sang, quelquefois uniquement avec du mucus, & d'autres fois avec du pus. J'avoue que j'ignore comment cette matiere est engendrée, ou dans quelle partie des poumons elle est précisément située. Dans trois cas de ce genre que j'ai eu occasion d'observer, il n'y avoit en même-temps aucune apparence de concrétion calcaire ou terreuse dans nulle partie du corps. Dans l'un il survint une phthisie bien caractérisée, qui fut mortelle ; mais dans les deux autres, les symptomes de phthisie ne furent jamais complétement formés ; & au bout de quelque-temps, les malades guérirent parfaitement, en faisant uniquement usage du lait pour nourriture & en évitant toute irritation.

884. Une autre cause de phthisie, analogue, à ce que je crois, aux tubercules, est celle qui s'observe chez certains ouvriers qui, par état, sont obligés de rester presque constamment exposés à la poussiere, tels que les tailleurs de pierres, les meûniers, les féranciers, & quelques autres. Je n'ai pas observé en Ecosse beaucoup d'exemples de phthisie que l'on pût rapporter à cette cause ; mais on doit conclure, d'après RAMAZZINI, MORGAGNI, & quelques autres écrivains, que ces cas sont plus fréquens dans les parties méridionales de l'Europe.

885. Outre les causes dont je viens de faire l'énumération, il est probable qu'il y en a quelques autres qui produisent des tubercules qui n'ont pas encore été bien déterminées par l'observation ; & il est vraisemblable qu'il y a des variétés dans l'état des tubercules dont on n'a pas

encore rendu raison : mais tous ces objets exigent des observations & des recherches ultérieures.

886. Les médecins ont fréquemment supposé que la phthisie étoit une maladie contagieuse ; & je n'ose pas assurer qu'elle ne le soit jamais : mais sur plusieurs centaines d'exemples de cette maladie que j'ai vus, il y en a eu à peine un où la phthisie ait pu me paroître produite par la contagion (*a*). Il est possible que dans des climats plus chauds les effets de la contagion soient plus aisés à reconnoître.

Après avoir dit que la phthisie étoit plus fréquemment produite par les tubercules que par toute autre cause, & avoir tenté de déterminer les variétés des tubercules, je vais parler des circonstances & des symptomes particuliers qui accompagnent communément le commencement de cette maladie quand elle est l'effet des tubercules.

(*a*) Je ne puis dissimuler que je doute beaucoup que la phthisie soit jamais de nature à être contagieuse. On n'a pas déterminé la maniere dont se propage cette prétendue contagion, & les faits que l'on a rapportés pour la prouver paroissent avoir été mal observés : on a attribué à la contagion ce qui étoit dû à une autre cause. Depuis plus de vingt ans que je me suis occupé de recueillir des observations avec soin, & que chargé, pendant une grande partie de ce temps, de suivre les maladies des pauvres dans plusieurs paroisses de Paris, j'ai eu occasion de voir peut-être un millier de phthisiques ; quelques recherches que j'aie pu faire, je n'ai pu m'assurer qu'aucun le soit devenu par la contagion ou qu'il l'ait communiquée, quoique la plupart de ces malades habitassent & couchassent avec des personnes saines dans des endroits petits, mal-propres, peu aérés, & où toutes les causes capables de donner de l'activité à la contagion se trouvoient réunies. J'ai vu des personnes riches, affectées de phthisie portée au dernier degré, qui ont eu pendant plusieurs mois des nourrices saines, sans leur communiquer la maladie. Aucun des anciens n'a regardé la phthisie comme contagieuse ; le passage que l'on cite pour prouver le contraire, tiré du premier livre de Galien, sur les fievres, n'est pas applicable ici. Galien paroît uniquement indiquer que les exhalaisons putrides quelconques peuvent exciter la fievre : en effet ; j'ai vu des gardes malades qui étoient restées jours & nuits près de phthisiques désespérés, gagner une fievre qui s'est dissipée au bout de peu de jours sans être suivie d'aucun symptome de phthisie ; cette maladie est si commune, qu'il n'est pas étonnant que plusieurs de ceux qui en sont affectés se soient trouvés avec des phthisiques ; mais on a un si grand nombre d'exemples bien prouvés, où l'on n'a rien vu de semblable, que ces observations ne suffisent pas pour démontrer que la maladie soit contagieuse. Le docteur Stark ouvrit impunément un grand nombre de cadavres de phthisiques ; plusieurs autres anatomistes en ont ouvert également sans gagner la maladie.

788. On a observé l'état tuberculeux & purulent des poumons chez des enfans très-jeunes, & chez quelques autres personnes, à différens périodes, avant l'âge de puberté & avant l'accroissement parfait ; mais les exemples de ce genre sont rares : & l'attaque de phthisie, que nous croyons devoir attribuer aux tubercules, arrive communément au même période que j'ai assignés pour l'hémoptysie.

888. La phthisie produite par les tubercules affecte aussi en général les mêmes tempéramens que l'hémoptysie, c'est-à-dire, les personnes d'une constitution délicate, qui ont le col long, la poitrine étroite, & les épaules saillantes : mais il arrive très-fréquemment que celles qui sont sujettes aux tubercules ont le visage moins vermeil, & que les autres marques qui constituent le tempérament parfaitement sanguin y sont moins sensibles que chez celles qui sont sujettes à l'hémoptysie.

889. Cette maladie, quand elle est produite par des tubercules, commence communément par une toux légère & courte qui devient habituelle (*a*) ; souvent ceux qui en sont affectés y font peu d'attention, au point même que quelquefois ils en nient eux-mêmes absolument l'existence. En même-temps leur respiration devient facilement plus précipitée par un exercice quelconque du corps, ils maigrissent de jour en jour, & tombent dans un état de langueur & d'indolence. Cet état continue quelquefois une année ou même deux, sans que les malades s'en plaignent

(*a*) Cette toux vient communément par accès, qui sont plus fréquens & plus violens la nuit que le jour : elle revient facilement, non-seulement lorsque le malade s'expose au froid & à l'humidité, mais même lorsqu'il boit froid étant fort échauffé, ou pour d'autres causes légères ; les femmes délicates qui s'exposent imprudemment au froid pendant que leurs règles coulent, y sont sur-tout sujettes. Le docteur Stark observe que la toux est quelquefois plus violente le jour que la nuit, cela est rare ; mais j'en ai eu plusieurs exemples ; j'ai vu sur-tout un enfant de quinze ans qui, jusqu'aux derniers jours de sa maladie, a toujours dormi comme dans l'état de santé, & qui toussoit toute la journée, & expectoroit une matiere purulente, dont rien n'a pu modérer la violence : cette toux, qui est fréquemment le seul symptome qui annonce la phthisie, est accompagnée de difficulté de respirer, quelquefois d'enrouément, & même de douleur dans la poitrine. Les accès de toux se terminent souvent par l'expectoration d'un mucus écumeux qui procure un soulagement considérable ; quelquefois cependant ce soulagement arrive quelques heures avant l'expectoration.

aucunement : ils sont seulement plus facilement affectés par le froid que de coutume, ce qui fréquemment augmente leur toux, & produit une espece de catarrhe. Ce dernier, cependant, se modère quelquefois ensuite ; on croit qu'il n'a été occasionné que par le froid ; en conséquence, il ne donne aucune inquiétude au malade ou à ses amis, & ne les détermine pas à prendre aucunes précautions.

890. Lorsqu'on a pris ainsi une fois ou deux le froid, suivant la maniere commune de s'exprimer, la toux devient plus considérable ; elle tourmente particulièrement le malade le soir lorsqu'il est couché, & elle continue de cette maniere plus long-temps qu'il n'est ordinaire dans le cas de simple catarrhe. Cette toux exige sur-tout qu'on y fasse attention, lorsqu'elle augmente & continue pendant le cours de l'été.

891. La toux qui commence comme on l'a dit dans 889, subsiste très-souvent long-temps sans aucune expectoration ; mais si, quand le malade a pris plusieurs fois le froid, elle devient plus constante, elle est alors accompagnée en même-temps d'une expectoration qui est plus considérable le matin que dans tout autre temps. La matiere expectorée devient par degrés plus copieuse, plus visqueuse, & plus opaque ; enfin, elle prend une couleur jaune ou verdâtre, & une apparence purulente (*a*) ; néanmoins toute la matiere ne se change pas toujours entièrement tout-à-coup de cette manière ; mais une partie conserve sa forme ordinaire de mucus, & l'autre éprouve les changemens que je viens de décrire.

892. Lorsque la toux augmente, & continue à être très-fréquente la nuit, & que la matiere expectorée subit les changemens dont j'ai parlé, la respiration devient alors plus difficile (*b*), & la maigreur, ainsi que la foiblesse,

---

(*a*) Cette expectoration est quelquefois fétide, & le malade se plaint qu'elle a un goût pâteux, désagréable ; quelquefois on y observe de petites masses rondes, qui viennent probablement des petites vomiques, comme le remarque Stark ; lorsque cette maladie augmente, cette matiere va à deux ou trois livres par jour ; mais elle diminue lorsque la mort approche, & quelquefois elle est en très-petite quantité ; alors, à l'ouverture des cadavres, l'on trouve les grandes vomiques presque vuides.

(*b*) La respiration, avant même que la maladie soit dans sa vigueur, est généralement deux ou trois fois plus fréquente que celle des personnes saines ; elle est quelquefois accompagnée d'un

augmentent aussi. Chez les femmes, à mesure que la maladie avance, & quelquefois dès qu'elle commence à se manifester, les règles cessent de couler; & l'on doit considérer cette circonstance comme l'effet ordinaire de la phthisie, quoique les femmes elles-mêmes soient disposées à croire qu'elle en est la seule cause.

893. Lorsque la toux commence comme il est dit dans 889, le pouls est souvent naturel, & se soutient ainsi quelque-temps après (a); mais il est rare que les syptomes subsistent long-temps sans que le pouls devienne fréquent, quelquefois sa fréquence est considérable, sans que les autres symptomes de fievre soient fort sensibles. Au bout d'un certain temps, néanmoins, les redoublemens du soir deviennent remarquables; & la fievre prend par degrés le vrai type de fievre hétique, tel que je l'ai décrit dans 858-860.

894. Il est rare que la toux, l'expectoration & la fievre augmentent de la maniere qu'on vient de le voir, sans que le malade se plaigne de douleur dans quelque partie du thorax. Cette douleur se fixe ordinairement, & le plus fréquemment, d'abord au-dessous du sternum, & elle se fait spécialement, ou presque uniquement sentir lorsque la toux survient: mais il y a très-souvent dans le cours de la maladie, & même dès le commencement, une douleur sur un côté, qui est quelquefois très-constante, & même au point d'empêcher le malade de se coucher facilement sur ce côté; d'autres fois cependant elle n'est sensible que

---

bruit semblable à celui que l'on rend en soupirant, & elle se fait avec un grand mouvement de la poitrine. L'inspiration, ni l'expiration ne peuvent se continuer long-temps; mais la premiere sur-tout est diminuée en raison de la douleur ou de la toux qu'elle excite

(a) Le pouls est souvent très-petit, serré & vif dans le commencement même de la maladie, mais il s'élève le soir; il y a en même-temps une séchéresse extrême de la peau, & un défaut d'appétit, qui suffisent pour alarmer, sur tout si le malade se plaint de ressentir régulièrement tous les jours, ou de deux jours l'un, de petits frissons; j'ai vu quelquefois ces frissons être si réguliers & si considérables, qu'on les a pris pendant quelques semaines, pour ceux d'une fievre intermittente, dans certains cas, le malade ne se plaint ni de froid, ni de frissons, mais d'une chaleur continuelle qui augmente le soir & qui dure toute la nuit; quelquefois dans le dernier période de la maladie il n'y a pas de fievre, le pouls se ralentit; Stark l'a vu ne battre que soixante fois par minute.

quand l'inspiration est entiere, ou pendant la toux (a). Lors même que les phthisiques ne ressentent pas de douleur, il arrive généralement qu'ils ne peuvent guère rester couchés sur un côté, sans que leur difficulté de respirer augmente, & sans que leur toux se renouvelle.

895. La phthisie commence, & parvient quelquefois à sa terminaison fatale, de la maniere décrite depuis 889 jusqu'à 895, sans aucune apparence d'hémoptysie. Ces cas sont rares, il est vrai; mais il est très-commun de voir la maladie faire des progrès considérables, & même parvenir jusqu'à un état évident de purulence & d'hétisie, sans qu'il y ait aucune apparence de sang dans les crachats: ainsi l'on peut assurer que fréquemment la maladie n'est pas produite par l'hémoptysie. Il faut convenir, néanmoins, que non-seulement la phthisie commence quelquefois par l'hémoptysie, comme je l'ai dit dans 864, mais même qu'il arrive rarement que pendant les progrès de la maladie il ne paroisse pas plus ou moins d'hémoptysie. On observe, en effet, quelquefois un crachement de sang léger dans l'état décrit dans 889-893; mais le plus communément, ce crachement de sang ne survient que dans les périodes plus avancés de la maladie, & particuliérement lorsque la purulence commence à se manifester (b). Quoi qu'il en soit,

(a) Quelquefois il y a un mal-aise général de la poitrine, qui augmente particulièrement après les accès violens de toux; communément le malade reste couché sur le côté droit; mais lorsque la phthisie est fort avancée, il ne peut se coucher que sur le dos, avec la tête & les épaules élevées, & quelquefois les genoux retirés.

Les douleurs de côté sont quelquefois si aiguës, comme l'observe Stark, & augmentent tellement pendant l'inspiration, que le malade ose à peine respirer, il ne peut supporter la moindre pression, ni coucher sur ce côté lorsque la douleur est violente; le pouls est alors petit & fréquent, le malade est altéré & se plaint quelquefois du mal de tête; lorsque la douleur est diminuée, il y a souvent une toux légère sans expectoration: la respiration manque après le moindre exercice: ces douleurs sont souvent de peu de durée; mais dans quelques cas, elles reviennent par accès & durent plus long-temps, ou elles accompagnent les symptomes d'hystéricisme; il est rare qu'elles soient fixes, elles sont quelquefois produites par le froid ou par une violence externe; mais fréquemment leur cause est inconnue.

(b) Lorsque le crachement de sang est léger, il ne survient que dans les accès les plus violens de toux, il est précédé de vives douleurs de la poitrine, & accompagné d'une grande difficulté de respirer, d'une fievre considérable, & quelquefois de frissons. Les

il eſt rare que dans la phthiſie produite par des tubercules, l'hémoptyſie ſoit conſidérable, ou exige quelques remèdes différens de ceux qui ſont d'ailleurs néceſſaires pour les tubercules.

896. Je viens de décrire l'ordre dans lequel ſe ſuccèdent des ſymptomes, qui, ſuivant les différens cas, durent plus ou moins de temps *(a)*. Dans notre climat, ils ſubſiſtent très-ſouvent pluſieurs années, & paroiſſent particulièrement l'hiver & le printemps ; ils ſe modèrent communément, & quelquefois diſparoiſſent preſque pendant l'été : mais ils reviennent de nouveau l'hiver, & enfin, au bout de deux ou trois années, ils donnent la mort vers la fin du printemps ou le commencement de l'été *(b)*.

897. Dans cette maladie, le pronoſtic eſt en général fâcheux. Le plus grand nombre de ceux qui en ſont affectés périt ; mais il y en a auſſi pluſieurs qui guériſſent entiérement, après s'être trouvés dans un état qui laiſſoit très-peu d'eſpérance. Néanmoins il ne m'a pas encore été poſſible de pouvoir déterminer quelles ſont les circonſtances qui contribuent avec le plus de certitude à un événement heureux ou malheureux.

898. Les aphoriſmes ſuivans ſont le réſultat de mes obſervations.

---

douleurs de la poitrine augmentent dans quelques cas par la preſſion : quand ces douleurs & le crachement de ſang viennent ſans aucune cauſe évidente, ils ſe diſſipent ſouvent en une ſemaine ou deux ; mais quand ils ſont produits par le froid ou l'humidité, ils ſe terminent en général par une expectoration purulente & une phthiſie mortelle.

Lorſque ces ſymptomes ſont produits par quelque cauſe externe, le crachement de ſang ne continue guère plus d'une ſemaine, & tous les ſymptomes fâcheux ceſſent au bout d'un mois, à moins que l'hydropiſie ne ſurvienne, comme il arrive quelquefois.

(a) En général, plus les malades ſont jeunes, plus la phthiſie eſt rapide : celle qui ſuccède à une hémoptyſie violente, enlève les malades plus promptement que celle qui eſt produite par les tubercules, ſur-tout ſi la fievre eſt vive dès le commencement de la maladie, & le pus bien caractériſé ; quelque-temps avant la mort, il y a des ſyncopes fréquentes.

(b) Cela paroît varier dans les pays chauds, où la phthiſie eſt beaucoup plus rapide, & les malades meurent à la fin de l'été. Il eſt rare en France de voir la maladie durer trois ans. J'ai obſervé que les phthiſies qui ſurvenoient à la ſuite des métaſtaſes de pus ou de la ſuppreſſion des évacuations habituelles, étoient les plus longues & les moins mortelles.

La phthisie pulmonaire qui succède à l'hémoptysie, se guérit plus fréquemment que celle qui est produite par les tubercules.

L'hémoptysie non-seulement n'est pas toujours suivie de la phthisie, comme nous l'avons dit plus haut (864) ; mais lors même qu'elle est suivie d'ulcère, la fievre hétique est quelquefois peu considérable, & se guérit fréquemment en peu de temps. On a vu même l'hémoptysie & l'ulcère revenir plusieurs fois, & les malades guérir entiérement après chacune de ces rechûtes.

La phthisie produite par la suppuration qui succède à l'inflammation de poitrine, est celle qui s'observe le plus rarement dans ce climat ; & la phthisie n'est pas toujours la suite de cette suppuration, lorsque l'abcès qui s'est formé s'ouvre promptement & donne un pus louable : mais si l'abcès reste long-temps fermé, & ne s'ouvre que quand la fievre hétique est parvenue à un degré considérable, alors il survient une phthisie aussi dangereuse que celle qui est due à d'autres causes.

Je pense que la phthisie produite par des tubercules a guéri ; mais elle est la plus dangereuse de toutes, & celle qui reconnoît pour cause un vice héréditaire, est presque certainement mortelle.

Quelle que soit la cause qui a produit la phthisie, on ne peut juger du danger avec plus de certitude que par le degré auquel la fievre hétique & les suites sont parvenues. Aucun malade ne guérit lorsqu'il y a un certain degré de maigreur & de foiblesse, des sueurs abondantes (a), & diarrhée (b).

On a vu la manie dissiper tous les symptomes de la phthisie, & même la guérir quelquefois entiérement ; mais dans d'autres cas, lorsque la manie s'est dissipée, la phthisie a reparu, & a été mortelle.

(a) Les sueurs sont un symptome presque constant dans la phthisie ; en général, elles sont fort abondantes, & paroissent particuliérement sur la tête & la poitrine, sur-tout lorsque le malade se réveille ; quelquefois elles diminuent ou cessent vers la fin de la maladie.

(b) Dans le temps où la diarrhée survient, le malade a souvent un appétit extraordinaire : l'expectoration est moins abondante, la difficulté de respirer augmente, la maigreur est extrême, & les jambes s'enflent ; lorsque la diarrhée commence, tous les symptomes fébriles diminuent considérablement ; mais ils reviennent avec plus de violence, si on l'arrête d'une maniere quelconque : souvent les malades se plaignent, à mesure que la phthisie fait des progrès, de ressentir des douleurs dans tous les membres.

La grossesse a souvent retardé chez les femmes les progrès de la phthisie ; ce n'est communément qu'après l'accouchement, que les symptomes de phthisie reviennent avec violence, & produisent la mort en peu de temps (a).

SECTION II.

De la Cure de la Phthisie.

899. D'APRÈS ce que je viens de dire, il est aisé de s'appercevoir que la guérison de la phthisie pulmonaire doit être extraordinairement difficile, & que les remèdes employés même avec le plus grand soin & toute l'attention possible, ont rarement réussi : néanmoins on peut douter si ce défaut de succès doit être attribué à l'imperfection de notre art, ou à la nature absolument incurable de la maladie. Je suis extrêmement éloigné d'admettre la derniere opinion, dans quelques cas que ce soit, & je conviendrai toujours facilement que la premiere est vraie ; mais en même-temps, il faut que j'expose ici ce que l'on a tenté pour guérir ou modérer la violence de cette maladie.

900. Il est évident que la méthode curative doit varier suivant les différentes circonstances de cette maladie. Notre premier soin doit consister à épier ses approches & à l'empêcher de parvenir au degré qui la rend incurable.

Chez toutes les personnes disposées par leur constitution à la phthisie, & spécialement chez celles qui sont nées de parens phthisiques, il faut faire attention aux symptomes les plus légers qui indiquent les approches de la phthisie, dans le période de la vie où elle a coutume de se manifester.

901. Quoique l'hémoptysie ne soit pas nécessairement suivie d'ulcère & de phthisie, on doit néanmoins toujours les redouter, & prendre toutes les précautions possibles pour s'y opposer ; on y parviendra particuliérement en employant tous les moyens capables de modérer l'hémorrhagie, & d'en prévenir les retours, comme on l'a indiqué

(a) Il y a peu de chose à ajouter à ce qu'a dit M. Cullen sur le pronostic ; l'expérience prouve que ses observations sont très-exactes : la plupart des autres signes dont parlent les auteurs sont fort incertains, & méritent peu de confiance.

(dans

(dans 792 & *suiv.*), & continuer à user des mêmes précautions plusieurs années après que l'hémoptysie aura cessé.

902. La phthisie qui succède à la suppuration produite par l'inflammation de la poitrine, ne peut se prévenir avec certitude, qu'en obtenant la résolution de cette inflammation. J'exposerai par la suite ce que l'on doit tenter pour guérir l'abcès & l'ulcere, lorsqu'ils ont lieu.

903. J'ai dit qu'il étoit douteux que le vrai catarrhe produisît jamais la phthisie; mais je suis convenu que cela étoit possible: c'est pour cette raison, jointe à la difficulté qu'il peut y avoir de déterminer si le catarrhe est la maladie primitive, ou s'il est l'effet du tubercule, que je pense qu'il est important d'entreprendre la cure du catarrhe le plutôt possible, dès qu'il a commencé à se manifester. Il ne faut pas perdre de temps, sur-tout lorsque ses progrès sont lents, lorsqu'il a duré quelque temps, ou qu'il revient fréquemment après quelque intermission. Je ferai mention par la suite des moyens propres à remplir cette indication, en traitant du catarrhe comme maladie primitive; néanmoins je vais parler sur-le-champ de ceux que l'on doit mettre en usage pour empêcher qu'il ne produise la phthisie, parce que ces moyens sont les mêmes que ceux que j'indiquerai comme nécessaires pour empêcher la phthisie de succéder aux tubercules.

904. Pour empêcher la phthisie de succéder à l'asthme, il faut guérir, s'il est possible, l'asthme même, ou au moins le modérer autant que les ressources de l'art le permettront: & comme il est probable que l'asthme occasionne la phthisie, en produisant des tubercules, les mesures nécessaires pour empêcher la phthisie de succéder à l'asthme, sont les mêmes que celles qu'exigent les tubercules, dont je vais présentement m'occuper.

905. Je considère les tubercules comme la plus fréquente de toutes les causes de phthisie; & même dans beaucoup de cas, quoique cette derniere paroisse dépendre de l'hémoptysie, du catarrhe, ou de l'asthme, elle est réellement produite par les tubercules. C'est en conséquence, en m'occupant de cet objet, que j'aurai occasion de traiter des moyens qui sont le plus communément nécessaires pour la guérison de la phthisie.

906. Lorsque, chez des personnes nées de parens phthisiques, ou qui, par leur constitution, sont disposées à la phthisie, l'on voit, dans le période de la vie particulier à cette maladie, les symptomes mentionnés dans (889) se

manifester à un degré à peine sensible, au printemps ou dans le commencement de l'été, l'on peut présumer qu'il y a un ou plusieurs tubercules formés dans les poumons, ou qui commencent à se former; il faut en conséquence, mettre sur-le-champ en usage, tous les moyens que l'on peut imaginer pour prévenir leur formation, ou en procurer la résolution; quoique le malade ne fasse pas d'attention à ces symptomes, ou les néglige, dans l'idée qu'ils sont dus à un froid accidentel.

907. Telle est certainement l'indication générale; mais il m'est difficile de dire comment on peut la remplir. Je ne sache pas que les médecins aient jamais proposé aucun remede capable de prévenir la formation des tubercules, ou de les résoudre lorsqu'ils sont formés; l'analogie avec les scrophules n'est d'aucun secours dans cette circonstance. Les remedes qui paroissent les plus actifs dans les écrouelles sont l'eau de la mer, ou certaines eaux minérales (*a*); mais ces moyens ont généralement été nuisibles dans le cas de tubercules aux poumons. Je sais que le mercure a été employé plusieurs fois à grande dose pour certaines maladies, chez des personnes que l'on croyoit avoir en même temps des tubercules formés, ou qui se formoient dans les poumons; mais quoique ce remede ait guéri les autres maladies, il n'a été d'aucune utilité pour prévenir la phthisie, & il a semblé dans quelques cas en hâter les progrès.

(*a*) On a employé les eaux salines, & même l'eau de mer, quelquefois sans aucune suite fâcheuse, dans les cas de tubercules aux poumons; mais on ne peut communément en continuer l'usage long-temps, parce que ces eaux irritent & augmentent la toux. On a recommandé en France les eaux de Bonnes, du Mont-d'Or & de Cauterets, mais ces eaux ne m'ont paru être d'aucune efficacité dans le cas de tubercules; on doit peu compter sur les principes qu'elles contiennent, elles ont néanmoins paru être avantageuses à la suite de l'hemoptysie, avant les approches de la phthisie confirmée; mais il faut, pour en tirer quelque avantage, les prendre sur les lieux mêmes, parce que l'air fixe qu'elles contiennent peut les rendre plus efficaces; d'ailleurs, l'exercice & l'air favorisent dans ce cas leur action, en occasionnant une détermination plus considérable vers la surface. Raymond Fort, *cent.* 2. *cons.* 20, 27, 28, 30, a recommandé, dans le cas d'ulcere aux poumons, les eaux acidules comme très-efficaces; mais il y a apparence que celles qu'il a employées ne différoient de l'eau ordinaire qu'en raison de la quantité d'air fixe qu'elles contenoient, car les eaux salines & ferrugineuses ont généralement été nuisibles.

908. Tel me paroît être l'état actuel de notre art, relativement à la guérison des tubercules ; je ne désespère pas cependant que l'on ne trouve par la suite un remede propre à remplir cet objet ; mais il me semble que toutes les ressources de notre art se bornent actuellement à prendre les mesures convenables pour éviter l'inflammation des tubercules. Il est probable qu'ils peuvent subsister long-temps sans produire aucun désordre : je suis même disposé à croire que la nature résout & dissipe quelquefois des tubercules formés, mais cela n'arrive que quand ils ne sont pas encore enflammés : en conséquence, l'indication qui se présente à remplir dans ce cas, doit consister particuliérement à éviter l'inflammation des tubercules.

909. On évitera l'inflammation du tubercule des poumons, en suivant le plan général indiqué pour prévenir l'inflammation, qui consiste dans la saignée & un régime antiphlogistique, dont la partie principale est, dans ce cas, l'usage d'une diète sévere : ce qui suppose l'abstinence totale de la nourriture animale, & l'usage des végétaux presque pour toute nourriture ; mais on a remarqué qu'il n'étoit pas nécessaire que le malade se bornât aux végétaux les moins nourrissans ; il suffit d'employer les farineux (a), & d'y joindre le lait.

(a) Tous les farineux paroissent jouir à-peu-près des mêmes vertus, mais il faut donner la préférence à ceux que l'estomac supporte le mieux : on a cru que le salep, le sagou & le cacao jouissoient de quelques prérogatives dans le cas de phthisie, mais ce que l'on a dit de leurs propriétés n'est nullement prouvé ; c'est aussi sans fondement que quelques personnes vantent la fécule de pomme de terre ; elle est fort inférieure aux autres farineux, & est plus venteuse : le salep est la moins nutritive de toutes ces substances ; le sagou l'est beaucoup plus, comme l'expérience l'a prouvé dans les Indes orientales : c'est sans fondement que quelques auteurs ont blâmé le cacao convenablement préparé ; il est moins venteux qu'aucun autre farineux, & donne une grande quantité de substance nutritive, mais comme il contient une très-grande quantité d'huile, la facilité avec laquelle il se digère dépend du mélange exact de son huile avec la partie farineuse. M. Cullen, dans la matiere médicale donnée d'après ses leçons, regarde le chocolat d'Angleterre comme mieux préparé que celui d'Espagne & des autres pays, il croit que cela peut dépendre de la machine que l'on y emploie, savoir, du double cylindre qui paroît plus propre à obtenir une trituration exacte, de maniere qu'on ne voit point d'huile pendant la dissolution du chocolat dans l'eau ; néanmoins, il y a lieu de soupçonner que l'huile qui s'en sépare alors

910. On a généralement considéré le lait comme le principal remede dans la phthisie & dans tous les cas où il y a une disposition à cette maladie ; mais on n'a pas déterminé avec certitude, s'il doit cette vertu à ses qualités particulieres, ou bien à ce qu'il est moins nourrissant qu'aucun aliment entiérement animal. Pour choisir & administrer convenablement le lait, il faut considérer la nature du lait des différens animaux dont on le tire, examiner l'état particulier du malade, relativement au période & aux circonstances de la maladie, & avoir égard à la constitution de son estomac quant à la maniere de supporter le lait (a).

---

peut dépendre, jusqu'à un certain point, du degré d'épaisseur de la liqueur ; car il faut plus de soin qu'on ne croit communément pour préparer le chocolat, on doit le réduire d'abord en petits morceaux, & le dissoudre entiérement dans l'eau froide, en l'agitant avec le moussoir : si on emploie la chaleur, il faut ne l'échauffer que lentement, car si on l'expose tout-à-coup à un degré de chaleur considérable, non-seulement il se coagule, mais même l'huile s'en sépare ; c'est en conséquence une mauvaise pratique que de le faire beaucoup bouillir, lorsqu'il est dissous. Faute de ces précautions, il y a un grand nombre de personnes dont l'estomac est trop foible pour pouvoir supporter le chocolat ; cependant il est de toutes les nourritures liquides végétales, celle qui convient le mieux lorsque les forces sont épuisées. Scardone le donnoit avec le lait dans la phthisie, & il dit en avoir souvent vu de très-bons effets, & il pense avec raison que la cannelle & la vanille qui entrent dans sa composition, ne peuvent pas être nuisibles, & qu'elles contribuent, non-seulement à le rendre plus agréable, mais même à faciliter la digestion, qui, sans cette addition, en seroit très-difficile. Il ne faut jamais perdre de vue que, dans cette maladie, la cure dépend presque uniquement de la maniere dont se fait la digestion. Si l'on donne des alimens en trop grande quantité, ou de difficile digestion, le nouveau chyle qui en résultera occasionnera, en passant dans les poumons, une irritation considérable qui aggravera la maladie ; on ne permettra donc qu'une très-petite quantité d'alimens, & l'on préférera ceux que l'estomac supportera le mieux.

(a) L'on peut employer uniquement les végétaux dans le commencement de la maladie, mais sur la fin la foiblesse oblige d'avoir recours au lait & aux autres alimens. De tout temps l'on a recommandé l'usage du lait comme le moyen le plus certain de prévenir l'inflammation & la suppuration des tubercules. C'est avec raison qu'Aretée assure que cet aliment peut tenir lieu de tous les autres remedes.

Le lait approche beaucoup, par sa nature, des alimens tirés des végétaux, mais on doit le préférer, parce qu'il n'est ni susceptible de la fermentation vineuse, ni sujet à échauffer, quoiqu'il soit plus nourissant que les végétaux, à raison de la quantité de matiere coagulable qu'il contient.

91. Le second moyen de prévenir l'inflammation des tubercules du poumon, est d'éviter toute irritation particu-

---

Quoique la nature semble avoir particuliérement destiné le lait aux enfans, il est de tous les alimens celui qui convient le mieux à tous les âges & à tous les états du corps ; dans les cas même où l'estomac est disposé à l'acescence, le lait est plus convenable que les substances qui ont subi la fermentation vineuse, comme l'observe M. Cullen dans sa matiere médicale. Il n'excite point, de même que les substances animales, un degré de fievre pendant le temps de la digestion, & à raison de son acescence, il résiste à la putréfaction ; c'est pourquoi il convient particuliérement dans la fievre hétique. Il donne en outre un aliment doux, huileux, qui approche beaucoup de la nature animale, & qui s'assimile facilement à nos humeurs.

L'usage du lait seul convient particuliérement aux jeunes gens ; chez les adultes, il faut en général le joindre à d'autres alimens plus nourrissans ; il faut le donner d'abord en petite quantité & l'augmenter par degrés, si on le juge nécessaire ; faute de cette précaution, souvent le malade ne peut le supporter.

On a recommandé différentes especes de lait, savoir, celui de femme, d'ânesse, de jument, de vache, de brebis & de chevre.

Les trois premieres especes se ressemblent beaucoup par leurs qualités : elles sont très-délayées, contiennent peu de parties solides, & si on les fait évaporer jusqu'à siccité, leurs parties solides paroissent très-solubles ; elles contiennent beaucoup de matières saccharines, tournent facilement à l'acide ; si on les laisse se coaguler, le coagulum qu'elles forment est tendre & se rompt facilement. D'où il est aisé de voir que ces especes de lait contiennent moins d'huile, & moins de matiere coagulable que les autres.

Les trois dernieres especes de lait ont des qualités opposées aux premieres. Néanmoins on y observe un peu plus de gradation. Le lait de vache approche davantage des premieres especes : celui de chevre est moins fluide, moins doux, moins venteux, & donne, quand il est coagulé, une partie insoluble plus considérable, & une plus grande quantité de partie coagulable. Ses parties huileuse & coagulable ne se séparent pas spontanément, il ne se forme jamais de crême sur sa surface, & il est difficile d'en faire du beurre. Il est aisé, d'après cet exposé, de juger des qualités de ces especes de lait, elles sont plus nourrissantes que les trois premieres, mais elles se dissolvent moins facilement dans les estomacs foibles ; elles sont aussi moins acescentes, & relâchent en conséquence, plus rarement le ventre ; elles conviennent particulrérement aux convalescens qui n'ont point de fievre. Les trois premieres especes, au contraire, sont moins nourrissantes, plus solubles, plus laxatives, parce qu'elles sont plus acescentes, & elles conviennent aux convalescens qui ont de la fievre.

Ces qualités des différentes especes de lait varient beaucoup, à raison de la constitution des différens animaux, des alimens dont ils font usage, de leur âge & de la saison de l'année. (*Voyez* sur ces objets, la matiere médicale de M. Cullen dont cette note est

liere de la partie affectée ; telle que celle que peut produire

tirée). J'observerai seulement que le lait des animaux nourris des végétaux frais, est préférable à celui de ceux qui sont nourris de végétaux secs ; il est plus rafraîchissant & quelquefois laxatif. Il convient en conséquence toutes les fois qu'il y a fievre lente.

Il y a une différence entre le lait nouvellement trait & celui qui a été exposé quelque temps à l'air, le premier paroît plus aisé à digérer & est plus nourissant. Mais il est difficile de déterminer d'où dépend cette différence, elle est peut-être due au mélange qui est plus exact dans le lait nouvellement trait ; car celui qui a été exposé à l'air a subi une séparation spontanée, qui est nuisible à la digestion, parce que ses parties ne s'assimilent pas aussi facilement à nos humeurs, que quand elles sont réunies ensemble.

Le lait qui a été exposé à l'air, differe encore suivant qu'il a été bouilli ou non bouilli. Les médecins recommandent en général le premier, mais il n'est pas aisé d'en assigner la raison. Peut-être le lait qui a été quelque temps exposé à l'air, a-t-il deja subi une séparation spontanée considérable ; la chaleur, en unissant plus intimément toutes ses parties, en rend la séparation plus difficile dans l'estomac ; c'est pourquoi le lait bouilli constipe davantage que le lait crud, & donne plus de force ; en outre, lorsque l'on fait bouillir le lait, il s'en dégage une grande quantité d'air, comme il est aisé d'en juger par l'écume qui se forme sur sa surface : or, comme l'air est le principal instrument de la fermentation des corps qui en sont susceptibles, le lait bouilli doit être moins sujet à tourner à l'acide, & il convient pour cette raison aux personnes fortes & robustes.

Comme le lait est sujet à s'aigrir dans l'estomac, on y joint quelquefois des aromates avec avantage, pour en faciliter la digestion. On peut même y mettre du sucre, il est vrai qu'il paroît augmenter la disposition à l'acescence dans les estomacs où le lait s'aigrit facilement, mais il produit un autre effet qui est de prévenir la séparation spontanée des parties du lait ; & ce dernier possede alors plusieurs des avantages du lait nouvellement trait, & convient aux personnes foibles. Chez ceux qui sont disposés à la phthisie, on a souvent recommandé la conserve de roses avec le lait ; elle n'agit qu'en raison du sucre qui constitue les trois quarts de cette préparation. On a aussi employé le miel avec avantage, quoiqu'il soit le plus acescente de toutes les substances douces. J'ai vu plusieurs personnes qui ne pouvoient point digérer le lait, quoique l'on eût pris toutes les précautions précédentes, qui l'ont supporté facilement en y mettant un peu de sel marin ; j'ai observé qu'alors il constipoit moins, sans augmenter la toux chez les phthisiques.

Souvent le lait ne passe facilement que quand il est coupé avec plus ou moins d'eau. On peut alors le mêler avec un tiers d'eau d'orge, qui le rend plus rafraichissant, & y faire bouillir des raisins secs. Quand la fievre héctique est violente, on doit préférer le petit-lait, & particuliérement celui de lait de chevre qui est le plus nourrissant ; il donne une nourriture douce, qui s'assi-

tout exercice violent de la respiration (*a*), tout degré considérable d'exercice du corps, toute position capable de diminuer la capacité du thorax (*b*), & enfin le froid appliqué sur la surface du corps, qui détermine le sang à se porter en plus grande quantité vers les parties internes, & en particulier vers les poumons.

912. Il faut, d'après cette derniere considération, éviter en général le froid, & par conséquent ne pas passer l'hiver dans les climats froids, en ce qu'il diminue la transpiration cutanée; mais on se gardera encore plus particuliérement de toute application du froid capable de supprimer la transpiration insensible, au point d'occasionner un catarrhe, qui consiste dans une détermination inflammatoire vers les poumons, & peut en conséquence produire avec plus de certitude, l'inflammation des tubercules formés dans ce viscere.

Il sera facile de juger du choix de climats & de saisons qui convient aux phthisiques, en considérant qu'une partie du régime antiphlogistique recommandé plus haut, consiste à éviter la chaleur, & en comparant ce qui a été dit à ce sujet avec ce que je viens de dire rélativement au soin avec lequel on doit éviter le froid (*c*).

---

milé facilement à nos humeurs, passe aisément par les conduits secrétoires, & change promptement l'état des fluides. M. Cullen observe avec raison, dans sa matiere médicale, que si la disposition de l'estomac le permettoit, on pourroit souvent employer avec avantage les alimens liquides, parce que, dans beaucoup de cas, l'accroissement de fluidité favorise la nutrition; ainsi les veaux sont mieux nourris en délayant leur lait avec une quantité égale d'eau, que si on leur donne du lait pur. Le petit-lait paroît agir d'une maniere analogue, sur-tout s'il est fait avec le lait le plus riche en substance nutritive.

(*a*) Il faut que ceux qui sont disposés à la phthisie parlent très-peu, sur-tout en plein air; car toute agitation considérable des poumons y occasionne une accélération de la circulation. C'est pourquoi ceux qui parlent habituellement en public sont sujets à cette maladie. On renoncera même aux instrumens à vent.

(*b*) On évitera d'avoir le corps courbé, on ne permettra que les exercices qui peuvent faciliter la dilatation du thorax.

(*c*) La chaleur, en stimulant & raréfiant les fluides, peut devenir plus dangereuse que le froid. C'est pourquoi on observe que dans les climats chauds la marche de la phthisie est très-rapide. Les pays les plus convenables pour les phthisiques sont ceux où la chaleur est depuis le dixieme degré du thermometre de Réaumur jusqu'au quatorzieme. Le changement de climat ne convient que dans le commencement de la phthisie, lorsque les rémissions de la fievre sont très-sensibles, & que l'expectoration n'est que

913. Un troisieme moyen d'éviter l'inflammation des tubercules du poumon, consiste à diminuer la détermination du sang vers ce viscere, en soutenant & en augmentant celle qui se fait vers la surface du corps; ce que l'on obtiendra particuliérement & sans aucun danger par des vêtemens chauds (a), & l'usage fréquent des exercices de la gestation.

914. Toutes les especes de gestation ont été utiles dans la phthisie; mais comme l'équitation est accompagnée d'un exercice assez considérable du corps, elle est pour cette raison moins sûre pour les personnes sujettes à l'hémopthysie (b). L'effet des voyages en voiture peut aussi être

---

légérement chargée de plis. Les anciens ont, avec raison, recommandé le changement de climat dans toutes les maladies longues. Ils croyoient que l'air de l'Egypte étoit favorable aux phthisiques, & les médecins de Rome les envoyoient à Alexandrie : Galien les envoyoit à Tabie, qui étoit située au-dessous de Naples & entre le mont Vésuve : néanmoins il est très-difficile de déterminer le sol le plus propre à ces sortes de malades. On en a vu qui se sont trouvés mieux dans les lieux marécageux & voisins de la mer que dans un air sec & tempéré. La confiance où le malade est de guérir, peut souvent contribuer à le soulager pour quelque temps; & l'air a moins de vertu qu'on le pense communément dans ce cas : cependant celui des grandes villes paroît être en général funeste aux phthisiques, il faut les envoyer dans les endroits où le sol est sec, où il n'y a pas d'eaux stagnantes; mais où ils pourront trouver des promenades bien aérées, sans être exposés aux vents du nord ni à l'humidité; en conséquence ils habiteront, au printemps, des endroits peu élevés, afin d'être plus à l'abri des vents du nord qui régnent alors fréquemment. Lorsque la chaleur augmentera, ils préféreront les collines un peu éloignées des grandes villes & des terreins marécageux des vallées. Si l'on juge les climats éloignés convenables, il faut préférer ceux où l'air est le plus pur, le moins vif & le moins variable.

(a) Les malades doivent être toujours bien couverts, & porter même une camisole de flanelle, mais on pêche d'ordinaire par l'excès; trop de vêtemens empêche l'exhalation de la transpiration; les chambres chaudes sont très-nuisibles, parce que la transpiration est retenue par le défaut de ventilation, & l'excès de chaleur rend le corps trop sensible au froid.

Les frictions seches, faites matin & soir sur tout le corps, avec un linge un peu rude ou avec des brosses, sont aussi un moyen convenable d'augmenter la transpiration.

(b) L'exercice du cheval semble préférable aux autres exercices, lorsqu'il n'y a pas lieu de redouter le crachement de sang, parce que le corps y jouit de quelque mouvement, & que l'on respire un air froid, nécessaire pour dissiper la transpiration aug-

douteux, à moins qu'on ne les fasse sur des chemins très-unis; il est même possible que toutes les especes de gestation dont l'on fait usage sur la terre, ne répondent pas aux effets que l'on en attend, parce qu'on ne peut les continuer assez constamment; c'est pourquoi la navigation est, de toutes les especes de gestation, la plus efficace dans les cas d'affection de la poitrine, en ce qu'elle est en même temps la plus douce & la plus constante (b).

On s'est imaginé que l'on retiroit quelque avantage de l'état où se trouve l'atmosphere sur la mer: mais je ne vois pas de quelle espece de matiere l'on peut supposer que l'air y est imprégné, pour être de quelque utilité aux phthisiques. Néanmoins il est probable que l'on peut fréquemment tirer quelque utilité de la température plus modérée & de la pureté plus considérable de l'air de la mer.

915. Il peut être souvent avantageux, pour détruire la détermination inflammatoire du sang vers les vaisseaux du poumon, d'appliquer les véficatoires sur quelque partie du thorax; l'on peut aussi pour cet effet, & pour modérer l'état inflammatoire général du corps, employer avec avantage différentes especes d'exutoires (b).

---

mentée; & pour prévenir la raréfaction des fluides qui y seroit nuisible. Boerhaave a remarqué que l'air froid favorisoit plus la transpiration que la chaleur chez ceux qui faisoient de l'exercice en plein air; & il a, en conséquence observé que rien n'augmentoit tant la transpiration que l'exercice du patin. Malgré les avantages que semblent procurer l'équitation, en compensant, par la détermination qu'il se fait vers la surface, l'accélération de la circulation; cet exercice est toujours dangereux lorsque les poumons sont fort pleins.

Il ne faut pas continuer long-temps les exercices même légers; ceux qui sont violens sont toujours nuisibles, à cause de l'affoiblissement qui survient pendant leurs intervalles.

(a) La navigation est un exercice modéré continué jour & nuit; elle n'est pas sujette aux inconvéniens des autres exercices. Les voyages de mer peuvent prolonger la vie, mais ils ne font que retarder les progrès des tubercules sans les guérir. Les anciens avoient connu les avantages de la navigation, quoique les modernes ne l'aient mise en pratique que depuis peu. Aristote, dans le livre premier de ses problêmes, exalte la salubrité de l'air de la mer. Cicéron, qui avoit, dans sa jeunesse, la poitrine foible, voyagea dans la Grece, par le conseil des médecins, pour se guérir, & il en retira les avantages qu'il en attendoit: les bains de mer sont sans efficacité.

(b) Les véficatoires & les cautères conviennent particuliérement dans le commencement de la phthisie, ils nuisent lorsque

916. Je viens d'indiquer les différentes mesures que l'on

la maladie est fort avancée ; ils augmentent la foiblesse, ou au moins ne produisent aucun changement sensible. Les véficatoires appliqués de bonne heure diminuent la difficulté de respirer ou l'enrouement, & dissipent quelquefois la toux : les cautéres ont été utiles dans les cas de douleurs à la poitrine.

L'on a même recommandé les vomitifs dans la phthisie commençante, dans le dessein de diminuer le spasme, & de déterminer les humeurs vers la surface ; non-seulement on les a donnés à de petites doses qui excitent à peine la nausée, mais même à des quantités capables de produire le vomissement. L'on est naturellement porté a croire que ces remedes doivent, en augmentant la circulation, rendre la maladie plus fâcheuse : néanmoins le docteur Robinson de Dublin a tâché de prouver les avantages de l'émétique, non-seulement dans la phthisie, mais même dans l'hémoptysie, par un grand nombre d'observations. Quelques-uns en ont été guéris & d'autres soulagés. M. Cullen racontoit dans ses leçons, qu'il avoit vu un homme qui avoit entrepris de guérir toutes les maladies par l'émétique, & qui le donnoit impunément dans la phthisie & dans l'hémoptysie. Cet homme a traité cent malades, dont la plupart avoient des tubercules ; cinquante ont rendu des especes de sacs membraneux, & ont guéri : ce cas est peut-être le seul où l'on pourroit supposer le tubercule guérissable. La suppuration peut s'établir dans ses environs & en occasionner la séparation, de même que l'on voit une partie gangrenée se séparer de la partie saine. Les auteurs parlent de kystes rendus par l'expectoration ; mais nous n'avons aucun moyen de prévoir une crise aussi favorable, ni même de l'aider. Hippocrate, dans le *Lib. IV. de Morb. n. 46*, & dans plusieurs autres endroits de ses écrits, recommande aussi les vomitifs aux phthisiques, & semble redouter les purgatifs les plus légers. Prosper Martian adopte cette pratique dans son commentaire, & regarde les purgatifs comme nuisibles dans la phthisie : premiérement, parce qu'ils suppriment les crachats, ce qui est toujours très-pernicieux dans cette maladie ; secondement, parce qu'ils sont sujets à produire une diarrhée funeste. Les vomitifs, au contraire, ont moins d'inconvéniens : la commotion qu'ils occasionnent ne peut être fort pernicieuse aux poumons qui y sont déjà accoutumés, en raison de la toux violente qui tourmente la plupart des phthisiques, & ils peuvent être fort avantageux aux malades, en raison de l'expectoration qu'ils favorisent. Il y a apparence que l'auteur qui recommande ainsi les vomitifs dans la phthisie, les avoit employés ou vu mettre en usage sans aucun inconvénient. J'ai souvent donné l'ipécacuanha à petite dose, il a quelquefois excité des vomissemens assez considérables qui ont paru soulager le malade pendant quelque temps ; quelquefois les vomissemens spontanés produisent le même effet : ceci doit rendre un peu plus hardi sur l'usage des vomitifs. M. Cullen les a donnés, & ils lui ont réussi, même dans le cas d'hémorrhagie ; mais une fois l'hémorrhagie en a été tellement augmentée, qu'il a été obligé d'y renoncer, & il observe qu'un

doit prendre dans le cas appellé proprement phthisie commençante ; mais il est rare qu'on les ait dans ce cas employées pendant un temps convenable, & c'est peut-être pour cette raison qu'ils ont rarement été efficaces. Il est plus communément arrivé qu'au bout de quelque temps l'inflammation est survenue au tubercule, & qu'il s'est formé un abcès, qui, s'ouvrant dans la cavité des bronches, a produit un ulcere & la phthisie confirmée.

917. On peut supposer, quand la maladie est parvenue à ce point, qu'il se présente quelques nouvelles indications différentes de la premiere ; & celles que l'on a proposées jusqu'ici sont de prévenir l'absorption, d'arrêter les effets de la matiere absorbée sur la masse du sang, & de guérir l'ulcere ; néanmoins je ne vois rien qui rende probable la vertu des moyens que l'on a recommandés pour remplir ces indications, ou qui prouve qu'ils aient été efficaces (a).

---

seul accident pareil, survenant après cent succès, suffit pour en mettre la pratique en discrédit.

(a) Il est certain que l'on doit peu compter sur les bouillons de mou de veau, de tortue, de limaçons, d'écrévisses & autres, que l'on a beaucoup vantés dans cette maladie ; il n'est nullement probable qu'ils aient jamais pu dissiper un tubercule ou guérir un ulcere ; il est vrai qu'ils ont quelquefois paru modérer la toux ; mais dans ces cas, ils ont agi de la même maniere que les autres délayans ; cependant lorsque la fievre est violente, ils ont beaucoup moins d'efficacité que les décoctions des farineux, telles que celles d'orge ou d'avoine, qui sont toujours plus propres à modérer l'inflammation. Aucun remede n'agit particuliérement sur les poumons, ceux que l'on croit augmenter la secrétion du mucus bronchique, augmentent également celle de toutes les autres glandes muqueuses du corps. Ainsi, les diverses préparations de scille ne paroissent soulager quelquefois les pulmoniques que parce qu'elles diminuent le spasme, de même que les autres vomitifs, & favorisent la détermination vers la peau ; mais c'est abuser des termes que de comprendre en général, sous le titre de pectoraux, des remedes qui favorisent la secrétion du mucus bronchique, ou qui le corrigent ; car c'est attribuer aux mêmes remedes des effets opposés.

On a prétendu que l'eau de chaux étoit un remede très-propre à déterger les ulceres invétérés des poumons, néanmoins il paroît que son action ne s'étend pas au-delà de l'estomac où elle agit comme astringente & absorbante, & corrige la trop grande viscosité du mucus ; mêlée avec le lait, elle peut l'empêcher de s'aigrir dans l'estomac.

Les vulnéraires Suisses si vantés, ne sont qu'un mélange de plantes ramassées sans discernement, sur lequel on ne doit nullement compter,

S'ils ont paru être utiles dans quelques occasions, cela a été probablement dû à ce qu'ils ont rempli quelque autre indication.

Comme l'on n'a jusqu'ici trouvé aucun antidote contre le poison qui agit spécialement dans cette maladie, il me paroît qu'un degré trop considérable d'inflammation contribue beaucoup à empêcher la guérison de l'ulcere qui survient; & certainement cette inflammation a la plus grande part à en hâter les suites funestes. En conséquence, l'unique pratique que je puisse hasarder de proposer, lorsque le tubercule est ulcéré, est la même que celle qui convient dans son état de crudité; c'est-à-dire, qu'il faut employer pour modérer l'inflammation, les moyens (a) dont j'ai déjà fait mention (909 & suiv.).

918. Les baumes, naturels ou artificiels, que l'on a si fréquemment prescrits dans les cas de phthisie, me paroissent avoir été proposés sur des fondemens très-foibles & avoir été communément nuisibles (b). La substance rési-

---

(a) C'est particuliérement dans ce cas qu'il faut recourir à la saignée, diminuer la quantité de nourriture, supprimer sur-tout les alimens solides, donner de temps en temps de petits verres de tisannes antiphlogistiques, & des bouillons très-légers. Il est quelquefois nécessaire de tenir le malade quelque temps uniquement à l'usage du petit-lait, dans lequel on pourra ajouter un peu de sucre ou de miel; si l'on parvient à modérer la fievre & si la matiere expectorée devient de meilleure qualité, on lui substituera le lait coupé, dans lequel on pourra tremper un peu de pain. Il faut éviter avec soin tout ce qui peut irriter, donner quelquefois un peu d'huile d'amandes douces pour modérer la toux, mais choisir la plus récente. Les émulsions sont aussi très-convenables, mais il faut recommander de ne pas y mêler des amandes ameres ou rances, comme cela arrive souvent. C'est pourquoi Fothergill préféroit de donner des émulsions faites avec les sémences du pavot blanc, dont il mettoit une demi-once pour une livre d'eau.

Lorsque la fievre est violente, on peut donner le nitre & quelques sels rafraîchissans, mais il faut que ce soit à très-petite dose, car autrement ils augmentent la toux.

Il est inutile de recommander combien l'usage des liqueurs spiritueuses est funeste dans cette maladie; c'est en conséquence avec raison que Fothergill blâme l'usage usité par quelques médecins de joindre un peu d'eau-de-vie au lait. Souvent ceux qui environnent le malade, persuadés que c'est un excellent cordial, en mettent une assez grande quantité, ce qui augmente le mal & trouble la digestion du lait. Car les esprits ardens, non-seulement échauffent, mais même coagulent le lait quand on en excéde un peu la dose.

(b) Il n'y a pas de remedes qui aient hâté la mort d'un plus grand nombre de phthisiques que ceux qui sont vulgairement connus sous

neuse & âcre de la myrrhe, que l'on a nouvellement recommandée, m'a paru n'être d'aucune utilité, & avoir nui dans quelques cas.

---

le nom de balsamiques; ils paroissent n'avoir été mis en usage que par les modernes. On a cru, parce que ces remedes avoient la vertu de favoriser la cicatrice d'anciens ulceres, qu'ils devoient contribuer à guérir ceux du poumon; mais tous les baumes contiennent une substance huileuse ou résineuse fort âcre, & agissent comme de puissans stimulans; donnés à l'intérieur, ils produisent un sentiment d'âcreté & de chaleur considérable dans la gorge, l'estomac & les intestins, & déterminent un état de phlogose dans les vaisseaux secrétoires, ils accélerent sensiblement le pouls, rendent la peau plus seche & plus brûlante. Ce n'est que comme stimulans qu'ils ont été mis en usage à l'extérieur, de même que le vert-de-gris & autres substances semblables, qui réussissent lorsque les vaisseaux étant tombés dans un état d'atonie, il est nécessaire de ranimer l'inflammation pour obtenir une suppuration louable; les cas où conviennent les baumes extérieurement sont même si rares, que plusieurs chirurgiens ont voulu les bannir entiérement du traitement des plaies. En effet, il est certain qu'étant appliqués sur les plaies récentes chez ceux qui sont jeunes & robustes, ils y excitent toujours de la douleur, de la chaleur & de l'inflammation, ils détruisent les petits vaisseaux, augmentent le degré de putridité, produisent une suppuration trop abondante & aggravent tous les accidens. Ils agissent à-peu-près de la même maniere à l'intérieur. Combien ne doit-on pas en conséquence redouter leurs effets sur les poumons, dont une partie des vaisseaux sont détruits ou gênés dans la phthisie! Ces remedes, en y accélerant la circulation, augmentent la secrétion des fluides & la dissolution des solides en proportion de leur degré d'activité & de la vigueur du malade. Plusieurs praticiens ont observé qu'on ne pouvoit les donner le soir, parce qu'ils occasionnoient l'insomnie. Mais on doit les bannir dans tous les cas de phthisie. Le baume du Pérou, sur-tout, paroît être le plus pernicieux de tous, parce qu'il est plus âcre; la térébenthine, le baume de Tolu, l'eau de goudron & autres résineux agissent de la même maniere, comme l'a prouvé Fothergill. On doit donc regarder comme un véritable poison pour les phthisiques toutes les compositions où entrent les balsamiques, telles que le baume de souffre anisé, les pilules balsamiques de Morton, les pilules de cynoglosse & autres remedes de ce genre, que l'on emploie vulgairement; s'ils ont quelquefois réussi, ce n'est que dans des affections catarrhales que l'on a confondues avec la pulmonie; les erreurs de cette nature prouvent combien il est essentiel, & en même temps difficile, de bien connoître le genre de maladie que l'on a eu à traiter quand l'on a obtenu des succès heureux des médicamens.

Nous ne parlerons pas des fumigations vulgairement appellées vulnéraires, elles ne sont pas moins pernicieuses que les baumes dans la vraie phthisie.

L'hyssope, le lierre terrestre, le pouillot ont été encore recommandés comme pectoraux & vulnéraires dans la phthisie, on croit

919. Le mercure, qui est si souvent utile pour guérir les ulceres, a été proposé d'une maniere assez spécieuse dans cette maladie ; mais je ne puis déterminer s'il a été nuisible, parce qu'il n'est pas adapté à la nature particuliere des ulceres du poumon qui surviennent dans la phthisie, ou parce qu'il ne peut produire d'effet qu'en excitant un état inflammatoire de tout le système, qui doit être très-funeste dans l'état d'hétisie : d'après plusieurs essais que j'en ai vu faire, il n'a été d'aucune utilité, & communément il a paru être évidemment pernicieux (a).

920. L'écorce du Pérou a été recommandée pour remplir différens objets dans la phthisie, & l'on dit qu'elle a été utile dans quelques cas ; mais je l'ai rarement trouvée telle : j'ai même observé fréquemment qu'elle étoit nuisible, parce qu'elle augmente la diathese inflammatoire du système par sa vertu tonique. Dans quelques cas où les rémissions de la fievre étoient considérables le matin, & où les redoublemens du soir étoient fort sensibles, j'ai remarqué que l'écorce du Pérou, donnée en grande quantité, arrêtoit ces redoublemens, & modéroit en même temps tous les symptomes de la phthisie : mais alors la fievre montroit une tendance constante à reparoître ; & à la fin, les symptomes même

---

qu'ils favorisent l'expectoration : mais cette vertu n'est nullement prouvée, ils agissent comme antispasmodiques, de même que les autres aromatiques, le pouliot sur-tout est un bon antispasmodique ; c'est pourquoi il a été utile dans la coqueluche & dans d'autres toux purement spasmodiques.

(a) Quelques médecins rapportent avoir observé de bons effets du mercure dans la phthisie ; mais je puis assurer, avec M. Cullen, que jamais je n'en ai vu que de mauvais, de quelque maniere qu'on l'ait prescrit. L'on croit ce remede utile lorsque l'ulcere est entretenu par un vice vénérien, & que la difficulté de la cure dépend de la foiblesse des vaisseaux où il ne peut s'exciter un degré suffisant d'inflammation. Mais il est un stimulant si universel, qu'il ne peut que nuire ; en effet, il irrite les ulceres scorbutiques & cancereux, je l'ai vu dans le cas même de squirrhe interne, tel que celui de l'utérus, exciter l'inflammation & déterminer le cancer ; dans la phthisie, il augmente toujours la toux & l'anxiété, quoique donné avec les plus grandes précautions : deux phthisiques traités par les frictions, par des charlatans, ont été suffoqués en peu de temps, lorsque la salivation a commencé à se manifester. Le mercure ne peut donc être utile dans la phthisie produite par un ulcere des poumons, qui est d'une nature particuliere ; & jusqu'à ce que nous la connoissions mieux, il faut renoncer entiérement à ce remede.

de phthisie revenoient, & produisoient la mort en très-peu de temps (a).

(a) Le quinquina pourroit prévenir les approches des tubercules, mais nous ne les connoissons que quand ils sont plus ou moins enflammés: alors ce remede est très-pernicieux, parce qu'il augmente l'inflammation & dispose à l'ulcere & à la phthisie. Lorsque cette derniere n'est que symptomatique, & que la fievre est du genre des intermittentes, le quinquina peut être utile; mais le diagnostic en est très-difficile, & les erreurs de ce genre sont très-dangereuses. C'est sans fondement que l'on suppose que les fébrifuges sont nécessaires pour modérer la fievre, qui donne lieu aux tubercules & les enflamme; la fievre est un symptôme de l'inflammation des parties qui environnent les tubercules, & le quinquina, loin de la détruire comme on le croit, l'irrite en aggravant l'inflammation.

Torti, Morton, & même Van-Swieten, paroissent approuver le quinquina dans la phthisie; mais les exemples qu'ils donnent de l'efficacité de ce remede, ne sont pas suffisamment caractérisés pour pouvoir nous rassurer & détruire les preuves que l'on a de ses effets funestes. M. Cullen vit une malade attaquée d'une toux qui menaçoit de phthisie; il y avoit tous les jours un frisson auquel succédoit l'accès de chaleur; la fievre paroissoit du genre des tierces, ce qui lui fit croire que la maladie étoit intermittente & la pulmonie symptomatique; il donna le quinquina, parvint à arrêter les paroxysmes & à dissiper la plupart des autres symptomes; peu de temps après la maladie reparut; il augmenta la dose du quinquina, & en donna dix gros en six heures, dans la matinée où la malade attendoit le paroxysme. Il crut avoir fait une cure heureuse; mais comme la toux revenoit avec quelque élévation du pouls, il recommanda à la malade d'aller dans un climat chaud. Cet avis fut négligé, & à l'entrée de l'hiver, les paroxysmes devinrent plus fréquens, il survint une expectoration copieuse de pus jointe à une fievre hétique qui, en peu de temps, fut mortelle: il y a un grand nombre d'observations de ce genre, qui prouvent que le quinquina, loin de guérir le tubercule, en hâte les mauvais effets. Ce remede peut donc prévenir les hémorrhagies & la fievre, sans dissiper les congestions, & en insistant sur son usage dans la phthisie, on perd un temps précieux pendant lequel on pourroit recourir à des moyens plus utiles.

Néanmoins quelques médecins ont tâché de déterminer les cas où le quinquina pouvoit être utile, quoique la maladie eût les apparences de la phthisie pulmonaire. Fothergill a donné, dans les Observations des médecins de Londres, vol. 5, quelques réflexions relatives à cet objet: il observe qu'il y a deux cas de consomption, dont les symptomes ressemblent à la phthisie, où le quinquina lui a paru être avantageux. L'un est celui qui survient aux femmes d'une constitution foible & délicate, & qui allaitent leurs enfans plus que leurs forces ne le permettent. Quand elles sont réduites à cet état de foiblesse, un froid léger suffit pour exciter la toux; cette derniere augmentant par degrés, présente en apparence les symptomes de la phthisie pulmonaire, & quelquefois se change enfin réellement en vraie phthisie; dans ce cas, le

921. Les acides de toutes especes, tels que les antisep-

quinquina donné de bonne heure, à des doses modérées, & uniquement comme tonique; est souvent très-utile.

Le second cas où le quinquina convient, est celui où il a précédé des évacuations capables de produire une grande foiblesse, telle que celle qui succéde aux suppurations considérables à la suite des abcès, ou des grandes opérations de chirurgie; ou même après les fleurs blanches abondantes & continuelles. Il n'y a point de doute que l'on peut en général recourir au quinquina dans ces cas, pourvu que les poumons ne soient pas enflammés, & s'ils ne sont que légérement affectés, ce remede peut arrêter les progrès de la maladie.

Dans ces cas, il faut commencer par donner de petites doses de la décoction de quinquina, & le quitter promptement si l'on s'apperçoit que la respiration est plus gênée, que la toux est seche, le pouls plus vif & plus dur, & sur-tout que le malade se plaint plus souvent de ressentir des douleurs passageres dans la poitrine; mais si au contraire tous les symptomes diminuent, on continuera l'usage de ce remede.

J'ai vu réussir, dans des cas semblables les sudorifiques & les toniques connus sous le nom de pectoraux vulnéraires, tels que le lierre terrestre, l'hyssope, la pulmonaire de chêne & autres remedes. Dans un cas qui sembloit désespéré, où la phthisie étoit compliquée d'une fistule à l'anus très-ancienne, & dont la suppuration étoit très-abondante, j'ai retiré un avantage marqué de la décoction de glands de chêne rôtis, que l'on m'avoit dit être employés dans quelques provinces contre la phthisie; le malade guérit parfaitement & vécut dix ans après. Mais depuis quinze ans que j'ai fait cette observation, j'ai tenté souvent le même remede inutilement.

Quoique cette note soit déja fort longue, afin de ne laisser rien à desirer au lecteur sur l'usage d'un remede tel que le quinquina, qui peut être ou très-utile ou très-funeste, j'ai cru devoir ajouter ici le résultat des observations de Samuel Chapman, qui se trouvent dans les *Medical communications*. Comme les catarrhes rebelles & souvent réitérés sont les causes les plus fréquentes de la phthisie pulmonaire, il est de la plus grande importance de s'attacher à découvrir un remede capable d'en arrêter les progrès; & il paroît que l'on peut y parvenir en donnant le quinquina comme tonique, lorsqu'il y a foiblesse & relâchement des conduits excréteurs des glandes bronchiques.

Le docteur Chapman a donné le quinquina avec succès à un homme de soixante-un ans dans une toux accompagnée d'une fievre vive, de difficulté de respirer, de douleurs fréquentes de côté, d'une expectoration purulente qui se supprimoit en quelque sorte le soir, lorsque la fievre redoubloit: chaque accès étoit suivi de sueurs abondantes, qui duroient jusqu'à huit heures du matin, alors l'expectoration se rétablissoit, & se soutenoit le reste de la journée. Le malade n'avoit pas d'appétit, & la maigreur étoit plus considérable qu'on ne l'observe communément dans le dernier degré de la phthisie: vers midi, on appercevoit une tache rouge circonscrite sur les joues, la paume

...iques & les rafraîchissans sont utiles dans les cas de phthisie ;

des mains étoit chaude & seche ; la chaleur de la peau étoit telle qu'on l'observe dans la fievre hétique : la toux étoit forte, la matiere expectorée abondante, semblable à celle d'un abcès, & mêlée de filets de sang. La maladie empiroit, malgré tous les remédes ; le quinquina fut le seul qui réussit ; mais il n'y avoit aucun signe qui annonçât un tubercule ou un ulcere ; on n'observoit pas de redoublement, un peu après-midi, comme dans la vraie phthisie : la surface de l'urine ne paroissoit pas comme graisseuse & n'avoit pas de depôt furfuracé : l'urine qui étoit généralement claire le jour, commença au bout de quelque temps de l'usage du quinquina, a déposer un sédiment briqueté qui devenoit de jour en jour plus abondant, & la partie supérieure restoit parfaitement claire & transparente ; la fievre revenoit réguliérement tous les soirs, presque à la même heure ; le reste de la journée le pouls avoit un peu de vivacité, & étoit légérement tendu ; à ces signes, M. Chapman crut reconnoître une véritable fievre intermittente qui s'étoit masquée d'abord sous la forme d'un catarrhe, & il regarda l'expectoration purulente comme l'effet du relâchement des glandes bronchiques, produit par l'affection catarrhale qui avoit précédé, & à laquelle le malade étoit sujet. Quelques années après il en fut attaqué de nouveau, & guérit par le même remede.

Le même Médecin donna le quinquina avec autant de succès, à une femme qui éprouvoit des symptomes semblables, mais à un degré moins considérable ; elle se plaignoit en outre d'un sentiment de pésanteur qu'elle rapportoit au-dessous du sternum ; l'expectoration purulente & la fievre hétique sembloient indiquer des tubercules ou un ulcere dejà formé dans les poumons ; mais la constitution de la malade ne confirmoit nullement ce soupçon, & elle avoit commencé à être affectée dans le temps ou régnoient les catarrhes épidémiques, ce qui donnoit lieu de croire que sa maladie étoit de ce genre ; d'ailleurs dans les cas de tubercules, les symptomes sont d'abord très peu sensibles, & il y a pendant long-temps une toux seche, au lieu que chez cette malade, les symptomes de la fievre furent tout-à-coup assez violens ; & dès le commencement, l'expectoration étoit aussi considérable qu'elle le fut dans le reste du cours de la maladie. La matiere purulente qu'elle expectoroit étoit accompagnée d'un écoulement du nez de la même nature, comme on l'observe dans quelques especes de catarrhe. Les urines déposoient un sédiment, tantôt blanc : tantôt briqueté ; & au bout de peu de temps la fievre prit le type de fievre tierce.

L'auteur commenca le traitement par les saignées ; & dans l'incertitude où il étoit sur la nature de la maladie, il prescrivit d'abord le quinquina en décoction : il ne le donna en substance que quand il fut assuré de ses effets avantageux, & ne négligea pas en même temps les autres remedes, tels que le lait, les tisanes pectorales, &c.

Non seulement le quinquina a réussi dans les cas où l'expectoration puriforme paroissoit être la suite d'un catarrhe, mais il a été avantageux, lorsque des symptomes semblables à ceux qui ont été décrits plus haut ont succédé à la péripneumonie, & où il y avoit

mais l'acide natif des végétaux (a) est préférable aux acides minéraux (b), parce qu'on peut le donner en beaucoup plus grande quantité : d'ailleurs, comme il est moins sujet que le vinaigre à exciter la toux, son usage est plus sûr

922. Quoique notre art ait si peu de pouvoir pour opérer la guérison de cette maladie, nous devons cependant faire tout ce qui dépend de nous pour en pallier les symptomes fâcheux. Les plus urgens sont la toux & la diarrhée. On peut modérer jusqu'à un certain point la toux par les adoucissans (373) ; mais le soulagement que produisent ces remèdes est imparfait & de peu de durée ; il arrive souvent même que les fonctions de l'estomac sont troublées par la quantité d'huileux, de mucilagineux & de substances douces, que l'on fait prendre dans ces cas aux malades.

923. L'unique moyen certain de modérer la toux, est d'employer les narcotiques. Il n'est cependant pas douteux qu'ils augmentent la diathèse inflammatoire du systême ;

---

lieu de soupçonner un abcès aux poumons : néanmoins M. Chapman avoue qu'il n'a jamais pu s'assurer si l'expectoration étoit purulente ou non, & il ajoute qu'il ne connoît aucun moyen de pouvoir acquérir une certitude complète à cet égard. Il s'est particuliérement déterminé d'après les symptomes qui accompagnoient la maladie. Ainsi il remarque ; 1°. que les péripneumonies suivies d'abcès qui se terminent par la phthisie, sont communément précédées de signes qui annoncent une obstruction chronique des poumons ; 2°. que, dans ces cas, la matière contracte un certain degré de fétidité, dont les malades s'apperçoivent communément avant que la vomique s'ouvre. L'absence de ces signes l'a toujours rassuré ; mais il s'est particuliérement décidé d'après le type de la fievre & la nature des urines, qui déposoient un sédiment briqueté abondant, & dont la partie supérieure restoit parfaitement claire. Il a remarqué que, quoique le quinquina parût d'ailleurs indiqué, il ne réussissoit pas communément lorsque l'urine contenoit un sédiment briqueté, & que sa partie supérieure restoit trouble.

(a) L'on voit que l'on peut donner des fruits légérement acides, tels que les cerises, les fraises, la limonade légere, ou les confitures, qui jouissent des mêmes avantages.

(b) Les acides minéraux ne conviennent que vers la fin de la maladie, lorsqu'il y a une tendance générale à la putréfaction; alors, non-seulement ils en arrêtent les progrès, mais ils moderent même les sueurs colliquatives. La meilleure maniere de prescrire les acides minéraux, tels que celui de vitriol, & d'en mêler quelques gouttes dans la teinture de rose, ou dans un autre véhicule convenable. Ces acides ne conviennent pas dans le commencement de la maladie où il y a des symptomes d'inflammation, pendant que le pouls est vif & dur, la respiration difficile, la toux fréquente, accompagnée de beaucoup de chaleur, & d'une expectoration très-légere.

mais communément ils nuisent moins en agissant de cette manière, qu'ils ne produisent d'utilité en calmant la toux, & en procurant le sommeil. On pense qu'ils sont nuisibles parce qu'ils arrêtent l'expectoration : mais ils ne l'arrêtent que pendant un temps fort court ; & après un sommeil tranquille, l'expectoration du matin est plus aisée que de coutume. Dans l'état avancé de la maladie, les narcotiques semblent augmenter les sueurs qui surviennent ; mais cela est compensé par le soulagement qu'ils procurent dans une maladie qu'on ne peut guérir.

924. La diarrhée qui survient dans l'état avancé de cette maladie, doit être palliée par les astringens modérés, les mucilages & les narcotiques (*a*).

La rhubarbe, que l'on prescrit si communément dans toute espèce de diarrhée, & les autres purgatifs, sont très-pernicieux dans la diarrhée colliquative des fièvres hétiques.

Les fruits récens légérement acides, que l'on suppose être toujours laxatifs, sont souvent, dans la diarrhée des fièvres hétiques, très-utiles, par leur qualité antiseptique.

CHAPITRE V.

Des Hémorrhoïdes, ou du gonflement & du flux hémorrhoïdaux.

SECTION PREMIERE.

Des phénomènes & des causes des hémorrhoïdes.

925. LE sang qui coule de petites tumeurs formées sur le bord de l'anus, est le symptome qui constitue généralement les hémorrhoïdes, ou, suivant l'expression vulgaire, le flux hémorrhoïdal. Mais on regarde comme la même maladie, celle où il sort de l'intérieur de l'anus du sang d'une couleur

(*a*) Si les forces le permettent, on peut donner des lavemens avec la décoction de riz, d'orge ou d'avoine, & y mettre de la térébenthine délayée avec un jaune d'œuf, le diascordium & la thériaque d'Andromaque.

vermeille, qui indique qu'il ne vient pas d'une grande distance ; & les médecins sont convenus d'en admettre deux espèces ou variétés, sous les noms d'hémorrhoïdes externes & internes (*a*).

926. On suppose, dans ces deux cas, que le sang sort de tumeurs formées antérieurement, que l'on désigne sous le nom d'hémorrhoïdes ; ces tumeurs existent fréquemment sans produire aucun écoulement de sang ; alors elles sont

---

(*a*) Les signes caractéristiques des hémorrhoides sont, la pesanteur ou la douleur de tête, le vertige, la douleur des lombes, la douleur de l'anus, des tubercules livides & douloureux autour du fondement, desquels coûle communément le sang ; néanmoins ce dernier suinte aussi quelquefois, sans que l'on apperçoive aucune tumeur a l'extérieur. N. C Genre XXXVIII.

Il y a quatre espèces d'hémorrhoides ; savoir :

I. La tumeur hémorrhoidale externe, qui varie en ce qu'elle est ; *A*. sanglante, *B*. muqueuse.

A. L'hémorrhoide sanglante se divise en plusieurs espèces, savoir ; 1°. le flux hémorrhoidal modéré, qui, loin d'affoiblir le malade, le rend plus propre à remplir ses différentes fonctions, & le met même à l'abri d'autres maladies plus graves ; 2°. le flux hémorrhoïdal immodéré, qui est entretenu par la pléthore, & accompagné des signes de la diathèse inflammatoire ; 3° l'hémorrhoide polypeuse : telle est celle qui est décrite dans le Journal de Médecine de 1761. Un jeune homme étoit fort affoibli par un flux hémorrhoidal qui duroit depuis quatre ans ; il rendit enfin par l'anus un polype de la grosseur d'une poire, & guérit en peu de temps.

B. L'hémorrhoide muqueuse, connue sous le nom d'hémorrhoides blanches, se distingue de la première, en ce qu'au lieu de sang, il sort une matière blanche gélatineuse, semblable à une dissolution de gomme adragant : cette évacuation précéde quelquefois le flux hémorrhoidal, & d'autres fois survient à sa suite.

II. La tumeur hémorrhoidale produite par la chûte de l'anus. Dans ce cas l'intestin sort avec les tumeurs hemorrhoïdales lorsque le malade veut aller à la garde-robe ; le sang coule en plus ou moins grande quantité, il y a en même temps dysurie ; & tous les accidens cessent dès que l'intestin est replacé. Cette maladie est grave & difficile a guérir.

III. L'hémorrhoide interne où il y a écoulement de sang, sans tumeur externe ni chûte de l'anus. Les Stahliens ont nommé hémorrhoides internes, celle qui laissent échapper le sang qui vient des rameaux de la veine porte ; & hémorrhoides externes, celles par où sort le sang qui vient des rameaux de la veine cave Mais, comme il n'est pas possible de reconnoître la source du sang, M. Cullen rejette avec raison cette distinction, & en admet une très aisée à saisir, qui est tirée de l'endroit qu'occupent les tumeurs hémorrhoïdales.

IV. Les hémorrhoides aveugles où il y a douleur & tumeur de l'anus sans écoulement de sang.

encore supposées être une partie de la même maladie, & elles se nomment *hæmorrhoides cæcæ*, ou hémorrhoïdes aveugles.

927. Ces tumeurs, telles qu'elles se manifestent au dehors de l'anus, sont quelquefois séparées, rondes & préominentes sur le bord du fondement; mais fréquemment il n'y a qu'un anneau gonflé, qui imite, en quelque sorte, par sa forme, la chûte de l'anus.

928. Ces tumeurs, ainsi que l'écoulement de sang auquel elles donnent lieu, surviennent quelquefois comme une affection purement locale, & sans avoir été précédés d'aucun désordre dans les autres parties du corps; mais on ressent fréquemment, avant même que ces tumeurs soient formées, & sur-tout avant que le sang coule, des désordres variés dans différentes parties du corps, tels que des maux de tête, le vertige, la stupeur, de la difficulté de respirer, un malaise, des coliques, des douleurs du dos & des reins; & souvent il se joint à ces symptomes, qui sont plus ou moins nombreux, un degré considérable de pyrexie.

La maladie qui se manifeste ainsi, est communément accompagnée d'un sentiment de plénitude, de chaleur, de démangeaison, & de douleur que l'on ressent à l'intérieur & autour de l'anus.

Quelquefois elle est précédée d'un écoulement de matière séreuse qui sort de l'anus dans quelques cas cet écoulement séreux, qui est accompagné de gonflement, paroît tenir lieu de l'écoulement sanguin & dissiper les désordres du système dont nous avons fait l'énumération. C'est pourquoi l'on a nommé cet écoulement séreux, *hæmorrhois alba*, hémorrhoïdes blanches.

929. La quantité de sang évacué par les hémorrhoïdes, varie suivant les circonstances; quelquefois il ne flue que quand le malade va à la selle, & paroît communément plus ou moins après la sortie des excrémens. D'autres fois il coule sans cela; alors cet écoulement est, en général, précédé des désordres indiqués ci-dessus, & est communément plus abondant. Cette hémorrhagie est souvent très-considérable; & lorsqu'elle est réitérée, elle devient fréquemment si abondante, que l'on a peine à croire que le malade puisse la supporter sans danger pour la vie. Cependant il est rare qu'elle soit jamais assez grande pour produire la mort tout-à-coup: ces écoulemens considérables surviennent spécialement à ceux qui ont été fréquemment attaqués de cette maladie. Souvent ils produisent une foiblesse considérable; &

il n'est pas rare de les voir suivies de leucophlegmatie ou d'hydropisie mortelles.

Les tumeurs & les écoulemens de sang reviennent souvent, dans cette maladie, à des périodes exactement marquées (a).

930. On observe souvent, dans le déclin de la vie, que le flux hémorrhoïdal, qui jusqu'alors avoit été fréquent, cesse de couler, & dans ce cas, les malades sont généralement attaqués d'apoplexie ou de paralysie.

931. Il survient quelquefois aux tumeurs hémorrhoïdales une inflammation considérable, qui se termine par la suppuration, & donne lieu à la formation d'ulcères fistuleux de ces parties (b).

932. On a souvent considéré les tumeurs hémorrhoïdales comme des tumeurs variqueuses, ou des dilatations de veines (c); il est vrai que, dans quelques cas, l'ouverture des cadavres a fait voir des dilatations variqueuses. Néanmoins on ne les observe pas toujours; & je présume que ce cas n'est pas ordinaire, mais que ces tumeurs sont formées par un épanchement de sang dans le tissu cellulaire de l'intestin près de son extrémité. Ces tumeurs, sur-tout lorsqu'elles sont récentes, contiennent fréquemment un sang

(a) Il ne faut pas croire cependant que ces périodes soient aussi exactement marquées que celle que l'on observe dans les hémorrhagies qui surviennent dans des parties qui correspondent à tout le reste du systême, telles que les règles chez les femmes, qui dépendent de l'équilibre singulier qui existe entre l'utérus & toutes les autres parties de l'économie animale.

(b) J'ai vu un cas où il s'étoit formé une tumeur énorme que l'on fut obligé d'ouvrir, il en sortit au moins une livre de sang couleur de lie de vin, & on découvrit un ulcère fistuleux qui fit périr le malade.

(c) Souvent les hémorrhoïdes ne sont que de petites tumeurs livides, qui disparoissent sans rupture, lorsque l'augmentation de circulation cesse dans les vaisseaux voisins; c'est ce qui a donné lieu de croire que les hémorrhoïdes se formoient dans des vaisseaux naturellement susceptibles de dilatation, & que l'hémorrhagie se faisoit par l'anastomose & la rupture des veines que l'on regardoit comme variqueuses. Haller lui même a admis cette opinion; mais elle est sujette à beaucoup de difficultés.

1°. Les veines de cette partie sont trop petites & trop fermes pour admettre une pareille distension; 2°. les veines ne sont point lâches & affaissées, mais tendues; 3°. ces tumeurs sont fermes & dures, & ne ressemblent nullement à des veines plus dilatées que dans l'état naturel; 4°. enfin la dissection prouve que les veines ne sont pas distendues plus que de coutume, mais que ces tumeurs

fluide, mais lorsqu'elles ont subsisté quelque-temps, leur substance est communément plus ferme.

933. Les causes de ces tumeurs, dont je parlerai par la suite, donnent lieu de croire qu'elles sont produites par quelque obstacle qui s'oppose au retour libre du sang qui vient des veines de l'extrémité inférieure du rectum ; il est possible que le sang accumulé en grande quantité dans ces veines, occasionne la rupture de leurs extrémités, & produise ainsi l'hémorrhagie ou les tumeurs dont j'ai parlé : néanmoins comme l'hémorrhagie qui survient alors, est souvent précédée de douleur, d'inflammation, & d'un état fébrile, ainsi que de beaucoup d'autres symptomes qui indiquent une connexion entre l'affection locale & l'état de tout le systême, il paroît probable que l'interruption du retour du sang veineux, que nous avons supposée avoir lieu, agit de la manière que nous l'avons expliquée dans 769 ; & que l'écoulement du sang vient, en conséquence, communément des artères, dans le cas dont il s'agit (*a*).

---

sont dues au sang épanché dans le tissu cellulaire, & la dureté qu'elles acquièrent, quand elles sont anciennes, est produite par le sang qui est divisé & répandu dans les cellules.

(*a*) Quoique l'écoulement de sang vienne plus directement des artères, les hémorrhoïdes paroissent être l'effet de la pléthore veineuse : car on n'observe, entre l'extrémité du rectum & le reste du systême, aucune connexion qui puisse favoriser la pléthore artérielle, ou occasionner une congestion particulière dans les artères, comme dans les autres hémorrhagies ; les vaisseaux n'y sont pas situés superficiellement de-même que dans le nez : en outre ; les hémorrhoïdes surviennent particuliérement quand la pléthore & la congestion veineuse ont lieu, quand l'équilibre a passé des artères aux veines ; & que le systême de la veine porte est particuliérement affecté ; alors la circulation étant ralentie, si les vaisseaux exhalans s'affoiblissent, l'ascite survient ; mais s'ils opposent une résistance suffisante, il se fait une accumulation dans toutes les parties du canal alimentaire où se distribue la veine porte, mais particuliérement dans l'extrémité inférieure du rectum ; la compression n'a lieu que dans cette partie & vers l'extrémité des veines il est probable qu'alors la communication est interceptée entre les extrémités des artères & des veines, d'où il doit résulter une congestion artérielle & une rupture des artères.

On ne peut douter que l'épanchement vienne des artères par les signes de pléthore artérielle, & par les effets que produisent, sur les autres parties, les hémorrhoïdes avant leur écoulement ; tels que le vertige, la difficulté de respirer : souvent même elles sont accompagnées de cr[illegible]ement de sang, de saignement de nez, surtout lorsque leur écoulement est supprimé. En outre, les hémor-

934. Quelques médecins ont pensé que la différence que l'on observe dans la nature des hémorrhoïdes, & dans leurs effets sur le systême, pouvoit dépendre de la différence des vaisseaux hémorrhoïdaux d'où le sang coule : mais il me paroît qu'il n'y a guere de cas où nous puissions distinguer ces vaisseaux ; & que les anastomoses fréquentes, tant des arteres que des veines qui se distribuent à l'extrémité inférieure du rectum, doivent rendre les effets de l'hémorrhagie à-peu-près les mêmes, quels que soient les vaisseaux qui fournissent le sang.

935. J'ai tâché d'expliquer dans 769 (a), comment un certain etat du systême sanguin peut occasionner le flux hémorrhoidal ; je ne doute pas que ce flux ne puisse être

---

rhoïdes s'annoncent communément avec tous les signes des hémorrhagies actives, telles que la fièvre & la diathèse inflammatoire. Stark parle d'une fièvre hémorrhoidale. Cette fièvre, non-seulement précède le flux des hémorrhoïdes, mais quelquefois même elle a lieu, sur-tout après quelqu'excès, sans qu'il survienne d'hémorrhagie, & alors elle est uniquement l'effet du *molimen hæmorrhagicum*, ou des efforts que fait la nature pour dissiper les congestions du systême de la vaine porte, qui surviennent particuliérement passé l'âge de trente cinq ans, qui est le temps où les artères ayant acquis plus de rigidité, l'accumulation de sang se fait dans les veines qui opposent moins de résistance. Ces effets sont plus ou moins sensibles, en raison de l'âge & de la manière de vivre ; ainsi le foie & la rate sont sujets à se gorger, & à acquérir un volume considérable chez les personnes sédentaires, d'où résultent souvent des maladies chroniques.

(a) Quoique la pléthore du systême de la veine porte ne soit pas portée à un degré suffisant pour que le sang s'épanche des veines, cependant elle oppose une telle résistance à celui qui vient des extrémités des artères, qu'elle y occasionne une congestion & une accumulation qui, agissant sur elles comme un stimulus, produisent le frisson, l'augmentation de circulation & l'hémorrhagie. Comme ces artères ne s'ouvrent point dans des cavités couvertes d'une membrane légère & facile à rompre, le sang n'est pas versé dans les intestins, mais s'épanche dans le tissu cellulaire, & particuliérement dans le tissu lâche qui environne l'anus. Il paroît donc, quoique la compression des artères, ainsi que les congestions & régurgitations veineuses puissent avoir lieu, que les hémorrhoïdes sont en général l'effet de la résistance que trouve le sang artériel, en admettant même que le sang est arrêté dans les veines, il doit alors résister à l'introduction du sang artériel ; la congestion doit en conséquence augmenter dans les extrémités des veines, & les arteres, en se contractant, doivent pousser le sang dans les vaisseaux exhalans, qui s'ouvrent dans le tissu cellulaire, & y produire des épanchemens. *Voyez* 769.

produit de cette manière ; mais je ne puis nullement admettre que cela arrive fréquemment, ou plutôt je ne crois pas que, quand cette maladie commence, elle soit aussi souvent une affection du systême, que les Stahliens l'ont imaginé, & qu'ils voudroient nous le faire croire. On l'observe chez beaucoup de personnes avant le période de la vie où la pléthore veineuse a lieu ; elle arrive aux femmes chez lesquelles on ne peut supposer que la pléthore veineuse soit déterminée vers les vaisseaux hémorroïdaux ; elle est commune aux deux sexes ; & à des personnes de tout âge ; les causes qui alors y donnent lieu n'affectent pas le systême & sont évidement de nature à ne produire qu'une affection locale (*a*).

936. Ces causes d'affection locale sont en premier lieu, des excrémens presque habituellement durs & volumineux, qui, non seulement par leur longue stagnation dans le rectum, mais sur-tout par leur sortie, doivent comprimer les veines de l'anus, & y interrompre le cours du sang. C'est pour cette raison que cette maladie attaque si fréquemment les personnes dont le ventre est paresseux & resserré.

937. La maladie, en raison des causes que je viens d'exposer, attaque particuliérement ceux qui sont sujets jusqu'à un certain point, à la chûte de l'anus. La membrane interne du rectum sort plus ou moins chez presque tous les hommes, lorsqu'ils rendent leurs excrémens, suivant que la dureté ou le volume des fœces occasionnent des efforts ou une pression plus ou moins considérables sur l'anus : souvent le sphincter de l'anus se contracte pendant que l'intestin est ainsi poussé au dehors avant que ce dernier soit rentré, cette contraction produit une forte constriction, qui, en empêchant l'intestin de se replacer & y gênant en même temps le retour du sang, l'oblige de se gonfler considérablement & de former un rebord saillant autour de l'anus.

938. Le sphincter se relâche un peu immédiatement après sa forte contraction, & en conséquence la portion de l'intestin qui étoit sortie rentre communément dans le corps ; mais cet accident fréquemment réitéré augmente beaucoup le volume & la plénitude du bourrelet formé par la chûte

(*a*) Différentes compressions du rectum suffisent souvent pour produire les hémorrhoïdes ; ainsi les squirrhosités de la vessie & de l'utérus y donnent lieu chez les jeunes gens, où l'on ne peut nullement soupçonner la pléthore veineuse.

de l'inteſtin, il ſe replace alors plus lentement & avec plus de difficulté ; & c'eſt ce qui conſtitue principalement le malaiſe de ceux qui ſont attaqués d'hémorrhoïdes.

939. Le rebord interne du bourrelet dont j'ai parlé, eſt néceſſairement diviſé par des crevaſſes, d'où il réſulte que le tout prend ſouvent l'apparence d'un certain nombre de tumeurs ſéparées ; il n'eſt pas rare non plus de voir quelques portions du bourrelet ſe gonfler plus que d'autres, devenir plus éminentes, & former ces petites tumeurs que l'on nomme plus ſtrictement hémorrhoïdes.

940. La preſſion des excrémens, d'autres cauſes qui s'oppoſent au retour du ſang veineux qui vient de l'extrémité du rectum, peuvent agir beaucoup plus ſur la partie ſupérieure de l'inteſtin que ſur ſes extrémités, d'où il eſt aiſé de comprendre qu'il doit ſe former des tumeurs dans l'intérieur de l'anus, il eſt également probable que quelques-unes de celles qui étoient au dehors, peuvent, comme dans 939, ſubſiſter lorſqu'elles ſont rentrées dans l'intérieur du corps ; & même augmenter pour les cauſes que je viens d'expoſer. C'eſt ainſi que je crois pouvoir expliquer la manière dont ſe forment les hémorrhoides internes, qui, à raiſon de leur ſituation & de leur volume, ne ſortent pas lorſque le malade va à la ſelle, & ſont, en conſéquence, ſouvent plus douloureuſes, ſur tout (a) quand l'effort hémorrhagique, décrit dans 745 & 769, influe ſur elles.

941. Cette maniere dont ſe forment les hémorrhoïdes, eſt particuliérement éclaircie par l'exemple des femmes groſſes qui en ſont ſouvent affectées. L'on peut rendre raiſon de cet effet en partie par la preſſion que l'utérus exerce ſur le rectum, & en partie par la conſtipation à laquelle les femmes groſſes ſont habituellement ſujettes. J'ai vu beaucoup de cas où les hémorrhoides ſont ſurvenues pour la première fois pendant la groſſeſſe ; & il y a peu de femmes, entre celles qui ont eu des enfans, qui ſoient entiérement exemptes de cette maladie. Les Stahliens aſſurent communément que les hommes en ſont plus fréquemment affectés ; mais j'ai conſtamment obſervé le contraire en Ecoſſe (b).

(a) Comme la ſurface interne du rectum eſt défendue par ſon ſphincter, les tumeurs hémorrhoidales ſont communément pouſſées au dehors ; en conſéquence, les hémorrhoides externes exiſtent ſouvent ſans les internes & même les précedent.

(b) J'ai fait la même obſervation. Il paroît que les Stahliens ont aſſuré que les femmes étoient moins ſujettes aux hémorrhoïdes, afin

942. On suppose communément que l'usage fréquent des purgatifs est sujet à produire l'affection hémorrhoïdale, sur-tout lorsque l'on emploie ceux qui sont les plus âcres, & en particulier les aloétiques : en effet, les purgatifs stimulent principalement les gros intestins, d'où il paroît assez probable qu'ils peuvent déterminer cette maladie.

943. Dans l'énumération que je viens de faire des différentes causes capables de produire les tumeurs hémorrhoïdales & le flux qui en est la suite, je n'ai considéré cette maladie que comme une affection purement locale ; mais je dois observer en outre que, quoiqu'elle se manifeste d'abord comme telle, elle peut, en revenant fréquemment, devenir habituelle, & par conséquent contracter une connexion avec tout le systême, de la maniére que j'ai expliquée, en parlant de l'hémorrhagie en général, dans 748.

944. Je pense que l'on peut parfaitement appliquer au flux hémorrhoïdal, la doctrine à laquelle je viens de renvoyer ; l'application en est d'autant plus facile, que les personnes qui en ont été une fois affectées, sont très-exposées au retour des causes qui y ont d'abord donné lieu ; & les congestions des vaisseaux hémorrhoïdaux surviennent particuliérement chez ceux qui sont habitués à rester dans une position droite, & à faire des excercices qui poussent le sang dans les vaisseaux voisins du rectum, sur-tout si les effets de ces circonstances sont fort favorisés par la quantité & le relâchement du tissu cellulaire qui environne cet intestin.

945. C'est ainsi que souvent l'on rend artificiellement le flux hémorrhoïdal une affection habituelle & dépendante du systême ; & je suis persuadé que c'est ce qui a donné lieu aux Stahliens de considérer cette maladie comme presque toujours telle.

946. Il faut particuliérement observer ici, que quand les hémorrhoïdes ont été originairement une affection de tout le systême, ou qu'elles le sont devenues, de la manière

---

de pouvoir mieux soutenir le systême qu'ils avoient adopté. Car on ne peut dire que la pléthore donne lieu aux hémorrhoïdes chez les femmes, puisqu'elles ont une évacuation propre à la dissiper. Quand les regles ont cessé, cette maladie peut plus justement être attribuée à la pléthore ; & les Stahliens ont beaucoup profité de cette circonstance ; mais elle n'est pas applicable au premier âge de la vie.

que je viens d'exposer, elles acquièrent alors une sympathie particulière avec l'estomac, tellement que certaines affections de ce viscere déterminent les hémorrhoïdes, & que certains états de l'affection hémorrhoïdale excitent des désordres de l'estomac.

C'est peut-être en raison de cette sympathie, que la goutte affecte quelquefois le rectum. *Voyez* 525.

SECTION II.

De la Cure des affections hémorrhoïdales.

947. C'EST une opinion adoptée presque de tout temps par les médecins, qui de-là s'est répandue dans le peuple, que le flux hémorrhoïdal est une évacuation salutaire, qui prévient un grand nombre de maladie qui surviendroient sans cela, & contribue même à procurer une longue vie. Cette opinion a particuliérement été soutenue, dans les derniers temps, par Stahl & ses sectateurs (*a*) ; & elle a eu une grandre influence sur la pratique de médecine en Allemagne.

948. L'on a révoqué en doute la vérité de cette opinion relativement à l'hémorrhagie en général, car les Stahliens l'ont en effet étendue jusques-là; c'est pourquoi je l'ai considérée comme un question générale (767-780), mais elle a été plus spécialement contestée, relativement à la maladie dont nous nous occupons maintenant. Je suis, à cet égard, très-convaincu que les hémorrhoïdes peuvent survenir, en conséquence de l'état général du systême, 769 ; ou, comme il arrive encore plus fréquemment, qu'elles peuvent, par leurs retours fréquens, s'unir à cet état général, 943 ; & que l'on ne peut, dans aucun de ces deux cas, les supprimer sans beaucoup de précautions : néanmoins je demande qu'il me soit permis de soutenir que le premier cas est rare, que généralement la maladie se manifeste d'abord comme une affection purement locale (935-942, & qu'en

(*a*) Les stahliens veulent même que l'on tâche d'exciter l'écoulement hémorrhoidal lorsqu'il ne paroît pas naturellement ; mais cette pratique est sujette à beaucoup d'inconvéniens Quand de Haen vint a Vienne, il l'y trouva établie ; s'étant apperçu qu'elle avoit de mauvais effets, il s'efforça de la détruire.

convenant qu'elle devient habituelle ; cela ne lui eſt jamais propre : elle eſt une maladie ſale, déſagréable, qui devient facilement exceſſive, & par-là très-nuiſible, quelquefois même mortelle. Au moins elle eſt ſujette à des accidens qui ſont ſuivis de conſéquences fâcheuſes. C'eſt pourquoi je penſe que, non-ſeulement il faut ſe mettre en garde contre ſes premiers approches, mais que même lorſqu'elle a duré quelque temps, quelles que ſoit la cauſe qui l'ait produite, il faut toujours modérer l'écoulement, & même en détruire, s'il eſt poſſible, la néceſſité (a).

949. Après avoir donné ces règles générales, je vais indiquer plus particuliérement, comment on doit traiter la maladie, ſuivant les différentes circonſtances dont elle peut être accompagnée.

Lorſque l'on peut évidemment reconnoître que la première attaque de la maladie eſt due à des cauſes qui agiſſent ſur la partie ſeulement, il faut uſer de la plus grande attention pour ſe mettre en garde contre le retour de ces cauſes.

950. Une des plus fréquentes cauſes éloignées de l'affection hémorrhoïdale, eſt le ventre pareſſeux & reſſerré (936) : il faut s'occuper conſtamment de détruire cette cauſe par un régime convenable ; qui doit être dirigé d'après l'expérience qu'en a chaque individu en particulier ; ou, ſi le régime ne ſuffit pas, il faut tenir le ventre libre par des médicamens capables de relâcher légérement, ſans irriter le

---

(a) Il eſt aiſé de voir, d'après ceci, 1°. que quand le flux hémorrhoïdal eſt dû à un état général de pléthore, ou du ſyſtême de la veine porte en particulier, l'on doit uſer de quelque précaution pour l'arrêter ; mais quand ce flux eſt l'effet de quelque cauſe locale qui agit immédiatement ſur l'extrémité du rectum ; on doit en tenter la guériſon. Or, comme cette cauſe locale a fréquemment lieu, il faut en général arrêter le flux hémorrhoïdal.

2°. Quelle que ſoit la cauſe qui a produit cette évacuation, il eſt dangereux de la ſupprimer quand elle eſt devenue habituelle : il faut donc, avant que de tenter aucun remède, s'aſſurer ſi elle eſt telle.

3°. Lorſque la maladie dépend de pléthore, il faut tâcher de diſſiper la dernière, ou d'en prévenir les effets. Le danger & la difficulté de la guériſon augmenteront toujours, en raiſon de la continuité ; de l'habitude, & de la violence de l'évacuation ; cependant on peut, en prévenant la pléthore & ſes effets diſſiper la maladie, ſur-tout ſi l'on ſe met en garde contre ſes premières attaques, en uſant de moyens qui agiſſent ſur tout le ſyſtême, tels que la ſaignée & l'abſtinence.

rectum (a) : dans la plupart des cas il sera avantageux d'en contracter l'habitude, relativement au temps ou l'on y aura recours, & de l'observer exactement.

951. Une autre cause des hémorrhoïdes à laquelle il faut spécialement faire attention, est la chûte ou la sortie de l'anus, qui survient fréquemment lorsque l'on va à la selle

---

(a) Souvent il suffit, pour dissiper les hémorrhoïdes, d'entretenir la liberté du ventre, en donnant des alimens capables de produire des excrémens peu durs. Ainsi, M. Cullen a connu un gentilhomme qui s'en est guéri en s'astreignant à une diète végetale. Néanmoins cela réussit rarement ; car les végétaux, quoique laxatifs, occasionnent fréquemment la constipation : l'on est, en conséquence, communément obligé de recourir aux purgatifs. Il est inutile d'observer, d'après ce que l'on a dit plus haut, que tous ceux qui sont irritans, tels que l'aloës & les gommes fétides, sont nuisibles. Fonsesca, t. I conf. 57, observe que sur cent personnes qui usent habituellement des pilules d'aloës, il y en a quatre-ving-dix de sujettes au flux hémorrhoidal. Rien n'est même si pernicieux, dans ce cas, que d'user de la rhubarbe pour entretenir la liberté du ventre, parce qu'on est obligé de la réitérer souvent, & qu'elle est irritante.

Il faut en conséquence se borner à un petit nombre de laxatifs ; le soufre est un des principaux que recommande M. Cullen : il a vu un homme dont le flux hémorrhoidal fut singuliérement modéré par l'usage du soufre. L'on ignore quelle est sa manière d'agir ; mais il est certain que, donné a dose convenable, il relâche le ventre sans produire aucune irritation ; on l'a accusé de donner quelquefois des tranchées : mais cela paroît dû à ce qu'il est sujet à éprouver une espèce de déliquescence, qui le prive de sa vertu purgative : c'est pourquoi, lorsqu'on le prescrit, il est bon de le choisir lavé.

Lorsque le soufre ne produit aucun effet ; il faut recourir aux sels neutres : ils sont sujets aux mêmes objections ; néanmoins leur usage habituel peut être avantageux dans le cas de constipation. Ainsi, M. Cullen a connu un homme qui, pendant plusieurs années, a modére un flux hémorrhoïdal auquel il étoit sujet, & s'est rendu le ventre libre, en prenant soir & matin une once de sel de Glauber. Ce sel est préférable aux autres sels neutres, comme purgatif, parce qu'il se dissout facilement dans l'eau, & il n'est pas sujet à se décomposer par l'acide contenu dans l'estomac de même que le tartre soluble.

Les huiles douces agissent très-bien quand on en prend une quantité suffisante ; ainsi M. Cullen a vu une personne sujette à la constipation & aux hémorrhoïdes, qui étoit beaucoup soulagée en prenant quatre onces d'huile. L'on a mis en usage, depuis quelques années, l'huile douce de ricin ou de castor, qui, prise à la dose d'une cuillerée, est très-propre à faire aller une fois à la selle.

Les fruits récens, le petit-lait, la casse, les tamarins sont aussi très-utiles pour entretenir la liberté du ventre & modérer le flux hémorrhoïdal.

(937). Si cette chûte parvient à un point considérable & qu'elle ne puisse se réduire aisément & sur-le-champ, elle produit nécessairement les hémorrhoïdes, ou elle les augmente lorsqu'elles existent d'ailleurs. En conséquence, les personnes sujettes à cette espèce de descente feront tout ce qui dépendra d'eux, dès qu'elles auront été à la selle, pour que l'intestin se replace sur-le-champ; elles resteront couchées dans une position horizontale, & comprimeront doucement l'anus jusqu'à ce qu'elles soient parvenues à obtenir une réduction complète.

952. Lorsque la descente dont je parle, est occasionnée uniquement par la sortie des excrémens endurcis & volumineux, il faut recourir aux moyens indiqués dans 950, qui pourront suffire pour prévenir cette descente : mais, chez quelques personnes, elle est due au relâchement du rectum; dans ce cas elle devient souvent très-considérable, après même avoir rendu des selles liquides : alors il faut recourir aux astringens, & aux moyens convenables pour prévenir la chûte de l'intestin.

953. Tels sont les moyens dont l'on doit faire usage aux premières approches de l'affection hémorrhoïdale. Ils conviennent même, lorsque, faute de les avoir employés, la maladie revient fréquemment, & est devenue jusqu'à un certain point périodique (*a*). Néanmoins il y en a encore, dans le dernier cas, quelques autres de nécessaires. Il est sur-tout essentiel de se mettre en garde contre l'état de pléthore du corps, & d'éviter, en conséquence la vie sédentaire, une nourriture abondante & en particulier l'abus des liqueurs spiritueuses, qui, dans tous les cas d'hémorrhagie, comme je l'ai déjà observé, a la plus grande influence pour augmenter la disposition de la maladie.

954. Il est à peine nécessaire de répéter ici, que l'exercice de toute espèce doit être le principale moyen de prévenir & de détruire l'état de pléthore du corps (*b*); mais aux

---

(*a*) Quoique le flux hémorrhoïdal soit quelquefois salutaire, on ne peut douter que c'est un moyen fort précaire de conserver la santé, & qu'il expose à des accidens que le malade n'auroit pas lieu de craindre s'il n'étoit pas sujet à cette évacuation; car souvent elle est suivie de maladies dangereuses & rebelles : les moyens indiqués sont donc nécessaires, lors même que les hémorrhoïdes sont devenues en quelque sorte habituelles.

(*b*) L'exercice est aussi un des moyens de diminuer les congestions de la veine porte; car ceux qui sont accoutumés à un exer-

approches immédiates du flux hémorrhoïdal, il faut éviter de marcher & de monter à cheval, car ces exercices augmentent la détermination du sang vers les vaisseaux hémorrhoïdaux (a). Dans d'autres temps, lorsqu'il n'y a pas encore de pareille détermination de formée, ces divers exercices peuvent être employés très-utilement.

955. Le bain froid est un autre remède propre à dissiper la pléthore, & à prévenir l'hémorrhagie; cependant il faut en user avec précaution. Il est quelquefois dangereux lorsque le flux hémorrhoidal approche, de le détourner tout-à-coup par le bain froid; mais dans les intervalles de la maladie, on peut employer ce remède avec avantage; il est même souvent très-utile aux personnes sujettes à la chûte de l'anus, de se laver fréquemment le fondement avec l'eau froide.

956. Tels sont les moyens de prévenir le retour du flux hémorrhoïdal: on doit les employer dans tous les cas où ce flux n'est pas sur le point de paroître; mais lorsqu'il existe, il faut tâcher de le modérer autant qu'il est possible, faire coucher les malades dans une position horizontale sur un lit dur, éviter tout exercice dans une position droite, user d'un régime rafraîchissant, fuir la chaleur externe, & s'opposer, par l'usage des laxatifs convenables (950), à l'irritation que pourroient produire les excrémens endurcis. D'après ce qui a été dit plus haut, sur l'attention que l'on doit avoir de ne pas augmenter la détermination du sang vers les vaisseaux hémorrhoïdaux; il est aisé de s'appercevoir combien ces mesures sont convenables; & si on ne les négligeoit pas si généralement, beaucoup de personnes éviteroient l'embarras considérable, & les différentes suites fâcheuses qui résultent si fréquemment de cette maladie.

957. Quant à ce qui concerne le reste de la cure, il n'y a guère que deux cas où les personnes attaquées d'hémorrhoïdes ont recours au médecin. Le premier est celui où cette maladie est accompagnée de beaucoup de douleurs; & ce cas se divise en deux autres, suivant que la douleur accompagne les hémorrhoïdes externes ou internes.

---

cice habituel sont plus gras & mieux portans que les autres hommes, & ils sont rarement sujets aux embarras des viscères du bas-ventre.

(a) Il en est de même de tous les exercices qui exigent une position droite; il faut dans ces cas ne les mettre en usage que par intervalles.

958. La douleur des hémorrhoïdes externes survient spécialement lorsqu'une partie considérable du rectum a été poussée au dehors, & que cet intestin n'étant pas réduit, se trouve étranglé par la constriction du sphincter, sur-tout s'il ne survient aucune hémorrhagie capable de dissiper le gonflement de la portion de l'intestin qui est sortie. Quelquefois l'inflammation survient, & aggrave beaucoup la douleur. Dans ce cas, les fomentations émollientes & les bouillies sont quelquefois utiles pour modérer la derniere; mais on obtient plus de soulagement de l'application des sangsues sur les parties tuméfiées.

959. Le second cas où les personnes affectées d'hémorrhoïdes demandent du secours, est celui où l'hémorrhagie est excessive. D'après l'opinion si généralement adoptée que cet écoulement est salutaire, & d'après l'observation de certaines personnes qui se sont trouvées quelquefois soulagées de différens maux par le flux hémorrhoïdal, la plupart de ceux qui y sont sujets le laissent facilement aller trop loin; & en effet, les Stahliens ne le regardent comme une maladie que quand il est porté à l'excès. Néamoins je suis très-persuadé que l'on doit toujours le guérir le plutôt possible.

960. Lorsque la maladie survient comme une affection purement locale, on ne peut pas révoquer en doute les avantages de la regle que je viens d'établir; il paroît même que l'on peut convenablement & sans danger s'opposer au retour des hémorrhoïdes, lorsqu'elles surviennent comme évacuation critique dans le cas d'une maladie particulière, pourvu que cette derniere soit entiérement guérie & détruite.

961. L'on ne peut élever de doute sur la sûreté de la guérison parfaite de cette maladie, que quand elle est l'effet d'un état de pléthore du corps, & de la stagnation du sang dans la région hypochondriaque, ou quand, quoique originairement locale, ses retours fréquens l'ont rendue habituelle, & qu'elle a acquis par-là une connexion avec tout le systême; cependant, je crois qu'il sera toujours convenable, dans ces cas même, de modérer l'hémorrhagie, à moins que sa continuité ou ses retours fréquens n'aient augmenté l'état de pléthore du corps, ainsi que la détermination particuliere du sang dans les vaisseaux hémorrhoïdaux, & que ces causes, en favorisant à l'excès les rechûtes, n'aggravent tous les inconvéniens & les dangers de la maladie.

962. Bien plus, dans les cas même où le flux hémorrhoïdal reparoît réguliérement (961), il faut toujours tenter promptement de prévenir & dissiper, autant qu'il est possible, l'état de pléthore du corps & la disposition à cet état; car si l'on y réussit, on pourra supprimer entiérement cette évacuation.

963. Suivant les Stahliens, le flux hémorrhoïdal n'est jamais excessif que quand il occasionne une grande foiblesse, ou la leucophlegmatie : mais cette opinion n'est nullement juste; & il me semble que dès que l'on apperç[illegible] le moindre indice qui annonce que la maladie tend [illegible] l'un de ces deux accidens, on doit la consid[illegible] portée à un excès dont il faut arrêter les pro[illegible]

964. En conséquence, dans tous les cas [illegible] est excessive, ou sur le point de le dev[illegible] tout lorsqu'elle dépend de la chûte de [illegible] je pense que l'on peut employer sans dan[illegible] convenablement les astringens, tant à l'intérieur qu[illegible]eur (*a*), non pas cependant dans le dessein de pro[illegible] une suppression subite & totale, mais pour modérer l'hémorrhagie, & la supprimer entiérement par degrés, pendant qu'en même temps on prendra les mesures nécessaires pour écarter la nécessité de ses retours.

965. Lorsque l'on apperçoit des circonstances (846) qui indiquent une sympathie entre l'affection hémorrhoïdale & l'état de l'estomac, les mesures nécessaires à prendre sont les mêmes que celles qui conviennent dans le cas de goutte átonique (*b*).

(*a*) On n'appliquera les astringens à l'extérieur qu'après avoir modéré l'inflammation des tumeurs hémorroidales, par les vapeurs d'eau chaude, ou les cataplasmes émolliens, & que quand le sang aura coulé abondamment; sans ces précautions, l'inflammation pourroit augmenter & même être suivie de gangrène On peut modérer la douleur par l'application de l'onguent populeum, recourir à l'extrait de saturne, ou même à l'alun incorporé dans quelque substance grasse pour empêcher le retour de l'écoulement.

(*b*) Cet état est alors analogue à celui des goutteux, de maniere que tout ce qui peut affoiblir le ton de l'estomac & du systême donne lieu au retour du flux hémorrhoïdal. Ainsi, M. Cullen a vu une personne qui ne pouvoit boire une chopine de vin léger sans rappeller les hémorrhoïdes; chez un autre malade, les fruits produisoient le même effet.

CHAPITRE VI.

De la Ménorrhagie (a) ou du flux immodéré des règles.

966. LE sang qui sort du vagin peut tirer son origine de différentes parties internes ; mais mon dessein est de ne

(*a*) Le caractère de la ménorrhagie consiste dans des douleurs du dos, des lombes, du ventre, semblables à celles des femmes qui vont accoucher ; l'écoulement des regles est en même temps plus abondant que de coutume, ou le sang coule extraordinairement du vagin. N. [illegible] XXXIX.

M. Cullen rapporte à ce genre les fleurs blanches & l'avortement. Il ne désigne sous la dénomination de fleurs blanches, que l'écoulement blanc du vagin qui n'est dû à aucun vice local. Les fleurs blanches accompagnent communément & presque toujours la ménorrhagie, ou surviennent peu après, & il est assez vraisemblable que la sérosité qui coule alors vient des mêmes vaisseaux que ceux qui produisent les regles, & elle paroît due aux mêmes causes ; on peut en conséquence rapporter cette maladie à la ménorrhagie.

Il y a six espèces de ménorrhagie :

1°. La ménorrhagie *rouge* sanglante, qui affecte les femmes qui ne sont ni grosses, ni nouvellement accouchées. Cette espèce comprend le flux immodéré des regles, & le suintement sanguinolent de la vulve.

2°. La ménorrhagie sanglante des femmes grosses ou l'*avortement*, qui se nomme vulgairement blessure, perte rouge des femmes grosses, perte de sang : cette espèce renferme plusieurs variétés. Elle se nomme blessure ou faux-germe quand elle survient dans le premier mois de la conception & qu'il sort avec le sang, soit tout-à-coup, soit à différentes fois, des membranes qui renferment un corps ovale, qui est l'embryon. Cette variété prend différens noms, suivant le temps où elle arrive ; on l'appelle, *a*, avortement du premier au quatrieme mois de la grossesse, si elle est suivie de la sortie du fœtus ; *b*, accouchement prématuré, depuis le quatrieme jusqu'au septieme mois ; *c*, couches précoces, quand l'enfant sort six semaines ou un mois avant le terme ordinaire. Une autre variété de cette espèce de ménorrhagie est l'avortement que Sauvages dit être produit par le relâchement de l'utérus.

3°. La ménorrhagie sanglante des nouvelles accouchées, connue vulgairement sous le nom de lochies ou vuidanges.

4°. La ménorrhagie sanglante produite par un vice local : telle est celle qui accompagne la descente, ou la chûte de matrice, & celle qui est produite par l'ulcere squirreux ou carcinomateux, de cet organe.

5°. La ménorrhagie *blanche* séreuse, qui existe sans vice local chez les femmes qui ne sont pas grosses.

parler ici que des écoulemens, où l'on peut présumer que le sang vient des mêmes sources que le flux menstruel dans son état naturel ; car ce sont les seuls qui doivent être proprement compris sous ce titre : l'on pourroit cependant en désigner un beaucoup plus grand nombre sous la dénomination de *ménorrhagie*, ou d'*hémorrhagie* de l'*utérus*.

967. On peut admettre deux especes de ménorrhagie, dont l'une affecte les femmes grosses & celles qui sont en couche, & l'autre celles qui ne sont ni grosses, ni accouchées nouvellement. Je ne considérerai pas ici la premiere espece de ménorrhagie, parce qu'elle tient aux circonstances de la grossesse & de l'accouchement (dont je ne dois pas parler dans ce cours) ; mais je me bornerai uniquement à la seconde espece.

968. L'écoulement immodéré des regles [illegible] qui revient plus fréquemment, qui continue plus long-temps, ou qui, durant autant que de coutume, est plus abondant qu'il n'est ordinaire à la même personne dans d'autres temps (*a*).

Les signes qui caractérisent cette espèce sont les mêmes que ceux de la ménorrhagie rouge. On doit y rapporter, 1°. les regles viciées, ou les hémorrhoïdes de l'utérus décrites par Sennert ; 2°. la leucorrhée d'Amérique décrite par Guillaume Pison, qui sont des fleurs blanches particulieres aux Américaines qui les rendent pâles, tristes, & d'une foiblesse extrême ; 3°. les fleurs blanches auxquelles sont sujettes les femmes de l'isle de Bourbon, que l'on attribue au déchirement des parties de la génération pendant l'accouchement, & aux bains dont les femmes font usage dans ce pays dans toutes les saisons de l'année, même pendant que les regles coulent : car celles d'entre elles qui ne sont pas mariées ou qui sont stériles sont exemptes de cette maladie.

6°. La ménorrhagie séreuse des femmes grosses, qui est celle où il coule une grande quantité d'eau, long-temps avant la sortie du fétus. Lorsqu'il n'y a qu'un écoulement modéré d'une matiere muqueuse, légerement rouge, ou visqueuse & transparente, qui sort communément des glandes de Naboth situées à l'orifice de l'utérus, on l'appelle la leucorrhée de Naboth ; mais lorsque l'écoulement survient tout-à-coup & est considérable, on le nomme *leucorrhœa gravidarum*, ou écoulement des eaux.

(*a*) L'on a vu dans la théorie des hémorrhagies, que l'état de pléthore étoit absolument nécessaire pour entretenir l'équilibre entre les conduits excréteurs & les gros vaisseaux. Par ce moyen, toutes les parties du corps sont également distendues, & les vaisseaux continuent de céder jusqu'à ce que l'accroissement soit accompli : mais alors ils acquiérent un certain degré de tension & de résistance. Par la même raison, l'utérus se développe au bout d'un certain temps,

969. La plupart des femmes sont sujettes à quelques inégalités, relativement à la période, à la durée & à la quantité

& se met en équilibre avec le reste du système ; il resteroit toujours dans cet état, si le trajet très-court des vaisseaux utérins ne leur donnoit lieu de s'ouvrir & de se dilater très-facilement. Néanmoins si le flux menstruel ne dépendoit que de la distension des vaisseaux, il seroit graduel de même que leur développement, & il ne s'ensuivroit aucune maladie ; mais cela n'est pas ainsi ; car l'évolution & la distension des vaisseaux donnent lieu à une congestion & à une plénitude dans la partie ; d'où il s'ensuit une réaction, ou une action augmentée des vaisseaux, semblable a celle qui arrive dans les cas de congestion ordinaire ; c'est pourquoi l'hémorrhagie est fréquemment accompagnée d'un sentiment de plénitude dans les parties voisines, & de douleurs qui s'étendent aux régions des lombes, du pubis, & des aines. Il y a souvent un sentiment de lassitude & de pesanteur dans les cuisses, un gonflement des seins, accompagné de frisson & d'une fievre qui affectent tout le systême.

Ce qui prouve que le flux menstruel dépend de l'état d'équilibre où se trouve l'utérus avec le reste du systême, c'est qu'il survient dans le temps où la pléthore artérielle commence à se manifester, & qu'il cesse lorsque la pléthore veineuse est portée à son plus haut période. Ainsi, cette hémorrhagie commence communément à l'âge de quatorze ans, & cesse a quarante-huit ou cinquante ans. Les exceptions à cette régle dépendent de causes particulières ; la chaleur, par exemple, les liqueurs spiritueuses, la nourriture animale accelèrent, souvent l'éruption des regles ; les mêmes causes & l'abus des plaisirs de Vénus, peuvent les prolonger au-delà du terme ordinaire, ou en rendre le retour plus fréquent. On doit regarder comme symptomatiques les écoulemens des regles que l'on a observés passé soixante ans & plus : ils sont presque toujours entretenus par des tumeurs ou d'autres affections de la matrice qui résistent à tous les remèdes.

Lorsqu'il a coulé une certaine quantité de sang, les vaisseaux étant vuides, la congestion se dissipe ; mais la déplétion ne s'étend pas plus loin dans ce cas que les vaisseaux utérins ; c'est à tort que quelques physiologistes ont pensé qu'elle affectoit tout le systême. Ils sont tombés dans cette erreur parce qu'ils ont considéré les vaisseaux comme des tubes rigides, sans faire une attention suffisante à leur contractilité naturelle ; ils ont en conséquence regardé les fluides comme sortant d'un tronc commun, & ils pensoient qu'un rameau pouvoit être affecté sans que le total s'en ressentit. Mais cette doctrine est aujourd'hui abandonnée : on convient que les vaisseaux se contractent en proportion de la quantité de fluide qui en est évacuée : cette circonstance empêche la déplétion de s'étendre plus loin que les vaisseaux voisins. C'est ce qui a fait abandonner la doctrine de la révulsion, & recourir aux saignées locales pour dissiper la congestion d'une partie. Le flux menstruel dissipe la congestion & la trop grande distension des vaisseaux utérins ; car ces derniers se contractent d'eux-mêmes dès qu'ils sont vuidés, & par-là donnent lieu à la suppression de l'hémorrhagie.

de leurs règles : ainsi, toute inégalité de cette nature ne doit pas être considérée comme une maladie ; on ne doit

---

Quoique dans ce cas les choses reviennent en quelque sorte dans leur premier état, il faut remarquer que les vaisseaux utérins n'étoient en équilibre avec tout le système qu'en conséquence de leur distension : mais comme ils se relâchent dès qu'ils sont vuidés, ils ne peuvent plus opposer long-temps une résistance suffisante. C'est pourquoi les autres vaisseaux se déchargeront du sang superflu dans ceux de l'utérus, jusqu'à ce qu'ils soient distendus de nouveau & mis en équilibre avec le reste du système ; le sang accumulé s'ouvre alors un passage à cause du peu de résistance qu'opposent les extrémités des vaisseaux, & l'hémorrhagie se renouvelle.

Il n'est pas possible de dire pourquoi cette évacuation arrive tous les mois ; mais il est évident qu'elle doit avoir une période déterminée, & un mois n'est pas plus surprenant que tout autre temps. Il est en conséquence inutile d'admettre une pléthore morbifique générale. L'état particulier des vaisseaux utérins suffit pour expliquer pourquoi le flux menstruel continue à revenir d'une maniere si périodique, malgré les divers changemens & les divers états du système En supposant que ce dernier ait reçu un accroissement ou souffert une diminution de plusieurs onces de fluide, ce changement doit se faire sentir également, en proportion de la grosseur des vaisseaux, dans toutes les branches de l'aorte Ainsi, les artères hypogastriques peuvent recevoir dans un cas & perdre dans l'autre ; mais la quantité de sang qu'elles reçoivent ou qu'elles perdent est peu considérable & de peu d'effet : de maniere que les évacuations médiocres sont peu capables de produire un changement quelconque dans le flux menstruel. Il n'y a que les pertes considérables qui peuvent influer sur cette évacuation ainsi que sur les autres. Néanmoins on peut appercevoir, d'après ce qui vient d'être dit, pourquoi l'utérus est moins sensible aux évacuations du système que le sont les autres parties. La distension des artères utérines paroît dépendre médiocrement de l'hypogastrique ; car on observe que cette artère est peu affectée, quoique ses extrémités soient fort dilatées dans le temps de la grossesse.

La premiere éruption des regles semble fort liée avec la pléthore générale qui a donné lieu au développement de l'utérus ; cependant plus elle est fréquente, plus elle devient dépendante de cette pléthore générale, & l'habitude la rend bientôt nécessaire. On peut juger des effets de l'habitude par les autres hémorrhagies, qui deviennent de même périodiques & nécessaires. L'effet de l'habitude a même lieu à l'égard des autres excrétions. Ainsi, quelqu'un qui est accoutumé d'uriner avant de se coucher, éprouve tous les soirs la même sensation en se déshabillant, lors même que la vessie n'est pas pleine.

On peut expliquer pourquoi les congestions de l'utérus peuvent quelquefois se communiquer plus universellement. L'utérus paroît être un système séparé des vaisseaux : au bout de quelque temps, l'équilibre n'existe qu'entre ces mêmes vaisseaux & leurs extrémités ; si ces dernières ne s'ouvrent point de manière à donner lieu

regarder comme tels que les désordres qui, étant portés à un degré excessif, sont permanens, & produisent un état évident de foiblesse.

970. Ces circonstances (968-969) sont celles qui constituent principalement la ménorrhagie : je suis convenu que l'on devoit juger de la fréquence, de la durée, & de la quantité des regles, par ce qui arrive d'ordinaire à la même personne dans d'autres temps ; néanmoins il est bon d'observer qu'il y a, relativement à ces objets particuliers, une telle uniformité, qu'il est aisé d'appercevoir chez toutes les femmes en général, que toute irrégularité considérable dans l'ordre ordinaire, qui arrive dans un individu quelconque & qui reparoît constamment, doit être considérée au moins comme approchant de l'état morbifique, & exige en conséquence la plupart des précautions que j'indiquerai par la suite comme nécessaires aux femmes qui sont dans cet état.

971. Quelque opinion que l'on adopte, relativement aux circonstances indiquées dans 968 & 969, on doit cependant convenir qu'il faut spécialement juger de l'écoulement immodéré des regles par les symptomes qui affectent les autres fonctions du corps, lesquelles accompagnent & suivent l'écoulement (*a*).

On peut regarder comme immodéré tout écoulement des regles plus considérable que de coutume, précédé de douleur de tête, de vertige, ou de dyspnée, qui a commencé par un accès de froid, & qui est accompagné d'une grande douleur du dos & des lombes, jointe à un pouls fréquent, à la chaleur & à l'altération.

972. Les signes d'après lesquels on peut certainement

à la congestion de se dissiper, l'accumulation deviendra si considérable, qu'elle affectera tout le systême.

(*a*) Le sang menstruel dans l'état naturel coule communément, dans nos climats, trois ou quatre jours, sans douleurs : il est d'une belle couleur vermeille & se coagule facilement. L'écoulement qui est accompagné de douleurs & de mal-aises, qui est en même temps séreux & peu coloré indique un état morbifique. Il n'est pas possible de déterminer la quantité de sang qui sort par cette voie : elle varie à raison des climats, des tempéramens, & de la manière de vivre ; elle se manifeste de meilleure heure, elle est plus abondante & plus réguliere dans les pays chauds que dans les pays froids, on ne doit la regarder comme excessive que quand elle est accompagnée des signes décrits dans les paragraphes suivans.

conclure que l'écoulement des regles est immodéré, & qu'il a déjà produit un état de foiblesse dangereux, se tirent des circonstances indiquées dans 968-971, & de leur retour réitéré ; le visage devient pâle ; le pouls s'affoiblit ; l'on ressent une foiblesse extraordinaire à se mouvoir ; la respiration est précipitée par un exercice modéré ; en outre, le dos devient douloureux après être resté quelque temps dans une position droite ; les extrémités sont fréquemment froides, & les pieds paroissent vers le soir affectés d'un gonflement œdémateux.

973. La foiblesse ainsi produite se manifeste encore souvent par des affections de l'estomac, telles que l'anorexie & d'autres symptomes de dyspepsie ; par une palpitation de cœur & de fréquentes syncopes ; par une foiblesse d'esprit, telle que des causes légeres produisent des émotions violentes, sur-tout lorsque ces causes surviennent sans être attendues.

974. Le flux des regles qui est accompagné de stérilité chez les femmes mariées, peut généralement être considéré comme immodéré & morbifique.

975. Il en est de même, en général, de l'écoulement des regles, qui est précédé & suivi de fleurs blanches.

976. Je parle ici de la ménorrhagie comme d'une hémorrhagie active, car je pense que la menstruation, dans son état naturel, est toujours de ce genre (*a*) ; il peut, il est vrai, y avoir des cas où la ménorrhagie peut être considérée comme purement passive ; mais il me semble qu'il n'est pas possible d'en parler aussi convenablement dans un autre endroit.

977. La cause prochaine de la ménorrhagie (968 & *seq.*) consiste, ou dans l'effort hémorrhagique des vaisseaux utérins, qui est extraordinairement augmenté, ou dans le relâchement contre nature des extrémités des artères utérines, l'effort hémorrhagique subsistant dans son état naturel.

(*a*) Chez presque toutes les femmes le pouls s'accélere aux approches des regles ; il survient chez un grand nombre de petites tumeurs inflammatoires, autour du nez, des levres, ou dans d'autres parties, peu avant l'écoulement ; elles ont plus d'activité dans ce temps, & sont plus irascibles ; elles sont plus sensibles au froid & ressentent de légers frissons ; elles ont enfin différens symptomes que l'on observe aussi aux approches des hémorrhagies actives, & les maladies dont elles sont affectées alors sont en général plus graves.

978. Les causes éloignées (*a*) de la ménorrhagie peuvent être, prémiérement, celles qui augmentent l'état de pléthore des vaisseaux utérins, telles que des alimens pris en grande quantité & fort nourrissans, l'excès des liqueurs fortes, & l'ivresse fréquente (*b*) : deuxiémement, les causes qui déterminent le sang à se porter avec plus d'abondance & de force vers les vaisseaux utérins, telles que les efforts considérables de tout le corps, les commotions générales produites par les chûtes les coups ou les fortes contusions du bas-ventre, tout exercice violent, particuliérement la danse, & les passions vives : troisiemement, tout ce qui irrite particuliérement les vaisseaux de l'utérus (*c*), tels que

(*a*) On peut rapporter les causes de la ménorrhagie à la pléthore générale morbifique ; car quoique l'utérus acquierre par l'habitude une pléthore indépendante des autres parties, cependant lorsque cette évacuation est excessive, ce viscere peut être affecté par la pléthore générale, comme on le voit chez les femmes qui mangent beaucoup, & chez celles qui sont exposées a la chaleur.

(*b*) L'opium augmente également les congestions ; mais il est difficile de déterminer s'il produit cet effet en relâchant les petits vaisseaux, & en augmentant en même temps l'action des gros. En Asie, où l'on fait habituellement usage d'une grande quantité d'opium, on observe qu'il rarefie le sang, & dispose aux hémorrhagies. M. Cullen a vu des cas où l'opium a augmenté les regles. Les liqueurs spiritueuses semblent agir de la même maniere. Les regles sont considérables chez les femmes qui boivent beaucoup : souvent cette évacuation continue passé cinquante ans chez celles qui ont abusé des liqueurs fortes, comme on l'observe quelquefois chez celles qui se sont accoutumées a en prendre, soit dans les cas d'affection hystérique, soit pour favoriser l'écoulement des regles. J'en ai vu quelques-unes qui se sont trouvées très-mal d'avoir bu secretement des spiritueux dans ces circonstances. Car ils ne conviennent jamais aux jeunes personnes fort pléthoriques où souvent les regles ne coulent pas, parce que l'état de constriction est porté à l'excès.

(*c*) Quoique la proportion de l'utérus avec le reste du systême soit toujours la même, tout ce qui irrite la matrice ou y détermine plus de sang, doit augmenter les regles ; mais aucune irritation n'est plus efficace que les plaisirs de Vénus & même les desirs Ils sont très-utiles pour aider la menstruation quand elle est tardive. Les femmes les plus voluptueuses ont communément des regles très-copieuses. Mais cette disposition au plaisir peut être la conséquence d'une plus grande quantité de sang déterminée vers l'utérus qui l'irrite & excite les desirs, comme il arrive aux animaux dans certaines saisons. Quoique cette disposition soit une conséquence de la détermination particuliere, elle peut néanmoins encore l'augmenter.

l'excès des plaisirs de Vénus, l'usage de ces mêmes plaisirs pendant le temps de la menstruation, la constipation, en ce qu'elle donne lieu à des efforts violens en allant à la selle (*a*), & le froid appliqué aux pieds : quatriémement, les causes capables de distendre extraordinairement & de forcer les extrémités des vaisseaux utérins; savoir, les avortemens fréquens, les couches réitérées chez les femmes qui ne nourrissent point ; enfin, les accouchemens longs & difficiles (*b*), ou en dernier lieu, les causes qui produisent un relâchement général, telles que l'habitude de rester dans des chambres chaudes, l'usage immodéré des boissons chaudes qui énervent, comme le thé & le café (*c*).

979. Les effets de la ménorrhagie sont indiqués dans 972-973, où j'ai parlé des différens symptomes qui l'accompagnent; il est aisé de voir par ces derniers quelles sont les conséquences que l'on a à redouter (*d*).

(*a*) La force nécessaire pour chasser les excrémens endurcis agit si fortement sur l'utérus, qu'elle produit quelquefois des hémorrhagies avant la période ordinaire.

(*b*) Ces circonstances donnent lieu à une conformation particuliere de l'utérus. Ainsi, les femmes qui ont eu plusieurs enfans sont sujettes à avoir des regles plus abondantes que les vierges, & en considérant la dilatation étonnante que les vaisseaux acquierent pendant la grossesse, il est difficile de concevoir comment ils peuvent ensuite se contracter. Nous ne devons donc pas être surpris de ce qu'ils deviennent plus dilatables & plus sujets à de grandes congestions : car les accouchemens fréquens & les avortemens détruisent le ton de l'utérus. Ce cas est communément joint aux fleurs blanches qui sont dues au relâchement des vaisseaux qui se contractent suffisamment pour résister aux globules rouges du sang, mais trop peu pour retenir la matiere séreuse.

(*c*) Dans ces cas, les vaisseaux de l'utérus sont dans un état de relâchement particulier, & sont en conséquence moins disposés à résister à l'impulsion du sang. Ce relâchement peut dépendre de la diminution du ton de tout le systême, comme il arrive à celles qui ont les fibres lâches, ou de la conformation originelle de l'utérus ; c'est à cette derniere cause que l'on peut attribuer les regles prématurées. Il y a quelques femmes qui ne sont ni pléthoriques, ni robustes, & chez lesquelles les regles paroissent plutôt que chez d'autres. Ce qui semble dépendre d'une disposition de l'utérus à se développer de bonne heure, ou du relâchement de ses vaisseaux. Ainsi, la quantité des regles n'est pas toujouts en proportion de la grosseur du corps & de la pléthore : alors il y a peu de remedes.

(*d*) Les femmes qui négligent de porter remede à cette maladie dans ses commencemens, deviennent sujettes à un grand

980. Le traitement & la cure de la ménorrhagie doivent varier en raison des différentes causes qui l'ont produite.

Il faut, dans tous les cas, s'occuper d'abord d'écarter, lorsqu'on le peut, les causes éloignées ; & ce moyen suffira souvent pour prévenir entiérement la maladie.

Lorsqu'on n'a pu éviter les causes éloignées, ou que l'on a négligé de le faire, & que les regles sont, en conséquence, devenues fort abondantes, il faut, pour les modérer autant qu'il est possible, s'abstenir de tout exercice, soit aux approches ou pendant la durée de la menstruation ; tâcher d'éviter même la position droite (*a*), fuir la chaleur externe, & par conséquent les chambres chaudes & les lits mols (*b*) ; faire usage d'une nourriture légere & rafraîchissante, boire froid, au moins autant que le permettra l'habitude déjà contractée ; éviter l'usage des plaisirs

---

nombre d'autres, qui produisent même la stérilité ; car la grossesse & la conception ne peuvent avoir lieu quand les vaisseaux manquent d'un ton suffisant pour résister au flux menstruel.

On peut juger du danger de la ménorrhagie, non-seulement par les symptomes indiqués dans 972 & 973, mais même par l'âge des malades & la couleur du sang : souvent la ménorrhagie survient vers l'âge de quarante cinq à cinquante ans, & est un symptome qui précede la cessation des regles, sur-tout chez les femmes pléthoriques ; ou bien elle arrive chez les jeunes personnes lorsque les regles ont été supprimées pendant plusieurs mois : dans ces cas, la maladie est moins grave, sur-tout si le sang est d'un rouge foncé & s'il se coagule facilement ; mais s'il est peu coloré, ichoreux ou fétide, il y a beaucoup plus à craindre.

La ménorrhagie produite par des causes externes, telles que les coups, les chûtes, l'avortement ou l'accouchement difficile, se guérit facilement chez les femmes bien constituées.

La ménorrhagie violente qui survient tout-à-coup chez les femmes vives & pléthoriques qui ont passé cinquante ans, est communément difficile à arrêter : elle est souvent entretenue par le squirrhe de l'utérus.

Le sang fétide, ichoreux, qui sort de temps en temps avec douleurs, annonce communément un ulcere à la matrice.

Il n'y a point de ménorrhagie plus dangereuse que celle qui survient chez les femmes grosses : elle est souvent mortelle, si elle n'est pas suivie de l'expulsion du fœtus.

(*a*) Il faut que la malade soit toujours couchée les pieds plus élevés que le reste du corps, comme l'ont recommandé les anciens.

(*b*) Les lits de plumes, & même les matelas de laine, sont pernicieux, à cause qu'ils échauffent ; il faut, en conséquence, préférer les sommiers de crin. Quelques auteurs ont recommandé de coucher même sur la paille. Il faut en outre éviter de parler haut, & tout ce qui peut émouvoir les passions.

de Vénus, prévenir la conſtipation, ou la diſſiper par les laxatifs, qui ſtimulent légérement.

Le ſexe néglige communément d'éviter les cauſes éloignées de cette maladie, ou de la modérer dans ſon commencement. C'eſt par cette négligence qu'elle devient ſi fréquemment violente & difficile à guérir ; car le retour fréquent de la menſtruation copieuſe peut être conſidéré comme la cauſe du relâchement conſidérable des extrémités des vaiſſeaux de l'utérus.

981. Lorſque la menſtruation a été précédée de quelques déſordres dans d'autres parties du corps, & qu'elle eſt accompagnée de douleurs du dos, ſemblables à celles qui précedent l'accouchement, & de ſymptomes fébriles, la ſaignée du bras peut alors convènir, lorſque en même temps l'écoulement ſemble être abondant ; mais elle n'eſt pas ſouvent néceſſaire (*a*) : il ſuffira même, dans la plupart des cauſes, d'employer avec beaucoup d'attention & de promptitude, les moyens propres à modérer l'écoulement, qui ont été indiqués dans le dernier paragraphe (*b*).

(*a*) La ſaignée ne convient que dans les cas où il y a turgeſcence, pléthore & diatheſe inflammatoire. Alors elle doit précéder l'uſage des autres remedes, qui, ſans elle, ſeroient peu utiles, comme on l'a ſur-tout obſervé relativement aux aſtringens. La premiere ſaignée doit être fort copieuſe. L'on doit peu compter ſur la pratique de ceux qui recommandent de tirer du ſang du bras en petite quantité & ſouvent, ou de faire même la ſaignée a pluſieurs repriſes, en mettant de temps en temps le doigt ſur l'ouverture, comme l'a pratiqué Riviere : cette méthode étoit fondée ſur les idées que l'on avoit ſur la révulſion, & mérite, en conſéquence, peu d'attention.

On a remarqué que dans les cas de relâchement, la ſaignée augmentoit l'écoulement : elle a même quelquefois produit l'avortement.

(*b*) Il eſt ſur-tout eſſentiel dans ce cas d'entretenir la liberté du ventre par les laxatifs rafraîchiſſans, tels que la pulpe de caſſe & les tamarins, la crême de tartre, &c. Les Anglois préferent le ſoufre, parce qu'il relâche ſans irriter le rectum.

Il faut donner les émulſions, le nitre & les acides à grandes doſes. Dickſon regarde ſur tout le nitre comme très-avantageux dans les hémorrhagies de l'utérus, lorſque le pouls n'eſt ni fébrile, ni dur, car il a obſervé dans les autres cas, que l'*élixir de vitriol acide*, donné en petite quantité & réitéré très-fréquemment, étoit beaucoup plus avantageux

On redoute les véſicatoires, parce qu'ils occaſionnent quelquefois la ſtrangurie ; néanmoins ils ont été utiles lorſqu'il y avoit des marques d'action augmentée & de diatheſe inflammatoire : ils

982. Lorsque l'état de foiblesse & de relâchement général qui se manifeste par la constitution de la malade, les causes éloignées qui ont précédé (978), l'absence des symptomes qui indiquent l'action augmentée des vaisseaux de l'utérus (981), le retour fréquent de la maladie, & en particulier les fleurs blanches qui paroissent dans les intervalles de la menstruation, donnent lieu de présumer que l'écoulement immodéré des regles est dû au relâchement de l'utérus; il faut alors, non-seulement employer tous les moyens indiqués dans 980, pour modérer l'hémorrhagie, mais encore éviter tout ce qui peut irriter, parce que toute irritation produit un plus grand effet à proportion que les vaisseaux sont plus relâchés & prêtent davantage. Si l'on s'apperçoit qu'un certain degré d'irritation concourt avec cet état de relâchement, on peut recourir aux narcotiques pour modérer l'écoulement; mais leur usage exige beaucoup de précaution *(a)*.

Si, malgré ces mesures, l'écoulement est très-abondant, on peut employer les astringens (*b*), tant à l'extérieur qu'à

agissent alors comme un puissant antispasmodique, & déterminent les humeurs vers la surface. Les anciens recommandoient dans la même vue les ventouses. Hippocrate conseilloit de les applipuer au-dessous des mamelles; mais comme peu de femmes voudroient se soumettre à cette opération, & que l'on en a redouté les suites, Plater & Freind ont conseillé de les mettre entre les deux épaules; ou sur les bras, & ils pensent qu'elles sont aussi efficaces.

(*a*) Les narcotiques ne conviennent que quand l'irritation est considérable, que la ménorrhagie a duré long-temps, & que le pouls est fort petit. On a conseillé dans ce cas la semence de jusquiame & les pilules de cynoglosse; mais l'opium pur, ou le laudanum, sont préférables; la torréfaction que quelques auteurs veulent que l'on fasse subir a l'opium pour le rendre astringent est au moins inutile: la vertu de ce remede dépend de la dose à laqnelle on le prescrit, & non des prétendus correctifs qne l'on y joint. Il vaut mieux en général le réiterer souvent à petite dose, que d'en donner tout-à coup une grande quantité.

(*b*) On a recommandé un grand nombre d'astringens; mais le plus efficace de tous, & peut-être le seul sur lequel on puisse compter dans les hémorrhagies de l'utérus, est l'alun donné intérieurement & appliqué à l'extérieur. On le mêle communément avec le sang-dragon; parce qu'alors il se dissout plus lentement dans l'estomac, qui le supporte mieux, & l'on peut, en conséquence, le faire prendre à des doses plus considérables, Thompson assure, dans les Essais de médecine publiés par la Société d'Edimbourg, qu'il ne connoît pas de médicament plus efficace pour prévenir le retour trop fréquent des regles, ou leur trop grande

l'intérieur. Dans des cas semblables, quelques doses d'émétiques ne pourroient-elles pas être utiles (*a*)?

983. Lorsque la ménorrhagie dépend du relâchement des vaisseaux utérins, il convient, pendant les intervalles de la menstruation, d'employer les toniques, tels que les bains

---

quantité, & pour arrêter toutes les ménorrhagies considérables. Dans les cas de perte violente, il donnoit un demi-gros d'un mêlange des parties égales de sang-dragon & d'alun, & il a rarement vu ce remede ne pas supprimer l'hémorrhagie après en avoir pris trois ou quatre gros. Helvétius donnoit la même quantité de ce mêlange tous les quarts d'heure dans les hémorrhagies violentes; mais il n'en faisoit usage qu'après avoir fait précéder les saignées & les antiphlogistiques. Je ne parlerai pas de la décoction de grande consoude, de plantain, de renouée, de bistorte, de l'infusion d'écorce d'orange, ni du suc d'ortie & d'autres remedes que l'on recommande en même temps que l'alun, parce qu'on ne doit pas compter sur leurs vertus. Quoique l'alun soit plus sûr & moins stimulant que les autres astringens, il ne faut pas le continuer long-temps, parce que son excès peut être dangereux & affecter tout le systême.

Comme les astringens occasionnent la constipation, il faut, pendant leur usage, entretenir la liberté du ventre par les laxatifs antiphlogistiques & les lavemens.

Dans le cas où la foiblesse est extrême, l'on peut appliquer extérieurement sur la région des lombes & sur le bas-ventre, les épithêmes avec l'eau froide & le vinaigre; car il faut, comme l'observe Hippocrate, *aph.* 24, *sect. V*, ne pas appliquer l'eau froide sur la partie même d'où coule le sang, mais dans les environs. Dans les cas très-urgens, lorsque les autres remedes sont sans succès, on peut recourir à l'application de la glace. Ainsi, Michelotti arrêta sur-le-champ une hémorrhagie utérine qui avoit résisté à tous les remedes, & même à l'eau très-froide, en faisant appliquer, dans le milieu de l'été de la glace sur les jambes, les genoux, les cuisses & les lombes; mais il ne faut pas oublier que ces remedes ne conviennent que quand il n'y a plus rien à redouter de la diathèse inflammatoire.

Dans les cas les plus urgens, on a recommandé les pessaires & les tampons chargés de dissolution de vitriol & les injections astringentes avec le vinaigre; mais ces remedes violens ne conviennent que dans les hémorrhagies passives, telles que celles qui surviennent à la suite des accouchemens laborieux, &c.

(*a*) On a employé avec succès en Angleterre le verre d'antimoine ciré, dans la ménorrhagie; M. Cullen a retiré le même avantage de l'ipécacuanha. Scardone soupçonne qu'on peut l'employer dans les cas où l'hémorrhagie est modérée, & il rapporte un exemple où il l'a vu réussir; mais c'est sans fondement qu'il croit que ce vomitif agit comme astringent: son effet est de dissiper le spasme; il convient donné à petite dose, & souvent réitéré, lorsque le froid de l'air a déterminé la ménorrhagie.

froids & les chalybés (*a*). Les exercices de la gestation peuvent aussi être très-utiles, tant pour fortifier tout le systême, que pour empêcher la détermination du sang vers les parties internes.

984. Les remedes indiqués dans les deux derniers paragraphes, peuvent s'employer dans tous les cas de ménorrhagie, quelle qu'en soit la cause, lorsque cette maladie a déjà donné lieu à un degré considérable de foiblesse de tout le corps.

CHAPITRE VII.

De la Leucorrhée ou des fleurs blanches.

985. ON peut comprendre, comme on l'a fait, sous l'une de ces deux dénominations, tout écoulement séreux ou puriforme du vagin. Ces écoulemens peuvent cependant être variés, & venir de différentes sources, qui ne sont pas encore bien déterminées : mais je me borne ici à parler uniquement de celui que l'on peut présumer venir des mêmes vaisseaux qui, dans leur état naturel, fournissent le sang menstruel.

986. Je conclus que l'écoulement du vagin est de ce genre ; 1°. quand il attaque les femmes sujettes au flux immodéré des mois, & chez lesquelles ce dernier est dû à

(*a*) Les eaux minérales ferrugineuses, considérées comme toniques, ne le cedent à aucun remede ; l'union du fer à l'eau est un moyen de prévenir la pléthore. Les eaux ferrugineuses passent facilement par les différens canaux de la sueur & de l'urine : elles semblent favoriser les évacuations séreuses, poussent les humeurs vers la surface, & n'occasionnent qu'une foible détermination vers l'utérus. D'ailleurs les malades jouissent, en les prenant, du grand air, ce qui contribue beaucoup au succès.

L'air froid, ainsi que le bain froid, ne conviennent que quand le relâchement est général, & qu'il y a perte de ton. Si l'hémorrhagie dépend d'un état de pléthore ou de la circulation augmentée, ces moyens sont très-incertains, & souvent ils aggravent la maladie.

On peut dire la même chose du quinquina ; il ne convient que dans les cas de foiblesse, il n'agit que comme tonique & antispasmodique, & non comme astringent ; il est en conséquence nuisible quand les douleurs vives des reins & de la région lombaire indiquent un état de spasme considérable.

des causes qui affoiblissent les vaisseaux de l'utérus ; 2°. quand il paroît principalement, & souvent uniquement, un peu avant l'écoulement des regles, & immédiatement après, 3°. quand cet écoulement diminue, en proportion de ce que les fleurs blanches augmentent (a) ; 4°. quand les fleurs blanches continuent après que les regles ont cessé entiérement, & qu'elles paroissent observer en quelque sorte un retour périodique ; 5°. quand elles sont accompagnées des effets de la ménorrhagie (972-973) ; 6°. quand l'écoulement n'est ni précédé, ni accompagné de symptomes qui indiquent quelques affections locales de l'utérus ; 7°. quand la leucorrhée n'a point paru immédiatement après avoir eu commerce avec quelqu'un qui pourroit être soupçonné d'avoir communiqué l'infection, & qu'elle n'a pas été accompagnée, en commençant, d'aucune affection inflammatoire des parties de la génération.

987. La matiere qui sort dans la leucorrhée varie beaucoup, quant à sa consistance & à sa couleur ; mais il n'est pas toujours possible, d'après ces apparences, de déterminer quelle est sa nature, ou quelle est la source particuliere d'où elle tire son origine (b).

(a) Cela arrive fréquemment quand les fleurs blanches sont considérables, parce que l'évacuation du sérum diminue la disposition à la pléthore active.

(b) Cet écoulement peut être produit par les glandes muqueuses de l'utérus, sans que ce viscere soit affecté, & n'être qu'une sérosité qui, en restant en stagnation, a pris l'apparence de pus : quelquefois il vient uniquement des glandes muqueuses du vagin, alors il ressemble a la gonorrhée, il a differens degrés de fétidité & de consistance ; d'autres fois, il dépend d'ulceres du vagin & de l'utérus ; c'est pourquoi le diagnostic est très-difficile. On ne trouve rien dans les auteurs qui caractérise certainement ces affections.

On peut soupçonner que les fleurs blanches sont entretenues par un ulcere lorsqu'elles ont été précédées des signes de l'inflammation de l'utérus ou du vagin, lorsqu'elles sont la suite d'accouchemens difficiles, lorsqu'elles surviennent chez des femmes dont les regles ont cessé depuis long-temps, & qui ressentent de temps en temps des douleurs vives & lancinantes dans la région de la matrice ; mais il n'y a plus lieu d'en douter lorsque la fievre lente survient.

On a souvent confondu les fleurs blanches avec la gonorrhée virulente ; quelquefois ces maladies sont difficiles à distinguer. Néanmoins on doit soupçonner la derniere lorsqu'il survient, sans aucune cause évidente, un écoulement séreux ou puriforme, accompagné de signes d'inflammation chez des femmes qui ne sont pas sujettes aux fleurs blanches.

988.

988. La leucorrhée, dont je vais parler, caractérisée par les différentes circonstances indiquées (986), paroît être due aux mêmes causes que l'espece de ménorrhagie que je suppose venir du relâchement de l'extrêmité des vaisseaux de l'utérus ; en conséquence, elle suit souvent ou accompagne cette ménorrhagie (a) : néanmoins, quoique la leucorrhée dépende particuliérement du relâchement indiqué, elle peut être produite par des irritations capables de donner lieu à ce relâchement, & elle paroît toujours être augmentée par toute espece d'irritation qui agit sur l'utérus.

989. Quelques auteurs ont avancé que différentes circonstances où se trouvoient les autres parties du corps, pouvoient contribuer à produire & à entretenir cette affection de l'utérus dont je m'occupe présentement (b) ; mais

---

Dans la gonorrhée, l'écoulement vient particuliérement des parties voisines du canal de l'urètre : il est précédé de démangeaisons, d'inflammation, & d'un sentiment de chaleur lorsque les urines coulent ; l'orifice du canal de l'urètre est proéminent & douloureux, la malade a des envies fréquentes d'uriner. Ces signes ne se rencontrent dans les fleurs blanches que quand elles ont duré long-temps, & ils sont alors accompagnés communément de douleurs des lombes & d'un état général de foiblesse. Les fleurs blanches viennent plus lentement que la gonorrhée, & souvent elles sont la suite de l'irrégularité des règles, de l'avortement, des efforts, ou de mal-aise qui ont duré long temps.

La couleur verte ou jaune de l'écoulement n'est pas un signe de gonorrhée, comme on le croit communément ; car les fleurs blanches, même modérées ou récentes, prennent souvent ces couleurs aux approches des règles, ou lorsqu'une cause quelconque a irrité l'utérus ou le vagin ; alors il faut faire particuliérement attention aux autres symptomes qui caractérisent la leucorrhée

(a) Souvent les fleurs blanches anciennes sont accompagnées des mêmes symptomes que le flux menstruel, tels que les douleurs des lombes & du dos.

(b) L'état général de tout le corps peut favoriser les fleurs blanches : ainsi les personnes foibles y sont particuliérement sujettes ; la vie sédentaire & les affections de l'ame qui diminuent l'activité de la circulation, telles que la tristesse, les augmentent ; l'air y influe aussi beaucoup : j'ai vu des personnes chez lesquelles cet écoulement cessoit lorsqu'elles étoient à la campagne, & reparoissoit dès qu'elles étoient de retour à la ville ; les mêmes causes qui donnent lieu aux hémorrhagies produisent aussi les fleurs blanches ; mais c'est une erreur grossiere de croire que cette maladie dépend de cacochymie, ou de l'état du foie, de la tête, &c. ; aucun de ces faits n'est prouvé : j'ai vu fréquemment de jeunes personnes, d'ailleurs très-bien portantes ; être

je n'ai pu m'assurer de la réalité de ces causes, & il me paroît que, quand cette leucorrhée ne dépend pas de la foiblesse générale du systême, elle est toujours une affection primitive de l'utérus ; & les affections des autres parties du corps qui peuvent accompagner les fleurs blanches, doivent en être considérées comme les effets, plutôt que comme les causes.

990. Les effets de la leucorrhée ressemblent beaucoup à ceux de la ménorrhagie ; ils produisent une foiblesse générale, qui se manifeste particuliérement sur les fonctions de l'estomac ; néanmoins si la leucorrhée est modérée, & n'est pas accompagnée d'un degré considérable de ménorrhagie, elle peu souvent continuer long-temps sans produire un grand degré de foiblesse, & ce n'est que quand l'écoulement a été très-copieux & continuel, que ses effets en ce genre sont très-remarquables.

991. Mais on peut supposer, lors même que les effets de la leucorrhée sur tout le corps ne sont pas fort considérables, qu'elle affoiblit le systême de la génération ; & il me semble assez probable que cet écoulement contribue souvent à produire la stérilité.

992. La matiere évacuée dans la leucorrhée est d'abord généralement douce : mais lorsque la maladie a continué quelque-temps, cette matiere devient quelquefois âcre, & elle peut irriter, ou même corroder la surface des parties sur lesquelles elle passe, & produire différens désordres accompagnés de douleur.

993. J'ai supposé que la leucorrhée étoit produite par les mêmes causes que l'espece de ménorrhagie qui est particuliérement due au relâchement des vaisseaux utérins ; on doit, en conséquence, la traiter, & en tenter la guérison par les moyens indiqués dans 982 (*a*), pour la cure de

---

sujettes aux fleurs blanches long-temps avant l'âge de puberré ; d'où l'on doit conclure que la cachexie & les autres affections sont l'effet & non la cause des fleurs blanches.

(*a*) J'ai vu cependant des cas où la maladie paroissoit dépendre d'un état de phlogose & d'irritation de l'utérus, & où les anti-phlogistiques, les laxatifs, le petit-lait, les bains & les acides continués long-temps ont modéré l'écoulement. Cette méthode convient particuliérement lorsque les malades se plaignent de ressentir une chaleur considérable dans la région de la matrice & des douleurs des lombes. Il faut sur-tout entretenir la liberté du ventre.

la ménorrhagie, & être moins réservé sur l'usage des astringens (a).

994. Comme la leucorrhée dépend généralement d'une perte considérable de ton dans les vaisseaux de l'utérus, on est parvenu à la modérer & quelquefois à la guérir par certains médicamens stimulans, qui agissent communément sur les voies urinaires, & qui, à raison de la proximité de ces dernieres parties, communiquent souvent leur action à l'utérus. Tel sont, par exemple, les cantharides, la térébenthine, & d'autres baumes de nature semblable (b).

Lorsque les fleurs blanches surviennent vers l'âge de puberté, où le sang est dans une espece de mouvement d'effervescence, lorsqu'elles affectent des personnes qui mangent beaucoup, qui mènent une vie sédentaire, & qui paroissent robustes, pléthoriques & être stimulées par les desirs vénériens, telles que les jeunes veuves, plusieurs auteurs, tels que Mercatus, Roderigue à Castro, Hoffmann & autres, recommandent la saignée : ce moyen est des plus efficaces dans ces circonstances. On a vu, en conséquence, les fleurs blanches disparoître après des maladies aiguës qui avoient obligé de recourir aux saignées réitérées & au régime le plus austère.

(a) Il ne faut cependant employer les astringens qu'après les remèdes généraux & lorsque l'écoulement a duré quelque temps. Les martiaux, tels que le tartre calybé ; le vitriol martial, les eaux ferrugineuses, sont les remèdes les plus convenables ; on peut donner ceux qui portent légèrement à la peau, tels que les décoctions de bardane & d'esquine.

(b) On a employé dans la même vue la rhubarbe, unie au baume du Pérou ; au mercure & à la scammonée.

On a vu réussir les fumigations avec l'encens, le succin, le cinnabre.

M. Cullen regarde l'avortement comme une espece de ménorrhagie ; je vais en conséquence ajouter quelques réflexions sur cet objet, d'après ses leçons.

De l'Avortement.

La théorie de la conception étant fort obscure, celle de l'avortement doit l'être aussi, puisqu'elle en dépend beaucoup. Néanmoins les propositions suivantes pourront contribuer à diriger dans la pratique

La grossesse subsiste par le moyen de l'inosculation des vaisseaux de l'utérus avec le placenta, & dépend de cette même inosculation. Le placenta peut être détaché de l'utérus par l'augmentation de circulation dans les vaisseaux utérins, ou bien par la foiblesse de l'extrêmité des petits vaisseaux qui s'inosculent avec le placenta. Par conséquent, on doit mettre au rang des causes de l'avortement, 1°. tout ce qui augmente l'impétuosité de la circulation du ſang, comme l'exercice violent, les paſſions vives; 2°. tout ce qui peut diminuer le ton des vaiſſeaux utérins.

Ainſi, les femmes dont les règles ſont abondantes & qui ont des fleurs blanches, ſont plus diſpoſées a l'avortement que d'autres, ce qui prouve que les cauſes de l'avortement ſont les mêmes que celles de la ménorrhagie; mais la difficulté eſt de déterminer s'il eſt dû à l'impétuoſité de la circulation ou au relâchement des vaiſſeaux.

Lorſqu'il y a des ſymptomes qui annoncent l'avortement, il faut mettre la malade à la diète : la nature l'indique; car les femmes deſirent alors des alimens peu nourriſſans qu'elles n'aimoient pas même avant, tels que la ſalade, les fruits, & elles ont du dégoût pour la viande.

Le repos & la poſture horizontale ont empêché l'avortement : mais quand il n'eſt annoncé ni par des douleurs conſidérables, ni par un écoulement, il n'y a rien de plus propre à le prévenir, ni de plus favorable à la ſanté des femmes groſſes que de leur permettre d'aller en voiture : ſon uſage a été très-utile aux femmes ſujettes à l'avortement.

Quand il y a des ſymptomes de turgeſcence, diſpoſition inflammatoire & accélération de la circulation, la ſaignée eſt abſolument néceſſaire; mais ſi les fleurs blanches, ou la ménorrhagie, qui ont précédé, donnent lieu de ſoupçonner de relâchement, & s'il paroît des ſymptomes contraires aux premiers, la ſaignée eſt nuiſible, & fait même quelquefois avorter. Ce qui eſt dû à ce que l'inoſculation du placenta avec l'utérus dépend du ton & de la force des vaiſſeaux de la partie, & tout ce qui peut détruire ce ton occaſionne l'avortement. Quand il y a relâchement, les bains froids peuvent être utiles; dans le cas contraire, ils feroient nuiſibles.

Lorſqu'une hémorrhagie violente annonce l'avortement, les aſtringens peuvent être néceſſaires. Mais, comme ils ont peu d'efficacité dans le cas de relâchement, on pourroit y ſubſtituer les toniques. M. Cullen a employé le quinquina avec ſuccès, mais il obſerve qu'il eſt très-nuiſible ſi l'on prend le change ſur la cauſe de la maladie.

Nous n'avons parlé ici que des avortemens qui ſont produits par les mêmes cauſes que la ménorrhagie; ceux qui ſont dus a d'autres maladies, telles que la toux, la conſtipation, l'appétit déſordonné, les convulſions, doivent être traités par les remèdes propres à ces maladies. L'avortement occaſionné par le détachement du placenta, la mort de l'enfant, &c. n'eſt pas de notre objet.

CHAPITRE VIII.

De l'Aménorrhée, ou de l'interruption du flux menstruel.

995. QUELLE que soit la place la plus convenable à l'aménorrhée (*a*) dans un système de nosologie méthodique, il ne peut être impropre d'en parler ici comme d'un objet de pratique, immédiatement après avoir considéré la ménorrhagie.

996. On doit admettre deux especes différentes d'interruption de flux menstruel : dans l'une, les règles ne commencent pas à couler dans le période de la vie où elles ont coutume de paroître ; & dans l'autre, après avoir paru régulièrement pendant quelque-temps, elles cessent de revenir à leurs périodes ordinaires par d'autres causes que la conception : le premier de ces cas se nomme *rétention*, & le dernier *suppression* des règles.

997. L'écoulément des règles dépend de la force avec laquelle les artères utérines poussent le sang dans leurs extrêmités, & les ouvrent pour laisser échapper le sang rouge ; en conséquence, l'interruption du flux menstruel doit dépendre ou d'un défaut de force convenable dans l'action des artères utérines, ou de quelque résistance ex-

---

(*a*) L'aménorrhée forme le CXXVI de la nosologie de l'auteur, & se trouve dans la classe des *épischèses* ou des suppressions des évacuations naturelles.

L'aménorrhée est une maladie dans laquelle les règles coulent moins que de coutume, ou ne coulent pas du tout, quoiqu'il n'y ait pas de grossesse.

Il y a trois especes d'aménorrhée : dans la premiere, qui se nomme *emansio mensium*, ou rétention des règles, l'écoulement ne paroit pas à l'âge de la puberté, passé le période auquel il a coutume de se manifester, & il y a en même-temps différentes affections morbifiques

La seconde espece, qui se nomme suppression, a lieu chez les adultes, où les règles, dont le retour périodique étoit établi, se suppriment.

La troisieme espece, est celle où les règles coulent moins abondamment que de coutume & avec douleur.

traordinaire de leurs extrêmités (*a*). Je suppose que le premier cas est la cause la plus ordinaire de rétention, & le second la cause la plus commune de suppression ; je vais parler plus particuliérement de chacune de ces causes.

998. La rétention des règles, que ceux qui ont écrit en latin nomment *emansio mensium*, ne doit pas être considérée comme maladie, uniquement parce que les règles ne coulent pas au période qui est ordinaire à la plupart des autres femmes. Ce période varie tellement, suivant les différens individus, que l'on ne peut précisément lui assigner un temps qui soit propre au sexe général.

Dans notre climat, les règles paroissent communément vers l'âge de quatorze ans ; mais chez un grand nombre de femmes, elles devancent ce temps, & chez d'autres, elles ne paroissent pas avant seize ans ; souvent le dernier cas a lieu sans qu'il en résulte aucun désordre (*b*). On ne doit donc pas considérer la rétention des règles comme maladie, en raison de l'âge de la personne : elle n'est morbifique que quand, vers le temps ou les règles ont coutume de paroître, on peut attribuer leur rétention à quelques désordres qui surviennent dans d'autres parties du corps & que l'expérience a appris être de nature à pouvoir se dissiper par l'écoulement des règles.

999. Ces désordres sont, la lenteur à se mouvoir, & un sentiment fréquent de lassitude & de foiblesse, joint à

(*a*) On ne peut s'empêcher d'admettre la constriction des vaisseaux de l'utérus comme cause de la suppression des règles, quoiqu'on ne conçoive pas comment cette constriction survient ; car nous voyons que la peur, le froid & d'autres causes produisent cette maladie.

Le défaut de ton produit souvent la rétention des règles, & la suppression a lieu lorsque la résistance augmente.

(*b*) La diversité que l'on observe dans le temps où paroissent les règles chez les différens individus, paroît dépendre non-seulement du calibre des vaisseaux utérins, ou de leur disposition à recevoir le sang ou a résister à son affluence ; on peut même l'attribuer a l'accroissement lent de tout le corps, ou à une conformation particulière de l'utérus qui le dispose a une évolution plus tardive que de coutume, ce qui peut donner naissance à des symptomes morbifiques. Morgagni a remarqué que l'utérus des femmes qui mouroient de la retention des règles étoit d'une petitesse remarquable & ne sembloit pas entiérement formé. Il est aisé de voir que dans ce cas la cure doit dépendre du temps, & que l'on feroit beaucoup de mal en mettant en usage des remèdes propres à augmenter la pléthore & à stimuler le systême.

différens symptomes de dyspepsie, & quelquefois même à un appétit extraordinaire. En même-temps, la couleur vermeille du visage se change en une couleur pâle & quelquefois jaunâtre; tout le corps devient pâle & flasque; les pieds & quelquefois même une grande partie du corps sont affectés d'un gonflement œdémateux. La respiration est précipitée par tout mouvement vif ou pénible du corps; le cœur est sujet à être affecté de palpitation & de syncope. Le mal de tête survient quelquefois; mais il y a très-communément des douleurs du dos, des lombes & des hanches.

1000. Lorsque ces symptomes parviennent à un degré considérable, ils constituent le *chlorosis* des auteurs, qui ne paroît presque jamais sans la rétention des règles (a); & je pense qu'en faisant attention à ces symptomes, il est aisé d'appercevoir la cause de cette rétention.

Ils indiquent évidemment un relâchement & une flaccidité considérables de tout le systême, & donnent, en conséquence, lieu de conclure que la rétention des mois qui les accompagne est due à l'action plus foible des vaisseaux de l'utérus, qui, par conséquent ne poussent pas le sang dans leurs extrêmités avec une force suffisante pour les ouvrir, & en faire sortir le sang.

1001. Il peut être difficile d'expliquer comment il survient à un certain période de la vie, une flaccidité du systême chez les jeunes personnes qui originairement n'étoient pas affectées d'une pareille foiblesse ou d'un pareil relâchement, & dont, peu de temps avant, on ne voit pas d'indication; néanmoins je vais tenter d'en rendre raison de la maniere suivante.

Il y a chez les femmes un certain état des ovaires qui les prépare & les dispose à jouir des plaisirs de Vénus, vers le même période où les mois paroissent pour la premiere fois, d'où l'on doit présumer qu'il y a, en quelque

(a) La chlorose dépend particulièrement d'une perte de ton dans tout le systême, capable d'empêcher qu'il se fasse une détermination de sang vers les vaisseaux utérins, suffisante pour les forcer à se rompre. Mais comme la chlorose accompagne souvent la rétention des règles, on peut domander si elle en est la cause ou l'effet Il paroît qu'elle en est l'effet, puisqu'elle arrive a la suite de la rétention des règles, sans qu'aucune autre maladie primitive y ait donné lieu.

ſorte, une ſympathie entre l'état des ovaires & celui des vaiſſeaux utérins ; & comme les ſymptomes qui indiquent un changement dans l'état des ovaires ſe manifeſtent généralement avant ceux qui annoncent un changement dans l'état des vaiſſeaux utérins, on peut en inférer que l'état des premiers contribue beaucoup à exciter l'action des derniers, & à produire le flux menſtruel (a) : on peut même préſumer par analogie avec ce qui arrive chez les hommes, qu'un certain état des parties de la génération eſt néceſſaire, chez les femmes, pour donner le ton & la tenſion à tout le ſyſtême ; & qu'en conſéquence, lorſque le ſtimulus produit par les parties de la génération, manque, tout le ſyſtême tombe dans un état de langueur & de flaccidité, d'où peuvent ſurvenir la chloroſe & la rétention des mois.

1002. C'eſt pourquoi il me paroît que la rétention des mois doit être rapportée à un certain état ou à une certaine affection des ovaires : mais je ne prétends pas expliquer quelle eſt préciſément la nature de cette affection, ou quelles en ſont les cauſes, ni même pouvoir expoſer de quelle maniere on peut détruire la cauſe primitive de la rétention des mois. En conſéquence, dans ce cas, de même que dans beaucoup d'autres, où nous ne pouvons déterminer quelle eſt la cauſe prochaine de la maladie, nos indications curatives doivent conſiſter à prévenir & à détruire les effets ou les ſymptomes morbifiques qui ſe manifeſtent.

1003. Les effets morbifiques, comme je l'ai dit dans 1000, conſiſtent dans une flaccidité générale du ſyſtême, & conſéquemment dans l'action plus foible des vaiſſeaux

(a) A une certaine époque de la vie, l'état des parties de la génération a, dans l'un & l'autre ſexe, une influence conſidérable ſur tout le ſyſtême. L'évolution de ces parties chez les mâles, & la replétion des véſicules ſéminales, influent beaucoup ſur la conſtitution : elles changent la voix & font croître la barbe. On ne peut douter que l'état des ovaires ne produiſe des effets ſemblables chez les femmes, & que dans le temps où la révolution ſe fait, elles n'éprouvent un changement particulier qui ſtimule tout le ſyſtême & en augmente la tenſion. Quand ce changement n'a pas lieu à une certaine époque, les règles ne peuvent paroître, ni le corps ſupporter long-temps la tenſion du ſyſtême qui dépend de ce changement. La flaccidité & le relâchement doivent ſurvenir & la malade être affectée de la chloroſe. Ainſi, ces ſymptomes peuvent dépendre du défaut de l'évolution & de l'accroiſſement de ces parties.

de l'utérus ; ainsi, cette foiblesse peut être considérée comme la cause la plus immédiate de la rétention des règles. On doit donc, pour guérir, rétablir le ton du systême en général, & exciter l'action des vaisseaux utérins en particulier.

1004. On rétablit le ton du systême en général par l'exercice, & dans le commencement de la maladie, par le bain froid. Il faut en même-temps employer les toniques, & entre les remèdes, on a particulièrement recommandé les ferrugineux.

1005. On peut exciter l'action des vaisseaux de l'utérus ;

Premiérement, en y déterminant une plus grande quantité de sang ; ce que l'on obtient en déterminant le sang à se porter dans l'aorte descendante, par les purgatifs, par l'exercice de la marche, par les frictions & par les bains tièdes des extrêmités inférieures (*a*). Il est également probable que le sang peut être déterminé en plus grande quantité dans les artères hypogastriques qui vont à l'utérus par la compression des iliaques ; mais les essais de ce genre ont jusqu'ici rarement réussi.

1006. Secondement, on peut exciter l'action des vaisseaux utérins en y appliquant des stimulans. Ainsi, les purgatifs qui stimulent particulièrement le rectum, peuvent aussi irriter les vaisseaux qui sont unis avec ceux de cet intestin. L'usage des plaisirs de Vénus est certainement un stimulus pour les vaisseaux de l'utérus ; il peut, en conséquence, être utile, lorsque les circonstances permettent d'y avoir recours. Les différens médicamens recommandés comme stimulans des vaisseaux utérins, sous le titre d'emménagogues, ne m'ont jamais paru efficaces, & je n'ai pu reconnoître qu'aucun de ces remèdes possédât une vertu spécifique à cet égard (*b*). Le mercure peut, comme stimulant

(*a*) On recommande le demi-bain pour déterminer le sang vers les artères iliaques & hypogastriques ; il est souvent utile en ce que la chaleur est un stimulant propre à augmenter la détermination du sang, néanmoins il peut nuire quelquefois en augmentant le relâchement général. Il en est de même des fomentations émollientes & des vapeurs de l'eau chaude, que quelques praticiens recommandent.

(*b*) On a mis au rang des emménagogues tous les remèdes qui, en stimulant le rectum, peuvent affecter les vaisseaux de l'utérus. On a dans cette vue recommandé les gommes fétides, mais il ne paroît pas qu'elles agissent plus puissamment sur l'utérus que sur le reste du systême.

universel, agir sur l'utérus ; mais on ne peut l'employer avec beaucoup de sûreté chez les personnes affectées de chlorosis (*a*). La commotion électrique est un des plus puissans moyens d'exciter l'action des vaisseaux dans chaque partie du systême, & on l'a souvent employée avec succès pour ranimer l'action des vaisseaux de l'utérus.

1007. Les remèdes (1003 - 1006) que je viens d'indiquer, sont ceux qui conviennent dans le cas de la *rétention* des règles, & je vais considérer celui de *suppression*. En m'occupant de cet objet, je dois commencer par observer que toute interruption du flux menstruel, dès qu'il a eu une fois lieu, ne doit pas être considérée comme un cas de suppression ; car le flux menstruel, lorsqu'il commence à paroître, n'observe pas toujours tout-à-coup des périodes régulières : c'est pourquoi, s'il survient une interruption immédiatement après qu'il a paru pour la premiere fois, ou même pendant le cours de la premiere, & quelquefois de la seconde année, on peut souvent le considérer comme le cas de rétention, sur-tout lorsque la maladie s'annonce par les symptomes particuliers à cet état.

1008. Les symptomes que l'on peut proprement considérer comme appartenant à la suppression, sont ceux qui surviennent après que le flux menstruel s'est établi d'une maniere régulière pendant quelque-temps, & ou l'interruption ne peut être rapportée aux causes de rétention (1002-1003), mais doit être attribué à la résistance que trouve le sang dans les extrêmités des vaisseaux de l'utérus. C'est pourquoi l'on voit souvent la suppression produite par le froid, la peur, & d'autres causes qui peuvent occasionner une constriction des extrêmités de ces vaisseaux. Quelques médecins ont cru qu'il y avoit une viscosité (*b*).

(*a*) Dans le cas où la rétention des règles est due à une constriction inflammatoire, il faut éviter les stimulans, parce qu'ils peuvent donner lieu à des déterminations fâcheuses vers les viscères du bas-ventre, la poitrine ou la tête.

(*b*) La viscosité du sang est réellement insuffisante pour expliquer la suppression des règles, qui est souvent produite tout-a-coup par les passions de l'ame, ou par le froid chez des personnes saines d'ailleurs. Il est plus vraisemblable d'admettre une perte de ton ou un état de constriction des vaisseaux de l'utérus : néanmoins comme la pléthore utérine, quand elle existe une fois, n'est pas affectée par les changemens qui surviennent dans le systême de la circulation, mais particulierement par ceux du systême nerveux, la suppression des mois dépend, en conséquence, souvent

dans les fluides qui obstruoit les vaisseaux & donnoit lieu à la résistance dont je viens de parler : mais cette opinion est purement hypothétique ; il n'y a rien qui constate proprement l'existence de cette viscosité, &, en outre, elle ne paroît pas probable d'après d'autres considérations.

1009. Il y a, il est vrai, quelques cas de suppression des règles qui semblent dépendre d'un état de foiblesse générale du systême, & conséquemment des vaisseaux de l'utérus ; mais comme alors la suppression paroît toujours être symptomatique, ce n'est pas ici le lieu d'en parler.

1010. Il est rare que les cas idiopathiques de suppression (1008.) continuent long-temps sans être accompagnés de symptomes ou de désordres variés dans différentes parties du corps ; ces désordres viennent communément de ce que le sang qui devoit s'écouler par l'utérus est déterminé à se porter en plus grande quantité vers les autres parties, & très-souvent il s'y porte avec une telle force, qu'il y produit des hémorrhagies ; ainsi, on a vu le sang sortir du nez, des poumons, de l'estomac, & d'autres parties, à la suite de la suppression des règles. A ces symptomes se joignent communément ceux d'hystéricisme & de dyspepsie produits par la même cause, & il y a fréquemment des coliques, accompagnées de constipation (a).

---

des causes qui agissent sur les nerfs & produisent la constriction des petits vaisseaux. Quand l'utérus est affecté davantage, la maladie est due fréquemment au relâchement des vaisseaux.

On croiroit peut-être que la constriction produite par le froid agit sur tout le systême des vaisseaux utérins ; mais il y a lieu de soupçonner qu'elle ne s'étend pas au-delà de leurs orifices, puisque les règles peuvent être supprimées quoiqu'il y ait pléthore générale & même pléthore utérine. Cependant on ne doit pas exclure l'action du systême général du nombre des causes de cette suppression ; car il y a des femmes qui ne sont pas réglées l'hiver & qui le sont l'été, & celles qui habitent les pays froids, le sont beaucoup moins que celles qui vivent dans les pays chauds, comme l'a observé Hippocrate. Il faut cependant remarquer qu'un froid léger fortifie, accélère & augmente les règles, sur-tout chez les femmes bien portantes ; il n'y a que l'application subite d'un froid considérable, ou long-temps continué, qui arrête entiérement cette évacuation.

Toutes les causes capables de produire un relâchement général donnent aussi lieu à la suppression des règles ; tels sont l'abus des bains & des boissons tièdes, une atmosphère humide, le sommeil immodéré

(a) Ces signes peuvent aider à distinguer a suppression la mor-

1011. Dans les cas idiopathiques de suppression (1008), l'indication curative consiste à dissiper la constriction qui affecte les derniers vaisseaux de l'utérus ; le principal remède est alors le bain chaud appliqué sur la région de ce viscère (a).

bifique des règles de la grossesse. Néanmoins il faut ajouter que, 1°. dans la derniere, le teint conserve communément son coloris & sa fraîcheur ; au lieu que dans la suppression des règles, le visage est plus souvent pâle, abattu & décoloré ; 2°. les urines dans la grossesse conservent leur couleur naturelle ; dans le cas de suppression, leur couleur change fréquemment ; 3°. dans la grossesse, l'orifice de la matrice est fermé, ce qui n'arrive pas dans la suppression ; 4°. dans la grossesse, les accidens qui accompagnent la suppression cessent ou se modèrent considérablement vers le troisieme ou le quatrieme mois ; 5°. dans la suppression, sur-tout commençante, les femmes se plaignent de pulsations dans la région de l'utérus ; il y a une tumeur peu étendue sans être dure, dans la grossesse, au contraire, la matrice s'éleve en pointe vers le nombril au quatrieme ou cinquieme mois ; on distingue alors l'étendue & le contour de son volume ; en la pressant, on sent la résistance du corps de l'enfant qui est inégale ; enfin, en la maniant quelque-temps, & en la secouant doucement, sur-tout quand on a la main bien chaude, le fœtus s'agite.

(a) C'est dans la même vuë que les anciens recommandoient des fomentations faites sur le ventre avec les plantes émollientes, les pédiluves & les lavemens, les frictions séches, ou faites avec l'huile, produisent aussi les mêmes effets. Ces remèdes suffisent souvent dans les cas où la suppression a été produite subitement par les passions de l'ame ou le froid. Mais quand il y a des signes d'affection hystérique, on peut recourir aux spiritueux & aux anti-spasmodiques, entre lesquels les narcotiques tiennent le premier rang. Néanmoins j'ai vu des cas où ces remèdes n'étant suivis d'aucun succès, les bains tièdes de tout le corps ont réussi. Une jeune personne de seize ans, étant saisie de peur, ses règles se supprimerent tout-à-coup, & elle fut affectée de mouvement convulsifs effrayans. Elle ne pouvoit ni parler, ni même avaler aucun aliment, tant solide que liquide ; la saignée l'avoit un peu calmée, mais une potion anti-spasmodique la rejetta dans le même état ; les vésicatoires appliqués aux jambes rétablirent la déglutition pendant quelques heures, & alors une simple infusion de capillaire rappella l'état spasmodique de l'ésophage ; enfin, la malade étoit dans cet état depuis vingt-deux jours ; pendant tout ce temps, elle avoit pris a différens intervalles, une pinte tout au plus de liquide : elle étoit dans un état extrême de foiblesse ; je conseillai le bain de tout le corps, elle le supporta, la parole lui revint, elle avala un peu de bouillon & se rétablit en huit jours de temps ; il ne lui resta qu'une douleur dans la région hypogastrique droite, qui étoit tuméfiée ; l'exercice & l'air de la campagne dissipèrent en quelques mois cette tumeur, & les règles reprirent leur cours.

Il n'est cependant pas toujours efficace ; mais je n'en donnois aucun plus propre pour remplir cette indication. Nous n'avons peut-être pas, après ce remède, d'autre moyen de dissiper la constriction qui est la cause de la maladie, que d'augmenter l'action & la force des vaisseaux de l'utérus, de maniere à vaincre la résistance ou la constriction de leurs extrémités ; on doit donc tenter d'y parvenir, en employant dans le cas de suppression les mêmes remèdes qui ont été prescrits pour les cas de rétention des règles (1004-1006.) (a).

La constriction peut dans cette maladie être simple ou spasmodique ; la premiere est purement locale & indépendante de l'état général du systême, la seconde est unie à la diathèse inflammatoire qui domine dans tout le reste du systême, ou aux efforts de la circulation qui agissent sur d'autres parties que l'utérus : dans ce cas la saignée est le principal remède pour relâcher les vaisseaux de l'utérus, & on doit alors éviter les stimulans capables d'augmenter le spasme & la disposition inflammatoire ; & les toniques sont nuisibles, quoique utiles dans le premier cas : on peut, d'après ceci, juger quand la saignée convient ou non. On saignoit autrefois du pied d'après la doctrine de la dérivation & de la révulsion ; mais la plupart des médecins abandonnent avec raison aujourd'hui cette pratique ; en effet, l'expérience prouve que dans les cas indiqués ci-dessus, la saignée du bras est préférable, parce que le sang sort par un vaisseau plus large & qu'il se fait une déplétion plus prompte : ce qui donne lieu au relâchement d'où dépend en partie le succès de la saignée. Prosper Martian avoit déja remarqué, contre les idées généralement reçues de son temps, que la saignée du bras rappelloit dans ce cas les règles, & non celle du pied. Rivière a fait la même observation chez une femme pléthorique : quelques praticiens ont prétendu que la saignée du bras étoit suivie, dans le cas de suppression, d'accidens fâcheux : mais ce qu'ils ont avancé à ce sujet n'est nullement prouvé.

Lorsque la région de la matrice étoit affectée de diathèse inflammatoire, les sangsues appliquées à la vulve, & les ventouses à l'intérieur des cuisses, ont réussi.

La méthode d'Hamilton qui consiste à appliquer un tourniquet à la cuisse, de maniere à comprimer légèrement l'artère crurale, n'est pas plus efficace dans le cas de suppression que dans celui de rétention de règles. M Cullen l'a vue mettre en usage sans succès ; il est probable qu'elle détermine autant le sang vers les branches supérieures de l'aorte que vers les iliaques internes : cette pratique peut même nuire en produisant des déterminations vers les autres viscères, je serois même tenté d'attribuer le succès d'Hamilton, au purgatif qu'il prescrivit la veille, & a l'action de la vapeur de l'eau tiède qu'il dirigea dans la vulve, plutôt qu'à la compression de l'artère crurale.

(a) Il faut n'employer qu'avec beaucoup de précaution les pessaires

Néanmoins les toniques & le bain froid (1004) me paroissent moins convenir dans les cas de suppression, & leur effet m'a paru douteux.

1012. Il arrive communément dans les cas de suppression, que, quoique les règles ne coulent pas à leurs périodes ordinaires, il y a souvent aux approches de ces périodes quelques marques qui indiquent une tendance à produire l'écoulement. En conséquence, c'est sur-tout vers ces temps où concourent les efforts du systême, que nous devons employer les remèdes propres à guérir la suppression; & il est communément inutile de les mettre en usage dans d'autres temps, à moins qu'ils ne soient de nature à exiger d'être continués pour produire leurs effets (*a*).

1013. Les cas où les règles reviennent après de longues interruptions & en moins grande quantité que de coutume, sont à-peu-près semblables à ceux de suppression;

& les injections stimulantes, qui étoient autrefois fort en usage, elles excitent souvent l'inflammation dans la partie où on les applique, sans augmenter l'action des vaisseaux de l'utérus, où elles ne parviennent pas, parce qu'elles n'agissent que sur le vagin & l'orifice de la matrice.

On a recommandé des fumigations faites avec l'eau imprégnée d'alkali volatil. M. Cullen a tenté ce moyen sans succès, je l'ai vu également mettre en usage inutilement.

Enfin, les remèdes qui m'ont paru les plus efficaces sont les ferrugineux, les purgatifs drastiques, les sels neutres, l'électricité, & l'usage de Vénus, qui est l'emménagogue le plus puissant que nous connoissions chez les jeunes personnes; chez celles qui avancent en âge, la saignée réitérée de temps en temps, & les laxatifs capables d'entretenir la liberté du ventre, sont préférables aux toniques.

(*a*) Ainsi, l'on emploiera les toniques long-temps avant que les règles puissent paroître régulièrement, parce qu'ils demandent un certain temps pour produire leurs effets; mais lorsque l'on prescrit les stimulans qui agissent plus promptement & occasionnent une détermination vers l'utérus, tels que les pediluves, les purgatifs stimulans, la vapeur de l'eau chaude, on ne doit les employer que dans le temps où l'on attend les règles, c'est-à-dire, lorsque la nature concourt avec l'art pour produire la pléthore utérine & augmenter l'action du sang qui se porte dans les vaisseaux de cette partie.

Quand les règles sont supprimées l'hiver, tous nos efforts sont en général inutiles jusqu'au commencement de l'été; c'est en vain qu'on tourmente la malade par les emménagogues, excepté dans les cas particuliers où il paroît des symtomes de turgescence & de pléthore.

& lorsque les premiers sont accompagnés de désordres du systême (1010), on doit les traiter par les mêmes remèdes que les cas de suppression totale.

1014. Il paroît convenable de dire ici un mot de la dysménorrhée, ou des cas où les règles semblent couler avec difficulté, & sont accompagnées de douleurs considérables dans le dos, les lombes & le bas-ventre. J'attribue ces désordres en partie à une action trop foible des vaisseaux de l'utérus, & en partie, peut-être même plus spécialement, au spasme de l'extrêmité de ses vaisseaux (a). J'ai communément observé que l'on modéroit la maladie, en employant quelques-uns des remèdes convenables dans les cas de suppression, immédiatement avant l'approche de la période où les règles ont coutume de paroître, & en donnant en même-temps les narcotiques.

(a) Quelquefois les règles s'épanchent dans l'utérus ; mais l'orifice en est tellement contracté, qu'elles s'amassent pendant quelques mois dans la cavité de ce viscère : le ventre est alors légérement tendu & rénittent ; les malades éprouvent un mal-aise considérable, & le sang sort par caillots avec beaucoup d'abondance & des douleurs semblables à celles de l'accouchement ; dans ces cas, les relâchans & les anti-spasmodiques conviennent. Les bains tièdes sont un des meilleurs moyens de prévenir cette interruption des règles à laquelle sont sujettes les femmes qui avancent en âge.

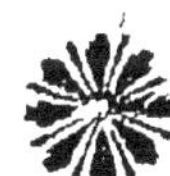

CHAPITRE IX.

Des Hémorrhagies symptomatiques (a).

1015. J'Ai cru qu'il ne convenoit nullement dans cet ouvrage de parler des affections morbifiques, qui sont presque toujours des symptômes d'autres maladies primitives ; plusieurs raisons m'y ont déterminé, particulièrement la grande confusion qu'occasionne dans la pratique de médecine la méthode

(a) On doit rapporter aux hémorrhagies symptomatiques, I la stomacace ; II l'hématémesis ; III. l'hématurie ; IV. la cystirrhagie.

I. Dans la stomacace, l'haleine est fètide, les gencives sont ulcérées & le sang en sort spontanément ; souvent il y a carie des os maxillaires, & un ptyalisme fétide, les dents vacillent & tombent : elle est souvent un symptome du scorbut, ou de quelque vice de l'intérieur de la bouche : elle attaque quelquefois les enfans élevés dans les hôpitaux, qui sont mal nourris & mal-propres : elle y est épidémique & règne en même-temps que les maladies catarrhales. La stomacace peut aussi être produite par une violence externe : ses espèces, suivant Sauvages, sont, 1°. la stomacace scorbutique, qui est réunie aux signes qui caractérisent le scorbut; 2°. la stomacace universelle ou l'hémorrhagie universelle, dans laquelle le sang sort de tous les pores du corps. Charles IX, Roi de France, mourut de cette maladie, non sans soupçon de poison ; néanmoins on trouve plusieurs exemples d'hémorrhagie pareilles, survenues sans qu'il y eut lieu à de semblables soupçons ; 3°. la stomacace produite par le serpent hémorrhous ou le curucucu, après la morsure duquel le sang sort des narines, des oreilles, & même de dessous les ongles des mains & des pieds ; 5°. la stomacace purulente dont parle Fauchart, t. 1, p. 275, qui se reconnoît a un pus assez blanc & un peu gluant qui sort des gencives, en y appuyant le doigt un peu fortement : mais c'est à tort que l'auteur rapporte cette maladie au scorbut ; elle est l'effet d'une matiere âcre engendrée dans la substance de la dent (*Voyez* 482) : aussi ne se guérit-elle que par l'extraction des dents qui en sont affectées.

II & III. Nous ferons plus bas l'énumération des espèces d'hématémesis & d'hématurie.

IV. La cystirrhagie : Vogel a désigné sous ce nom une maladie dans laquelle le sang sort de la vessie avec douleur : cette hémorrhagie est un symptome de la pierre ou d'une autre affection de la vessie ; cependant ce dernier cas est rare. On reconnoît que le sang sort de la vessie en ce qu'il n'est pas également mêlé avec l'urine, & qu'il se grumèle & se dépose au fond du vase ; quelquefois même il sort sans urine.

méthode commune, qui d'ailleurs conduit le médecin à n'employer que des moyens palliatifs. Cependant, je m'écarterai ici un peu de mon plan général, pour faire quelques réflexions sur les hémorrhagies symptomatiques.

1016. Les hémorrhagies de ce genre qui méritent particuliérement notre attention, sont l'hématémesis, ou le vomissement de sang ; & l'hématurie, ou l'écoulement de sang par le canal de l'urétre. Je vais faire ici quelques remarques sur ces maladies ; car quoiqu'elles soient très-communément symptomatiques, elles peuvent être quelquefois des affections primitives & idiopathiques : en outre, on les a traitées comme maladies primitives dans presque tous les traités complets de médecine pratique.

SECTION PREMIERE.

De l'Hématémesis, ou du vomissement de sang (a).

1017. J'AI dit plus haut (dans 845) de quelle manière on pouvoit reconnoître que le sang rejetté par la bouche venoit

---

(a) Les espéces d'hématémesis admises par Sauvages, peuvent se réduire aux suivantes.

1°. L'hématémesis pléthorique ; cette maladie survient à la suite de la suppression des régles ou des hémorrhoïdes, elle attaque les personnes qui menent une vie sédentaire & qui mangent beaucoup, ou elle est l'effet de l'exercice violent, de la colere, ou de l'abus des liqueurs spiritueuses : elle est quelquefois précédée de dureté & de tumeurs de la rate, d'autres fois une douleur dans l'hypochondre droit, accompagnée de fievre, & alors cette maladie est très facheuse.

On a vu aussi le vomissement de sang être produit par un ulcére du pancréas, d'où le pus & le sang couloient dans le duodenum & refluoient dans l'estomac ; le malade sentoit, lorsque le ventricule étoit comprimé, une douleur vive, qu'il rapportoit au pancréas ; les vomissemens étoient précédés d'une douleur gravative des lombes, & le sang sortoit quelquefois par l'anus.

2°. La maladie noire, dans laquelle les malades rendent par le vomissement plusieurs livres de sang noir : on doit rapporter à cette espèce, le vomissement de sang dont parle Juncker, qui survient quelquefois aux scorbutiques qui ont été fréquemment attaqués d'affections catarrhales.

3°. Le vomissement de sang produit par la rupture d'un anévrisme dans l'estomac ou l'œsophage.

4°. L'hématémesis occasionnée par les plaies de l'estomac, par les sangsues introduites dans ce viscere, par un accès de colere,

de l'estomac & non des poumons ; mais il peut être convenable d'exposer ici, d'une maniere plus particuliere, les signes auxquels on peut mieux s'en assurer, ainsi lorsque le sang est évidemment rejetté par le vomissement sans aucune toux, & qu'il a été précédé d'un sentiment de pesanteur, d'anxiété & de douleur, dans la région de l'estomac ; lorsqu'il a une apparence noire & grumeleuse, & qu'il est évidemment mêlé avec d'autres matieres contenues dans l'estomac ; il est rare que l'on puisse avoir aucun doute sur la source qui le produit, & par conséquent sur la maladie dont nous parlons.

1018. Il faut convenir qu'il est possible que l'état de pléthore du corps, produit par des causes générales, soit accompagné de causes qui donnent lieu à une détermination particulière & à une affluence du sang vers l'estomac, de maniere à y produire une hémorrhagie, & de-là un vomissement de sang ; dans ce cas on pourroit considérer le vomissement comme maladie primitive. Mais en consultant les écrits des médecins, l'on voit que l'histoire des maladies ne peut guère servir de base à une pareille supposition ; au contraire, tous les exemples de vomissement de sang qui sont consignés dans ces écrits, sont évidemment, des symptomes d'une affection plus primitive.

Les principaux exemples de vomissemens symtomatiques de sang sont les suivans.

1019. Un des plus fréquens est celui qui survient en conséquence de la suppression d'une évacuation de sang, qui s'étoit manifestée d'une maniere réguliere, quelque temps avant, dans une autre partie du corps ; tel est en particulier le vomissement de sang qui succede à la suppression du flux menstruel chez les femmes.

1020. Il y a des exemples de vomissemens de sang produits par la *rétention* des regles ; mais ils ne sont pas communs, parce que cette rétention est rarement l'effet de l'état pléthorique du corps, ou s'y trouve réunie ; & il n'est pas

---

par les poisons appliqués à l'extérieur pour guérir les maladies de la peau. Ainsi on lit dans le Journal de Médecine du mois de Juillet 1761, que l'application des feuilles de tabac sur différentes parties du corps pour guérir la gale, fut suivie de convulsions & d'autres symptomes terribles auxquels succéda le vomissement de sang.

5°. L'hématémesis simulée, que l'on a observée chez une malade qui avaloit secrétement du sang de bœuf, ne doit pas être mise au rang des maladies.

moins rare qu'elle produise cet état, ou l'hémorrhagie dont nous parlons.

Il y a des exemples de vomissement de sang arrivé aux femmes grosses ; on pourroit en conséquence, les attribuer aussi à la suppression des regles qui a lieu chez celles qui sont dans cet état. On a observé ce cas plus souvent que le premier ; néanmoins il est encore très-rare : car, quoique le sang qui avoit coutume de couler tous les mois avant la grossesse, soit retenu dès l'instant de la conception, il est communément employé en entier à la dilatation des vaisseaux utérins & à l'accroissement du fœtus, au point qu'il est très-rare qu'il produise un état général de pléthore, qui exige une autre évacuation capable de tenir lieu de celle qui est supprimée.

Le vomissement de sang ne remplace donc communément & même en quelque sorte uniquement, le flux menstruel supprimé, que quand ce dernier a subsisté quelque temps d'une manière réguliere.

1021. Lorsqu'une pareille suppression a lieu, on peut supposer que son effet est de produire un état de pléthore de tout le corps, & d'occasionner par-là une hémorrhagie dans d'autres parties ; car les médecins ont vu des hémorrhagies de différentes parties du corps survenir en conséquence de la suppression dont nous parlons. Néanmoins leur variété est si considérable, qu'elle me porte à croire qu'il faut toujours que l'état pléthorique du corps se trouve réuni à quelques circonstances particulieres de la partie d'où coule le sang, lesquelles le déterminent à se porter vers cette partie, qui souvent est fort extraordinaire (*a*) : ces especes d'hémorrhagies peuvent donc être, à ce que je pense, produites par ces circonstances ; sans qu'une pléthore considérable domine en même temps dans le systême.

1022. Il faut observer que si l'on devoit s'attendre à une hémorrhagie, en conséquence de l'état général de pléthore produit par la suppression des mois, ce devroit être particuliérement à l'hémoptysie, ou à l'hémorrhagie du poumon, car l'on pourroit croire que la pléthore devroit spécialement produire ses effets sur ce viscere ; c'est pourquoi, lorsque

(*a*) Ainsi on a vu des hémorrhagies venir du coin de l'œil, des joues, du bout des doigts, des mains ou des pieds, & d'autres parties sur lesquelles on n'appercevoit aucune ouverture, dès que le sang avoit cessé de couler.

les règles sont supprimées, on obsérve cette hémorrhagie plus fréquemment qu'aucune autre. Néanmoins, lors même que cela arrive, ni les circonstances de l'hémorrhagie, ni ses conséquences, ne nous portent à supposer qu'il domine un degré de pléthore considérable ou dangereux.

1023. Je pense que ces considérations (1021-1022) peuvent s'appliquer à l'objet dont nous nous occupons ; d'où je crois pouvoir avancer qu'il est possible que le vomissement de sang dépende quelquefois de circonstances particulieres à l'estomac, qui déterminent le sang à se porter abondamment vers cet organe, & qui peuvent exister sans qu'aucune pléthore considérable ou dangereuse domine dans le systême. Je ne puis expliquer avec certitude ou avec clarté, quelles sont les circonstances de l'estomac, qui, dans le cas indiqué, peuvent déterminer le sang à s'y porter avec abondance ; mais je présume que cela est dû à la connexion & à la sympathie que nous savons exister entre l'utérus & tout le canal alimentaire, & spécialement entre la principale partie de ce canal, qui est l'estomac.

1024. L'on peut, à ce que je pense, conclure de ces réflexions ;

I. Que le vomissement de sang dont nous parlons n'est presque jamais une maladie dangereuse ;

II. Qu'il n'exige presque jamais les remedes convenables pour la guérison de l'hémorrhagie active, ou qu'au moins ces remedes ne sont nécessaires que dans ces cas extraordinaires où il y a des signes évidens de pléthore générale, & où le vomissement de sang paroît être fort actif, fort abondant & revient plus fréquemment.

III. Que le vomissement de sang occasionné par la suppression des regles, empêche rarement de mettre en usage les remedes qui conviennent dans l'aménorrhée (a) ; lesquels pourroient être contraires dans le cas d'hémorrhagie active idiopathique.

1025. Un autre cas d'hématémesis symptomatique, en-

(a) Scardonne a donné des pilules aloétiques à une femme de vingt-cinq ans sujette à des accès d'hystéricisme & à un crachement de sang, qui revenoit périodiquement dans le temps où les règles, qui étoient supprimées, auroient dû reparoître ; la malade s'en étant très-mal trouvée, il eut recours au succin, à la sabine, & à d'autres remedes semblables, qui rappellerent les règles & dissiperent tous les autres accidens.

tiérement analogue à celui dont je viens de parler, est l'hématémesis qui survient à la suite, ou qui paroît dépendre de la suppression du flux hémorrhoïdal, qui s'étoit réglé & avoit paru fréquemment quelque temps avant.

Ceci peut s'expliquer peut-être par l'état général de pléthore qu'occasionne une semblable suppression ; il faut en effet supposer qu'il existe alors un certain degré de pléthore : mais cette supposition ne suffit pas pour rendre parfaitement raison de ce cas ; car une pléthore générale doit nous donner lieu d'attendre l'hémoptysie (1022) plutôt que l'hématémesis ; il nous manque donc encore quelque chose, comme dans le premier cas, pour expliquer la détermination particuliere qui se fait vers l'estomac.

Je ne tenterai pas de déterminer si ce fait peut s'expliquer par la sympathie qui existe entre les différentes parties des vaisseaux sanguins du canal alimentaire, ou par la sympathie générale de ces vaisseaux avec la veine porte. Cependant je m'imagine que l'on trouvera plus facilement l'explication que l'on cherche dans la sympathie de l'estomac avec l'affection hémorrhoïdale dont j'ai parlé dans 946.

1026. De quelque maniere que l'on explique l'hématémesis produite par la suppression des hémorrhoïdes, les considérations que renferment les paragraphes 1021, 1022, peuvent s'appliquer ici, comme dans le cas analogue d'hématémesis produite par la suppression des regles ; & nous pouvons en conséquence, en conclure de même, que la maladie dont nous parlons est rarement dangereuse, & qu'elle n'exige guere que l'on ait recours aux remedes qui conviennent dans l'hémorrhagie idiopathique & active.

1027. On est fondé à supposer que les cas d'hématémesis dont je viens de parler, sont des hémorrhagies artérielles ; néanmoins il est probable que l'estomac est sujet aussi à des hémorrhagies veineuses (768).

On trouve dans les observations de médecine, beaucoup d'exemples de vomissemens de sang, accompagnés du gonflement de la rate (*a*), qui comprimoit le *vas breve*, &

(*a*) Dodonée dit avoir connu plusieurs personnes qui vomissoient du sang provenant de la rate, elles étoient pâles & avoient une tumeur fort sensible à l'hypochondre gauche, qui paroissoit immédiatement avant le vomissement & disparoissoit après ; la plupart de ces malades ont péri au troisieme ou au quatrieme vomissement, quelquefois plus tard : d'autres ont été affectés d'une

empêchoit par-là le libre retour du sang veineux qui vient de l'estomac. Nous avons expliqué plus haut, dans 769, jusqu'à quel point cette éruption du sang veineux pouvoit occasionner l'hémorrhagie des extrémités des veines même, ou des extrémités des artères qui leur correspondent ; & les exemples où la tuméfaction de la rate comprimoit les *vasa brevia*, éclaircissent singuliérement & confirment notre doctrine sur ce sujet ; il est même suffisamment probable d'après ces observations, que les vomissemens de sang sont souvent produits par une pareille cause.

1028 Il est encore possible que l'obstruction du foie s'opposant au mouvement libre du sang dans la veine porte, gêne quelquefois le retour du sang veineux des vaisseaux de l'estomac, & produise un vomissement de sang ; mais les exemples de ce genre (*a*) ne sont ni aussi fréquens, ni aussi clairement expliqués que ceux du premier cas.

1029. Excepté ces cas qui dépendent de l'état du foie ou de la rate, il est très probable que les autres hémorrhagies de l'estomac sont fréquemment du genre veineux.

La maladie que Sauvages appelle *melœna*, & que les autres écrivains nomment communément *morbus niger*, ou maladie noire (772), qui consiste dans une évacuation d'un sang noir & grumeleux, rejetté par le vomissement ou par les selles, & quelquefois par ces deux voies, ne peut guere être occasionné que par une hémorrhagie veineuse de quelque partie de la surface interne du canal alimentaire.

Il est possible que la bile prenne quelquefois une apparence noire & visqueuse (*b*), & qu'elle mérite réellement le nom d'*atra bilis* : mais il est certain que les exemples de ce genre sont très-rares ; & il est très-probable que ce qui

---

ascite qui les a conduits au tombeau ; il ajoute qu'il ne se souvient que d'un seul malade qui a échappé par l'usage fréquent de l'absinthe.

(*a*) Il paroît, d'après les observations que l'on trouve consignées dans les auteurs, que dans le cas où le vomissement de sang vient du foie, il est accompagné de syncope, de douleurs violentes dans l'hypochondre droit, de fievre, & d'autres accidens très-graves, qui font périr le malade en peu de temps, ou qui sont suivis d'hydropisie ascite : souvent ce vomissement n'est survenu qu'à la suite d'un engorgement de la rate.

(*b*) Quelques observations prouvent que quand le pylore est obstrué, les matières qui séjournent dans l'estomac, & le suc gastrique même peuvent prendre une couleur brune plus ou moins foncée.

a donné lieu à l'idée de l'atrabile chez les anciens, étoit réellement l'apparence que prend le sang versé dans le canal alimentaire de la maniere que je l'ai indiqué; apparence que prend toujours, comme l'on sait, le sang lorsqu'il est resté quelques temps en stagnation. Je pense qu'il est aujourd'hui généralement reconnu que l'idée de Boerhaave, qui pensoit qu'une pareille matiere existoit dans la masse du sang, est dépourvue de tout fondement; puisqu'il paroît très-évident par les ouvertures des cadavres faites récemment, que la maladie noire ou le sang présente cette apparence, dépend toujours de l'épanchement & de la stagnation dont j'ai parlé.

1030. D'après cette théorie de la maladie noire, il paroît que les vomissemens de sang peuvent survenir lorsque ce liquide s'est épanché de la maniere que j'ai indiqué, soit dans la cavité de l'estomac même, soit dans les portions supérieures des intestins, d'où les matieres qui y sont contenues passent souvent dans l'estomac.

1031. Dans le cas de la maladie noire, & dans les cas analogues qui dépendent des affections de la rate ou du foie, il paroît que les vomissemens de sang doivent être considérés comme des affections symptomatiques, & qu'il ne faut nullement les traiter comme l'hémorrhagie active primitive, mais qu'ils exigent les remedes qui peuvent résoudre les obstructions primitives, si l'on en connoît quelqu'un qui jouisse de cet avantage.

1032. Je crois avoir indiqué presque toutes les causes qui produisent l'hématémesis; certainement celles dont j'ai fait l'énumération donnent plus communément lieu à ce symptome. Néanmoins il est possible qu'il soit dû à d'autres causes; tel est le cas particulier, indiqué par Sauvages, d'un anévrisme de l'aorte qui s'ouvrit dans l'estomac: quelques maladies des autres parties contigües, qui ont contracté une adhérence étroite avec l'estomac, peuvent aussi quelquefois, en s'ouvrant dans sa cavité, y épancher du sang, qui est ensuite rejetté par le vomissement. Il est encore possible que des abcès & des ulcères de l'estomac même, versent du sang dans la cavité de ce viscère qui est rejetté par le vomissement.

Je ne pense pas qu'il soit nécessaire de mettre au rang des vomissemens symptomatiques de sang, ceux qui sont produits par une violence externe, ni ce qui y est analogue, celui qui est rejetté par les efforts violens que l'on fait pour vomir : néanmoins ce dernier est beaucoup plus rare que l'on ne croit. On ne peut, dans ces deux cas, avoir de doute sur la nature de la maladie, & il sera aisé de connoître la maniere dont on doit la traiter, d'après ce que j'ai dit plus haut sur les moyens de modérer & d'arrêter l'hémorrhagie en général.

SECTION II.

De l'Hématurie (a) ou de l'écoulement de sang qui se fait par le canal de l'urètre.

1033. On dit que l'hématurie est survenue, sans aucun autre symptome, d'une affection des reins ou des conduits de

(a) Les principales espèces d'hématurie, admises par Sauvages, sont les suivantes :

1°. L'hématurie spontanée, qui affecte les pléthoriques, qui n'est précédée d'aucune douleur aiguë des reins, mais d'un état d'engourdissement dans tout le corps, & d'un sentiment de mal-aise dans la vessie. On peut rapporter à cette espèce, l'hématurie périodique qui remplace les règles supprimées.

2°. L'hématurie produite par le calcul des reins ou de la vessie, qui se reconnoît aux signes propres à ces maladies. On doit rapporter à cette espèce l'hématurie purulente, dans laquelle le sang que l'on rend avec les urines est mêlé de pus, comme on l'observe dans les cas où le rein est en suppuration.

3°. L'hématurie noire, dans laquelle les urines sont noires, est un symptome qui s'observe dans plusieurs maladies, telles que les fievres putrides, où il est toujours fâcheux. Marcellus Donatus a vu une jaunisse guérie tout-à-coup par un écoulement d'urines très-noires. Valesius a vu un homme attaqué d'une jaunisse, qui tous les ans avoit un gonflement douloureux de la rate, qui se dissipoit par un écoulement d'urine aussi noire que de l'encre.

4°. L'hématurie forcée, telle que celle qui est produite par les vomissemens violens, les chûtes, l'exercice du cheval, les coups, les varices ou les hémorroïdes de la vessie, les excès des plaisirs de Vénus chez les jeunes gens, & qui souvent est la suite des anciennes gonorrhées : on doit rapporter à cette espèce l'hématurie produite par un ver renfermé dans la vessie, & celle que l'on a observée chez quelques-uns des animaux où l'on a pratiqué la transfusion.

5°. L'hématurie où le sang coule continuellement goutte à goutte & ne vient pas de la vessie, mais du canal de l'urètre.

6°. L'hématurie qui survient dans les exanthêmes, tels que la petite vérole, la fievre miliaire, &c.

l'urine ; comme cette hémorrhagie est arrivée à des personnes pléthoriques, & a reparu à des périodes fixes, on l'a regardée dans ce cas comme un exemple d'hématurie idiopathique, & de la nature des hémorrhagies actives dont j'ai parlé plus haut.

1034. Je ne puis positivement nier l'existence de ce cas ; mais je dois observer que l'on en trouve très-peu d'exemples dans les écrits des médecins ; que ni mes amis, ni moi, n'en ont vu aucun, & que les observations que l'on a rapportées peuvent être erronées, en ce que j'ai fréquemment vu l'hématurie survenir sans aucun symptome qui indiquât en même temps l'existence d'une autre affection des reins ou des voies urinaires : néanmoins, comme l'hémorrhagie avoit été précédée ou suivie, peu de temps après, des accès de la néphralgie calculeuse (*a*), cela a suffi pour me rendre probable que l'hématurie étoit due à une plaie produite par la présence de la pierre dans quelque partie des voies urinaires.

7°. La fausse hématurie, dans laquelle les urines sont d'un rouge foncé & briqueté, sans contenir de sang, comme on l'observe dans plusieurs espèces de fievres, dans l'hydropisie, dans la dysenterie, &c. On doit rapporter à cette espèce l'hématurie produite par certains alimens, tels que le fruit de l'opuntia, de la ronce, &c.

(*a*) J'ai vu un homme qui, depuis son enfance, rendoit tous les ans, au commencement de l'été, une très-grande quantité de sang par le canal de l'urètre. Il n'a commencé à ressentir de douleurs dans la région du rein gauche, que passé l'âge de quarante ans : tous les ans les douleurs ont augmenté à un point considérable, & il est survenu une tumeur qui sembloit prouver que le rein étoit primitivement affecté.

Différentes maladies des reins, dont les progrès sont imperceptibles, peuvent produire l'hématurie. Telle est l'observation que donne Sébastien Scheffer, dans les Ephémérides d'Allemagne, *dec. 1, cent. 9 & 10*. Un homme rendit beaucoup de sang après avoir joué à la paume avec excès. Cet accident se renouvelloit toutes les fois qu'il faisoit quelque exercice extraordinaire. Il vécut vingt ans dans cet état. Mais treize ans avant sa mort, il éprouva de très-grandes douleurs dans les reins ; le ventre s'enfla considérablement ; & il rendit quelquefois plusieurs pintes de sang par le canal de l'urètre. A l'ouverture du cadavre, on trouva que le rein gauche avoit acquis un volume monstrueux. Il formoit une tumeur qui occupoit presque toute la cavité du ventre, & qui renfermoit des matières de différentes couleurs & de différentes consistances ; on en voyoit de jaunes & pleines de corpuscules glanduleux, & il y avoit des calculs raboteux de différentes figures & de la grosseur d'un pouce.

1035. En outre, l'existence de l'hématurie idiopathique n'est pas probable, en ce qu'il paroît plus vraisemblable que la pléthore générale produise l'hémoptysie (1022), & il n'y a aucune circonstance bien connue qui puisse déterminer plus particuliérement le sang à se porter vers les reins. L'hématurie idiopathique doit donc être certainement un cas rare, & les exemples d'affections symptomatiques de ce genre sont très-fréquens.

1036. Un des plus communs, est celui où l'hématurie accompagne la néphralgie calculeuse, & paroît évidemment due à une pierre qui blesse la surface interne du bassinet des reins ou de l'uretère. Dans ce cas, le sang qui sort avec l'urine est quelquefois d'un beau rouge vermeil, mais le plus communément il est d'une couleur noire : la totalité en est quelquefois répandue ou dissoute, & par conséquent entiérement suspendue dans l'urine; mais s'il s'en trouve une grande quantité, une portion se dépose au fond du vaisseau qui contient le sang évacué avec l'urine. L'apparence du sang varie suivant les différens cas. Si celui qui vient du rein est resté quelque temps en stagnation dans les uretères ou dans la vessie, il se coagule quelquefois, la partie coagulée se divise ensuite, & sort sous la forme d'une masse grumeleuse de couleur noire ou brune, qui donne en conséquence la même teinte à l'urine évacuée; ou s'il n'y a qu'une petite quantité de sang, elle ne produit qu'une urine brune semblable à du café. Il arrive aussi quelquefois que le sang qui est en stagnation & qui se coagule dans les uretères se moule suivant leur forme, & est en conséquence évacué sous l'apparence d'un ver; si le gluten du sang coagulé se sépare des globules rouges, comme il arrive quelquefois, la surface externe de cette substance vermiforme est blanchâtre, & le tout ressemble à un tube qui contient une liqueur rouge. J'ai aussi quelquefois observé que le sang qui paroissoit avoir été coagulé dans l'uretère, sortoit sous une forme presque séche, qui ressembloit à une mêche de chandelle à moitié brûlée.

1037. Telles sont les différentes apparences que prend le sang évacué dans l'hématurie calculeuse lorsqu'il vient particuliérement des reins ou des uretères; on observe une grande partie de ces mêmes apparences lorsqu'il ne tire son origine que de la vessie, & qu'il est produit par la présence de la pierre dans cette partie; mais les symptomes qui se manifestent alors, indiquent communément que le siege de la maladie est différent.

Le sang qui vient du rein ou de l'uretère se coagule quelquefois dans la vessie, & n'en sort qu'avec difficulté; alors la douleur & le mal-aise peuvent paroître résider particuliérement dans la vessie, quoiqu'elle ne contienne pas de pierre; mais les symptomes qui ont précédé suffiront communément pour faire connoître la nature de la maladie.

1038. Il n'est guère nécessaire, dans aucun des cas d'hématurie calculeuse, de mettre en usage les remedes qui conviennent dans l'hémorrhagie active. Il suffit d'employer uniquement le régime propre à modérer l'hémorrhagie en général, & il faut sur-tout éviter toutes les choses ou toutes les circonstances qui pourroient irriter les reins ou les uretères. Entre toutes ces causes d'irritation, il n'y en a pas de plus fréquente ou de plus considérable que la présence des excrémens endurcis dans le colon; c'est pourquoi il faut en procurer fréquemment l'évacuation par l'usage des doux laxatifs.

1039. L'hématurie calculeuse peut proprement être considérée comme un cas d'hématurie; c'est pourquoi je la joins aux autres exemples d'hématurie produite par une violence externe, telle que celle qui est l'effet d'une contusion sur la région des reins, ou d'un exercice violent & long-temps continué des muscles qui recouvrent ces parties. On a sur-tout un exemple de la derniere cause dans l'équitation.

1040. On peut encore considérer comme un cas d'hématurie violente, celui où la maladie survient après avoir pris certaines substances âcres, qui se portent ensuite particuliérement vers les conduits de l'urine; & qui, enflammant & gonflant le col de la vessie, produisent la rupture des vaisseaux sanguins qui sont extraordinairement distendus, ce qui donne lieu à un écoulement sanglant d'urine : l'exemple le plus connu de ce genre est l'effet des cantharides introduites en certaine quantité dans le corps, d'une manière quelconque, il est possible que quelques autres substances âcres produisent un effet semblable (a).

1041. Outre ces exemples les plus fréquens d'hématurie, qu'on ne peut considérer comme des hémorrhagies idiopa-

(a) On a vu l'hématurie survenir à la suite de l'abus de l'aloès & des asperges.

thiques, il n'y en a quelques autres indiqués par les auteurs, qui néanmoins sont encore évidemment symptomatiques; tel est l'écoulement de sang par les conduits urinaires, en conséquence de la suppression du flux menstruel ou hémorrhoïdal. Ces cas doivent être regardés comme analogues au vomissement de sang produit par des causes semblables; & les différentes réflexions que j'ai faites plus haut sur cet objet, peuvent, à ce que je pense, s'appliquer ici, & sur-tout les conclusions que j'en ai tirées dans 1024. Néanmoins on trouve très-peu d'exemples de ces deux cas, & particuliérement du premier.

1042. Il y a cependant un exemple d'une semblable hématurie symptomatique, qui mérite d'être observé; c'est celle où le flux hémorrhoïdal supprimé occasionne, par la communication des vaisseaux ou uniquement par le voisinage des parties une détermination du sang dans les vaisseaux du col de la vessie, qui, par rupture ou par anastomose, laissent échapper le sang qui sort avec les urines ou sans urines (*a*). Ce cas a été nommé hémorrhoïdes de la vessie; & ce nom lui convient assez bien, lorsque cette évacuation tient évidemment lieu de celle qui avoit coutume de se faire par le rectum. Quant au traitement des hémorrhoïdes de la vessie, je ne pourrois qu'appliquer ici tous les principes que j'ai établis plus haut, relativement à la cure de l'affection hémorrhoïdale proprement dite.

1043. Il me reste encore à parler d'un autre exemple d'hématurie symptomatique; c'est celui qui survient dans le cas de petite vérole confluente & putride, de même que dans plusieurs autres maladies putrides. On peut présumer que, dans ces cas, le sang vient des reins; & je pense qu'il sort alors en conséquence de la fluidité qu'il acquiert toujours lorsqu'il approche de l'état de putridité. C'est pourquoi l'on ne doit pas considérer cette hématurie comme un symptome d'une affection des reins, mais seulement comme une marque de l'état putrescent du sang.

(*a*) Dans ce cas les malades sentent de la douleur au bas du pubis & près de la verge; l'écoulement de sang revient périodiquement & se supprime quand les hémorrhoïdes reprennent leur cours. On reconnoît que le sang vient du col de la vessie, en ce qu'il n'est pas intimement mêlé avec l'urine, mais devient grumeleux en restant en stagnation, & cause des douleurs très-aigues.

1044. Dans certaines maladies l'urine est d'une couleur rouge si foncée, que l'on pourroit soupçonner qu'elle est teinte de sang ; & ceci a donné occasion à Sauvages d'indiquer parmi les autres espèces d'hématurie, l'*hæmaturia spuria*, ou l'*hæmaturia lateritia*, dans lesquelles il croit cependant qu'il n'y a pas de sang dans l'urine. Il est souvent important, pour décider la nature de la maladie, de déterminer si la couleur rouge de l'urine est produite par le sang qui y est contenu ou par un certain état des sels & des huiles qui forment toujours en plus ou moins grande proportion les parties constituantes de l'urine ; & l'on peut communément décider cette question d'après les considérations suivantes.

On a observé plus haut que quand une quantité considérable de sang est évacué avec l'urine, il s'en dépose toujours une portion au fond du vaisseau qui contient le sang évacué avec l'urine ; & dans ce cas, on peut, sans hésiter, attribuer la couleur de l'urine qui est au-dessus, à une partie du sang qui y est répandu. Il ne doit donc y avoir de doute, relativement à la présence du sang dans l'urine, que quand on n'y observe pas le dépôt dont j'ai parlé plus haut, & que quand le sang qu'on y croit contenu est dissous ou répandu dans toute la masse des urines, & y reste en conséquence entiérement suspendu. Dans ce cas, on peut communément reconnoître la présence du sang, premiérement, par la couleur qu'il donne aux urines ; car j'ai toujours observé que cette couleur étoit différente de celle des urines qui ne contiennent pas de sang ; & je pense qu'un peu d'expérience mettra presque tout le monde en état de faire cette distinction : deuxiémement, lorsque le sang est mêlé aux urines il en diminue toujours la transparence ; & il est très-rare que l'urine, quoique très-colorée, perde sa transparence ; au moins cela n'arrive presque jamais, lorsqu'on examine l'urine récemment évacuée : troisiémement, lorsque l'urine est mêlée de sang, si l'on y trempe un morceau de linge, elle le teint d'une couleur rouge, ce que ne fait jamais l'urine la plus haute en couleur qui ne contient pas de sang : quatriémement, l'urine la plus haute en couleur, où il n'y a pas de sang, dépose presque toujours en se refroidissant & en restant au fond du vase, un sédiment briqueté ; & s'il arrive que l'urine sanglante dépose un sédiment qui puisse être une portion de sang qui y étoit répandu, on peut facilement en reconnoître la différence, en ce que le sédiment de l'urine qui ne contient pas de sang, se redissout entiérement lorsqu'on réchauffe l'urine ; ce qui n'arrive jamais lorſque le ſédiment eſt produit par le ſang. En dernier lieu ; on ne connoît aucun cas où une portion de l'urine qui ne contient pas de ſang, ſoit coagulable à un degré de chaleur égal à celui de l'eau bouillante ; mais le ſang répandu dans l'urine eſt encore coagulable à ce degré de chaleur. En conſéquence, on peut, par cet eſſai, déterminer communément la préſence du ſang dans les urines.

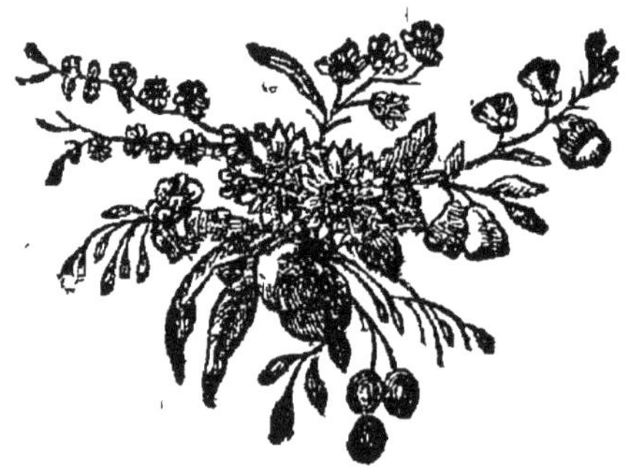

LIVRE V.

Des Profluvia, ou des Flux accompagnés de pyrexie.

1045. Les premiers Nosologistes ont établi une classe de maladies sous le titre de flux, ou de profluvia; mais comme ils y ont rassemblé un grand nombre de maladies, qui n'ont rien de commun que la seule circonstance d'un écoulement augmenté des fluides; lesquels diffèrent aussi beaucoup les uns des autres, j'ai évité un ordre aussi peu convenable, & j'ai distribué la plupart des maladies comprises par les Nosologistes dans cette classe, dans des endroits qui leur sont plus naturels & plus convenables. J'ai néanmoins conservé ici le titre général; mais je me borne aux flux qui sont constamment accompagnés de pyrexie, & qui en conséquence, appartiennent nécessairement à la classe de maladies (a) que je traite présentement.

Il n'y a que deux genres de flux que l'on peut très-constamment regarder comme des maladies fébriles; savoir, le *catarrhe* & la *dysenterie* (b), dont je vais en conséquence parler.

(a) L'auteur comprend dans cette classe la pyrexie accompagnée d'une excrétion augmentée, qui, dans l'état naturel, n'est pas sanguine: on doit, en conséquence, regarder ces flux comme actifs & fébriles en opposition à ceux qui sont passifs ou spasmodiques. On les distingue des hémorrhagies, en ce que, 1°. ils sont uniquement séreux & arrivent en conséquence des excrétions ou des évacuations séreuses augmentées; 2°. ils surviennent sans aucun changement d'équilibre du systême; 3°. les hémorrhagies au contraire sont produites par des congestions ou des ruptures des vaisseaux dans une partie, indépendamment d'aucune matière morbifique.

(b) Il est aisé de voir pourquoi l'auteur a mis dans la classe des pyrexies le catarrhe & la dysenterie, car le catarrhe approche beaucoup des phlegmasies, par la pyrexie & la diathèse inflammatoire qui l'accompagnent; & la dysenterie est non-seulement accompagnée de pyrexie, mais elle differe encore de tous les autres flux par plusieurs circonstances.

CHAPITRE PREMIER.

Du Catarrhe.

1046. LE catarrhe eſt une excrétion augmentée du mucus que fournit la membrane muqueuſe du nez, de la gorge & des bronches, qui eſt accompagnée de pyrexie (*a*).

(*a*) Le catarrhe eſt le GENRE XL de la Noſologie de l'auteur. Il ajoute au caractère qu'il en donne ici, que la pyrexie qui accompagne le catarrhe eſt ſouvent contagieuſe, & que ſi l'excrétion des glandes muqueuſes n'eſt pas augmentée, il y a au moins une diſpoſition à l'augmentation de cette excrétion.

On doit rapporter particuliérement à ce genre, ceux que Sauvages déſigne ſous le nom de catarrhe, de rhume de poitrine & de toux. Mais il faut regarder comme ſymptomatique *l'anatacharſis* ou l'expectoration qui ſe manifeſte de différentes manières dans plusieurs affections de poitrine.

Il y a deux eſpèces de catarrhe, dont l'une eſt produite par le froid, l'autre par la contagion.

I. On doit rapporter au catarrhe produit par le froid :

1°. Le catarrhe bénin produit par un refroidiſſement ſubit, qui n'eſt accompagné que d'un mouvement fébrile léger, qui ſe manifeſte le ſoir & qui ſouvent même eſt à peine ſenſible ; il eſt réuni communément à la douleur de tête & à la toux, mais tous ces ſymptomes ſe diſſipent facilement.

2°. Le catarrhe qui affecte les muſcles de la poitrine & du col, ou d'autres parties qui ont été expoſées au froid ; la douleur augmente dans ce cas par le tact, elle eſt accompagnée de toux, & elle ſe diſtingue communément de la douleur de rhumatiſme, en ce qu'elle ſe diſſipe facilement en ſe couvrant bien & en faiſant uſage des délayans.

3°. Le rhume du cerveau ou l'enchifrénement, qui s'annonce par une douleur gravative du front, par l'éternument, la perte de l'odorat, la voix naſale, la dyſpnée & la toux : à ces ſymptomes ſuccède un écoulement du nez d'une matière d'abord limpide, qui enſuite s'épaiſſit, devient viſqueuſe & abondante, & diſſipe les premiers accidens. Dans cette maladie, que les auteurs ont décrite ſous le nom de *coryza*, la membrane pituitaire eſt enflammée ; elle eſt plus violente quand les arrière-narines ſont affectées que quand il n'y a que les parties ſupérieures.

4°. La phlegmatorrhagie de Juncker, qui ſe nomme morfondure quand elle affecte les chevaux. Cette eſpèce diffère de la précédente, en ce qu'elle n'eſt pas précédée des ſignes particuliers au catarrhe, le nez eſt tout à-coup affecté d'un écoulement conſidérable & continuel d'une humeur limpide, lymphatique.

Ceux

Ceux qui ont écrit sur la médecine-pratique, ainsi que les nosologistes, ont distingué le catarrhe par différens noms,

tel que celui qui s'observe particuliérement chez les vieillards qui ont été exposés à un froid vif ; cet écoulement dure quelquefois plusieurs mois.

5°. Le coryza fébrile, qui est un écoulement du mucus des narines qui survient tous les soirs, & est accompagné du gonflement de la tête, de douleur & de l'embarras des sinus frontaux.

6°. Le rhume catarrhal. Cette espece se distingue des précédentes par la toux, les douleurs vagues, & le gonflement des parties qui ont été exposées à l'air.

7°. La toux catarrhale, qui différe des autres especes parce que ses symptomes sont plus légers.

8°. La fievre rémittente catarrhale, ou la fievre de rhume, qui se reconnoît à la pyrexie qui se joint aux autres symptomes de catarrhe, & dont les paroxysmes reviennent tous les soirs.

M. Cullen doute que l'on doive rapporter ici la fievre catarrhale & vermineuse des enfans, ou la coqueluche. Cette maladie est souvent épidémique parmi les enfans : elle est accompagnée d'une fievre violente avec des redoublemens tous les jours, la toux est si forte, que l'on diroit que les malades sont sur le point d'être suffoqués, & ils rendent souvent des vers.

La céphalalgie catarrhale ne doit point être regardée comme une espece différente, puisque l'on observe dans tous les catarrhes une douleur de tête plus ou moins violente : tantôt cette douleur n'affecte que la peau : elle est alors accompagnée de rougeur & augmente par le tact : d'autres fois elle s'étend jusqu'à la calotte aponévrotique qui enveloppe le crâne, & elle se modère par le frottement ; quelquefois elle est très-violente & très-difficile à détruire : elle est accompagnée de tintement d'oreille, de strabisme & d'autres symptomes qui varient en raison des organes que la fluxion affecte. Elle dure communément quarante jours, quelquefois cependant elle passe ce temps, & je l'ai vue alors suivie d'abcès.

II. On doit rapporter au catarrhe produit par la contagion, les especes que Sauvages désigne sous les noms, 1°. de catarrhe épidémique, appellé vulgairement *grippe*, *follette*; 2°. le rhume épidémique ; 3°. la synoque catarrhale. Toutes ces especes ne sont que des variétés de la même maladie.

On trouve dans Sauvages un grand nombre d'especes de catarrhe, de coryza & de toux qui sont symptomatiques : ces especes sont, 1°. le catarrhe, ou le coryza, qui précède la rougeole & quelquefois la fievre miliaire ; 2°. la toux produite par la gale répercutée ; 3°. le coryza produit par l'ulcère des sinus frontaux, auquel on doit rapporter l'ozène ; 4°. la toux accidentelle excitée par l'introduction de quelques corps étrangers dans la trachée-artère, ou par les ris, les cris, les acides, &c. ; 5°. la toux gutturale, où la trachée-artère est irritée par une humeur visqueuse. On l'a vue aussi produite par une pierre qui s'étoit formée dans les amygdales ; 6°. souvent la sécheresse de la gorge & quelquefois différens insectes, tels que des vers renfermés dans les poumons,

suivant qu'il affecte plus ou moins quelques-unes de ces parties de la membrane muqueuse plutôt que d'autres (a) : mais je pense qu'il est toujours de la même nature, & qu'il est produit par la même cause, quoiqu'il affecte différentes parties ; très-communément toutes sont affectées en même-temps ; c'est en conséquence avec peu de fondement que l'on admet la distinction dont je viens de parler.

On a fréquemment traité cette maladie sous la dénomination de toux ; en effet, cette derniere accompagne toujours le type principal du catarrhe ; c'est-à-dire, l'excrétion augmentée des glandes bronchiques : mais comme la toux est très-souvent un symptome de beaucoup d'autres affections très-différentes entre elles, c'est improprement que l'on a employé ce terme comme générique.

1047. La cause éloignée du catarrhe est très-communément l'action du froid sur le corps. La maniere dont elle produit le catarrhe peut s'observer distinctement dans beaucoup de cas ; & je crois qu'on l'observeroit toujours de même, si l'on connoissoit toutes les circonstances qui déterminent le froid à agir sur le corps, ou si l'on y faisoit attention. *Voyez* 94-96.

L'on voit aussi, d'après les mêmes paragraphes, ce qui dispose quelques personnes au catarrhe.

1048. La maladie dont je parle présentement commence en général par une difficulté de respirer par le nez, & par

---

excitent la toux ; des calculs ont produit le même effet, alors il n'y a pas d'expectoration ; 7°. la saburre contenue dans l'estomac, la dentition, l'affection hystérique, la grossesse, les abcès du foie, l'inflammation, les abcès & les engorgemens sanguins des poumons, les concrétions polypeuses qui se forment dans ce viscère ; la goutte répercutée, les vapeurs métalliques, donnent lieu à autant d'especes de toux symptomatiques qui seront aisées à distinguer en faisant attention à la maladie primitive.

(a) Ainsi, on nomme coryza le catarrhe qui affecte la membrane pituitaire ; raucedo, celui qui se porte sur les parties internes de la gorge. On a appellé catarrhe de l'estomac, l'excrétion augmentée des glandes muqueuses de l'estomac, accompagnée d'une toux sonore, qui paroît venir de ce viscère, à laquelle se joignent une douleur gravative que l'on rapporte au scrobicule du cœur, une expectoration de matiere muqueuse, défaut d'appétit & vomissement. M. Lieutaud a même admis un catarrhe de la vessie, dans lequel les malades rendent une grande quantité de mucus mêlé aux urines : quelquefois les urines ont cette apparence dans le catarrhe, mais quantité d'autres causes capables d'irriter la vessie peuvent aussi y donner lieu.

un sentiment de plénitude qui en bouche le passage ; souvent il s'y joint une douleur sourde & un sentiment de pesanteur dans le front, & quelque roideur dans le mouvement des yeux. Quelquefois, dès que le malade commence à éprouver ces sensations, & toujours immédiatement après qu'elles se sont manifestées, il coule du nez, & même des yeux, un fluide ténu, qui souvent paroît avoir une certaine âcreté, tant par le goût qu'y ressent le malade, que par les démangeaisons qu'il produit dans les parties sur lesquelles il passe.

1049. Ces symptomes constituent le *coryza* & le *gravedo* des auteurs, & sont communément accompagnés d'un sentiment de lassitude dans tout le corps. Quelquefois on éprouve des frissons, ou au moins le corps est plus sensible que de coutume au froid de l'air, & en même-temps le pouls devient, sur-tout le soir, plus fréquent qu'il ne l'est ordinairement (*a*).

1050. Il est rare que ces symptomes continuent longtemps sans être accompagnés d'enroumeent, d'un sentiment d'âcreté & de mal-aise dans la trachée-artère, & de quelque difficulté de respirer, que l'on attribue à un resserrement de la poitrine, & qui est jointe à une toux qui paroît produite par une irritation que l'on ressent à la glotte. La toux est, en général, d'abord séche : elle occasionne des douleurs autour du thorax, & plus particuliérement dans la poitrine. Quelquefois ces symptomes sont réunis à des douleurs semblables à celles de rhumatisme, que l'on ressent dans différentes parties du corps, particuliérement autour du col & de la tête. En même-temps, l'appétit cesse, la soif survient, & le malade éprouve une lassitude générale dans tout le corps.

1051. Ces symptomes (1048-1050) indiquent la violence & le degré de la maladie ; néanmoins elle n'est pas communément de longue durée. A mesure que le catarrhe fait des progrès, il se joint à la toux une excrétion abondante de mucus, qui d'abord est ténu, mais s'épaissit par degré, & est rejetté par une toux moins fréquente & moins laborieuse. La maladie cesse entiérement dès que l'enrouement & la douleur de la trachée-artère se dissipent, que les

(*a*) Quelquefois la pyrexie n'est pas sensible, alors la maladie n'est que locale ; dans le commencement, le pouls est généralement plein, & il est très-rare de le trouver dur.

symptomes fébriles diminuent, que la toux devient moins fréquente, & l'expectoration moins abondante.

1052. Tel est généralement le cours de cette maladie; communément elle n'est ni longue, ni dangereuse, mais dans quelques cas on observe tout le contraire. Ceux qui sont attaqués de catarrhe paroissent être plus facilement affectés que de coutume par l'air froid; & si pendant qu'ils sont dans cet état ils s'exposent au froid, la maladie qui sembloit se dissiper reparoît souvent avec plus de violence qu'avant, & devient non-seulement plus longue qu'elle ne l'auroit été, mais même plus dangereuse par les autres maladies qui surviennent (*a*).

1053. Souvent le catarrhe est accompagné d'un certain degré d'esquinancie tonsillaire; & quand le premier est aggravé par une nouvelle action du froid, l'esquinancie devient aussi plus violente & plus dangereuse, à cause de la toux qui existe en même-temps.

1054. Quand le catarrhe a été occasionné par une cause violente, quand il a été aggravé par un mauvais régime, & sur-tout lorsqu'il est devenu plus violent par l'action nouvelle & souvent réitérée du froid, il se change fréquemment en inflammation de la poitrine accompagnée du plus grand danger.

1055. Cependant, à moins qu'il ne survienne des accidens, tels que ceux qui sont indiqués dans 1052-1054, le catarrhe est toujours, à ce que je pense, une maladie légère & peu dangereuse chez les personnes saines qui ne sont pas fort avancées en âge: mais chez ceux qui sont disposés à la phthisie, le catarrhe peut produire facilement l'hémoptysie ou engendrer des tubercules dans les poumons; & lorsqu'il existe déjà des tubercules, le catarrhe accidentel peut plus facilement en déterminer l'inflammation & produire, en conséquence, la phthisie pulmonaire (*b*).

(*a*) Le catharre accidentel ou sporadique est toujours une maladie fâcheuse quand il revient fréquemment, parce qu'il est à craindre qu'il soit suivi de phthisie ou d'inflammation de la gorge ou de la poitrine. On a observé, au contraire, dans les épidémies, que la maladie étoit plus bénigne & plus courte chez ceux qui en étoient attaqués pour la seconde ou la troisieme fois; mais ceux qu'elle avoit épargnés d'abord, & qui furent malades lorsqu'elle commençoit à disparoître, eurent des symptomes plus graves que les autres.

(*b*) Ceci est particuliérement vrai dans le cas de catarrhe sporadique, car il est très-rare de voir le catarrhe épidémique suivi de phthisie.

1056. Le catarrhe est quelquefois une maladie dangereuse pour les personnes âgées. Chez un grand nombre d'hommes, à mesure qu'ils avancent en âge, & sur-tout quand ils ont commencé à vieillir, la secrétion du mucus, qui existe naturellement dans les poumons, se fait en plus grande quantité, & exige, en conséquence, une expectoration fréquente. C'est pourquoi si le catarrhe survient à de telles personnes, s'il augmente l'affluence des fluides vers les poumons, & est joint à un certain dégré d'inflammation, il peut produire la fausse péripneumonie, qui, dans ces cas, est très-souvent mortelle (*a*). *Voyez* 376-382.

1057. Il paroît que la cause prochaine du catarrhe consiste dans la détermination augmentée des fluides vers la membrane muqueuse du nez, de la gorge & des bronches, jointe à un certain degré d'inflammation qui affecte ces parties. La derniere circonstance est confirmée en ce que, dans le cas de catarrhe, le sang que l'on tire d'une veine offre communément la même croûte inflammatoire qui paroît dans le cas d'inflammation.

1058. Le froid produit probablement le catarrhe, en diminuant la transpiration qui se fait habituellement par la peau, & en la déterminant, en conséquence, à se porter vers la membrane muqueuse des parties indiquées plus haut. Une partie du poids que le corps perd journellement par l'évacuation insensible, est due à la transpiration pulmonaire, d'où il est probable qu'il y a une connexion entre cette transpiration & celle de la peau, de maniere que l'une peut augmenter en proportion que l'autre diminue : d'après ceci, on peut concevoir comment la diminution de la transpiration cutanée, en conséquence de l'action du froid, peut augmenter la détermination des fluides vers les poumons, & produire le catarrhe (*b*).

(*a*) Quelquefois le catarrhe produit chez les vieillards un épanchement abondant de mucus séreux dans les poumons, capable de suffoquer le malade tout-à-coup : c'est ce qui constitue le catarrhe suffoquant de Morgagni. Dans ce cas, la mort peut être une suite de la foiblesse qui met le malade hors d'état de cracher & d'expectorer.

(*b*) Tout prouve qu'il y a une analogie particuliere entre la maladie contenue dans les glandes muqueuses & la transpiration ; en admettant que cette derniere est la cause la plus commune du catarrhe sporadique, il est aisé d'expliquer la plupart de ses phénomènes ; lorsqu'il est épidémique & contagieux, il paroît que

1059. Le docteur James Kail a fait quelques observations qui pourroient, en apparence, rendre cette matière douteuse ; mais il y a quelque erreur dans ces observations. L'effet évident du froid, quant à la maniere dont il produit le catarrhe, ne laisse en général aucun doute sur cet objet ; & il y a plusieurs autres circonstances qui prouvent qu'il existe une connexion entre les poumons & la surface du corps.

1060. On ne peut déterminer avec certitude si la suppression de la transpiration produit le catarrhe, uniquement en augmentant la détermination des fluides, ou si la matiere de la transpiration est en même-temps portée vers les glandes muqueuses, & y excite une irritation particulière ; mais la derniere supposition est assez probable.

1061. Dans le cas de catarrhe ordinaire, qui souvent est sporadique, on peut douter qu'une matiere morbifique agisse sur les glandes muqueuses ; il est néanmoins certain que les symptomes du catarrhe dépendent fréquemment de l'action d'une matière semblable sur ces glandes, comme le prouvent évidemment la rougeole, la coqueluche, & sur-tout les exemples fréquens de catarrhe contagieux & épidémique.

1062. J'observerai, à l'occasion de ce dernier, qu'il y a deux especes de catarrhe, comme je l'ai indiqué dans mon synopsis de nosologie. L'une, à ce que je crois, est produite par le froid seul, de la maniere que j'ai expliquée plus haut ; & l'autre paroît évidemment être l'effet d'une contagion particuliere.

J'ai indiqué, dans mon synopsis, plusieurs exemples de pareils catarrhes contagieux, observés depuis le quatorzième

---

le froid augmente son action, & qu'alors la maladie est plus grave ; car le catarrhe de 1775, qui a régné à la fin de l'automne, a été plus fréquemment accompagné de maladies inflammatoires de poitrine & plus fâcheux que celui de 1782, qui a régné à la fin du printemps, & qui cependant a été plus généralement répandu ; d'où l'on peut conclure que la matiere de la transpiration est le véhicule de cette contagion, & qu'elle doit être moins active lorsque la chaleur de l'atmosphère favorise l'excrétion de la sueur. Car, il paroît que toutes les contagions sont très-disposées à s'échapper du corps, pourvu que les secrétions & les excrétions soient libres. Ce qui est probablement dû au pouvoir qu'elles ont de s'assimiler promptement à nos fluides, de maniere qu'elles sont facilement entraînées hors du corps.

fiecle jusqu'à ce jour (a), dont tous les phénomenes ont été exactement les mêmes ; & la maladie a toujours été particuliérement remarquable, en ce que, de toutes les épidémies connues, aucune ne s'est répandue plus loin, ni plus généralement : elle a rarement paru dans une contrée de l'Europe, sans se manifester successivement dans chacune des autres parties ; & dans quelques cas, elle a même été transportée en Amérique, & s'est répandue sur ce continent, dans tous les endroits d'où nous avons pu recevoir des observations.

1063. Le catarrhe produit par la contagion, se manifeste presque par les mêmes symptomes que ceux qui sont indiqués 1048-1050. Il paroît souvent survenir à la suite de l'action du froid. Il commence par un frisson plus fort que celui du catarrhe qui est produit par le froid seul, les symptomes fébriles paroissent plutôt, & s'élèvent aussi à un degré plus considérable ; en conséquence, son cours est plus rapide, & se termine communément en peu de jours (b);

(a) Valescus de Tarenta parle d'un catarrhe épidémique qui a régné à Montpellier en 1387. On a observé quinze épidémies de ce genre depuis le commencement de ce siecle. Les plus remarquables ont été celles de 1762, 1775 & 1782.

Cette épidémie n'épargne, en général, aucun âge, ni aucun tempérament ; les riches n'en sont pas plus exempts que les pauvres ; ceux qui vivent renfermés la gagnent de même que ceux qui sont obligés par état de s'exposer souvent à l'air. Néanmoins les enfans & les vieillards y sont moins sujets que les adultes ; aucune maladie ne se répand plus généralement : on a observé que, dans plusieurs endroits, elle avoit attaqué les quatre cinquièmes des habitans ; néanmoins elle est communément très-bénigne, & dure peu de temps ; celle qui a régné en 1782, cessoit communément au bout de six semaines lorsqu'elle s'étoit manifestée dans un endroit ; sa durée sur chaque individu varie en raison de la violence de ses symptomes, qui, quoique les mêmes, différent cependant par leur degré. Souvent elle se dissipe en deux ou trois jours ; & l'on n'a guère vu de malade la conserver plus de quinze.

Cette épidémie s'est manifestée plutôt dans les villes fort peuplées que dans les hameaux & les villages ; il y a plusieurs endroits où elle n'a commencé à paroître que lorsqu'il y étoit arrivé des personnes qui avoient habité des lieux où cette maladie régnoit. La derniere n'a paru observer aucun ordre dans la maniere dont elle s'est propagée : elle a passé de la Chine en Russie, & elle a parcouru les pays méridionaux de l'Europe.

(b) La foiblesse qui accompagne toujours cette maladie, & la maniere rapide avec laquelle elle se manifeste, sont en général les principaux caracteres qui la distinguent du catarrhe accidentel,

quelquefois il se juge par une sueur spontanée, & cette sueur produit, chez quelques personnes, une éruption miliaire. Néanmoins c'est particulièrement l'état fébrile de cette maladie qui se termine en peu de jours; car la toux & les

---

néanmoins on observe un grand nombre de variétés chez les différens individus. Chez quelques-uns, le mal de tête est très-violent, & il survient le soir un délire passager, le pouls est communément très-prompt & irrégulier. Souvent le vomissement spontané dissipe la douleur de tête; mais dans les cas où la poitrine est vivement affectée & où il se joint des symptomes de péripneumonie, les malades se plaignent de ressentir une douleur violente avec battement au sommet de la tête; le visage est bouffi, & il se manifeste des rougeurs érysipelateuses sur différentes parties; l'abdomen est tendu & douloureux. Dans quelques épidémies, telle que celle que Huxham a observée en 1733, il se formoit communément des abcès dans les oreilles: les amygdales sont aussi fréquemment affectées d'inflammation, & suppurent. On y a observé des hémorrhagies du nez salutaires; quelquefois l'urine étoit sanguinolente pendant trois ou quatre jours.

Cette maladie est accompagnée ordinairement de symptomes inflammatoires; néanmoins on y a quelquefois remarqué des signes évidens de putridité, & alors le sang n'étoit pas couvert de la croûte inflammatoire. Communément elle se répand plus généralement & est plus violente chez ceux qui habitent des endroits bas; les changemens de l'atmosphère n'ont paru y produire que peu de variétés.

Le catarrhe se complique avec un grand nombre de maladies inflammatoires, telles que la pleurésie & la péripneumonie, & il aggrave les chroniques, telles que l'asthme, le rhumatisme, la phthisie, la goutte; ce qui fait qu'il est souvent très-difficile de distinguer les caracteres qui lui sont propres, & qu'on l'a regardé comme beaucoup plus fâcheux qu'il ne l'est réellement. On a observé à Londres que plusieurs femmes grosses qui en avoient été affectées, avoient fait des fausses couches, & que quelques-unes étoient mortes.

Quelques médecins ont pensé que jamais le catarrhe n'étoit produit par une contagion particulière & qu'il étoit toujours l'effet des variétés de l'atmosphère, mais on ne peut point admettre leur opinion, si l'on considère que les symptomes pathognomoniques de la maladie ont toujours été les mêmes, malgré la variété des climats & des saisons dans lesquels on l'a observée. D'ailleurs, la promptitude avec laquelle elle s'est répandue dans tous les endroits où il y avoit un grand nombre d'hommes de rassemblés, ne permet pas de douter qu'elle ne soit souvent contagieuse.

Il faut remarquer que quand cette maladie paroît l'hiver, elle est en général moins contagieuse, mais plus grave, & l'épidémie dure plus long-temps que quand elle survient à la fin du printemps ou de l'été. Ainsi, en 1762 & 1775, la maladie a régné l'hiver & s'est terminée plus fréquemment par la pleurésie ou la péripneumonie qu'en 1782, où elle n'a paru qu'au commencement de l'été.

autres symptomes de catarrhe continuent fréquemment plus long-temps (*a*); & souvent, lorsqu'ils paroissent se dissiper, ils sont renouvellés par l'action du froid.

1064. En considérant le nombre de personnes qui sont attaquées de l'une ou l'autre espece de catarrhe, & qui en guérissent promptement sans aucun accident, on peut convenir que la maladie n'est nullement dangereuse: cependant on ne doit pas toujours la regarder comme telle; car chez quelques personnes, elle est accompagnée d'inflammation de la poitrine. Le catarrhe accéléré souvent la phthisie, lorsqu'il attaque ceux qui y sont disposés, & il produit fréquemment la mort chez les vieillards, de la maniere expliquée plus haut, 1054 & 1056.

1065. La cure du catarrhe est presque la même, quand il est produit par le froid ou par la contagion: elle ne différe qu'en ce que dans le dernier cas les remèdes sont communément plus nécessaires que dans le premier.

Lorsque la maladie est modérée, il suffit communément d'éviter le froid & de s'abstenir de la nourriture animale pendant quelques jours, ou peut-être de rester au lit, & de prendre fréquemment quelques boissons douces & délayantes légèrement chaudes, afin de favoriser une sueur très-modérée; il faut ensuite avoir la précaution de ne s'exposer que par degrés insensibles à l'air libre (*b*).

1066. Lorsque la maladie est plus violente, non-seulement

(*a*) Chez quelques malades, il reste une grande foiblesse & une toux très-incommode quelques semaines après la maladie: elle a été quelquefois suivie d'hydropisie, de paralysie, de diarrhée, & d'atrophie. Dans un petit nombre de cas, on a observé que ceux qui en avoient été affectés se portoient mieux qu'avant.

(*b*) Il faut en conséquence que le malade reste quelque-temps dans une chambre plus chaude que de coutume. Morgagni parle d'un catarrhe qui a régné à Padoue en 1730: son traitement consistoit à aider doucement la sueur & à éviter le froid; car le mal qui survient après la sueur n'est dû qu'à ce qu'on néglige d'entretenir le corps dans une douce chaleur. Toutes les fois que la maladie est légère, cette méthode suffit: il est avantageux de recourir aux sels neutres; mais les diaphorétiques stimulans sont toujours nuisibles en ce qu'ils déterminent l'inflammation; c'est pourquoi le peuple détermine souvent le catarrhe à se changer en maladies inflammatoires, en excitant la sueur par des boissons chaudes & du sucre. Il faut observer néanmoins que l'on n'a rien à redouter des sudorifiques légers, sur-tout les deux premiers jours de la maladie, quand ces remèdes n'occasionnent pas de sécheresse à la peau, & que la diathèse inflammatoire n'est pas considérable.

il faut observer exactement le régime antiphlogistique, mais il est encore nécessaire de faire usage de différens remèdes.

Le remède le plus convenable pour dissiper la diathèse inflammatoire qui accompagne toujours cette maladie, est la saignée, que l'on doit faire plus ou moins copieuse, & réitérer suivant que les symptomes l'exigent (a).

Le vomissement (b) est le moyen le plus efficace pour rétablir la détermination des fluides vers la surface du corps, & favoriser en même-temps la secrétion du mucus qui se fait dans les poumons, & qui peut dissiper l'inflammation des membranes de ce viscère.

Pour remplir la dernière indication, on a cru que la scille, la gomme ammoniac, l'alkali-volatil, & quelques autres remèdes, pouvoient être utiles : mais ils ne m'ont jamais paru être fort efficaces ; & si la scille a quelquefois,

---

(a) La saignée a été utile dans les cas où la maladie étoit accompagnée de symptomes inflammatoires, tels que ceux de pleurésie & de péripneumonie. On l'a même réitérée souvent avec avantage : elle a aussi été très-avantageuse aux femmes grosses, dans les cas même où il n'y avoit pas de signes évidens d'inflammation. Plusieurs praticiens célèbres ont eu recours à la saignée dans le commencement de la maladie, malgré le symptome ordinaire d'abattement, chez les personnes fortes & robustes où la chaleur & le mal-aise étoient considérables ; & ils ont souvent observé qu'après avoir tiré quelques onces de sang, l'état de langueur, l'oppression & l'anxiété fébrile diminuoient, que la tête & la poitrine se débarrassoient, & que la maladie se terminoit facilement sans avoir aucune suite fâcheuse que l'on pût raisonnablement attribuer à la saignée. Voyez *Med. transf. v. iij.*

Le seul cas où la saignée n'est pas admissible, est celui où il y a une prostration de force considérable & des signes évidens de putridité.

(b) Les vomitifs donnés en lavage & réitérés souvent dès le premier jour de la maladie, suffisent souvent pour dissiper l'oppression de poitrine, le mal-aise & les douleurs de tête, & accélérer la terminaison de la maladie.

On peut les donner lors même qu'il y a des symptomes de péripneumonie, car ils en préviennent les suites. Il n'y a pas d'expectorant plus efficace, pour les vieillards sujets à un flux de matiere visqueuse vers les poumons, que les vomitifs réunis aux sels neutres ou à l'esprit de Mindererus : ils favorisent particuliérement la transpiration. Un de leurs avantages est de relâcher le ventre, & s'ils ne produisent pas cet effet, il faut prescrire un doux laxatif ; c'est un moyen de modérer la toux, & la nature semble l'indiquer quelquefois par les douleurs que le malade ressent dans l'estomac & les intestins, & par la diarrhée qui survient chez quelques-uns. Néanmoins tous les purgatifs stimulans sont nuisibles.

été fort utile ; je pense que c'est plutôt en raison de sa vertu émétique, que par sa vertu expectorante.

Lorsque l'affection inflammatoire des poumons paroît être considérable, il convient, outre la saignée, d'appliquer les vésicatoires sur quelque partie du thorax (*a*).

La toux est souvent le symptome qui fatigue le plus dans cette maladie ; on peut, en conséquence, recourir aux adoucissans pour la modérer. *Voyez* 373.

Mais si la toux continue encore, lorsque les symptomes inflammatoires sont considérablement diminués, les narcotiques sont le moyen le plus efficace de la modérer ; & dans ces circonstances, on peut les employer sans aucun danger. *Voyez* 375.

Dès que les états fébrile & inflammatoire de cette maladie sont presque entiérement dissipés, les moyens les plus efficaces de détruire les restes de l'affection catarrhale, consistent à faire usage pendant long-temps de quelques-uns des exercices de gestation (*b*).

(*a*) Les vésicatoires conviennent particuliérement lorsque la douleur de tête est considérable & que la toux est violente ; il est rare qu'ils ne débarrassent point la tête & qu'ils ne préviennent pas l'engorgement des poumons. Il faut remarquer cependant qu'ils conviennent particulièrement dans les cas mixtes, c'est-à-dire, où l'affection inflammatoire est compliquée de putridité. Car, la saignée est le premier remede lorsque la maladie est purement inflammatoire. Si un premier vésicatoire ne soulage pas, il faut en appliquer un second quelques jours après.

Quelques auteurs ont recommandé le quinquina vers la fin de la maladie, lorsqu'il y a des signes de putridité, & lorsque la fievre semble vouloir prendre le type de la fievre intermittente ou rémittente. Jamais je ne l'ai employé, & je crois qu'il ne peut être utile dans ce cas. Comme l'on abuse souvent de ce remède, j'observerai avec le docteur Carmichael Smyth, dans les *Med. commun.*, que dans le catarrhe épidémique, la toux, la gêne de la respiration, l'oppression de poitrine que le malade ressent sont des raisons suffisantes pour exclure le quinquina : cet auteur ajoute que dans les cas où ces symptomes n'existoient point, & où la grande foiblesse & la disposition à la putridité sembloient exiger l'usage de ce remède, il n'a jamais remarqué qu'il fût d'aucune utilité pour modérer la fievre, soutenir les forces, arrêter la disposition à la gangrène, ou prévenir les suites fatales de la maladie.

(*b*) Ceux qui relèvent de cette maladie se plaignent souvent d'un état de langueur, de défaut d'appétit, & de ce que leur sommeil est interrompu & ne les ranime pas. Le changement d'air & l'exercice du cheval sont alors les moyens les plus efficaces pour rétablir le malade. Il est quelquefois nécessaire de recourir au lait, lorsque la toux est rebelle.

CHAPITRE II.

De la Dysenterie.

1267. Les selles fréquentes, accompagnées de beaucoup de coliques, & suivies de ténesme, constituent la dysenterie (a). Ces selles, quoique fréquentes, sont générale-

(a) La dysenterie est une pyrexie contagieuse, où il y a des déjections fréquentes, muqueuses, ou sanguinolentes, dans lesquelles on n'observe pas communément d'excrémens; les tranchées & le ténesme se réunissent à ces symptomes. N. C.

Il n'y a qu'une seule espece de dysenterie que Sauvages a décrite sous différens noms Car la dysenterie épidémique, celle qui règne dans les armées, & celle que l'on a appellée équinoxiale, parce qu'elle règne dans les Indes vers le temps des équinoxes, ne sont qu'une seule & même maladie.

On observe plusieurs variétés dans la dysenterie: 1°. lorsque les malades rendent des vers, on la nomme vermineuse; 2°. quand on remarque comme des morceaux de chair dans les excrémens, on l'appelle *dysenteria carnosa* · 3°. la dysenterie intermittente est compliquée avec la fievre qui porte ce nom; 4°. la dysenterie blanche est celle où l'on n'observe pas de sang dans les matieres que rendent les malades; 5°. On nomme miliaire celle qui est accompagnée d'une éruption miliaire.

On doit regarder comme symptomatique, 1°. la dysenterie spontanée bénigne qui survient chez les pléthoriques sans fievre & sans obstruction du foie: telle est celle que l'on observe chez les enfans & qui dure plusieurs mois: les personnes qui menent une vie sédentaire & mangent beaucoup y sont également sujettes; 2°. la dysenterie cataméniale d'Horstius, qui survient dans le temps où doivent paroître les règles chez les femmes, ou qui revient périodiquement à la suite des hémorrhagies du nez supprimées; 3°. la dysenterie des femmes grosses, qui s'observe fréquemment au bout de quelques jours de mariage, ou qui précède l'accouchement; 4°. la dysenterie atrabilaire, qui est accompagnée de fievre putride, & dans laquelle les malades rendent des déjections brunes, verdâtres, ou noires, extrêmement fétides. Souvent les urines sont dans cette maladie, couleur de café & très-fétides; 5°. la dysenterie syphilitique, entretenue par un vice vénérien. Cette variété, si elle a existé, est très-rare; 6°. la dysenterie scorbutique, qui est un flux de sang qui survient dans le scorbut; 7°. la dysenterie polonoise, qui accompagne quelquefois le plica-polonica; 8°. la dysenterie produite par l'abcès du mésentère.

On doit rapporter à la diarrhée, 1°. la dysenterie qui attaque les étrangers nouvellement arrivés à Paris, à Londres, à Amsterdam,

ment en petite quantité, & la matiere évacuée consiste principalement en une matiere muqueuse mêlée quelquefois de sang. Tant que la maladie subsiste, il sort rarement de véritables excrémens ; & s'il en sort, ils sont communément d'une forme compacte & dure.

1068. La maladie règne particulièrement l'été & l'automne, en même-temps que les fievres automnales intermittentes & rémittentes ; & elle est quelquefois réunie ou compliquée avec ces mêmes fievres (a).

1069. Elle s'annonce quelquefois par des frissons & d'autres symptomes de pyrexie ; mais ceux d'affection locale se manifestent communément les premiers. Le ventre est constipé, & les intestins sont extraordinairement remplis de vents ; un degré de diarrhée est quelquefois le premier symptome de la dysenterie : néanmoins cela est rare ; elle commence le plus souvent par des tranchées, & des envies fréquentes d'aller à la selle. Le malade rend peu de chose à chaque fois qu'il veut évacuer ; mais il se plaint de ténesme. Les selles deviennent par degrés plus fréquentes, les tranchées plus violentes, & le ténesme plus considérable :

& sur-tout dans les Indes Orientales ; 2°. la dysenterie produite par l'abus des purgatifs, des fruits rouges, tels que les cérises, les pêches, les abricots, &c.

(a) La dysenterie attaque plutôt les pauvres que les riches : elle est plus grave chez les enfans que chez les adultes : elle enlève plutôt les personnes foibles que celles qui sont robustes. Elle est toujours contagieuse ; il paroit même qu'on ne peut la distinguer de la diarrhée que par la contagion. Les selles sanglantes ne suffisent pas pour la caractériser ; car il y a beaucoup de dysenteries où il n'y a pas de sang dans les matieres que rendent les malades, & la violence de ces symptomes ne peut nullement servir à la distinguer de la diarrhée.

Pour mieux connoître la dysenterie, il faut particuliérement faire attention aux vapeurs humides qui ont pu lui donner naissance. Pringle & Cleghorn ont prouvé qu'elle avoit beaucoup d'affinité avec la fievre tierce, parce qu'elle est produite par les mêmes vapeurs. Mais les effets de cette contagion différent entre eux ; il est probable qu'ils dépendent de quelque cause qui détermine ces vapeurs à agir sur les intestins, ou sur la bile, & qui les dispose à produire la dysenterie ; car cette derniere règne souvent sans les fievres intermittentes. Lind observe que dans les climats chauds, on peut éviter la fievre intermittente bilieuse en s'éloignant des lieux marécageux. Mais cette précaution est insuffisante pour prévenir la dysenterie, car le froid qui succède à la chaleur suffit pour la produire dans les terreins secs & élevés. Il n'est pas possible de déterminer en quoi consiste cette différence.

à ces symptomes se joint la perte de l'appétit ; fréquemment le mal-aise, la nausée & le vomissement tourmentent aussi le malade. En même-temps, il y a toujours plus ou moins de pyrexie, qui est quelquefois du genre des rémittentes, & observe la période tierce. D'autres fois, la fievre est évidemment inflammatoire, & très-souvent d'un genre putride. Ces états fébriles accompagnent la maladie pendant tout son cours *(a)*, sur-tout lorsqu'elle se termine promptement par la mort. Dans d'autres cas, l'état fébrile disparoît presque entièrement, & néanmoins les symptomes propres à la dysenterie subsistent long-temps après.

1070. Quelle que soit la durée de la dysenterie, la matiere évacuée par les selles pendant son cours varie beaucoup. Quelquefois c'est uniquement une matiere muqueuse, où il n'y a pas de sang, qui constitue la maladie que Roëderer a nommée *morbus mucosus*, & d'autres *dysenteria alba*. Néanmoins, le plus souvent, le mucus évacué est plus ou moins mêlé de sang. Quelquefois on n'en apperçoit que des filets mêlangés avec la matiere muqueuse ; mais d'autres fois, le sang est plus abondant, & teint toute la matiere évacuée ; dans quelques cas, on rend une quantité considérable de sang pur & sans mêlange. La couleur & la consistance de la matiere évacuée varient aussi : communément son odeur est forte & d'une fétidité extraordinaire. Il est probable que l'on rend quelquefois de vrai pus ; & fréquemment une sanie putride, qui vient des parties gangrenées. Très-souvent la matiere liquide est mêlée avec d'autres matieres visqueuses qui ont l'apparence membraneuse, & fréquemment avec de petites masses qui ressemblent à une matiere sébacée *(b)*.

(*a*) Lorsque la dysenterie a duré quelque-temps, la fievre diminue, parce que la reaction qui étoit d'abord générale est devenue locale ; néanmoins tant que la maladie subsiste, la peau est resserrée & séche : il est difficile de rétablir la transpiration & les sueurs. Quelquefois l'urine est supprimée pendant plusieurs jours. Le ventre est plus ou moins tuméfié chez tous les malades, même lorsque les symptomes les plus fâcheux commencent à se dissiper. Quelquefois ils rendent une grande quantité de sang pur, ce qui est un signe fâcheux, sur-tout lorsque les extrêmités deviennent froides.

(*b*) Les corps membraneux & charnus qui, dans cette maladie, sortent souvent avec le sang, n'indiquent pas toujours que les intestins sont ulcérés. Ils sont dus, comme l'a observé Morgagni, à l'irritation des glandes des intestins, qui occasionne une secrétion plus abondande de matiere mûqueuse. Cette matiere en séjournant

1071. Tant que les évacuations de ces différentes matieres sont, comme il arrive dans beaucoup de cas, extraordinairement fréquentes, il est rare d'y appercevoir les excremens naturels; & lorsque cela arrive, ils sont, comme je l'ai dit, sous la forme de scybala, c'est-à-dire, de boules durcies & séparées. Lorsque ces excrémens sortent, soit par les efforts de la nature, ou par le secours de l'art, ils modèrent tous les symptomes, & sur-tout les selles fréquentes, les tranchées & le ténesme.

1072. La maladie subsiste plus ou moins de temps avec toutes ces circonstances. Lorsque la pyrexie qui l'accompagne est d'un genre inflammatoire violent (a), & sur-tout de nature très-putride, la dysenterie se termine souvent par la mort en très-peu de jours, & on y observe tous les signes qui indiquent la gangrène. Quand l'état fébrile est plus modéré, ou disparoît entièrement, souvent la maladie se prolonge plusieurs semaines, & même plusieurs mois; mais alors même, après avoir duré plus ou moins, souvent elle se termine d'une maniere fatale, & généralement la mort survient en conséquence du retour & de l'augmentation considérable des états putride & inflammatoire. Dans quelques cas, la maladie cesse spontanément; la fréquence des selles, les tranchées & le ténesme diminuent par degré, pendant que les excrémens naturels reviennent. D'autres fois, elle continue long-temps, avec des symptomes modérés, & se termine par une diarrhée: quelquefois elle est accompagnée de symptomes de lienterie (b).

1073. On a différemment jugé des causes éloignées de cette maladie. Elle survient généralement l'été ou l'automne, lorsque des chaleurs considérables ont dominé quelque-temps,

---

dans les cellules du colon, y acquiert plus ou moins de consistance, & prend différentes formes.

(a) Il y a peu d'espoir dans la dysenterie, si la soif est extrême, la langue séche & rabotteuse, de couleur cendrée ou livide, surtout si le ventre est gonflé, tendu, & offre une certaine résistance au toucher. Les aphthes de l'intérieur de la bouche, le hoquet, la difficulté de la déglutition, & un écoulement d'eau fétide de l'anus indiquent les approches de la mort.

(b) La lienterie qui succède à la dysenterie est souvent incurable, sur-tout chez les vieillards. On observe fréquemment dans les cadavres de ceux qui sont péris de dysenterie, les intestins couverts de pustules semblables à celles de la petite vérole. Mais comme elles n'existent pas dans le commencement de la maladie, on doit les regarder comme l'effet de la putridité & de l'inflammation.

& spécialement après des constitutions très-chaudes, & en-même-temps très-sèches de l'atmosphère ; la dysenterie est beaucoup plus fréquente dans les climats chauds que dans ceux qui sont plus froids. En conséquence, elle paroît dans les mêmes circonstances & dans les mêmes saisons qui affectent considérablement l'état de la bile dans le corps humain (a). Mais comme le *cholera morbus* se manifeste souvent sans aucuns symptomes de dysenterie, & que l'on a remarqué que des évacuations considérables de bile modéroient ces derniers, il est difficile de déterminer quelle analogie il y a entre cette maladie & l'état de la bile.

1074. On a observé que les exhalaisons qui s'élèvent des substances animales très-putrides, affectoient facilement le canal alimentaire ; elles produisent certainement la diarrhée dans quelques occasions : mais je n'ai jamais été à portée de m'assurer avec certitude si ces exhalaisons occasionnoient toujours une véritable dysenterie.

1075. Souvent la dysenterie est évidemment produite par l'application du froid, mais elle est toujours contagieuse ; elle devient épidémique dans les camps & dans d'autres endroits, par la propagation d'une semblable contagion, indé-

(a) Un certain degré de chaleur dispose la bile à couler plus que de coutume, augmente son acrimonie, lui donne lieu de s'accumuler davantage dans le canal alimentaire : cette simple cause suffit pour produire le *cholera morbus* qui règne dans le même-temps où la dysenterie est violente : néanmoins il paroît que la contagion peut, dans tous les temps, produire la dysenterie ; la chaleur ne suffit pas pour y donner lieu, le froid & l'humidité sont les causes qui la déterminent le plus souvent, car l'on observe qu'elle règne particulièrement lorsqu'il succède une pluie froide a une grande chaleur. Ces causes suffisent pour produire une constriction de la surface du corps & déterminer l'humeur de la transpiration supprimée vers les intestins.

Baker observe qu'en 1762, où régnoit une dysenterie épidémique à Londres, plusieurs malades étoient affectés de différens maux d'estomac & des intestins sans avoir la dysenterie, & qu'ils guérissoient communément sans aucun remède après avoir rendu quelques déjections bilieuses.

C'est à tort que quelques auteurs ont regardé l'usage des fruits d'été ou d'automne comme une des causes de la dysenterie ; l'on a observé dans plusieurs épidémies que ceux qui en avoient mangé immodérément, étoient exempts de la maladie, ou n'en étoient que légérement affectés ; bien plus, il paroît, d'après un passage d'Alexandre de Tralles, qu'on a eu recours de tout temps avec succès à ces fruits pour guérir la dysenterie.

pendamment

pendamment du froid, ou des autres causes qui peuvent la déterminer. Il est donc douteux que l'action du froid donne toujours lieu à la maladie, excepté dans les cas où la contagion particuliere a déjà été introduite dans le corps; & il est probable, d'après tout ce que je viens de dire, qu'une telle contagion doit toujours être considérée comme la cause éloignée de la dysenterie.

1076. Je ne puis déterminer si cette contagion, de même que beaucoup d'autres, est d'une nature permanente, & ne manifeste ses effets que dans certaines circonstances qui la rendent active, ou si elle n'est produite que par des causes occasionnelles; en admettant la derniere supposition, je ne puis dire par quels moyens cette contagion est engendrée. Nous n'en savons pas davantage sur sa nature, considérée en elle-même; ou au moins nous savons uniquement que communément elle paroît être, de même que beaucoup d'autres contagions, de nature putride & capable de communiquer au corps humain une disposition à la putridité. Néanmoins cela n'explique nullement la puissance particuliere que cette contagion a de produire les symptomes qui constituent proprement & essentiellement la dysenterie (1067).

1077. La cause prochaine de ces symptomes est encore obscure. Suivant l'opinion commune, la dysenterie dépend d'une matière âcre introduite ou engendrée dans les intestins même, qui augmente leur mouvement péristaltique, & donne lieu en conséquence, aux selles fréquentes que l'on observe dans cette maladie. Mais on ne peut admettre cette supposition: car dans tous les cas connus où des substances âcres agissent sur les intestins & produisent des selles fréquentes, elles occasionnent en même temps des évacuations copieuses, effet que l'on doit attendre de semblables substances appliquées sur une certaine étendue des intestins (a). Néanmoins ce n'est pas ce qui arrive dans la dysenterie, où les déjections, quoique fréquentes, sont généralement en très-petite quantité, & telles que l'on peut sup-

---

(a) Les symptomes qui se manifestent dans le principe de la maladie, semblent favoriser cette opinion; car les malades rendent d'abord par les selles beaucoup de matieres: les déjections deviennent ensuite plus fréquentes; mais moins copieuses; & elles n'en égalent pas une qui seroit excitée par un purgatif ordinaire, qui, comme l'on sait, agit en augmentant l'excrétion des glandes dont les conduits excréteurs s'ouvrent dans les intestins.

poser qu'elles viennent uniquement des parties inférieures du rectum. Quant aux portions supérieures des intestins, & particuliérement celles du colon, il est probable qu'elles sont dans un degré extraordinaire & considérable de constriction : car, comme je l'ai observé plus haut, on rend rarement des excrémens naturels ; & lorsque cela arrive, ils ont une forme qui donne lieu de supposer qu'ils ont été retenus long-temps dans les cellules du colon, & qu'en conséquence cet intestin a été affecté d'une constriction extraordinaire. Ceci est confirmé par presque toutes les ouvertures des cadavres de ceux qui sont morts de la dysenterie ; chez lesquels ; lorsque la gangrene n'avoit pas entiérement détruit la texture & la forme des parties, on a trouvé de très-grandes portions des gros intestins affectées d'une constriction très-considérable.

1078. En conséquence, je pense que la cause prochaine de la dysenterie, au moins la principale partie de la cause prochaine consiste dans une constriction extraordinaire du colon, qui donne lieu en même temps à ces efforts spasmodiques que l'on apperçoit pendant les tranchées violentes, & qui, en se propageant jusqu'au rectum, y occasionnent les fréquentes selles muqueuses & le tenesme. Mais, que l'on admette cette explication ou non, il est toujours certain que les excrémens endurcis retenus dans le colon sont la cause des tranchées, des selles fréquentes & du tenesme : car l'évacuation de ces excrémens excitée par la nature ou par l'art, modere les symptômes dont je viens de parler ; ceci est encore confirmé d'une maniere plus complete & plus utile par la cure la plus prompte & la plus heureuse de la dysenterie, que l'on obtient en s'attachant de bonne heure & constamment à prévenir la constriction du colon & la stagnation fréquente des excrémens dans cet intestin.

1079. J'ai tenté de déterminer de cette maniere la cause prochaine de la dysenterie, & d'indiquer en conséquence en même temps la partie principale de la cure, qui, faute d'avoir une idée juste de la nature de la maladie, paroît avoir varié à plusieurs égards & ne pas avoir été déterminée par les praticiens.

1080. Un des plus célebres praticiens de nos jours, & qui avoit le plus d'expérience sur cette maladie, semble croire que le moyen le plus efficace de la guérir est d'employer assidument les purgatifs : on peut varier les moyens curatifs ; mais les plus doux laxatifs suffisent communément ;

ils sont même les plus sûrs, parce qu'il faut les réitérer fréquemment, sur-tout en raison de l'état inflammatoire qui accompagne si fréquemment la maladie (a). Tous les

---

(a) Comme l'irritation & les autres symptomes de la dysenterie semblent dépendre de la constriction du colon, il est aisé de juger que les purgatifs sont utiles & même, en quelque sorte, indispensables, parce qu'en évacuant les matieres contenues dans le colon, ils en dissipent la constriction qui est la principale cause de la maladie. Les sels neutres, la manne, les tamarins & l'huile sont ceux que l'on doit préférer. Ces purgatifs peuvent être continués long-temps sans danger, ils soutiennent l'action des intestins, entretiennent leur liberté, préviennent la constriction & précipitent les excrémens. Plusieurs médecins célebres ont reconnu les avantages de cette pratique. La teinture de rhubarbe, si renommée dans cette maladie, ne consiste que dans de pareils remedes; car la rhubarbe y est jointe aux crystaux de tartre. Le docteur Zimmermann a adopté une pareille méthode. Il recommande de commencer par donner l'ipécacuanha à forte dose pour faire vomir, ce qui excite une grande évacuation par haut & par bas, qui contribue à dissiper la constriction & le tenesme. Mais comme ce soulagement n'est pas durable, il fait dissoudre une once ou une once & demie de crystal de tartre dans deux livres d'eau d'orge que l'on doit boire durant la nuit. Le lendemain matin il donne une décoction de tamarins; il réitere cette pratique plusieurs jours de suite, & parvient communément à obtenir la guérison en quatre ou cinq jours. Cette méthode lui a réussi dans toutes les dysenteries épidémiques. Il croit que les purgatifs guérissent en chassant des intestins la bile putride & âcre; mais les déjections sont féculentes & non bilieuses. Il a aussi observé qu'une cuillerée de teinture de rhubarbe dissipoit le tenesme dans cette maladie. C'est ce qui lui a fait imaginer que la matiere putride résidoit dans les cellules du colon & que le tenesme cessoit dès que cette matiere étoit évacuée. Mais il paroît très-certain que c'est toujours la matiere féculente qui excite cette irritation. Les laxatifs réitérés, tels que la teinture de rhubarbe, lui ont paru plus efficaces pour dissiper le tenesme que les narcotiques & les lavemens.

Les purgatifs âcres donnés à de longs intervalles, seroient utiles s'ils agissoient uniquement en évacuant les matieres endurcies retenues dans le colon; mais cette pratique est dangereuse, en raison du degré d'inflammation qui accompagne cette maladie; on ne peut les donner que quand elle a duré quelque temps, & que les excrémens naturels ne sortent pas, alors on choisira toujours les moins irritans, tels que le sel d'Epsom & les purgatifs qui entrent dans la potion que Sydenham prescrivoit dans cette maladie. Cette potion étoit composée d'une demi-once de tamarins, de deux gros de séné, d'un gros & demi de rhubarbe, d'une once de manne & d'autant de syrop de roses pâles. Il faut donner ces purgatifs de deux jours l'un, si on les met en usage: car ils laissent communément dans les intestins une constriction plus considérable que celle qui existoit avant, & si on ne les donne pas

M 2

laxatifs qui produisent une évacuation des excrémens naturels, & qui sont en conséquence suivis de la rémission des symptomes, suffiront pour opérer la guérison. Mais si les laxatifs doux n'occasionnent pas l'évacuation dont je viens de parler, on doit employer quelques médicamens plus actifs : & je n'en ai trouvé aucun mieux adapté à cette maladie ou plus convenable que le tartre stibié donné à petites doses, & à des intervalles capables de le déterminer à agir particuliérement par les selles. La rhubarbe que l'on emploie si fréquemment, est, à plusieurs égards, un des purgatifs qui conviennent le moins (*a*).

1081. Les vomissemens ont été regardés comme le principal remede dans cette maladie. On peut les employer utilement dans ses commencemens, en ayant égard à l'état de l'estomac & de la fièvre; mais il n'est pas nécessaire de les réitérer souvent; ils sont même peu utiles, si ceux que l'on emploie n'agissent aussi par les selles (*b*). L'ipécacuanha ne paroît jouir d'aucune vertu spécifique ; & il n'est efficace que quand on le donne de manière à agir particuliérement par les selles.

1082. Les lavemens peuvent quelquefois être utiles pour

---

constamment, comme le pratiquoit Sydenham, la maladie acquiert une nouvelle force.

(*a*) La rhubarbe purge peu ou point; son action est toujours très-lente ; elle augmente presque toujours les tranchées & le gonflement du bas-ventre ; sa vertu astringente sur laquelle l'on compte beaucoup, loin d'être utile, ne peut être que très-funeste dans la dysenterie.

Ceux qui ajoutent la canelle & autres aromates à la rhubarbe, dans le dessein de dissiper les vents & de fortifier les intestins, aggravent le mal. Car ce n'est pas lorsque les intestins sont affectés d'inflammation que l'on doit songer a les fortifier.

(*b*) Il paroît démontré que les vomitifs n'agissent que par leur qualité purgative, qui contribue a prévenir & dissiper la constriction ; c'est pourquoi le tartre stibié donné à petite dose est préférable a l'ipécacuanha Néanmoins il ne convient jamais autant que les purgatifs. parce qu'il entretient une nausée constante & un mal-aise, comme l'a observé Monro. Le tartre stibié l'emporte encore sur l'ipécacuanha, en ce qu'aucun vomitif ne jouit davantage de la vertu d'exciter les sueurs. Le verre ciré d'antimoine décrit dans la Pharmacopée d'Edimbourg, n'a été si utile dans la dysenterie, que parce qu'il agissoit en même temps comme vomitif & comme purgatif Nous ne parlerons pas de la vertu astringente de l'ipécacuanha; il paroît démontré que cette vertu n'existe pas, & si elle étoit réelle, ce seroit une raison d'exclure ce remède du traitement de la dysenterie, puisqu'il est certain que rien n'y est plus pernicieux que les astringens.

dissiper (*a*) la constriction du colon, & évacuer les excrémens qui y sont retenus; mais il est rare qu'ils soient aussi efficaces que les laxatifs donnés par la bouche; & les lavemens âcres qui ne sont pas assez actifs pour évacuer les matieres contenues dans le colon, peuvent être nuisibles en stimulant trop le rectum.

1083. Les tranchées fréquentes & violentes qui accompagnent cette maladie, conduisent presque nécessairement à l'usage des narcotiques; ces remedes sont très-efficaces pour modérer les tranchées; cependant en interrompant l'action des petits intestins, ils favorisent la constriction du colon, & en conséquence, aggravent quelquefois la maladie (*b*); ils

---

(*a*) Les lavemens avec la décoction de graine de lin, le lait, la graisse fondue, ou l'huile & autres adoucissans, soulagent quelques malades, mais quelquefois ils augmentent les douleurs; c'est pourquoi il ne faut en faire prendre que rarement & en petite quantité.

(*b*) Les narcotiques sont souvent inutiles quand on donne les purgatifs de bonne heure. Ils sont particuliérement nécessaires quand la douleur est vive; car cette derniere tend toujours à augmenter la constriction & l'inflammation; elle peut même exciter un épanchement considérable de sang & disposer à la putréfaction. Les narcotiques dissipent la constriction & préviennent le tenesme, néamoins on ne doit pas y compter en général pour la guérison.

Plusieurs médecins, persuadés que l'opium empêchoit l'évacuation des matieres putrides, ont entiérement banni ce remede du traitement de la dysenterie. Il est en effet possible qu'il diminue la sensibilité des intestins & empêche l'évacuation des matieres qui y sont contenues; mais cet effet n'est que passager, l'action de l'opium ne dure que cinq ou six heures; la constriction & la rétention de la matiere irritante ne peuvent augmenter beaucoup en aussi peu de temps. En outre la matiere morbifique n'est nullement évacuée par les déjections muqueuses, qui n'ont lieu qu'en conséquence de l'irritation du rectum. On objecte encore que les narcotiques, en diminuant la constriction du colon, suspendent aussi l'action des petits intestins; qu'ils leur enlevent la force nécessaire pour vaincre la résistance qu'oppose le colon au passage des matieres qui y sont contenues; qu'ils ne peuvent en conséquence que pallier les symptomes, & qu'après leur action, la constriction peut revenir avec plus de violence. On peut répondre à cette objection, qu'il est rare que les narcotiques produisent ces effets; souvent après leur usage les purgatifs agissent plus facilement & plus sûrement. Néanmoins s'ils empêchent l'action des purgatifs, comme on l'a quelquefois observé, il faut les éviter & recourir à d'autres moyens, tels que les fomentations sur le bas-ventre.

On doit attribuer la diversité des remedes que l'on a recommandés dans la dysenterie, aux variétés dont cette maladie est sus-

font même communément beaucoup de mal, lorsque leur usage suspend en quelque sorte celui des purgatifs; car je pense que c'est uniquement parce que l'on néglige les derniers que les narcotiques deviennent fort nécessaires.

1084. Lorsque les tranchées sont fréquentes & violentes, on peut quelquefois parvenir à les modérer par le demi-bain (*a*) ou les fomentations sur l'abdomen, continuées quelque temps. On peut dans le même cas, calmer les douleurs, &, à ce que je crois, dissiper la constriction du colon, en appliquant les vésicatoires sur le bas-ventre (*b*).

1085. Dans le commencement de cette maladie, lorsque la fievre est considérable, la saignée peut être convenable & même nécessaire chez les malades qui ont suffisamment de force; on doit même la réitérer lorsqu'il y a plénitude & dureté du pouls avec d'autres symptomes de disposition inflammatoire; mais comme la fievre qui accompagne la dysenterie est souvent du genre putride, ou en prend la nature dans le cours de la maladie, la saignée doit être employée avec beaucoup de précaution (*c*).

1086. D'après ce que je viens de dire sur la nature de cette maladie, il est suffisamment évident que l'usage des

---

ceptible, en raison de la constitution de chaque individu & de la nature des épidémies : ainsi Sydenham en a guéri par l'usage seul du laudanum, sans employer d'autres remèdes. Mais cette pratique est rarement admissible. L'opium est toujours nuisible les premiers jours de la maladie; il donne lieu à d'autres affections inflammatoires très-graves; il ne convient que quand les excrémens naturels ont commencé à sortir, il est même alors absolument nécessaire pour hâter la guérison parfaite.

(*a*) Georges Baker rapporte dans son Traité de la dysenterie qui a régné à Londres en 1762, qu'ayant fait mettre dans le bain un malade qui, depuis huit jours, étoit tourmenté par cette maladie, la douleur se dissipa tout-à-coup; il survint une évacuation considérable & la guérison fut prompte.

(*b*) Le vésicatoire convient sur-tout lorsque la douleur est fixe.

(*c*) La saignée convient particuliérement dans le commencement de la maladie lorsqu'on observe des signes d'inflammation; mais on doit la réitérer dans les temps plus avancés, lorsque le malade est jeune & fort, que la douleur est extrême & la fievre très-violente. C'est à tort que l'on craint d'affoiblir le malade lorsqu'il s'agit de la vie. Georges Baker pense que les préjugés que l'on a eus contre l'usage de la saignée ont été très-nuisibles dans la dysenterie.

astringens doit être absolument pernicieux dans ses commencemens (a).

1087. On peut douter qu'une matiere âcre soit la cause primitive de cette maladie. Mais le dérangement des fonctions de l'estomac & la stagnation des fluides dans ce viscére qui accompagnent la maladie; donnent lieu de présumer qu'il y a quelques matieres âcres qui résident constamment dans l'estomac & lés intestins, & qu'en conséquence on peut toujours employer utilement les adoucissans. En outre, comme les substances douces huileuses introduites dans les intestins en grande quantité, deviennent toujours laxatives, je pense que les adoucissans oléagineux sont les plus utiles (b).

1088. Cette maladie est si souvent de nature inflammatoire ou putride, qu'on ne peut douter qu'elle exige un régime végétal & acescent. L'usage du lait dans son état naturel peut être douteux dans beaucoup de cas (c); mais on

(a) Si la maladie consistoit uniquement dans l'excrétion augmentée, on ne pourroit pas douter des avantages des astringens; mais comme elle consiste dans un excès de constriction; ils sont nuisibles tant que les caracteres propres à la dysentérie subsistent. On a, au contraire, remarqué qu'ils étoient utiles dans les diarrhées qui viennent d'un relâchement qui succéde à la dysenterie. Il faut éviter les astringens tant que l'on observe, même en petite quantité, des matieres muqueuses dans les selles, & tant que le tenesme subsiste. Ils ne sont admissibles que quand les déjections sont abondantes & qu'il n'existe plus aucun des symptomes propres la dysenterie.

(b) On a remarqué que l'huile douce de riccin étoit une eccoprotique très-utile pour dissiper les coliques rebelles & la constriction spasmodique des intestins.

On peut donner, dans le cours de la dysenterie, les remedes qui tiennent en quelque sorte lieu du mucus naturel, qui, dans l'action de santé, sert à lubréfier les intestins. On doit particuliérement prescrire les émulsions faites avec l'huile d'amandes douces, le blanc d'œuf, l'amidon, le mucilage de salep que Degner regarde comme un des meilleurs anti-dysentériques. Vers la fin de la maladie, on peut, à l'exemple de Baker, donner le lait de vache dans lequel on a fait bouillir de la graisse nouvelle, & y ajouter un peu d'amidon. Le beurre fondu donné par cuillerées a été utile dans quelques épidémies. Ludovic, au rapport de Degner, guérit une dysenterie épidémique qui ravageoit une armée, en donnant du lait chaud dans lequel on avoit fait fondre de la cire. Dans la guerre de 1758, les médecins des armées angloises ont ajouté avec avantage un peu de savon à ce remede, pour rendre la cire plus soluble.

(c) Il faut bannir tous les bouillons faits avec les substances animales, se borner à la tisanne d'orge ou de riz. Mais le petit-lait

peut souvent accorder un peu de crême, & le petit-lait est toujours convenable.

Dans les premiers temps de la maladie, on permettra les fruits doux & légérement acides; leur usage est même nécessaire (a). C'est uniquement dans les temps plus avancés qu'une acidité morbifique paroît dominer dans l'estomac, & exiger quelque réserve sur l'usage des acescens. Dans les commencemens, les absorbans semblent superflus, & ils peuvent nuire par leurs vertus astringente & septique.

1089. Lorsque cette maladie est compliquée de fievre intermittente, & qu'elle est prolongée particuliérement par cette circonstance, on doit la traiter comme les fievres intermittentes, en donnant l'écorce du Pérou, qui néanmoins n'est guere admissible dans les premiers périodes de la maladie (b).

---

est préférable à tous les autres remedes, il a seul suffi dans plusieurs dysenteries pour obtenir une prompte guérison.

(a) Les fruits récens arrêtent les progrès de la putréfaction & tiennent lieu d'eccoprotiques.

(b) On peut joindre le quinquina aux acides quand la putridité paroît considérable. Il est sur-tout utile toutes les fois que la fievre putride est portée à un degré capable d'occasionner une grande foiblesse, & de disposer à la putréfaction & à la gangrene. Il convient aussi lorsque la maladie est dissipée, pour ranimer l'action de l'estomac & des intestins, qui restent souvent long-temps affectés après cette maladie; c'est pourquoi il faut être très-circonspect sur le choix des alimens. Baker a remarqué que la décoction du bois de campêche étoit utile aux convalescens; mais il ajoute qu'aucun médecin n'a retiré d'avantage du simarouba dans l'épidémie dont il donne la description.

Il arrive fréquemment qu'il subsiste un tenesme très-douloureux après que la dysenterie est dissipée; mais ce tenesme se dissipe à mesure que les forces se rétablissent.

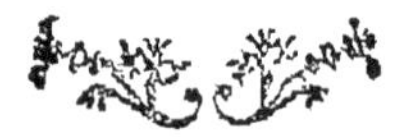

SECONDE PARTIE.

Des Neuroses (a) ou des Maladies nerveuses.

1090. PRESQUE toutes les maladies du corps humain, considérées sous un certain point de vue, pourroient s'appeller *nerveuses*; mais une dénomination aussi générique ne seroit d'aucun usage; & d'une autre part, il ne paroît pas convenable de limiter ce terme, en l'appliquant, comme on a fait jusqu'ici, d'une maniere vague & inexacte, aux affections hystériques & hypochondriaques (*b*), qui elles-mêmes ne peuvent guere être définies avec une précision suffisante.

1091. Je propose ici de comprendre sous le titre de *neuroses* où *maladies nerveuses*, toutes les affections contre nature du sentiment ou du mouvement, où la pyrexie ne constitue pas une partie de la maladie primitive; & toutes celles qui ne dépendent pas d'une affection topique des organes, mais d'une affection plus générale du systême nerveux, & des puissances du systême d'où dépendent plus spécialement le sentiment & le mouvement.

1092. J'ai établi une classe de ces maladies, sous le titre de *neuroses*, ou de *maladies nerveuses*. Je les ai ensuite

(*a*) Les neuroses où maladies nerveuses consistent dans la lésion du sentiment & du mouvement, sans pyrexie idiopathique, ou sans maladie locale. N. C.

(*b*) Les médecins anglois ont les premiers, à l'exemple de Willis, leur compatriote, désigné ces maladies sous le nom de nerveuses: il est certain que l'on pourroit comprendre sous ce nom toutes les maladies; car il y en a peu qui n'affectent le systême nerveux, puisque le sentiment & le mouvement dépendent de l'influence des nerfs & de l'état de leurs organes particuliers Whytt a borné mal-à-propos le terme de maladies nerveuses à celles qui affectent le canal alimentaire. Il paroît plus convenable de comprendre dans la classe des maladies nerveuses toutes celles qui sont occasionnées par la foiblesse des nerfs ou par l'irrégularité des fonctions qui en dépendent.

distinguées, en ce qu'elles consistent, ou dans l'interruption & la foiblesse des puissances sensitives & motrices, ou dans l'irrégularité avec laquelle ces puissances exécutent leurs fonctions ; je les ai en conséquence divisées en quatre ordres, sous les noms de *comata*, *adynamiæ*, *spasmi*, & *vesaniæ*, que je définirai à mesure que j'aurai occasion d'en parler plus particuliérement.

LIVRE PREMIER.

Des Comata (a) ou de la perte du mouvement volontaire.

1093. JE comprends ſous ce titre les affections que l'on appelle communément maladies ſoporeuſes ; mais on les diſtingue plus convenablement en ce qu'elles conſiſtent dans quelque interruption ou dans quelque ſuppreſſion des puiſſances d'où dépendent le ſentiment & le mouvement volontaire, où de ce qu'on appelle les fonctions animales. Ces fonctions ſont ordinairement ſuſpendues pendant le temps du ſommeil naturel : mais le ſommeil, ou même l'apparence du ſommeil, n'eſt pas conſtamment un ſymptome de toutes les maladies compriſes ſous ce titre. Je ne puis indiquer & expliquer convenablement que deux genres de maladies que l'on doit rapporter à cet ordre. Je vais en parler ſous les titres d'apoplexie & de paralyſie *(b)*.

(*a*) Dans les maladies compriſes ſous ce nom, il y a une diminution du mouvement volontaire, accompagnée d'un état ſoporeux, ou de la ſuſpenſion des ſens. N C.

Les noſologiſtes ſe ſont ſervis du terme de *ſopor* pour exprimer un état qui reſſemble au ſommeil naturel, & j'ai rendu ce terme par *état ſoporeux*

(*b*) Le docteur Chandler a donné, en 1785, des recherches ſur ces deux maladies, qui ne ſont qu'un commentaire de notre auteur ; j'ai en conſéquence tâché d'en extraire ce qui m'a paru être le plus utile. Ainſi il obſerve avec raiſon que la méthode admiſe par M. Cullen, indique fortement la relation qui exiſte entre ces deux maladies, & y jette un nouveau jour. Le changement fréquent de l'apoplexie en paralyſie, & de la paralyſie, quand elle eſt mortelle, en apoplexie, prouve ſuffiſamment que ces deux maladies ne doivent pas être ſéparées.

CHAPITRE PREMIER.

De l'Apoplexie.

1094. L'APOPLEXIE est un maladie dans laquelle tous les sens externes & internes & tous les mouvemens volontaires sont, jusqu'à un certain point, détruits pendant que la respiration & l'action du cœur subsistent. On la distingue de la *paralysie*, en ce qu'elle est une affection de toutes les puissances qui servent au sentiment & au mouvement volontaire ; & de la *syncope*, en ce qu'elle existe pendant que la respiration & l'action du cœur continuent. J'ai de plus ajouté à la définition ordinaire de l'apoplexie, que les puissances qui servent au sentiment & au mouvement ne sont détruites que jusqu'à un *certain point ;* voulant faire entendre par-là que, sous le titre d'apoplexie, je comprends ici les maladies qui, n'en différant que par le degré, ne peuvent, relativement à la pathologie ou à la pratique, en être convenablement distinguées : telles sont les maladies que l'on traite quelquefois sous les noms de *carus*, de *cataphora*, de *coma*, & de *léthargie (a)*.

(*a*) Cette maladie est caractérisée par la diminution de tous les mouvemens volontaires & par un état soporeux plus ou moins profond, pendant lequel le mouvement du cœur & des arteres subsiste. N. C.

M. Cullen comprend sous le nom d'apoplexie le carus & le cataphora : ces maladies ne different, dans le fait, de l'apoplexie, qu'en ce qu'elles sont moins violentes ; ainsi dans l'apoplexie le malade tombe tout-à-coup, & les mouvemens volontaires sont entiérement suspendus : elle differe de la paralysie en ce qu'elle affecte tout le systême & qu'elle est toujours accompagnée d'un assoupissement profond qui est très-rare dans la paralysie C'est le degré d'assoupissement qui distingue les différentes especes d'apoplexie, & on ne peut établir de limites entre les divers degrés d'assoupissement. Car le sommeil naturel même est sujet a beaucoup de variétés chez les différens hommes ; les uns sont facilement éveillés, d'autres difficilement. Il en est de même de l'apoplexie, les unes sont légeres ; dans d'autres on ne peut tirer les malades de leur assoupissement par les plus forts stimulans. Mais ces différences ne constituent pas plusieurs especes.

Dans le carus, l'assoupissement est tel qu'on peut à peine en tirer

1095. L'apoplexie & tous ses différens degrés affectent le plus communément les personnes avancées en âge, & spé-

---

le malade : il n'a que très-peu de sentiment, il n'exécute les mouvemens volontaires qu'avec une difficulté extrême. Néanmoins la respiration & le pouls sont à-peu-près comme dans l'état naturel, la déglutition se fait quoiqu'imparfaitement ; si on tiraille ou pique profondément le malade, il ouvre les yeux, mais les ferme aussitôt, & il ne répond pas aux questions qu'on lui fait ; enfin cet état ne differe de l'apoplexie qu'en ce que la respiration n'est pas stertoreuse.

Le cataphora, ou la somnolence, consiste dans un assoupissement continuel, sans fievre ni délire : le malade a un sentiment obscur ; on peut, en le tourmentant, l'éveiller ; il parle, ou répond aux questions qu'on lui fait, ouvre les yeux, se remue & retombe tout-à-coup dans son premier état. Cette maladie n'est pas accompagnée de la respiration stertoreuse, comme l'apoplexie, si ce n'est aux approches de la mort ; on n'y observe jamais de fievre comme dans le carus, & on réveille plus facilement le malade.

On peut, à ce que croit M. Cullen, rapporter à l'apoplexie la catalepsie & l'extase.

La catalepsie consiste dans la suppression de tous les sens & des mouvemens volontaires ; le pouls & la respiration subsistent, mais sont à peine sensibles ; les muscles sont dans l'état de contraction où les a laissés la volonté ; & si on remue un membre, il reste dans la position où on l'a mis. Cette maladie attaque tout-à-coup, quelquefois elle revient à des périodes fixes ; d'autres fois elle est déterminée par les affections de l'ame.

Elle dure souvent quelques minutes, & rarement plusieurs heures ; quand elle cesse, les malades semblent sortir d'un sommeil profond, & ils ne se ressouviennent pas de ce qui s'est passé pendant l'accès. Cette affection est souvent réunie à d'autres maladies telles que l'hystéricisme.

L'extase ne differe de la catalepsie qu'en ce que les membres du malade ne restent pas dans la position où on le met, & conservent celle où ils se trouvoient dans le temps de l'accès ; le sentiment & le mouvement y sont totalement détruits : cette maladie est produite par les contemplations profondes ou les vives affections de l'ame.

Il semble que l'on doit regarder comme des maladies symptomatiques, la typhomanie & la léthargie.

La typhomanie est une maladie dans laquelle il y a un assoupissement simulé ou apparent, quoique le malade veille réellement, ou bien il y a un sommeil léger, accompagné de délire & de fievre, le malade conserve du sentiment & de la sensibilité, il parle ou répond, mais hors de propos.

La léthargie ne differe de la typhomanie qu'en ce que le malade ne se souvient nullement de ce qu'on lui a dit, & ne s'occupe d'aucun objet ; quelquefois même il oublie tout ce qu'il savoit avant.

cialement celles qui ont passé soixante ans. Elle attaque le plus souvent ceux qui ont la tête large & le col court, ceux

---

L'apoplexie est idiopathique ou symptomatique.

Les espèces d'apoplexie idiopathique sont:

I. L'apoplexie *sanguine*, dans laquelle il y a des signes de pléthore universelle & particuliérement de la tête. On doit rapporter à cette espèce, 1°. l'apoplexie sanguine des auteurs ou le coup de sang, qui attaque principalement les sexagenaires pléthoriques, & qui est la plus fâcheuse de toutes les espèces d'apoplexie; 2°. le carus spontané, ou l'apoplexie sanguine légère de Rivière. Cette espèce s'annonce souvent par la céphalalgie, le vertige & une pyrexie continue; il y a rougeur du visage, chaleur de tout le corps, le pouls est fréquent & fort; 3°. l'asphyxie spinale produite par l'extravasion du sang dans la moëlle épinière. M. Cullen observe à ce sujet que, quoiqu'il rapporte l'asphyxie à la syncope, & qu'il pense que ces deux maladies ne diffèrent que par leur degré, néanmoins il y a plusieurs espèces d'asphyxie qui appartiennent à l'apoplexie. Ainsi c'est à tort que l'on met au nombre des espèces l'asphyxie spinale, puisqu'on ne peut la distinguer par aucun signe externe; & d'après les causes internes qui y donnent lieu, il est évident qu'on doit la regarder comme un espèce d'apoplexie. La connoissance des causes externes & évidentes que l'on ne doit jamais perdre de vue, a déterminé M. Cullen à mettre au rang des apoplexies plusieurs espèces d'asphyxie. L'on objecte que ces dernières diffèrent de l'apoplexie, en ce que le pouls & la respiration cessent entiérement, quoique la vie subsiste. Mais cette objection n'est pas d'un grand poid: dans le commencement de la plupart de ces maladies, où le mouvement & le sentiment sont entiérement détruits, le mouvement du cœur & celui des poumons subsistent néanmoins jusqu'à un certain point; d'ailleurs, en admettant même qu'ils cessent entiérement, on peut répondre que l'on observe aussi quelquefois la même chose dans les apoplectiques, immédiatement avant la mort. Enfin notre auteur pense que le cerveau est primitivement affecté dans l'apoplexie, & que le cœur l'est dans la syncope. Il distingue en conséquence ces deux maladies, suivant que l'on peut conjecturer d'après la connoissance des causes externes que le cœur ou le cerveau sont affectés; 4°. le cataphora coma, qui est la maladie désignée par les auteurs sous le nom de coma somnolentum, dans laquelle l'assoupissement est très-profond, la bouche reste béante, les yeux sont fermés, le visage est pâle, le pouls rare & quelquefois enfoncé, les extrémités sont flasques, le malade differe peu d'un mort; on ne peut le tirer que très-difficilement de son assoupissement, & il y retombe dans l'instant: on en a vu rester dans cet état pendant plusieurs mois de suite. Néanmoins, communément cette maladie ne dure que peu de jours, & la mort s'annonce par le changement de la respiration qui, de tranquille qu'elle étoit, devient stertoreuse. Les vieillards y sont particuliérement sujets.

II. L'apoplexie *séreuse* est celle qui attaque les personnes affectées de leucophlegmatie; elle s'observe sur-tout chez les vieillards. On

qui sont replets, qui menent une vie indolente, qui sont habitués à manger beaucoup, & spécialement ceux qui se

doit rapporter à cette espece, 1°. l'apoplexie pituiteuse de Sennert; appellée séreuse par Preysinger. Elle se reconnoît à la foiblesse du pouls, à la pâleur du visage, & à l'état de cacochymie ou de foiblesse qui la précede; 2°. le carus produit par l'hydrocéphale. Dans cette espece la respiration est plus courte & plus fréquente que dans les autres; & la prostration des forces est extrême. Elle est produite par l'épanchement de sérosité dans les sinus du cerveau, & elle succede quelquefois à l'hydrothorax; 3°. le cataphora hydrocéphalique; elle se reconnoît aux mêmes signes que la précedente; & elle dépend de l'épanchement de sérosité dans différentes parties du cerveau; 4°. la somnolence continuelle, qui consiste dans l'habitude de dormir plus que ne le comporte l'âge du malade. Car plus on avance en âge, moins l'on doit avoir de propension au sommeil; 5°. la léthargie des gens de lettres. Car l'énergie du sensorium commun diminue chez ceux qui pâlissent sur les livres, le corps & l'ame s'affoiblissent, la mémoire se perd, ils deviennent stupides & sont enfin attaqués d'apoplexie.

III. L'apoplexie *hydrocéphalique*, qui s'annonce par degrés insensibles, & produit chez les enfans & chez ceux qui n'ont pas encore atteint l'âge de puberté, d'abord de la lassitude, de la fievre & une douleur de tête : à ces symptomes succédent ensuite la lenteur du pouls, la dilatation de la pupile & la somnolence.

M. Cullen observe relativement à cette espece d'apoplexie, qu'il est difficile de classer convenablement dans la nosologie les maladies dont le type varie pendant leur cours, & que l'on ne peut guere déterminer, en conséquence, le lieu le plus convenable à cette apoplexie; premiérement, parce que dans ces cas l'hydrocéphalie n'est nullement sensible aux sens; secondement, cette maladie différe beaucoup par ses symptomes de l'hydrocéphale qui se reconnoît par des signes externess; troisiémement, elle approche beaucoup de l'apoplexie par sa cause prochaine & par ses symptomes.

On doit rapporter à cette espece, l'hydrocéphale interne des auteurs, ou l'hydrocéphale des ventricules : la maladie que Sauvages appelle *asthenia ab hydrocephalo*, est un des principaux symptomes de cette espece d'apoplexie.

IV. L'apoplexie *atrabilaire* qui attaque les mélancoliques dont la maladie est parvenue au plus haut degré.

V. L'apoplexie *traumatique* produite par une cause externe méchanique qui a blessé la tête. On doit y rapporter le carus occasionné par une cause semblable.

VI. L'apoplexie *vénéneuse* produite par des pouvoirs sédatifs appliqués intérieurement ou extérieurement. Telles sont les variétés suivantes; 1°. l'ivresse apoplectique qui est l'espece d'apoplexie qui attaque ceux qui ont abusé des liqueurs spiritueuses ou des narcotiques, & qui se dissipe souvent d'elle-même; 2°. le carus produit par des doses trop fortes de narcotiques, tels que l'opium, la jusquiame, le stramonium, les vapeurs du charbon, &c. 3°. la

ſont fréquemment enivrés. Les hommes qui ont été long-temps ſujets à des hémorrhagies fréquentes & copieuſes des

---

léthargie occaſionnée par les mêmes cauſes ; 4°. le carus dans lequel tombent au bout de quelques heures ceux qui préparent la décoction de dentellaire pour la teinture, eſt auſſi une variété de ce genre. Les vapeurs méphitiques, & les liqueurs ſpiritueuſes en fermentation ; produiſent auſſi cette eſpèce d'apoplexie que l'on a déſignée ſous les noms d'aſphyxie, ou de catalepſie, ſuivant ſon degré ; 5°. on doit rapporter encore à cette eſpèce l'aſphyxie dans laquelle tombent les ouvriers qui deſcendent dans les latrines, dans le temps où une vapeur épaiſſe, vulgairement appellée le *plomb*, ſurnage ſur les matières qui y ſont contenues ; 6°. l'aſphyxie de ceux qui ſont frappés de la foudre ; 7°. le coup de ſoleil que Sauvages rapporte au carus, parce qu'il y a dans cette maladie aſſoupiſſement profond, interruption du ſentiment & du mouvement ; le mouvement du pouls & de la reſpiration eſt très-lent, tous les membres ſont flaſques, cependant la couleur & la chaleur naturelles ſubſiſtent. Cette maladie attaque ceux qui ſont reſtés long-temps expoſés au ſoleil ou qui s'y ſont endormis ; elle fait périr communément en peu de temps ; 8° le carus, la léthargie & l'aſphyxie produits par le froid : car ceux qui voyagent pendant les grands froids, éprouvent ſouvent une envie de dormir à laquelle ils ne peuvent réſiſter & périſſent.

VII. L'apoplexie *mentale* produite par les vives affections de l'ame, telle que l'amour porté à l'excès, la joie, la terreur, &c. On a déſigné cette maladie ſous les noms de carus, d'aſphyxie & d'extaſe, ſuivant ſes différens degrés.

VIII. L'apoplexie *cataleptique*, dans laquelle les muſcles mis en mouvement par une force externe ſe contractent M. Cullen rapporte à cette eſpèce, la catalepſie : il remarque qu'il n'a jamais vu cette maladie que ſimulée, & il penſe que celle que d'autres médecins ont obſervée étoit fréquemment ſimulée ; en conſéquence il n'oſe rien décider ſur cette maladie ; il eſt néanmoins perſuadé qu'elle eſt du genre de l'apoplexie.

Cette maladie peut être produite par l'affection hyſtérique, les vers, la vapeur du charbon, la ſuppreſſion des regles, la mélancolie, la folie. Sauvages regarde chacune de ces cauſes comme conſtituant autant d'eſpèces de catalepſie.

IX. L'apoplexie *ſuffoquante* produite par une cauſe externe capable de ſuffoquer ; telle eſt l'aſphyxie des pendus ou des noyés.

M. Cullen croit que l'on pourroit rapporter à cette eſpèce l'aſphyxie flatulente, ſi l'on pouvoit la reconnoître par quelques ſignes externes. On a appellé aſphyxie flatulente, la mort ſubite produite par l'air qui diſtend les ventricules du cœur, ou les artères du cerveau. Morgagni a obſervé deux ou trois fois le dernier cas.

L'apoplexie eſt ſouvent ſymptomatique ; ainſi elle ſe trouve réunie avec, 1°. la fièvre intermittente ; 2°. la fièvre continue : 3°. les phlegmaſies, telles que l'inflammation du cerveau ou de la poitrine : 4°. les exanthèmes ; 5°. l'affection hyſtérique ; 6°. l'épi-

vaiſſeaux

vaisseaux hémorrhoïdaux, sont particuliérement disposés à être attaqués d'apoplexie lorsque ces hémorrhagies se suppriment ou s'arrêtent spontanément.

1096. Cette maladie survient fréquemment très-subitement : mais dans beaucoup de cas, elle est précédée de différens symptomes ; tels sont des accès fréquens de vertige, des maux de tête fréquens, l'hémorrhagie du nez, quelque interruption passagere de la vue & de l'ouie, des visions & des ententes fausses, un degré passager d'engourdissement ou de perte de mouvement dans les extrêmités, un embarras de la langue en parlant, la perte de la mémoire, un assoupissement fréquent, & des accès fréquens de cochemar.

1097. Ces symptômes, & les circonstances qui disposent à l'apoplexie (1095), nous mettront souvent à même d'en prévoir les attaques les plus violentes, si nous y faisons attention.

1098. On a fréquemment observé que quand cette maladie attaquoit subitement à un degré considérable, elle avoit été immédiatement occasionnée par un exercice violent, une inspiration entiere & long-temps continuée, un accès de colere, une chaleur externe considérable, surtout par celle d'un grand nombre de personnes rassemblées dans un même lieu, par le bain chaud, par l'ivresse, par la position de la tête qui étoit restée long-temps baissée, & par une ligature serrée autour du col. On a remarqué qu'elle étoit plus fréquente le printemps, sur-tout lorsque la chaleur de cette saison succédoit subitement au froid de l'hiver.

1099. On connoîtra suffisamment les symptomes qui indiquent la présence de cette maladie, d'après la définition que j'en ai donnée 1094. La perte de la sensation & du mouvement s'étend sur tout le corps : néanmoins il y a quelquefois un côté plus affecté que l'autre (a) ; & dans

lepsie ; 7° la goutte ; 8°. les vers ; 9°. l'ischurie ; 10°. le scorbut. Sauvages fait de ces complications autant d'espèces qu'il désigne sous les noms d'apoplexie, d'asphyxie, de carus, de cataphora, de typhomanie & de léthargie, en raison du degré de la maladie.

(a) Il suffit de faire attention à la structure du cerveau & du cervelet, & à la maniere dont ils sont divisés, pour concevoir comment un épanchement de sang ou de sérosité peut être borné à un côté seulement, ou y être plus considérable que de l'autre ; quelquefois il n'y a que du sang épanché d'un côté, & de la sérosité ou de la lymphe de l'autre. Les nerfs qui tirent leur origine de la partie

ce cas, celui qui est le moins paralysé est quelquefois attaqué de convulsions. La respiration est souvent stertoreuse dans cette maladie; & l'on a dit que ce symptome en indiquoit l'état le plus violent: mais il n'existe pas toujours dans le type le plus parfait, ou dans le dégré le plus considérable de la maladie.

1100. On peut en général regarder comme cause prochaine de l'apoplexie *(a)*, tout ce qui interrompt le mou-

---

qui est comprimée deviennent paralytiques; & cette affection a lieu sur le côté opposé du corps, à cause de la maniere dont s'entre-croisent les fibres de la moëlle alongée. L'hémisphère qui est le moins comprimé, ou qui est entiérement libre, comme on l'observe quelquefois, est alors dans un état d'excitement plus considérable que de coutume, qui produit les convulsions; on ne peut rendre raison de ce phénomène que par la sympathie inexplicable qui existe entre toutes les parties du systême nerveux. L'épanchement donne lieu à l'apoplexie quand il est très-considérable, & à l'épilepsie quand il est léger. Lancisi donne un exemple d'une complication d'apoplexie, d'épilepsie & de syncope, à laquelle succéda la paralysie & qui se termina par la mort.

(a) Afin de mieux comprendre les idées de l'auteur, relativement à la cause prochaine de l'apoplexie, il faut admettre les faits suivans, qui forment la base de sa physiologie.

1°. Il existe une puissance nerveuse dont l'action se porte aussi-loin que le cerveau & les nerfs peuvent s'étendre, & qui entretient une libre communication entre les parties d'où dépendent tous les phénomènes du sentiment & du mouvement.

2°. La puissance nerveuse est la partie fondamentale du corps humain: elle est, en quelque sorte, préexistante à chaque fonction, & toutes en dépendent.

3°. Cette puissance nerveuse qui domine, en quelque sorte, dans l'économie animale, est indépendante des autres fonctions. Il faut cependant prendre garde de pousser cette idée trop loin; car, à mesure que le corps se forme, le systême nerveux acquiert une connexion avec les autres fonctions, & parvient, en quelque sorte, à dépendre d'elles.

Les interruptions des fonctions du systême nerveux peuvent, en conséquence, se rapporter à trois especes de causes. Les premieres sont celles qui agissent directement sur les nerfs, comme les poisons; les secondes sont celles qui affectent les organes des nerfs, tels que la substance médullaire du cerveau, dont l'intégrité constitue la communication du sentiment & du mouvement; les troisiemes sont tout ce qui trouble les fonctions nécessaires pour le soutien du systême nerveux; par exemple, la circulation. Ainsi, il paroît que les causes qui produisent la perte du sentiment & du mouvement, dépendent de l'affection de la puissance nerveuse même, ou de ses organes, ou uniquement de la lésion des autres fonctions nécessaires à l'action du fluide nerveux, sans qu'aucune autre cause occasionnelle y concoure.

vement de la puissance nerveuse & l'empêche de se porter du cerveau aux muscles qui servent au mouvement volontaire, ou, en tant que le sentiment est affecté, tout ce qui interrompt le mouvement de la puissance nerveuse qui, des extrêmités sentantes des nerfs, se communique au cerveau.

1101. Cette interruption des mouvemens de la puissance nerveuse peut être occasionnée, ou *par la compression de l'origine des nerfs*, ou *par quelque cause que détruit la mobilité de la puissance nerveuse*. Nous allons parler plus particulièrement de ces deux causes, & en premier lieu, de la compression ; qui est en apparence la cause occasionnelle la plus fréquente de l'apoplexie, & peut-être de toutes les maladies de ce genre produite par des causes internes.

1102. La perte du sentiment & du mouvement dans certaines parties du corps, peut être occasionnée par la compression de l'origine de quelques nerfs seulement, ou par la compression des mêmes nerfs dans quelque partie de leur cours depuis le cerveau jusqu'aux organes du sentiment & du mouvement. Je considérerai plus convenablement par la suite ces cas de compression partielle (a) ; mais l'affection dont je parle maintenant étant générale, doit dépendre d'une compression très-générale de l'origine des nerfs, ou de la substance médullaire du cerveau ; c'est pourquoi je ne considérerai ici que la compression la plus générale.

1103. Cette compression de l'origine des nerfs, ou de la substance médullaire du cerveau, peut être due à différentes causes, telles sont :

I. Une violence externe, qui occasionne une fracture & une dépression d'une partie du crâne.

II. Des tumeurs, quelquefois molles, d'autres fois osseuses, formées dans différentes parties du cerveau, ou dans ses membranes, & dont le volume augmente au point de comprimer la substance médullaire du cerveau.

Lorsque les extrêmités des nerfs sont affectées, & que leur affection, en se communiquant au cerveau, produit l'immobilité de tout le systême, ou l'apoplexie, quelques auteurs la désignent alors sous le nom d'asphyxie, lorsqu'elle n'est pas occasionnée par quelque poison narcotique, reçu dans l'estomac.

(a) L'auteur entend ici la paraplégie ou la paralysie de quelque membre, ou de quelque viscère particulier, produite par l'affection de la moëlle épinière, ou de certains nerfs.

III. Le sang accumulé dans les vaisseaux sanguins du cerveau, & qui les distend à un degré capable d'en comprimer la substance médullaire.

IV. Les fluides épanchés dans différentes parties du cerveau, ou dans la cavité du crâne, & accumulés en si grande quantité qu'ils donnent lieu à la compression dont nous parlons.

Quant à cette derniere cause, il faut remarquer que les fluides épanchés peuvent être de deux especes, c'est-à-dire, qu'ils peuvent être une portion de la masse commune du sang épanché des vaisseaux rouges ; ou une portion du sérum ou du fluide sans couleur, que versent particulièrement les vaisseaux exhalans.

1104. Je ne considérerai pas ici la premiere de ces différentes causes de compression, parce que les moyens de la détruire ne sont pas de notre objet ; on peut négliger de considérer la seconde, car le plus souvent on ne peut ni la découvrir, ni la guérir par aucun des moyens connus. Comme la troisieme & la quatrieme causes de compression sont les plus fréquentes, & sont aussi plus particulièrement les objets de notre art, elles méritent principalement notre attention ; c'est pourquoi je vais tâcher de les développer de nouveau, en exposant par ordre les causes qui peuvent les produire.

1105. Les états de distension extraordinaire & d'épanchement, peuvent être l'un & l'autre produits par tout ce qui augmente l'affluence & l'impétuosité du sang dans les artères de la tête (*a*), tels que les exercices vio-

(*a*) Haller & d'autres physiologistes ont décrit les angles & les différentes inflexions que forment les artères vertébrales & carotides, avant que d'entrer dans le crâne, & après y être entrées ; ils ont également décrit les dilatations qu'éprouvent leurs branches à mesure qu'elles avancent ; on ne voit rien de semblable ailleurs, excepté dans les vaisseaux spermatiques, dont le volume diminue continuellement Monro observe que cette structure est plus remarquable chez les quadrupèdes qui ruminent, & que le rézeau admirable de Galien est uniquement formé par la carotide interne qui se divise en petites branches qui forment différentes circonvolutions. Quoique la force du sang soit ainsi rompue dans le cerveau, la circulation y est plus rapide que dans tout autre viscère du même poids, car le cerveau forme un quarantieme de tout le corps, & il reçoit environ un dixieme de toute la masse du sang, ce qui forme un volume quatre fois

lens (*a*), un accès violent de colère (*b*); l'action de la chaleur externe (*c*), ou une forte compression sur l'aorte descendante (*d*).

---

plus considérable que celui qui passe dans tout autre partie du systême de l'aorte d'un volume égal.

(*a*) Tout exercice forcé accéléré le retour du sang veineux vers le cœur; en conséquence, cet organe se contracte plus fréquemment, & pousse une plus grande quantité de fluide dans l'aorte & l'artère pulmonaire, les poumons sont surchargés, & ne peuvent se distendre complètement, d'où résulte une gêne dans la respiration : alors le cœur ne peut se vuider pendant la systole, ses oreillettes & ses ventricules sont trop pleins; une plus grande quantité de sang que de coutume, se porte en conséquence continuellement vers le cerveau, & n'en redescend pas librement.

(*b*) Dans la colère, non-seulement tous les vaisseaux sanguins de la surface du corps se contractent, & le sang est déterminé vers le cœur ou la tête; souvent même la respiration est interrompue, & la circulation est interceptée dans les veines de la tête & du col, en conséquence, le visage se gonfle & rougit, les yeux sortent de leurs orbites.

(*c*) La chaleur produit cet effet en raréfiant le sang au point qu'il peut distendre extraordinairement les vaisseaux qui le contiennent. La chaleur occasionnée par le bain ou par un grand nombre de personnes rassemblées dans un même lieu, est la plus pernicieuse de toutes. Le docteur Crawford a prouvé que le corps de l'homme & des autres animaux jouissoit du pouvoir étonnant de conserver un degré de chaleur, inférieur à celui de l'atmosphère qui l'environne; mais dans les cas où un grand nombre de personnes se trouvent réunies, l'air est en outre chargé d'humidité, de miasmes & de phlogistique, qui le rendent moins propre à la respiration; le sang n'est pas suffisamment rafraîchi, sa chaleur augmente, & il en résulte une fievre momentanée.

(*d*) La compression même momentanée des jugulaires, produit un état de stupeur, la scotomie & le vertige qui sont des préludes de l'apoplexie; mais ces mêmes effets s'observent aussi toutes les fois qu'une cause quelconque gêne le passage libre du sang dans une partie de l'aorte, au-dessous de l'endroit d'où partent les artères vertébrales & carotides; ainsi, il se forme souvent des embarras, des polypes ou des dilatations anévrysmales vers la grande courbure de l'aorte; sa partie inférieure est souvent comprimée par la distension extraordinaire de l'estomac, par des engorgemens squirrheux des viscères de l'abdomen, par des tumeurs de l'épine, &c. M. Cullen a vu une personne qui avoit un stéatome dans l'abdomen, qui comprimoit l'aorte; chaque fois que l'on comprimoit cette tumeur, la malade étoit affectée d'une véritable apoplexie momentanée.

Dans les cas où les vaisseaux du cerveau sont distendus au point de comprimer ce viscère, la cause la plus légère suffit pour déterminer l'apoplexie, & la position seule du corps peut y donner

1106. Mais ces deux états de distension extraordinaire & d'épanchement peuvent aussi & semblent être plus fréquemment produits par des causes qui agissent en s'opposant au retour libre du sang veineux, qui se porte des vaisseaux de la tête au ventricule droit du cœur (a).

1107. La conformation & la distribution particulière des vaisseaux veineux du cerveau (b) sont telles, qu'elles nous portent à croire que l'intention de la nature a été d'y retarder le mouvement du sang, & de l'accumuler dans ces vaisseaux; c'est pourquoi la plus petite augmentation même de résistance qui gêne le retour du sang qui se porte de ces vaisseaux au ventricule droit du cœur, peut encore y favoriser davantage l'accumulation de ce fluide: cela doit arriver plus facilement dans un âge avancé (c), lorsque le systême veineux, en général, est dans un état de pléthore, & que cette pléthore a lieu spécialement dans les vaisseaux veineux du cerveau. Les personnes dont la tête est grosse

---

lieu. Ainsi, ceux qui jouissent de la meilleure santé, sont sujets à avoir des songes effrayans & le cochemar, lorsqu'ils dorment couchés sur le dos ou sur le côté droit; & cette position peut, à la suite de l'ivresse, ou d'une fatigue extraordinaire, produire quelquefois l'apoplexie chez ceux qui y sont disposés.

(a) Il faut observer que l'on ne peut considérer ici que la distension des gros vaisseaux, & que l'ouverture des cadavres ne nous montre rien de plus; néanmoins il est presque inconcevable qu'ils puissent produire une compression totale du cerveau. Les extrêmités des vaisseaux sanguins, ou au moins des vaisseaux séreux, doivent être par-tout contigus aux fibres médullaires. Ainsi, lorsque les artères & les veines sont gonflées, & qu'il en résulte une distension des vaisseaux lymphatiques, la compression doit avoir lieu de la part même de ces derniers.

(b) Les veines qui sont petites traversent obliquement la dure-mere pour se rendre dans de larges sinus, & l'insertion d'un grand nombre se fait dans une direction contraire au mouvement du sang. Celles même qui semblent avoir la même direction que les sinus, font un détour & se réfléchissent entre les membranes des sinus. Toutes ces causes doivent ralentir le mouvement du sang dans le cerveau. De plus, le mouvement du sang veineux de la tête n'est pas aidé par la compression musculaire, si utile dans les autres parties. Le systême veineux n'est exposé à la compression qu'à l'extérieur du crâne. Ainsi, tout ce qui agit sur ces vaisseaux externes doit retarder ou accélérer le mouvement du sang.

(c) Vers le déclin de la vie, les tuniques des artères deviennent plus fermes: elles acquièrent quelquefois une dureté cartilagineuse, & même osseuse; la circulation est ralentie, & la pléthore veineuse est portée à l'excès.

en proportion du reste du corps (a), & ceux qui ont un col court (b), qui n'est pas favorable au retour du sang veineux de la tête, seront pour la même raison plus disposés que d'autres à cette accumulation du sang veineux. Il est aussi très-vraisemblable que cette même accumulation aura lieu chez ceux qui sont replets, soit parce qu'on peut les considérer comme dans un état de pléthore, ou parce que la graisse, en comprimant les vaisseaux sanguins des autres parties du corps, favorise la replétion de ceux du cerveau, qui sont entiérement à l'abri d'une semblable compression.

1108. Telles sont les circonstances particulières à la constitution du corps, qui, en retardant le mouvement & le retour du sang veineux des vaisseaux de la tête, y favorisent l'accumulation du sang, & donnent lieu à leur distension. Je vais maintenant faire mention des différentes causes occasionnelles, qui, chez chaque individu, peuvent directement s'opposer au retour libre du sang des vaisseaux de la tête vers le cœur. Telles sont :

1. L'habitude de rester la tête penchée (c), ou d'autres situations du corps, dans lesquelles la tête reste long-temps baissée, & où la gravité du sang augmente la force avec laquelle il se porte dans les artères & s'oppose à son retour dans les veines.

(a) Cette conformation est en général l'indice d'une constitution forte & pléthorique. Chez ceux qui ont été affectés du rachitis pendant leur enfance, la tête prend aussi un volume considérable lorsqu'ils avancent en âge : les sutures du crâne ne s'y réunissant que fort tard, les vaisseaux sanguins y reçoivent une plus grande quantité de sang, ce qui les dispose à l'apoplexie.

(b) M. Cullen a observé par la dissection, que quelques apoplectiques n'avoient que six vertèbres au col. Lorsque le col est court, les veines jugulaires qui reçoivent le sang qui vient des sinus de la dure-mere, doivent nécessairement être très-courtes ; en conséquence, elles ne peuvent pas se dilater & recevoir, dans certains cas, une plus grande quantité de sang que de coutume. Le docteur Fothergill observe qu'il est dangereux pour les personnes ainsi conformées de regarder long-temps en arriere sans tourner tout le corps, parce qu'en tournant la tête, les veines jugulaires se contractent & leurs parois se touchent. Il confirme son opinion par l'exemple d'une apoplexie survenue dans une circonstance semblable.

(c) La rougeur du visage que l'on observe alors, est une preuve suffisante de la gêne où se trouve le sang qui revient de la tête. Mais le danger est encore plus grand, si, pendant ce temps l'on fait quelque effort qui oblige de faire une grande inspiration qui augmente la détermination du sang vers la tête.

2. Une ligature serrée autour du col, qui comprime les veines plus fortement que les artères ;

3. Toute obstruction d'un grand nombre de veines qui rapportent le sang de la tête, & sur-tout toute obstruction considérable de la veine cave ascendante ;

4. Tout obstacle considérable qui suppose au passage libre du sang des veines dans le ventricule droit du cœur. L'on a observé que c'étoit communément en raison de cette cause, ainsi que de la circonstance qui la précédoit immédiatement, que les concrétions polypeuses de la veine cave, ou du ventricule droit (*a*), occasionnoient l'apoplexie.

5. Le retour du sang veineux de la tête vers le cœur est particulièrement interrompu par tout ce qui peut l'empêcher de passer aussi librement que de coutume dans les vaisseaux du poumon (*b*) : on sait que, à la fin de cha-

---

(*a*) On doit regarder les polypes plutôt comme l'effet que comme la cause de l'apoplexie. Le ventricule droit du cœur peut se dilater extraordinairement & s'ossifier ; alors le cœur ne peut plus se vuider complètement pendant son mouvement de systole, d'où résultent des contractions irrégulières ; & d'autres fois, il n'a pas assez de capacité pour recevoir le sang qui revient de la tête.

(*b*) C'est sans fondement que l'on a prétendu que les branches de la veine cave descendante pouvoient, en recevant une certaine quantité de sang, prévenir cet effet : car on sait que la tête est toujours affectée dans de pareils cas. C'est avec raison que l'auteur observe que la circulation est gênée dans les poumons, à la fin de chaque expiration. Car alors le diaphragme s'élève, & les côtes descendent, ce qui contribue a diminuer la capacité du thorax, & a comprimer tous les vaisseaux qui rapportent le sang vers le cœur : ce qui est prouvé par les expériences des modernes, qui démontrent que les mouvemens alternatifs du cerveau, que l'on appelloit la pulsation de ce viscère, ne dépendent pas du mouvement du cœur, mais de celui des poumons avec lequel ils sont isochrones, car le cerveau s'élève dans le temps de l'expiration, & s'abaisse pendant celui de l'inspiration : néanmoins toute inspiration très grande produit des effets semblables, comme on peut en juger par la rougeur & la turgescence du visage qui surviennent alors. C'est dans le temps intermédiaire entre l'inspiration & l'expiration que le sang coule plus facilement de la tête au cœur. Comme tout effort violent des muscles exige une inspiration complète & long-temps continuée, il est aisé de voir pourquoi un effort semblable est souvent la cause immédiate de l'apoplexie. Milon de Crotone rompoit une corde qui entouroit sa tête, uniquement en retenant son expiration, ce qui non-seulement prouve la force de cet athlète, mais même les effets d'une inspiration considérable long-temps continuée.

que expiration, le passage libre du sang à travers les poumons éprouve quelque interruption, & qu'il en résulte en même-temps une interruption dans le mouvement du sang qui passe des veines dans le ventricule droit du cœur. Ceci est évident d'après ce reflux du sang dans les veines qui occasionne l'élevation, & l'abaissement alternatifs que l'on apperçoit dans le cerveau des animaux vivans dont on a enlevé le crâne, & que l'on a observé être isochrones avec les mouvemens alternatifs de la respiration. D'après ceci, il est aisé d'appercevoir que tout ce qui gêne le passage du sang dans les poumons, doit aussi interrompre le retour libre du sang veineux des vaisseaux de la tête; & doit en conséquence favoriser & peut-être produire une accumulation du sang dans ces vaisseaux, & donner lieu à leur distension extraordinaire.

On doit de plus observer que, comme une inspiration très-considérable continuée quelque-temps, interrompt tellement le passage libre du sang à travers les poumons, qu'elle donne lieu à la rougeur du visage, & à un gonflement évident des vaisseaux de la tête du col; ainsi, toute inspiration entiere & long-temps continuée peut, quand elle est portée à un très-grand degré, produire une accumulation du sang dans les vaisseaux de la tête: en conséquence, comme tout effort violent des muscles du corps exige & produit une respiration très-considérable & long-temps continuée, on voit pourquoi ces efforts ont si souvent été les causes immédiates ou occasionnelles de l'apoplexie.

On peut aussi remarquer que la corpulence & l'obésité semblent contribuer beaucoup à cet effet, en rendant le passage du sang à travers les vaisseaux des poumons plus difficile. Il paroît que chez les personnes grasses, les vaisseaux du poumon sont toujours très-pleins, à cause de la compression qu'éprouvent les vaisseaux sanguins dans plusieurs parties du corps; de maniere que, au moindre accroissement du mouvement du corps, qui accélère le retour du sang vers les poumons, la respiration devient sur-le-champ, chez ces sortes de personnes, nécessairement plus fréquente & plus laborieuse; ce qui prouve que le sang ne passe pas librement à travers les poumons. Cette circonstance doit, de même que dans d'autres cas, opposer une résistance constante au retour du sang des vaisseaux de la tête, & y favoriser en conséquence, ou y occasionner l'accumulation du sang.

L'étude, les inquiétudes, & les chagrins rendent-ils le mouvement du sang plus lent dans les vaisseaux de la tête (*a*).?

1109. Il faut observer en outre que ces différentes causes (1005-1008), qui donnent lieu à une pléthore extraordinaire des vaisseaux sanguins du cerveau, y peuvent produire l'apoplexie de différentes manieres, suivant que la pléthore a lieu dans les artères ou dans les veines. (*b*).

1110. Premiérement, l'affluence du sang augmentée dans les artères du cerveau, & l'augmentation d'action dans ces mêmes artères (*c*), peuvent occasionner une rupture dans leurs extrêmités, & en conséquence donner lieu à un épanchement de sang rouge capable de produire la compression; ou bien la même affluence du sang & l'action augmentée peuvent produire une exhalation plus considérable du fluide séreux qui s'échappe des extrêmités des artères; & si ce fluide n'est pas réabsorbé à l'instant, il peut en peu de temps s'accumuler au point de produire la compression.

1111. Secondement, l'état de pléthore (*d*) des vaisseaux

(*a*) M. Cullen n'ose pas résoudre ce problême. Je me contenterai d'observer que les médecins les plus célèbres pensent que la contention d'esprit long-temps continuée, affecte vivement la tête, & est une des causes d'apoplexie. Mais comme nous ignorons entiérement les loix qui unissent l'ame avec le corps, il nous est impossible de rendre raison de ce fait.

(*b*) Le docteur Chandler observe avec raison que cette distinction ne doit pas être négligée, comme on l'a fait jusqu'ici; car elle nous apprend, d'après les raisons exposées plus haut, que la premiere espece d'apoplexie doit vraisemblablement survenir dans la jeunesse, & la seconde chez ceux qui sont avancés en âge: ce qui peut contribuer à nous diriger tant dans le diagnostic que dans la pratique.

(*c*) La cause la plus fréquente de compression est l'épanchement des fluides dans le cerveau. Cet épanchement peut être ou sanguin ou séreux. Tout ce qui accélère le mouvement du sang, telles que les passions vives, les exercices violens, peut donner lieu à ces épanchemens tant séreux que sanguins. Dans ces cas, les vaisseaux exhalans fournissent une plus grande quantité de liquides que les vaisseaux absorbans n'en peuvent recevoir, & il se forme dans le cerveau, de même que dans les autres cavités du corps, des épanchemens séreux, ou bien il arrive une rupture des vaisseaux rouges qui donne lieu à un épanchement de sang. Ces causes d'apoplexie produite par l'accélération du mouvement du sang dans les artères du cerveau, arrivent particuliérement dans la jeunesse ou chez les adultes.

(*d*) L'auteur, après avoir parlé dans le paragraphe précédent des effets de la pléthore artérielle, s'occupe de ceux de la plé-

veineux du cerveau peut agir de trois manieres differentes.

1. La pléthore des veines peut opposer une telle résistance au sang qu'elles reçoivent des artères, qu'elle détermine la force avec laquelle il est poussé à agir à un point si considérable sur les extrêmités des artères, qu'elle en occasionne la rupture, & donne en conséquence lieu à un épanchement de sang rouge, ou à l'*hæmorrhagia cerebri*, que Hoffmann considère comme une cause fréquente d'apoplexie, dont nous avons donné l'explication plus haut, dans 772 *(a)*.

2. Pendant que cette résistance que le sang éprouve à passer des arteres dans les veines, augmente la force avec laquelle il est poussé dans les premiéres, cette force peut, sans occasionner de rupture, augmenter l'éxhalation des extrêmités des artères, & produire un épanchement d'un fluide séreux ; de même que cette résistance que le sang trouve dans les veines, produit des épanchemens d'eau dans d'autres parties du corps.

3. L'on n'a pas encore découvert de vaisseaux lymphatiques dans le cerveau ; si l'on pouvoit en conséquence supposer que les vaisseaux absorbans ordinaires n'y existent pas, & que les fluides exhalés sont absorbés ou repris par

---

thore veineuse qui se manifeste particuliérement passé l'âge de quarante ans. Cette pléthore peut agir, 1°. en opposant une telle résistance au sang qui vient des artères, que ces dernieres se rompent & donnent lieu à un épanchement de sang. Car quoique le systême artériel ait acquis alors un degré de force supérieur à celui du systême veineux, cependant il est vraisemblable que la pléthore du dernier doit occasionner une rupture dans le premier, en ce que quand le sang a passé des plus petites artères dans les premieres ramifications des veines, sa vélocité & sa force diminuent sur-le-champ. Le sang contenu dans le systême artériel coule toujours dans des tuyaux dont le diamètre diminue continuellement ; mais on observe le contraire dans le systême veineux ; d'ailleurs, comme l'observe Monro, la dure-mere, qui enveloppe les troncs des veines du cerveau & du cervelet, les fortifie & rend leur rupture difficile. 2°. La pléthore du systême veineux peut, en opposant une résistance considérable au sang qui vient des artères, augmenter l'action des vaisseaux exhalans & donner lieu à un épanchement de sérosité, comme cela arrive dans d'autres parties du corps, toutes les fois que les veines sont comprimées par des ligatures ou des tumeurs.

(a) La même cause donne lieu aux hémorrhagies du nez qui surviennent quelquefois passé l'âge de quarante ans, & qui sont souvent le prélude de l'apoplexie ou de la paralysie.

les extrêmités des veines (a), on prouveroit encore plus clairement que la résistance qu'éprouve le mouvement du sang dans les veines du cerveau, peut facilement produire une accumulation de fluide séreux dans ses cavités, & donner lieu en conséquence à une compression capable de produire l'apoplexie.

1112. Outre ces cas d'apoplexie produite par l'abondance du sang qui se porte dans les artères, ou par la résistance qu'il éprouve dans les veines, l'épanchement de sérum peut être occasionné par deux autres causes. L'une est le relâchement des vaisseaux exhalans, comme dans les autres cas où une disposition à l'hydropisie domine dans le corps (b); & il n'est pas extraordinaire de voir une hydropisie générale se terminer par l'apoplexie. La seconde est une trop grande quantité des parties aqueuses contenues dans la masse du sang, lesquelles sont en conséquence disposées à s'échapper par les vaisseaux exhalans, comme on le voit dans le cas d'ischurie rénale, qui, lorsqu'elle est incurable, se termine très-communément par l'apoplexie (c).

1113. Je viens d'indiquer les différentes causes d'apoplexie qui dépendent de la compression; & d'après tout ce que j'ai dit, il paroît que la plus fréquente de toutes ces

---

(a) On a si fréquemment observé des hydropisies du cerveau, sans découvrir aucun vaisseau de rompu, que l'on peut croire que l'absortion se fait au moins par de petites veines semblables aux veines lymphatiques qui s'ouvrent dans les veines de la tête.

(b) L'anasarque qui survient aux fievres intermittentes, & particuliérement le gonflement des jambes, sont souvent produits uniquement par le relâchement des vaisseaux exhalans, sans que l'on puisse soupçonner d'obstruction. Rien n'empêche de croire que la même chose peut arriver dans la tête. En conséquence, il suffit pour produire l'apoplexie que les vaisseaux exhalans soient dans un état de relâchement, & que les absorbans aient perdu leur force.

On voit d'après ceci que la distinction d'apoplexie en sanguine & en séreuse, ne peut qu'être nuisible dans la pratique, puisque ces deux especes sont produites par la même cause; savoir, l'action augmentée des artères, & la résistance que le sang trouve à passer dans les veines.

(c) Toutes les ischuries que M. Cullen a vues n'ont été mortelles que par l'apoplexie qui est survenue. Ce qui arrive parce que la sérosité qui devoit passer par les reins se porte au cerveau où elle produit épanchement. Dans le chlorosis & dans les hydropisies qui l'accompagnent, la sérosité péche aussi uniquement par sa quantité.

causes est un état pléthorique, ou une accumulation & une congestion de sang dans les vaisseaux veineux de la tête, d'où il résulte, en raison du degré de pléthore, une distension extraordinaire ou un épanchement. L'action fréquente de cette cause est spécialement évidente par la considération des circonstances qui disposent à l'apoplexie (1095); & par les symptomes qui ont précédé (1096).

1114. D'après l'exposition que je viens de faire des causes de l'apoplexie produite par la compression, il est aisé de voir que la distinction commune de cette maladie en deux especes; savoir, en séreuse & en sanguine, est fondée : mais on ne peut faire une application fort utile de cette distinction dans la pratique, parce que ces deux especes peuvent souvent dépendre de la même cause, c'est-à-dire, de la pléthore veineuse, & exigent en conséquence la même méthode curative. La seule distinction convenable que l'on puisse faire des apoplexies produites par la compression, est peut-être celle d'apoplexie séreuse en deux especes, dont l'une dépend de la pléthore indiquée (1113), & l'autre de la disposition à l'hydropisie, ou d'une proportion trop considérable d'eau dans la masse du sang (1112) : les premieres causes donnent lieu à l'apoplexie vraiment idiopathique; les secondes ne produisent qu'une maladie symptomatique.

115. Outre les causes dont je viens de parler, qui occasionnent l'apoplexie par compression, je pense qu'il y en a d'autres qui produisent la même maladie, en détruisant directement la mobilité de la puissance nerveuse (a):

(a) Cette cause de l'apoplexie mérite la plus grande attention des médecins. Souvent à l'ouverture des cadavres de ceux qui sont péris d'apoplexie ou de paralysie, on ne trouve aucune compression considérable, & on ne peut attribuer la mort qu'à une légère tumeur. Il est difficile de concevoir comment une pareille cause suffit pour affecter l'origine des nerfs. L'apoplexie peut même arriver, quoique la tumeur ne comprime pas le corps calleux, ni aucune des parties que l'on soupçonne contribuer à la formation du *sensorium commune*. Il y a peu de compressions suffisantes pour agir sur tous les nerfs, & on ne peut croire que le sensorium soit borné à un endroit particulier du cerveau, ou que les nerfs du cœur prennent naissance d'une partie différente des autres. On peut donc soupçonner que la mort n'est pas dans ce cas l'effet de la compression, & il y a lieu de croire que la tumeur ou quelque autre cause ont produit une espèce de reflux dans le cerveau, & donné lieu à un collapsus général.

ces causes paroissent être l'air méphitique qui s'élève des liqueurs en fermentation, & de beaucoup d'autres sources;

Ce collapsus est difficile à expliquer; néanmoins la théorie que l'auteur a donnée du sommeil, dans sa physiologie, peut contribuer à y jetter quelque lumiere. Le sommeil survient sans aucune compression évidente. Il paroît démontré que le sommeil exige les deux états d'excitement & de collapsus. Ainsi, tout ce qui dissipe le stimulus externe, ou plutôt tout ce qui contribue à l'excitement suffit pour aider le sommeil ou le collapsus. Il n'y a point de doute que ces deux états ne puissent devenir morbifiques quand ils sont portés à un certain degré par le froid violent, les passions vives, l'électricité. Les effets de ces causes sont évidents, & prouvent que le collapsus peut avoir lieu indépendamment de la compression; mais comme leur action est externe & évidente, ceci ne peut s'appliquer au collapsus qui dépend de causes internes, comme on l'observe dans l'apoplexie qui succède aux accès hystériques, à l'épilepsie & à la goutte atonique; car il paroît que dans ces cas le collapsus est plus ou moins permanent, en proportion de la fréquence des accès. Il est par conséquent probable qu'il y a des causes d'atonie qui agissent sur le systême nerveux, de la même maniere que les causes du sommeil ordinaire augmentent quelquefois à un degré morbifique. Plusieurs observations semblent favoriser cette opinion. Un homme qui aura été exposé à la vapeur des liqueurs en fermentation, pourra, comme l'a vu M. Cullen, tomber dans une apoplexie qui reviendra pendant plusieurs années & guérir ensuite complètement. Cela ne peut être dû à la compression, parce qu'au bout d'un temps aussi considérable, elle produiroit d'autres effets & deviendroit incurable. Ces causes doivent agir en détruisant la mobilité & l'état d'excitement du systême nerveux. C'est ce que l'auteur appelle collapsus.

M. Chandler observe qu'il y a une si grande différence entre les especes précédentes d'apoplexie & celle dont il s'agit dans ce paragraphe, que l'on devroit les distinguer par différens noms, parce que leur traitement doit être absolument différent. La confusion qu'a produite la division des apoplexies en sanguines & en séreuses lui donne lieu de croire qu'en désignant cette espece d'apoplexie sous le nom d'asphyxie, ce seroit mettre une barriere aux erreurs de ce genre. Néanmoins comme la distinction que fait ici l'auteur est très-claire, & qu'il a désigné par asphyxie un genre de maladie très-différent de l'apoplexie, je crois qu'il est inutile de changer ici les termes. D'ailleurs, cela mettroit dans la nécessité d'en agir de même pour beaucoup d'autres maladies qui se ressemblent parfaitement, quoique leurs causes soient très-différentes; & en multipliant ainsi les termes, on augmenteroit certainement la confusion. Dans des cas semblables, le médecin judicieux & attentif tombera rarement dans l'erreur; car le défaut de jugement & la trop grande précipitation donnent lieu de confondre quelquefois des maladies même désignées sous des noms différens.

Dans cette espece d'apoplexie, les extrêmités sentantes des nerfs perdent leur mobilité; cette affection se communique ensuite au

les vapeurs du charbon enflammé, celles du mercure, du plomb, & de quelques autres substances métalliques; l'opium, l'esprit-de-vin, & beaucoup d'autres poisons narcotiques : on pourroit ajouter à ces causes l'action du froid (a), des commotions (b), de l'électricité (c), & de certaines passions de l'ame.

---

cerveau, d'où il est très-probable, suivant M. Chandler, que le mouvement du cœur est d'abord suspendu; ce qui lui donne lieu de comparer cet état à l'asphyxie; mais dans cette derniere, l'affection est en quelque sorte bornée au cœur, ce qui forme une différence suffisante pour ne point désigner ces deux genres par la même dénomination : lorsque l'apoplexie est produite réellement par l'affection de quelque partie éloignée, tel que l'embarras des poumons, on doit la regarder comme symptomatique; alors il est inutile de changer les termes. Mais cette discussion de mots est trop peu importante pour nous y arrêter plus long-temps. L'objection tirée de l'opinion de M. l'abbé Fontana mérite plus d'attention. Suivant ce célébre physicien, les poisons n'agissent point sur les nerfs, mais sur le sang qu'ils coagulent & dissolvent. Il conclut, d'après un grand nombre d'observations faites sur le poison de vipère, que les symptomes & les effets que produit ce dernier, sont les mêmes que ceux des vapeurs méphitiques & des plantes narcotiques. Le suc de ces dernieres » affoiblit, dit-il, l'animal, l'assoupit & bientôt » le tue, en détruisant l'irritabilité des fibres musculaires. »

Quoique M. l'abbé Fontana ne paroisse pas d'abord beaucoup différer de l'opinion de M. Cullen, il en tire des conclusions très-différentes. Il dit qu'ayant injecté le venin de la vipère dans la veine jugulaire de quelques lapins, les humeurs se sont coagulées sur-le-champ dans les gros vaisseaux, dans les poumons & dans le cœur; & que tout, en un mot, a concouru à arrêter subitement la circulation & à faire périr l'animal. Mais sans chercher à rendre raison de cette apparence des humeurs, il est certain, d'après M. Fontana même, que les symptomes que produisent les poisons dont il parle indiquent une distribution irrégulière du fluide nerveux, ou une inégalité dans la circulation du sang, que l'on ne peut attribuer qu'à l'affection du fluide nerveux. Tel est l'état d'engourdissement ou de léthargie, dans lequel tombent tout-à-coup certains animaux, chez lesquels le pouls est si foible & si languissant, qu'on peut à peine l'appercevoir, pendant que d'autres sont tourmentés de convulsions violentes, de vomissement, d'anxiété ou d'accès de fureur.

(a) Il est prouvé que le froid donne la mort en agissant à tous égards de la même maniere que les poisons narcotiques. *Voyez* la note du paragraphe 90, n°. 1.

(b) Les commotions produites par les coups ou les chûtes sont quelquefois si violentes, qu'elles donnent sur-le-champ la mort, quoiqu'à l'ouverture du cadavre on ne puisse découvrir aucun fluide extravasé, ni aucun vaisseau de rompu. Dans ce cas, il y a apparence que l'origine des nerfs seule est affectée.

(c) Il paroît qu'il y a une très-grande différence entre les

1116. Aucun de ces poisons ou de ces puissances pernicieuses ne paroît donner la mort en agissant d'abord sur les organes de la respiration ou sur le systême sanguin ; je pense que leur action immédiate & directe se porte sur la puissance nerveuse, dont ils anéantissent la mobilité, car la puissance de ces mêmes poisons se manifeste, en détruisant l'irritabilité des muscles & des nerfs qui leur sont unis, lorsque les uns & les autres sont entièrement séparés du reste du corps (*a*).

1117. Il me paroît probable que l'état apoplectique qui accompagne jusqu'à un certain point l'accès épileptique, & qui presque toujours lui succède, ne dépend pas de compression, mais d'un certain état d'immobilité de la puissance nerveuse (*b*), produit par certaines circonstances du systême nerveux même, lesquelles semblent quelquefois se communiquer d'une partie du corps à l'autre, & enfin au cerveau.

1118. On peut faire la même observation relativement à beaucoup d'exemples d'accès hystériques ; & les cas, où

étincelles que l'on tire par la simple électrisation sans commotion, & le choc électrique. Les premieres favorisent la végétation des plantes, & le développement des germes dans les œufs fécondés : elles excitent puissamment la contraction des fibres motrices, & rendent quelquefois aux membres atrophiés la force & la vie. La commotion électrique semble produire des effets entièrement opposés : elle a été quelquefois suivie de paralysie. *Voyez* sur cet objet le tome II. de l'analyse du systême nerveux, par M. de la Roche, pag. 225 & suivantes.

(*a*) Il paroît que les vapeurs méphitiques n'agissent pas immédiatement sur les organes de la respiration, en suffoquant ceux qui y sont exposés ; leur effet est trop prompt pour que l'on puisse adopter cette idée. Les animaux que l'on suffoque en les privant d'air dans le récipient de la machine pneumatique, se débattent quelque-temps ; les vapeurs méphitiques, au contraire, tuent tout-à-coup & agissent en plein air comme dans les endroits fermés, si l'on est exposé au courant qui les entraîne. Ceux qui y ont été exposés n'ont point ressenti une gêne dans la respiration, mais une propension insurmontable au sommeil.

(*b*) Ceci arrive communément ; mais je pense, avec le docteur Chandler, qu'il y a certaines épilepsies produites par un état de pléthore où il peut y avoir d'abord épanchement & ensuite extravasation. Tels sont les accès épileptiques que l'on observe quelquefois chez les femmes dans le temps où les règles commencent à se manifester, & que j'ai vu guérir par les saignées réitérées & les purgatifs. Il en est de même des paroxysmes hystériques, qui se manifestent avec tous les signes de pléthore & qui se terminent quelquefois par l'apoplexie.

les paroxysmes épileptiques & hystériques se terminent par le coma, ou par un degré d'apoplexie, me portent à croire que l'apoplexie produite par la goutte rentrée ou atonique est aussi du même genre, ou qu'elle dépend de l'immobilité de la puissance nerveuse plutôt que de la compression.

1119. Néanmoins, comme les dispositions à l'apoplexie & à la goutte se trouvent souvent réunies chez la même personne, il se peut que l'apoplexie qui survient aux goutteux dépende quelquefois de compression; & l'ouverture des cadavres peut en conséquence indiquer que l'apoplexie a été précédée d'une pareille cause. Mais dans beaucoup de cas où cette maladie succède à la goutte rentrée ou atonique, on n'apperçoit aucunes marques distinctes ou évidentes, qui annoncent que l'apoplexie ait été précédée ou accompagnée des circonstances qui se rencontrent communément dans les cas de compression; au contraire, on découvre des signes qui indiquent une affection de la puissance nerveuse.

1120. Néanmoins, quant aux circonstances que l'on peut appercevoir par l'ouverture des cadavres de ceux qui sont morts d'apoplexie, il peut y avoir de l'erreur dans le jugement que l'on porte sur la cause de la maladie (*a*), d'après ces circonstances. Tout ce qui détruit ou diminue la mobilité de la puissance nerveuse, peut considérablement retarder le mouvement du sang dans les vaisseaux du cerveau, au point même d'augmenter l'exhalation, ou peut-être d'occasionner une rupture & un épanchement: de maniere que dans des cas semblables, il est possible que l'ouverture des cadavres offre des marques de compression, quoique la maladie ait été réellement produite par des causes qui ont détruit la mobilité de la puissance nerveuse. Ceci paroît éclairci & confirmé par ce qui s'observe souvent dans l'épilepsie. Dans beaucoup de cas, lorsque les accès ont été réitérés, & qu'ils se sont dissipés comme de coutume, il survient un état de stupidité, qui dépend communément d'un épanchement séreux dans le cerveau: d'autres fois, lorsque les accès d'épilepsie ont souvent été réitérés sans aucune conséquence permanente, il arrive enfin un paroxysme qui donne la mort; & il paroît, par l'ouverture des cadavres,

(*a*) M. Cullen expose ici d'une maniere très-claire, comment il arrive quelquefois que les apparences que présente l'ouverture des cadavres, ne s'accordent pas avec la théorie qu'il a admise.

qu'il s'eſt fait un épanchement de ſang. Cet épanchement doit, à ce que je crois, être conſidéré comme la cauſe de la mort, & non comme la cauſe de la maladie : car je ſuppoſe qu'alors les accès réitérés, en diminuant l'action des vaiſſeaux du cerveau, ont donné lieu à la ſtagnation, qui a produit les effets dont je viens de parler. Je penſe que l'on peut appliquer le même raiſonnement aux cas de goutte rentrée, qui, en détruiſant l'énergie du cerveau, peut occaſionner une ſtagnation capable de produire une rupture des extrémités des vaiſſeaux, l'épanchement & la mort : or, les apparences que préſente dans ce cas l'ouverture des cadavres, pourroient nous faire croire que l'apoplexie dépendoit entiérement de compreſſion.

1121. Les différentes cauſes indiquées dans 1115, ſont ſouvent ſi puiſſantes qu'elles font périr ſur le champ ; c'eſt pourquoi on ne les donne pas communément comme des exemples d'apoplexie ; mais comme l'action de toutes ces cauſes eſt ſemblable & analogue, & que dans la plupart des cas où elles agiſſent il ſurvient évidemment un état apoplectique, on ne peut guere héſiter à regarder la plupart de leurs effets comme des exemples d'apoplexie ; qui ſont en conſéquence tels, qu'il eſt convenable de les conſidérer ici.

1122. On guérit quelquefois entiérement de l'apoplexie ; mais le plus fréquemment elle ſe termine par la mort, ou par l'hémiplégie. Lors même que l'on réchappe d'une attaque de cette maladie, on obſerve qu'en général elle eſt diſpoſée à revenir ; & ſes attaques réitérées produiſent preſque toujours tôt ou tard les effets que je viens de dire (*a*).

1123. Les différentes terminaiſons de l'apoplexie, par la ſanté, la mort, ou une autre maladie, peuvent être prévues & prédites, en faiſant attention aux cauſes prédiſpoſantes (1095) ; aux ſymptomes qui ont précédé (1096) ; aux cauſes occaſionnelles (1098) ; à la violence & au degré des ſymptomes (1094) ; à la durée de la maladie, & aux effets des remedes que l'on a mis en uſage (*b*).

(*a*) Ceci eſt particuliérement vrai à l'égard de l'apoplexie produite par la dilatation extraordinaire des vaiſſeaux ou par épanchement ; jamais les vaiſſeaux qui ont été extraordinairemnnt diſtendus, ne reprennent leur premiere force ; ils reſtent dans un état d'atonie qui les rend incapables de réſiſter à une nouvelle accélération du mouvement du ſang.

(*b*) La vieilleſſe eſt une des premieres cauſes qui diſpoſe à l'apo-

1124. Il est aisé de voir par le danger éminent qui accompagne cette maladie quand elle survient (1122), que nous devons particuliérement diriger nos vûes vers les moyens de la prévenir. On y parviendra souvent, à ce que je crois, en évitant les causes éloignées & occasionnelles; l'énumération que j'ai faite de ces causes (1098), fera facilement connoître comment on peut remplir cette indication; mais on verra aussi, d'après ce que j'ai dit plus haut, que pour prévenir cette maladie il faut particuliérement s'occuper d'éviter la cause prédisposante, qui, le plus souvent, paroît être l'état de pléthore des vaisseaux sanguins du cerveau. Je pense que l'on peut prévenir cet état par différens moyens; & en premier lieu, par l'exercice & le régime convenablement dirigés (*a*).

1125. L'exercice doit être tel, qu'il puisse entretenir la transpiration, sans échauffer le corps ou précipiter la respiration (*b*); il doit, en conséquence, consister communément dans quelques-uns des genres de gestation. Chez les personnes qui ne sont pas sujettes à des accès fréquens de vertige, & qui sont accoutumées à monter à cheval, cet exercice est le plus avantageux de tous (*c*). La marche, & quelques-uns des autres exercices du corps, peuvent être mis en usage avec les restrictions dont je viens de parler; mais chez les vieillards & chez les hommes replets, l'exercice du corps doit toujours être très-modéré.

1126. Lorsque la disposition à l'apoplexie s'est montrée de très-bonne heure, il est probable qu'un régime sévere, joint à un exercice assez considérable pourroit entiérement

---

plexie, parce que la pléthore veineuse est alors portée à son plus haut degré.

(*a*) L'exercice fortifie les fibres & les entretient dans un certain degré de tension nécessaire pour soutenir la transpiration insensible; & cette évacuation salutaire est presque entiérement supprimée chez ceux où une vie molle & indolente a produit un état de relâchement des puissances motrices; & il se fait alors un épanchement graduel des vaisseaux exhalans du cerveau, qu'il est très-difficile de détruire.

(*b*) Tout exercice capable de raréfier le sang, d'augmenter l'action des artères, & d'accélérer la respiration, est pernicieux, surtout chez les pléthoriques; c'est donc à tort que quelques médecins on pensé qu'il falloit exciter un mouvement fébrile pour guérir l'apoplexie; la fievre spontanée a quelquefois été salutaire, mais nous ignorons les circonstances où nous pourrions imiter la nature avec succès.

(*c*) L'équitation convient perticuliérement lorsque les malades

prévenir la maladie (*a*) ; mais il seroit peut-être dangereux de mettre à un régime sévere ceux qui sont parvenus à un âge avancé, sans songer à prendre aucunes précautions, & qui sont en même temps replets ; car cet état suppose généralement qu'ils ont été accoutumés à manger beaucoup, & il peut suffire de leur prescrire un régime plus modéré que de coutume, sur-tout relativement à la nourriture animale, & de les obliger de s'en abstenir entiérement le soir.

Quant à la boisson, il faut s'abstenir de toutes les liqueurs échauffantes, autant que l'habitude déjà contractée le permettra, & éviter avec soin les approches les plus légeres de l'ivresse, ou préférer pour boisson ordinaire de la petite biere à l'eau pure (*b*) ; parce que la derniere produit plus facilement la constipation, que l'on doit soigneusement éviter chez ceux qui sont disposés à l'apoplexie. L'usage immodéré du tabac, sous une forme quelconque, peut être nuisible (*c*), & il faut l'éviter, excepté dans les cas où il a coutume de produire une excrétion abondante de la tête, dont l'interruprion pourroit être dangereuse ; dans le cas même dont je viens parler, où le tabac pourroit être jusqu'à un certain point nécessaire, il faut au moins en modérer l'usage autant qu'il est possible.

1127. Les évacuations alvines peuvent certainement contribuer à diminuer l'état de pléthore des vaisseaux de la tête ; & dès que l'on y observe une turgescence extraordinaire, les purgatifs sont toujours très-convenables ; mais, quand

ont été affoiblis par la saignée, les purgatifs réitérés & le régime. Il est préférable, à ceux sur-tout qui sont avancés en âge, d'aller en voiture ou de naviguer sur une riviere calme.

(*a*) Il sera utile de faire usage des acides végétaux, du syrop de vinaigre ou de limon, du petit-lait, de l'orgeat, de l'eau de veau, des bouillons aux herbes & autres rafraîchissans.

(*b*) La cause prédisposante de l'apoplexie est la pléthore artérielle, qui en avançant en âge, se dissipe, & est remplacée par la pléthore veineuse. C'est pour cette raison que plusieurs personnes qui étoient sujettes aux vertiges, aux maux de tête & au cochemare en ont été délivrées en avançant en âge. Néanmoins on ne doit se flatter de cet avantage qu'autant que l'action de la nature sera aidée par un régime austère, & par un exercice convenable continué toute la vie, qui sera d'abord très-modéré, & que l'on augmentera par degrés, si le malade a toujours vécu dans l'indolence. Il faut éviter en même temps de trop dormir. Lorsque la foiblesse est extrême, il faut recourir aux frictions seches sur tout le corps.

(*c*) On a plusieurs exemples de personnes qui sont péries d'apo-

rien n'indique une pareille turgescence, les forts purgatifs fréquemment réitérés, pourroient trop affoiblir le corps; & pour prévenir l'apoplexie, il peut être suffisant le plus souvent d'entretenir la régularité du ventre, ou plutôt de le tenir libre par les doux laxatifs (*a*). Il peut être utile, pendant l'été, de boire, tous les matins, une eau minérale légérement laxative (*b*); mais il ne faut jamais en prendre une grande quantité.

1128. On pourroit regarder la saignée comme le moyen le plus efficace de diminuer la pléthore générale quand elle domine, & d'en prévenir les suites: quand on est vivement menacé d'une attaque d'apoplexie, la saignée est certainement le remede sur lequel on doit compter; il faut même tirer alors une grande quantité de sang, s'il est possible, de la veine jugulaire, ou de l'artere temporale. Mais lorsqu'il n'y a rien qui menace de turgescence, on ne peut judicieusement tenter de prévenir la pléthore par la saignée, comme nous avons essayé de le démontrer plus haut 787. Dans les circonstances douteuses, les sangsues appliquées aux tempes, ou les scarifications de la nuque du col (*c*), peuvent être plus sûres que les saignées générales.

1129. Lorsqu'il y a des symptomes évidens de l'état de pléthore des vaisseaux de la tête, il peut être très utile, pour prévenir la turgescence du sang, d'ouvrir un séton, ou un cautere près de la tête (*d*).

---

plexie, pour avoir abusé du tabac: il n'est pas moins pernicieux de le mâcher, ou d'en fumer, que d'introduire la poudre dans le nez; mais la fumée du tabac, sur-tout, enivre & produit des vertiges, ce que l'on doit particuliérement attribuer à la vertu narcotique de cette plante.

(*a*) Tous les purgatifs irritans sont pernicieux, en ce qu'ils échauffent, accélerent la circulation & affoiblissent trop.

(*b*) On préférera, en conséquence, les eaux salines, telles que celles qui contiennent les sels d'epsom, de glauber & marin: les sels donnés de temps en temps en suffisante quantité pour purger, sont utiles.

(*c*) Ces saignées locales dégagent plus surement la partie affectée & disposent moins a la pléthore.

(*d*) On trouve dans les auteurs un grand nombre d'exemples qui prouvent les avantages que l'on retire de ces suppurations habituelles dans les cas de congestions locales. Il y en a un exemple remarquable dans les essais de médecine d'Edimbourg. Un enfant qu'une chûte avoit rendu apoplectique, quoique guéri depuis trois semaines, n'avoit point recouvré la mémoire; on lui

1130. Tels sont les moyens que l'on doit employer pour prévenir l'apoplexie qui pourroit être occasionnée par l'état de pléthore des vaisseaux du cerveau ; ces moyens réussiront en général, si, en même temps, l'on a grand soin d'éviter les causes occasionnelles (1098).

Dans les cas où l'apoplexie est produite par d'autres causes (1095), leur action est si subitement suivie de la maladie, qu'elles ne permettent guere de pouvoir employer les moyens préservatifs.

1131. La cure des apoplexies produites par des causes internes, que je suppose être particuliérement dues à la compression, exige que l'on emploie sur le champ & à grandes doses les remedes convenables, en raison de la violence avec laquelle ces maladies se manifestent communément, & donnent la mort.

Il faut tenir le malade, autant qu'il est possible, dans une position légérement droite (*a*), & l'exposer à l'air frais ; c'est pourquoi on évitera de le mettre dans une chambre chaude, on ne lui laissera pas de couvertures, & on empêchera qu'il soit environné de beaucoup de monde.

1132. Dans tous les cas de corpulence, & lorsque la maladie a été précédée de signes qui indiquent un état de pléthore, il faut employer la saignée sur le champ, & la faire très-copieuse (*b*) ; je pense qu'elle est plus efficace lorsque

---

appliqua un séton au col, la mémoire & le jugement lui revinrent.

(*a*) Cette position modere l'impétuosité avec laquelle le sang se porte vers le cerveau, & favorise son retour par les veines jugulaires. L'air froid diminue la turgescence du sang, ainsi que sa vélocité.

(*b*) De tout temps on a recommandé la saignée dans l'apoplexie, quelques auteurs ont fixé la quantité de sang que l'on doit tirer a huit onces ; mais il faut en tirer plusieurs livres si la pléthore l'exige & si les forces le permettent C'est de l'usage ou de l'omission de ce remede que dépend la vie ou la mort du malade. Il faut tâcher de produire sur le champ un vuide considérable C'est pourquoi quelques auteurs ont recommandé de tirer du sang des deux bras en même temps. Tulpius, *observ. Lib.* 1, *ch.* 7, assure avoir guéri très promptement, par ce moyen, un apoplectique. Les apoplexies que l'on a nommées improprement séreuses, n'excluent point la saignée ; on doit absolument la pratiquer, si le pouls n'est pas fort foible, si les yeux ne sont pas enfoncés ; & si l'état du visage n'annonce pas une foiblesse extrême, on doit même prescrire un lavement pendant que le sang coule. Morgagni rapporte plusieurs exemples de l'efficacité de la saignée dans des cas semblables, & il

l'on tire le sang de la jugulaire (*a*) ; mais si on ne peut le faire convenablement, on en tirera du bras. L'ouverture de l'artere temporale, lorsque l'on peut en ouvrir une grosse branche, de maniere à verser tout-à-coup une quantité considérable de sang, peut aussi être un remede efficace ; mais son exécution est plus incertaine, & peut avoir des inconvéniens (*b*). On peut y suppléer, en quelque

---

est aisé d'en rendre raison d'après la théorie de M. Cullen, qui prouve que la cause prochaine de l'apoplexie séreuse consiste dans l'état de pléthore des vaisseaux du cerveau. La saignée convient donc dans toutes les especes d'apoplexie, excepté dans celles qui dépendent d'une hydropisie déja formée, ou d'une rétention d'urine incurable.

(*a*) L'on a rejetté la saignée de la jugulaire en raison de la ligature que l'on applique autour du col, que l'on croit pouvoir gêner le retour du sang veineux ; mais on peut éviter cet inconvénient en passant la ligature dans une direction oblique sur la poitrine, vers l'omoplate du côté opposé, & en la faisant tenir par un aide, ou en l'attachant au-dessus de l'aisselle : par ce moyen on ne comprime que le vaisseau que l'on veut ouvrir. On peut même ouvrir la veine en faisant pancher la tête du côté opposé à celui que l'on a adopté pour saigner, & ensuite lui donner une position contraire pour faciliter l'écoulement du sang. Mais dans le cas où ces moyens ne réussiroient pas, l'observation journaliere prouve que l'on peut, sans rien craindre, appliquer la ligature autour du col. Comme les veines jugulaires viennent immédiatement des sinus de la dure-mère, leur ouverture est le moyen le plus prompt de désemplir les vaisseaux du cerveau.

(*b*) L'artere temporale n'est qu'une branche superficielle de la carotide externe ; elle ne porte le sang dans l'intérieur du crâne que par quelques petits rameaux qui s'anastomosent avec elle ; le reste se distribue aux parties qui servent d'enveloppe à la tête. En conséquence, M. Chandler pense, avec raison, que quand on réussiroit, autant qu'on peut le désirer, à ouvrir cette artere, on ne pourroit pas diminuer beaucoup la quantité ou l'impétuosité du sang qui se porte au cerveau. D'ailleurs, la pratique de cette opération est incertaine. Souvent ce vaisseau s'enfonce profondément au-dessous des tégumens : si on le divise entiérement, ses deux extrémités se séparent l'une de l'autre, en raison de l'élasticité de leur tunique musculaire ; les ouvertures se bouchent, & le sang, après avoir coulé assez vivement, s'arrête. Si on ne fait que piquer le vaisseau, il n'est pas aisé d'en fermer l'ouverture, sans une compression considérable, & sans une ligature serrée, que l'on doit éviter cependant autant qu'il est possible, parce qu'elle gêne la circulation dans tous les vaisseaux qui rampent sur la partie externe de la tête. Enfin M. Chandler croit que dans les cas où l'ouverture de l'artere temporale a été utile, on devoit plutôt l'attribuer à la grande quantité de sang qui a coulé quelquefois involontairement, qu'au choix du vaisseau qui avoit été ouvert.

forte, en appliquant des ventouses scarifiées sur les tempes ou derriere la tête. Il est rare que l'on puisse omettre ce remede ; & ces scarifications sont toujours préférables à l'application des sangsues (a).

Quant aux différentes manieres de pratiquer la saignée, il faut observer que, quand dans un cas quelconque d'apoplexie, il y a un côté du corps plus affecté de la perte du mouvement que l'autre, il faut, s'il est possible, faire la saignée du côté opposé à celui qui est le plus affecté (b).

1133. Il faut sur le champ tenter d'évacuer (c) par des

(a) Les anciens appliquoient souvent les ventouses scarifiées à l'occiput, & tiroient par ce moyen autant de sang que nous en tirons dans une saignée ordinaire ; ce secours est très utile pour dégager la tête, sur-tout lorsque les forces sont déjà affoiblies par les saignées générales. Si le malade a été sujet aux hémorrhoïdes, on peut appliquer les sangsues à l'anus ; cependant on ne doit pas compter beaucoup sur ce moyen.

(b) Baglivi & quelques autres conseillent de saigner du bras paralysé ; la principale raison qu'ils en donnent est que quand le bras droit est affecté, la lésion est dans l'hémisphere gauche du cerveau. Mais en admettant que cette observation soit toujours exactement vraie, il ne paroît pas que la compression de la substance médullaire du cerveau influe alors sur les vaisseaux sanguins. D'ailleurs il est plus avantageux d'ouvrir les vaisseaux de la partie où l'influence du fluide nerveux est plus forte, parce que la circulation y est plus active, & qu'il est vraisemblable que le sang doit couler plus librement.

(c) Les purgatifs diminuent la pression que les matieres contenues dans les intestins exercent sur les veines ; ils favorisent la circulation du sang dans tout le systême de l'aorte, & en enlevant les fluides les plus subtils, ils moderent la tension des vaisseaux sanguins, & excitent une révulsion avantageuse. On ne doit pas redouter les plus âcres, parce que le systême étant alors insensible, leur stimulus ne peut se porter fort loin & l'évacuation qu'ils procurent en compense l'effet. Ainsi Avicenne donnoit dès le commencement d'une attaque d'apoplexie, l'euphorbe & d'autres purgatifs âcres. Au commencement de ce siecle on prescrivoit dans une portion purgative de six onces, jusqu'à quatre onces de vin émétique. Il paroît que l'estomac demande à être vivement irrité. C'est un moyen de prévenir la paralysie.

Comme l'irritation que produisent les lavemens est fort bornée, on peut agir plus hardiment à leur égard, y dissoudre l'électuaire diaphénique, la confection hamech, dont on peut mettre une once de chaque, & y joindre huit ou dix grains de tartre stibié, avec autant des trochisques alhandal : quelques médecins ont mis jusqu'à un demi-gros de tartre émétique dans un lavement ; j'ai vu des cas où ces remedes ne produisant aucun effet, une demi-

lavemens âcres, & par les purgatifs drastiques donnés par la bouche, si le malade peut encore avaler; cependant ces derniers doivent être divisés en plusieurs doses & donnés à des intervalles convenables, de peur qu'ils n'excitent le vomissement.

1134. Quelques praticiens ont recommandé dans leurs écrits le vomitif: mais je ne l'ai jamais employé, dans la crainte qu'il ne poussât le sang avec trop de violence vers les vaisseaux de la tête (a).

1135. Un autre remede qu'il faut employer sur le champ, est le vésicatoire; & je pense qu'il est plus efficace de l'appliquer sur la tête, ou dans sa proximité, que sur les extrémités inférieures. Je ne le regarde pas comme stimulant, ou comme capable de produire une révulsion considérable: mais je suppose qu'il est utile de l'appliquer sur la tête pour

---

once de sel marin a excité une évacuation considérable; & je pense qu'il est très-avantageux de le mêler avec les purgatifs drastiques.

Quelquefois tous ces moyens sont sans action; cependant les malades guérissent. Peut-être est-ce d'après de semblables observations que quelques médecins anciens vouloient que dans les premiers jours d'une attaque d'apoplexie, on abandonnât le malade à la nature. Ainsi Oribase dit, dans le *commentaire 12 des aph. d'Hipp. sec. 1*, qu'il faut prescrire la diete la plus sévere dans l'apoplexie, qui est une maladie qui se termine le quatrieme jour, & ne permettre que de l'eau chaude; mais il faut bien se garder, suivant cet auteur, d'en donner le premier & le second jour, parce que la maladie est encore trop forte; ce n'est que le troisieme qu'il faut y avoir recours.

(a) Je crois que M. Cullen pousse la circonspection trop loin sur l'usage des émétiques; ils ne déterminent pas, aussi facilement qu'on le croit, le sang à se porter vers le cerveau; l'expérience m'a prouvé que c'étoit le moyen qui produisoit le soulagement le plus prompt après la saignée: l'effet des purgatifs donnés par la bouche ou en lavement, est trop lent pour que l'on puisse y compter dans une maladie dont les progrès sont si rapides. Dans toutes les apoplexies que j'ai eu occasion de traiter, j'ai uni les vomitifs à grande dose aux purgatifs, & les malades ont communément guéri toutes les fois qu'il s'en est suivi une évacuation abondante, par haut & par bas. Chez ceux qui ont péri, l'émétique n'avoit produit aucun effet. Je n'ai vu qu'un malade à qui j'ai donné l'ellébore blanc, après lui avoir fait tirer plusieurs livres de sang, parce que les autres vomitifs avoient été inutiles; le vomissement fut suivi de convulsions terribles, mais il guérit de l'apoplexie, & il mourut dix-huit mois après d'une hydropisie de poitrine qui succéda à un érysipele. On peut donc donner le vomitif dans le temps même de l'attaque; cependant lorsqu'elle est dissipée, son usage est moins sûr, il faut alors se borner aux laxatifs rafraîchissans.

détruire la disposition hémorrhagique qui y domine si souvent (*a*).

1136. Les praticiens ont coutume de joindre aux remedes que je viens d'indiquer, les stimulans de différens genres : mais je suis disposé à les regarder comme généralement nuisibles, & ils doivent l'être toutes les fois qu'il s'agit de diminuer la plénitude des vaisseaux, & l'impétuosité avec laquelle le sang y circule. En conséquence de ce principe, on convient que les stimulans ne sont nullement propres dans l'apoplexie que l'on regarde comme sanguine ; mais on croit communément qu'ils sont convenables dans l'apoplexie séreuse (*b*). Néanmoins, si nous avons eu raison d'avancer que d'ordinaire cette apoplexie dépend également de l'état de pléthore des vaisseaux sanguins du cerveau, les stimulans sont aussi peu convenables dans un cas que dans l'autre.

1137. On peut objecter, d'après l'usage presque univer-

(*a*) L'irritation des vésicatoires est légere & de peu de durée ; d'ailleurs elle est compensée par l'évacuation qui suit leur application. Les craintes que témoignent quelques auteurs de les appliquer sur la tête ne sont pas fondées ; les vésicatoires, loin d'augmenter la fluxion, la dissipent ; car en déterminant une plus grande quantité d'humeur à se porter vers les vaisseaux capillaires de la surface de la peau, ils diminuent le spasme des arteres qui sont situées plus profondément, moderent l'impétuosité de la circulation, détruisent les congestions, la disposition à l'hémorrhagie & la diathese inflammatoire. On a même observé qu'il étoit préférable d'appliquer les vésicatoires sur la tête, parce qu'ils occasionnent moins de douleur & de mal-aise, & que leur irritation s'étend moins loin que quand on les applique sur d'autres parties, & en particulier sur les extrémités, car la douleur & l'inflammation qu'ils produisent dans ces derniers tas suffisent pour accélérer considérablement la circulation chez les personnes irritables.

(*b*) On ne peut nier que les auteurs les plus célebres ont trop insisté sur l'usage des stimulans dans l'apoplexie séreuse. Néanmoins lorsque le malade est fort abattu, que le pouls est très-foible, que la mort semble peinte sur son visage & qu'il y a des signes certains de collapsus ; lorsqu'on lui a inutilement fait respirer ou avaler une grande quantité de vinaigre, & que tous les autres remedes ont été sans effets, il vaut mieux tenter de rappeller le pouls, & de ranimer les mouvemens de sang par l'usage des stimulans, que d'abandonner le malade a son malheureux sort. C'est le seul cas où l'on puisse se permettre de prescrire les sels volatils & même les sternutatoires ; je n'ai jamais remarqué qu'ils aient nui dans de semblables circonstances ; quelquefois même les malades se sont parfaitement rétablis.

ſel des ſtimulans, qui quelquefois ont produit un avantage apparent, qu'ils peuvent ne pas être auſſi nuiſibles que mes idées ſur les cauſes de l'apoplexie me portent à le ſuppoſer. Mais cet argument eſt faux à pluſieurs égards ; & particuliérement en ce que dans une maladie, qui, malgré toutes les eſpeces de traitement, ſe termine ſi promptement par la mort, il n'eſt pas aiſé de déterminer, d'une maniere poſitive, les effets des remedes.

1138. Après avoir indiqué les différens remedes que je crois convenables dans l'apoplexie produite par la compreſſion, je vais maintenant parler de la cure de l'apoplexie occaſionnée par les cauſes qui détruiſent directement la mobilité de la puiſſance nerveuſe. Mais un grand nombre de ces cauſes ſont ſouvent ſi actives, & leurs effets ſont en conſéquence ſi ſubitement ſuivis de la mort, qu'à peine donnent-ils le temps de faire uſage des remedes : ces cas ont, pour cette raiſon, été ſi rarement l'objet de la pratique, que les remedes convenables ne ſont pas aſſez bien déterminés pour me permettre de m'étendre beaucoup ici ſur ce qui les concerne.

1138. Néanmoins, lorſque l'action des cauſes indiquées (1115) n'eſt pas aſſez puiſſante pour donner la mort ſur le champ, & qu'elle ne produit qu'un état apoplectique, il faut faire quelques efforts pour en prévenir les ſuites, & rétablir le malade : dans quelques cas même où ces cauſes ont arrêté le mouvement du pouls & de la reſpiration, occaſionné le refroidiſſement de tout le corps, & produit une mort apparente, il peut y avoir des moyens de rendre la vie & la ſanté, s'il n'y a pas long-temps que ces apparences ſubſiſtent (a). Il ne m'eſt pas poſſible de traiter ce ſujet complétement ; mais je vais offrir les regles générales ſuivantes, pour indiquer la maniere dont on doit ſe conduire dans la cure de l'apoplexie produite par les différentes cauſes indiqués 1115.

1. Quand un poiſon capable d'occaſionner l'apoplexie a été récemment introduit dans l'eſtomac, ſi le vomiſſement ſurvient ſpontanément, il faut l'aider ; ou s'il ne paroît pas,

---

(a) Il paroît que dans les cas où l'apoplexie étoit produite par les poiſons, Boerhaave ne tentoit aucun remede, parce qu'il déſeſpéroit entiérement de la guériſon des malades ; néanmoins pluſieurs obſervations prouvent qu'ils ne ſont pas toujours incurables.

il faut l'exciter sur le champ, par le secours de l'art, afin de faire rejetter le poison le plus promptement possible (*a*). Néanmoins, s'il a été pris long-temps avant que ses effets se soient manifestés, je pense que quand ils se sont manifestés, il est inutile, & peut-être même nuisible, d'exciter le vomissement (*b*).

2. Lorsque le poison introduit dans l'estomac, ou appliqué d'une autre maniere quelconque sur le corps, a déjà produit un état apoplectique, ces causes donnent communément lieu, en même temps, à une stagnation ou à un mouvement plus lent du sang dans les vaisseaux du cerveau & des poumons; c'est pourquoi il est, en général, convenable de diminuer cette congestion, en tirant du sang de la jugulaire ou du bras (*c*).

3. En admettant qu'il y a congestion dans le cerveau ou les poumons, il convient en général de la modérer par le moyen des lavemens âcres qui excitent quelque évacuation des intestins (*d*).

(*a*) Il s'agit ici des effets de l'opium, & de quelques autres narcotiques du regne végétal, & des poisons minéraux, tels que le plomb en particulier & ses différentes préparations Souvent ces poisons détruisent l'équilibre qui existe entre la sensibilité des différens ordres de nerfs, ou produisent une cessation inégale du mouvement du sang; ils deviennent en conséquence des stimulans indirects, ce qui donne lieu au vomissement spontané. Lorsque cela n'arrive pas, c'est une marque que l'irritabilité est diminuée, & il faut recourir aux émétiques les plus actifs, tels que le tartre stibié ou le vitriol blanc.

(*b*) Il ne faut pas oublier que l'effet des narcotiques est de produire congestion & accumulation dans les vaisseaux du cerveau. Ainsi Mead ouvrit un chien qu'il avoit tué en lui donnant une grande dose d'opium, il trouva un gros caillot de sang dans le sinus longitudinal. J'ai vu plusieurs peintres périr apoplectiques par la vapeur du plomb; j'ai toujours trouvé dans leurs cadavres tous les vaisseaux du cerveau & ceux des poumons extraordinairement gorgés de sang. On voit que, dans ces cas, les vomitifs ne peuvent qu'aggraver la maladie en augmentant la congestion.

(*c*) Il faut alors tirer du sang avec autant de hardiesse que dans une apoplexie produite par épanchement sanguin, quand même la maladie seroit produite par quelques-unes des différentes préparations de plomb

(*d*) L'effet des lavemens âcres ne se borne pas uniquement dans ce cas à procurer l'évacuation des matieres contenues dans le canal intestinal; il ne faut pas oublier que ce canal conserve plus long-temps sa sensibilité que les muscles ou que tout autre viscere. C'est pourquoi les lavemens stimulans chauds, servent de fomen-

4. Après avoir procuré ces évacuations par le moyen des saignées & des purgatifs, on peut recourir avec plus d'espérance & moins de danger aux différens stimulans que l'on propose communément dans les autres cas d'apoplexie (a). L'un des moyens les plus efficaces de tirer de leur état de stupeur les apoplectiques de ce genre, semble être de jetter de l'eau froide sur différentes parties du corps, ou d'en laver tout le corps (b).

---

tation à toutes les parties internes dont ils raniment l'action, & il est en même démontré qu'ils sont ; en quelque sorte, le moyen le plus prompt de rétablir le mouvement du cœur, sur-tout lorsque la déglutition est difficile ou impossible. J'ai vu dans ce cas la confection hamech produire des effets avantageux.

M. Chandler observe très-judicieusement, qu'il faut particuliérement faire attention à l'état des intestins, lorsque le malade a pris du plomb ou quelques-unes de ses préparations, parce que la vertu particuliere de ce minéral est de produire la constipation. Heberden recommandoit dans ses leçons, de donner, dans ce cas, les purgatifs antimoniaux, ou le jalap & le mercure a plus grande dose que de coutume, & de les réitérer pendant quelque temps. Il recommande, s'il survient une superpurgation, de donner des lavemens émolliens & huileux, & de faire prendre par la bouche une grande quantité de bouillon chaud. S'il est nécessaire d'entretenir les évacuations, & que les intestins, en raison de leur sensibilité extrême, ne puissent pas supporter les purgatifs résineux les plus actifs, l'usage de l'huile douce de ricin sera très-avantageux. L'on peut aussi, pendant tout le temps du traitement, donner librement les acides végétaux, comme le recommande George Baker.

(a) Mead recommande de donner, après avoir évacué le malade, la mixture saline de Riviere, comme diurétique. Heberden veut que l'on réitere les émétiques les plus actifs, & que l'on emploie tous les moyens capables de ranimer le malade. On peut, dans ce cas, employer avantageusement l'alkali-volatil fluor ; tâcher même d'en introduire dans l'estomac en le délayant avec de l'eau ; recourir à l'urtication, aux sternutatoires, aux frictions ; appliquer enfin les vésicatoires ou les sinapismes sur les parties les plus sensibles.

(b) Des malades qui étoient depuis long-temps dans un état léthargique, ont été guéris en leur faisant des douches d'eau froide sur la tête, ou en les plongeant dans l'eau. Ce moyen a aussi réussi dans les cas de suffocation produite par la vapeur du charbon. On rappelle à la vie les chiens qui ont été suffoqués par la vapeur de la grotte du chien près de Naples, en les plongeant sur le champ dans un lac voisin. Dans la Russie & la Sibérie, où l'on voit fréquemment des personnes suffoquées par l'air échauffé & chargé des vapeur méphitiques qu'elles respirent dans les étuves qui leur servent de dortoires, on a coutume d'exposer sur le champ le malade à l'air, de lui arroser tout le corps avec de l'eau froide & de le frotter avec la neige, jusqu'à ce qu'elle soit fondue. On a em-

5. Quoique le poison qui produit l'apoplexie, soit tellement puissant qu'il occasionne très-promptement les apparences de la mort dont nous venons de parler ; cependant, s'il n'y a pas long-temps que cet état dure, souvent le malade peut guérir, & il faut tenter de le rétablir en employant les moyens que l'on a recommandés pour rappeller à la vie les noyés, & qui sont aujourd'hui généralement connus (a).

---

ployé ces moyens avec succès chez ceux qui étoient engourdis par le froid. La saignée est alors rarement nécessaire, à moins que la circulation ne soit évidemment rétablie & qu'il ne reste une gêne considérable de la respiration.

(a) Il paroît prouvé que la vie peut paroître entiérement éteinte & ne pas l'être réellement ; on ne sait pas le temps que peut durer un état semblable ; car le commencement même de la putréfaction n'est pas toujours un signe bien constant de la mort. La circulation est nécessaire pour soutenir la vie ; mais ce n'est pas d'elle uniquement que dépend l'état de vie chez les animaux ; il consiste particuliérement dans une certaine disposition des nerfs & des fibres musculaires qui les rend sensibles & irritables, & dont dépend l'action même du cœur. C'est cette disposition que l'on peut proprement appeller le principe vital des animaux. Il est à présumer, tant qu'elle subsiste, & que l'organisation des parties est entière, que l'on peut rétablir l'action du cœur & des poumons, quoiqu'elle ait cessé depuis long-temps.

Les expériences faites par les modernes sur les noyés, ne laissent aucun doute sur cet objet : il est prouvé par l'ouverture de leurs cadavres, que communément il n'entre pas une quantité d'eau assez considérable dans la cavité des poumons, ou dans l'estomac ; pour troubler les fonctions de l'économie animale, & qu'en général l'organisation des parties vitales n'est point lésée. Il est, en conséquence, probable que la mort apparente qui survient alors, n'est due qu'a la suppression de la respiration, d'où résulte la cessation de la circulation du sang, en conséquence de laquelle le corps perd sa chaleur, & le principe vital son activité.

On doit donc toujours faire des tentatives pour rappeller à la vie ces sortes de personnes, & ne jamais perdre de vue aucun des moyens qui ont été mis en usage par les modernes. Quoique ces moyens soient très généralement connus, j'ai cru devoir les rapporter ici en peu de mots, en donnant l'abrégé de la lettre de M. Cullen au lord Cathcart.

Il faut employer toutes les précautions possibles pour ne point blesser les corps tirés de l'eau, éviter de les suspendre par les pieds, ou de les rouler sur un tonneau, comme on le pratiquoit autrefois ; lorsqu'ils ne sont pas restés long-temps dans l'eau, que la chaleur animale n'est pas entiérement éteinte, ni l'irritabilité des fibres motrices considérablement affoiblie, il est possible qu'une agitation considérable suffise pour rétablir l'action des organes vitaux ; mais dans les cas où la chaleur & l'irritabilité sont presque anéanties, il est très-douteux, comme l'observe M. Cullen, que ce moyen puiſſe être mis en uſage ſans danger, à moins que la chaleur & l'irritabilité ne ſoient rétablies juſqu'à un certain point. Toute commotion violente eſt dangereuſe & n'eſt jamais néceſſaire. Il faut éviter toutes les poſitions qui peuvent expoſer à une compreſſion nuiſible, telle que de faire porter la perſonne noyée ſur les épaules d'un autre homme. Il faut la laiſſer étendue, avec la tête & les parties ſupérieures un peu élevées, & prendre garde que le col ne ſoit fort penché en avant : le corps étant placé de cette maniere, le moyen le plus convenable de le tranſporter, eſt de le mettre ſur de la paille dans une charette, en le couchant ſur le côté ; l'agitation qui réſulte du mouvement aſſez vif de la voiture ne produira, en général, aucun mal.

La premiere choſe que l'on doit faire pour diſſiper les apparences de la mort, eſt de rétablir la chaleur du corps, qui eſt abſolument néceſſaire pour rendre aux fibres motrices leur activité. Pour cet effet, on ſechera le corps le plutôt poſſible, & on l'enveloppera dans des couvertures ſeches & même chaudes ; ſi on ne le peut, on le couvrira même d'une chemiſe priſe de deſſus une perſonne vivante. Si le ſoleil eſt fort chaud, on peut l'y expoſer tout nud, & faire en même temps uſage des autres moyens néceſſaires pour rappeller la vie.

Si on ne peut expoſer le corps du noyé à la chaleur du ſoleil, on le tranſportera dans une chambre ſuffiſamment grande, où l'on pourra avoir du feu ſur le champ, & l'on aura dans la même maiſon, s'il eſt poſſible, une autre chambre à feu ; & l'on n'admettra au tour du corps que les perſonees abſolument néceſſaires pour le ſervice.

On tentera de rappeller la chaleur par différens moyens, ſuivant que les circonſtances l'indiqueront ; rien ne ſera plus convenable que le bain chaud, ſi l'on peut avoir une ſuffiſante quantité d'eau chaude ; mais comme il n'eſt pas néceſſaire que ſa chaleur ſoit d'abord égale à celle du corps humain, on pourra l'appliquer à un degré un peu inférieur & en augmenter inſenſiblement la chaleur juſqu'à ce qu'elle ſurpaſſe la température ordinaire du corps. Si le noyé n'eſt pas fort gros, on le pourra réchauffer en le mettant dans un lit avec des perſonnes ſaines qui l'approcheront de leur corps nud, le changeront fréquemment de poſition, & tâcheront de réchauffer les parties qui ne ſeront pas immédiatement appliquées à leur corps, en les frottant avec des linges chauds.

Si l'on ne peut faire uſage d'aucun des moyens précédens, on couchera le corps du noyé près d'un feu modéré, auquel on en expoſera les différentes parties, & on le frottera avec des linges chauds pour ranimer la chaleur ; on appliquera en même temps des linges chauds au-deſſous des jarrets & des aiſſelles, que l'on renouvellera fréquemment & l'on mettra aux pieds des briques chaudes ou des bouteilles remplies d'eau chaude.

On a propoſé d'humecter des linges dont on ſe ſert pour les frictions, avec de l'eau-de-vie camphrée, ou d'autres ſubſtances ſtimulantes ; mais M. Cullen penſe qu'elles gênent l'uſage des frictions, & blâme toute eſpèce d'application, excepté celle de l'eſprit de-vin, dans lequel on a dissous du sel ammoniac, que l'on peut appliquer uniquement aux poignets & aux malléoles.

On peut couvrir le corps de grains, de cendres, de sable, ou de sels chauds, si l'on en a une suffisante quantité, pourvu que l'on puisse en même temps faire usage des autres moyens nécessaires. Mais comme cela est difficile, on se contentera d'appliquer aux pieds & aux mains, des sachets de sel chaud & desséché.

Pendant que l'on tente ces moyens de ranimer la chaleur, il faut en même temps s'occuper de rétablir l'action des fibres motrices, en portant des stimulans sur les intestins qui conservent leur irritabilité beaucoup plus long-temps que toute autre partie; & on pourra, en rétablissant leur action, contribuer beaucoup à ranimer l'activité de tout le systême.

Le moyen le plus convenable de rétablir l'action des intestins, est de recourir à leur stimulus ordinaire, qui est la dilatation; on obtiendra très-efficacement cette dilatation, en introduisant une certaine quantité d'air par le fondement. L'air froid a même été utile dans ce cas, mais il vaut mieux employer l'air échauffé & même imprégné de quelque substance capable de stimuler, par son acrimonie, les intestins: la fumée de tabac est la meilleure de toutes. On se servira, pour cet effet, d'un appareil convenable, qui doit être entre les mains de tous les chirurgiens. Mais il est bon d'observer, quant à l'usage de cette fumée, que quand il n'y a pas encore une grande quantité de tabac d'enflammé, il sort par le tube beaucoup d'air froid; & comme ce dernier est moins convenable, il faut avoir soin que le tabac soit bien enflammé, & faire sortir la fumée très-doucement, jusqu'à ce qu'il n'y ait plus que celle qui est fort échauffée qui passe. Si l'on n'a point l'appareil nécessaire, on pourra se servir d'une pipe ordinaire, de la maniere suivante.

On prendra la canule d'une seringue ordinaire, surmontée de son canon, on l'introduira dans le fondement, on approchera l'ouverture du canon de la séringue de la petite extrémité de la pipe; on allumera du tabac dans le fourneau de la pipe autour duquel on appliquera une carte à jouer, roulée en forme du tuyau, ou le fourneau d'un autre pipe vuide, & en soufflant à travers on forcera la fumée à pénétrer dans les intestins, & l'on en introduira en peu de temps une quantité considérable.

Si l'on ne peut faire usage d'aucun des moyens précédens, il sera utile de donner en lavement trois ou quatre livres d'eau chaude, dans laquelle on dissoudra une demi once de sel marin par livre d'eau; on pourra y ajouter même un peu de vin ou d'eau de-vie.

Après avoir tenté pendant quelque temps de rétablir l'activité des fibres motrices, on s'occupera de rétablir l'action du cœur & des poumons. Monro a fait quelques expériences sur cet objet, d'après lesquelles il conclut que le meilleur moyen de dilater les poumons des noyés, est de leur souffler dans les narines plutôt que dans la bouche. Il faut pour cet effet avoir un tube de bois dont une extrémité pourra remplir une narine, & l'autre sera conformée de maniere que l'on pourra y appliquer la bouche pour

souffler

souffler, ou un soufflet qui remplira le même objet. Le docteur Monro observe que le souffle d'un homme d'une force ordinaire suffit dans ce cas pour dilater les poumons à un degré considérable; mais comme il est nécessaire de souffler long-temps, lorsque la personne qui en est chargée sera fatiguée, on pourra employer un soufflet assez grand pour contenir à-la-fois la quantité d'air nécessaire pour dilater les poumons à un degré convenable. Soit que l'on emploie le souffle d'une personne, comme plus convenable d'abord, ou que l'on se serve d'un soufflet, le docteur Monro observe que l'air passe facilement par l'ésophage & l'estomac; mais on peut éviter cet inconvénient, en pressant la partie inférieure du larynx en arrière sur l'ésophage, en faisant attention de ne comprimer que le cartilage cricoïde; par ce moyen, on retrécira l'ésophage, & le conduit du larynx restera libre.

En soufflant dans une narine, on tiendra l'autre exactement fermée, ainsi que la bouche; si la poitrine ou le ventre s'élèvent, on sera assuré que l'air a pénétré dans les poumons, & on cessera de souffler; on pressera alors la poitrine & le ventre pour chasser l'air des poumons, & on y en introduira de nouveau; on continuera ainsi pendant quelque-temps, de maniere à imiter le plus exactement possible les mouvemens alternatifs de la respiration.

Si l'on ne peut parvenir à faire passer l'air dans les poumons, le docteur Monro pense qu'il est très-aisé d'introduire directement dans la glotte & dans la trachée-artère un tube courbé, semblable au catheter dont on se sert pour les adultes. Pour cet effet, il faut que le chirurgien se place à la droite du malade, & en introduisant l'index de la main gauche, par le côté droit de la bouche, il pourra le pousser derriere l'épiglotte, & s'en servir comme le directeur, pour faire entrer le catheter, qu'il tiendra de sa main droite au côté gauche de la bouche du malade, jusqu'à ce qu'il en ait fait passer l'extrêmité au-delà du bout de son index; alors il laissera tomber le tube dans la glotte sans l'y pousser. Ce tube étant ainsi introduit, on y adaptera une seringue pour faire pénétrer l'air dans les poumons.

M. Cullen observe que M. le Cat a proposé quelque chose de semblable, mais il ne croit pas qu'on l'ait jamais pratiqué; il craint même que cette opération ne soit sujette à beaucoup de difficultés; on doit l'abandonner aux chirurgiens.

On peut recourir à la bronchotomie, mais M. Cullen pense qu'il est très-rare qu'elle puisse être utile, lorsque l'on n'a nullement pu introduire l'air par la narine.

On peut, en soufflant dans les poumons, en faire sortir l'eau qui auroit pu s'y introduire, & c'est l'unique moyen efficace de les débarrasser de cette matiere écumeuse qui les remplit chez les noyés, & qui paroît être la cause la plus commune de la suffocation mortelle. On doit donc tenter cette pratique sur-le-champ & la continuer très-assidument une heure ou deux.

Il est très-utile de faire une saignée de la jugulaire pour diminuer la congestion des vaisseaux de la tête, qui est probablement une cause fréquente de la mort des noyés; cette saignée eſt particulièrement indiquée par la couleur pourprée & livide du viſage ; on pourra même la réitérer ſuivant qu'elle diminuera cette couleur. Mais lorſque les ſignes de vie ſe manifeſtent, & que le mouvement du ſang commence à ſe rétablir, il faut être très-circonſpect ſur la ſaignée.

Un autre moyen de ranimer l'activité du principe vital, eſt d'appliquer certains ſtimulans aux parties les plus ſenſibles du corps : ainſi on fera reſpirer l'eſprit de ſel ammoniac, où l'on en introduira un peu dans les narines avec un linge. On a coutume d'introduire quelques liquides dans la bouche ; mais il eſt dangereux d'en faire paſſer une certaine quantité avant que la déglutition ſoit rétablie. S'il y a un chirurgien pourvu d'un appareil convenable, il pourra introduire un tube courbe dans l'éſophage & faire paſſer probablement avec avantage quelques onces de vin chaud dans l'eſtomac. Mais, faute de cet appareil, on ſe contentera, s'il eſt douteux que la déglutition ſoit rétablie, de tenter d'introduire une petite quantité d'eau chaude dans la bouche, & ſi l'on s'apperçoit alors que la déglutition ſoit rétablie, on pourra, pour aider le malade à revenir, y verſer un peu de vin ou d'eau-de-vie. Enfin, tant qu'il n'y a aucun ſigne qui annonce le rétabliſſement de la déglutition ou de la reſpiration, il eſt dangereux d'introduire des ſtimulans dans la bouche : il ſuffit d'appliquer ſur la langue quelques gouttes d'une ſubſtance âcre, & dont le volume ne ſoit pas aſſez conſidérable pour couler au-deſſus de la glotte. M Cullen penſe qu'une quantité modérée de fumée de tabac, eſt le meilleur ſtimulant que l'on puiſſe appliquer, ſans danger, à la bouche & aux narines.

Dès que la déglutition eſt rétablie, on peut même, pour ranimer l'action des puiſſances motrices, tenter un vomitif ; donner, par exemple, quelques cuillerées de vin d'ipécacuanha, & irriter doucement le goſier avec une plume huilée, pourvu que cela n'empêche pas l'uſage des autres moyens néceſſaires dans ce cas.

Quant aux ſtimulans, M. Cullen obſerve qu'ils ſuffiſent ſouvent lorſque le corps n'eſt reſté que peu de temps dans l'eau, & que la chaleur & l'irritabilité ſont, en conſéquence, peu diminuées : mais lorſqu'au contraire le corps a ſéjourné long-temps ſous l'eau, & que ſa chaleur eſt entiérement éteinte, tout autre ſtimulant que la fumée de tabac introduite dans les inteſtins ſera très-peu utile, & il ne faut pas que l'uſage des autres ſtimulans ſuſpende les moyens convenables de rétablir la chaleur & la reſpiration.

On doit employer tous ces moyens pendant pluſieurs heures, à moins qu'il ne ſe manifeſte aucun ſymptome qui annonce le retour de la vie, & que ceux qui indiquent la mort n'augmentent conſtamment Ces mêmes moyens, variés ſuivant les circonſtances, ſont applicables à d'autres cas de ſuffocation, tels que ceux qui ſont produits par l'étranglement, les mophètes, les vapeurs du charbon, &c.

❋

CHAPITRE II.

De la Paralysie.

1140. LA paralysie (a) est une maladie qui consiste dans la perte du pouvoir d'exercer le mouvement volontaire,

(a) Il n'y a dans la paralysie qu'une diminution de quelques-uns des mouvemens volontaires, qui est souvent accompagnée d'assoupissement. N. C. GENRE XLIII.

Il est difficile de déterminer les limites qui séparent la paralysie de l'apoplexie. Souvent la derniere précède la premiere, & lorsque l'assoupissement accompagne la paralysie on seroit tenté de la désigner sous le nom d'apoplexie.

L'on distingue communément la paralysie en hémiplégie & en paraplégie. Dans l'hémiplégie, il y a perte du mouvement musculaire dans la moitié latérale du corps, sans douleur ni assoupissement. Dans la paraplégie, il y a perte de mouvement dans la moitié transversale du corps; communément les extrêmités inférieures sont affectées, les urines coulent continuellement, &c. On appelle paralysie parfaite celle où il y a perte du sentiment & du mouvement, & imparfaite celle où il n'y a qu'une de ces deux fonctions de diminuée ou détruite. M. Cullen comprend sous le même nom ces différentes especes.

Les différentes especes de paralysie sont idiopathiques ou symptomatiques.

I. Les especes de paralysie idiopathique sont:

1°. La paralysie *partielle*, où il n'y a que quelques muscles d'affectés. On doit rapporter à cette espece, 1°. la paralysie pléthorique produite par la compression que les vaisseaux sanguins gorgés de sang exercent sur les nerfs. Cette espece est accompagnée de signes de pléthore; elle survient à la suite de la suppression des évacuations habituelles & des excès de boissons spiritueuses; elle a souvent lieu dans les parties comprimées par un anévrisme; 2°. la paralysie séreuse produite par l'excès de sérosité. M. Sauvages comprend sous cette espece la paralysie qui affecte ceux qui ont demeuré dans des endroits humides, dans des maisons nouvellement bâties, ceux qui sont continuellement dans l'eau, ou qui ont pris une grande quantité d'eau minérale à contre temps; 3°. la paralysie nerveuse, qui succède au tremblement convulsif chez les vieillards; 4°. la paralysie de la langue; 5°. l'aphonie paralytique ou la perte totale de la voix, qui succède à l'hémiplégie, & qui souvent annonce une nouvelle attaque d'apoplexie.

2°. La paralysie *hémiplégique*, où il n'y a qu'un côté du corps d'affecté.

Cette espece varie en raison de la constitution du corps.

mais qui n'affecte que certaines parties du corps ; & c'est ce qui la distingue de l'apoplexie (1094). Un des types

---

a. L'hémiplégie survient chez les personnes d'une constitution pléthorique, comme on l'observe, 1°. dans l'hémiplégie qui succède à l'apoplexie ; & , 2°. dans l'hémiplegie spasmodique, qui remplace quelquefois les maux de tête considérables chez les hypochondriaques, & se guérit par les délayans.

b. L'hémiplégie s'observe chez ceux qui sont affectés de leucophlegmatie : telle est l'hémiplégie séreuse, qui attaque les cachectiques, les vieillards & ceux qui ont abusé des liqueurs aqueuses, ou qui ont eu des écoulemens de sérosité qui se sont supprimés.

C'est à tort que l'on rapporte à ce genre l'hémiplégie qui est produite par un abcès du cerveau ; parce qu'aucun signe externe ne peut la faire connoître, ainsi que l'hémiplégie qui succède à l'épilepsie, qui mérite à peine d'être nommée ici.

3°. La paralysie *paraplégique*, qui occupe la moitié du corps pris transversalement. On doit rapporter à cette espece la paraplexie de Sauvages, ou la paralysie universelle des auteurs ; dont les variétés sont, 1°. la paraplexie sanguine de Juncker, qui attaque les pléthoriques, & ceux qui ont fait usage intérieurement des stimulans ; on la reconnoît à la chaleur & à la rougeur du visage ; à la plénitude & à la vélocité du pouls ; 2°. la paraplexie produite par le spina bifida, ou par la tuméfaction de la gaîne qui enveloppe la moëlle épinière ; 3°. la paraplexie rheumatique, qui accompagnée d'un sentiment de formication & de l'atrophie des parties paralysées ; & que l'on a observée à la suite de la fievre tierce.

4°. La paralysie *vénéneuse*, produite par des puissances sédatives appliquées extérieurement ou intérieurement : telle est, 1°. la paralysie des peintres & des ouvriers qui sont exposés aux vapeurs de différens métaux. Cette espece affecte particuliérement les mains & les bras : elle commence par l'engourdissement & un sentiment de formication dans la partie, auxquels succédent des douleurs violentes dans l'abdomen & la constipation ; cette paralysie remplace souvent alternativement les douleurs de coliques & celles des articulations ; souvent le sentiment revient périodiquement dans les changemens de saisons, avec des douleurs très-vives, qui cessent lorsque la paralysie est confirmée ; 2°. l'hémiplégie saturnine, qui affecte ceux qui travaillent dans les mines, & particuliérement ceux qui manient le plomb.

II. On doit regarder comme symptomatiques les especes suivantes de paralysie :

1°. L'hémiplégie intermittente, que l'on a vu revenir tous les jours & se dissiper au bout de quelques heures, avec un accès de fievre quotidienne. Les variétés de cette espece sont, 1°. la paraplexie intermittente qui se manifeste de même que la précédente, & n'en differe qu'en ce que la paralysie affecte les parties inférieures ; 2°. la paralysie fébrile, qui s'observe fréquemment dans les maladies aiguës, telles que les exanthêmes & les in-

les plus fréquens de paralysie, est celui où elle affecte tous les muscles d'un côté du corps; & alors la maladie se nomme *hémiplégie*.

1141. La perte du pouvoir d'exercer le mouvement volontaire, peut être due à une affection morbifique des muscles ou des organes du mouvement, qui les rend incapables d'exécuter cette fonction; ou à l'interruption de l'influence de la puissance nerveuse, qui est toujours nécessaire aux mouvemens des organes qui sont soumis à notre volonté. Je rapporte entiérement à la classe des maladies locales, la paralysie produite par la premiere de ces causes, parce qu'elle consiste en une affection organique & locale. Je ne considérerai ici que celle qui dépend de l'interruption de l'influence de la puissance nerveuse; & c'est à cette maladie seule que je voudrois donner le nom de *paralysie*. Une maladie qui dépend de l'interruption de l'influence de la puissance nerveuse, peut, il est vrai, se manifester souvent comme une affection purement locale; mais comme elle dépend d'une affection des puissances les plus générales du systême, on ne peut convenablement la séparer des affections générales.

1142. Dans la paralysie, la perte du mouvement est souvent accompagnée de la perte du sentiment: mais comme ce symptome n'est pas constant, & qu'en conséquence la perte du sentiment n'est pas un symptome essentiel à la paralysie, je ne l'ai pas compris dans ma définition (1140); je ne pense pas même qu'il soit nécessaire d'en parler

---

flammations, mais sur-tout dans les maladies de la poitrine: elle accompagne souvent l'empyème; 3°. l'hémiplégie exanthématique, qui succède aux maladies de la peau, telle que la gale.

2°. La paralysie rheumatique, qui est la suite des douleurs de goutte & de rhumatisme. Ses variétés sont, 1°. l'hémiplégie arthritique; 2°. & 3°, la paralysie & la paraplégie rachialgiques, qui succèdent aux douleurs de coliques violentes; 4° la paralysie bilieuse, que l'on a vu survenir à la suite de la colique hépatique & qui affecte les extrêmités supérieures.

3°. L'hémiplégie transversale, qui est une paralysie d'un bras ou d'un pied, que l'on observe assez fréquemment dans les dysenteries épidémiques. Les vices scorbutiques, écrouelleux & vénérien, la plique polonoise, ont souvent été suivis de paralysie, que l'on doit rapporter aux variétés précédentes.

4°. La paralysie d'un des deux bras, produite par une vomique ou par une autre tumeur des poumons.

5°. La paralysie, l'hémiplégie, & la paraplégie, produites par les plaies ou les chûtes.

davantage dans ce traité, en ce que, quand la perte du sentiment constitue une partie de l'affection paralytique, elle doit dépendre des mêmes causes, & être traitée par les mêmes remèdes que la perte du mouvement (a).

1143. On peut donc distinguer la paralysie, ou la perte du mouvement dont je vais parler, en deux especes ; l'une

(a) Dans la plupart des paralysies, la partie affectée jouit de quelque sentiment. Lorsque la perte du sentiment est jointe à celle du mouvement, cela ne donne qu'un léger degré de plus à la maladie, & paroît être l'effet d'une affection différente. M. Cullen a vu une personne attaquée de paralysie, chez qui le sentiment étoit plus parfait & même plus exquis dans le bras paralytique qu'avant. Au bout de quelque temps, il perdit le sentiment dans le bras sain, & il le conserve dans celui qui étoit paralytique; la circulation même, quoique aussi forte qu'avant dans ce dernier, étoit considérablement diminuée dans le bras insensible. On a vu, au contraire, des malades exercer les mouvemens les plus forts, & n'avoir nul sentiment dans les organes du mouvement, ne point sentir les piqûres les plus profondes, ni même l'impression du feu. Ainsi, Galien rapporte que le sophiste Pausanias remuoit facilement ses doigts, quoique privés de sensibilité.

Le sentiment de chaque partie dépend beaucoup de la circulation : c'est pourquoi la nature a placé un réseau d'artères au-dessous de la peau, aux environs des papilles nerveuses, pour leur donner un degré considérable de tension, sans lequel la sensibilité de la partie diminue beaucoup ou même périt entiérement. Toutes les fois que la circulation devient languissante dans une partie, il s'ensuit perte du sentiment. De-là, il paroît que la perte du mouvement dans une partie peut bien ne pas s'étendre jusqu'à celui du sentiment; & chaque fois qu'il y a perte de sentiment, la circulation est particuliérement affectée. C'est pourquoi quand la paralysie augmente, les affections des nerfs qui se distribuent aux muscles, peuvent s'étendre jusqu'à ceux qui donnent le sentiment aux artères. Dans ce cas, le membre perd souvent le sentiment dont il jouissoit, & sa grosseur. Mais si les nerfs qui servent au sentiment sont les mêmes que ceux qui servent au mouvement, pourquoi la compression qui produit la paralysie n'est-elle pas toujours suivie de la perte du sentiment & du mouvement? il est difficile de rendre raison de ce phénomène. Peut-être la sensation subsiste-t-elle, parce que l'influence nerveuse qui sert au sentiment est moindre que celle qui sert au mouvement. Peut-être que dans l'hémiplégie, comme un des côtés du cerveau paroît être sain, la puissance nerveuse agit encore assez fortement sur la partie paralytique pour y entretenir le sentiment, mais trop foiblement pour produire le mouvement.

Il y a beaucoup d'états intermédiaires entre la débilité & la perte absolue du mouvement, que M. Cullen comprend sous le nom d'atonie.

dépend de l'affection de l'origine des nerfs dans le cerveau, & l'autre de l'affection des nerfs dans quelque partie de leur cours entre le cerveau & les organes du mouvement (*a*). Je ne parlerai pas ici en particulier de la derniere espece, parce qu'elle se manifeste comme une affection très-partielle; je ne traiterai que des affections paralytiques les plus générales, & spécialement de l'hémiplégie (1140). Je pense, en même-temps, que ce que je dirai sur cet objet, poura facilement s'appliquer à la pathologie & à la pratique, dans les cas où ces affections seront plus limitées.

1144. L'hémiplégie (1140) commence communément par une attaque d'apoplexie, ou la suit; & lorsque l'hémiplégie, après avoir duré quelque-temps, devient mortelle, c'est communément en passant de nouveau à l'état d'apoplexie: en conséquence, la relation ou l'affinité qu'il y a entre ces deux maladies, est suffisamment évidente, & est de plus fortement confirmée, en ce que l'hémiplégie attaque les personnes qui sont de la même constitution que celles qui sont affectées d'apoplexie (1095), & est précédée des mêmes symptomes (1098) dont j'ai parlé en traitant de l'apoplexie (*b*).

1145. Lorsqu'une attaque d'apoplexie est dissipée, & qu'il reste un état de paralysie qui ne se manifeste que comme une affection partielle, l'on pourroit peut-être sup-

(*a*) Telles sont les paralysies produites par la tuméfaction de la gaîne qui enveloppe les nerfs, par les luxations, l'empyème, les tumeurs contre nature contenues dans la cavité de la poitrine, l'accroissement considérable des vertèbres, de maniere que leurs cavités deviennent plus étroites, ou que leurs apophyses transverses s'approchent beaucoup les unes des autres; enfin, les paralysies produites par quelques corps étrangers qui ont pénétré dans une partie quelconque & compriment les nerfs qui s'y distribuent.

(*b*) La perte du mouvement volontaire est seulement plus universelle dans l'apoplexie que dans la paralysie; mais ces deux maladies sont généralement occasionnées par la pléthore des veines de la tête. Elles peuvent néanmoins être quelquefois l'effet de la pléthore artérielle, comme il arrive aux jeunes gens sujets à la pléthore de la tête & aux hémorrhagies du nez. L'on a vu que l'apoplexie survenoit quand cette pléthore occasionnoit un épanchement au lieu d'hémorrhagie. A trente-cinq ans, quand la pléthore artérielle a cessé, la pléthore veineuse devient considérable, sur-tout si la grosseur de la tête, le peu de longueur du col donnent lieu de soupçonner la pléthore artérielle, & s'il n'y a pas eu d'hémorrhagie habituelle de supprimée; car, dans ce dernier cas, l'hémorrhagie, au lieu d'être externe, se fait à l'intérieur.

poser que l'origine des nerfs est beaucoup moins comprimée; mais comme il reste encore communément perte de mémoire, & un certain degré de stupidité, je pense que ces symptomes indiquent que les organes de l'entendement, ou l'origine commune des nerfs, sont encore considérablement affectés (a).

1146. Ainsi, l'hémiplégie peut, en raison de sa connexion évidente & de ses rapports intimes avec l'apoplexie, être convenablement considérée comme dépendante de causes semblables; c'est-à-dire, d'une compression qui empêche la puissance nerveuse de se porter du cerveau aux organes du mouvement, ou de l'application des narcotiques ou d'autres poisons (1115) qui rendent la puissance nerveuse peu propre à couler de la maniere ordinaire & convenable (b).

1147. Nous considérerons d'abord les cas qui dépendent de la compression.

La compression d'où résulte l'hémiplégie, peut être du même genre & même de tous les différens genres qui produisent l'apoplexie : elle peut en conséquence être l'effet d'une tumeur, d'une distension extraordinaire, ou de l'épanchement. L'existence des tumeurs (c) qui produisent la

(a) On ne peut expliquer comment une cause de compression peut durer plusieurs années sans augmenter. L'on peut en conséquence croire, quand la paralysie a été primitivement produite par compression ou par épanchement, que la cause primitive doit se dissiper & être suivie de collapsus. Ainsi, il arrive fréquemment qu'une partie qui a été quelque-temps dans un état de distension extraordinaire, devient paralytique.

(b) La paralysie est fréquemment produite par les vapeurs du plâtre, par les liqueurs en fermentation, ou par l'air méphitique. Alors la maladie ne peut être attribuée à la compression, mais à un état de collapsus qui est plus marqué que dans l'apoplexie, quoique les causes soient les mêmes; quand ces causes sont internes, elles sont difficiles à connoître; on peut cependant les soupçonner quand il n'y a aucun signe de pléthore, & qu'il n'y a ni hydropisie, ni ischurie, ni d'autres symptomes capables de favoriser les épanchemens séreux. Néanmoins le collapsus survient même à la suite de ces causes, lorsque la maladie est longue, parce que l'épanchement ne peut subsister long-temps sans détruire l'action du principe vital.

(c) On ne put nier qu'il n'y ait des cas où la paralysie est produite par des tumeurs; mais le diagnostic de ces dernieres est incertain; leurs caractères sont quelquefois des symptomes de manie, des maux de tête, l'épilepsie, la perte de quelques sens. Alors l'on peut soupçonner une affection locale, sur-tout si la

compression, est souvent plus aisée à reconnoître dans le cas de paralysie que dans celui d'apoplexie, en ce que souvent ses effets se manifestent d'abord par une affection très-partielle.

1148. Les autres especes de compression, c'est-à-dire, la distension extraordinaire & l'épanchement, peuvent avoir lieu, comme il arrive communément, dans l'hémiplégie; mais alors elles agissent d'une maniere différente que dans l'apoplexie, en ce que leurs effets sont partiels, & n'affectent qu'un côté du corps.

Il paroît difficile de concevoir que la distension extraordinaire puisse avoir uniquement lieu dans les vaisseaux d'un côté du cerveau; cependant on peut en rendre raison: & cet état des vaisseaux du cerveau est peut-être le seul que l'on puisse supposer dans le cas de paralysie partielle & passagere. Il est vrai que quand l'hémiplégie subsiste un certain temps, il y a probablement toujours un épanchement sanguin ou séreux: mais il est vraisemblable que le dernier même doit être entretenu par un reste de congestion dans les vaisseaux sanguins (a).

1149. Il peut aussi paroître douteux qu'un épanchement sanguin puisse se faire, sans devenir très-promptement général, & sans occasionner, en conséquence, l'apoplexie & la mort: mais l'ouverture des cadavres prouve qu'il a réellement lieu & qu'il peut ne produire que la paralysie; il est vrai cependant que le plus communément cette derniere dépend d'un épanchement de fluide séreux, qui en est même l'unique cause.

1150. La paralysie produite par la compression, peut-elle subsister, quoique la compression n'existe plus (b).

---

paralysie & l'apoplexie surviennent sans symptomes de turgescence, en conséquence de la chaleur ou du bain chaud.

(a) Notre systême hydraulique est sujet à varier par une infinité de causes qui dépendent de la pléthore, de l'activité de la circulation & de la détermination des fluides. Wepfer donne trente observations de paralysie, dont le siège varioit singulièrement presque tous les jours. Il n'est pas possible d'admettre que la congestion ou l'épanchement puissent entretenir long-temps la maladie, & donner lieu à ces variations. Lorsque l'épanchement a commencé, il n'y a pas apparence que l'exhalation & l'inhalation restent toujours en équilibre, de maniére à laisser subsister le même état de congestion: d'ailleurs, comment ce fluide pourroit-il demeurer ainsi en stagnation sans devenir âcre?

(b) Il est prouvé que la paralysie produite par la ligature d'un

1151. D'après ce qui a été dit dans 1144, il est évident que l'on peut prévenir l'hémiplégie par tous les différens moyens proposés dans 1125 *& suiv.* pour prévenir l'apoplexie.

---

nerf subsiste lorsque l'on a ôté la ligature ; & il est très-probable, comme l'observe M. Chandler, qu'il arrive quelque chose d'analogue dans les cas où la paralysie succède à l'apoplexie. M. Cullen avoit coutume de dire dans ses leçons, que l'on pouvoit croire que la compression étoit dissipée, lorsque les facultés intellectuelles étoient affoiblies, & le sentiment rétabli, quoique la paralysie subsistât. Diemerbrock rapporte l'exemple d'une fille qu'une peur rendit paralytique pendant trente ans, & qui fut guérie par la frayeur que lui occasionna un éclair : on ne peut pas dire que cet éclair ait diminué la compression, & il n'est guère possible d'admettre, dans ce cas, d'autres causes que le collapsus.

Il est essentiel de bien distinguer, dans le traitement, la paralysie qui vient de collapsus, de celle qui est entretenue par la congestion, en ce qu'elles exigent des remèdes différens ; dans le premier cas, les stimulans conviennent, & ils nuisent dans le second.

Le pronostic de la paralysie varie aussi, en raison des causes qui y donnent lieu.

La paralysie produite par congestion est généralement incurable ; comme on l'observe quand cette maladie succède à l'apoplexie.

La paralysie est plus ou moins difficile à guérir, suivant que le sentiment & le mouvement sont plus ou moins diminués ; mais l'hémiplégie est un peu moins fâcheuse que la paraplégie.

Les paralysies partielles produites par les nerfs coupés, froissés ou rongés, sont incurables, ainsi que celles qui sont produites par le gonflement des vertèbres : celles qui sont l'effet des luxations se guérissent par la réduction de la luxation, pourvu qu'on la fasse promptement : autrement elles sont très-difficiles à guérir.

La paralysie qui dépend de quelque cause externe qui comprime les nerfs, se guérit dès que cette cause est dissipée, pourvu qu'ils n'aient pas été froissés, ou qu'ils n'aient pas été long-temps comprimés.

Plus la paralysie est ancienne, plus elle se guérit difficilement.

La paralysie partielle de l'extrêmité inférieure se guérit moins rarement que celle de l'extrêmité supérieure.

Le froid de la partie paralytique est d'un mauvais augure ; mais si elle conserve encore de la chaleur, c'est un signe favorable.

La paralysie est communément incurable lorsque la partie qui en est affectée est d'une maigreur extrême, ou fort œdématiée : mais le tremblement qui y survient est communément un signe favorable : il indique que la compression commence à diminuer.

La paralysie qui survient aux vieillards est communément incurable.

La paralysie est plus difficile à guérir l'hiver que l'été ; souvent la chaleur produit un soulagement sensible, mais de peu de durée, aux paralytiques Il est en conséquence aisé de voir pourquoi les pays chauds leur sont souvent plus convenables que les pays froids.

1152. La *cure* de la paralysie doit, pour les mêmes raisons, ressembler beaucoup à celle de l'apoplexie (1130 & *suiv.*); & lorsque la paralysie a commencé comme une apoplexie, il est à présumer que l'on a employé tous les différens remedes indiqués (1130 & *suiv.*) avant que de la considérer comme une paralysie. Lorsqu'il arrive qu'à la premiere attaque de la maladie l'état apoplectique n'est pas entiérement complet, & qu'elle se manifeste d'abord comme une hémiplégie, l'affinité entre les deux maladies (1144) est telle qu'elle conduit à l'âge des mêmes remèdes dans les deux cas (*a*). Ils conviennent certainement toutes les fois qu'on peut, avec beaucoup de probabilité, attribuer la maladie à la compression ; & il est rare que l'hémiplégie produite par des causes internes ne se manifeste par une affection considérable des sens internes & même externes, avec d'autres marques qui indiquent la compression de l'origine des nerfs.

1153. Néanmoins on doit (d'après 1131-1139) traiter de la même maniere que l'apoplexie, la paralysie qui commence par les apparences indiquées dans le dernier paragraphe, non seulement quand on peut l'attribuer à la compression, mais même quand elle est l'effet des poisons narcotiques.

1154. Le traitement d'une premiere attaque d'hémiplégie, est en conséquence le même, ou presque le même que celui de l'apoplexie ; il paroît qu'elle doit uniquement en différer ; 1. quand la maladie a subsisté quelque temps ; 2. quand les symptomes apoplectiques, ou ceux qui indiquent une compression considérable de l'origine des nerfs, sont dissipés ; & particuliérement, 3. lorsqu'il n'y a pas de marques évidentes de compression, & que l'on sait en même-temps que l'application des poisons narcotiques a précédé la maladie.

1155. On demande dans tous ces cas, si l'on peut faire usage des stimulans, ou jusqu'à quel point on peut entiére-

---

Une fievre vive survenant dans le commencement de la paralysie, la guérit fréquemment, lorsqu'il n'y a pas de pléthore, sur-tout si cette fievre prend le caractère d'intermittente ou de rémittente, & est suivie de sueurs.

La diarrhée & les hémorrhagies ont été quelquefois utiles dans les paralysies récentes, chez les jeunes gens qui n'étoient pas affoiblis par les maladies qui avoient précédé.

(*a*) Les remedes les plus convenables dans la paralysie sont, en conséquence, les saignées, les vomitifs, les purgatifs & les antiphlogistiques, sur-tout lorsque cette maladie succede à l'apoplexie,

ment se fier pour la guérison à ces sortes de remèdes ? J'ai exposé mon opinion dans 1136, sur cette question, relativement à l'apoplexie ; & , quant à l'hémiplegie, je pense que les stimulans y sont presque toujours aussi dangereux que dans les cas d'apoplexie complète, & particulièrement, 1. dans tous les cas d'hémiplégie qui succèdent à un paroxysme d'apoplexie complète ; 2. dans tous ceux où la paralysie attaque des personnes du tempérament indiqué dans 1095, & paroît après les mêmes symptomes que ceux qui précédent l'apoplexie (1096) ; &, 3. toutes les fois que la paralysie se manifeste avec les symptomes de l'apoplexie produite par compression.

1156. En conséquence, c'est uniquement dans les cas indiqués, 1154, que les stimulans sont véritablement admissibles, & même dans les deux premieres, où l'état de pléthore des vaisseaux sanguins du cerveau peut avoir produit la maladie, où la disposition à cet état peut encore continuer, & où il peut même encore subsister un certain degré de congestion : l'usage des stimulans doit être un remède douteux ; de maniere qu'il n'y a peut-être que dans le troisieme de ces cas, que les stimulans sont évidemment indiqués & admissibles (*a*).

1157. Ces doutes, relativement à l'usage des stimulans, seront peut-être négligés ou méprisés par ceux qui prétendent qu'on les a employés avec avantage dans les cas même (1155) où j'ai dit qu'on devoit les éviter.

1158. Afin de concilier ces opinions différentes, je dois observer que, même dans le cas d'hémiplégie qui dépend de compression, quoique l'origine des nerfs soit comprimée au point d'empêcher la puissance nerveuse de couler aussi librement qu'il est nécessaire pour l'exécution du mouvement musculaire ; néanmoins il paroît par le sentiment qui subsiste, que les nerfs sont encore perméables jusqu'à un certain point ; il est par conséquent possible que l'application des stimulans puisse exciter l'énergie du cerveau, tellement qu'elle force en quelque sorte les nerfs comprimés de se dilater, & de faire reparoître quelque mouvement dans

(*a*) Ainsi, les stimulans conviennent dans la paralysie qui succède à la colique des peintres, parce que cette paralysie, qui est généralement une affection partielle, est l'effet du plomb qui est un poison qui agit comme sédatif. Les mêmes remèdes conviennent dans la paralysie qui est l'effet des accès d'épilepsie réitérés ; c'est dans ce cas sur-tout que l'électrisation est utile.

les muscles paralysés. Bien plus, on peut accorder qu'il est possible de mettre ces stimulans en usage sans aucune suite fort fâcheuse, s'ils sont de nature à agir davantage sur le systême nerveux que sur le systême sanguin.

1159. Mais quoique certains stimulans agissent particuliérement sur le systême nerveux, il est cependant évident que leur action s'étend toujours en même-temps, jusqu'à un certain point, sur le systême sanguin, de maniere que quand ce dernier effet est porté à un degré considérable, ils peuvent certainement nuire beaucoup; & dans une maladie que ces remèdes ne guérissent pas entiérement, il est possible qu'on ne puisse pas distinguer le mal qu'ils produisent (a).

(a) Ces remarques sur l'usage des stimulans sont très-justes, & l'on ne peut douter que ces remèdes, auxquels on a communément recours, n'aient été plus souvent nuisibles qu'utiles. Ainsi, les eaux thermales, prises intérieurement & appliquées extérieurement, ont souvent augmenté les congestions du cerveau, & produit des apoplexies mortelles; dans le cas même où la paralysie avoit succédé à la goutte, ces eaux ont paru d'abord modérer la maladie; mais elle a reparu ensuite avec plus de force. Les linimens irritans ont souvent aggravé les symptomes dans les cas de pléthore. Il faut donc examiner avec soin s'il n'y a aucun signe de congestion, avant que d'avoir recours à ces remèdes: ils ne conviennent que dans les cas où la tension & la plénitude des vaisseaux sanguins sont diminués, au point que l'énergie du systême nerveux en est fort affoiblie & la circulation ralentie. Quoique ces cas soient fort rares, M. Chandler propose de diviser la paralysie en deux genres: il nomme l'une, qui attaque les personnes disposées à l'apoplexie, paralysie apoplectique, & pense qu'elle doit appartenir à la classe des affections soporeuses; il désigne l'autre sous le nom de paralysie atonique, & croit qu'on doit la ranger dans la classe des adynamies ou des *debilitates*. Mais je pense que les préceptes que M. Cullen a donnés dans 1154, suffisent pour indiquer aux praticiens les cas où la paralysie exige les stimulans; l'expérience pourra un jour dissiper les doutes qui restent sur cet objet; les objections de M. Chandler, loin d'affoiblir la doctrine de notre auteur, ne me paroissent que confirmer ou éclairer ce qu'il a avancé dans le n°. 1154.

On a vu des paralysies qui sont devenues mortelles, à la suite desquelles on n'a trouvé ni tumeurs, ni extravasations, ni congestions, ni aucun signe qui indiquât la moindre altération du cerveau; il est évident qu'on ne pouvoit attribuer alors la maladie qu'à la diminution de l'énergie du cerveau ou au collapsus: quand les signes du dernier sont évidens, les stimulans sont utiles & les évacuans nuisibles. Hoffmann rapporte deux exemples d'apoplexie devenues mortelles, l'une à la suite d'un purgatif, & l'autre d'une saignée; il y a apparence que l'atonie univer-

1160. Quoique l'usage des stimulans soit aussi souvent douteux dans la pratique, il est peut-être possible de dé- [illegible]

selle produite par la déplétion subite des vaisseaux sanguins, a été alors la cause de la mort. On a vu fréquemment, chez les maniaques, la paralysie survenir à la suite de l'action des violens purgatifs. M. Chandler a vu plusieurs fois l'hémiplégie produite par un purgatif, qui ne paroissoit pas avoir agi beaucoup plus que le malade ne pouvoit le supporter. Il cite l'exemple d'une malade qui, à la suite d'un rhumatisme accompagné de fievre, étoit restée dans un état de foiblesse, accompagné de perte d'appétit, de dyspepsie, &c. On prescrivit un purgatif, en raison d'un gonflement œdémateux qui s'étoit manifesté autour des malléoles. La malade en fut fort fatiguée, & le lendemain matin, en se réveillant, elle fut attaquée d'une hémiplégie du côté droit, & ne pouvoit point parler; mais les sens internes ne furent point attaqués: elle guérit complétement, quoique lentement, par l'usage des stimulans & des fortifians. Dans ce cas, la disposition de la malade, ni la maniere dont elle fut guérie, ne donnoient pas lieu de soupçonner la compression du sensorium commun. J'ai été témoin de quelques exemples semblables. Une femme de cinquante-cinq ans, purgée dans la convalescence d'une pleurésie, se félicita, pendant deux jours, de jouir d'une santé parfaite, & le troisieme elle devint, dans la matinée, tout-à-coup hémiplégique, dans le temps où elle vaquoit à ses affaires ordinaires; dans l'instant où elle perdit le mouvement, elle se plaignit d'une sensation vive de froid, qui commença par la tête & s'étendit dans tout le côté droit: les stimulans la soulagerent; mais elle ne guérit pas parfaitement. Une autre, à-peu-près du même âge, étoit vivement affectée d'un rhumatisme qui l'avoit privée, depuis plus d'un an, de la faculté de marcher; je la fis saigner & purger, les douleurs se dissiperent, elle marcha pendant quinze jours; au bout de ce temps, elle fut attaquée d'une apoplexie qui la fit périr en moins d'une demi-heure, après avoir soupé modérément.

Wepfer rapporte un exemple qui semble prouver qu'il est nécessaire que le cerveau soit comprimé jusqu'à un certain point, pour que ses fonctions puissent s'exécuter convenablement. Une femme paralytique perdit par degré la faculté de parler, & devint enfin entiérement muette, pendant dix heures & plus; mais elle fut guérie par une toux accompagnée d'expectoration. Ce qu'il y eut de plus étonnant, c'est que la parole lui revenoit toutes les fois qu'elle comprimoit avec la main les environs de la suture lambdoïde; & elle redevenoit muette dès qu'elle cessoit de comprimer cette partie.

La paralysie paroît dépendre souvent d'un état de foiblesse générale ou de circonstances particulieres dont il n'est pas possible de rendre raison; car on a vu fréquemment par l'ouverture des cadavres, différentes maladies du cerveau, telles que des épanchemens séreux ou sanguins, des exostoses, des ossifications, &c. qui n'ont produit ni apoplexie, ni paralysie, ni épilepsie, ni manie; & d'autres fois, ces maladies ont existé sans qu'on pût les attribuer à d'autre cause qu'au défaut d'énergie du sensorium commun, ou à un état de foiblesse générale, comme le docteur Heberden a tâché

terminer jusqu'à un certain point, les cas où ils conviennent, en considérant la nature des différens remèdes de ce genre que l'on peut employer, & quelques-unes des circonstances où on les administre. Je vais donc indiquer dans cette vue, les différens stimulans que l'on a communément employés, & offrir quelques remarques sur leur nature & leur usage.

1161. On doit d'abord distinguer les stimulans en externes & en internes. Ceux du premier genre se distinguent de nouveau, suivant qu'ils sont appliqués sur certaines parties du corps seulement, ou bien d'une maniere plus générale sur-tout le systême. Les stimulans du premier genre sont :

1. Les acides vitriolique ou nitreux concentrés, enveloppés néanmoins dans des substances huileuses ou onctueuses, capables d'arrêter leur action corrosive sans détruire leur vertu stimulante;

2. Les esprits volatils alkalins, sur-tout dans leur état de causticité, mais enveloppés aussi dans des huiles, pour la raison que je viens de donner;

3. On emploie fréquemment les mêmes esprits volatils, en les tenant sous le nez : ils agissent alors comme un stimulant puissant sur le systême nerveux ; mais il est en même-temps probable qu'ils peuvent aussi devenir un fort stimulant pour les vaisseaux sanguins du cerveau ;

4. La saumure, ou une forte dissolution de sel marin;

5. Les huiles essentielles des plantes aromatiques, ou de quelques-unes de leurs parties;

6. Les huiles essentielles de térébenthine, ou des autres substances résineuses de ce genre;

7. Les huiles distillées du succin, ou des autres fossiles bitumineux;

---

de le prouver. Il observe que la paralysie & l'apoplexie attaquent le plus communément ceux qui ont passé l'âge moyen de la vie, ou au moins ceux qui approchent de la vieillesse. Il croit que dans ce cas on doit user avec précaution de la saignée, & que les remèdes que l'expérience a prouvé être les plus efficaces sont les cordiaux & les stimulans, excepté ceux qui ont une vertu purgative. Forthergill, dans le volume VI des observations de médecine de Londres, adopte la même opinion, & croit que la saignée peut quelquefois nuire dans l'apoplexie, ou produire une hémiplégie incurable. Mais cela n'est vrai que quand il n'y a aucun signe de pléthore, car toutes les fois qu'on a lieu de la soupçonner, tant par la constitution du malade, que par sa maniere de vivre, il faut tirer hardiment du sang, & même donner un vomitif.

8. Les huiles empyreumatiques rectifiées des substances animales ou végétales ;

9. Différens végétaux âcres, particuliérement la moutarde (a) ;

10. La matiere âcre qui se trouve dans plusieurs insectes, & en particulier dans les cantharides.

Quelques-uns de ces stimulans peuvent s'employer en substance, ou dissous dans les esprits ardens, afin d'augmenter leur vertu stimulante, ou de les appliquer plus convenablement.

1162. La plus grande partie des substances dont je viens de faire l'énumération donnent des marques de leur puissance stimulante, en enflammant la peau de la partie sur laquelle on les applique ; mais quand leur application est assez long-temps continuée pour produire cet effet, on doit interrompre leur usage, car l'inflammation de la partie ne paroît pas produire autant de bien que l'application souvent réitérée d'un stimulant plus modéré.

1163. L'urtication, ou la piquûre des orties, que l'on a fréquemment recommandée, est analogue à ces stimulans.

On met, avec raison, au rang des stimulans externes, le stimulant méchanique des frictions avec la main nue, avec les brosses pour la peau, ou la flanelle. Peut-on retirer quelque utilité de la flanelle imprégnée de la fumée du mastic enflammé, de l'oliban, &c. (b) ?

(a) La moutarde est le meilleur des remèdes âcres que l'on emploie à l'extérieur ; car son stimulus se répand plus facilement dans tout le systême que celui des autres acides. L'ancienne moutarde est préférable à celle qui est récente, parce qu'elle a subi une espece de fermentation qui la rend plus irritante. Elle est plus puissante que les cantharides, en ce que l'effet stimulant de ces dernieres est de peu de durée. Il ne faut pas joindre la farine à la moutarde, ni la laisser long-temps, parce qu'elle formeroit des vessies qui empêcheroient de réitérer son application. On a proposé, dans la même vue, d'exciter de la rougeur sur la partie avec un mêlange de farine & d'alun de plume.

L'écorce de raifort sauvage, recommandée par quelques médecins, agit de la même maniere que la moutarde : on l'a employée pour les sétons & les cautères. Les anciens avoient recours à la brûlure, & ne regardoient la paralysie comme incurable, que quand elle avoit résisté à ce remède.

(b) Boerhaave a guéri quelques paralytiques en les exposant aux vapeurs de la flamme de l'esprit-de-vin. On peut tenter ce remède, mais il seroit dangereux de le continuer, s'il ne produisoit aucun effet avantageux après quelques tentatives.

1164.

1164. Il faut observer relativement à tous ces stimulans externes ; qu'ils affectent beaucoup plus la partie sur laquelle on les applique que tout le systême ; c'est pourquoi il y a moins à craindre de leur usage dans les cas douteux ; mais ils sont pour la même raison, moins efficaces pour guérir une affection générale (*a*).

1165. Les applications externes auxquelles l'on peut recourir pour affecter tout le systême, sont la chaleur, le froid, & l'électricité.

On a souvent employé dans la paralysie la chaleur, surtout sous la forme de bain chaud, comme un des stimulans les plus puissans de l'économie animale (*b*). Mais comme ce remede, en stimulant les solides, & en raréfiant les fluides, devient un stimulus puissant pour le systême sanguin, il a été évidemment nuisible dans les paralysies qui dépendoient de la congestion du sang dans les vaisseaux du cerveau. L'usage le plus certain, & en conséquence le plus convenable du bain chaud, paroît être dans les cas où la paralysie a été occasionnée par les narcotiques. Les bains

(*a*) Ces stimulans ne réussissent en général que quand la maladie est locale ; ainsi on fait usage, avec succès, de la brûlure dans la paralysie qui succède à la sciatique. Galien a guéri une paralysie produite par l'application d'un manteau froid & humide, en portant des irritans sur le col même & sur l'origine des nerfs qu'il croyoit affectés : il a dissipé par une méthode semblable une paraplégie. On lit dans le second volume des observations de Médecine de Londres, qu'une incontinence d'urine, produite par la paralysie du sphincter de la vessie fut guérie par l'application d'un véficatoire sur l'os sacrum. Rondelet a fait mettre des ventouses avec succès sur le même endroit, dans la chûte du rectum.

(*b*) Dans le cas de collapsus, lorsque la chaleur naturelle est foible, il est très-utile d'habiter un climat chaud, & quand on ne le peut, d'y substituer les bains chauds. La chaleur locale augmente trop la circulation ; le bain entier est préférable, sur-tout lorsque l'on peut le ménager, de maniere que sa vertu relâchante ne produise aucun mal. Il est certain que les médecins ont employé trop indiscrétement la chaleur chez ceux qui étoient pléthoriques. Souvent le bain chaud a empêché de recouvrer les facultés intellectuelles, d'autres fois il a changé, en peu de minutes, la paralysie en apoplexie, comme M. Cullen l'a vu chez une jeune fille. Il y a cependant une espèce de paralysie fort commune dans les climats chauds, comme les Indes Orientales, qui est produite par la suppression de la transpiration & par l'inhalation de la rosée. M. Raymond, de Marseille, qui a décrit cette maladie, dit que les bains chauds en sont le principal remede.

naturels sont-ils plus utiles en raison des matieres dont les eaux minérales peuvent être naturellement impregnées (a) ?

1166. le froid appliqué sur le corps pendant quelque temps, nuit toujours aux paralytiques ; néanmoins lorsqu'il n'est pas fort considérable, que son action n'est pas long-temps continué & que le corps est capable de produire une réaction vive, il devient un stimulant puissant de tout le systême, & il a souvent été utile, mis en usage de cette manière, pour guérir la paralysie (b). Mais, si la puissance de la réaction dans le corps est foible, toute application du froid peut être très-sensible.

1167. L'électricité, appliquée d'une certaine manière, est sûrement un des stimulaus les plus puissans que l'on puisse employer pour agir sur le systême nerveux des animaux ; c'est pourquoi l'on a compté beaucoup sur ce remède pour la cure de la paralysie. Mais comme il stimule le systême sanguin de même que le systême nerveux, il a souvent été nuisible dans les paralysies qui dépendoient de la compression du cerveau, spécialement lorsqu'on l'a appliqué de manière à agir sur les vaisseaux de la tête. L'électricité est moins dangereuse lorsque l'on borne son opération aux parties qui sont un peu éloignées de la tête ; mais comme son action peut encore, quand elle est très-forte, détruire la mobilité de la puissance nerveuse, je pense que l'on doit toujours en faire usage avec précaution, & qu'elle n'est sans danger que quand on l'applique avec une force modérée, & qu'on la borne à certaines parties du corps éloignées de la tête. L'on doit aussi, à ce que je crois ; en espérer plutôt de bons effets, en la réitérant fréquemment,

(a) Les bains des eaux thermales, leurs douches & leurs boues sont très-nuisibles, toutes les fois qu'il y a des indices de congestion à la tête : on les a vu, dans les paralysies récentes, déterminer l'humeur vers le cerveau, & produire des métastases mortelles.

(b) On a quelquefois employé avec succès la neige, dont on faisoit frotter la partie paralytique, & l'on faisoit ensuite coucher le malade dans un lit bien chaud. Hoffmann & Boerhaave ont proposé de plonger le malade, à plusieurs reprises, dans l'eau froide, afin d'exciter des frissons qui fussent suivis de chaleur & de symptomes fébriles, dont ils espéroient une solution favorable ; mais ce moyen produit une réaction puissante qui peut être très-funeste, toutes les fois que l'on n'a pas dissipé la congestion par les purgatifs & l'abstinence : il est rarement admissible dans la paralysie, qui tire son origine d'une foiblesse chronique, ou qui est l'effet de l'âge.

qu'en l'administrant avec force, & elle convient particuliérement dans la cure des paralysies produites par l'action des poisons narcotiques (a).

(a) L'électricité est un des stimulans dont l'on peut espérer le plus de succès dans les cas de collapsus & d'atonie. On peut, par son moyen, faire contracter ou alonger une partie paralysée, suivant que l'on tire des étincelles des muscles fléchisseurs ou extenseurs. Ces contractions sont plus ou moins sensibles, suivant le degré d'irritabilité qui reste dans la partie; il y a même, dans certains cas, des espaces très-peu marqués qui paroissent plus sensibles les uns que les autres, dont il est avantageux de tirer des étincelles. De tous les stimulus que l'on peut appliquer pour rappeller à la vie les animaux que la commotion électrique a fait tomber en asphyxie, les étincelles légeres, appliquées à propos, sont le remede le plus efficace, d'après les expériences de M. l'abbé Fontana.

Il paroît prouvé que l'action de l'électricité est non-seulement locale, mais qu'elle s'étend jusqu'au systême nerveux, & même jusqu'au sensorium commun, & que son action sur les vaisseaux sanguins n'est que secondaire. L'on ne peut en conséquence decider si l'électricité est utile lorsque l'on n'a pas des signes suffisans pour pouvoir s'assurer s'il y a pléthore ou collapsus. On ne doit alors l'appliquer que par degré, & ne la tenter que quand tous les autres remedes ont été inutiles.

Quoique l'électricité agisse principalement sur le systême nerveux, & que son action sur les vaisseaux sanguins ne soit que secondaire, elle peut avoir néanmoins des effets puissans sur la circulation & l'augmenter. Ainsi elle rougit la peau de la partie dont on tire des étincelles, elle accélere le pouls, elle augmente toute les secrétions, & particuliérement celles de la transpiration insensible, de la salive & de l'urine; quand elle est forte, elle cause quelquefois des nausées, des angoisses, des fatigues, des douleurs violentes, & rend le ventre libre, sur-tout si on la réitere fréquemment & long-temps; si même on en augmente la force, elle occasionne souvent la diarrhée. Un de ses effets le plus constant est de rappeller les règles supprimées. Mais il faut ne jamais perdre de vue qu'elle peut aussi déterminer une plus grande quantité de sang vers le cerveau, & nuire beaucoup quand la maladie vient de plethore, c'est pourquoi elle change quelquefois l'hémiplégie en un état de stupeur ou en une apoplexie mortelle, ce qui arrive quand on ne se précautionne pas suffisamment contre ses effets, & que l'on n'en use pas par degrés; car, malgré les avantages que l'on prétend avoir retirés de la commotion dans un petit nombre de cas, je pense que l'on ne peut plus douter que la méthode introduite par Sauvages est la plus certaine dans les cas où l'électricité convient. Ce medecin célebre commençoit d'abord par tirer des étincelles uniquement pendant un quart-d'heure, souvent il en tiroit successivement depuis les extrémités jusqu'au tronc : il continuoit ainsi pendant un mois entier, & donnoit ensuite l'électricité qu'il appelle partagée; ce qu'il faisoit en la partageant entre plusieurs personnes,

1168. Parmi les remedes propres à la paralysie, il ne faut pas omettre l'usage de l'exercice. On ne peut, dans l'hémi-

---

Dans les cas où l'on juge les commotions convenables, il ne faut pas diriger le choc électrique vers la tête, parce qu'il est mortel a beaucoup d'animaux; & en disséquant ceux qui en avoient été tués, on a trouvé en général le systême sanguin peu affecté : ainsi quand le choc électrique violent n'augmente pas la congestion, il peut être suivi d'un collapsus proportionné à la grande irritation qu'il a excitée, ou détruire la mobilité de la puissance nerveuse, & donner la mort même dans la paralysie produite par atonie. On rapporte des exemples de surdité, d'amaurosis & de maladies convulsives guéries par la commotion; mais l'on n'a pas encore suffisamment déterminé les circonstances où ce remede a réussi, ni même le degré de force que l'on doit employer pour pouvoir recommander un remede aussi dangereux, que les médecins les plus célebres ont été obligés d'abandonner.

Dans la paralysie partielle, on doit borner d'abord l'électricité à la partie affectée. Mais M. Chandler croit que, dans les paralysies générales, il faut la diriger le plus près possible du cœur, parce qu'elle est un des plus puissans moyens d'en ranimer l'action, comme il paroît d'après quelques expériences faites récemment en Angleterre. Par exemple, le choc électrique dirigé à travers la tête d'une poule, la mit dans un état de mort, dont on n'a pu la tirer que par un second choc dirigé à travers le cœur.

Plusieurs médecins célebres se sont empressés de perfectionner la méthode de M. Sauvages, & ont proposé différens moyens de graduer l'électricité, suivant les circonstances particulieres où l'on peut espérer en tirer quelque avantage. Il ne nous est pas possible d'entrer dans aucun détail sur cet objet, on peut voir le résultat de leurs tentatives, dans le mémoire de M. Mauduyt, *sur les différentes manieres d'administrer l'électricité*; il est un de ceux qui ont suivi & examiné avec plus de soin les effets de ce remede sur un grand nombre de malades; il a confirmé une partie des observations de ceux qui l'ont précédé, & en a donné un grand nombre de nouvelles, qui pourront mettre en état de mieux déterminer les circonstances où l'électricité peut être utile.

1°. M. Mauduyt observe que quand le malade, placé sur un isoloire, est en communication avec le conducteur de la machine électrique & environné par conséquent d'un atmosphère de fluide électrique, les vapeurs suspendues dans l'atmosphère & la transpiration même du malade suffisent pour devenir d'excellens conducteurs, & établir une circulation du fluide électrique entre le malade & la machine : ce moyen, que l'on a nommé bain électrique, quoique très-borné en apparence, suffit pour accélérer la vitesse du pouls, & produire, si on le continue long-temps, tous les autres effets de l'électricité. On peut, dans les cas douteux, tenter ce moyen, sans aucun inconvénient, avant que d'en venir à des méthodes plus actives.

2°. Les étincelles ont un effet plus prompt & accélèrent le traitement, mais M. Mauduyt a cru ne devoir en faire usage qu'au bout de trois ou quatre jours de traitement, pendant lesquels il se

plégie ; employer l'exercice du corps ; & dans une affection plus limitée, il pourroit être un remede douteux, si la ma-

bornoit au seul bain ; il les administroit ensuite graduellement, c'est-à-dire, que les premiers jours il n'en tiroit que pendant cinq à six minutes ; &, en augmentant peu-à-peu leur durée chaque jour, il l'a portée jusqu'à un quart-d'heure à chaque séance pour les hémiplégiques. Les effets de cette méthode, quoique moins prompts & moins marqués que ceux de la commotion, sont plus durables. Ainsi, dit M. Mauduyt, « il m'est souvent arrivé d'obtenir subitement, par des commotions, l'extension des parties qui étoient » fléchies ou courbées ; mais peu de temps après, la contraction » des parties étoit aussi forte, & quelquefois plus qu'avant l'opération ; au lieu que l'extension lente & graduelle, que l'on obtient par les étincelles, est communément permanente, s'accroît » par degrés, se conserve & ne rétrograde que très-rarement ».

Les étincelles ont produit quelque soulagement dans la goutte sereine, mais elles ont eu un effet plus marqué dans le cas de surdité survenue à la suite des fluxions, des catarrhes habituels, ou des métastases dans certaines maladies.

Chez les sourds qui ont guéri, l'électricité a augmenté considérablement la secrétion du mucus des narines.

3°. M. Mauduyt a employé les commotions dans l'hémiplégie & dans les gouttes sereines, mais il ne s'en est guere servi, dit-il, dans la premiere de ces deux maladies, que lorsque l'affaissement, le défaut de ressort & l'atonie étoient très-considérables, il n'en a obtenu aucun succès. Il n'a pas été plus heureux dans deux gouttes sereines qu'il a traitées de cette maniere. Il observe que cette opération rougit le blanc de l'œil, excite une abondante secrétion de larmes, & occasionne souvent d'assez violens maux de tête : d'où l'on doit conclure que cette opération accélere la circulation, qu'elle est en conséquence capable d'augmenter la congestion, & que ses effets peuvent être très-funestes.

L'électricité paroît avoir particuliérement réussi dans les paralysies produites par l'action des poisons narcotiques & des vapeurs, tant végétales que minérales, qui agissent peu-à-peu de la même maniere. Ainsi, on a vu les doreurs & autres ouvriers paralytiques guérir par ce moyen. L'électricité a réussi aussi dans les cas où l'action des vaisseaux, tant sanguins que lymphatiques, étant ralentie, il s'étoit formé des tumeurs des glandes ou des congestions dans le tissu cellulaire, capables de comprimer les nerfs, & de donner lieu à l'atrophie & à la paralysie. On n'a pas encore déterminé d'une maniere précise les autres circonstances où ce remede peut convenir.

L'électricité est particuliérement salutaire, de même que les autres remedes de ce genre, dans les paralysies récentes & chez les jeunes gens.

M. Mauduyt a observé que l'on obtenoit souvent une cure complete, ou une amélioration qui en approchoit, lorsque la paralysie n'avoit point porté ou laissé de trouble dans les fonctions animales, & qu'on ne devoit pas compter sur l'électricité dans les

ladie dépendoit de la compression de quelque partie du cerveau : mais les exercices de la gestation, quand on peut les employer, sont convenables, même dans les cas de compression, en ce que le stimulus de ces exercices est modéré, en conséquence sans danger : ce remede convient même dans tous les cas de congestions internes, parce qu'il occasionne toujours une détermination vers la surface du corps.

1169. Les stimulans internes que l'on emploie dans la paralysie sont de différentes especes ; mais les suivans sont particuliérement en usage.

1. Les sels alkalis volatils, ou les esprits volatils, comme on les appelle communément, sont des stimulans très-puissans qui s'étendent beaucoup, & agissent spécialement sur le systême nerveux ; leur action se porte aussi sur le systême sanguin ; mais si on les donne fréquemment à petites doses souvent réitérées, plutôt qu'à grande dose, on peut en faire usage sans beaucoup d'inconvéniens, parce que leur action n'est que passagére (*a*).

2. Les végétaux tirés de la classe appellée tetradynamie (*b*) ; sont la plupart des puissans stimulans qui se répandent facilement dans tout le systême : on peut aussi les employer souvent sans danger, en ce qu'ils s'échappent promptement du corps, & qu'en conséquence leur action est passagère. En outre ils sont communément diurétiques, & comme tels, ils peuvent encore être utiles dans quelque cas de paralysie sereuse.

3. Les différens aromates, employés en substance, en teintures, ou sous forme d'huiles essentielles, sont souvent des stimulans puissans ; mais comme ils sont plus adhérens

---

cas contraires ; ce qui semble indiquer que ce moyen est au moins inutile dans la paralysie qui succède a une attaque d'apoplexie.

Lorsque l'atonie & la foiblesse sont générales & excessives, & l'effet d'un épuisement antérieur que la salivation & l'enflure sont portées à l'excès, on trouve, d'après les observations de M, Mauduyt, très-peu de ressource dans l'électricité.

(*a*) L'alkali volatil est un bon stimulant, mais il n'est pas toujours efficace, & son usage peut être dangereux quand la paralysie n'est pas due au collapsus ; donné a grande dose, & continué long-temps, il peut produire une inflammation locale de l'estomac, ou en détruire l'acide & disposer à la putridité.

(*b*) Le cochlearia, le raifort sauvage & la moutarde sont les plantes de ce genre que l'on emploie le plus communément.

& plus inflammatoires que les remedes dont je viens de parler, leur usage est, en conséquence, sujet à plus d'inconvéniens dans tous les cas douteux.

4. On a recommandé quelques autres végétaux âcres; mais nous ne connoissons pas encore bien leur vertu particuliére, ou leur véritable usage.

5. On a employé avec quelque fondement plusieurs substances résineuses, telles que le gayac & les substances térébenthinées, ou leurs huiles essentielles; mais ces remedes sont capables de produire l'inflammation. On a recommandé les décoctions de gayac & quelques autres sudorifiques pour exciter les sueurs, en exposant dans une étuve le corps à la vapeur de l'esprit-de-vin enflammé; & on a remarqué que ces remedes, donnés de cette manière, avoient été utiles.

6. On a fréquemment employé dans la paralysie un grand nombre de médicamens antispasmodiques fétides; mais je ne vois pas de quelle manière ils peuvent être adaptés à la guérison de cette maladie; & je n'ai observé leurs effets salutaires dans aucun cas de paralysie.

7. On a aussi mis en usage les amers & l'écorce du Pérou; mais je ne leur ai reconnu aucune propriété ou aucun avantage dans ce cas *(a)*.

1170. Il faut observer à l'égard de tous ces stimulans internes, qu'ils sont rarement fort actifs; & lorsqu'il y a quelque doute sur la nature ou l'état de la maladie, ils peuvent facilement nuire; c'est pourquoi leur usage est souvent douteux *(b)*.

(a) M. Chandler croit que l'on peut employer les ferrugineux, les amers & le quinquina dans le cas de paralysie atonique; ces remedes ont été en effet recommandés par un grand nombre de médecins, mais il est bien difficile de distinguer cette espece de paralysie. Les évacuations réitérées & l'abstinence portée a l'excès peuvent quelquefois y donner lieu, mais cela n'arrive guère que dans les paralysies anciennes, où les diurétiques paroissent avoir été plus efficaces que tout autre remede. On doit donc convenir, avec M. Cullen, qu'il est très-difficile de déterminer, d'une maniere précise, les cas où conviennent les stimulans dans la paralysie.

(b) La paralysie dont M. Cullen vient de parler dans le chapitre précédent est souvent précédée, accompagnée ou suivie de tremblement. Ce seroit en conséquence ici le lieu d'en parler, mais comme cette maladie est communément symptomatique, il n'a pas cru devoir la mettre au rang des genres. Il a en conséquence rassemblé, dans son synopsis de nosologie, les différentes especes de tremblement, qu'il a rangées en trois classes, suivant qu'elles sont des symptomes de foiblesse, de paralysie ou de convulsion : je vais en conséquence suivre la nomenclature qu'il a adoptée.

Du tremblement.

Le tremblement est un mouvement alternatif & involontaire d'une partie qui change rapidement de situation, tantôt s'éleve ou s'abaisse, ou se porte sur les côtés successivement.

Les espèces de tremblement que l'on doit regarder comme des symptomes de foiblesse, sont :

1°. Le tremblement produit par l'excès des plaisirs de Vénus, par l'abstinence, par les maladies où il y a des évacuations considérables, ou par des travaux forcés ; cette espèce est familiere aux convalescens, elle se distingue des autres en ce que le tremblement cesse dès que le membre qui en est affecté est soutenu, elle se guérit par le repos, le sommeil, de bons alimens & un exercice modéré.

2°. Le tremblement qui survient aux vieillards, dans lequel, outre la foiblesse, il y a une dureté extraordinaire des muscles & des tendons ; cette espèce est incurable.

3°. Le tremblement produit par l'usage immodéré du café, qui affecte particuliérement ceux qui sont d'un tempérament sec, mélancolique & qui se livrent à l'étude. Ce tremblement affecte particuliérement les mains ; il se guérit en s'abstenant du café & des alimens salés ou épicés, & en se mettant pendant long-temps à l'usage du lait.

4°. Le tremblement produit par les vives affections de l'ame. Ainsi la terreur, la joie, un accès violent de colere donnent lieu à des tremblemens qui quelquefois reviennent périodiquement.

5°. Le tremblement qui s'observe au commencement de la fievre lente nerveuse, & qui affecte les extrémités supérieures ; ce tremblement sert à distinguer cette fievre des fievres inflammatoires, sur-tout si le délire & une foiblesse extrême se manifestent après la saignée

II. Les espèces de tremblement que l'on doit rapporter à la paralysie, sont :

1°. Le tremblement paralytique occasionné par une congestion du cerveau ou de la moelle épiniere, on le regarde comme d'un bon augure lorsqu'il succède à la paralysie.

2°. Le tremblement accompagné de vertige. Cette maladie dont parle Bonet dans le *Sepulcretum* anatomique, a régné épidémiquement dans la Marche d'Ancône, en 1571 ; les malades qui en étoient affectés éprouvoient une douleur semblable à celle qu'ils auroient ressentie si on leur avoit percé la tête ; cette douleur, le tremblement convulsif & le vertige revenoient par paroxysmes, & étoient mortels au bout de peu de jours : tous les remedes furent inutiles. A l'ouverture des cadavres on trouva, dans les sinus du cerveau, un insecte vermiforme, rouge, plus long que le doigt, couvert de poil & vivant.

3°. Le tremblement produit par la pléthore. Il se reconnoît à la rougeur du visage, à la plénitude des artéres, à la suppression des hémorrhagies habituelles, & au genre de vie du malade.

4°. Le tremblement produit par la saburre contenue dans l'estomac, dans lequel la langue est chargée, & qui se guérit par les vomitifs & les purgatifs.

5°. Le tremblement occasionné par un épanchement de sérosité dans le cerveau.

6°. Le tremblement scorbutique de Sennert, qui affecte les ouvriers qui travaillent aux métaux.

7°. Le tremblement rhumatismal qui affecte les extrémités supérieures ou inférieures, en même temps que les douleurs de rhumatismes. L'électricité a réussi dans cette maladie, comme le prouvent les observations de Haen.

8°. Le tremblement des ivrognes. Les narcotiques, tels que l'opium, le tabac, la jusquiame, produisent aussi un tremblement semblable. L'orgeat & le vinaigre modérent cette espece de tremblement.

9°. Le tremblement de ceux qui travaillent dans les mines de plomb, de mercure ou autres, & de ceux qui sont exposés aux vapeurs des métaux. L'électricité, les sudorifiques & l'usage du lait ont été employés avec succès dans cette espèce de tremblement.

10°. Le tremblement produit par une contusion de la tête. Il se guérit en faisant une incision cruciale dans l'endroit où a porté le coup.

III. Les espèces de tremblement que l'on doit rapporter aux convulsions, sont 1°. le *tremor coactus* de Sauvages, dans lequel des parties sont affectées d'une espèce de vibration continuelle, quoiqu'elles soient soutenues ; ce tremblement précéde ou suit quelquefois les convulsions ; il affecte les mélancoliques & les hypochondriaques ; 2°. le soubresaut des tendons, qui est un symptome des fievres lentes nerveuses, de la frénésie & d'autres maladies aiguës ; 3°. le *tremor palpitans* de Preysinger, ou la palpitation. Dans les tremblemens ordinaires, c'est la partie affectée de tremblement & non le muscle, qui s'éleve & s'abaisse dans des temps égaux ; dans la palpitation, au contraire le muscle d'une partie tressaille tout-à-coup & n'a point de mouvement régulier ni continuel ; le tressaillement se réitere, tantôt plusieurs fois, tantôt une seule dans le même temps donné.

Il est aisé de voir que la curation des différentes espèces de tremblement doit varier en raison de la nature de la maladie primitive dont chaque espèce est le symptome.

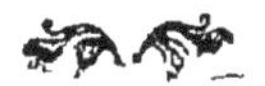

LIVRE II.

Des Adynamies (a), ou des maladies qui consistent dans la foiblesse ou dans la perte des fonctions vitales ou naturelles.

CHAPITRE PREMIER.

De la Syncope ou défaillance.

1171. LA syncope est une maladie dans la quelle l'action du cœur & de la respiration devient beaucoup plus foible que de coutume, ou dans la quelle ces fonctions cessent entiérement pour un certain temps.

1172. Les médecins ayant observé que cette affection avoit différens degrés, ont tâché de les distinguer par différens noms ; mais comme il n'est pas possible de déterminer ces différens dégrés avec quelque précision, on ne peut pas définir strictement la signification de ces différens noms : c'est pourquoi je comprendrai ici toutes les affections de ce genre sous le titre de syncope (b).

(a) Les adynamies forment le second ordre de la classe des neuroses ou des maladies nerveuses. Cet ordre comprend les maladies dans lesquelles il y a diminution des mouvemens volontaires, tant vitaux que naturels, & contient les *Leipofychiæ* de Sauvages.

(b) M. Cullen comprend, sous le terme de syncope, la lipothymie & l'asphyxie de Sauvages. La diminution ou la suspension du mouvement du cœur caractérisent ce genre.

La syncope est idiopathique ou symptomatique.

Des syncopes idiopathiques.

Il y a deux espèces de syncopes idiopathiques, savoir,

I. La syncope *cardiaque* qui revient souvent sans aucune cause évidente, & dans les intervalles de laquelle il y a des palpitations de cœur violentes, elle est produite par quelque affection du cœur ou des vaisseaux voisins.

On doit rapporter a cette espèce :

1173. Cette maladie se manifeste quelquefois tout-à-coup à un degré considérable, mais d'autres fois elle ne survient

---

1°. La syncope pléthorique, qui est produite par la surabondance de sang dont le cœur est surchargé. Elle se connoît par les changemens fréquens du pouls, qui tantôt est à peine sensible & enfoncé, tantôt plein & élevé, d'autres fois plein & intermittent, quelquefois rare & irrégulier, le visage est en même temps livide peu de temps avant la syncope. Cette maladie attaque les grands mangeurs, & ceux chez lesquels quelque évacuation habituelle a été supprimée.

2°. La syncope produite par la dilatation anévrysmale du cœur, soit que cette dilatation ait lieu dans les ventricules, les oreillettes, ou le commencement de l'aorte. Elle se reconnoît à l'oppression de la poitrine, à un sentiment de pesanteur que l'on ressent dans la région du cœur, aux palpitations violentes; quelquefois le pouls est inégal & petit, d'autres fois plein, fort & palpitant.

3°. La syncope produite par des concrétions polipeuses du cœur. On peut la soupçonner lorsque les malades se pleignent d'éprouver un sentiment de pesanteur dans la région du cœur, lorsqu'ils ont une palpitation habituelle qui se termine par un tremblement du cœur & par des secousses fréquentes; mais le signe le plus certain est le pouls inégal & variable.

4°. La syncope occasionnée par l'hydropisie du péricarde. Les signes qu'en donne Schreiber, sont, 1°. un poids dans la région du cœur; 2°. une oppression de la poitrine qui augmente lorsque le malade est couché sur le dos, & qui diminue quand il se penche en avant; 3°. les lipothymies, les syncopes, les palpitations fréquentes; 4°. le malade se réveille tout-a-coup en sursaut, & paroît être sur le point d'être suffoqué; 5°. les signes généraux de l'hydrothorax sont réunis aux précédens; 6°. le pouls est foible, mol, inégal. Il faut ajouter à tous ces signes le visage d'un rouge livide & comme plombé.

5°. La syncope observée par Lanzoni, produites par des pierres renfermées dans le cœur.

6°. L'asphyxie dont parle Valsalva, qui dépend de l'adhérence de la surface externe du cœur aux parties voisines: dans ce cas les malades tombent en syncope toutes les fois qu'ils veulent se retourner sur les côtés, leur pouls n'est nullement sensible.

II. La syncope *occasionnelle* produite par une cause évidente, cette espèce est due à l'affection de tout le systême. On doit y rapporter;

1°. La lipothymie produite par les affections de l'ame, telle que la frayeur. On éprouve dans ce cas un sentiment de mal-aise vers le cœur, accompagné tout-à-coup d'une foiblesse considérable des extrémités tant supérieures qu'inférieures. On sent une chaleur, & comme une vapeur qui gagne les parties supérieures, il y a tintement d'oreille & pâleur du visage: le pouls conserve sa force;

2°. La syncope pathétique, produite par la terreur, la joie & les autres affections de l'ame. Dans ces cas les malades sont comme morts & sont souvent affectés de convulsions violentes quand ils

que graduellement ; dans le dernier cas, elle s'annonce d'ordinaire par un sentiment de langueur & d'anxiété autour

---

sortent de cet état. Cette syncope est fréquente chez les femmes hystériques.

3°. La syncope produite par l'antipathie : telle est celle que produit la vue, ou même le voisinage d'un chat, du fromage, & d'autres objets que l'on a en horreur, sans en pouvoir rendre raison.

4°. La syncope occasionnée par les poisons, telles que les vapeurs putrides qu'exhalent les malades, les plaies, les cadavres, & celles qui s'élevent des souterrains qui ont été long-temps fermés. L'arsenic, appliqué sur les ulceres, produit le même effet.

5°. La syncope produite par l'ouverture des abcès tant internes qu'externes. Ainsi les abcès du foie, du pancréas, des poumons, se reconnoissent aux syncopes fréquentes. Dans l'ascite, la paracentêse est souvent suivie de syncope.

6°. La syncope qui survient quand une partie, & particuliérement une partie interne, est affectée de sphacele, ou quand une matière putride réside dans quelque endroit.

7°. La syncope produite par l'inanition : telle est celle qui survient tout-à-coup dans les maladies où il y a eu des évacuations considérables, après de longues anorexies.

8°. La syncope qui succède à la saignée & qui est produite par la crainte, ou par le relâchement que produit cette évacuation.

9°. La syncope occasionnée par les douleurs violentes, & particuliérement par les coliques.

10°. L'asphyxie traumatique, produite par les chûtes, les plaies, les violentes commotions du corps ou de la tête & les coups, tels que sont ceux qui ont porté sur le bas-ventre ou sur la tête.

11°. L'asphyxie ou la foiblesse des enfans nouveaux-nés, qui s'observe dans les cas d'accouchemens difficiles ou prématurés.

II. Les syncopes sont symptomatiques ou des symptomes de maladies qui affectent tout le systême ou d'autres parties que le cœur. Telles sont les espèces suivantes :

1°. La syncope fébrile qui s'observe dans le commencement, ou dans l'augment des maladies aiguës ou inflammatoires ; telle est celle qui survient au commencement de la pleurésie, ou dans l'inflammation du foie, & qui est toujours un symptome très-fâcheux.

2°. La syncope qui s'observe dans la fievre tierce appellée *fievre syncopale*, en raison de ce symptome, qui est toujours pernicieux quand il est réuni à d'autres signes de foiblesse, tels que le froid des extrémités, les vomissemens violens, un pouls petit & irrégulier, &c.

3°. La syncope exanthématique qui succède à la gale, à l'érythême, à la petite-vérole & autres maladies de la peau répercutées.

4°. La syncope métastatique produite par la suppression d'écoulemens habituels, tels que ceux des ulcères, des fistules, des fleurs blanches, &c.

5°. La lipothymie stomachique, telle que celle que produit fréquemment le mal-aise de l'estomac & la cardialgie.

du cœur (*a*), qui est en même temps accompagné, ou suivi immediatement après de quelque vertige, d'un obscurcissement de la vue, & d'un tintement d'oreilles (*b*). A ces symptomes se joint une foiblesse de la respiration & du pouls, qui est souvent telle, que l'on apperçoit à peine le pouls ou le mouvement de la respiration; il arrive même quelquefois que ces mouvemens cessent entiérement un certain temps. Pendant que ces symptomes se manifestent, le visage & toute la surface du corps deviennent pâles, & plus ou moins froids, suivant le degré & la durée du paroxysme. Il paroît très-communément au commencement du paroxysme, & pendant sa durée, une sueur froide, qui s'étend quelquefois sur le front & sur quelques autres parties du corps. Pendant le paroxysme, les fonctions animales, tant du sentiment que du mouvement, sont toujours affoiblies jusqu'à un certain point, & sont très fréquemment entiérement suspendues. Souvent le paroxysme de syncope se dissipe spontanément au bout de quelque temps,

---

6°. La syncope stomachique, qui est souvent la suite de la cardialgie, & qui survient aussi sans douleur de l'estomac, comme on l'observe dans les cas d'inanition ou de plénitude, ou lorsque ce viscère est rempli d'une saburre âcre, putride, ou d'alimens difficiles à digérer.

7°. La syncope hystérique, produite par des affections légeres de l'ame, ou par des odeurs que l'on regarde communément comme agréables, telles que celles du musc, de l'ambre, de la rose.

8°. La syncope arthritique, que l'on observe chez ceux qui sont depuis long-temps affectés de la goutte, lorsque la douleur des pieds cesse, ou après quelque excès dans le boire ou le manger.

9°. La syncope scorbutique, qui survient chez les scorbutiques affoiblis par la violence de leur maladie.

(*a*) On sent, comme l'observe M. Senac, un trouble & un mouvement qu'il est impossible de définir; c'est quelquefois une fadeur insupportable. Les signes avant-coureurs de la syncope suffisent pour la distinguer des autres maladies avec lesquelles on l'a confondue. Néanmoins on peut remarquer que dans quelques-unes de ces maladies, telles que les affections spasmodiques, le visage est rouge pendant l'accès, le pouls ne perd pas sa force, la chaleur naturelle se soutient. Dans les affections hystériques, il y a de même, en divers cas, une suspension de tout mouvement: mais les accidens qui les précédent ou les accompagnent, les étranglemens, les convulsions, la couleur du visage qui ne change pas, & la chaleur qui subsiste, établissent une différence sensible entre ces maladies & la syncope.

(*b*) Les levres sont souvent tremblotantes, ou tirées de côté & d'autre, par des mouvemens irréguliers; il y a quelquefois des borborygmes dans le ventre.

& cette convalescence est généralement accompagnée d'un sentiment d'anxiété considérable vers la région du cœur (a). Il arrive fréquemment que le vomissement & quelquefois des convulsions, ou une attaque d'épilepsie, terminent ou accompagnent les accès de syncope.

1174. Tels sont les phénomènes que présente cette maladie ; & en examinant attentivement la plupart, on ne peut douter que la cause prochaine de la syncope ne consiste dans une foiblesse considérable ou dans une cessation totale de l'action du cœur. Mais il est très-difficile d'expliquer de quelle manière les différentes causes éloignées engendrent la cause prochaine. Néanmoins je vais tenter de le faire, avec la méfiance qui me convient, entreprenant de m'occuper d'un objet que l'on n'a pas encore traité avec beaucoup de succès. Les causes éloignées de la syncope peuvent, en premier lieu, se rapporter à deux chefs généraux. Le premier comprend les causes qui résident & agissent dans le cerveau, ou dans des parties du corps éloignées du cœur, mais qui agissent sur cet organe par l'intervention du cerveau. Le second chef général des causes éloignées de syncope, comprend celles qui existent dans le cœur même, ou dans des parties qui lui sont très-immédiatement unies, & qui de-là agissent plus directement sur ce viscère, lorsqu'elles produisent cette maladie.

1175. En commençant à examiner le premier ordre de ces causes (1174), je dois admettre une proposition que je suppose avoir été suffisamment démontrée dans la physiologie ; savoir, que les fibres musculaires du cœur, quoique douées d'un certain degré de puissance qui leur est inhérente, dépendent cependant encore très-constamment pour exercer l'action nécessaire au mouvement du sang, d'une puissance nerveuse qu'elles reçoivent du cerveau. Enfin, il est évident qu'il y a certaines puissances qui agissent primitivement, & peut-être uniquement sur le cerveau, lesquelles influent diversement sur l'action du cœur & la modifient de différentes maniéres. Je suppose donc qu'il y a une force qui, tant que la vie subsiste, réside très-constamment dans le cerveau, s'étend sur les fibres motrices du

(a) Les malades sentent la même fatigue que s'ils s'étoient livrés aux exercices les plus violens, ils sont fréquemment agités de spasmes passagers que l'on remarque dans les levres & dans les muscles même de la tête.

cœur & de chaque partie du corps. J'appelle cette force l'*énergie du cerveau* ; & je pense qu'elle peut, suivant les différentes circonstances, agir avec plus ou moins d'activité sur le cœur.

1176. En admettant ces propositions, il est évident que si je puis expliquer de quelle maniére le premier ordre de causes eloignées (1174) diminue l'énergie du cerveau, j'expliquerai en même temps comment ces causes produisent la syncope (*a*)

1177. J'observerai pour y parvenir, que l'une des causes éloignées la plus évidente de la syncope est l'hémorrhagie, ou une évacuation sanguine, spontanée ou artificielle. Or il est très-manifeste que l'énergie du cerveau dépend d'une certaine plénitude & d'une certaine tension de ses vaisseaux sanguins, que la nature paroît avoir favorisé avec art, en donnant une conformation aux vaisseaux sanguins, capable de retarder le mouvement du sang dans les veines & dans les artères du cerveau ; d'où il est facile d'appercevoir que les hémorrhagies peuvent produire la syncope en détruisant la plénitude & la tension des vaisseaux sanguins du cer-

(*a*) On peut regarder comme causes de la syncope tout ce qui, opposant une résistance au mouvement du sang, produit une paralysie momentanée : mais celles qui agissent sur le cerveau suspendent l'énergie qui lui est nécessaire, pour entretenir le mouvement du cœur. Un grand nombre de causes tendent à suspendre l'activité de ce viscère ; dans certains cas elles n'affectent que les mouvemens vitaux, & dans d'autres les mouvemens animaux. Ainsi dans la syncope les premiers sont suspendus, mais quand ces causes agissent sur tout le systême, cette maladie ne doit plus porter le même nom. Il n'est pas possible de déterminer si ces causes différent par leurs qualités particulières ou par le degré de force avec lequel elles agissent sur le mouvement animal.

Tout ce qui est capable d'empêcher le retour du sang vers le cœur, affoiblit l'énergie du cerveau, produit la syncope & quelquefois la mort. Ainsi l'action du cœur contribue à soutenir l'énergie du cerveau qui, à son tour, réagit & met le cœur en action.

On opposera à cette explication que les hémorrhagies causent souvent l'épilepsie & des convulsions. Comment les mêmes causes produisent-elles en même-temps une diminution d'énergie & une violente réaction ? Ceci dépend peut-être de l'équilibre du systême nerveux, mais cette difficulté paroît encore insoluble. Peut-être ces symptomes dépendent-ils du degré d'hémorrhagie ; car celles qui sont mortelles occasionnent des convulsions & l'épilepsie, & les hémorrhagies médiocres donnent quelquefois lieu à la syncope. Ainsi la même cause peut quelquefois diminuer l'énergie du cerveau, & d'autres fois produire une violente réaction.

veau, & en diminuant, en conséquence, la force avec laquelle il agit sur le cœur. Chez beaucoup de personnes, une petite évacuation du sang produit cet effet; mais ce qui prouve évidemment dans ces cas la maniere dont cette cause agit, c'est que l'on peut prévenir la syncope en mettant le corps dans une position horizontale, qui, en favorisant l'écoulement du sang dans les artères, & en retardant son retour dans les veines, conservé la plénitude nécessaire des vaisseaux du cerveau.

Il faut de plus remarquer ici, que non-seulement l'évacuation du sang occasionne la syncope, mais qu'elle peut même être produite par le changement qui arrive dans la distribution du sang, de manière qu'une portion plus considérable coule dans une partie des vaisseaux sanguins du systême, & que les autres en reçoivent, en conséquence, moins. J'explique ainsi la syncope qui survient facilement chez les hydropiques, après l'évacuation de l'eau qui remplissoit les cavités de l'abdomen ou du thorax; & celle qui arrive quelquefois pendant la saignée, mais qui ne paroît que quand la ligature est relâchée, & permet à une plus grande quantité de sang de se porter dans les vaisseaux sanguins du bras. Ces deux espèces de syncope prouvent qu'une évacuation de sang n'occasionne pas toujours la maladie, en produisant un effet général sur tout le systême; mais souvent il suffit qu'elle détruise la plénitude requise des vaisseaux sanguins du cerveau (*a*).

1178. La manière d'agir de quelques autres causes éloignées de la syncope, peut s'expliquer d'après les principes suivans. L'énergie du cerveau étant évidemment, dans différentes occasions, plus forte ou plus foible, il semble que son action ne peut pas augmenter sans être nécessairement suivie d'un état de foiblesse. C'est, à ce qu'il paroît, en raison de cette loi de la constitution de la puissance nerveuse que la contraction ordinaire d'un muscle est toujours suivie d'un relâchement alternatif du même muscle, & que l'état de contraction ne peut durer long-temps; à moins que la contraction ne soit portée au degré du spasme; & il paroît que c'est par la même cause que les mouvemens volontaires, qui exigent toujours une augmentation extraordinaire de force,

(*a*) M. Cullen a vu la rupture d'une petite pustule causer une syncope, qui n'étoit pas, à ce qu'il pense, l'effet de la peur, mais du léger relâchement qui survint.

force, occasionnent la fatigue, la foiblesse, & enfin un sommeil irrésistible.

Nous pouvons, en conséquence, comprendre, d'après cette loi de la puissance nerveuse, comment l'action subite & violente de l'énergie du cerveau est quelquefois suivie d'une telle diminution de force de cette énergie, qu'elle produit la syncope; je crois que c'est de cette maniere qu'un accès violent de joie occasionne la syncope, & même la mort. C'est aussi d'après le même principe que je suppose qu'une douleur aiguë peut quelquefois augmenter l'énergie du cerveau à un degré plus considérable qu'il n'est capable de le supporter, d'où il s'ensuit une diminution de force qui doit occasionner la défaillance. Mais la conséquence de ce principe paroît plus évidemment, par la défaillance qui survient facilement lorsqu'une douleur considérable cesse tout-à-coup; ainsi, j'ai vu la syncope succéder à la réduction d'une luxation douloureuse.

1179. Il paroît que c'est d'une maniere entièrement analogue que la syncope succède sur-le-champ à un effort violent & long-temps continué, soit que cet effort dépende de la volonté, ou d'une disposition particulière; c'est aussi de cette maniere que la syncope survient quelquefois aux femmes pendant l'accouchement. Ceci peut encore être fort éclairci d'après ce que l'on observe chez les personnes déjà fort affoiblies, où un effort même très-modéré occasionne quelquefois la syncope.

1180. Pour expliquer la maniere d'agir de quelques autres causes de syncope, on peut observer que, comme les efforts de l'énergie du cerveau dépendent spécialement de l'influence de la volonté, les modifications de la volonté que l'on nomme passions & émotions, ont, comme tout le monde sait, une puissante influence sur l'énergie du cerveau relativement à son action sur le cœur, soit en diminuant ou en augmentant la force de cette énergie. Ainsi, la colere produit le premier de ces effets, & la crainte le second; de-là, on peut comprendre comment la terreur occasionne souvent une syncope quelquefois des plus violentes, que l'on nomme asphyxie, & même la mort.

1181. Comme il paroît, d'après ce que je viens de dire, que les émotions de desir augmentent, & celles d'aversion diminuent l'énergie du cerveau, on peut en conséquence concevoir comment une aversion considérable, l'horreur, ou la sensation que produit la vue d'un objet très-désagréable, peuvent occasionner la syncope. Je pourrois donner, pour preuve de ce que j'avance, les exemples fréquens de personnes que j'ai vu tomber en syncope à l'aspect d'un ulcère que portoit une autre personne.

1182. Je rapporte à l'horreur & au dégoût l'action des odeurs, qui, chez certaines personnes, occasionne la syncope. On peut supposer que ces odeurs sont douées d'une puissance directement sédative, capable de produire, en conséquence, la syncope ; mais il y en a un grand nombre qui ont une qualité évidemment opposée, relativement à d'autres personnes : & il me paroît que ces odeurs n'occasionnent la syncope que chez ceux à qui elles sont extrêmement désagréables.

1183. Néanmoins il est très-probable qu'entre les causes de syncope il y en a quelques-unes qui, de même que toutes celles dont nous venons de faire mention, agissent par une puissance directement sédative : ces causes peuvent être répandues dans la masse du sang, & de-là se communiquer au cerveau, ou être uniquement introduites dans l'estomac, dont les affections se communiquent si facilement & si fréquemment au cerveau (a).

1184. Après avoir ainsi fait l'énumération, & développé, à ce que je crois, la plupart des causes éloignées de syncope, qui agissent immédiatement sur le cerveau, ou dont l'action sur d'autres parties du corps se communique au cerveau, il est bon d'observer que la plupart de ces causes agissent sur certaines personnes plus facilement & plus puissamment que sur d'autres ; & cette circonstance, qui peut être considérée comme la cause prédisposante de la syncope, mérite d'être examinée particuliérement.

(a) L'état particulier de l'estomac suffit souvent pour produire la syncope. Mais cette affection, quelle qu'en soit la cause, est presque toujours accompagnée de vomissemens : ce qui prouve que le cerveau est disposé à correspondre à l'état de l'estomac, & l'on peut croire qu'une affection primitive de ce viscère peut produire à son tour des effets sur le cerveau. On voit de-là, pourquoi les alimens désagréables ou difficiles à digérer produisent la syncope. Quelquefois l'action de l'ipécacuanha y donne lieu. C'est parce que l'estomac est si fréquemment la source de la syncope, que les anciens ont regardé ce viscère comme le foyer de l'esprit vital. Le vuide seul de l'estomac suffit souvent pour produire des défaillances. Les vers y donnent aussi fréquemment lieu. Certains alimens qui n'ont aucune acrimonie produisent des effets semblables chez quelques personnes. Ainsi, on en a vu chez qui le lait caillé, l'anguille, les champignons produisoient toujours des défaillances.

En premier lieu, il est évident que l'action de quelques-unes de ces causes dépend entiérement de l'idiosyncrasie, ou du tempérament particulier des personnes sur lesquelles elles agissent; idiosyncrasie que je ne prétends cependant pas pouvoir expliquer. Mais, en second lieu, quant à la majeure partie des autres causes, leurs effets semblent dépendre d'un tempérament commun, à un degré plus ou moins considérable, à un grand nombre de personnes. Ce tempérament paroît consister dans un degré extrême de sensibilité & de mobilité, dû à un état de foiblesse qui quelquefois dépend d'une conformation originelle, & d'autres fois de causes accidentelles survenues dans le cours de la vie (a).

1185. Le second ordre de causes éloignées de syncope (1174) ou les causes qui agissent directement sur le cœur même, sont certaines affections organiques du cœur, ou des parties qui ont une connexion immédiate avec ce viscère, & particuliérement les affections des gros vaisseaux qui versent immédiatement le sang dans les cavités du cœur, ou qui le reçoivent. Ainsi, la dilatation ou l'anévrisme du cœur, un polype contenu dans ses cavités, les abcès ou les ulcères de la substance de ce viscère, l'adhérence étroite du péricarde à la surface du cœur, les anévrismes des gros vaisseaux voisins du cœur, les polypes contenue dans ces mêmes vaisseaux, leurs ossifications ou celles des valvules du cœur, sont autant de causes de la syncope, dont l'une ou l'autre a été reconnue par l'ouverture des cadavres, chez ceux qui avoient été sujets à de fréquentes syncopes (b).

(a) La plupart de ces causes de syncope agissent principalement sur des personnes déjà disposées à de pareilles maladies. On doit en général rapporter les effets de ces causes à la foiblesse ou à la mobilité; car la foiblesse constitue une partie de la mobilité. Ainsi, la moindre irritation produit la syncope chez les personnes très-irritables. Quelquefois même le plus léger froissement des doigts suffit, comme l'a vu Alex. Benedictus. Dans ces especes de syncope, le cœur est passif; l'affection seule des nerfs peut les produire; car toutes les fois qu'ils ont été irrités de maniere à augmenter l'énergie du cerveau, il s'ensuit un état de foiblesse qui diminue ou même anéantit entiérement l'action des fibres du cœur.

(b) Tout ce qui peut interrompre le retour du sang veineux peut donner lieu à la syncope. Mais on ne doit regarder comme vraie que la syncope produite par la foiblesse des fibres musculaires; car toutes les affections organiques des parties qui environnoient le cœur, semblent plutôt agir comme causes de suffocation que

1186. Il eſt évident que toutes ces cauſes ſont telles qu'elles peuvent, quand elles exiſtent, troubler l'entrée libre & régulière du ſang dans les cavités du cœur, ou s'oppoſer à ſa ſortie, ou même troubler d'une autre maniere ſon action régulière, tantôt en l'interrompant, & tantôt en y excitant une action plus violente & convulſive. Le dernier cas s'appelle palpitation de cœur, & s'obſerve communément chez les mêmes perſonnes qui ſont ſujettes à la ſyncope.

1187. Il eſt aiſé, d'après ceci, autant que je puis en juger, d'appercevoir de quelle maniere ces affections organiques du cœur & des gros vaiſſeaux peuvent occaſionner la ſyncope ; car on peut ſuppoſer que les efforts violens que l'on fait dans les palpitations peuvent ou donner lieu à un grand relâchement alternatif (1178), ou à une contraction ſpaſmodique ; ſuſpendre d'une maniere ou d'une

---

comme cauſes de ſyncope. Ainſi, on doit rapporter à la ſuffocation la ſyncope produite par la plénitude des artères & des veines, de même que celle qui eſt cauſée par la raréfaction du ſang, qui affecte particuliérement les poumons, & produit une gêne conſidérable de la reſpiration, comme on l'éprouve pendant les ardeurs de l'été, ou en reſtant quelque-temps dans des lieux trop chauds, tels que les étuves ou les bains ; c'eſt pour la même raiſon que les enfans ſur-tout s'évanouiſſent fréquemment dans les égliſes lorſqu'il y a beaucoup de monde de raſſemblé, & que la chaleur y eſt étouffante.

On doit donc comprendre ſous le terme de ſyncope la ceſſation de l'action muſculaire du cœur. Les efforts réitérés qu'oppoſe le cœur à une réſiſtance inſurmontable qui détruit la force de ſes fibres, interrompent fréquemment le mouvement de cet organe & donnent lieu à la ſyncope. On a ſouvent obſervé que la paralyſie étoit la conſéquence de l'épilepſie ou du ſpaſme qui affecte quelques muſcles particuliers ; il paroît que les palpitations ou les mouvemens convulſifs du cœur peuvent de la même maniere donner lieu à la ſyncope, en affoibliſſant le mouvement du cœur, ou occaſionner une eſpece de paralyſie. C'eſt en raiſon de cette affection paralytique que l'on trouve les deux ventricules pleins de ſang chez ceux qui ſont morts de ſyncope ; car, en général, il n'y a que le ventricule droit de plein dans les cadavres. La paralyſie ſemble donc être la cauſe de la ceſſation du mouvement du cœur. Les dilatations, les engorgemens conſidérables, les concrétions & autres cauſes ſemblables affoibliſſent néceſſairement les parois de cet organe & produiſent très-ſouvent de violentes ſyncopes.

Les ſyncopes ſont toujours à craindre, quelles qu'en ſoient les cauſes, quand elles ſont longues & fréquentes, parce qu'elles indiquent une foibleſſe extrême des forces vitales.

autre, l'action du cœur, & occasionner la syncope. Il me paroît probable que c'est une contraction spasmodique du cœur qui occasionne l'intermission du pouls, qui accompagne si fréquemment la palpitation & la syncope.

1188. Quoiqu'il arrive fréquemment que la palpitation & la syncope soient produites, comme nous l'avons dit, par les affections organiques dont nous avons parlé, il est bon d'observer que ces maladies, lors même qu'elles sont à un violent degré, ne dépendent pas toujours de causes qui agissent directement sur le cœur, mais qu'elles sont souvent dues à quelques-unes de celles que nous avons indiquées plus haut, comme agissant primitivement sur le cerveau.

1189. J'ai ainsi tenté de donner la pathologie de la syncope, & je parlerai très-brièvement de la cure.

Je regarde comme généralement incurables, les cas de syncope qui dépendent du second ordre de causes (1174), & que j'ai exposés au long dans 1185. Car notre art, d'après les connoissances que j'en ai, ne nous a pas encore appris à guérir aucune de ces différentes causes de syncope (1185).

Les cas de syncope qui dépendent du premier ordre de causes (1174), & dont j'ai taché d'expliquer la maniere d'agir dans 1177 *& suiv.*, peuvent, à ce que je crois, généralement se guérir, en évitant les différentes causes occasionnelles que j'ai indiquées, ou en corrigeant les causes prédisposantes (1184.) Je pense que l'on peut en général remplir la derniere indication en corrigeant la foiblesse ou la mobilité du systême, par les moyens que j'ai déjà eu occasion d'indiquer dans un autre endroit (*a*).

(*a*) Comme la syncope est rarement idiopathique, son traitement est toujours incertain; néanmoins je vais parler ici des remèdes généraux que l'on peut employer dans le temps de l'accès.

La saignée n'est utile que dans la syncope qui vient d'une pléthore capable de produire la suffocation : mais dans les cas où la maladie est due à une cause indirecte, la saignée est toujours nuisible ou incertaine.

Les remèdes les plus convenables dans la syncope actuelle, sont ceux qui raniment l'énergie du cerveau. Telle est l'aspersion de l'eau froide sur le visage, qui, dans divers cas, a produit des especes de résurrection. Un verre d'eau froide est un puissant analeptique dans les foiblesses produites par la chaleur. Néanmoins ces moyens seroient dangereux dans les cas où la syncope seroit occasionnée par l'air froid, ou par la suppression de la transpiration. On doit employer l'eau froide & même la glace dans les syncopes qui surviennent pendant les grandes chaleurs de l'été, & ne pas oublier que ce n'est que par ses premieres impressions que le froid est si efficace, & que son usage ne doit pas être continué long-temps lorsque les syncopes sont fort longues. Le grand air suffit souvent pour dissiper la syncope, & offre une ressource moins suspecte.

On a proposé différens remèdes irritans pour dissiper la syncope. Dans les attaques légères, le vinaigre suffit ; ce n'est que dans celles qui sont très-violentes, que l'on peut recourir à l'alkali volatil & aux stimulans : mais il ne faut pas insister long-temps sur leur usage, car quoiqu'ils paroissent soulager pour le moment, ils sont souvent pernicieux à raison de la chaleur interne qu'ils excitent. Il en est de même des sternutatoires trop violens. La vapeur seule des sels volatils a quelquefois causé une véritable suffocation.

Tous ces remèdes sont particuliérement pernicieux dans les syncopes produites par la pléthore. Ils en ont quelquefois rendu les accès beaucoup plus vifs & plus fréquens ; l'irritation qu'ils ont produite dans les syncopes qui surviennent pendant les douleurs de l'accouchement, n'a pas eu des suites moins fâcheuses : ces moyens sont sujets aux mêmes inconvéniens chez les personnes cachectiques, délicates ou épuisées ; on ne doit donc y recourir qu'avec beaucoup de réserve. C'est pourquoi un grand nombre d'auteurs ont recommandé des remèdes moins actifs & plus simples. Ainsi, Horstius mettoit sur les lèvres & dans la bouche du sel marin : d'autres se sont contentés de prescrire la fumée âcre du karabé ou son huile ; on a aussi employé les odeurs fétides, telles que celle de la plume brûlée : ce qui est connu même du vulgaire

Dans les syncopes hystériques accompagnées de convulsions, les frictions aux extrêmités & les bains d'eau tiède continués long-temps, ont été quelquefois fort efficaces.

L'irritation des intestins est un moyen plus sûr de dissiper la syncope. On a donné, en conséquence des lavemens âcres : j'ai vu même employer avec succès la décoction du tabac.

On a recommandé d'appliquer sur la region du cœur des épithèmes stimulans où entroient la thériaque, l'eau-de-vie & autres spiritueux ; mais je pense que ces remèdes sont de foibles secours.

Dans les syncopes fort violentes & de longue durée où les moyens précédens ont été employés sans succès, il faut recourir aux véficatoires & aux ventouses.

Tous les moyens que nous venons d'indiquer ne conviennent que dans la syncope actuelle ; mais on ne pourra parvenir à la prévenir qu'en s'occupant de détruire, s'il est possible, la maladie primitive dont la syncope est le symptome.

CHAPITRE II.

De la Dyspepsie, ou de l'Indigestion (*a*).

1190. LE défaut d'appétit, le dégoût, le vomissement qui survient quelquefois, les distensions subites & passagères de l'estomac, les rapports de différens genres, une chaleur brûlante vers le cœur, des douleurs dans la région de l'estomac, & la constipation, sont des symptomes qui se rencontrent fréquemment chez la même personne, & que l'on peut, en conséquence, présumer dépendre d'une seule & même cause prochaine. C'est pourquoi on peut les considérer sous ces deux points de vue, comme une seule & même maladie, à laquelle nous avons donné le nom de *dyspepsie* (*b*), que nous avons mis à la tête de ce chapitre.

(*a*) L'auteur entend par ce terme, le séjour trop long des alimens dans l'estomac.

(*b*) Les symptomes qui caractérisent la dyspepsie, sont l'anorexie, la nausée, le vomissement, les rots, la rumination, la cardialgie, la gastrodynie, dont quelques-uns ou la plus grande partie se trouvent réunis, & sont communément joints à la constipation, sans qu'il existe aucune autre maladie du ventricule même ou des autres parties N. C. GENRE XLV.

Le terme de dyspepsie est de Vogel ; M. Cullen en a cependant étendu davantage la signification, & il est aisé de voir, d'après le caractère qu'il donne de ce genre dans sa nosologie, qu'il y rapporte l'anorexie, la cardialgie, la gastrodynie, la nausée, le vomissement & la flatulence, dont Sauvages a fait autant de genres, quoiqu'ils ne soient que des symptomes variés de la même maladie, comme on pourra en juger par la définition de chacun de ces termes.

L'anorexie est la diminution ou la perte d'appétit pour les solides : elle différe en cela de l'adipsie, qui est le défaut d'appétit pour les liquides.

La cardialgie ou le mal de cœur est une sensation incommode de chaleur ou d'acrimonie qui se porte du cardia ou de l'orifice supérieur de l'estomac vers l'esophage, & qui menace de syncope.

La gastrodynie est une douleur aiguë & fixe dans la région de l'estomac, qui n'est pas accompagnée d'une syncope continuelle comme la cardialgie, ni de pyrexie comme la gastritis.

La nausée est une affection de l'estomac dans laquelle le malade fait des efforts inutiles pour vomir ; on peut la regarder comme un degré plus considérable d'anorexie ; quand elle est augmentée, l'on rejette les matieres contenues dans l'estomac : ce qui constitue le vomissement.

1191. Mais comme cette maladie est d'ailleurs fréquemment une affection secondaire & symptomatique, les symp-

---

La flatulence ou le gonflement est un symptome d'anorexie qui consiste dans la distension de l'estomac ou des intestins par une grande quantité d'air que les malades rejettent par haut ou par bas.

La dyspepsie est idiopathique ou symptomatique.

Des especes de Dyspepsie idiopathique.

I. La dyspepsie idiopathique est rare : l'on en a admis un grand nombre d'especes que je crois pouvoir rapporter à quatre principales ; savoir 1°. la dyspepsie pituiteuse ; 2°. la dyspepsie flatulente ; 3°. La dyspepsie occasionnée par la foiblesse habituelle de l'estomac ; 4°. la dyspepsie produite par l'excès des alimens.

1°. On doit regarder comme des variétés de la dyspepsie pituiteuse, toutes celles où il y a dans l'estomac une matiere gluante, insipide ou âcre, qui produit l'anorexie, la nausée, le vomissement, la cardialgie, &c.

Telles sont, 1°. l'anorexie pituiteuse qui est indiquée par un sentiment de pesanteur dans le ventricule, par des rapports insipides, par le vomissement d'une matiere insipide, gluante ; 2°. le vomissement pituiteux, ou les malades rendent le matin, à jeûn, une matiere glaireuse, comme il arrive particuliérement aux vieillards qui mangent avec excès ; 3°. la nausée que Sennert appelle *nausea ex cacochylia*, où l'estomac est rempli d'une matiere âcre, visqueuse & amère : elle se reconnoît par un poids que les malades sentent dans l'épigastre ; ils se plaignent en même-temps de ressentir comme un morceau d'aliment qui veut pénétrer l'orifice du cardia : il y a une lourdeur de tête accompagnée de vertige, amertume de la bouche, borborygmes, dégoût pour les alimens, sans fievre.

2°. Les variétés de la dyspepsie flatulente, sont celles où il y a une grande quantité d'air contenu dans l'estomac & les intestins. On doit y rapporter, 1°. la cardialgie flatulente qui se reconnoît à une tumeur de la grosseur d'un œuf de poule, que l'on apperçoit à la partie droite de l'épigastre où est situé le pylore ; la respiration est en même-temps difficile, en raison du gonflement du ventricule ; 2°. la colique venteuse de l'estomac, ou la gastrodynie flatulente de Sauvages ; qui est accompagnée d'une douleur considérable au-dessous du scrobicule du cœur, laquelle se fait particuliérement sentir lorsque l'on veut fléchir le tronc en avant : cette douleur diminue lorsque les vents sortent ou que l'on comprime l'épigastre ; ce qui distingue cette maladie de l'inflammation de l'estomac & de la gastrodynie hystérique. Lorsque la douleur est violente, le pouls est petit & enfoncé, les extrêmités sont froides, & il y a une anxiété considérable ; 3°. la flatulence des enfans à la mamelle, qui est accompagnée de tranchées, de vents, du gonflement du ventricule & des intestins ; 4°. la cardialgie des enfans ; elle différe de la précédente par la difficulté de respirer qui est considérable, par l'anxiété & la douleur que les malades éprouvent vers la région du cardia ; par l'anorexie, la nausée & le vomissement qui se trouvent réunis aux symptomes précédens ; quel-

tomes dont nous venons de faire l'énumération se trouvent souvent joints à beaucoup d'autres ; c'est ce qui a donné

---

quefois il y a une fievre assez vive & même des convulsions, lorsqu'il y a, outre ces symptomes, une secrétion abondante de salive, on doit soupçonner que la maladie est entretenue par des vers.

3°. Les variétés de la dyspepsie produite par la foiblesse habituelle de l'estomac, sont, 1°. la cardialgie que Sauvages appelle *bradypepta* ; dans cette affection, l'appétit manque, les malades se plaignent d'avoir l'estomac comprimé & distendu : ils ressentent des douleurs rongeantes qui augmentent par la moindre erreur dans le régime, par des alimens un peu difficiles à digérer, par le froid de l'épigastre ou un exercice un peu considérable ; 2°. la *gastrodynia periodynia* de Sauvages : elle différe de la précédente en ce que les douleurs sont plus violentes pendant tout le temps de la digestion, & qu'il y a souvent des mouvemens convulsifs de l'estomac & des intestins ; la langue est séche, sans soif, le ventre est resserré, les forces sont abattues, le pouls est rare ; 3°. la *gastrodynia astringens* ; dans cette espece, la digestion est accompagnée de mal-aise, il y a constipation, une chaleur générale, qui est particuliérement sensible aux extrêmités ; le visage est rouge, le pouls fréquent, & quelquefois il y a mouvement fébrile ; 4°. la *gastronynia atterens* : elle différe de la précédente par le froid des extrêmités, & par la difficulté de respirer, 5°. la gastrodynie produite par le froid. J'observerai ici que chez tous ceux qui ont l'estomac foible, le froid trouble la digestion ; 6°. l'anorexie, qui affecte ceux qui sont épuisés par les plaisirs de Vénus : elle est accompagnée de vents, de différens symptomes de l'affection hypochondriaque, d'un état de langueur & de foiblesse considérable ; 7°. le vomissement, qui est occasionné par une espece de rumination semblable à celle qui caractérise quelques animaux : chez ceux qui sont affectés de cette maladie, les alimens remontent dans l'ésophage, sans produire de mal-aise considérable ; une heure ou deux après le repas, & sont rejettés à demi-digérés ; cela arrive particuliérement à ceux qui ont mangé avec excès : cette maladie paroît dépendre d'un embarras du pylore qui peut subsister long-temps sans prendre d'accroissement. J'ai vu un homme qui, dans sa jeunesse, faisoit revenir à son gré dans l'ésophage les alimens contenus dans son estomac : il eut à soixante-six ans des nausées fréquentes, auxquelles ont succédé des vomissemens considérables, qui se sont terminés par un vomissement énorme de sang ; il a survécu quelque-temps dans un état de langueur extrême, digérant avec peine les alimens les plus légers, sans cependant ressentir d'envie de vomir ; 8°. le vomissement *à saburra*, produit par les restes des matieres animales en putréfaction dont on a fait usage. Les malades ont dans ce cas, outre les autres symptomes de dyspepsie, une répugnance pour les boissons ou la viande : ils desirent des boissons acides & rafraîchissantes, l'haleine est fétide, ainsi que le vomissement ; on ressent un poids dans l'épigastre, qui n'est cependant pas accompagné d'une douleur aiguë. Il y a quelquefois un peu de fievre ; 9°. la flatulence nidoreuse, où il y a des rots pourris, des rapports d'œufs couvés, qui

lieu à une description très-confuse & très-indéterminée de cette maladie, sous le titre général de maladies nerveuses.

---

sont produits par des nourritures animales dures & difficiles à digérer; 10°. la flatulence acide, que l'on désigne vulgairement sous le nom de rots aigres, qui est occasionnée par le séjour des plantes acescentes ou des sucreries dans le ventricule.

On pourroit regarder ces deux dernieres especes, ainsi que les suivantes, comme symptomatiques.

4°. La dyspepsie produite par l'excès des alimens comprend, 1°. l'anorexie occasionnée par la saburre, ou les restes d'alimens pris en trop grande quantité, ou difficiles à digérer; 2°. le vomissement, *crapulâ*, qui est la suite de l'excès de la boisson ou de la nourriture; 3° le vomissement laiteux, auquel sont sujets les enfans à la mamelle qui ont pris une trop grande quantité de lait, ou qui ont approché du sein de leurs nourrices peu de temps après qu'elles ont été troublées par quelque affection vive de l'esprit; 4°. la cardialgie *saburrale*, qui affecte ceux qui ont surchargé leur estomac de nourriture. Il y a dans ce cas un sentiment de pesanteur à l'épigastre, anxiété, nausée, rots, mauvais goût dans la bouche, la langue est chargée, & le malade est tourmenté de borborygmes; 5° la gastrodynie *saburrale*, appellée *colique* d'indigestion. Cette maladie est produite par des alimens pris en trop grande quantité, ou difficiles à digérer. Souvent l'estomac se débarrasse par le vomissement ou la diarrhée : mais quelquefois ses deux orifices sont tellement contractés, que les matieres qui y sont contenues ne peuvent sortir. Alors il y a une douleur considérable accompagnée d'un sentiment de pesanteur qui gêne la respiration; le pouls est dur, fébrile, d'autres fois petit & lent.

Des especes de Dyspepsie symptomatiques.

II La dyspepsie symptomatique dépend, 1°. d'une affection organique du ventricule même; 2°. de l'affection de quelque partie éloignée ou de tout le corps, & alors on peut la nommer dyspepsie sympathique.

Des especes de Dyspepsie qui dépendent de l'affection du ventricule.

Ces especes de dyspepsie sont produites, 1°. par les squirrhes; 2°. les ulcères; 3°. des corps étrangers; 4°. la compressions; 5°. les hernies de l'estomac; 6°. l'inflammation.

1. Les especes de dyspepsie produite par les squirrhes, sont, 1°. la cardialgie squirreuse, entretenue par le squirrhe ou une excroissance quelconque du ventricule même, ou du foie, de la rate, du pancréas; 2°. le vomissement produit par un squirrhe ou un stéatome du pylore : dans le commencement de la maladie, il y a cardialgie & des vomissemens fréquens; lorsque le terme fatal approche, l'estomac étant considérablement distendu, les alimens y restent quelquefois plusieurs jours, & sont revomis en entier tout-à-coup : le ventre est habituellement resserré, on sent quelquefois une dureté à la région du pylore, d'autres fois à la fin du duodenum & dans d'autres endroits. Pour juger de ces sortes de tumeurs, il faut examiner le malade à jeun, le faire coucher

Néanmoins il eſt bon d'en faire une diſtinction, & je penſe que les ſymptomes dont nous avons fait l'énumération plus

---

ſur le dos, les genoux légérement fléchis, de maniere que les muſcles de l'abdomen ſoient dans un état de relâchement; 3°. le vomiſſement produit par le ſquirrhe de l'éſophage.

2. On doit rapporter a la dyſpepſie produite par des ulcères, 1°. la nauſée chronique entretenue par un abcès au cardia; 2°. & 3°. la gaſtrodynie & le vomiſſement produits par l'ulcère du ventricule ou du pylore. Ces affections ſuccèdent fréquemment à l'inflammation de ce viſcère, ou ſont occaſionnées par des corps pointus qui ont irrité le ventricule. La douleur diminue communément lorſque l'abcès eſt ouvert : mais le vomiſſement continue ſouvent long-temps, la fievre étique ſurvient, le malade tombe dans un état de dépériſſement conſidérable; on attribue quelquefois ces effets au poiſon : il n'y a que l'ouverture du cadavre qui puiſſe déterminer la nature de la maladie, car le pus eſt en ſi petite quantité, qu'on ne peut pas le reconnoître dans les matieres rejettées par le vomiſſement.

3. Les eſpeces de dyſpepſie produites par les corps étrangers introduits dans l'eſtomac, ſont, 1°. la cardialgie, la gaſtrodynie & le vomiſſement produits par les poiſons, tels que l'arſenic, différentes préparations d'antimoine, & même les purgatifs réſineux : lorſque ces affections ſont très-violentes, il y a céphalalgie, vertige, inſomnie, délire, convulſion, une oppreſſion de poitrine extrême, palpitation de cœur & ſyncope; le pouls eſt petit, foible, quelquefois dur & inégal ou intermittent : il y a des tranchées & conſtipation, les urines ſont ſupprimées, a ces ſignes ſe réuniſſent le friſſon, le refroidiſſement des extrêmités, une ſueur froide, la lividité du viſage. Lorſque le poiſon que le malade a pris eſt corroſif, comme l'arſenic, la langue & la gorge ſont affectées avant le ventricule. On trouve communément a l'ouverture des cadavres les inteſtins extraordinairement diſtendus, le ventricule corrodé & parſemé de taches noires; les poumons ſont noirâtres & remplis d'écume. Si on donne à un chien un morceau de pain trempé dans la liqueur contenue dans l'eſtomac, il eſt affecté de coliques & des autres ſymptomes qui prouvent l'exiſtence du poiſon; 2°. la flatulence accidentelle, qui eſt produite par des cauſes légères, telles que les liqueurs en fermentation, comme le vin doux, la bière qui n'a pas fermenté, les légumes, le froid, la conſtipation Cette eſpece différe de la gaſtrodynie flatulente, en ce qu'il n'y a pas de douleur fixe & violente; 3°. la gaſtrodynie produite par les corps étrangers, tels que des pieces de monnoie, des clous, des épingles, &c.; 4°. l'anorexie bilieuſe, où la bile reflue dans l'eſtomac : elle ſe reconnoît à l'amertume de la bouche, à la nauſée & au vomiſſement de bile accompagné de ſoif & de chaleur; cette maladie affecte ſouvent les jeunes gens pendant les grandes chaleurs de la canicule; 5°. la nauſée bilieuſe, qui eſt produite par la même cauſe que la précédente & qui ſuccéde a la jauniſſe. Cette affection ſe diſſipe après avoir mangé, & revient quand le malade eſt à jeun; 6°. la gaſtrodynie bilieuſe, ou la colique bilieuſe de l'eſtomac : elle différe de

haut, sont ceux qui sont essentiels à l'affection idiopathique dont je parle présentement.

---

la précédente par la douleur qui est très-vive, & quelquefois accompagnée de convulsions, au point qu'on l'a fréquemment regardée comme l'effet du poison. Souvent même on a trouvé, après la mort, le ventricule rouge & presque excorié, comme l'observent Bartholin & Bonet, dans le *Sepulcretum*, *observ 1. de ventriculi dolore.* Cette maladie affecte ceux qui sont d'un tempérament bilieux, qui ont abusé des liqueurs spiritueuses, & qui sont accoutumés à un genre de vie échauffant; 7°. le gastrodynie & le vomissement produits par des pierres, tels que des bezoards ou des œgagropiles qui ont pris naissance dans l'estomac ou dans les parties voisines; 8°. la cardialgie, la nausée & le vomissement vermineux. Le tenia produit des nausées, des rapports, du dégoût pour les alimens, des douleurs de ventre: il rend la digestion difficile, & excite souvent la cardialgie le matin lorsque le malade est à jeun; il y a en même-temps un appétit dévorant, accompagné de salivation: ces symptomes se dissipent immédiatement après avoir mangé. Quelquefois on rend des vers cucurbitins qui sont des fragmens du tenia. Les vers des enfans se manifestent par quelques symptomes différens: ils ont une démangeaison continuelle des narines; ils sont tourmentés d'une toux gutturale; leur visage rougit & pâlit alternativement; ils sont dans un état d'assoupissement, accompagné d'une fievre légère; les déjections sont liquides, grisâtres; la sueur a une odeur vermineuse particulière; ils vomissent un mucus limpide, & sont affectés, quelquefois pendant le sommeil même, de convulsions des bras, de la tête & de la bouche; enfin, lorsque la mort approche, ils dorment les yeux à demi-fermés, de maniere qu'on n'en apperçoit que le blanc. Les enfans ne sont affectés de vers que quand ils sont sevrés.

4°. Les dyspepsies produites par la compression de l'estomac, sont, 1°. la gastrodynie & le vomissement produits par la dépression du cartilage xiphoïde, vulgairement appellée la *palette démise.* Il y a une douleur constante du ventricule, accompagnée de vomissement, d'anorexie & d'autres symptomes qui sont l'effet de la contraction & de la dilatation alternative du ventricule. Les chûtes, les corps baleinés, donnent quelquefois lieu à cette maladie; 2°. la gastrodynie américaine est la même maladie produite sans aucune cause externe

5°. Les dyspepsies occasionnées par les hernies de l'estomac ont été nommées gastrodynie, nausée ou vomissement, en raison des symptomes que produit la maladie primitive. Non-seulement on a vu l'estomac sortir à l'extérieur, mais quelquefois il a pénétré dans la poitrine après avoir déchiré le diaphragme

6°. Les especes de dyspepsies produites par l'inflammation, sont la cardialgie, la nausée & le vomissement qui accompagnent la gastritis; dans ce cas, l'épigastre est gonflé & tellement douloureux, qu'il ne peut supporter le poids des couvertures les plus légères; le pouls est foible, il y a des cardialgies fréquentes & prostration de forces. On peut rapporter à cette espece la cardialgie sputatoire de Linnæus, qui est tellement endémique dans la Suède, que la

1192. Il faut particuliérement observer que ces symptômes sont souvent réellement accompagnés d'un certain état

moitié des habitans en sont affectés. Les malades se plaignent d'un sentiment douloureux de compression au-dessous du scrobicule du cœur, qui s'étend jusqu'au dos & la poitrine ; la douleur reparoît à différentes reprises, & est accompagnée d'une anxiété considérable qui dure jusqu'à ce que le malade rende une grande quantité de salive ; cet écoulement est accompagné de nausée & quelquefois de vomissement ; il sort une livre & demie de salive très-chaude & limpide comme de l'eau, & la maladie se dissipe au bout d'un jour ou deux.

Des Dyspepsies sympathiques.

On peut admettre dix especes de dyspepsies sympathiques, savoir : 1°. la dyspepsie fébrile ; 2°. la paralytique ; 3°. l'hypochondriaque ; 4°. l'histérique ; 5°. la chlorétique ; 6°. la catameniale ; 7°. l'hémorrhoïdale ; 8°. la cachectique ; 9°. l'arthritique ; 10°. la néphrétique.

1°. La dispepsie fébrile se distingue de l'idiopathique en ce qu'elle survient dans les fievres & dans les maladies inflammatoires. Mais il faut observer que souvent cette maladie subsiste opiniâtrement après les intermittentes, & qu'elle donne lieu à la rechûte. Alors le quinquina est le souverain remède : le retour même de l'intermittente guérit cette dyspepsie. On doit regarder comme des variétés de cette espece, 1°. l'anorexie fébrile qui est un symptome de toutes les maladies inflammatoires & fébriles ; 2°. le vomissement fébrile qui survient à la fin de l'accès de froid des fievres intermittentes ; 3°. le vomissement que Sauvages désigne par l'épithète de *rabiosus*, vulgairement appellé *la chappetonade*. Ceux qui vont chercher fortune à Carthagene en Amérique, qui sont obligés de vivre d'alimens de mauvaise qualité & s'exposer la nuit au froid de l'air qui est très-pernicieux dans les pays chauds, sont sujets, au bout de quelque-temps de séjour, à cette maladie, qui consiste dans un vomissement mortel, souvent accompagné d'un délire si furieux que le malade se déchire avec les dents & les ongles, si on ne le retient par des liens, & périt au milieu de ces tourmens ; 4°. le vomissement hémorrhagique qui survient quelquefois dans le cours de la fievre inflammatoire, lorsque l'hémorrhagie du nez n'a pas produit une crise complète, & qui précède le retour de l'hémorrhagie. Ce vomissement est annoncé par le pouls dicrote & n'est pas accompagné d'un mauvais goût dans la bouche, ni d'autre signe qui indique le séjour de la saburre dans l'estomac ; 5°. le vomissement iliaque qui accompagne les hernies ; 6°. le vomissement produit par la dentition. On l'observe chez les enfans qui approchent du septieme mois de leur naissance ; lorsque les dents incisives veulent percer, la membrane qui s'étend de la bouche jusqu'au ventricule est alors irritée & s'enflamme, l'intérieur de la bouche est brûlant, les gencives sont affectées de démangeaison, la fievre survient & est accompagnée de vomissemens fréquens ; souvent la diarrhée calme ces accidens, néanmoins les dents ne paroissent que le mois suivant : 7°. & 8°. la cardialgie & la gastrodynie fébriles. Elles sont des symptomes qui

de l'esprit que l'on peut regarder comme une partie de l'affection idiopathique : mais je ne parlerai pas davantage de

---

paroissent fréquemment & augmentent en même-temps que le paroxysme des fievres intermittentes ou rémittentes, & qui se dissipent avec l'accès de fievre. Ainsi, il survient fréquemment dans la fievre tierce, vers la fin du frisson, une cardialgie considérable, accompagnée d'envies de vomir, de syncope, &c.

2°. La dyspepsie paralytique est symptomatique, parce que la paralysie s'étend sur tout le systême M. Cullen a observé que ce symptome précédoit souvent de loin la paralysie Il a vu cette derniere succéder si immédiatement a l'indigestion, qu'on auroit pu l'en regarder comme l'effet. Il y a communément dyspepsie dans la paralysie ; souvent les narcotiques y donnent lieu. Ainsi on doit rapporter à cette espece, 1°. l'anorexie paralytique occasionnée par un état de foiblesse de l'estomac, tel qu'on l'observe chez ceux qui ont abusé des narcotiques ou des liqueurs spiritueuses ; 2°. la cardialgie paralytique ou la paralysie de l'estomac, qui ne differe de la précédente que par le degré Elle se reconnoît à un sentiment de pesanteur & de plénitude, accompagné de nausées qui ne sont pas suivies de vomissement

3°. La dyspepsie hypochondriaque. Cette espece est une des plus embarrassantes ; on l'observe chez ceux qui sont d'un tempérament mélancolique, & elle en est fréquemment le symptome. Quoique le corps & l'esprit soient toujours affectés chez les hypochondriaques, les principaux symptomes se manifestent dans les organes de la digestion. Cependant ces derniers font quelquefois convenablement leurs fonctions, quoique les autres symptomes d'affections hypochondriaque existent. On ne peut distinguer l'hypochondriacisme de la dispepsie que par l'affection de l'esprit. On peut rapporter à cette espece, 1°. l'anorexie mélancolique. Cette variété s'observe particulièrement chez ceux qui ont l'ame agitée par des passions vives, telles que l'amour, l'intérêt, &c Les gens de lettres y sont aussi fort sujets ; 2°. l'anorexie admirable, ou l'abstinence de plusieurs mois, que l'on a observée plusieurs fois chez les maniaques, chez les femmes affectées de la nymphomanie & autres. Mais souvent cette maladie a été simulée ; 3°. le vomissement hypochondriaque ; 4°. le vomissement céphalalgique qui accompagne les migraines ; 5°. la flatulence qui s'observe chez les hypochondriaques ; on a vu quelquefois ce symptome être accompagné de convulsions de l'abdomen & du thorax, de la difficulté de respirer, de l'aliénation de l'esprit & de l'excrétion involontaire de semence. On a donné a cette affection le nom de flatulence convulsive ; mais elle paroît se rapprocher beaucoup de l'épilepsie, comme l'observe Sauvages ; 6°. la gastrodynie hyponchondriaque, qui est une colique qui attaque fréquemment les hypochondriaques & les femmes hystériques.

4°. La dyspepsie hystérique. L'hystéricisme doit être proprement considéré comme une affection spasmodique du canal alimentaire. Les mouvemens convulsifs de l'estomac souvent réitérés, affoiblissent tellement cet organe, qu'ils disposent aux indigestions.

ce symptome dans ce chapitre, parce que je le considérerai dans un plus grand détail & plus convenablement dans le

---

Néanmoins les causes de dyspepsie & l'hystéricisme peuvent être singulièrement combinées. La foiblesse de l'estomac peut, en disposant aux affections spasmodiques, produire l'hystéricisme. Les causes de cette derniere maladie semblent, il est vrai, agir particulièrement sur les intestins : mais ces mêmes causes peuvent, quand elles sont à un degré plus modéré, produire dyspepsie au lieu d'hystéricisme. On doit regarder comme des variétés de cette espece, 1°. la gastrodynie hystérique. Les femmes affectées de ce symptome ressentent une douleur très-vive vers le scrobicule du cœur, ce qui le distingue de la colique bilieuse où la douleur réside dans les intestins. La gastrodynie hystérique est communément accompagnée d'un vomissement d'humeurs verdâtres, d'une prostration de force considérable ; la douleur se calme souvent pendant quelques jours & revient ensuite avec autant de violence qu'avant. Lorsque la maladie est dissipée, il reste une telle sensibilité de l'épigastre, que l'on peut à peine le toucher ; il survient fréquemment une jaunisse qui dure quelques jours ; 2°. la gastrodynie pulsatile, dans laquelle il y a un sentiment incommode dans l'épigastre, accompagné d'une pulsation. Cette maladie s'observe fréquemment chez les hypochondriaques & chez les femmes hystériques ; on l'attribue communément à la pulsation de l'artère cœliaque, qui quelquefois se dilate extraordinairement ; néanmoins il est certain que les artères gastrique & l'aorte, produisent quelquefois cette pulsation désagréable chez les personnes très-sensibles, quoiqu'il n'y ait pas d'anévrysme. Le spasme des fibres musculaires donne quelquefois lieu à une pulsation semblable.

5°. La dispepsie chlorotique. La chlorose est communément accompagnée d'une atonie universelle : mais ses effets se portent particuliérement sur l'estomac & la matrice. La dispepsie chlorotique dépend de l'atonie de l'utérus qui se communique à l'estomac. Quelquefois cependant l'appétit est très-vif dans cette maladie : ce dont on peut rendre raison en considérant que l'appétit peut être produit par un sens intime particulier qui dépend du manque de ton de l'estomac ; plus les fibres de ce viscère sont fortes, plus elles sont exposées à ce défaut de ton ; souvent les malades desirent uniquement des alimens salés & épicés. Ce qui vient de ce que dans la chlorose le suc gastrique, qui est un stimulant nécessaire pour la digestion, manque ou est dépravé. C'est ce qui arrive à la suite de l'usage habituel des stimulans. C'est pourquoi les grands buveurs ressentent une foiblesse générale quand ils sont privés de boissons.

On voit facilement comment l'appétit peut être excité quand le stimulus convenable manque. L'habitude peut y avoir beaucoup de part, car il y a un desir naturel pour certains alimens qui dépend de l'éducation. Ainsi l'Anglois, le François, l'Allemand, l'Ecossois, desirent différens mets. Il n'est pas plus aisé d'expliquer comment sont produits certains appétits, à moins qu'ils ne viennent d'un état de débilité, que de rendre raison du desir vénérien excité par la plénitude des vésicules séminales.

chapitre suivant, sous le titre d'affection hypochondriaque.

1193. Il est très-probable qu'il y a une maladie dis-

Mais on demandera comment le manque d'appétit peut être produit par l'action augmentée de l'estomac? De même que les congestions & l'augmentation d'action peuvent dépendre du spasme; ainsi les mouvemens irréguliers de l'estomac, qui produisent le défaut d'appétit, le *morsus ventriculi* & les rapports sont dus à des constrictions spasmodiques qui se terminent par la gastrodynie. Le *morsus ventriculi* est, en général, accompagné d'appétit pour certains alimens, on peut même le dissiper en mangeant du pain; alors il ressemble à l'appétit naturel, mais il dépend d'une cause opposée: car l'appétit naturel est dû à l'action & au ton propre des petits vaisseaux; l'autre dépend du spasme & de l'action augmentée par atonie.

La dispepsie chlorotique est désignée par Sauvages sous le nom de gastrodynie chlorotique. Cette maladie succède à la suppression des règles ou des hémorrhoïdes; elle consiste dans une douleur supportable, mais presque continuelle; cette douleur commence à l'épigastre & s'étend au dos jusqu'au dessous des omoplates; il y a un gonflement sensible de l'épigastre auquel se réunit quelquefois la dyspnée: dès que la malade fait le moindre mouvement, elle se plaint de lassitude & d'un sentiment de pesanteur dans les cuisses, le visage est pâle & les jambes œdématiées. La nausée produite par l'excès de continence, pourroit se rapporter à cette espece.

On pourroit également rappeller ici la dyspepsie, c'est-à-dire, la nausée & le vomissement des femmes grosses, pour prouver la sympathie qui existe entre l'utérus & l'estomac.

6°. La dyspepsie cataméniale. Les symptomes produits par la suppression des règles ne s'étendent pas aussi loin que ceux qui sont la conséquence de l'*emansio mensium* ou de la rétention des règles qui produit la chlorose. Cependant l'interruption de cette évacuation est toujours suivie d'une foiblesse particulière & de dyspepsie.

La suppression des lochies produit des symptomes analogues. Ainsi on doit rapporter ici la flatulence lochiale de Sauvages, caractérisée par les borborygmes & les rots qui surviennent aux nouvelles accouchées.

La dyspepsie qui accompagne les fleurs blanches, sera aisée à reconnoître d'après ce qui a été dit dans 989 & *suiv.*

7°. La dispepsie hémorrhoïdale. Le flux hémorrhoïdal supprimé produit sur l'estomac les mêmes effets que la suppression des règles. On doit en conséquence rapporter a cette espece l'anorexie pléthorique, qui est l'effet de la pléthore. Elle s'observe non-seulement chez ceux où une évacuation habituelle s'est supprimée, mais même chez un grand nombre de personnes qui mangent beaucoup & font peu d'exercice.

8°. La dyspepsie cachectique. Quelques auteurs ont trop limité le terme de cachexie, d'autres l'ont trop étendu. On pourroit le borner à signifier le commencement de cette espece d'anasarque qui dépend de la perte de ton des vaisseaux exhalans, & en par-

tincte qui est toujours accompagnée en grande partie des symptomes indiqués ci-dessus, en ce que tous ces différens

---

ticulier d'un état de foiblesse des vaisseaux absorbans. Ces effets sont communément compliqués avec les squirrosités des viscères de l'abdomen, qui produisent la stagnation du sang veineux, & de-là l'anasarque. Ainsi l'ascite peut venir de ce que le foie est tellement gonflé, qu'il comprime la veine-cave, d'où résulte un épanchement des vaisseaux exhalans qui se porte aux extrémités inférieures. De très-petits squirrhes peuvent même donner lieu à la cachexie, & il y a apparence qu'ils agissent en comprimant les parties voisines. On peut, en conséquence, rendre raison de la dyspepsie, en disant qu'elle vient de l'atonie qui se communique de ces squirrhes à l'estomac.

Les éruptions répercutées, les ulcères desséchés peuvent encore produire la dyspepsie, & les autres symptomes qui l'accompagnent fréquemment, tels que la cachexie & l'hydropisie. On croit communément que cela est dû à la matière âcre des ulcères qui se porte vers l'estomac. Mais ceci ne suffit pas pour expliquer comment tout le systême peut alors être affoibli. M. Cullen croit que cette acrimonie est purement imaginaire, & que ces phénomènes peuvent s'expliquer en disant que l'atonie qui suit la suppression des anciens ulcères est due à ce que leur écoulement étoit devenu, par sa continuité, nécessaire pour conserver l'équilibre de tout le systême. Lorsqu'une fois l'atonie est chassée d'une partie, il est nécessaire qu'elle se porte vers une autre, & qu'elle se communique à tout le systême. M. Cullen en donnoit un exemple dans ses leçons : il a observé sur la région de l'estomac d'une femme un ancien ulcère de mauvais genre, qu'on auroit pu regarder comme l'effet d'une acrimonie particulière, mais il étoit joint à la suppression des règles ; dès que ces dernières revenoient, l'ulcère disparoissoit.

D'après ce qui vient d'être dit, on doit rapporter à la dyspepsie cachectique les variétés suivantes : 1°. l'anorexie des cachectiques, qui accompagne les squirrhes & les obstructions des viscères du bas-ventre, tels que ceux du foie, de la rate, du ventricule. Dans toutes les maladies & en particulier dans la cachexie, le défaut d'appétit est toujours un symptome fâcheux ; s'il subsiste après la guérison, il annonce la récidive ; 2°. l'anorexie observée par Stwart ; qui étoit produite par une plaie de la vésicule du fiel ; ce qui donnoit lieu à la bile de refluer dans la cavité de l'abdomen, d'où résultoient le défaut d'appétit, la constipation, une tuméfaction douloureuse de l'abdomen, des borborygmes, l'insomnie, sans fièvre ; 3°. l'anorexie des nouveaux nés, qui est produite par la foiblesse de l'estomac & de tout le canal intestinal ; 4°. & 5°. la nausée & le vomissement occasionnés par le squirrhe ou l'ulcère du pancréas ; 6°. le vomissement qui est dû à l'obstruction du foie, ou à des abcès de ce viscère ; ce symptome est souvent précédé de coliques violentes & de jaunisse, sur-tout lorsque la vésicule du fiel est remplie de calculs ; 7°. le vomissement atrabilaire, ou la maladie noire d'Hippocrate, dans laquelle on a fréquemment observé que le duo-

ſymptomes peuvent être produits par une ſeule & même cauſe ; c'eſt-à-dire, par la foibleſſe, la perte de ton, & une action plus foible des fibres muſculaires de l'eſtomac ; d'où je conclus que cette foibleſſe peut être conſidérée comme la cauſe prochaine de la maladie que je vais traiter ſous le nom de dyſpepſie (*a*).

---

dénum étoit bouché, ou que quelques-uns des viſcères de l'abdomen étoient obſtrués ; 8°. la cardialgie que Sauvages appelle *à cardiogmo*, parce qu'elle étoit occaſionnée par une tuméfaction extraordinaire du cœur : cette cardialgie étoit accompagnée de difficulté de reſpirer, de la ceſſation du pouls & d'autres ſymptomes graves ; 9° la gaſtrodinie métaſtatique, qui ſuccède à la goutte, aux ulcères, aux hémorrhoïdes & à différentes éruptions répercutées.

9° La dyſpepſie arthritique, qui eſt l'effet de la goutte. L'anorexie & la cardialgie arthritique ſont des variétés de cette eſpèce de dyſpepſie. Ce qui a été dit en parlant de la goutte, prouve que l'atonie peut paſſer d'un lieu à un autre.

10°. La dyſpepſie néphrétique occaſionnée par les affections des reins. On peut lui appliquer ce qui vient d'être dit de la dyſpepſie arthritique. Ses variétés ſont, 1°. & 2°. la nauſée & le vomiſſement néphrétique produits par le calcul des reins ; 3°. le vomiſſement urineux qui ſurvient dans le cas où la ſecrétion de l'urine eſt interrompue.

Telles ſont les différentes eſpèces de diſpepſie ſymptomatique : il eſt quelquefois très-difficile de les diſtinguer de la dyſpepſie idiopathique, ſur-tout dans les cas où l'eſtomac même eſt affecté. Néanmoins on doit toujours conclure que la dyſpepſie eſt ſymptomatique lorſque la maladie réſiſte à tous les remedes & eſt de longue durée ; car les cauſes accidentelles qui agiſſent ſur l'eſtomac & qui occaſionnent débilité, ne ſont que paſſagères.

(*a*) Il n'y a pas de doute que l'on peut conſidérer la foibleſſe de l'eſtomac, comme la cauſe prochaine de la dyſpepſie ; néanmoins cette cauſe ne paroît jamais exiſter ſeule ; & pour pouvoir rendre raiſon de la dyſpepſie idiopathique, il faudroit connoître la cauſe qui produit la faim, qui eſt des plus difficiles à déterminer. On l'attribue communément aux matières âcres qui reſtent des alimens digérés. Cette cauſe peut contribuer a exciter la faim ; mais elle n'eſt certainement pas la plus ordinaire : car on ne peut ſuppoſer qu'elle produiſe toujours une aſſez grande quantité d'acide, pour exciter réguliérement l'appétit. Il eſt probable que la faim vient d'un vuide de l'eſtomac, car tout ce qui peut diminuer ce vuide la diſſipe. On peut regarder cette ſenſation comme une eſpèce de ſentiment intime, qui eſt excité par l'état de contraction des fibres de l'eſtomac, & ſuppoſer que dans ce cas ; non-ſeulement l'eſtomac, mais même tout le ſyſtême, eſt dans un état de déplétion.

Il eſt certain que les ſenſations & les différens mouvemens de l'économie animale ſont dirigés vers des vues particulières, & il eſt probable que la ſenſation de la faim dépend de quelque connexion entre l'eſtomac & le reſte du ſyſtême ; car lorſque l'un & l'autre ſont dans un état de déplétion, il ſurvient un mal-aiſe qui

1194. La foiblesse de l'estomac, & les symptomes qui en sont la suite (1190), peuvent néanmoins dépendre fréquemment de quelque affection organique de l'estomac même, telle qu'une tumeur, un ulcère, ou un squirrhe; ou de quelque affection des autres parties du corps qui s'est communiquée à l'estomac, comme il arrive dans la goutte, l'aménorrhée, & quelques autres maladies. Cependant, dans tous ces cas, les symptomes de dyspepsie doivent être considérés comme des affections secondaires ou symphatiques, qu'on ne peut guérir qu'en détruisant la maladie primitive. Je ne puis parler ici de ces cas secondaires & sympathiques; mais comme je présume que la foiblesse de l'estomac peut souvent avoir lieu sans aucune affection organique de ce viscère; ou sans qu'il existe aucune affection primitive dans quelque autre partie du corps, je suppose & j'espère que l'on verra, d'après la considération des causes éloignées, que la dyspepsie peut être souvent une affection idiopathique, &, que c'est en consequence avec fondement qu'elle est placée dans le système de nosologie méthodique, & que nous en parlons ici.

1195. On ne peut guère douter que, dans la plupart des cas, la foiblesse de l'action des fibres musculaires de l'estomac soit la cause la plus fréquente & principale des symptomes indiqués dans 1190; mais je n'ose assurer que ce soit l'unique cause de la dyspepsie idiopathique. Il est très certain qu'il y a un fluide particulier dans l'estomac des animaux, ou au moins, que les fluides, que nous savons y

---

demande à être dissipé par de nouveaux alimens: & tout ce qui peut diminuer la déplétion, comme la transpiration supprimée, la crainte, le chagrin, empêche & même supprime l'appétit: au contraire, tout ce qui peut augmenter la déplétion; comme l'air frais, augmente aussi l'appétit. Ce qui prouve que la faim dépend de l'état des vaisseaux de la surface du corps qui ont une connexion avec l'estomac: ainsi l'atonie de l'estomac diminue la force des vaisseaux exhalans, & l'atonie de ces derniers influe également sur l'estomac & sur tout le canal intestinal.

La faim dépend donc, en général, de la vigueur des fibres de l'estomac; par conséquent la dyspepsie est une marque de la foiblesse des fibres de ce viscère, & est occasionnée par toutes les causes capables de diminuer leur ton. La dyspepsie peut aussi être l'effet de l'atonie des extrémités des petits vaisseaux de la surface ou de l'affection du sensorium; car il y a beaucoup d'exemples de la paralysie de l'estomac produite par la compression des nerfs sympathiques.

être contenus, ont une qualité particuliere, dont dépend principalement la solution des alimens qui sont reçus dans l'estomac : il est en même temps probable que la qualité particulière des fluides qui servent à la dissolution des alimens ou à la digestion, peut être altérée de différentes manières, ou que leur quantité peut être dans certains cas diminuée. En conséquence, il est suffisamment probable qu'un changement dans la qualité ou dans la quantité de ces fluides peut produire une différence considérable dans les phénomènes de la digestion, & en particulier donner lieu à la plupart des apparences morbifiques dont j'ai parlé dans 1190.

1196. Ceci paroît très-bien fondé, & indique une autre cause prochaine de dyspepsie, outre celle que nous venons d'assigner ; néanmoins la nature particulière du fluide digestif, ou les causes qui peuvent y produire des changemens, sont des matières si peu connues, que je ne puis établir aucun précepte de médecine-pratique fondé sur une supposition quelconque qui leur soit relative ; d'ailleurs, la foiblesse de l'estomac, soit qu'elle produise un changement dans le fluide digestif, ou qu'elle soit occasionnée par ce changement même, paroît toujours exister en même temps, & contribuer beaucoup à produire les symptomes de l'indigestion ; c'est pourquoi je considérerai toujours cette foiblesse comme la cause prochaine & presque comme l'unique cause de la dyspepsie. J'adopte d'autant plus facilement cette manière de procéder, que, suivant mon opinion, cette doctrine sert à expliquer parfaitement & d'une manière très-claire, l'ensemble de la pratique que l'expérience a démontré être la plus heureuse dans cette maladie.

1197. En admettant que cette foiblesse de l'estomac est la cause prochaine de la dyspepsie, je vais parler des diverses causes éloignées de cette maladie, qui, dans différentes occasions, semblent produire une perte de ton dans les fibres musculaires de l'estomac. On peut, à ce que je crois, les considérer sous deux chefs. Le premier comprend les causes qui agissent directement & immédiatement sur l'estomac même. Le second, celles qui agissent sur tout le corps, ou sur quelques-unes de ses parties, mais en conséquence desquelles l'estomac est particuliérement ou presque uniquement affecté.

1198. Les causes du premier genre sont,

1. Certaines substances sédatives ou narcotiques intro-

duites dans l'estómac, telles que le thé (a), le café, (b), le tabac (c), les liqueurs spiritueuses (d), l'opium (e),

---

(a) Le thé est une des substances qui affoiblit le plus l'estomac On a attribué cet effet à l'action de l'eau chaude, que l'on considère comme un relachant. Mais le thé est un émétique, & tous les émétiques sont plus ou moins narcotiques; par conséquent le thé peut affoiblir indépendamment de l'eau chaude; Cette opinion est même confirmée par l'analogie botanique. car le thé appartient à un ordre de plantes narcotiques Ces effets sont si remarquables, que les habitans de l'Asie ne font usage du thé qu'au bout d'un an. Celui qu'on nous apporte a toujours cet âge, & son acrimonie est en quelque sorte dissipée; néanmoins elle ne l'est pas entiérement, comme le prouve la vertu émétique qu'il conserve. L'on prétend que le thé aide la digestion, qu'il diminue le mal-aise produit par le poids des alimens & les crudités dont l'estomac est surchargé, & qu'il dissipe les maux de tête qui en sont la suite; l'on croit qu'il favorise la secrétion de l'urine & même la transpiration; mais on peut attribuer également tous ces effets à l'eau chaude. Car il est certain que l'usage fréquent du thé affoiblit le ton de l'estomac, & en conséquence de tout le systême, il produit des tremblemens & des affections spasmodiques; l'eau chaude peut, il est vrai, occasionner une partie de ces effets, mais on doit les attribuer particuliérement au thé. L'on objectera que certaines personnes prennent impunément beaucoup de thé; mais cela prouve que ses effets peuvent devenir insensibles par l'habitude, ou que quelques estomacs résistent à son action sédative. M. Cullen dit, dans sa matèire médicale, que le thé lui faisant mal à l'estomac, qu'il a très-sensible, il attribuoit d'abord cet effet à l'eau chaude; mais qu'ayant fait usage de quelques plantes indigènes, infusées également dans l'eau chaude, il n'en éprouva pas le même effet Quand il prend une infusion de thé plus forte que de coutume, il sent un tremblement & un accablement d'esprit. Quand l'infusion est légère, il ne peut en prendre plus d'une tasse ou deux. Il a répété plus de cinquante fois cette expérience, & il a vu plusieurs personnes chez lesquelles le thé agissoit de la même manière. Cepend.nt à mesure qu'il a avancé en âge, ces effets sont devenus moins sensibles, peut-être par l'habitude.

(b) Le café produit à-peu-près les mêmes effets que le thé; M. Cullen a éprouvé que son usage lui produisoit une affection arthritique de l'estomac sans tremblement.

(c) Le tabac maché diminue l'irritabilité, & occasionne une sécrétion excessive de salive.

(d) Lorsque l'on réitère souvent l'usage des spiritueux & des stimulans, leurs forces diminuent. Ce qui doit nous faire soupçonner qu'ils détruisent l'irritabilité des fibres nerveuses & musculaires; d'ailleurs toute irritation est suivie d'un état de collapsus. Les aromatiques agissent de la même manière.

(e) Tous les narcotiques affoiblissent le ton de l'estomac. On di que les Turcs supportent long-temps la faim par l'usage de l'opium cette substance affoiblit le ton & l'irritabilité des fibres de l'esto

les amers (*a*), les aromatiques, les subſtances putrides (*b*) & aceſcentes.

2. L'uſage fréquent de l'eau chaude bue en grande quantité, ou des liquides chauds aqueux (*c*).

3. Les excès fréquens dans le boire & le manger, ou la réplétion immodérée de l'eſtomac (*d*).

4. Les vomiſſemens fréquens, ſoit ſpontanés, ſoit excités par l'art (*e*).

6. Le crachement très fréquent, ou l'habitude de rejetter la ſalive (*f*).

---

mac, & quand on en prend ſouvent, elle diminue l'appétit, ainſi que les liqueurs ſpiritueuſes.

(*a*) Les amers paroiſſent avoir une vertu narcotique. Ils agiſſent d'abord comme toniques, mais quand ils ſont long-temps continués : ils affoibliſſent le ton de tout le ſyſtême.

(*b*) Les matières putrides détruiſent ſouvent le ton de l'eſtomac C'eſt peut-être à cela qu'eſt due la nauſée que la nature excite pour ſe délivrer de ce qui lui eſt nuiſible.

(*c*) Il eſt difficile d'expliquer l'action des relâchans pris en grande quantité. On ne peut ſoupçonner que l'eau tiède relâche en conſéquence de ſon humidité, car elle agit ſur les membranes internes de l'eſtomac de la même manière que ſur la ſurface de notre corps ; ces membranes ſont en outre défendues par beaucoup de mucus ; leur qualité émolliente ne peut donc contribuer a relâcher des parties naturellement humectées On ne peut non plus attribuer leur action à la chaleur, parce que nous ne pouvons boire de l'eau dont la chaleur ſurpaſſe la température de notre corps. Il eſt de fait que l'eau chaude affoiblit le ton de l'eſtomac, quoiqu'on ne puiſſe en rendre facilement raiſon. Peut-être que comme les petits vaiſſeaux de la ſurface exigent le ſtimulus du froid pour aider leur action, les fibres de l'eſtomac ont beſoin d'un ſtimulus ſemblable. Les ſolides paroiſſent être le ſtimulus le plus propre a exciter l'action des fibres de l'eſtomac. C'eſt peut-être en raiſon du défaut de nourriture ſolide, que l'ingurgitation conſtante d'eau chaude aide communément la nauſée & le vomiſſement.

(*d*) La trop grande quantité d'alimens, ou l'air qui s'en développe occaſionne une diſtenſion conſidérable des fibres de l'eſtomac ; & l'atonie qui ſuccède aux indigeſtions eſt proportionnee au degré de diſtenſion qui a lieu. Lorſque la diſtenſion eſt très-grande, il y a une conſtriction du pylore qui s'oppoſe à la ſortie des alimens

(*e*) L'uſage fréquent des vomitifs affoiblit conſidérablement l'eſtomac ; c'eſt pourquoi il ne faut pas ſuivre l'indication des vomitifs quand l'eſtomac rejette tout. M. Cullen a vu dans ce cas la camomille même priſe à grande doſe, produire débilité de l'eſtomac.

(*f*) La ſalive eſt un ſtimulus néceſſaire pour entretenir le ton de l'eſtomac. Toutes le fois que ce viſcère manque de ſon ſtimulus ordinaire, il tombe dans l'atonie ; alors les boiſſons froides & les aſſaiſonnemens ſont néceſſaires. C'eſt pour la même raiſon que

1199. Les causes qui agissent sur tout le corps, ou sur quelques-unes de ses parties & de ses fonctions, sont,

1. Une vie indolente & sédentaire.

2. Les peines d'esprit, & les passions désordonnées de toute espèce.

3. L'étude portée à l'excès, ou une grande application trop long-temps continuée aux affaires (a).

4. L'excès des femmes (b).

5. L'ivresse fréquente, qui appartient en partie à ce chef, & en partie au précédent.

6. L'air froid & humide quand on y reste long-temps exposé sans faire d'exercice.

1200. La dyspepsie qui est produite par le dernier ordre de causes, peut n'être considérée que comme une affection symptomatique; néanmoins comme l'affection de l'estomac est généralement le premier, toujours le principal, & souvent l'unique effet que ces causes produisent ou manifestent, je pense que cette affection doit être considérée comme la maladie à laquelle il faut faire attention dans la pratique; avec d'autant plus de raison, que dans beaucoup de cas la foiblesse générale ne peut se guérir qu'en rétablissant le ton de l'estomac, & en portant d'abord les remèdes sur cet organe (c).

---

quand la bile manque dans l'estomac, l'anorexie survient, comme on le voit fréquemment dans la jaunisse.

(a) L'estomac peut être affecté, en conséquence du cerveau; ainsi la paralysie, l'apoplexie, les passions vives, le chagrin, détruisent la faim & ôtent à l'estomac la faculté de digérer. C'est pourquoi les mélancoliques & les hypochondriaques qui ont le cerveau foible digèrent mal.

L'atonie des vaisseaux cutanés diminue aussi la force de l'estomac; il est aisé d'expliquer par là les symptomes de foiblesse qui se manifestent dans les fièvres.

(b) Le ton des parties génitales chez les hommes & de l'utérus chez les femmes, influe beaucoup sur l'estomac, comme le prouvent les effets de l'onanisme chez les hommes, ceux de la suppression des règles & de la chlorose chez les femmes.

Les obstructions des viscères contenus dans l'abdomen donnent également lieu à la perte de ton de l'estomac.

(c) Il est d'autant plus essentiel de porter les remèdes sur l'estomac, que l'atonie de cet organe suffit, en se communiquant aux autres viscères, pour produire la cachexie; car cette dernière commence fréquemment par des symptomes de dyspepsie; l'estomac paroît même avoir une sympathie avec les vaisseaux des articulations, car la goutte passe de ces dernières à l'estomac. Les maladies des reins se communiquent aussi à l'estomac, & les paroxysmes de néphrétique sont souvent précédés d'anorexie.

Tout ce qui vient d'être dit doit particuliérement se rapporter à l'anorexie, qui est le premier symptome de dyspepsie; mais je crois essentiel de joindre ici les idées de M. Cullen, relativement aux autres symptomes principaux de cette maladie, qui sont, 1°. la nausée, 2°. le vomissement; 3°. le dégoût; 4°. la flatulence; 5°. la cardialgie; 6°. la gastrodynie; 7°. la constipation.

1°. La nausée peut être considérée comme un degré plus considérable d'anorexie : quand elle est augmentée, elle produit le vomissement. Elle peut venir d'une sensation occasionnée par la foiblesse qui donne lieu à une réaction déterminée vers l'estomac. La nausée & le vomissement sont aisés à expliquer, quand on connoît bien les causes de l'anorexie.

2°. Le vomissement dépend, suivant l'opinion commune, d'un stimulus direct appliqué à l'estomac. Cela peut être vrai dans beaucoup de cas; mais il ne faut pas oublier les autres causes, telles que les sensations particulières produites par le défaut de stimulus. Il faut aussi faire attention à la réaction du sensorium commun dirigée vers l'estomac pour dissiper la foiblesse & produire un malaise. Boerhaave, en tentant d'expliquer la nausée & le vomissement, n'a considéré que le stimulus direct appliqué à l'estomac. Il n'a pu, d'après cela, connoître le véritable état de la fièvre qui y donnoit lieu. Le vomissement, par exemple, qui accompagne la syncope, ne peut être attribué à l'action d'un stimulus direct sur l'estomac & tout le systême; en outre, le vomissement : est souvent l'effet d'une saignée qui ne peut agir qu'en affoiblissant, l'estomac & le systême En général, tout ce qui affoiblit ce dernier donne lieu au vomissement. Ce qui prouve que la foiblesse peut l'exciter. Les substances désagréables, celles qui n'ont aucun stimulus, telles que l'eau, la graisse, les huiles, occasionnent le vomissement. Les narcotiques dont l'action est diamétralement opposée aux stimulans, produisent le même effet, ainsi que certaines odeurs. Il est presque impossible d'empoisonner avec l'opium pris en substance, parce qu'il est rejetté par le vomissement : de petites doses d'opium & même son odeur seule produisent souvent le vomissement. Quand l'estomac est disposé d'une certaine manière, presque tout fait vomir. Ainsi, quoiqu'on ne puisse douter que quelques émétiques agissent par leur stimulus, il est très-probable que l'effet du plus grand nombre est dû à la sensation désagréable qu'ils occasionnent : car le souvenir seul de ce qui a fait vomir suffit souvent pour exciter le vomissement chez quelques personnes; ce qui ne peut se concilier avec la supposition du stimulus.

3°. Le dégoût peut être mis dans la même classe que le vomissement. On peut dire, en général, que l'anorexie, la nausée, le vomissement sont produits par la même cause. Quelquefois ils dépendent de la foiblesse de l'estomac & concourent à en affoiblir les fibres.

4° La flatulence ou le gonflement est un symptome de dyspepsie qui consiste dans la distension de l'estomac, qui survient peu de temps après avoir mangé, & qui est produite par le développement de l'air que contiennent les alimens. Ce phénomène est dû à la qualité de certains alimens qui donnent plus d'air que d'autre, ou qui sont disposés à la fermentation ; mais le plus souvent il est l'effet d'un vice même de l'estomac : car dans l'état de santé, ce viscère contient quelque chose qui enveloppe cet air, & la distension est insensible.

Le chyle contient beaucoup d'air, mais il y est tellement enveloppé, qu'il ne devient visible que sous la machine pneumatique. Cette inviscation de l'air dans l'estomac dépend beaucoup de la vigueur & du ton de ses fibres musculaires : il est nécessaire que l'air soit sous cette forme, pour que les diverses parties des alimens puissent être triturées & mêlées ensemble. Ainsi, l'atonie de l'estomac fait que cet air se développe plus que de coutume.

Cette puissance d'absorber l'air paroît due au suc gastrique, qui ne peut être exprimé des glandes qui le contiennent quand l'action des fibres musculaires est trop foible. Quand l'air se développe en grande quantité, une partie se porte vers l'orifice supérieur de l'estomac ; les fibres musculaires du sphincter & la pression du diaphragme lui opposant une résistance, il agit comme stimulant, d'où résulte une sensation désagréable, qui augmente l'action de l'estomac & le mouvement péristaltique ; enfin, le cardia s'ouvre, & il survient un ructus qui ne differe du vomissement qu'en ce que le changement du mouvement péristaltique est moins considérable. Ce phénomène survient indépendamment de l'action des muscles de l'abdomen & du diaphragme. Quelquefois ces ructus font rendre les parties solides des alimens contenus dans l'estomac, parce qu'étant plus légères que les fluides, elles sont poussées vers l'orifice supérieur de ce viscère : ce qui prouve qu'elles se dissolvent lentement, comme il arrive quand l'estomac est foible & qu'il contient des végétaux difficiles à dissoudre.

5°. La cardialgie ou le sentiment incommode de chaleur que l'on ressent vers l'orifice supérieur de l'estomac, peut être dû à une matière âcre qui agit particuliérement sur le cardia, parce qu'il est plus sensible.

Les végétaux produisent toujours, en se digérant, un acide ; & souvent l'on rend beaucoup d'acide sans cardialgie. Il y a donc dans l'état de santé quelque chose qui absorbe cet acide, & la cardialgie indique un degré de foiblesse. Boerhaave pense que cet acide est enveloppé par les matières animales. Mais il y a apparence que cette inviscation dépend des sucs gastrique & salivaire : ceux qui crachent beaucoup & qui mâchent du tabac sont sujets à cette acidité : elle a lieu aussi toutes les fois que la foiblesse de l'estomac empêche que le suc gastrique ne soit exprimé en suffisante quantité.

Comme l'acide est le produit de la fermentation, il doit être accompagné du développement de l'air. C'est pourquoi une plus grande quantité d'air & d'acide est un signe qui indique la foiblesse de l'estomac & le défaut des sucs capables d'envelopper l'air. La réabsorption de l'acide est aidée par la bile qui excite davantage l'action de l'estomac & l'aide à se débarrasser des matières qui y sont contenues. Tout ce qui retarde le séjour des alimens dans

1201. Nous établirons pour la curation (*a*) de cette

l'estomac favorise l'acidité; on l'a vu même quelquefois devenir telle, que les matières rendues par le vomissement corrodoient le linge. Le squirrhe du pylore a produit cet effet. Il y a des végétaux si indigestes, qu'ils produisent un acide lorsqu'ils sont retenus long-temps dans l'estomac. Les melons, les concombres donnent lieu pour cette raison à la cardialgie, d'où l'on doit conclure que l'acidité de l'estomac indique l'atonie de cet organe. La cardialgie peut aussi dépendre d'un état particulier de l'estomac, ou des substances qui l'irritent. Mais le plus souvent elle est produite par l'acidité, ou y est jointe.

6°. La gastrodynie est une douleur aiguë de l'estomac, qui peut être produite, 1°. par tout ce qui peut faire quelque impression sur l'estomac; 2°. par la distension, comme dans le cas d'inflammation; 3°. par le spasme; 4°. par les oscillations propagées d'une partie de l'estomac à l'autre, & qui agissent principalement sur le cardia, parce qu'elles y trouvent plus de résistance.

La gastrodynie peut dépendre de matières âcres appliquées sur le cardia: mais le spasme paroît en être la cause la plus générale. Ce spasme dépend de l'état d'atonie de l'estomac: la grande foiblesse le favorise, sur-tout quand il y a d'autres symptomes de débilité.

7°. La constipation est le dernier symptome de dyspepsie. Le mouvement péristaltique se fait avec différens degrés de vélocité: quelquefois le chyle sort de l'anus avant que d'être absorbé par les vaisseaux lymphatiques: c'est ce qui constitue la lienterie. Dans l'état de santé l'on va communément une fois à la selle tous les jours: mais la constipation a lieu toutes les fois que les matieres contenues dans le colon sont desséchées par une cause quelconque; ainsi l'augmentation de la transpiration, en diminuant la secrétion du suc intestinal, produit cet effet. La constipation peut venir aussi de la foiblesse du mouvement péristaltique des petits intestins: car dans la dyssenterie, le moyen le plus efficace d'évacuer le colon est d'augmenter l'action des petits intestins & de favoriser la secrétion des glandes qui y sont contenus. Comme ce mouvement dépend du ton de l'estomac· il est aisé de voir pourquoi la constipation est si commune chez les femmes & les atrabilaires qui sont affectés d'une espèce de torpor universel qui paroît y donner lieu

Il faut distinguer dans la pratique la constipation produite par une foiblesse ou perte de ton permanente, de celle qui est l'effet de toute espèce de débilité passagère.

Il y a aussi quelques affections organiques qui interceptent l'évacuation de l'estomac & donnent lieu a la dyspepsie, telles que le squirrhe du pylore, de l'estomac, & autres dont on peut voir le détail dans l'énumération des différentes espèces de dyspepsie; alors il est difficile de la distinguer de celle qui est produite par une cause générale.

(*a*) La dyspepsie idiopathique est l'objet principal que l'on doit avoir en vue dans la curation; & il faut, pour fortifier les autres parties, diriger particuliérement les remèdes vers l'estomac. Quel-

maladie, trois indications différentes ; l'une préservative, l'autre palliative, & la troisième curative.

La première consiste à éviter ou détruire les causes éloignées dont je viens de parler.

La seconde, à dissiper les symptomes qui contribuent spécialement à aggraver & à entretenir la maladie, &,

La troisième, à rétablir le ton de l'estomac, c'est-à-dire, à corriger ou à détruire la cause prochaine de la maladie.

1202. La propriété & la nécessité de la première indication sont suffisamment évidentes, en ce que l'application continuée, ou la répétition fréquente de ces causes, doit non-seulement entretenir la maladie, mais peut même détruire l'effet des remèdes, ou donner lieu à des rechûtes malgré leur usage. C'est communément parce que l'on néglige cette indication, que la dyspepsie est si fréquemment rebelle. Il sera aisé de voir comment on doit remplir cette indication (a), en considérant les différentes causes d'atonie. Mais il est bon que le praticien fasse attention que l'exécution en est souvent extraordinairement difficile, parce qu'il n'est pas aisé d'engager les malades à rompre les habitudes

---

quefois cependant on parvient à rétablir le ton de ce viscère, sans guérir l'atonie des parties éloignées.

(a) Il faut éviter de trop manger, se régler plutôt sur la qualité des alimens que sur leur quantité, s'abstenir du thé, & même du café.

Il faut fuir aussi les alimens qui s'aigrissent facilement.

Le tabac, outre sa qualité narcotique, nuit aussi, en ce qu'il donne lieu à une excrétion considérable de salive. On doit mettre au même rang les liqueurs spiritueuses & l'opium.

Rien n'affoiblit plus l'estomac que les plaisirs de Vénus : & l'atonie de ce viscère, produite par les excès de ce genre, résiste souvent à tous les remèdes.

Le froid, & sur-tout celui des pieds, a des effets considérables sur l'estomac & le canal alimentaire ; car quoique le froid paroisse agir d'abord comme stimulant, quand il est continué long-temps, il cause difficulté de digérer, dyspepsie & constipation. C'est pourquoi il suffit souvent d'appliquer quelque chose de chaud sur le bas-ventre pour aider la digestion. M. Cullen a guéri des malades de ce genre, en leur faisant porter des chemises de flanelle & des souliers chauds. L'humidité nuit aussi en supprimant la transpiration ; c'est pourquoi il y a des personnes qui sont particulièrement sujettes à la dyspepsie l'hiver.

On doit s'occuper en même temps de raffermir tout le systême par un exercice constant du corps & de l'esprit. On a vu des personnes qui n'avoient aucune occupation, qui, étant sujettes à la dyspepsie, ont guéri par des procès qui leur sont survenus.

qu'ils ont contractées, ou de renoncer à leurs plaisirs; il est sur-tout difficile de leur persuader que ce qu'ils ont souvent pratiqué impunément en apparence, leur est véritablement pernicieux. (*a*).

1203. Les symptomes de cette maladie qui contribuent particuliérement à l'aggraver & à la prolonger, & qui en conséquence demandent à être corrigés ou dissipés plus immédiatement; sont, en premier lieu, les crudités contenues dans l'estomac, qui ont été déjà produites par la maladie, & qui se manifestent par la perte de l'appetit, par un sentiment de pesanteur & de mal-aise dans l'estomac, & particuliérement par des rapports de matières mal digérées.

Un autre symptome que l'on doit corriger sur-le champ, est une quantité extraordinaire, ou un degré plus considérable que de coutume, d'acidité contenue dans l'estomac, qui se manifeste par différens désordres de la digestion, & par d'autres effets dont je parlerai par la suite.

Le troisième symptome qui aggrave la maladie, & qui d'ailleurs est urgent par lui-même, est la constipation, qui, en conséquence, exige constamment d'être modérée.

1204. On modère le premier de ces symptomes, en excitant le vomissement (*b*): c'est, en conséquence, avec raison que l'on a coutume de commencer par ce remède la cure de cette maladie. On peut exciter le vomissement par différens moyens, dont les uns sont doux & les autres violens. Les premiers peuvent convenir dans le cas où l'indication est d'évacuer les matières contenues dans l'estomac (*c*); mais

(*a*) Il faut encore observer que l'atonie de l'estomac est toujours difficile à guérir quand elle est ancienne.

(*b*) Les crudités se manifestent toutes les fois que les alimens sont retenus trop long-temps dans l'estomac, parce qu'alors ils dégénèrent & produisent les différens symptomes indiqués plus haut, qui sont l'effet de la foiblesse de l'estomac, ou de la difficulté que les alimens ont à se dissoudre.

Les alimens trop long-temps retenus dans l'estomac y subissent une fermentation considérable, & il en reste une partie qui fait fermenter les nouveaux alimens que l'on prend : ce qui augmente l'atonie. Ces restes d'alimens mal digérés peuvent aussi, en couvrant l'estomac, empêcher l'action des remèdes. C'est pourquoi il faut toujours commencer par donner un vomitif pour nettoyer ce viscère.

(*c*) On peut se servir dans cette vue de l'eau chaude, ou des plantes amères nauséabondes, telles que le chardon bénit, ou le thé verd, la camomille, ou donner de l'eau imprégnée de stimulans, tels que le raifort, la moutarde, l'alkali- volatil, les émétiques & le vomiſſement peuvent encore exciter l'action ordinaire de ce viſcère, & contribuer à détruire les cauſes de la maladie, en agitant diverſement le ſyſtême, & en particulier en produiſant une détermination vers la ſurface du corps. Mais ces derniers effets ne peuvent s'obtenir que par l'uſage des émétiques les plus puiſſans : tels ſont ſur-tout les émétiques antimoniaux (*a*).

1205. Le ſecond ſymptome que l'on doit pallier, eſt l'excès d'acidité des matières contenues dans l'eſtomac : cette acidité peut pécher ou par ſa quantité, ou par ſa qualité. L'homme prend preſque conſtamment une certaine quantité d'alimens aceſcens ; & comme ces alimens ſubiſſent toujours, à ce que je crois, dans l'eſtomac, une fermentation acéteuſe, l'on trouve conſtamment pour cette raiſon un acide dans l'eſtomac de l'homme, & dans celui de tous les animaux qui ſe nourriſſent de végétaux : néanmoins cet acide eſt gé-

---

(*a*) Si l'on donne le tartre ſtibié, on rendra dans ce cas ſon action plus douce, faiſant prendre beaucoup d'eau tiède ; on peut également preſcrire l'ipécacuanha & même le vitriol blanc, qui, chez certaines perſonnes, excitent plus ſûrement le vomiſſement que les préparations antimoniales.

On ſe ſervira de vomitifs légers quand on ne voudra que nettoyer l'eſtomac ; mais quand il s'agit d'augmenter ſon action & de ſoutenir le ton des vaiſſeaux cutanés, on préférera les vomitifs les plus forts. M. Cullen a obſervé que la camomille romaine diſſipoit pour un jour ou deux la dyſpepſie, mais qu'on étoit obligé d'y revenir ; & qu'au contraire, une doſe de tartre ſtibié ſoulageoit pour quinze jours.

Il eſt très-ordinaire, dans la dyſpepſie, de rendre beaucoup de mucus par le vomiſſement. C'eſt à tort que l'on a regardé ce mucus viſqueux comme une des cauſes de dyſpepſie ; car on n'a pas prouvé qu'il exiſtât avant l'action du vomitif. Ce mucus eſt contenu dans les glandes muqueuſes dont l'émétique augmente la ſecrétion en les irritant

Le vomitif entraîne auſſi beaucoup d'acide, quoiqu'il n'ait précédé aucun ſymptome qui en indique la préſence. Mais comme l'eſtomac n'eſt jamais privé d'acide, il peut ſouvent en contenir une grande quantité ſans produire aucun ſymptome morbifique : on ne doit donc pas toujours le regarder comme une cauſe de maladie, quoique l'on en rejette une grande quantité. On peut en dire autant de la bile que l'on rend par le vomiſſement, & qui, par les mouvemens de l'eſtomac & des muſcles de l'abdomen, eſt exprimée des conduits biliaires. Ainſi, comme la ſurabondance de mucus glaireux & de bile, ne cauſe pas autant de maladies qu'on le croit communément, l'apparence de ces matières dans le vomiſſement, n'eſt pas une raiſon ſuffiſante de réitérer l'émétique : car il ne produit qu'un ſoulagement momentané, & ſon uſage long-temps continué affoiblit l'eſtomac.

néralement innocent, & ne produit aucun désordre, à moins qu'il ne soit en très-grande quantité, ou que l'acidité ne soit portée à un degré plus considérable que de coutume. Mais dans ces deux cas, l'acide occasionne différens désordres, tels que la flatulence, les rapports, un sentiment de chaleur vers le cœur, des douleurs rongeantes de l'estomac, un appétit irrégulier & insatiable, le dévoiement, les coliques, l'émaciation & la foiblesse (*a*) Pour prévenir & dissiper ces effets qui aggravent & entretiennent la maladie, il n'est pas seulement necessaire de corriger l'acide qui existe dans l'estomac, mais comme cet acide devient particuliérement un ferment qui détermine & augmente l'acescence des nouveaux alimens que l'on prend, il est encore convenable de corriger le plutôt possible, la disposition à l'acidité excessive.

1206. On peut corriger l'acidité qui existe dans l'estomac par l'usage des sels alkalins, ou des terres absorbantes (*b*), ou par les substances qui en contiennent, & qui peuvent être décomposées par l'acide de l'estomac. Parmi les alkalis, le caustique est plus efficace que l'alkali doux; & ceci sert à expliquer les effets de l'eau de chaux. En faisant usage des absorbans, l'on évite l'excès d'alkali qui peut quelque-

(*a*) On peut ajouter à ces symptomes les lèvres pâles, crispées, & les rapports acides.

(*b*) Les absorbans & le savon ont l'avantage de ne causer aucune acrimonie, a moins que ce ne soit en raison de l'acide qu'ils trouvent dans l'estomac; c'est pourquoi on ne peut les donner aux enfans, pour qui l'alkali paroît être un stimulant trop fort. Le savon contient un peu de sel marin; & comme il passe dans l'estomac sans se décomposer, cette qualité saline le rend laxatif. Ce remède & la magnésie, qui est plus agréable, sont préférables aux absorbans. Le savon diminue évidemment la texture de la lymphe coagulable; & pris en grande quantité, son unique effet est de conserver la fluidité des humeurs. M. Cullen dit, dans sa matière médicale, avoir connu un homme qui en prit trois onces dans un jour, lesquelles passèrent par les urines

Les alkalis peuvent se donner comme absorbans. L'alkali caustique paroît être le plus efficace, & absorber en outre l'air fixe contenu dans l'estomac; c'est pourquoi l'eau de chaux est utile, & paroît particuliérement avantageuse dans la néphrétique & la goutte, en neutralisant l'acide de l'estomac. L'alkali caustique s'unit particuliérement aux acides contenus dans l'humeur aqueuse; mais lorsque l'acide est foible, il n'agit que foiblement sur l'alkali non caustique, parce qu'il faut d'abord qu'il décompose l'air fixe qui y est contenu.

fois avoir lieu. Les absorbans diffèrent en ce qu'ils forment un sel neutre plus ou moins laxatif : de-là procède la différence qui existe entre la magnésie blanche & les autres absorbans. Il faut songer à éviter l'excès des absorbans & des alkalis ; car si l'on en donne une grande quantité, ils peuvent priver nos fluides de l'acide qui entre nécessairement dans leur composition.

1207. On peut prévenir la disposition à l'acidité, en évitant les alimens acescens, & en usant des nourritures animales (a) peu susceptibles d'acescence. Néanmoins on ne peut continuer long-temps ce régime sans corrompre l'état du sang ; & comme il n'est pas possible de se priver entié-

(a) L'auteur recommande les nourritures animales dans les cas où il y a surabondance d'acide, parce que les végétaux sont sujets à s'aigrir. Ainsi il a connu une femme qui fut guérie pendant un an, en quittant le thé & toutes les liqueurs spiritueuses ; mais au bout de ce temps, elle prit un morceau d'orange qui rappella la dyspepsie avec tous ses symptomes. On a donc été trop loin, en rejettant entiérement toutes les nourritures animales dans la dyspepsie ; elles sont même avantageuses dans le scorbut de mer, dont elles modèrent généralement les symptomes. M. Cullen a vu une femme attaquée de ce scorbut, qui guérit de la dyspepsie en faisant usage de nourritures animales ; notre machine est disposée de manière à avoir besoin de ces nourritures ; néanmoins quand on les prend seules, elles stimulent trop le cœur & les artères, & comme l'équilibre de notre systême varie particuliérement en proportion de sa tension & de sa plénitude ; les nourritures animales, en occasionnant la pléthore, le rendent plus susceptible d'être affecté par un changement quelconque, sur-tout lorsqu'il est affoibli par la dyspepsie. Par conséquent il faut donner autant de nourriture végétale qu'on le peut ; le pain bien fermenté est l'aliment le plus convenable, parce qu'il est moins disposé à l'acescence. Tous les farineux sont moins sujets à produire acidité que les légumes & les fruits récens.

Il faut observer que l'estomac des personnes attaquées de dyspepsie varie en différens temps. Ainsi il y en a qui ne ressentent d'acidité que quand quelques causes de foiblesse, telles que l'excès de femmes, y ont donné lieu. M. Cullen a connu une personne qui, quand elle avoit usé des plaisirs vénériens, ne pouvoit manger de végétaux sans ressentir des symptomes de dyspepsie.

Quand l'estomac est fort, il faut user de végétaux pour prévenir l'alkalescence ou la disposition à la putridité, parce que cela est plus aisé que d'empêcher le développement de l'air.

Les liqueurs dont la fermentation n'est pas parfaite sont dangereuses, parce qu'elles contiennent une substance saccarine qu'il faut éviter. Le vin rouge est le meilleur ; la bière commune convient quelquefois en raison de son amertume ; souvent on est obligé de ne boire que de l'eau ; mais il ne faut recourir que rarement aux stimulans, afin de ne pas s'y habituer.

rement de la nourriture végétale, on peut éviter jusqu'à un certain point, leur acescence, en choisissant les végétaux qui sont les moins disposés à la fermentation vineuse, tel que le pain bien levé & les liqueurs bien fermentées, & faire usage du vinaigre (a), au lieu des acides récens natifs.

1208. L'acide qui se développe des matières acescentes dans l'estomac d'un homme sain, n'est jamais porté à un degré considérable, ou bien il est bientôt enveloppé de nouveau, de manière qu'il disparoît, mais cela n'arrive pas toujours, & il peut naître une acidité peut-être plus abondante ou portée à un degré plus considérable quand il survient un changement dans les fluides digestifs, qui les rend moins propres à modérer la fermentation & à envelopper l'acidité ou quand ils ne se trouvent pas dans une quantité convenable. Nous ne concevons pas bien comment le premier effet peut avoir lieu ; mais il est facile de voir que le second, & peut-être même le premier, sont dus à la foiblesse de l'action des fibres musculaires de l'estomac. Dans certains cas, les passions sédatives développent tout-à-coup l'acidité de l'estomac, qui n'existoit pas avant leur action, & souvent l'usage des stimulans corrige ou arrête l'acidité qui auroit pu d'ailleurs se manifester. Je conclus de ces considérations ; que l'on peut particuliérement empêcher l'acidité de naître & de subsister dans l'estomac, en rétablissant & en ranimant l'action particulière de ce viscère, par les différens moyens que j'indiquerai par la suite.

1209. il faut aussi observer que quoiqu'il y ait certaines puissances dans l'estomac capables d'empêcher que l'acidité ne devienne trop abondante, ou qu'elle ne soit portée à un degré trop considérable, ces puissances ne sont pas toujours

(a) L'on a donné avec succès le vinaigre dans la dyspepsie, & il est prouvé que l'usage des acides n'est pas toujours dangereux, quoique ceux qui se developpent dans l'estomac causent tant de maux : cependant on doit préférer les acides minéraux, parce que les autres excitent beaucoup plus facilement la fermentation que ceux qui sont purs : ainsi les goutteux sont plus affectés par les substances acescentes que par les acides même dont la fermentation est terminée. Le vinaigre ordinaire nuit souvent à l'estomac, parce qu'il est un acescent ; mais celui qui est distillé ne produit pas le même effet ; le premier donne par la distillation un esprit qui prouve que la fermentation n'étoit pas parfaite. J'observerai cependent qu'il est douteux que l'affoiblissement de l'estomac soit dû à l'acide ; peut-être doit-on l'attribuer à l'air fixe qui se dégage pendant la fermentation.

suffisantes pour prévenir l'acescence, ou envelopper l'acidité qui y prend naissance ; c'est pourquoi, tant qu'il reste des substances végétales dans l'estomac, leur acescence peut se développer & augmenter. D'après cela, nous voyons que la cause principale de l'excès d'acidité peut être le séjour trop long des matieres acescentes dans l'estomac : ce qui a lieu quand ces matieres sont difficiles à se dissoudre, ou que l'estomac, en raison de sa foiblesse, pousse trop lentement les substances qu'il contient dans le duodenum, ou quand quelque embarras du pylore s'oppose à leur libre passage ; l'on sait parfaitement que la derniere de ces causes produit communément le degré le plus considérable d'acidité dans le cas où le pylore est squirrheux. J'ai eu occasion d'observer plusieurs fois cette squirrhosité & je l'ai toujours trouvée incurable : mais on doit prévenir la premiere de ces causes, en évitant les alimens qui sont difficiles à se dissoudre, & corriger la seconde par les différens remedes dont je parlerai par la suite, qui sont capables d'exciter l'action de l'estomac.

1210. Le troisieme symptome qui accompagne communément la dyspepsie, & qui exige d'être promptement dissipé, est la constipation. Il y a une telle connexion entre les différentes portions du canal alimentaire relativement au mouvement péristaltique, que quand ce mouvement est accéléré ou retardé dans une partie de ce canal, les autres sont communément affectées de la même maniere. Ainsi de même que l'action plus vive de l'estomac doit accélérer celle des intestins, l'action plus lente de ces derniers doit, jusqu'à un certain point, retarder celle de l'estomac. Il est donc essentiel, pour que l'action de ce viscere s'exécute convenablement, que le mouvement péristaltique des intestins, qui détermine les matieres qui y sont contenues à se porter en bas, continue à se faire réguliérement ; c'est pourquoi il faut absolument éviter la constipation, ou tout ce qui interrompt cette détermination. On peut y parvenir par les différens moyens capables d'exciter l'action des intestins (a).

(a) Comme il est certain que les vices du canal alimentaire se communiquent à l'estomac, & que la rétention des excrémens dans les intestins favorise l'indigestion & l'acidité, il est aisé de voir qu'il est essentiel, pour guérir la dyspepsie, d'entretenir la liberté du ventre : néanmoins on ne doit donner les purgatifs que dans les cas d'indigestion & de plénitude, & ne pas les réitérer

Mais il faut observer que toute évacuation considérable affoiblit cette action, & est en conséquence sujette à pro-

---

souvent, parce qu'ils augmenteroient l'atonie des intestins, & aggraveroient tous les symptomes de la dyspepsie, comme on l'observe fréquemment ; dans ces cas, le régime joint à l'exercice a souvent suffi pour obtenir la guérison ; néanmoins il est communément très difficile de déterminer quel est le régime le plus convenable ; car le même agit différemment suivant la diversité des constitutions. Ainsi, les légumes resserrent les uns & relâchent les autres. D'ailleurs on trouve peu de malades qui veuillent s'astreindre à suivre exactement pendant un temps considérable le régime qui leur est prescrit ; l'on est en conséquence souvent obligé de recourir aux doux purgatifs.

La manne & les autres laxatifs saccharins sont très-doux, mais disposés a fermenter & à produire des vents : c'est pourquoi ils ne conviennent pas dans la dyspepsie.

Les sels neutres sont sujets aux mêmes inconvéniens que les purgatifs âcres ; si on les donne à petite dose, ils ne purgent point ; à une dose plus considérable, ils procurent une selle ou deux très-copieuses. En outre, les sels neutres, fréquemment réitérés, paroissent affoiblir les intestins, donner lieu à l'atonie & disposer à la flatulence. Quand ils purgent, ils rendent les malades sujets à la constipation, de même que les purgatifs âcres.

Les purgatifs âcres sont encore plus dangereux, en ce qu'il est difficile de borner leur action, & que donnés à petite dose, ils occasionnent une constriction considérable des intestins, sans procurer d'évacuation, comme il arrive quand on prescrit le jalap & la scammonée.

D'après ce qui vient d'être dit, il paroît qu'il faudroit tâcher de trouver un purgatif qui agisse uniquement sur les gros intestins. Il n'y a que les lavemens dont l'action est purement locale : ils sont en conséquence utiles dans la dyspepsie ; mais leur effet est de peu de durée. C'est à tort qu'on les a vantés comme capables de résoudre les concrétions polypeuses & les squirrhes.

L'aloës peut être regardé comme un remede qui agit légérement sur les petits intestins, & stimule particuliérement les gros. M. Cullen a observé qu'il purgeoit aussi bien a petite dose qu'à grande dose ; cinq grains suffisent pour procurer une évacuation ; quinze ne purgent pas davantage, mais donnent des coliques. L'aloës a été recommandé de tout temps dans les cas de dyspepsie ; Galien, Dioscoride, Mesuè, Nicolas, l'ont regardé comme un remede très-convenable pour fortifier l'estomac, & l'expérience a confirmé les éloges qu'ils lui ont donnés : néanmoins on ne voit pas comment il agit : quand on le continue long-temps, il occasionne une irritation considérable des intestins, & excite le flux hémorrhoidal : c'est pourquoi les anciens qui ont remarqué ces effets ont tenté de corriger l'aloës, & l'ont prescrit à grandes doses en l'unissant au mastic, au bdellium, à la gomme adragant & autres remedes sans action, qui, en divisant l'aloës, moderent l'irritation qu'il pourroit d'ailleurs produire. Mais M. Cullen pense que la meilleure maniere de le donner, est de le

duire la constipation quand l'évacuation a cessé ; de maniere que les purgatifs qui procurent une grande évacuation, ne conviennent pas pour corriger la constipation habituelle : il faut donc tenter de détruire cette derniere par les médicamens qui ne font qu'exciter les intestins à se débarrasser plus facilement des matieres qui y sont contenues, sans précipiter leur action, ou augmenter les excrétions qui se font dans leurs cavités ; les purgatifs peuvent produire ces deux effets. Cependant je pense qu'il y a certains médicamens qui conviennent particuliérement dans ce cas, en ce qu'ils paroissent stimuler spécialement les gros intestins, & agir peu sur les parties supérieures du canal intestinal.

1211. Après avoir ainsi exposé les différens moyens de remplir notre seconde indication, je vais passer à la troisieme, qui est, comme je l'ai dit, proprement l'indication curative, & qui consiste à rétablir le ton de l'estomac, dont je considere la perte comme la cause prochaine de la maladie, ou au moins comme sa partie principale. Je rap-

---

joindre avec le savon & le sel commun, qui aident beaucoup son action. Les pilules d'Anderson, qui ont été long-temps renommées en Angleterre contre la dyspepsie, étoient composées d'aloès, de gentiane & de sel polychreste. Les pilules gourmandes ont été employées dans la même vue, depuis Mésué jusqu'à nos jours, sous différentes dénominations : ainsi on les a nommées pilules de longue vie, &c. L'aloès entre aussi dans quantité d'autres recettes, tant solides que liquides, que l'on a décorées du nom de stomachiques ; ce qui prouve qu'il peut être avantageux dans beaucoup de cas : cependant il faut l'éviter lorsque l'irritation est considérable, & préférer le soufre ou l'huile douce de ricin.

Le soufre est un laxatif utile lorsque l'estomac peut le supporter : mais il est difficile de le donner en assez grande dose pour qu'il agisse comme laxatif. Il convient dans les cas d'hémorrhoïdes & d'hémorrhagies utérines, parce qu'il ne stimule point ; pour le rendre laxatif, il faut quelquefois en donner une once.

L'huile douce de ricin, donnée à petite dose, prévient la constipation, relâche sans exciter d'évacuation fort abondante, & ne laisse après son action aucune astriction ni aucune atonie.

Peut-être pourroit-on trouver parmi les végétaux indigenes des remedes qui rempliroient la même indication. J'ai connu un homme attaqué depuis long-temps des symptomes les plus graves de dyspepsie, & qui étoit réduit à un état de maigreur extrême : le petit-lait, l'eau de veau & les autres rafraîchissans augmentoient la constipation ; aucun purgatif ne pouvoit l'évacuer. On lui conseilla de prendre une forte décoction de la racine récente de parelle ou patience des marais : ce qui suffit pour lui relâcher le ventre & le guérir. Les cerises, les raisins & les fraises ont souvent produit le même effet.

porterai les moyens de remplir cette indication à deux chefs ; dont l'un renfermera les moyens dont l'action s'exerce directement & particuliérement sur l'estomac même ; & le second, ceux qui, en agissant sur tout le systême, communiquent de-là leurs effets toniques à l'estomac.

1212. Les médicamens qui agissent directement sur l'estomac, sont ou stimulans ou toniques.

Les stimulans sont salins ou aromatiques.

Les salins sont les acides ou les sels neutres.

Les acides de toutes especes semblent avoir la puissance de stimuler l'estomac, & en conséquence d'augmenter souvent l'appétit ; mais les acides natifs peuvent d'ailleurs nuire, & devenir douteux dans la pratique, en ce qu'ils sont sujets à la fermentation. C'est pourquoi les acides que l'on a employés particuliérement avec succès, sont l'acide vitriolique (*a*), l'acide marin, & l'acide distillé des végétaux, tel que celui que donne l'eau de goudron : tous ces acides sont antizymiques, ou capables d'arrêter la fermentation.

Les sels neutres propres à remplir cette indication, sont spécialement ceux dans la composition desquels entre l'acide marin (*b*) ; cependant il y a lieu de présumer que toutes

(*a*) On a recommmandé l'acide vitriolique combiné avec les aromates, tel qu'il se trouve dans l'élixir de vitriol ; mais il s'en faut de beaucoup que cettte combinaison rende ce remede plus agréable ou plus efficace. L'acide marin étoit autrefois plus en usage.

L'acide végétal distillé a été aussi fort recommandé au commencement de ce siecle avec l'eau de goudron ; mais il est aujourd'hui très-négligé. Sa vertu paroît bornée à la dyspepsie. L'eau de goudron agit sur l'estomac comme stimulant, en raison de l'acide végétal qu'elle contient ; car la maniere dont on prépare le goudron est une espèce de distillation. Celui de Norwege est le meilleur ; celui d'Angleterre ne contient point d'acide, parce que le gouvernement a observé qu'il étoit nuisible dans l'usage général du goudron. Mais on peut obtenir cet acide par la distillation ; & en l'affoiblissant avec de l'eau, on fait une eau de goudron extemporanée. Cependant, malgré les soins que l'on prend, il passe toujours un peu d'huile empyreumatique qui rend ce remede désagréable : c'est pourquoi M. Cullen a obtenu cet acide, en distillant des morceaux de sapin ; il l'a concentrée par la rectification & entiérement privé du goût d'empyreume. Il a trouvé dans cet acide tout ce que l'on peut attendre de l'eau de goudron ; &, délayé dans l'eau, il le regarde comme un puissant stimulant dans la dyspepsie.

(*b*) Le sel marin stimule toutes les fibres, & le desir qu'ont tous les hommes, & même la plupart des animaux pour ce sel, semble annoncer que la nature l'a désigné pour être le stimulant de tout le

les especes de sels neutres jouissent plus ou moins de la même vertu.

1213. Les aromatiques (*a*), & peut-être quelques autres

---

systême. Dans bien des cas, ce sel est un moyen efficace de forcer l'estomac à retenir les alimens; souvent il a arrêté de violens vomissemens. La teinture apéritive de Mœbius, qui a été fort recommandée dans les foiblesses d'estomac, confirme ceci. Cette teinture est faite avec le sel de tartre plus que saturé d'acide marin; Mœbius y ajoutoit de l'alkali volatil, afin d'en augmenter la vertu apéritive; Hoffmann saturoit l'esprit de sel d'alkali volatil, & en obtenoit par l'évaporation, un sel qu'il regardoit comme un des meilleurs stomachiques. Les sels neutres, dans lesquels entre l'acide muriatique, conviennent dans les cas de dyspepsie; mais leur usage long-temps continué peut nuire. Tous les sels neutres agissent comme stimulans sur l'estomac & les intestins: ils ne produisent aucun effet sensible sur la lymphe coagulable: peut-être contribuent-ils à conserver la fluidité du sang; mais je soupçonne que c'est sans fondement qu'on les croit capables de résoudre les obstructions anciennes & confirmées des visceres: tous les remedes de ce genre & même le savon ne peuvent passer en assez grande quantité dans la masse du sang pour produire un tel effet; les obstructions que l'on a cru avoir guéries par ces moyens, n'étoient souvent que des symptomes de dyspepsie dus à l'atonie de l'estomac & des intestins, au vice du suc gastrique, ou à des engorgemens passagers des glandes. On objectera inutilement que les obstructions étoient sensibles au tact, parce que ce signe trompe trop fréquemment pour que l'on puisse y compter. Des duretés qui appartenoient aux muscles du bas-ventre, ou des dilatations de quelques portions d'intestins en ont très souvent imposé à cet égard, comme l'a prouvé fréquemment l'ouverture des cadavres dans des cas où l'on croyoit avoir des signes certains d'obstructions avant la mort.

(*a*) Les aromatiques raniment l'action de l'estomac, préviennent la flatulence & l'acidité, quelques-uns ont été nommés carminatifs à raison de la vertu dont ils jouissent de chasser les vents; mais cette vertu paroît difficile à expliquer. En supposant qu'il existe constamment un degré de flatulence dans l'estomac, entretenu par une espece de constriction spasmodique du cardia, l'on pourroit croire que les aromatiques agissent comme antispasmodiques, & qu'ils donnent lieu à l'expulsion des vents, en dissipant le spasme. Mais cette explication n'est pas satisfaisante, car un peu d'eau de menthe poivrée excitera des rapports dans l'estomac de l'homme le plus sain. Ainsi, on ne peut supposer que les vents soient retenus par le spasme, puisqu'il n'existe pas dans l'état de santé. On pourra donner peut-être une raison plus simple de la maniere d'agir des aromatiques, en admettant que l'air contenu dans l'estomac excite une sensation désagréable qui renverse le mouvement péristaltique, mais qui est trop foible pour donner lieu à l'ouverture du cardia: les parties les plus volatiles des aromatiques agissent peut-être sur l'estomac, en augmentant ce mouvement, & le rendent assez fort pour ouvrir le cardia & produire les rapports.

ſubſtances âcres, ſtimulent certainement l'eſtomac, puiſqu'ils préviennent l'aceſcence & la flatulence que les alimens tirés des végétaux ſont capables de produire ; mais leur ſtimulus n'eſt que paſſager : d'ailleurs, quand on les réitere fréquemment, & que l'on en prend une grande quantité, ils peuvent affoiblir le ton de l'eſtomac.

1214. Les toniques que l'on emploie pour fortifier le ton de l'eſtomac ſont les amers, ſeuls ou combinés avec les aſtringens, & les ferrugineux.

Les amers ſont certainement des médicamens toniques (a), relativement à l'eſtomac & à tout le ſyſtême : mais on a remarqué que leur uſage long-temps continué détruiſoit le ton de l'eſtomac & de tout le ſyſtême ; je ne puis déterminer ſi cela dépend uniquement de leur action tonique réitérée, ou de quelque puiſſance narcotique qui eſt réunie à la vertu tonique dont ils jouiſſent.

1215. Il eſt probable que les amers & les aſtringens combinés enſemble, ont plus d'efficacité comme toniques que chacun d'eux pris ſéparément ; & je penſe que cette combinaiſon ſe trouve dans l'écorce du Pérou, qui eſt par conſéquent un tonique puiſſant, tant pour l'eſtomac que pour tout le ſyſtême. Mais j'ai quelque raiſon de ſoupçonner que ſon uſage long-temps continué, peut détruire, de même que les amers, le ton de l'eſtomac & de tout le ſyſtême.

1216. On peut employer les ferrugineux comme toni-

(a) Les amers ſont ſimples ou combinés, ſoit avec un aromatique, ſoit avec une matiere ſaline. Ainſi, la gentiane eſt un amer ſimple : l'écorce d'orange eſt un amer combiné avec un aromatique. Les fleurs de camomille contiennent un amer joint à une matiere ſaline. Mais il n'eſt pas poſſible de déterminer en quoi ils different relativement à leurs effets. Les amers ſimples ſemblent ſtimuler l'eſtomac ; car quand on les donne dans l'eau chaude, ils ſont émétiques & même purgatifs. Mais on peut dire que leurs effets ſont alors dus au ſentiment déſagréable qu'ils excitent, en ce que leur vertu ſtimulante n'eſt nullement démontrée. Au contraire, il n'y a pas de doute qu'ils agiſſent comme toniques & fortifians. C'eſt de-là que dépend la vertu du quinquina, qui eſt augmentée par ſon union avec les aſtringens.

L'on a recommandé auſſi contre la foibleſſe d'eſtomac, la racine de colombo & la feve de S. Ignace ; mais on peut continuer ces remedes long-temps : ils ſont toujours nuiſibles quand on les donne à grande doſe ; & le dernier même, qui eſt l'amer le plus actif que nous connoiſſions, eſt ſi pernicieux, qu'on doit le bannir de la pratique de médecine ; ce qui prouve combien les amers approchent des poiſons.

ques, sous différentes formes (*a*), & en donner une grande quantité sans danger. On les a souvent prescrits sous la forme d'eaux minérales, avec un succès apparent. Je n'ose cependant déterminer d'une maniere positive, si cela est dû au fer qui entre dans la composition de ces eaux, ou à quelques autres circonstances qui accompagnent leur usage; mais la derniere opinion me paroît la plus probable.

1217. Les remedes qui fortifient l'estomac, en agissant sur tout le corps, sont l'exercice & le froid.

Comme l'exercice fortifie tout le corps, il doit également fortifier l'estomac (*b*); mais il le fait d'une maniere particulière, en favorisant la transpiration, & en excitant l'action des vaisseaux de la surface du corps, qui ont une sympathie particuliere avec les fibres musculaires de l'estomac: ceci explique principalement pourquoi les exercices de gestation, qui ne sont pas des plus puissans pour fortifier le systême, contribuent cependant beaucoup à fortifier l'estomac, & nous en avons une preuve remarquable dans les effets de la navigation. Lorsque l'on veut fortifier le systême général, il faut éviter la fatigue: l'usage de l'exercice du corps est, en conséquence, douteux; c'est peut-être pour cette raison que l'on a fréquemment observé que l'exercice du cheval étoit un des moyens les plus puissans de fortifier l'estomac, & de guérir la dyspepsie.

1218. Le second remede général de la dyspepsie, est le froid, que l'on peut employer de deux manieres différentes;

(*a*) Le fer, de même que les autres substances métalliques, est tonique: on peut l'employer sans danger; mais sa vertu tonique est foible, & il n'a nullement la puissance d'augmenter les secrétions & les excrétions, comme Stahl l'avoit imaginé; il fortifie l'estomac. Ses diverses préparations différent peu en efficacité; on doit cependant, quand on le peut, préférer les eaux minérales où le fer est contenu sous sa forme saline, parce que dissout dans l'eau, il agit mieux sur l'estomac. Il faut aller prendre ces eaux à leurs sources, parce que le grand air & l'exercice contribuent beaucoup à en augmenter l'efficacité.

(*b*) L'action des muscles fortifie toutes les fibres musculaires & agit même sur l'estomac. C'est pourquoi l'on voit rarement ceux qui travaillent être attaqués de dyspepsie. La promenade à l'air frais est un bon exercice quand les malades ne sont pas trop affoiblis; celui du cheval est un souverain remede, parce qu'il occupe l'esprit & dissipe les idées tristes qui tourmentent communément ceux qui vont en voiture. Il faut cependant éviter de se livrer à cet exercice immédiatement après avoir mangé, parce qu'il troubleroit la digestion.

savoir, en exposant le malade à l'air froid, ou en appliquant de l'eau froide sur tout son corps. Il est probable qu'il est nécessaire, pour que l'homme conserve la santé, que l'atmosphere qui l'environne soit constamment à un certain degré de froid beaucoup au-dessous de celui de la température de son corps même. Ce degré de froid paroît fortifier les vaisseaux de la surface du corps, & par conséquent les fibres musculaires de l'estomac. Mais de plus, l'on sait parfaitement que quand l'exercice du corps est suffisant pour entretenir une détermination vers la surface, capable d'empêcher le froid de produire une constriction totale des pores; un certain degré de froid de l'atmosphere, réuni à un tel exercice, augmente la transpiration. On ne peut douter, d'après l'appétit vif qui survient communément dans ces circonstances, que le ton de l'estomac ne soit considérablement fortifié par l'action d'un pareil froid. C'est pourquoi l'air froid, réuni à l'exercice, est un des plus puissans toniques pour l'estomac (*a*) : ceci explique pourquoi l'exercice que l'on fait dans l'intérieur des maisons, ou dans des voitures fermées, n'est pas aussi utile pour remplir cette indication que celui que l'on fait en plein air.

1219. On peut concevoir d'après le même raisonnement, que l'application de l'eau froide, ou le bain froid (*b*) doit être un puissant moyen de fortifier le ton de l'estomac, parce qu'il agit comme tonique sur tout le systême en gé-

---

(*a*) L'air froid fortifie tout le systême, excite l'appétit, & augmente la transpiration. Les chambres chaudes, au contraire, suffisent pour produire la dyspepsie. On doit aussi recommander les boissons froides, & ne permettre de boire chaud que quand l'estomac est sujet à la gastrodynie & aux affections spasmodiques.

(*b*) Le bain froid met tout le corps en action, & sur-tout les petits vaisseaux. C'est pourquoi ceux qui usent du bain froid sont moins sujets aux maladies qui sont produites par la transpiration supprimée. On a fréquemment vu des personnes sujettes au rhume recouvrer par le bain froid la force des petits vaisseaux, de maniere à soutenir impunément les vicissitudes du froid & du chaud. Le bain froid, de même que les autres remedes, doit être continué long-temps; on peut en faire usage toute l'année, excepté l'hiver. Les personnes grasses peuvent se baigner tous les jours, mais celles qui sont maigres, ne se baigneront que deux ou trois fois par semaine. Il faut aussi remarquer que quand les visceres du bas-ventre sont fort engorgés, le bain froid, loin de convenir, augmente les symptomes de dyspepsie, en déterminant une trop grande quantité de sang vers ces parties.

néral, & spécialement parce qu'il excite en même temps l'action des petits vaisseaux de la surface du corps.

1220. Tels sont les remedes que l'on doit employer pour obtenir la cure radicale de la dyspepsie idiopathique. On pourroit peut-être croire que je devrois aussi parler dans ce chapitre des différens cas où cette maladie est sympathique. Mais on s'appercevra facilement que cela ne peut se faire convenablement sans traiter de toutes les maladies dont la dyspepsie est le symptome : ce qui seroit déplacé ici. J'ai déjà rempli cet objet en partie, & je le traiterai plus completement dans le cours de cet ouvrage. Il peut être en même temps convenable d'observer qu'il est moins essentiel de faire des distinctions entre la dyspepsie idiopathique & symptomatique, qu'entre beaucoup d'autres cas de maladies idiopathiques & sympathiques : car les différentes especes de dyspepsie sympathique étant dues à une perte de ton dans quelque autre partie du systême, qui de-là se communique à l'estomac ; quand le ton de ce viscere est rétabli, il peut se communiquer de la même maniere à la partie primitivement affectée : c'est pourquoi les remedes qui conviennent dans la dyspepsie idiopathique, peuvent souvent être mis en usage utilement dans la dyspepsie sympathique, & sont même fréquemment ceux que l'on emploie principalement dans ce cas (*a*).

1221. Il me reste encore à exposer ici, pour compléter cet objet, comment on doit pallier quelques autres symptomes urgens, différens de ceux dont j'ai parlé plus haut. Mais je pense qu'il suffit de dire à ce sujet, que les symptomes qui exigent particuliérement d'être dissipés sur-le-champ, sont la flatulence, la chaleur vers la région du cœur, d'autres especes de douleurs dans la région de l'estomac, & le vomissement.

Les dyspeptiques, ou ceux dont la digestion se fait difficilement, supposent communément que toute leur maladie consiste dans la flatulence. Il est évident qu'ils se trompent en cela : néanmoins, quoique la flatulence ne puisse entiérement se guérir qu'en corrigeant la foiblesse de l'estomac par les moyens indiqués ci-dessus, la distension de l'estomac produite par les vents, peut cependant être modérée par les remedes que l'on nomme carminatifs, ou par les mé-

(*a*) Ainsi, dans la dyspepsie produite par la goutte rentrée, l'on recommande les remedes capables de fortifier l'estomac.

dicamens qui font sortir des vents de l'estomac : tels sont les différens antispamodiques, dont le plus efficace est l'æther vitriolique (a).

On peut modérer la chaleur que ressent le malade vers la région du cœur, par les absorbans, les antipasmodiques, ou les adoucissans (b).

Les autres douleurs de l'estomac peuvent quelquefois être modérées par les carminatifs ; mais l'on obtiendra cet effet avec encore plus de certitude des narcotiques (c).

Le moyen le plus efficace de guérir le vomissement est de donner les narcotiques en lavemens (d).

(a) On peut, dans ce cas, donner une cuillerée à café d'æther sur deux cuillerées d'eau : mais souvent les différentes préparations d'opium calment également la flatulence, quand elle est l'effet du spasme. Ainsi, on peut mêler le laudanum avec l'eau de menthe & l'esprit de nitre dulcifié, ou donner l'opium en substance. Quelques auteurs ont recommandé la teinture de castoreum & l'assa-fœtida ; mais il paroît que l'on doit peu compter sur leur efficacité.

(b) Ces remedes conviennent particuliérement lorsque ce symptome dépend de l'acidité. M. Cullen a remarqué que l'extrait de réglisse produisoit dans ce cas de très-bon effets. Cet extrait est une substance mucilagineuse qui adoucit la toux ; parvenu à l'æsophage & au cardia, il défend ces parties de l'acidité & la modere. On peut l'unir à la gomme arabique, qui est aussi très-avantageuse dans la cardialgie.

Le lait est aussi très-convenable : quoiqu'il tende à l'acide, il enveloppe celui qui est déjà formé, parce que les parties coagulables du lait attirent les acides. Je l'ai souvent prescrit avec succès en même temps que le quinquina, dans des cas de cardialgie accompagnée de rapports acides & de vomissemens fréquens, contre lesquels on avoit employé inutilement tous les autres remedes.

(c) Ces douleurs d'estomac constituent la gastrodynie, que l'on peut regarder comme une affection spasmodique ; c'est pourquoi l'æther, l'alkali volatil & le musc, sont les remedes qui y conviennent le mieux. On a encore recommandé un remede où les vertus narcotiques & stimulantes sont combinées ensemble : ce remede est l'eau-de vie, qui est un puissant antispasmodique ; mais son usage long-temps continué, affoiblit considérablement le ton de l'estomac.

(d) On peut, dans ce cas, donner cinquante gouttes de laudanum en lavement. Si on le faisoit prendre par la bouche, le malade le revomiroit, & il pourroit même augmenter les douleurs.

* * *

CHAPITRE III.

De l'Hypochondrie, ou de l'affection hypochondriaque, communément appellée vapeurs.

1222. Il y a chez certaines personnes un état de l'ame qui se reconnoît par le concours des circonstances suivantes : une langueur, une indifférence, ou un défaut de résolution ou d'activité pour toute espece d'entreprises ; une disposition au sérieux, à la tristesse & à la timidité ; la crainte que tous les événemens à venir ne se terminent malheureusement ou de la maniere la plus fâcheuse : c'est pourquoi les soupçons les plus légers donnent souvent lieu dans ce cas de redouter un mal considérable. Ces sortes de personnes sont particuliérement attentives à l'état de leur santé : le moindre changement de sensation qu'elles éprouvent dans leur corps suffit pour les occuper sérieusement ; & toute sensation extraordinaire, quelquefois la plus légere, leur fait redouter un grand danger, & la mort même. Leur croyance & leur persuasion sont communément des plus opiniâtres relativement à ces sensations & à ces craintes *(a)*.

(*a*) Cette maladie est toujours réunie à la dyspepsie : les symptômes qui constituent son caractere particulier & qui la distinguent de la dyspepsie, sont la langueur, la tristesse & la crainte, dont sont affectées des personnes d'un tempérament mélancolique, sans aucune cause raisonnable. N. C.

Il y a dans cette maladie un certain état du corps, qui répond à un état particulier de l'esprit, en raison de leur influence mutuelle. L'état du corps produit une atonie du sensorium qui fait naître la langueur, la tristesse & autres effets semblables. L'on ne peut expliquer comment cet état de l'esprit peut être produit par un tempérament accompagné de fibres seches rigides & de la pléthore veineuse qui s'observe chez les mélancoliques. Néanmoins l'auteur pense que l'on peut faire usage de cet état du systême pour distinguer la dyspepsie de l'hypochondrie. La premiere est accompagnée de fibres lâches & d'un tempérament sanguin ; la seconde commence toujours par le sensorium commun ; la dyspepsie n'en est que la conséquence : c'est pourquoi l'hypochondrie se termine souvent par la mélancolie, la manie, la paralysie, qui annoncent que le sensorium commun est affecté.

M. Cullen ne reconnoît qu'une espece d'hypochondrie idiopa-

1323. Cet état de l'esprit constitue l'hypochondriasis des auteurs. Voyez *Linnæi genera morborum*, *gen.* 76 ; *Sagari*

---

thique, qui est celle que Sauvages désigne par l'épithete de mélancolique ; dont le caractere est à-peu-près le même que celui que nous avons donné plus haut.

Sauvages admet une hypochondrie qu'il appelle *algida*. Ceux qui en sont attaqués se plaignent non-seulement de vents, de constipation, d'hémorrhoïdes, de soubresauts convulsifs aux approches du sommeil, de pulsations, de borborygmes dans les hypochondres, de vertiges, de céphalalgie, de constriction de la poitrine, &c ils sont, en outre, affectés tant l'été que l'hiver, de catarrhe, & d'un froid continuel, particuliérement sensible à la tête, de maniere qu'ils sont obligés de se couvrir l'été comme l'hiver, & ils ne cessent d'éprouver ce sentiment de froid que quand il survient une sueur légere : ils sont sujets à des sueurs nocturnes qui les font maigrir ; les douches des eaux thermales augmentent la maladie qui est très-rebelle. Sauvages dit l'avoir vu produite par l'excès de mercure donné à contre-temps ; cette maladie paroît être une complication de symptomes qui sont l'effet de l'épuisement ; mais M. Cullen avoue qu'il ne sait à quel genre la rapporter.

Fracassini admet les especes suivantes d'hypochondrie, que M. Cullen croit avoir été imaginées d'après une théorie peu certaine.

1°. L'hypochondrie bilieuse. Cette espece est la plus rare de toutes, & est réunie au tempérament bilieux : le malade se plaint fréquemment de douleur & pesanteur de tête, de vertiges, de tintement d'oreilles, de difficulté de respirer, de palpitation, de douleurs des membres & des reins, de cardialgie, de colique bilieuse, de gastrodynie, d'amertume de la bouche & de constipation : souvent la tristesse & la morosité augmentent au point de rendre le malade audacieux ; il devient d'une telle pétulance, qu'il ne peut rien supporter. La maigreur, la vélocité du pouls, la chaleur & la sécheresse de la peau se réunissent bientôt aux symptomes précédens.

2°. L'hypochondrie sanguine, qui est réunie aux signes de pléthore, & qui est l'effet des évacuations habituelles supprimées ou de l'excès de nourriture. Cette espece est également rare.

3°. L'hypochondrie pituiteuse. Cette espece attaque ceux qui sont d'un tempérament froid & humide, dont les solides sont mols, peu élastiques, le sang appauvri, la bile peu active, chez lesquels la circulation du sang est lente & les passions sont peu vives ; le pouls est mol chez ces sortes de malades, la chaleur est peu considérable & le sommeil plus long : ils ont moins d'audace, & sont plus foibles de corps & d'esprit ; ils sont facilement abattus par le chagrin : ce qui donne lieu aux différens symptomes de dyspepsie qu'ils éprouvent.

On doit regarder comme symptomatiques les différentes variétés qu'offre l'hypochondrie quand elle est compliquée avec l'hystéricisme, la phthisie, l'asthme, la pierre, la tympanite.

Systema symptomaticum, classe xiij, gen. v. Le même état se nomme communément *vapeurs*. Quoique ce terme soit fondé sur une fausse théorie, & par conséquent impropre, je demande la permission de m'en servir ici un moment, pour un motif qu'il sera aisé de connoître.

1224. Les vapeurs ou l'état de l'esprit dont j'ai donné la description plus haut, ont, de même que les autres états de l'ame, une connexion avec un certain état du corps que nous devons tâcher de connoître, afin de pouvoir le traiter comme une maladie, par le secours de la médecine.

1225. Cependant cet état du coprs n'est pas fort aisé à déterminer : car l'on peut s'appercevoir qu'il varie beaucoup dans ces différentes occasions ; les vapeurs étant quelquefois combinées avec la dyspepsie, d'autres fois avec l'affection hystérique & avec la mélancolie, qui sont des maladies qui paroissent dépendre d'états du corps très-différens.

1226. Les vapeurs sont fréquemment combinées avec la dyspepsie, même dans des circonstances très-différentes en apparence. Je desirerois pouvoir spécialement déterminer ces différentes circonstances ; j'observerai qu'il y en a évidemment deux genres différens : car, premiérement, la maladie attaque les jeunes personnes des deux sexes, qui sont d'un tempérament sanguin, & dont l'habitude du corps est lâche & flasque ; secondement, elle se manifeste chez les personnes des deux sexes avancées en âge, qui sont d'un tempérament mélancolique, & dont l'habitude du corps est ferme & rigide.

1227. Je considere ces deux différentes combinaisons de vapeurs & de dyspepsie comme deux maladies distinctes, que l'on doit particuliérement distinguer par le tempérament qui domine chez ceux qui en sont affectés.

La dyspepsie existe souvent sans les vapeurs chez les personnes d'un tempérament sanguin ; & quand les vapeurs se trouvent réunies à la dyspepsie chez de tels tempéramens, on peut les considérer, peut-être toujours, comme un symptome de l'affection de l'estomac ; c'est pourquoi je voudrois conserver encore, à cette combinaison de dyspepsie & de vapeurs, le nom de *dyspepsie*, & la considérer comme constituant strictement la maladie que j'ai traitée dans le chapitre précédent.

La combinaison de la dyspepsie & des vapeurs dans les tempéramens mélancoliques, de même que les vapeurs ou la tournure d'esprit particuliere à ce tempérament, qui ressemble à celle que j'ai décrite plus haut dans 1222, sont des circonstances essentielles à cette maladie : mais cette tournure d'esprit se trouve souvent jointe à un petit nombre de symptomes de dyspepsie ; ou seulement à des symptomes légers ; & même, quand ces derniers existent, ils paroissent être plutôt les effets du tempérament général, que d'une affection primitive ou locale de l'estomac ; je considere en conséquence cette combinaison comme une maladie fort différente de la premiere, & je voudrois lui appliquer strictement la dénomination d'hypochondrie.

1228. Après avoir ainsi indiqué une distinction entre la dyspepsie & l'hypochondrie, je vais présentement, en faisant usage de ces termes dans le sens stricte dont j'ai parlé plus haut, donner quelques observations qui pourront, à ce que je crois, éclaircir ce sujet, & établir plus clairement & plus parfaitement la distinction que j'ai proposée.

1229. La dyspepsie se manifeste souvent dans les premieres années de la vie, & fréquemment elle diminue beaucoup à mesure que l'âge avance ; mais l'affection hypochondriaque paroît rarement dans la jeunesse : le plus communément elle ne se manifeste que dans un âge plus avancé ; & ce qui est encore plus certain, c'est que, quand elle existe une fois, elle augmente toujours à mesure que l'on approche de la vieillesse.

Ceci paroît être particuliérement éclairci, par l'observation des changemens qui ont coutume de survenir pendant le cours de la vie dans l'état de l'esprit. Dans la jeunesse, l'esprit est gai, actif, inconsidéré & changeant ; mais à mesure que l'on avance en âge, l'esprit devient par degrés plus sérieux, plus lent, plus circonspect & plus ferme, jusqu'à ce qu'enfin, dans la vieillesse, l'état sombre, timide, méfiant & opiniâtre des tempéramens mélancoliques, soit plus parfaitement caractérisé. Les causes morales, il est vrai, contribuent beaucoup à ces changemens : mais il est en même temps évident que le tempérament du corps détermine ces causes morales à produire leurs effets plutôt ou plus tard, & à un degré plus ou moins considérable. Le tempérament sanguin retient plus long-temps le caractère de la jeunesse ; le tempérament mélancolique, au contraire, amene de meilleure heure les manieres de la vieillesse.

1230. Il paroît, d'après tout ce que je viens de dire, que l'état de l'esprit qui accompagne & distingue spécialement l'hypochondrie, est l'effet de cette même rigidité des solides, de l'engourdissement de la puissance nerveuse, & de l'équilibre particulier entre le systême veineux & le systême artériel, qui se manifestent dans un âge avancé, & qui, dans tous les temps de la vie, existent plus ou moins chez les tempéramens mélancoliques. En conséquence, s'il y a encore quelque chose qui ressemble à cet état de l'esprit dans la dyspepsie qui survient dans la jeunesse chez les tempéramens sanguins, & chez ceux dont l'habitude du corps est lâche, cela doit dépendre d'un état différent du corps, & probablement de l'état foible & mobile de la puissance nerveuse.

1231. On voit, d'après tout ce que je viens de dire, que l'affection spasmodique domine particuliérement dans la dyspepsie, & que souvent l'affection de l'esprit n'y existe pas, ou que quand elle existe, elle est presque toujours très-légere : dans l'hypochondrie, au contraire, l'affection de l'esprit est plus constante, & les symptomes de dyspepsie, ou les affections de l'estomac, n'existent souvent pas, ou sont très-légeres.

Je pense que l'affection de l'esprit est communément différente dans les deux maladies. Dans la dyspepsie, il n'y a souvent qu'une espece de langueur & de timidité qui se dissipe facilement ; dans l'hypochondrie, au contraire, il y a généralement une crainte relativement aux événemens à venir, qui ne roule que sur des objets très-fâcheux & que rien ne peut détruire.

Ces deux maladies se distinguent encore par quelques autres circonstances. La dyspepsie, comme je l'ai dit, est souvent une affection symptomatique : mais l'hypochondrie est peut-être toujours une maladie primitive & idiopathique.

Comme la foiblesse peut être produite par un grand nombre de causes différentes, la dyspepsie est une maladie fréquente ; l'hypochondriasis, au contraire, qui dépend d'un tempérament particulier, est plus rare.

1232. Après avoir ainsi tenté de distinguer les deux maladies, je pense qu'il sera aisé de connoitre la nature particuliere & la cause prochaine de l'*hypochondrie* ; je vais, en conséquence, parler du traitement qui lui convient.

Les affections du corps, & en particulier de l'estomac, étant ici les mêmes que dans le cas de dyspepsie, on pourroit supposer que la méthode curative devroit aussi être la même ; c'est pourquoi l'on a admis peu de distinction dans la pratique (a) : mais je suis persuadé qu'il est souvent nécessaire de la varier.

1233. On peut être fondé à suivre ici la même indication préservative (b), qui a été établie la premiere dans la cure de la dyspepsie (1202) ; mais je ne puis traiter ce sujet aussi clairement ou aussi complétement que je le desirerois, parce que je n'ai pas encore eu assez d'occasions de faire les observations que je crois nécessaires pour déterminer quelles sont les causes éloignées de l'hypochondrie ; & je ne puis guere faire usage des observations des autres médecins, qui n'ont que rarement ou jamais admis de distinction entre les deux maladies. Il est vrai que ce que l'on a dit relativement aux causes éloignées de la mélancolie, pourra souvent s'appliquer à l'hypochondrie dont je parle ici ; mais l'objet de la premiere a été tellement enveloppé d'une théorie douteuse, que je trouve qu'il est difficile de choisir les faits qui pourroient proprement & strictement s'appliquer à la derniere. C'est pourquoi je remets à traiter ce sujet dans une autre occasion ; néan-

(a) Un grand nombre d'auteurs ont traité, sous le nom d'affection hypochondriaque, les symptomes qui produisent les embarras du systême de la veine porte, ou les obstructions des visceres du bas-ventre. Ils ont, en conséquence, insisté principalement sur les laxatifs & les apéritifs, & n'ont pas fait attention à l'état particulier de l'ame.

Le flux hémorrhoïdal, les déjections atrabilaires, les sueurs, le retour des accès de goutte, les varices ont quelquefois guéri l'hypochondrie symptomatique ; mais ces évacuations sont très-rarement utiles dans celle qui est idiopathique ; l'on doit se conduire en conséquence dans le traitement de cette maladie, & compter peu sur les évacuans.

(b) Cette indication consiste particuliérement à éviter les causes éloignées. L'on tâchera sur-tout de dissiper l'esprit, & l'on recommandera un exercice très-modéré ; car, s'il est porté trop loin, il peut irriter & devenir en conséquence très-pernicieux. On a remarqué que personne ne souffroit plus de l'hypochondrie que les pauvres, quand ils en étoient affectés, parce que leurs travaux les irritent ; & l'indolence rend communément les mélancoliques moins sujets à cette maladie, sur-tout quand ils s'abstiennent des causes éloignées, telles que les narcotiques, le thé, l'eau-de-vie, l'excès de Vénus, & les nourritures abondantes : car toutes ces causes augmentent l'état d'engourdissement qui existe dans cette maladie.

Le froid & l'humidité aggravent l'hypochondrie : quoiqu'il ne paroisse pas y avoir dans cette maladie de perte de ton des petits vaisseaux, les habitans du nord se trouvent soulagés en passant dans les régions méridionales. Cependant la rigidité des fibres y rend l'hypochondriacisme plus commun que dans les pays du nord.

moins je suis persuadé que ce que j'ai dit sur la nature de la maladie, & que les remarques que j'aurai occasion de faire en examinant la méthode curative, pourront suppléer, jusqu'à un certain point, à ce que j'ai omis relativement aux causes éloignées.

1234. La seconde indication que j'ai (*a*) admise pour la cure de la dyspepsie (1201) peut être encore placée convenablement ici ; mais elle exige aussi quelque distinction dans son exécution.

1235. L'anorexie & l'amas de crudités dans l'estomac, ne se rencontrent pas aussi communément dans l'hypochondrie que dans la dyspepsie ; c'est pourquoi le vomissement (1204) n'est pas aussi souvent nécessaire dans la premiere maladie que dans la derniere (*b*).

1236. Le symptome d'excès d'acidité qui est produit par l'évacuation lente des matieres contenues dans l'estomac chez les tempéramens mélancoliques, est souvent porté à un degré très-considérable dans l'hypochondrie ; on doit donc le prévenir & le corriger avec le plus grand soin, pour la raison indiquée dans 1205. C'est pourquoi les différens alkalis, & les autres moyens de prévenir l'acidité, doivent être mis en usage dans l'hypochondrie avec les mêmes attentions & les mêmes considérations que dans 1206 & suivans : il faut néanmoins ajouter que la maniere d'exciter l'action de l'estomac, dont il est question dans le paragraphe cité, doit être entendue un peu différemment, comme je l'expliquerai par la suite.

1237. La constipation qui accompagne très-constamment l'hypochondrie, communément même à un degré considérable, y est aussi nuisible que dans la dyspepsie. On peut y remédier par les mêmes moyens (*c*), tant dans le premier

---

(*a*) Cette indication consiste à éloigner les symptomes particuliers, & a aider la digestion.

(*b*) On peut ajouter que l'hypochondrie dépendant principalement de l'affection du sensorium commun, les vomitifs ne doivent pas y être aussi utiles que dans la dyspepsie. C'est faute d'avoir établi une distinction convenable entre ces deux maladies, ou d'après une fausse theorie, que quelques auteurs, persuadés que le foyer de l'affection hypochondriaque résidoit dans l'estomac, ont prétendu que le vomitif étoit le principal remède que l'on devoit employer.

(*c*) Quand il n'y a pas encore de marques d'acidité dans l'estomac, on peut tenir le ventre libre par l'usage des fruits acescens bien mûrs, qui nuisent dans la dyspepsie à cause de la perte de ton

cas que dans le second, & on doit les employer avec les mêmes restrictions que dans 1210.

1238. C'est spécialement à l'égard de la troisieme indication que (a) j'ai établie pour la cure de la dyspepsie (1201), qu'il faut admettre une différence dans la pratique pour la guérison de l'hypochondrie, & souvent suivre une méthode directement opposée à celle qui convient dans le cas de dyspepsie.

1239. Les principaux remèdes de la dyspepsie sont les toniques, qui ne me paroissent ni nécessaires ni sûrs (b) dans l'hypochondrie ; car il n'y a pas dans cette derniere de perte de ton, mais un défaut d'activité auquel il faut remédier.

Les eaux minérales ferrugineuses ont été communément employées dans l'hypochondrie, & ont eu un succès apparent ; mais ce succès doit probablement être attribué à l'agrément & à l'exercice qui accompagnent ordinairement l'usage de ces eaux, plutôt qu'à la vertu tonique de la petite quantité de fer qu'elles contiennent. Il est possible cependant que l'eau minérale, en favorisant les excrétions, contribue à modérer la maladie.

1240. Le bain froid est souvent souverainement utile aux dyspeptiques, & il semble que, comme stimulant général, il peut être aussi quelquefois utile aux hypochondriaques ; mais cela n'arrive pas communément (c) : au contraire, le bain chaud, qui est nuisible aux dyspeptiques, est souvent très-avantageux aux hypochondriaques.

& de l'excès d'acidité qui entretiennent la maladie. Les sels neutres conviennent comme laxatifs. Le tartre soluble est très-utile dans l'hypochondrie & la manie. Les relâchans, l'eau tiède, le petit-lait, les décoctions d'orge & tous les remèdes capables de modérer la sensibilité & de détruire le spasme, sont très-utiles dans l'affection hypochondriaque ; mais leur usage demande à être long-temps continué.

(a) Cette indication est de fortifier le ton de l'estomac.

(b) Les stimulans qui n'agissent que sur l'estomac sont très-peu utiles dans l'hypochondrie, & n'ont même d'effet qu'autant qu'ils stimulent le sensorium. Les amers & les ferrugineux ne conviennent que pour prévenir quelques symptomes de relâchement ; mais ils sont en général nuisibles, parce qu'ils peuvent augmenter la rigidité des fibres.

(c) Les bains froids nuisent toujours dans l'hypochondrie, quand on en fait constamment usage, parce qu'ils augmentent la rigidité des fibres.

1241. Une autre preuve de la nécessité d'admettre une pratique opposée dans les deux maladies, & qui éclaircit leur nature respective, c'est que l'usage du thé & du café, toujours nuisible aux dyspeptiques, est communément fort utile aux hypochondriaques.

1242. L'exercice, en fortifiant le systême, produit le même effet sur l'estomac; c'est spécialement parce qu'il augmente la transpiration qu'il ranime l'action de l'estomac, & il est pour cette raison un des remèdes les plus utiles dans la dyspepsie; mais de plus, il est également utile dans l'hypochondrie, parce que, en augmentant la transpiration (a), il excite l'activité de l'estomac; néanmoins, dans le dernier cas, il est encore plus utile, comme je vais l'expliquer, par l'effet qu'il produit sur l'ame, que par son action sur le corps.

1243. Il est à propos de considérer maintenant l'article le plus important de la pratique dans cette maladie; savoir, le traitement qui convient à l'esprit, dont l'affection accompagne quelquefois la dyspepsie, mais constitue toujours particulièrement la circonstance principale de l'hypochondrie. Ce que je vais proposer ici, peut s'appliquer aux deux maladies; mais j'aurai plus constamment l'hypochondrie en vue.

1244. L'art de diriger l'esprit, chez les hypochondriaques, est souvent délicat & difficile. L'intime persuasion qui domine généralement chez ces sortes de malades, ne permet pas de traiter leurs sensations comme imaginaires, ni de considérer leurs craintes comme dépourvues de fondement, quoique le médecin en soit persuadé à l'égard des unes & des autres. C'est pourquoi il ne faut pas avoir recours à la raillerie ou au raisonnement vis-à-vis de ces sortes de malades.

C'est, dit-on, l'usage des hypochondriaques de changer fréquemment de médecin; & en effet, ils le font souvent conséquemment: car on ne peut pas supposer qu'un médecin qui ne reconnoît pas la réalité de la maladie, prenne beaucoup de peines pour la guérir, ou pour écarter le danger qu'il ne craint nullement.

(a) Sanctorius a observé que la transpiration supprimée contribuoit beaucoup à l'abattement de l'esprit; c'est pourquoi l'exercice modéré est utile aux hypochondriaques, en augmentant la transpiration.

S'il est jamais permis de donner quelque remède innocent pour plaire au malade, il semble que c'est dans le traitement des hypochondriaques, qui, ne s'occupant que des moyens de trouver du soulagement, sont fous de médicamens; & qui, quoique souvent trompés dans leurs espérances, prennent cependant encore tout remède nouveau qu'on leur propose.

1245. Il est de la nature de l'homme de se laisser aller à toutes les émotions actuelles (a); en conséquence, l'hypochondriaque chérit ses craintes, &, attentif à la moindre sensation, il trouve dans des bagatelles aussi légères que l'air, de quoi confirmer fortement ses craintes. La cure consiste donc particulièrement à interrompre l'attention du malade, ou à la porter sur d'autres objets que ceux qui l'occupent.

1246. Quelque aversion que les hypochondriaques paroissent avoir pour toute espèce d'application, il n'y a rien de plus pernicieux pour eux que l'oisiveté absolue, ou le défaut d'une occupation vive quelconque. Si nous voyons aujourd'hui un si grand nombre d'exemples d'hypochondriacisme, on doit l'attribuer à l'opulence, qui permet de mener une vie indolente, & qui ne conduit qu'à la recherche d'amusemens passagers & incapables de satisfaire, ou de plaisirs qui ne font qu'épuiser.

On doit toujours permettre aux hypochondriaques de s'occuper, & même de persévérer dans des occupations convenables aux circonstances & à la situation où ils se trouvent dans la vie, pourvu que ces occupations n'entraînent avec elles ni émotion, ni inquiétude, ni fatigue. Mais il faut nécessairement éloigner ces sortes de malades des affaires dont peut dépendre la fortune, en ce qu'elles sont toujours des objets d'inquiétude pour les mélancoliques, sur-tout lorsqu'elles sont de nature à pouvoir être interrompues accidentellement, à être sujettes à des contre-temps & à manquer.

1247. L'hypochondriaque qui, par les circonstances ou l'habitude, ne se trouve pas nécessairement engagé dans

---

(a) L'on peut dire en général que nous sommes trop portés à écouter nos passions, & leur appliquer ce qu'on a dit de l'hydropisie, *crescit indulgens, sibi durus hydrops.*

les affaires, doit être détourné de l'attention qu'il apporte à son état par quelque amusement.

Les différens genres de divertissemens de la campagne, & la chasse, qui exigent d'être suivis avec quelque ardeur, & qui sont accompagnés d'exercice, doivent être mis au rang des amusemens les plus utiles, pourvu qu'ils ne soient pas trop violens.

Tous les amusemens qui se prennent en plein air, qui sont joints à un exercice modéré, & qui exigent quelque dextérité, sont généralement utiles.

Dans l'intérieur de la maison, on retirera toujours beaucoup d'avantage d'une compagnie qui attirera l'attention, à laquelle le malade se prêtera avec plaisir, & qui en même-temps sera gaie.

On peut souvent permettre les jeux qui exigent quelque adresse, & où l'enjeu n'est pas un objet fort inquiétant, pourvu qu'ils ne soient pas prolongés trop long-temps.

Néanmoins chez les dyspeptiques qui sont sujets à éprouver des émotions subites & considérables, le jeu est dangereux; & continué long-temps, avec les veilles, il affoiblit considérablement. Mais chez les mélancoliques, qui communément excellent en adresse, & qui sont moins susceptibles d'émotions violentes, on peut permettre plus facilement le jeu; & c'est souvent l'unique amusement qui puisse leur plaire.

La musique est un amusement dangereux pour une oreille délicate, parce que la longue attention qu'on y apporte est très-fatigante.

1248. Il arrive fréquemment que les hypochondriaques rejettent les amusemens de toute espece; & dans ce cas, les moyens méchaniques d'interrompre leurs pensées, sont les remèdes auxquels il faut recourir.

On trouve un remède de ce genre dans un exercice vif, qui demande à être dirigé avec quelque attention.

La promenade est rarement de ce genre; elle a cependant été quelquefois utile, en satisfaisant l'esprit inquiet des hypochondriaques.

L'interruption des pensées, nécessaire dans cette maladie, ne peut mieux s'obtenir qu'en montant à cheval, ou en conduisant une voiture, de quelque espece qu'elle soit.

La navigation, à moins que ce ne soit dans un bateau découvert, qui excite un peu d'attention, est très-peu utile.

L'exercice dans une voiture douce, que le voyageur ne s'occupe pas de diriger, est peu avantageux, à moins que ce ne soit dans des chemins raboteux, ou que la voiture ne soit tirée avec beaucoup de vîtesse, & que cet exercice ne soit long-temps continué.

1249. A quelque genre d'exercice que l'on ait recours, il n'y en aura jamais de plus efficace que les voyages; car c'est, premièrement, un moyen de soustraire le malade à beaucoup d'objets disgracieux & chagrinans qui pourroient se présenter à sa vue chez lui; secondement, cela l'engage dans un exercice plus constant & plus considérable que celui qu'il fait communément en prenant l'air dans les environs de l'endroit qu'il habite; & en dernier lieu, un pareil exercice offre constamment de nouveaux objets qui attirent l'attention du malade.

1250. J'ai placé la chlorose immédiatement après l'hypochondriasis, dans mon systême de nosologie, parce que je pensois alors que l'on pouvoit considérer cette maladie comme un genre qui comprenoit, outre la chlorose produite par l'amenorrhæa, quelques especes de cachexie; mais comme je ne vois pas que cela soit bien fondé, & que je ne puis distinctement indiquer aucune maladie qui puisse s'y rapporter, je ne traiterai pas ici de la chlorose comme d'un genre particulier (a), elle est fréquemment le symptome

(a) La chlorose ne constitue pas réellement un genre particulier de maladie; mais elle est un symptome commun de l'aménorrhée & de quelques autres maladies: je crois cependant nécessaire d'en dire ici un mot.

De la chlorose.

La chlorose est caractérisée par la dyspepsie, ou le desir de choses dont on ne fait pas usage pour aliment; la peau est pâle ou décolorée: les veines sont moins pleines que de coutume; tout le corps est bouffi & mollasse: a ces symptomes se joignent la foiblesse, la palpitation, la rétention des règles. N. C GENRE XLVII.

M Cullen avoit considéré, dans les premières éditions de sa Nosologie, la chlorose comme un genre de maladie qui accompagnoit fréquemment la rétention des règles, & qui pouvoit exister quelquefois, quoique les règles parussent régulièrement: il l'avoit en conséquence regardée comme une espece de cachexie particulière au sexe féminin. Mais depuis il a témoigné qu'il doutoit beaucoup que l'on pût mettre sous le titre de chlorose, une espece quelconque de cachexie; & il est porté à croire qu'il n'existe de vraie chlorose que celle qui accompagne la rétention des règles & qui en est le symptome.

de l'aménorrhée ; mais considérée sous ce point de vue, j'ai

Il faut observer qu'il paroît y avoir dans cette maladie un défaut des globules rouges du sang, & même d'une quantité convenable de lymphe coagulable ; c'est pourquoi les parties les plus fluides du sang se séparent facilement & donnent lieu à l'anasarque.

On ne peut attribuer la chlorose à l'estomac ou au canal alimentaire, parce qu'elle n'est pas précédée du défaut d'appétit. Elle paroît exister dans les viscères qui servent à la préparation du chyle ; mais l'affection de ces derniers dépend de l'état de l'uterus.

M. Cullen n'admet qu'une seule espece véritable de chlorose qui affecte les vierges, & que l'on nomme vulgairement *pâles couleurs des filles*, en raison de la couleur de la peau, lorsque la maladie est considérable & invétérée, la peau devient jaune, mais les yeux sont très-blancs, ce qui la distingue de la jaunisse. On peut joindre aux signes énoncés plus haut, la petitesse & la fréquence du pouls, ce qui a fait donner à la maladie le nom de fievre blanche. Celles qui en sont affectées respirent difficilement, sur-tout lorsqu'elles veulent monter ; elles sont tristes, aiment la solitude & la vie sédentaire.

On doit regarder comme une variété de cette espèce, la chlorose qui affecte les jeunes personnes d'un tempérament mélancolique éprises d'amour : une mélancolie considérable, l'amour de la solitude, une tristesse continuelle caractérisent cette affection ; les malades sont d'ailleurs occupées sans cesse de l'objet de leurs desirs. La suppression des règles succède dans ce cas plus communément à la chlorose, qu'elle ne la précède.

Les autres especes de chloroses fausses, ou les changemens de la peau dont parle Sauvages, sont symptomatiques ; telles sont,

1°. Les pâles couleurs qui affectent les femmes qui ont passé quarante ans, dont les règles coulent trop abondamment, ou viennent difficilement. Cette maladie est très-difficile à guérir, & ne cesse que quand le temps où les règles doivent disparoître naturellement est arrivé.

2°. La chlorose des femmes grosses qui s'observe pendant les trois premiers mois de la grossesse, dans laquelle les malades desirent des choses absurdes, & ont la répugnance pour les alimens ordinaires. Dans cette maladie l'esprit est foible, & la tristesse va quelquefois jusqu'à la folie.

3°. La chlorose vermineuse, qui est entretenue par la présence d'une grande quantité de vers dans les premières voies.

4°. La chlorose des enfans. Il n'est pas absolument rare de voir des jeunes gens d'un tempérament féminin, sujets à cette maladie, & qui mangent des choses désagréables, telles que du plâtre, du charbon, du mortier, de la terre, &c. Souvent elle affecte les enfans dès le premier temps de leur naissance.

5°. La chlorose où la peau devient comme verte ou plombée & brunâtre, est un symptome qui accompagne plusieurs maladies chroniques, telles que l'hydropisie, la mélancolie, l'obstruction des viscères du bas-ventre, &c.

tâché d'en donner plus haut l'histoire, en parlant de cette maladie.

Je ne parlerai pas de la chlorose que Sauvages appelle rachialgique, qui est particulière au doreurs & aux ouvriers qui travaillent dans les mines, ni de celle qui affecte les habitans de Carthagène en Amérique & ceux du Bengale, qui est l'effet de la grande chaleur long-temps continuée, ou de l'humidité de l'air.

LIVRE III (a).

Des affections spasmodiques, sans fievre.

1251. JE comprendrai sous ce titre toutes les maladies qui consistent *in motu abnormi*, c'est-à-dire, dans un état contre nature de contraction & de mouvement des fibres musculaires ou motrices, d'une partie quelconque du corps.

1252. Il est aisé, d'après cela, de voir pourquoi j'ai compris sous ce titre un beaucoup plus grand nombre de maladies que Sauvages & Sagar n'en ont compris sous le titre de *spasmi*, ou que Linnæus ne l'a fait sous celui de *motorii*. Mais l'on appercevra, je pense, facilement, qu'il ne seroit pas convenable, dans ce cas, de nous borner à considérer uniquement les affections du mouvement volontaire : d'ailleurs, comme ces nosologistes ont rangé dans la classe des spasmes la palpitation & l'affection hystérique, on peut y réunir avec autant de convenance, l'asthme, la colique, & beaucoup d'autres maladies.

1253. Nos nosologistes ont divisé jusqu'ici les spasmes en deux ordres; savoir, les *tonici* & les *clonici*; les *spastici* & les *agitatorii*; ou, suivant les termes dont un grand nombre de médecins se servent aujourd'hui, en spasmes proprements dits, & en convulsions. Néanmoins, j'ai remarqué qu'un grand nombre, & même la plupart des maladies que je vais considérer sous le titre d'affections spasmodiques, sont d'un genre mixte, relativement aux contractions toniques ou cloniques : c'est pourquoi je ne puis suivre la division générale communément admise ; mais j'ai tenté d'en donner une autre, en classant les différentes maladies spasmodiques, suivant qu'elles affectent les diverses fonctions animales, vitales, ou naturelles.

(a) Ce troisieme Livre renferme le troisieme ordre des maladies de la nosologie de l'auteur, c'est-à-dire, les *spasmes*; & il comprend sous cette dénomination, tous les mouvemens contre nature des muscles ou des fibres musculaires, soit que ces mouvemens pèchent par leur violence, leur fréquence, ou la durée de la contraction.

SECTION PREMIÈRE.

Des affections spasmodiques des fonctions animales.

1254. TOUTES les maladies dont je parlerai dans cette section, pourroient se nommer *spasmes* (*a*), suivant le langage des anciens; plusieurs modernes continuent à donner à ce terme la même signification; mais je pense qu'il convient de distinguer les noms de *spasme* & de *convulsion*, en appliquant strictement le premier à ce que l'on a nommé convulsions *toniques*, & le dernier, ce que l'on a appellé spasme *clonique*. On est certainement fondé à se servir de ces différens termes, parce qu'il y a une différence remarquable dans l'état de contraction des fibres motrices, suivant les différentes occasions. J'ai déjà indiqué cette différence dans mon traité de physiologie; néanmoins je suis obligé de répéter ici ce que j'ai dit.

1255. Dans l'exercice des différentes fonctions de l'économie animale, les contractions des fibres motrices sont excitées par la volonté, ou par certaines autres causes que j'appelle *naturelles*, spécialement établies par la nature pour exciter ces contractions. Dans l'état de santé, les fibres motrices se contractent uniquement par la puissance de la volonté, & par les *causes naturelles*. La force & la vélocité des contractions sont en même-temps réglées par la volonté, ou par les circonstances qui accompagnent les causes naturelles; à ces contractions, produites par la volonté ou par les causes naturelles, il succède toujours promptement un état de relâchement, & ces mêmes contractions ne sont réitérées que quand les mêmes causes agissent de nouveau.

1256. Telles sont les conditions requises pour l'action des fibres motrices dans l'état de santé; mais dans l'état de maladie, les contractions des muscles & des fibres motrices, qui ordinairement dépendent de la volonté, se font sans son concours, ou d'une maniere opposée à la volonté; &

(*a*) Les anciens désignoient sous le nom de *spasme*, tout mouvement convulsif.

les autres fonctions sont déterminées à s'exécuter par l'action de causes qui ne sont ni ordinaires, ni naturelles. Dans ces deux cas ; il peut y avoir deux états différens de contractions. Dans l'un, les contractions sont portées à un degré plus considérable qu'il n'est ordinaire dans l'état de santé, & ne sont pas remplacées par un relâchement spontané ; elles ne cédent pas même facilement à l'extension, ni lorsque les muscles antagonistes sont en action, ni lorsqu'on applique d'autres puissances capables de produire l'extension. Cet état de contraction est ce que l'on a appellé *spasme tonique*, & je le nommerai simplement & strictement *spasme*. L'autre état morbifique de contractions est celui où il succède un relâchement, mais où ces contractions sont réitérées sur le champ sans le concours de la volonté, ou sans une nouvelle action des causes naturelles, & pendant lequel ces contractions sont en même-temps communément plus violentes & plus fortes que dans l'état de santé. Cet état de contraction morbifique est celui que l'on a nommé *spasme clonique*, & que j'appellerai strictement & simplement *convulsion*.

Je suivrai presque dans cette section, la division ordinaire des maladies spasmodiques, en celles qui consistent dans le spasme, ou dans la convulsion ; mais il ne sera peut-être pas en mon pouvoir de m'attacher exactement à cette division.

CHAPITRE PREMIER.

Du Tetanos. (a)

1257. LES nosologistes & les praticiens ont distingué les maladies tétaniques en différentes especes, telles que le tetanos, l'opisthotonos & l'emprosthotonos ; j'ai même placé dans ma nosologie le trismus, ou le serrement convulsif de la mâchoire, comme un genre distinct du tetanos ; mais je regarde aujourd'hui toutes ces distinctions comme impropres, & je pense que tous ces différens termes indiquent des degrés variés d'une seule & même maladie, & qu'ils ne peuvent s'appliquer qu'à celle dont je vais

(a) Le tetanos est une maladie caractérisée par la rigidité spasmodique de plusieurs muscles.

tâcher de donner l'histoire & la cure dans ce chapitre.

1258. Les maladies tétaniques peuvent être produites.

Cette maladie varie en raison de son degré.

I. Dans le tetanos proprement dit, la moitié du corps ou tout le corps est affecté de spasmes.

Ce genre renferme le tetanos & le catochus dont Sauvages a cru devoir faire un genre particulier, 1°. parce que le catochus est une maladie chronique; 2°. parce qu'on n'y observe aucune agitation considérable de la poitrine, ni aucune difficulté de respirer, comme dans le tetanos. Néanmoins comme Sauvages a compris sous la dénomination de catochus, des especes qui différent entiérement par leur nature, M. Cullen n'a rapporté au tetanos que celles qui dépendent de la rigidité convulsive des muscles; il ne reconnoît qu'une seule espece de tetanos idiopathique, qui est celui qui est endémique en Amérique, & il regarde comme la même maladie, la convulsion des Indes, familière aux habitans de l'isle de Bourbon, dans laquelle, à la suite d'une blessure quelconque & même d'une piquure, il survient, si le malade s'expose à l'air froid, lorsque la plaie est guérie, des spasmes dans la partie affectée, qui se communiquent au dos, a la tête, à la mâchoire, & enfin à tout le corps, & enlèvent le malade en peu de temps.

Le tetanos varie en raison de sa cause éloignée qui est interne ou externe, telle que le froid ou les plaies. Quand il est produit par la derniere cause, comme il arrive fréquemment, Sauvages l'appelle tetanos traumatique.

Le tetanos, quelle que soit la cause qui l'a produit, varie encore en raison de la partie affectée. Ainsi,

1°. Le tetanos tonique est celui dans lequel tout le corps, depuis les pieds jusqu'à la tête, est droit, & dans un tel état de rigidité, que si on élève les pieds du malade lorsqu'il est couché, il se soutient uniquement sur l'occiput, de même qu'une statue: dans cette maladie le visage est fort rouge, la respiration est forte & fréquente, la chaleur considérable, le pouls fébrile & plein. Elle se termine communément par la sueur, en sept jours.

2°. Le tetanos holotonique des Péruviens, qui le nomment *pasme*, est la même espece que la précédente.

3°. Le catochus holotonique différe des autres especes de tetanos par l'immobilité de la poitrine.

4°. Le catochus *cervinus*, que les maréchaux appellent mal de *cerfs*, parce que cette affection est familière aux cerfs & aux chevaux, se reconnoît à une dureté extraordinaire de la peau, accompagnée de palpitation du cœur & du tournoiement des yeux. Sauvages a vu cette maladie survenir chez un jeune homme, à la suite de douleurs lancinantes de tous les membres; tout le corps étoit rigide & inflexible, les bras appliqués contre le tronc, les jambes étendues, très-rigides, l'abdomen dur comme une pierre, sans être douloureux au toucher, le col immobile, les mâchoires serrées, la langue conservoit sa volubilité, les yeux étoient vifs, la respiration & l'esprit libres, le pouls tel qu'il est dans l'état de santé.

5°. Le tetanos opisthotonique, ou l'opisthotonos des Grecs, dif-

par certaines causes, dans tous les climats que nous connoissons ; mais elles règnent plus fréquemment dans les

fère des autres espèces, en ce que la tête reste fléchie vers l'occiput, & le corps est courbé en arc & tendu postérieurement.

6°. Dans le tetanos emprosthotonique, que les auteurs appellent emprosthotonos, le corps est fléchi antérieurement, de maniere que le menton pose sur la poitrine, & les genoux sont tournés en devant.

On doit regarder comme symptomatiques, les espèces suivantes de tetanos.

1°. Le tetanos fébrile qui s'observe quelquefois dans les fievres ; 2°. le tetanos hémiplégique, dans lequel une moitié du corps prise latéralement, est affectée de tetanos & douloureuse, & l'autre est paralysée & privée de sentiment. Une fievre aiguë, le délire, la dyspnée, &c. accompagnent cette maladie ; 3°. le tetanos latéral est symptomatique quand il se trouve réuni à la paralysie ; mais quand il existe seul, on peut le rapporter aux variétés du tetanos idiopathique ; 4°. le pleurosthotonos de Starck ne diffère pas de la variété précédente ; 5° le tetanos occasionné par le vice vénérien ; 6°. par les vers qui percent quelquefois les intestins ; 7°. & 8°. par l'affection hystérique & la catalepsie ; 9°. le tetanos observé chez une femme de cinquante ans, que Sauvages appelle *catochus diurnus*, parce qu'il ne duroit que le jour & étoit accompagné d'un profond sommeil, dont on ne pouvoit tirer la malade par aucun stimulant, mais qui se dissipoit naturellement dès que le soleil étoit couché

II Le trismus est un état de rigidité spasmodique, qui affecte particuliérement la mâchoire inférieure.

Les véritables especes de trismus sont,

1°. Le trismus qui attaque les enfans les deux premieres semaines de leur naissance. Cette maladie s'appelle en Amérique *mal de mâchoire* ;

2°. Le trismus traumatique, dont aucun âge n'est exempt, qui est produit par les plaies ou le froid.

M. Cullen regarde comme des variétés de cette espece, 1°. l'angine spasmodique observée par Rud. Zwinger, *Act. Hevelt.* tom. III, chez un jeune homme, neuf jours après une plaie du métacarpe accompagnée de la fracture du doigt. La fievre étoit dissipée, & le malade qui étoit convalescent en apparence, sentit tout-à-coup une difficulté de respirer, accompagnée d'un sentiment de suffocation qui se renouvelloit chaque fois qu'il faisoit des efforts pour avaler ; la mâchoire inférieure étoit fortement serrée contre la supérieure. Il fut ensuite affecté d'un tetanos universel, & périt dix-sept jours après sa blessure ; 2°. la convulsion qui succède à la piquure d'un nerf, d'un tendon ou d'une aponévrose ; 3°. le trismus catarrhal occasionné par l'air froid & humide. Il faut observer que les habitans de Cayenne appellent catarrhe chez les adultes, la même maladie qu'ils désignent sous le nom de mal de mâchoire chez les enfans nouveaux-nés, parce que cette partie est effectivement la premiere affectée. Ainsi le trismus catarrhal ne differe du mal de mâchoire qu'en ce qu'il attaque les adultes.

climats les plus chauds, & le plus communément pendant les saisons les plus chaudes de ces climats (a) : aucun âge,

---

On doit regarder comme fausses les autres especes de trismus admises par Sauvages, en ce que, 1°. elles ne dépendent point du spasme, mais de quelque autre vice des muscles ; 2°. elles sont plutôt convulsives que spasmodiques ; 3°. elles sont plutôt des affections des muscles du visage que de ceux de la mâchoire inférieure, telles que,

1°. Le trismus inflammatoire, qui s'observe quand les muscles de la mâchoire ou les amygdales sont enflammés de maniere à empêcher d'ouvrir la bouche

2°. Le trismus scorbutique, qui dépend de la rigidité des tendons & des ligamens qui retiennent la mâchoire inférieure dans son articulation ; 3°. le trismus *capistratus*, appellé brédissure, qui consiste dans l'impossibilité d'ouvrir la bouche, parce que la partie interne des joues est aglutinée avec les gencives : cette maladie est souvent l'effet de la salivation mercurielle, & l'on dit des malades qui en sont affectés, qu'ils sont bridés, 4°. le trismus vermineux, ou le grincement de dents qui s'observe, tant pendant le sommeil que pendant la veille, chez ceux qui ont des vers ; 5°. le trismus des hypochondriaques, auquel l'on peut rapporter le mouvement involontaire des yeux & de la mâchoire, vulgairement appellé *tic* ; 6°. & 7°. le claquement de dents qui s'observe dans les maladies aigues & dans les fievres intermittentes.

Les autres variétés, telles que le trismus occipital, le maxillaire, le dolorifique & autres, seront aisées à reconnoître, & ne méritent guère que j'en fasse mention ici.

(a) Cette maladie est rare dans les climats tempérés Elle regne toute l'année dans le sud de la Caroline ; néanmoins elle y est moins commune l'hiver que le printemps & l'automne, & elle ne regne jamais avec tant de violence que l'été, parce que les habitans de cette contrée sont alors alternativement exposés à la chaleur brûlante du soleil, & aux orages qui surviennent fréquemment tout-à-coup, & rafraîchissent considérablement la température de l'air.

M. Bajon, dans le Journal de Médecine du mois de juillet 1759, observe que cette maladie est beaucoup plus commune à Cayenne que dans tout autre endroit de l'Amérique, & qu'elle attaque indistinctement les blancs & les noirs, les créoles & les européens. Il dit même, contre ce qu'ont avancé plusieurs médecins, que les blancs y sont aussi sujets que les noirs, & ajoute que dans certains quartiers de l'isle de Cayenne, le tetanos est si commun aux enfans nouveaux-nés, qu'a peine en échappe-t-il un tiers.

Cette maladie affecte plus facilement ceux qui habitent dans le voisinage de la mer, & sur-tout sur les hauteurs exposées aux vents de mer, que ceux qui occupent des endroits plus bas & un peu avant dans les terres On a vu des endroits où cette maladie ne s'est manifestée que quand on eut abattu des bois de haute-futaie, qui mettoient les habitans à l'abri des vents de mer.

Ce qui prouve que l'air est la principale cause du tetanos, c'est

aucun sexe, aucun tempérament, ni aucune complexion n'est à l'abri de ces maladies. Les causes qui les produisent communément, sont le froid & l'humidité appliqués sur le corps lorsqu'il est très-échauffé, & particulièrement les vicissitudes subites du chaud & du froid. La maladie peut être aussi produite par les piquures, les déchirures, ou d'autres lésions des nerfs, dans une partie quelconque du corps. Il y a probablement quelques autres causes capables de produire cette maladie ; mais elles ne sont ni distinctement connues, ni bien déterminées. Quoique les causes que je viens d'exposer, puissent, dans les circonstances convenables, affecter toutes sortes de personnes, néanmoins elles paroissent agir sur les personnes d'un moyen âge, plus fréquemment que sur les vieillards ou les jeunes gens ; elles agissent plus communément sur les hommes que sur les femmes, & sur ceux qui sont forts & robustes plutot que sur ceux qui sont foibles.

1259. Lorsque la maladie est produite par le froid, elle se manifeste communément peu de jours après l'action de ce froid : mais si elle est l'effet de la piquure ou d'une autre lésion d'un nerf, elle ne paroît ordinairement que plusieurs jours après cette lésion, très-souvent lorsqu'il ne reste plus ni douleur, ni mal-aise dans l'endroit où est la plaie ou la contusion, & très-fréquemment lorsque la plaie est entiérement guérie.

1260. Quelquefois la maladie est portée tout-à-coup à un très-grand degré ; mais le plus généralement elle ne parvient que lentement à son état violent. Dans ce cas, elle s'annonce par un sentiment de roideur vers la nuque du col, qui, augmentant par degré (a), rend le mouvement de la

---

qu'il n'attaque guère que des adultes convalescens de quelque maladie aiguë, qui se sont impunément exposés, sur-tout le matin à l'air qui vient du côté de la mer : & on prévient communément le tetanos chez les nouveaux-nés, en les tenant dans une chambre bien close, où l'air extérieur ne puisse pénétrer jusqu'au neuvieme jour de leur naissance : quelques Indiens leur frottent, matin & soir, tout le corps de quelque substance grasse & huileuse pendant les neuf premiers jours, & ils appliquent sur l'ombilic, dès qu'ils en ont fait la section, une emplâtre de quelque substance aglutinative. M. Bajon dit, que par ce moyen ils ne perdent jamais aucun enfant de cette maladie.

(a) La description que donne ici M. Cullen du tetanos, convient particuliérement à celui qui affecte les adultes ; car il paroît, d'après la description qu'en a donnée M. Bajon, que la marche de

tête difficile & douloureux. A mesure que la rigidité du col se manifeste & prend de l'accroissement, on éprouve communément un sentiment de mal-aise vers la base de la langue, qui, par degrès, se change en difficulté d'avaler; & enfin en une interruption totale de la déglutition. Pendant que la rigidité du col augmente, il survient une douleur, souvent violente, à la partie inférieure du sternum, qui de là s'étend dans le dos. Lorsque cette douleur se fait sentir, tous les muscles du col, & particuliérement ceux de sa partie postérieure, sont sur le champ affectés d'un spasme qui repousse fortement la tête en arrière. En même-temps, les muscles releveurs de la mâchoire inférieure, qui, dès les premieres approches de la maladie, étoient affectés d'une rigidité spasmodique, sont alors généralement attaqués d'un spasme plus violent, qui rapproche tellement les dents

---

cette maladie est beaucoup plus rapide & plus mortelle chez les enfans, que souvent ils périssent en douze heures de temps, & qu'il est très-rare que la maladie subsiste jusqu'au cinquieme jour. Dès l'instant que la maladie se déclare, il n'est plus possible de leur rien faire avaler; la respiration devient peu-à-peu difficile; & sur la fin très-laborieuse: le ventre est constipé, mais les urines coulent comme de coutume.

Chez les enfans, cette maladie s'annonce par des cris continuels: ils prennent & quittent tout de suite le tetton de leurs nourrices, & font des efforts inutiles pour tetter: peu de temps après, la mâchoire inférieure commence à se roidir & à s'approcher de la supérieure; le mouvement de la langue devient de plus en plus difficile, les cris, & les pleurs diminuent à proportion que le maladie augmente, les muscles du col & de toute l'épine se roidissent d'une force extrême; la tête reste cependant assez droite par rapport à la ligne verticale du corps; mais le tronc seul décrit une espece de demi-cercle, dont la concavité se trouve du côté des vertèbres du dos; le bas-ventre forme une saillie très-forte en dehors, & il survient une grosseur à l'ombilic qui est quelquefois très-considérable. M. Bajon a observé que plusieurs enfans attaqués de cette maladie, avoient sur la fin, les extrêmités, tant supérieures qu'inférieures, roides & attaquées de quelques petits mouvemens irréguliers, tandis que dans d'autres les membres restoient flexibles & sans la moindre contraction convulsive; la couleur de la peau qui recouvre les muscles de toute l'épine, est d'abord fort rouge, & devient peu-à-peu violette; & toutes ces parties paroissent considérablement gonflées.

M. Bajon a disséqué plusieurs enfans morts de cette maladie: il a trouvé les muscles d'une couleur livide très-foncée: le cours des liquides paroissoit y avoir été intercepté depuis long-temps; les fibres motrices étoient crispées & même repliées sur elles-mêmes, & cassoient, en voulant les alonger, comme si elles eussent été exposées au feu.

l'une

l'une de l'autre, qu'elles ne permettent pas la moindre ouverture.

Cet état se nomme *mal de mâchoire*, & souvent constitue la partie principale de la maladie. Lorsque cette dernière est portée à ce point, la douleur du bas du sternum revient très-fréquemment, & les spasmes de la partie postérieure du col & de la mâchoire inférieure se renouvellent en même temps avec violence & beaucoup de douleur. A mesure que la maladie s'accroît ainsi, un plus grand nombre de muscles sont affectés de spasmes ; dès que ceux du col ont été attaqués, tous ceux de l'épine le sont bientôt, & courbent fortement le tronc en arriere ; ce qui constitue ce qu'on appelle *opisthotonos* (*a*).

Les muscles fléchisseurs & extenseurs des extrémités inférieures, sont communément attaqués dans le même temps, & tiennent les membres étendus & roides. Quoique les muscles extenseurs de la tête & du dos soient ordinairement très-fortement affectés, cependant les fléchisseurs, ou les muscles du col qui poussent la tête en devant, & ceux qui servent à baisser la mâchoire inférieure, sont souvent en même temps dans un état de spasme violent. Pendant tout le cours de la maladie les muscles abdominaux sont vivement affectés de spasme, de maniere que le bas-ventre est fortement retiré (*b*) & paroît dur comme une planche.

Enfin, les fléchisseurs de la tête & du tronc s'affectent si fortement, qu'ils contre-balancent la force des extenseurs, tiennent la tête & le tronc droits, tendus & roides, au point que ces parties ne peuvent se mouvoir en aucun sens, & c'est à cet état que l'on a strictement appliqué le terme de tetanos. Les bras, qui étoient peu affectés avant, s'étendent alors & deviennent roides ; car tous les muscles qui leur appartiennent sont attaqués de spasmes, excepté ceux qui meuvent les doigts, qui souvent conservent jusqu'au dernier moment quelque mobilité. La langue retient

(*a*) M. Bajon a vu une malade attaquée du tétanos à la suite d'une perte très considérable, chez laquelle les muscles de l'épine étoient si violemment contractés que l'os sacrum tendoit à se rapprocher du col & de la tête ; d'où résultoit une concavité très considérable du côté des lombes. Le pouls étoit en même temps petit & très-lent, les sueurs étoient froides, & la malade expira au bout de dix heures.

(*b*) Il paroît d'après la note (*a*) de la page 319, que M. Bajon a observé le contraire chez les enfans.

aussi pendant long-temps sa mobilité ; mais enfin elle est également affectée de spasmes, qui, n'en attaquent que certains muscles, la poussent souvent avec force entre les dents.

Lorsque la maladie est à son plus haut période, chaque organe du mouvement volontaire paroît affecté, & entre autres, les muscles de la face ; le front est ridé, les yeux quelquefois sont contournés, mais communément ils sont dans un état de rigidité, & restent immobiles dans leurs orbites ; le nez est retiré, & les joues sont portées en arriere vers les oreilles, de maniere que toute la figure exprime les contorsions les plus violentes. Lorsque ces spasmes sont aussi universels, il survient communément une convulsion vive, qui met fin à la vie du malade.

1261. Ces spasmes, dans quelque partie qu'ils se manifestent, sont accompagnés des douleurs les plus violentes. Néanmoins, lorsque le spasme est extrême, il n'est pas durable ; au bout d'une minute ou deux, l'état de contraction des muscles diminue jusqu'à un certain point, il ne survient cependant pas un relâchement assez considérable pour permettre l'action des muscles antagonistes. Cette diminution de contraction modere aussi un peu la douleur ; mais aucun de ces deux états n'est de longue durée. De temps en temps, les contractions violentes & les douleurs se renouvellent, quelquefois au bout de dix ou quinze minutes, & souvent sans qu'aucune cause évidente paroisse les produire. Néanmoins il y a souvent des causes qui les déterminent ; car presque tous les efforts que le malade fait pour se mouvoir, tels que ceux qu'il fait pour changer de position, pour avaler, & même pour parler, donnent souvent lieu aux spasmes de se renouveller par tout le corps.

1262. Les attaques de cette maladie sont rarement accompagnées de fievre. Lorsque les spasmes sont généraux & violens, le pouls est contracté, précipité & irrégulier ; & la respiration est affectée de la même maniere : mais dans le temps de la rémission, le pouls & la respiration se rétablissent communément dans leur état naturel. La chaleur du corps n'augmente pas ordinairement ; fréquemment le visage est pâle, & couvert d'une sueur froide ; très souvent les extrémités sont également froides, & une sueur de même genre se répand par tout le corps. Néanmoins, lorsque les spasmes sont fréquens & violens, le pouls est quelquefois plus plein & plus fréquent que dans l'état naturel ; le visage est rouge, & tout le corps est couvert d'une sueur chaude.

1263. La fievre n'accompagne pas constamment cette maladie, sur-tout lorsqu'elle est produite par la lésion des nerfs; néanmoins dans les cas où le tetanos est l'effet du froid, la fievre survient quelquefois, & l'on dit qu'elle a été accompagnée de symptomes inflammatoires. On a souvent eu recours à la saignée dans cette maladie; mais jamais le sang n'a présenté aucune croûte inflammatoire; & toutes les observations semblent confirmer que le sang y est d'une texture plus lâche que de coutume, & qu'il ne se coagule pas comme à l'ordinaire.

1264. Dans cette maladie la tête est rarement affectée de délire, ou même d'une confusion d'idées, si ce n'est dans son dernier période; lorsque, par les secousses réitérées d'une maladie violente, chaque fonction du systême est considérablement troublée.

1265. Il n'est pas moins extraordinaire, que, dans une maladie aussi violente, les fonctions naturelles ne soient ni immédiatement, ni considérablement affectées. Les vomissemens paroissent quelquefois dès le commencement; mais communément ne continuent pas; & il est assez ordinaire de voir l'appétit subsister pendant tout le cours de la maladie; & la nourriture que l'on prend, paroît généralement se digérer assez bien. Les excrétions sont quelquefois affectées; mais cela n'arrive pas le plus communément. L'urine est quelquefois supprimée, ou ne sort qu'avec difficulté & douleur. Le ventre est resserré: mais, comme nous n'avons guere d'autres observations que celles où les narcotiques ont été employés à grandes doses, il est incertain que la constipation soit l'effet des narcotiques ou de la maladie (a). On a plusieurs fois vu dans le tetanos, une éruption miliaire se manifester sur la peau; mais on n'a pas encore décidé si elle étoit un symptome de la maladie, ou l'effet d'un traitement particulier. On n'a pas non plus observé qu'elle fût un signe favorable ou funeste, ou qu'elle produisît aucun changement dans le cours de la maladie.

1266. Cette maladie s'est généralement terminée par la mort; & l'on peut supposer avec raison que c'est une conséquence de sa nature: mais l'on sait que ce n'est que depuis très-peu de temps, que les médecins connoissent la méthode

(a) M. Bajon qui n'a jamais donné les narcotiques à grande dose, & qui a eu au contraire recours aux purgatifs, a observé que la constipation étoit un symptome constant de cette maladie.

curative convenable (*a*) ; & que depuis que l'on y a eu recours, plusieurs malades ont guéri, d'où l'on doit conclure que la tendance fatale de cette maladie n'est pas aussi difficile à éviter qu'on se l'est imaginé.

Si l'on juge de la tendance de cette maladie, d'après les cas particuliers, l'on peut remarquer que quand elle est produite par la lésion des nerfs, elle est communément plus violente & plus difficile à guérir que quand elle est l'effet du froid ; l'on peut observer en outre, que celle qui survient subitement, & qui est portée promptement à un degré très-violent, est toujours plus dangereuse que celle dont les progrès sont plus lents : c'est pourquoi elle est souvent mortelle avant le quatrieme jour ; & passé ce période, on peut regarder le malade comme beaucoup moins en danger ; en général plus le tetanos a duré de temps, moins il y a à craindre. Néanmoins, il faut particuliérement remarquer que cette maladie continue à être dangereuse, plusieurs jours même après le quatre ; & quoique sa force soit considérablement diminuée, elle est sujette à se renouveller avec autant de violence & de danger qu'avant. Jamais elle n'a de solution subite, ou que l'on puisse appeller critique, mais elle se dissipe toujours par degrés, & elle dure souvent très-long-temps avant que tous ses symptomes aient disparu.

1267. D'après l'histoire de la maladie que je viens de décrire, il est évident que l'on ne peut regarder le *tetanos*, l'*opisthotonos* & le *trismus* ou *le mal de mâchoire*, comme des especes différentes, puisque elles sont toutes produites par les mêmes causes, & qu'elles se trouvent presque constamment réunies chez la même personne. Je ne doute pas que l'emprosthotonos (*b*) n'appartienne aussi au même genre ; les

(*a*) Hillary & Chalmers sont les premiers qui ont bien décrit cette maladie, & qui en ont indiqué le véritable traitement, l'un dans son traité des maladies des Barbades, pag 219 ; l'autre dans les observations des médecins de Londres, vol. 1. art. 12

(*b*) M. Bajon parle d'une espece de tetanos qui se guérit presque toujours, & qu'il croit ne pas différer beaucoup de la convulsion que l'on appelle emprosthotonos. Cette espèce se distingue du tetanos ordinaire, en ce que tous les symptomes se déclarent très-lentement. Au bout d'un certain terme de la maladie, il survient par intervalle des mouvemens convulsifs, qui arrivent quelquefois toutes les heures, les demi-heures & les quarts-d'heure ; d'autres fois toutes les deux ou trois minutes : les mâchoires ne se ferment jamais exactement, & la déglutition se fait toujours assez bien : le

anciens en ont fréquemment parlé, l'on ne peut pas en conséquence douter qu'on ne l'ait observé : mais, en même temps, il est certain qu'il se rencontre aujourd'hui rarement. Je ne l'ai jamais vu, & je ne connois aucunes observations où l'on rapporte que cet état particulier de spasmes ait dominé ; c'est pourquoi il ne m'est pas possible d'indiquer les autres circonstances qui l'accompagnent principalement, & qui peuvent le distinguer des autres variétés du tetanos.

1268. Cette maladie prend encore un type différent de ceux dont j'ai parlé plus haut. Les spasmes se bornent quelquefois uniquement à un seul côté du corps, & y occasionnent une tension considérable. C'est ce que Sauvages a nommé le *tetanus lateralis*, & d'autres écrivains modernes *pleurosthotonos*. Il est certain que l'on a rarement observé ce type de la maladie ; & je ne puis trouver dans tous les exemples que l'on en a donnés, aucunes circonstances capables de me déterminer à la considérer autrement que comme une variété des especes dont j'ai déjà parlé, ou à en parler plus au long ici.

1269. Je ne puis nullement tenter de donner la pathologie de cette maladie ; car, la structure des fibres motrices, leur état suivant les différens degrés de contraction, & sur-tout l'état du sensorium, qui détermine diversement les mouvement de la puissance nerveuse, sont tous objets que je ne connois que très-imparfaitement, ou même nullement (*a*). En conséquence, il me paroît que dans une pareille circonstance, c'est une chose vaine & inutile de tâcher de donner

---

tronc ; au lieu de se courber postérieurement, semble se courber en devant ; le malade ne peut rester couché & est obligé de se tenir debout ; la seule situation qu'il peut prendre pour reposer est de se coucher sur le bord de son lit & sur le ventre, ayant les pieds à terre. Dans cette espece de convulsion, la fievre se déclare avec assez de violence sur la fin, & excite toujours une sueur très-abondante, qui semble être critique. Suivant M. Bajon on pourroit ranger cette maladie dans la classe des chroniques, car il en a vu qui ont duré jusqu'à quatre ou cinq mois ; mais communément le terme est de deux ou trois mois avant qu'on en soit totalement guéri.

(*a*) Comme nous ignorons entiérement la nature du mouvement musculaire, nous ne pouvons dire quelle est la condition d'un muscle dans l'état de contraction, ni par conséquent ce qui lui donne de la rigidité. Peut-être, pourroit-on supposer que le cerveau est alors dans un état d'excitement porté à un excès considérable, que l'opium seul peut détruire.

des regles de pratique d'après un plan scientifique ; nous devons être satisfaits d'avoir appris pour diriger le traitement de cette maladie, quelque chose d'utile d'après l'analogie, confirmée par l'expérience.

1270. Lorsque l'on sait que la maladie est produite par la lésion d'un nerf dans une partie quelconque du corps ; le premier, &, à ce que je pense, le plus important pas à faire pour obtenir la guérison, est d'employer tous les moyens possibles pour interrompre toute communication de cette partie avec le sensorium, soit en coupant entiérement les nerfs dans leur cours, ou peut-être en détruisant, dans une certaine étendue, la partie ou l'extrémité des nerfs qui est affectée (a).

1271. L'expérience nous a appris que dans les cas où l'on étoit obligé de tenter la cure de la maladie par les médicamens internes, l'opium étoit souvent un remede efficace ; mais que, pour le rendre tel, il falloit le prescrire à des doses beaucoup plus considérables qu'on ne le fait dans tout autre cas ; on peut même le donner dans cette maladie, avec beaucoup plus de sûreté, à de telles doses, que le corps ne pourroit le supporter dans toute autre condition connue (b). La pratique usitée est de faire prendre l'opium sous forme solide ou liquide, non pas à une dose fort considérable tout d'un coup, mais à des doses modérées, fréquemment réitérées, au bout d'une, deux, ou trois heures d'intervalle, & plus, suivant que la violence des symptomes semble l'exiger. Il paroît même, que quand on en prescrit de très-grandes quantités de cette maniere, il n'agit pas de même que dans la plupart des autres mala-

(a) Le tetanos survient fréquemment à la suite de petites piquures ou de déchirures des nerfs. Hillary recommande dans ce cas, de faire des incisions à travers le nerf, afin de rétablir la sensation entre la partie affectée & le sensorium.

(b) Hillary faisoit prendre en vingt-quatre heures, vingt grains d'opium sous forme solide. Chalmers a donné dans le même temps plus d'une once de la teinture d'opium, & ces doses énormes ne produisoient aucun sommeil. Ce qui prouve que l'on ne peut déterminer dans cette maladie la quantité d'opium que l'on doit prescrire, que d'après les effets qu'il produit. Chalmers le réitéroit jusqu'à ce que le spasme qui se manifestoit au-dessous du sternum diminuât, que les contractions se dissipassent, que le pouls devînt mol, plein & égal, & qu'il se répandit sur tout le corps une moiteur.

dies ; car, quoiqu'il procure quelque rémission des spasmes & des douleurs, à peine produit-il quelque sommeil, ou occasionne-t-il la stupeur, l'ivresse ou le délire, comme il arrive souvent dans d'autres circonstances, où l'on se borne à en donner des quantités beaucoup plus petites. L'on a, en conséquence, très-convenablement observé, que l'opium ne produisant dans les affections tétaniques aucun de ces effets qui pourroient mettre la vie en danger, il n'y a guere ou même pas de raison de l'épargner ; on peut donc le prescrire, & probablement on le prescrira à une dose aussi considérable & aussi promptement que les symptomes de la maladie sembleront l'exiger.

Il faut sur-tout observer que, quoique les premieres doses d'opium aient produit quelque rémission des symptomes, cependant leurs effets sur le systême ne continuent pas long-temps ; & comme cette maladie est sujette à revenir pendant quelque temps, il est communément très-nécessaire de réitérer l'opium à la même quantité qu'avant, dans le temps où l'on croit que ses effets doivent cesser, sur-tout s'il y a la moindre apparence du retour des spasmes. L'on doit agir ainsi tant que la maladie montre quelque disposition à revenir ; & ce n'est uniquement que quand elle a déjà subsisté quelque temps, & que des rémissions considérables & longues ont eu lieu, que l'on doit diminuer les doses de l'opium, & les prescrire à des intervalles plus longs.

1272. Cette maniere d'administrer l'opium a réussi dans beaucoup de cas ; & il est probable qu'elle auroit également réussi dans quantité d'autres, si les praticiens n'avoient pas été trop réservé sur l'usage de ce médicament par timidité, ou si l'interception de la déglutition, qui accompagne si souvent cette maladie, n'avoit pas empêché de le prescrire. Cette derniere circonstance doit nous déterminer à employer l'opium sur le champ & à grande dose dès les premieres approches du tetanos, avant que la déglutition soit devenue difficile ; ou, si l'on perd cette occasion, il faut le donner en lavement, à une dose convenable, & suffisamment réitérée ; ce qui, néanmoins, ne paroît pas avoir été souvent pratiqué jusqu'ici.

1273. Il est très-probable que, dans cette maladie, les intestins sont affectés du spasme qui domine tellement dans les autres parties du systême ; & que, en conséquence, la constipation qui existe dans ce cas est un symptome de la maladie. Il est également probable que cette constipation est augmentée par l'opium que l'on donne en aussi grande dose; mais, quelle qu'en soit la cause, il est certain qu'elle doit contribuer à aggraver la maladie, & que le relâchement du canal intestinal doit concourir à diminuer les spasmes qui existent dans d'autres parties. L'on doit, d'après cette considération, prescrire fréquemment les laxatifs, tant que la déglution peut se faire, ou quand elle est interceptée, donner souvent des lavemens; & l'on a fréquemment observé que les uns & les autres produisoient de bons effets.

1274. L'on a supposé avec quelque probabilité, que l'on pouvoit beaucoup aider l'action de l'opium, dans cette maladie, en le joignant avec quelques-uns des autres antispasmodiques les plus puissans (*a*). Ceux qui promettent le plus, sont le musc & le camphre; quelques praticiens ont pensé que le premier avoit été très-utile dans les différentes especes de tetanos. Mais soit que celui que l'on a employé ait été falsifié, ou que l'on n'en ait pas donné une quantité suffisante, les grands avantages & les propriétés qu'on lui a attribués ne sont pas encore bien déterminés. Il me paroît probable, d'après l'analogie avec l'effet de l'opium, que le musc & le camphre peuvent se donner dans cette maladie, à des quantités beaucoup plus considérables qu'on ne l'a fait dans tout autres cas.

1275. On a communément employé le bain chaud comme remede dans cette maladie, & il a été souvent avantageux; mais autant que j'ai pu m'en assurer, il n'a jamais produit seul la guérison (*b*); bien plus, l'on convient qu'il a été nuisible dans quelques cas, & qu'il a même occasionné la

(*a*) M. Bajon a remarqué que les antispasmodiques, loin de produire quelques bons effets, augmentoient la maladie. Il s'en est tenu en conséquence aux calmans.

(*b*) J'ai vu un cas de tetanos produit par une peur qui supprima les règles chez une jeune personne, où la déglutition étant impossible, la saignée, les vésicatoires, les antispasmodiques donnés en lavement, n'ayant produit aucun effet, la malade étant dans un état désespéré, le bain tiede rétablit la déglutition & dissipa le spasme. On lit dans le Journal de Médecine de 1768, l'observation d'un enfant de huit jours, qui fut attaqué d'un tetanos universel, & qui guérit par le même moyen. M. Bajon qui a eu occasion d'observer fréquemment le tetanos dans l'isle de Cayenne, paroît avoir compté particuliérement pour la guérison sur les bains continuels d'eau tiede. Chalmers commençoit le traitement par la saignée, lorsque le malade étoit pléthorique; il faisoit ensuite prendre un bain tiede, & il a observé que c'étoit communément l'unique moyen capable de rétablir la déglutition.

mort ; je ne puis déterminer si cela a été dû au mouvement du corps, alors nécessaire, qui a renouvellé les spasmes, ou à la frayeur que le bain a excité chez quelques personnes. L'on a fort recommandé, & à ce que je crois, avec beaucoup de fondement, les fomentations partielles, je ne doute pas que ces fomentations appliquées sur les pieds & les jambes, comme on le pratique communément dans les fievres, ne puissent s'employer très-assidument avec avantage, sans beaucoup agiter le malade.

1276. Les applications onctueuses ont été très-fréquemment employées dans cette maladie par les anciens ; & quelques praticiens modernes les ont regardées comme très-utiles : néanmoins leurs effets n'ont pas paru être considérables, & les praticiens Anglois les ont beaucoup négligées, comme n'étant qu'un remede auxiliaire sujet à quelques inconvéniens.

1277. On a autrefois employé la saignée dans cette maladie, mais depuis peu on l'a trouvée préjudiciable, excepté dans un petit nombre de cas où la fievre est survenue chez les pléthoriques. En général, la constitution du corps de l'homme dans les climats chauds n'est pas favorable à la saignée : & si nous pouvons fonder nos indications sur l'état du sang que l'on tire des veines, cet état doit interdire la saignée dans les maladies tétaniques.

1278. L'on a aussi employé autrefois les vésicatoires dans cette maladie ; mais différens praticiens assurent que ce remede est constamment nuisible, & il est aujourd'hui généralement abandonné.

1279. Tels sont les moyens dont l'on a généralement fait usage jusqu'à ce jour ; mais plusieurs praticiens des Indes occidentales nous ont appris depuis peu qu'ils avoient plusieurs fois employé le mercure avec beaucoup d'avantage. L'on dit qu'il faut y recourir de bonne heure dans cette maladie ; que les frictions sont la maniere la plus convenable d'administrer ce remede, & qu'il faut en donner par ce moyen de grandes quantités, de maniere que le corps puisse en être promptement rempli, & qu'il survienne une salivation que l'on doit entretenir jusqu'à ce que les symptomes se moderent. Je ne sais pas encore certainement si cette méthode seule suffit, en général, pour la guérison, ou si on peut l'aider par l'usage de l'opium, & si elle exige qu'on y réunisse jusqu'à un certain point ce remede.

1280. J'ai de plus appris que l'on avoit guéri le tetanos,

dans tous ses différens degrés, en donnant intérieurement le *pissélœum barbadense*, ou, comme on l'appelle vulgairement, le goudron des Barbades. J'ai cru devoir l'indiquer ici, quoique je ne sois pas exactement informé de la quantité que l'on doit en donner, ni des circonstances de la maladie où on peut l'employer le plus convenablement.

1280. Dans la première édition de cet ouvrage; je n'ai pas mis le bain froid au nombre des remedes du tetanos dont j'ai fait mention. J'en avois néanmoins entendu parler (a); mais je ne savois pas encore qu'il eût été employé assez fréquemment pour confirmer mon opinion sur son efficacité générale; & je n'étois pas suffisamment informé de la maniere ordinaire & convenable de l'administrer. Mais actuellement, instruit par un grand nombre de praticiens judicieux qui l'ont fréquemment mis en usage, je puis dire que l'on a tiré un grand avantage de ce remede, dans les essais nombreux que l'on en a faits dans cette maladie; & que l'on a totalement abandonné dans toutes les Indes Occidentales, l'usage du bain chaud dont les effets sont douteux, pour le bain froid que l'on y emploie communément. On l'administre quelquefois en plongeant le malade dans la mer, ou plus fréquemment en versant d'un bassin, ou d'un baquet,

---

(a) Barrere, ancien médecin de Cayenne, dit s'être servi avec succès des douches & des bains d'eau froide dans le tetanos des enfans. Il les faisoit arroser plusieurs fois dès qu'ils commençoient à quitter le mamellon avec de l'eau froide, jusqu'à ce que les parties eussent recouvré leur souplesse naturelle : il assure que les negresses se servent avec beaucoup de succès de cette méthode, qu'elles plongent leurs enfans dans l'eau froide dès qu'elles s'apperçoivent qu'ils commencent à être pris de ce mal, & que communément ils guérissent. Mais M. Bajon avoue que ce moyen n'a jamais réussi. L'on doit attribuer cette diversité d'opinion aux différentes circonstances dans lesquelles ces deux médecins ont employé les bains froids. Ils paroissent particuliérement convenir dans l'espece de tetanos dont les progrès sont lents. Hippocrate les avoit déja recommandés dans ce cas, avec des modifications qui prouvent que ce remède est sujet à beaucoup d'inconvéniens : il veut, 1°. que la maladie ne soit pas produite par une plaie; 2°. que le malade soit jeune; il paroît en conséquence indiquer que ce remede ne convient ni aux enfans, ni aux veillards; 3°. que le malade soit d'une forte constitution; 4°. que la saison soit chaude. Cette derniere restriction paroît sur-tout importante, car il est constant que les bains & les douches d'eau froide sont sujets à moins d'inconvéniens dans les saisons chaudes, où la diathese inflammatoire domine très-rarement, que dans les saisons froides, où l'inflammation est toujours à craindre.

de l'eau froide sur quelques parties & même sur tout son corps : lorsque cela est fait, on l'essuie avec soin ; on l'enveloppe dans des couvertures, on le remet dans le lit, & en même-temps on lui donne une forte dose d'opium. On obtient par ces moyens, une rémission considérable des symptômes ; mais ce calme ne dure pas communément long-temps, la premiere fois qu'on l'a obtenu, les accidens reparoissent de nouveau, au bout de peu d'heures, l'on est obligé de réitérer ce bain & le narcotique. Néanmoins on parvient enfin, en réitérant ainsi ces moyens, à obtenir des intervalles plus longs de repos, & la maladie se guérit entiérement, quelquefois même très-promptement. J'ajouterai seulement qu'il ne me paroît pas, d'après tout ce que l'on m'a appris jusqu'ici, que le bain froid ait été si fréquemment employé, ou qu'on l'ait aussi souvent trouvé utile dans les cas de tetanos, survenus à la suite des plaies, que dans ceux qui étoient produits par le froid.

1281. Je ne peux finir ce chapitre sans dire un mot de cette espece particuliere de tetanos, ou des trismus, qui attaque certains enfans immédiatement après leur naissance, & que l'on a assez convenablement nommé le *trismus nascentium*. Cette espece paroît être une maladie particuliere, en raison des sujets qui en sont affectés, car ces enfans n'ont pas plus de deux semaines, communément même ils n'ont pas encore neuf jours ; de maniere que, dans les pays où cette maladie est fréquente, on regarde comme à l'abri de ses attaques les enfans qui passent le terme que je viens d'indiquer. Le symptome que l'on a particuliérement observé dans cette maladie est le trismus, ou le serrement de la mâchoire, que le vulgaire nomme improprement la chûte de la mâchoire (*a*) ; mais ce symptome n'est pas le seul, cette maladie paroît le plus souvent avec tous les mêmes symptomes que l'on observe dans l'opisthotonos & le tetanos proprement dits, & dans les autres variétés des maladies de ce genre, dont j'ai donné la description plus haut. Cette maladie, de même que les autres variétés de tetanos, est plus fréquente dans les climats chauds ; mais elle n'est pas entiérement bornée, de même que celles qui sont produites par l'action du froid, à ces climats ; car on en a vu des exemples dans

(*a*) On le nomme, dans les colonies françoises, mal de mâchoire, & je me suis servi plus haut de ces termes, pour désigner ce symptome particulier du tetanos.

la plupart des contrées du nord de l'Europe. Dans ces dernieres elle paroît plus fréquente dans certains cantons que dans d'autres ; mais je ne puis déterminer quelles sont ses limites. Elle semble être plus commune en Suisse qu'en France. L'on m'a dit qu'elle étoit fréquente dans les montagnes de l'Ecosse ; mais je n'en ai vu aucun exemple dans le plat-pays. Ses causes particulieres ne sont pas bien connues ; on a proposé différentes conjectures ; mais aucune n'est satisfaisante. C'est une maladie qui a été presque constamment mortelle, communément même dans l'espace de peu de jours. Les femmes sont tellement persuadées que la mort est inévitable, qu'elles n'ont que rarement ou jamais recours à notre art. C'est ce qui fait que nous connoissons peu l'histoire de la maladie, ou les effets des remedes que l'on pourroit prescrire. Néanmoins, l'on pourroit, par analogie, employer les mêmes remedes qui ont été utiles dans les autres cas de tetanos ; & le petit nombre d'expérience que l'on connoît jusqu'ici, semble approuver cette pratique (*a*).

(*a*) M. Bajon dit que toutes ses tentatives ont été infructueuses dans le mal de mâchoire, c'est-à-dire, dans le tetanos des enfans, mais il n'a pas eu recours à l'opium donné à grandes doses. Chalmers croit que ce remede ne convient pas dans ce cas, & qu'on ne pourroit en attendre aucun effet avantageux, en le prescrivant même à très-petite dose. Il ajoute qu'il a guéri un enfant de cette maladie, en le purgeant avec une infusion de rhubarbe, à laquelle il ajouta quelques grains de musc, & un peu d'huile de tartre par défaillance, il recommanda en même temps le bain chaud : il fit donner de fréquens lavemens, avec une infusion de camomille romaine, dans laquelle il fit dissoudre un peu de savon. M. Bajon a donné intérieurement l'huile d'amandes douces, le syrop diacode ; il a fait mettre les malades dans le bain tiede de trois heures en trois heures ; il a prescrit des embrocations avec l'huile, l'onguent d'althea & de populeum, mêlés avec du baume tranquille ; il en a même fait baigner dans l'huile, & il avoue que tous ces remedes n'ont eu aucun succès.

CHAPITRE II.

De l'Epilepsie.

1282. J'AI expliqué plus haut dans 1256, en quel sens je me sers du terme de *convulsion* (*a*).

(*a*) M. Cullen a fait dans sa nosologie un caractère particulier de la convulsion; j'ai cru en conséquence devoir en parler ici.

De la convulsion.

La convulsion est une contraction clonique des muscles, qui est contre nature, dans laquelle il n'y a pas d'assoupissement. N. C. GENRE L.

L'on entend par contraction clonique, un mouvement convulsif d'une ou de plusieurs parties.

La convulsion est idiopathique, ou symptomatique.

Des especes de convulsion idiopathique.

Ces espèces sont, 1°. la convulsion universelle, que l'on a nommée aussi maladie sacrée, parce que le vulgaire la croyoit l'effet de quelque sortilege ou d'une punition divine. Dans cette maladie, chaque partie du corps est nuit & jour dans une agitation violente sans que les fonctions de l'ame en soient troublées; les malades répondent aux questions qu'on leur fait, & boivent & mangent avec avidité, lorsque les muscles qui servent à la déglutition ne sont pas affectés.

2°. La convulsion habituelle que Marcellus Donatus appelle convulsion admirable: cette espece differe de la précédente en ce qu'elle est habituelle, de maniere qu'elle dure des mois & même des années, & revient tous les jours au bout d'un intervalle quelconque; il n'y a communément qu'une partie d'affectée dans cette convulsion, telle que la tête ou le pied. Ainsi Marcellus Donatus vit une femme dont le gros orteil étoit affecté nuit & jour d'un mouvement convulsif, qui dura plusieurs années, jusqu'au temps où la malade mourut.

3°. La convulsion intermittente; cette espece n'est qu'une variété de la précédente, & n'en differe que par la régularité de ses retours.

4°. La convulsion hémitotonos. On a donné ce nom à celle qui n'affecte qu'un côté du corps.

5°. La convulsion de l'abdomen qui consiste dans les mouvemens convulsifs & les soubresauts des muscles du bas-ventre. Cette espèce est très-rare.

6°. La convulsion produite par l'inanition, qui s'observe à la suite des grandes évacuations, ou dans les maladies graves, lorsque les malades sont épuisés & sur le point de périr.

Les convulsions qui affectent le corps humain, varient à plusieurs égards ; néanmoins je ne considérerai ici que le type particulier & le plus fréquent sous lequel elles se manifestent, dans la maladie connue sous le nom d'épilepsie, qu'on peut définir, en disant qu'elle consiste dans les convulsions de la plus grande partie des muscles du mouvement volontaire, accompagnées de la perte du sentiment, lesquelles se terminent par un état d'insensibilité ; & un sommeil apparent (*a*).

7°. La convulsion occasionnée par l'onanisme. La tête est particuliérement affectée, la gorge se gonfle, les sens sont troublés. Cette variété se rapproche beaucoup des accès épileptiques, elle est accompagnée de douleurs du dos & des lombes, d'un état de stupidité, d'une maigreur & d'une foiblesse extrême ;

8°. La convulsion désignée sous les noms de *scelotyrbe festinans*, dans laquelle les malades sont obligés de courir, & font des efforts inutiles pour marcher d'un pas reglé.

Des convulsions symptomatiques.

On doit regarder comme telles, les convulsions qui sont produites par les coups qui ont porté sur la tête, par le calcul des reins, la grossesse, les vers, la fievre.

M. Cullen n'a pas cru devoir traiter séparément de la convulsion, parce qu'elle dépend des mêmes causes que l'épilepsie, & qu'en conséquence les indications sont les mêmes. Néanmoins les causes de foiblesse sont plus sensibles dans la convulsion, & elle dépend plus souvent d'une mobilité locale que de l'état même du cerveau. Ainsi les membres paralytiques & ceux qui sont affoiblis par les ulceres sont fréquemment affectés de convulsions : & l'hémorrhagie spontanée ou artificielle rend la partie d'où le sang a coulé plus sujette aux convulsions D'où l'on peut observer en passant, que cette circonstance prouve que la saignée a plus d'effet sur les parties voisines que sur celles qui sont éloignées. L'on a remarqué aussi que les sétons & les cauteres amaigrissoient & affoiblissoient les parties sur lesquelles ils avoient été long-temps appliqués, & les rendoient sujettes à être affectées de mouvemens convulsifs, par les plus légers.

Les mouvemens convulsifs, ainsi que ceux qui sont purement spasmodiques, arrivent souvent par un défaut de la tension ordinaire. Van-Swieten rapporte qu'une jeune dame que les plus légeres impressions faisoient tomber en convulsion, fut guérie en soutenant son corps avec des ligatures.

Ces détails sont curieux, leur théorie seroit utile si nous pouvions nous y arrêter : mais on peut au moins en conclure qu'il faut, pour guérir la convulsion, dissiper la pléthore par les évacuans, ou corriger la débilité par les fortifians.

(*a*) La convulsion des muscles accompagnée d'un état soporeux constitue le caractere distinctif de l'épilepsie. N. C. GENRE LIII.

M. Cullen rapporte à ce genre l'épilepsie ou la convulsion des

1283. Le type général ou les circonstances principales de cette maladie se ressemblent beaucoup chez les différentes personnes qu'elle attaque. Elle vient par accès, sou-

---

enfans, que Sauvages nomme *eclampsia*, & qui, suivant lui, différe de l'épilepsie ordinaire, parce qu'elle est aiguë, quelquefois remittente, ou même continue. Comme il est très-difficile d'établir partout des limites exactes entre les maladies aiguës & les chroniques, & que communément l'éclampsia ressemble parfaitement à l'épilepsie, tant par les causes qui y donnent lieu, que par ses phénomenes, M. Cullen ne croit pas que l'on doive en faire un genre différent de la premiere.

Les especes sont idiopathiques ou symptomatiques.

Les especes d'épilepsie idiopathique, sont, 1°. l'épilepsie *cérébrale*, 2°. l'épilepsie *sympathique*, 3°. l'épilepsie *occasionnelle*.

1°. L'épilepsie *cérébrale* survient tout-à-coup sans aucune cause évidente; elle n'est précédée d'aucune sensation désagréable, à moins que ce ne soit quelquefois un vertige léger ou la scotomie.

On doit rapporter à cette espece, 1°. l'épilepsie pléthorique produite par la suppression des regles, ou du flux hémorrhoïdal, par l'excès de nourriture ou des liqueurs spiritueuses; 2°. l'éclampsie pléthorique qui est l'effet des mêmes causes; 3°. l'épilepsie cachectique. M. Cullen doute cependant que l'on puisse ici rapporter cette espece. Suivant Sauvages elle peut être produite, premiérement, par les obstructions & la sur-abondance de sérosité: ce qui donne lieu de la confondre avec l'épilepsie séreuse d'Hoffmann & de Pison; secondement par les humeurs âcres répercutées, & l'on peut, par conséquent, la regarder comme la même que l'épilepsie exanthématique; 4°. l'épilepsie produite par la terreur, dont parle Macbride.

2°. L'épilepsie *sympathique* survient aussi sans cause évidente, mais elle est précédée de la sensation d'une espece de vapeur qui paroît s'élever d'une partie du corps, telle que le pied ou la main; & se porter à la tête;

3°. L'épilepsie *occasionnelle* est évidemment produite par une irritation, & cesse dès que l'irritation n'existe plus.

Cette espece varie en raison de la nature de l'irritation. Elle peut être produite par, 1°. les coups portés à la tête; alors on la nomme épilepsie ou éclampsie traumatique; 2°. la douleur, telles que les coliques violentes, l'otalgie, la dentition & les accouchemens difficiles; 3°. les vers; 4°. les poisons, tels que les racines de ciguë, les baies de la belladone, du sumac; 5°. la gale ou autre humeur âcre répercutée; 6°. les crudités contenues dans l'estomac; 7°. les affections de l'ame; 8°. les hémorrhagies excessives; 9°. la foiblesse, telle est l'éclampsie des nouveaux nés.

Les especes d'épilepsie symptomatique, sont celles qui sont produites par les fievres, comme on l'a observé dans 1°. la fievre quarte; 2°. les exanthemes, tels que la petite vérole, la rougeole; 3°. les affections de l'utérus; 4°. les exostoses du crâne qui surviennent dans la maladie vénérienne; 5°. l'hydrocéphale; 6°. l'ischurie.

vent chez ceux qui jouissent en apparence d'une santé parfaite ; ces accès se dissipent après avoir duré quelque temps, & laissent les malades dans l'etat de santé dont ils jouissoient avant : ils sont quelquefois précédés de certains symptomes, qui, chez les personnes qui ont autrefois éprouvé de pareils accès, peuvent en indiquer les approches, comme nous l'expliquerons par la suite ; mais ces préludes mêmes ne paroissent pas communément long-temps avant l'attaque principale, qui le plus souvent survient tout-à-coup sans être nullement annoncée de cette maniere.

Ceux qui sont attaqués d'épilepsie, perdent soudainement tout sentiment & tout mouvement ; de maniere que, s'ils sont debout, ils tombent sur le champ, ou même sont jettés par terre avec des convulsions. Dans cette situation ils sont agités de convulsions vives, qui excitent différens mouvemens des extrémités & du tronc. Communément les membres d'un côté sont dans une agitation plus violente ou plus considérable que ceux de l'autre (*a*). Dans tous les cas, les muscles de la face & des yeux sont très-affectés

(*a*) Il y a communément, pendant que les membres sont ainsi agités, une grande difficulté de respirer accompagnée d'un sifflement & d'une palpitation du cœur très-considérable ; souvent les malades se donnent de grands coups avec la main sur la poitrine ; le visage est boursouflé & livide, la bouche ouverte, le pouls petit & irrégulier, la langue se gonfle, les urines, les excrémens, & même la semence sortent involontairement.

Le paroxysme est quelquefois précédé de douleur de tête, d'un sentiment de pesanteur & de lassitude par tout le corps ; communément le ventre se gonfle, il sort des vents par la bouche, & l'on entend des borborygmes.

Lorsque l'accès est dissipé le malade reste quelque temps rêveur, engourdi, & comme stupide. Il se plaint d'être fort affoibli & abattu, il sent une lassitude par tout le corps, une douleur & une pesanteur d'estomac, accompagnées de gonflement du bas-ventre, & il a quelquefois comme un mouvement de fievre.

Lorsque les paroxysmes d'épilepsie ont été fréquemment réitérés, les malades perdent la mémoire & deviennent entiérement stupides.

L'épilepsie se guérit quelquefois chez les jeunes gens qui n'ont pas encore atteint l'âge de vingt-cinq ans ; mais celle qui est héréditaire ou qui affecte ceux qui sont d'un tempérament mélancolique est incurable.

L'éruption des regles chez les femmes, a fréquemment dissipé l'épilepsie.

Les paroxysmes d'épilepsie sont fort dangereux lorsque la difficulté de respirer est très-considérable.

&

& produisent dans la physionomie différentes contorsions violentes. La langue est souvent dans un état convulsif, & poussée hors de la bouche ; les muscles de la mâchoire inférieure sont en même temps affectés & ferment la bouche avec force, pendant que la langue est poussée entre les dents, d'où il arrive que souvent cette dernière est blessée grièvement.

Il sort communément de la bouche pendant que ces convulsions subsistent, une humidité mêlée d'écume. Ces convulsions cessent pour quelques momens, mais se renouvellent tout-à-coup de nouveau avec une violence extrême. En général elles disparoissent entièrement au bout d'un temps peu considérable ; & le malade reste quelques minutes sans mouvement, mais dans un état d'insensibilité absolue qui ressemble à un sommeil profond. Lorsque ce sommeil apparent a duré quelque temps, le malade recouvre quelquefois subitement ses sens, & la faculté de se mouvoir ; néanmoins le plus souvent cela n'arrive que par dégrès, & il ne se rappelle rien de ce qui s'est passé depuis le moment où il a été pris de l'accès. Pendant les convulsions, le pouls & la respiration sont précipités & irréguliers ; mais lorsque les convulsions cessent, ces fonctions se rétablissent & s'exécutent avec la régularité qui leur est ordinaire dans l'état de santé.

Tel est le type général de cette maladie ; les variétés que l'on y observe chez les différens individus, ou chez le même, dans différentes circonstances, ne consistent qu'en ce que les phénomenes que je viens d'indiquer sont plus ou moins violens, ou plus ou moins longs.

1284. Je pourrois dire que la cause prochaine de cette maladie consiste dans une affection de l'énergie du cerveau, qui ordinairement dépend de la direction de la volonté, mais qui est, dans ce cas, mise en action par des causes surnaturelles, sans le concours de la volonté (a). Je suis obligé

(a) Il faut observer que la force des mouvemens des différens muscles n'est pas toujours proportionnée aux impressions que reçoivent les extrémités des nerfs, mais qu'elle dépend de l'irritation que ces mouvemens occasionnent dans le cerveau. Il paroît qu'en général les différens mouvemens du cerveau sont excités séparement ; mais dans l'épilepsie, où l'énergie de ce viscère est plus considérable que dans l'état naturel, il en résulte plusieurs mouvemens combinés, dont la véritable cause nous est inconnue, parce que nous ignorons quel est l'état du cerveau chez les épileptiques.

de m'arrêter ici ; car, comme je n'ai aucune connoissance distincte de l'état méchanique du cerveau nécessaire à l'execution ordinaire de la volonté, je dois par conséquent ignorer aussi quel est l'état contre nature de la même énergie du cerveau, lorsqu'il y survient des mouvemens irréguliers. Je ne dois pas donc tenter de former les indications curatives, d'après la connoissance de la cause prochaine de cette maladie ; mais je pense que nous pouvons souvent obtenir quelques instructions utiles pour nous diriger dans la curation, en apportant une attention scrupuleuse aux causes éloignées qui disposent d'abord à l'epilepsie & la déterminent. C'est pourquoi je vais présentement indiquer ces causes & en faire l'énumération autant qu'il me sera possible.

1285. On peut considérer les causes éloignées de l'épilepsie comme occasionnelles ou prédisposantes (a) ; il y a, sans doute, certaines causes éloignées qui agissent indépendamment d'aucune disposition particulière ; mais comme il ne nous est pas toujours possible de les distinguer des autres, je les considérerai toutes sous les termes usités d'*occasionnelles* ou *prédisposantes*.

1286. Les causes occasionnelles peuvent, à ce que je crois, convenablement se rapporter à deux chefs principaux : le premier renferme les causes qui paroissent agir en stimulant & excitant directement l'énergie du cerveau ; & le second, celles qui paroissent agir en affoiblissant cette énergie. Je désignerai ces deux espèces de causes sous les termes d'*excitement* & de *collapsus* (b), afin de pouvoir exprimer briévement un fait, sans prétendre expliquer la manière dont il est produit. Je conviens relativement à quelques-unes des causes dont je vais parler, qu'il peut être un peu incertain si elles agissent en occasionnant l'excitement où

(a) Il faut distinguer les causes prédisposantes des occasionnelles, parce qu'il y en a qui donnent lieu à l'épilepsie chez certaines constitutions, & qui ne la produisent pas chez d'autres.

(b) Voyez dans la Physiologie de l'auteur, ses idées sur les fonctions du cerveau. Je me contenterai d'observer ici, que le sensorium commun est dans différens états relativement à son aptitude à agir ; c'est ce qui établit la différence qu'il y a entre la vie & la mort. Pendant la vie nous appercevons plusieurs conditions du cerveau qui le disposent plus ou moins à l'action d'où dépend l'état du sommeil & celui de la veille. L'auteur appelle le premier collapsus, & le second excitement.

le collapsus ; mais ceci ne doit pas nous empêcher d'observer la manière d'agir des autres causes, lorsque nous pouvons le faire avec clarté car cela peut souvent être un moyen utile pour nous diriger dans la pratique.

1287. Premiérement, les causes occasionnelles qui agissent par excitement, sont telles que leur action s'exerce immédiatement & directement sur le cerveau même ; ou bien leur nature est telle que, étant d'abord appliquées sur d'autres parties du corps ; elles se communiquent de-là au cerveau.

1288. Les causes d'excitement qui agissent immédiatement & directement sur le cerveau, peuvent se rapporter à quatre chefs, qui y sont, 1. les stimulans méchaniques ; 2. les stimulans chymiques ; 3. les irritations mentales ; 4. le stimulus particulier de distension extraordinaire (a).

1289. Les stimulans méchaniques peuvent être les instrumens capables de blesser, qui ont percé le crâne & pénétré dans la substance du cerveau ; les esquilles du crâne fracturé, qui agissent de la même manière ; les exostoses aigues, qui tirent leur origine de la surface interne du crâne, ou qui se sont formées dans les membranes du cerveau (b).

1290. Les stimulans chymiques (1288) peuvent être les fluides, qui, par différentes causes, se sont épanchées dans certaines parties du cerveau, & y ont acquis de l'âcreté par la stagnation ou autrement (c).

1291. Les irritations mentales qui agissent par excitement sont toutes les émotions violentes actives, telles que la joie & la colère. La premiere de ces irritations est évidemment une puissance capable de déterminer la maladie, qui agit vivement & immédiatement sur l'énergie du cerveau. Il est évident que la seconde est aussi une puissance qui agit de même. Mais il faut remarquer que la colère ne produit

(a) C'est-à-dire, les irritations occasionnées par une distension extraordinaire des vaisseaux sanguins du cerveau.

(b) On pourroit demander ici si ces causes doivent, pour produire l'épilepsie, agir sur les membranes, ou sur la substance corticale, ou sur la substance médullaire ? Mais ces questions sont insolubles.

(c) On a souvent trouvé des abcès ou des épanchemens considérables dans le cerveau des épileptiques. Mais il est probable que les inflammations qui ont précédé & que la pression qu'exercent les fluides épanchés agissent plus puissamment que le degré d'acrimonie que les liquides ont contracté. Ces cas sont mortels.

pas seulement ses effets de cette maniere ; elle agit encore fortement sur le systême sanguin, & peut même produire le stimulus de distension extraordinaire ; car dans un accès de colère, le sang est poussé avec violence & en plus grande quantité dans les vaisseaux de la tête (a).

1292. On doit mettre au rang des irritations mentales, la vue des personnes attaquées d'un accès d'épilepsie, qui souvent en produit un du même genre dans le spectateur. On peut demander si cet effet peut s'attribuer à l'horreur qu'excite la vue d'une agitation des membres, douloureuse en apparence, & des contorsions que l'on observe dans la figure de la personne épileptique ; ou s'il est uniquement produit par la force de l'imagination ? Il est possible que l'horreur occasionne quelquefois cet effet : mais on doit certainement beaucoup attribuer à ce penchant pour l'imitation, qui, dans tous les temps, est si puissant & domine tellement dans la nature humaine, & qui agit si souvent dans d'autres cas de maladies convulsives, qui n'offrent aucun spectacle d'horreur (b).

1293. Je crois convenable de donner sous ce même chef

(a) Ceci prouve que la colere agit d'abord sur le systême nerveux, mais que ses derniers effets se portent sur le systême sanguin ; d'où il résulte une distension extraordinaire des vaisseaux du cerveau capable de produire l'épilepsie. Il est souvent difficile de déterminer si les passions violentes agissent en produisant l'excitement ou le collapsus, & si leur effet est une conséquence de leur action sur le systême nerveux, ou sur le systême sanguin : néanmoins la plupart, telle que la joie, agissent sur le systême nerveux.

(b) Il paroît en effet que l'horreur n'agit pas seule dans le cas dont il s'agit, car il y a des mouvemens de gesticulation qui ne sont pas des objets d'horreur, qui cependant se communiquent à ceux qui en sont les spectateurs. Ainsi il n'y a rien de si commun que de voir le baillement être produit par la sympathie. Souvent le souvenir seul suffit pour exciter des mouvemens que l'on a déjà éprouvés. Plusieurs personnes vomissent en voyant la phiole qui contenoit le vomitif qu'ils ont pris. M. Cullen a connu une femme grosse qui, étant obligée de se tenir debout pour essayer une robe, fut prise d'un vomissement, auquel elle étoit sujette. On remit la partie au lendemain, & le vomissement revint. La même chose arriva cinq à six jours de suite ; de sorte que pendant tout le temps de sa grossesse, elle ne put pas même voir sa robe sans vomir. Enfin l'histoire du magnétisme animal prouve que la vue seule de personnes attaquées de convulsions, suffit pour en renouveller les accès, sur-tout quand différentes circonstances capables de frapper l'imagination des spectateurs se trouvent réunies, telles que la musique, &c.

comme un exemple d'irritation mentale, *epilepsia simulata*, ou l'épilepsie simulée, dont on a si souvent parlé. Quoiqu'elle puisse avoir été d'abord entiérement feinte, je ne doute pas qu'étant souvent réitérée, elle ne soit devenue enfin réelle (*a*). L'histoire du quiétisme & des exorcismes me conduit à admettre cette opinion, qui est confirmée parce que nous connoissons du pouvoir de l'imagination, pour renouveller les accès épileptiques & hystériques.

1294. Je passe au quatrième chef des irritations qui agissent immédiatement sur le cerveau, & que je pense être dues à la distension extraordinaire des vaisseaux sanguins de cet organe. Il est probable que cette cause a produit l'épilepsie, d'après l'ouverture des cadavres de ceux qui sont morts de cette maladie, où l'on découvre communément des marques qui indiquent qu'il a précédé une congestion dans les vaisseaux sanguins du cerveau (*b*). On pourroit peut-être supposer qu'elle est l'effet de l'accès qui a produit la mort; mais il y a lieu de présumer que la congestion existoit avant, car l'épilepsie est très-fréquemment jointe au mal de tête, à la manie, à la paralysie & à l'apoplexie, maladies qui dépendent toutes d'une congestion dans les vaisseaux du cerveau. L'opinion générale est encore confirmée, en ce que l'on a souvent trouvé, chez ceux qui

(*a*) On a vu des hommes imiter l'épilepsie au point qu'ils supportoient les plus grandes douleurs & même le cautère actuel, sans témoigner aucune sensibilité. Il est difficile de dire si ces mouvemens d'épilepsie dépendent du pouvoir de la volonté. Il paroît qu'ils peuvent être produits par la force seule de l'imagination, en se rappellant des idées qui autrefois avoient donné lieu à cette maladie, & qu'il n'y a de volontaire dans l'épilepsie simulée, que le seul souvenir. Il y a peu de personnes qui n'aient ressenti les effets de pareilles situations M. Cullen dit s'être trouvé dans des circonstances où il étoit près de périr, & que le souvenir seul de ces circonstances, la vue des lieux où il avoit été en danger, suffisoient pour lui donner des mouvemens convulsifs.

(*b*) On a trouvé dans les cadavres de quelques épileptiques, des obstructions des jugulaires, des varices des veines de la tête, & une grande quantité de sérosité répandue entre la pie-mere & la substance corticale du cerveau; dans plusieurs même, dès que le crâne a été ouvert, le cerveau s'est boursouflé de maniere qu'on ne pouvoit pas le remettre, & l'on a trouvé sa substance d'un rouge foncé. Le saignement de nez supprimé a produit aussi des congestions dans les vaisseaux du cerveau qui ont donné lieu à l'épilepsie. D'autresfois on n'a rien trouvé dans les cadavres qui pût indiquer la cause de la maladie; alors on pouvoit la regarder comme l'effet du collapsus.

étoient morts d'épilepsie, des tumeurs & des épanchemens, qui, quoiqu'ils ne parussent pas suffisans pour produire les maladies qui dépendent de la compression d'une portion considérable du cerveau, pouvoient cependant suffire pour comprimer un si grand nombre de vaisseaux, que les autres en devenoient plus sujets à être extraordinairement distendus toutes les fois qu'il survenoit une turgescence plus considérable que de coutume, ou que le sang étoit poussé avec plus de force dans les vaisseaux du cerveau.

1295. Ces considérations seules pourroient suffire pour donner une conjecture probable relativement aux effets de la distension extraordinaire des vaisseaux. Mais cette opinion n'est pas fondée sur une conjecture seule. Il paroît quelle est encore confirmée par le fait, car l'état de pléthore est favorable à l'épilepsie; & toute turgescence accidentelle, ou toute impulsion extraordinaire du sang dans les vaisseaux du cerveau, telle qu'un accès de colère, la chaleur du soleil, ou d'une chambre échauffée, l'exercice violent, les indigestions, ou l'ivresse, sont fréquemment les causes qui produisent immédiatement les accès épileptiques (*a*).

1296. Je hasarderai de plus, de remarquer que cette doctrine pourroit être confirmée par la théorie. J'ai prétendu plus haut, qu'un certain degré de plénitude & de tension des vaisseaux du cerveau, étoit nécessaire pour entretenir l'énergie ordinaire & constante de ce viscere, requise pour la distribution de la puissance nerveuse; il doit en conséquence être suffisamment probable que la distension extraordinaire de ces vaisseaux sanguins, peut devenir la cause d'un excitement violent.

1297. Je viens de faire l'énumération des différentes causes éloignées ou occasionnelles de l'épilepsie; qui agissent par excitement, & affectent immédiatement le cerveau même. Celles qui agissent par excitement sur d'autres parties du corps, mais qui se communiquent de-là au cerveau, sont toutes les impressions qui produisent un degré exquis ou considérable de plaisirs ou de douleur (*b*).

(*a*) La frénésie où le sang se porte avec force dans les vaisseaux du cerveau, est quelquefois accompagnée d'épilepsie. Souvent le paroxysme épileptique répond aux phases de la lune, il est difficile d'en rendre raison; celle qu'en donne Méad n'est pas satisfaisante; peut-être que les corps célestes agissent en occasionnant quelque turgescence dans le cerveau.

(*b*) Les sensations qui ne dépendent pas de la force des impref-

Les impressions qui n'excitent ni plaisir, ni douleur, sont rarement suivies d'effets semblables, à moins qu'elles ne soient portées à un degré violent, & alors on peut considérer leur maniere d'agir comme un genre de douleur : il faut néanmoins remarquer que toutes les impressions fortes qui sont subites & qui surprennent, ou, pour me servir d'autres termes toutes les impressions imprévues & inattendues, produisent fréquemment des accès d'épilepsie.

1298. Il y a certaines impressions qui agissent sur différentes parties du corps, que l'on ne sait dans quelle classe ranger, parce que souvent leur action ne produit aucune sensation : mais il est probable que la plus grande partie agissent par excitement, & doivent être par conséquent rapportées ici. Les principaux exemples de ces impressions sont, la dentition chez les enfans ; les vers ; l'acidité ou une autre acrimonie du canal alimentaire ; les calculs des reins (*a*) ; les matieres âcres des abcès ou des ulceres ; ou l'acrimonie répandue dans la masse du sang, comme on le voit dans le cas de certaines contagions (*b*).

---

sions, telles que celles qui sont produites par les couleurs, les figures, la grandeur, n'agissent pas de cette maniere, à moins que quelques circonstances, telles, par exemple, que la grossesse, ne portent la mobilité au plus haut degré. Mais des sensations plus vives, comme le bruit, la lumiere, les odeurs, un sentiment vif peuvent produire l'épilepsie ; ce que l'on doit rapporter à l'effet des passions violentes quand elles sont subites & inattendues, parce qu'elles peuvent porter l'énergie du cerveau au-delà de ses forces naturelles ; toutes les fois même que l'esprit voudra produire des mouvemens trop forts, ils deviendront plus ou moins irréguliers à raison des circonstances ; car l'action du cerveau est souvent plus active dans un temps que dans un autre. Quelquefois même le chatouillement seul, en excitant l'action des fibres motrices, suffit pour produire des convulsions & même l'épilepsie.

(*a*) Lieutaud rapporte avoir trouvé une pierre dans les reins d'un malade mort d'épilepsie. Ces deux maladies peuvent exister ensemble, comme le remarque Van-Swieten. Néanmoins M Cullen a vu la sortie d'un calcul guérir l'épilepsie. Tout ce qui produit une irritation considérable dans les premieres voies, peut exciter des paroxysmes d'épilepsie.

(*b*) Ainsi le virus variolique produit fréquemment dans le temps de l'éruption, des accès épileptiques chez les enfans.

Les écoulemens habituels sont aussi suivis d'épilepsie lorsqu'ils se suppriment Néanmoins le stimulus occasionné par une acrimonie quelconque, ni sa puissance sédative, ne suffisent pas pour rendre raison de la maniere dont survient l'épilepsie. Mais on peut conjecturer que des maladies qui ont duré long-temps deviennent

1299. Les médecins n'ont pas trouvé de difficulté à comprendre comment les stimulans directs, d'une certaine force, peuvent exciter l'action du cerveau, & produire l'épilepsie; mais ils ont jusqu'ici fait peu d'attention à certaines causes qui affoiblissent évidemment l'énergie du cerveau, & agissent suivant ma manière de m'exprimer, par collapsus. Ces causes excitent cependant l'action du cerveau de maniere à produire l'épilepsie. Je pourrois, à ce sujet, parler de la médicatrice de la nature; & on peut avec fondement se servir de ces expressions : mais comme je n'admets pas la doctrine de Sthal, sur l'administration de l'ame, je ne fais usage de ces termes que pour exprimer un fait, & je ne voudrois pas les employer dans la vue de tenter d'expliquer la maniere méchanique dont les causes de collapsus produisent leurs effets. Néanmoins, je soutiens en même temps qu'il y a certaines causes de collapsus qui deviennent réellement des stimulans, & produisent l'épilepsie.

1300. Plusieurs causes d'épilepsie sont de nature à produire fréquemment la syncope, que je suppose dépendre toujours de causes qui affoiblissent l'énergie du cerveau (1176); d'où je conclus qu'il existe certaines puissances que l'on peut appeller stimulans indirects. On peut trouver quelque difficulté à expliquer comment les mêmes causes occasionnent tantôt la syncope, & d'autres fois la réaction qui se manifeste dans l'épilepsie; je ne tenterai pas de rendre raison de ce fait : mais cela ne suffit pas; à ce que je pense, pour m'empêcher de supposer que ces causes agissent par collapsus. Les exemples particuliers que je vais donner, prouveront, je crois, très-clairement que des causes semblables produisent l'épilepsie.

1301. Le premier exemple que je suppose être de ce genre, est l'hémorrhagie spontanée ou artificielle. L'on sait que la même hémorrhagie produit souvent en même temps la syncope & l'épilepsie; il paroît, d'après un grand nombre d'expériences & d'observations, que les hémorrhagies qui sont assez considérables pour donner la mort, le font rarement sans produire d'abord l'épilepsie.

1302. Une autre cause qui agit, comme je le suppose,

---

nécessaires pour conserver l'équilibre du systême; & que quand elles cessent, l'atonie d'une partie peut se porter vers une autre & même vers le cerveau.

par collapsus, & qui en conséquence produit tantôt la syncope & d'autres fois l'épilepsie, est la terreur; c'est-à-dire, la crainte de quelque accident terrible dont on se voit menacé tout-à-coup (a). Cette cause est plus fréquemment suivie de l'épilepsie que de la syncope, parce qu'elle excite en même temps une émotion subite & considérable (1180).

1303. Une troisième cause qui agit par collapsus, & produit l'épilepsie, est l'horreur; c'est-à-dire, une aversion forte subitement excitée par une sensation très-désagréable, & fréquemment due à une sympathie avec la douleur ou le danger qu'éprouve une autre personne. Comme l'horreur est souvent une cause de syncope, on ne peut guère avoir de doute sur sa manière d'agir quand elle produit l'épilepsie; & il est peut-être possible de l'expliquer d'après ce principe général: de même que le desir excite l'action & donne de l'activité, ainsi l'aversion empêche d'agir, c'est-à-dire, affoiblit l'énergie du cerveau. Les plus hauts degrés d'aversion peuvent en conséquence produire la syncope ou l'épilepsie.

(a) Toutes les causes de syncope, les passions, la terreur, les objets désagréables, la surprise peuvent produire l'épilepsie. Lorsque ces causes sont modérées, elles agissent comme toniques & arrêtent les mouvemens convulsifs; c'est pourquoi l'on s'est quelquefois servi utilement de la peur pour guérir le hoquet, la coqueluche, & même les fievres intermittentes; mais quand ces mêmes causes agissent puissamment, elles produisent la syncope & même la paralysie; ou il en résulte, quand la réaction peut avoir lieu, l'épilepsie, la convulsion & la fievre.

La terreur paroît agir comme toutes les passions sur le systême nerveux, mais ses derniers effets se portent sur le systême sanguin, & le changement de la circulation produit des palpitations, ou une congestion dans le cerveau, & même l'apoplexie ou l'épilepsie. Un marin qui étoit en mer, voyant le vaisseau qui le portoit sur le point d'être brisé contre un rocher, fut tellement saisi de frayeur, que dès l'instant il eut une attaque d'épilepsie. Les retours de chaque accès étoient précédés d'une douleur, d'un gonflement de l'œil & du front, & d'une inflammation de la conjonctive. Ce qui prouve qu'il y avoit congestion dans les vaisseaux du cerveau. Cet homme avoit dix-neuf ans. M. Cullen lui prescrivit la diète végétale, appliqua des sangsues autour de l'œil, mit les laxatifs en usage: ce qui fit cesser les accès pour quelques mois. Mais ensuite le malade se mit entre les mains d'un frere qui étoit médecin, & qui le guérit en le saignant jusqu'à produire la défaillance. Ce qui prouve que l'épilepsie peut se guérir par des remedes capables de diminuer la pléthore & la congestion du cerveau, & que la peur peut, en dérangeant le systême sanguin, donner lieu à une congestion dans les vaisseaux de la tête.

1304. Un quatrieme ordre de causes d'épilepsie, que je suppose agir aussi par collapsus, sont certaines odeurs qui occasionnent la syncope ou l'épilepsie : quant à la syncope, j'ai exposé les raisons (1182) qui me portent à supposer que les odeurs agissent dans ce cas, plutôt comme des substances désagréables, que comme sédatives. Je pense que ces mêmes raisons peuvent s'appliquer ici ; peut-être même pourroit-on regarder tout ce qui est relatif aux odeurs comme des exemples de l'effet de l'horreur, qui par conséquent appartiennent au dernier ordre des causes (*a*).

1305. Le cinquieme chef des causes qui produisent l'épilepsie par collapsus, est l'action de beaucoup de substances que l'on regarde comme poisons, & dont la plupart sont avec raison considérées comme tels. Un grand nombre de ces substances ne donnent la mort qu'après avoir occasionné l'épilepsie. Il est vrai que l'on pourroit dans quelques cas attribuer cet effet à l'inflammation que ces substances excitent quelquefois dans l'estomac & dans d'autres parties du canal alimentaire ; mais la plus grande partie des poisons végétaux manifestent particuliérement une puissance narcotique, ou fortement sédative ; d'où il est probable que c'est par cette puissance qu'ils produisent l'épilepsie, & qu'ils appartiennent en conséquence à ce chef de causes qui agissent par collapsus.

1306. L'on doit rapporter à cette classe des causes éloignées de l'épilepsie, une cause particuliere dont l'action est accompagnée de ce qu'on appelle *aura epileptica*, vapeur épileptique, qui consiste dans la sensation de quelque chose qui se met en mouvement dans quelque partie des extrémités ou du tronc, & de-là monte par degrés vers la tête ; & lorsque cette vapeur y est parvenue, la personne est sur-le-champ privée de sentiment & tombe dans un accès d'épilepsie. Les malades décrivent ce mouvement par le sentiment qu'ils éprouvent ; quelquefois c'est celui d'une vapeur froide, d'autres fois celui d'un fluide qui coule, & dans d'autres cas, d'un petit insecte qui rampe le long de leurs corps ; & très-souvent ils ne peuvent donner aucune idée distincte de leur sensation, qu'en disant en général

---

(*a*) Ceci est vrai, sur-tout relativement à l'odeur qu'exhalent les matieres animales en putréfaction, mais il y a beaucoup d'odeurs qui n'excitent aucun sentiment d'horreur, qui produisent l'épilepsie chez quelques personnes, ou des accès d'asthme.

qu'ils ressentent quelque chose qui se meut le long du corps. On pourroit supposer que cette sensation est produite par quelque affection de l'extrémité ou d'une autre partie d'un nerf, sur lequel agit quelque matiere irritante; & qu'en conséquence, la sensation suit le cours de ce nerf: mais je n'ai pas encore observé qu'elle suivit directement le cours d'aucun nerf, & elle paroît généralement passer le long des tégumens. On a observé que cette sensation, étoit dans quelques circonstances, produite par la pression ou l'irritation d'un nerf, ou qu'elle étoit même la conséquence d'une contusion ou d'une plaie; mais ces exemples sont plus rares, & l'effet le plus ordinaire des contusions & des plaies est le tetanos. Les plaies produisent ce dernier effet, sans exciter aucune sensation de vapeur, ou d'une autre espèce de mouvement, qui des parties blessées se porte à la tête; au contraire, la vapeur qui produit l'épilepsie commence souvent dans une partie qui n'a pas été blessée avant, ou contuse, & dans la quelle on ne peut que rarement découvrir la nature de l'irritation (*a*).

Il est naturel d'imaginer que cette vapeur épileptique est la preuve d'une irritation ou d'un stimulus direct, qui agissant sur la partie; se communique de-là au cerveau, & que l'on auroit dû, en conséquence, mettre au nombre des causes, qui agissent par excitement; mais la différence remarquable que l'on observe dans des causes semblables en apparence, qui produisent le tetanos, laisse quelque doute sur cet objet.

1307. Après avoir fait l'énumération des causes occasionelles de l'épilepsie, je vais considérer les prédisposantes. Entre celles dont j'ai parlé plus haut, il y en a un si grand nombre qui n'agissent que sur certaines personnes, qu'on doit supposer qu'il existe chez elles une disposition particulière; mais il n'est pas aisé de déterminer en quoi elle consiste.

1308. Un grand nombre de causes occasionnelles consistent dans des impressions foibles, qui souvent ne produisent que peu ou point d'effet sur la plupart des hommes;

(*a*) Le globule hystérique paroît agir d'une maniere analogue à la vapeur épileptique: il commence par un sentiment de distension globuleuse dans la partie gauche du colon, & se communique par degrés jusqu'au cerveau. Ces deux causes semblent agir par une puissance sédative, mais il faut observer que des sensations qui se forment dans le cerveau, peuvent se manifester ailleurs que dans ce viscere même, & paroître exister dans des parties éloignées.

d'où je conclus que ceux qui sont affectés par ces causes, sont plus faciles à émouvoir que les autres, & qu'en conséquence, il y a dans ce cas une certaine mobilité qui produit la disposition à la maladie. Je rendrai peut-être ce sujet plus clair, en prouvant d'abord qu'il y a une plus grande mobilité de constitution chez certaines personnes que chez d'autres.

1309. Cette mobilité se reconnoît particuliérement par l'état de l'esprit. Les personnes chez qui elle domine sont aussi facilement animées par l'espérance, qu'accablées par la crainte; elles passent aisément & promptement d'un état à l'autre; il faut peu de chose pour leur plaire, & elles sont portées à la gaieté, mais elles se mettent en colere, & prennent de l'humeur avec autant de facilité; les moindres impressions les émeuvent vivement, & cependant aucune ne les affecte long-temps: cet état constitue le tempérament de l'enfance, *qui colligit ac ponit iram temerè; & mutatur in horas*; c'est le tempérament variable & changeant des femmes, *varium & mutabile fœmina*; & il n'y a personne qui n'apperçoive & ne reconnoisse chez les enfans & chez les femmes une certaine mobilité d'esprit (*a*). Mais cela tient nécessairement à un état analogue du cerveau: c'est-à-dire, à une mobilité pour toute espèce d'impression, qui, en conséquence, rend cet organe sujet a éprouver facilement une vicissitude d'excitement & de collapsus, qui sont tous deux portés à un degré considérable.

1310. Il y a en conséquence chez certaines personnes, une mobilité de constitution, qui tire généralement son ori-

---

(*a*) Cette mobilité s'observe aussi chez les convalescens, & chez tous ceux qui sont affoiblis par des évacuations violentes. Rien n'est plus commun que de voir des personnes d'un caractère naturellement doux, devenir colères & intraitables lorsqu'elles sont malades. Ce qui prouve que l'ame & le corps, quoique constituant deux substances distinctes, ont une connexion si intime que l'état de l'un doit facilement affecter l'autre: les causes qui donnent lieu aux maladies convulsives, prouvent que l'état du corps affecte diversement l'ame en rendant le cerveau plus susceptible d'excitement ou de collapsus.

Quelle que soit l'origine de cette mobilité du cerveau, il est certain qu'elle augmente lorsque les causes qui y donnent lieu sont souvent réitérées. C'est pourquoi les accès d'épilepsie sont plus rebelles lorsqu'ils sont durables & fréquens. Cette observation est très-importante pour la pratique, & indique qu'il faut toujours prévenir les accès d'épilepsie, quoiqu'on n'en puisse pas détruire la cause.

gine de l'état des fibriles primitives, & cette mobilité est plus parfaite à un certain période de la vie, que dans d'autres; mais quelquefois elle est produite, & particuliérement modifiée, par certaines circonstances qui se rencontrent dans le cours de la vie.

1311. Cette mobilité consiste dans un degré plus considérable de sensibilité ou d'irritabilité. Les médecins regardent ces conditions comme tellement unies, qu'on peut considérer les constitutions où elles se trouvent comme n'en formant qu'une seule qui est de la même nature : néanmoins je crois qu'elles different entre elles; & que la mobilité peut dépendre tantôt de l'augmentation d'irritabilité, & d'autres fois de l'augmentation de sensibilité : si, par exemple, une action qui a eu déjà lieu, devient, quand elle est réitérée, plus aisée à exciter, & agir avec plus de force, je ne considère ce cas que comme un accroissement d'irritabilité. Je n'irai pas plus loin sur cet objet, par ce qu'il suffisoit d'indiquer le cas dont je viens de parler pour expliquer comment l'épilepsie & les convulsions de tout genre sont excitées plus aisément, deviennent facilement habituelles, & sont en conséquence plus difficiles à guérir quand elles sont souvent réitérées.

1312. De quelque manière que l'on distingue la sensibilité & l'irritabilité, il paroît que la mobilité qui est la cause prédisposante de l'épilepsie, dépend plus particuliérement de la foiblesse, ou d'un état de pléthore du corps.

1313. Il est aisé de voir jusqu'à quel point la foiblesse peut contribuer à cet effet, peut-être en augmentant la sensibilité, en observant que les enfans, les femmes & autres personnes chez lesquelles il y a une foiblesse évidente, sont plus fréquemment sujettes à cette maladie que d'autres.

1314. On ne peut douter que l'état de pléthore dispose à cette maladie; ses effets sont évidens, elle affecte fréquemment les personnes pléthoriques; elle est communément déterminée comme je l'ai dit plus haut, par des causes capables de produire une turgescence extraordinaire du sang; & on l'a fréquemment guérie en diminuant l'état de pléthore.

Différentes considérations peuvent nous faire concevoir comment l'état de pléthore doit disposer à cette maladie (*a*).

(*a*) La pléthore dépend particuliérement, tout étant égal d'ailleurs, d'un état de relâchement des vaisseaux; elle indique que

Premiérement ; cet état suppose le plus communément un relâchement des solides, & en conséquence une certaine foiblesse des fibres motrices ; deuxiémement, quand l'état de pléthore existe, le ton des fibres motrices dépend d'avantage de leur tension que de leur puissance inhérente (*a*). Or, comme cette tension dépend de la quantité des fluides contenus dans les vaisseaux sanguins, & de l'impétuosité de la circulation, qui sont l'une & l'autre très-susceptibles de changemens, & fréquemment altérées par un grand nombre de causes, ces changements fréquens doivent donner lieu à la mobilité ; troisiémement, l'état de pléthore, en favorisant la congestion du sang dans les vaisseaux du cerveau, doit les rendre plus susceptibles d'être affectés par toute turgescence générale du sang dans le systême (*b*), & produire en conséquence une plus grande disposition à cette maladie.

---

les gros vaisseaux sont foibles en proportion de la résistance qu'opposent les conduits excrétoires : c'est cette résistance qui donne lieu à l'accumulation des fluides dans les gros vaisseaux.

(*a*) La force inhérente est la disposition naturelle à se contracter dont jouissent les artères & les fibres musculaires. Lorsque la pléthore est extrême, elle donne lieu à un degré de tension qui produit en quelque sorte des oscillations plus considérables que dans l'état naturel ; c'est de ces oscillations que dépend la mobilité, qui, à son tour, peut augmenter le degré de tension. Ainsi le ton & l'élasticité des corps élastiques sont augmentés par la tension.

(*b*) La pléthore, en favorisant la congestion du cerveau, le rend sujet à des changemens prompts & fréquens, & donne lieu à cette mobilité dont dépendent très-fréquemment les maladies convulsives, & en particulier l'épilepsie.

L'on voit que les mêmes causes qui produisent l'épilepsie peuvent, quand elles se trouvent réunies à certaines circonstances particulières, occasionner la paralysie & l'apoplexie. Quand l'épilepsie a succédé à la paralysie ou l'a précédée, on trouve souvent des congestions dans le cerveau, & il y a lieu de croire que la paralysie & l'apoplexie qui succédent à une ancienne épilepsie, sont produites par la compression ; & l'on ne peut alors douter que l'épilepsie ne soit l'effet de la turgescence des fluides & de l'impétuosité de la circulation, qui, étant portées a un degré plus considérable, produisent la paralysie & l'apoplexie. L'épilepsie est d'ailleurs souvent précédée d'un degré de stupeur, & succéde quelquefois à la paralysie qui dépend d'hydropisie, ce qui prouve qu'elle est fréquemment l'effet de la compression : elle paroît dépendre rarement du collapsus, à moins qu'il ne soit subit ; car quand le collapsus vient lentement, il occasionne la paralysie, mais la turgescence soudaine peut produire l'épilepsie.

1315. Il y a une autre circonstance du corps qui dispose à l'épilepsie, dont il ne m'est pas aussi aisé de rendre raison, savoir l'état de sommeil : mais quoi qu'il en soit, il paroît que dans le fait, cet état produit la disposition dont je parle ; car, chez plusieurs personnes sujettes à cette maladie, les accès n'arrivent que dans le temps du sommeil, ou dans l'instant même de leur reveil. Haen rapporte une observation, dans laquelle il est évident que la disposition à l'épilepsie dépendoit entiérement de l'état du corps pendant le sommeil.

1316. Après avoir ainsi considéré, en général, les causes éloignées de l'épilepsie, je vais parler sur-le-champ de sa curation ; car ce n'est, comme je l'ai dit, que d'après la connoissance de ces causes, que nous pouvons établir des regles capables de nous diriger dans le traitement de cette maladie.

J'observerai d'abord que la maladie peut être considérée comme sympathique ou comme idiopathique (*a*) ; je vais en conséquence parler séparément de ces deux cas, & je crois convenable de commencer par le premier.

1317. Lorsque l'épilepsie est vraiment sympathique, & qu'elle dépend d'une affection primitive de quelque autre partie du corps, telle que l'acidité ou les vers contenus dans le canal alimentaire, la dentition ou d'autres causes semblables, il est évident qu'il faut, pour obtenir la cure, détruire ces affections primitives ; mais ce seroit nous écarter de notre objet que de dire ici comment on doit traiter ces maladies primitives.

1318. Il y a néanmoins un cas particulier d'épilepsie sympathique, c'est-à-dire, celui où elle est accompagnée

(*a*) L'épilepsie idiopathique dépend des causes qui affectent immédiatement le cerveau, & la sympathique dépend de l'affection des parties éloignées. Cette derniere espece est en général très-difficile à distinguer, parce que les sensations que nous croyons éloignées du cerveau peuvent en dépendre, sur-tout quand l'épilepsie est plutôt due à des causes prédisposantes qu'à des affections locales. Ainsi c'est à tort que Sauvages regarde comme sympathique l'*aura epileptica*, parce qu'elle peut dépendre d'une affection originelle du cerveau. L'accès peut cependant être regardé comme sympathique, puisqu'il se guérit en détruisant l'affection locale. Néanmoins on a vu l'épilepsie se reproduire après la destruction de la partie d'où venoit l'*aura* ; ce qui prouve que cette vapeur n'indique pas toujours le siege du mal.

de l'*aura epileptica*, qui s'annonce de la manière que j'ai décrite dans 1206, & qui indique évidemment qu'il existe une affection particulière dans l'endroit d'où elle s'élève; mais comme dans beaucoup de cas semblables il ne nous est pas possible de découvrir de quelle nature est cette affection, je ne puis qu'offrir les regles générales suivantes.

Premiérement, lorsque la partie peut être détruite entiérement sans danger, nous devons tâcher de le faire en la coupant, ou bien en la détruisant par le moyen du cautère actuel ou potentiel (*a*).

Deuxiémement, lorsque l'on ne peut convenablement détruire la partie, il faut tenter de corriger l'affection morbifique qui y réside en appliquant un vésicatoire, ou en établissant un cautère perpétuel sur cette partie.

Troisiémement, lorsque ces moyens sont impraticables, ou ne réussissent pas, & que la maladie semble naître de l'extrémité d'un nerf particulier qu'il est facile de pouvoir saisir dans son cours, il faut couper ce nerf en travers (*b*), comme je l'ai proposé plus haut au sujet du tetanos.

Quatriémement, lorsque l'on ne peut connoître si l'*aura* part d'un lieu ou d'un point déterminé, de maniére à pouvoir se diriger dans les opérations dont je viens de parler, mais qu'il est cependant possible de s'appercevoir de ses progrès le long du membre, l'on peut fréquemment prévenir l'épilepsie en appliquant une ligature sur le membre, au-dessus de la partie d'où commence l'*aura* : il est bon d'employer toujours ce moyen (*c*), parce qu'en prévenant

(*a*) On trouve dans les essais d'Edimbourg, l'exemple d'un épileptique qui fut guéri en détruisant la tumeur d'où l'*aura epileptica* sembloit prendre son origine. On doit recourir au cautère actuel ou potentiel lorsqu'il n'y a pas de tumeur apparente. On a vu aussi la carie du gros orteil produire des attaques d'épilepsie que l'on ne put prévenir qu'en guérissant la carie. Les Indiens brûlent dans cette maladie, avec succès, le talon jusqu'au tendon d'Achille, & tiennent long-temps le cautère ouvert.

(*b*) Ainsi Albinus rapporte que la convulsion de la mâchoire supérieure fut guérie en coupant le nerf sous-orbitaire. M. Cullen a vu un gentilhomme qui, à la suite d'une blessure du pouce, fut attaqué d'une épilepsie dont l'*aura* commençoit par ce pouce, & qui fut guéri en coupant le nerf de la partie.

(*c*) M. Cullen se servit de ce moyen pour un jeune homme dont l'*aura* commençoit par la main, il fit appliquer constamment un tourniquet au-dessous du coude; par ce moyen il prévint souvent

l'accès, on interrompt l'habitude de la maladie, & que d'ailleurs les compressions fréquentes rendent les nerfs moins propres à propager l'*aura*.

1319. La cure de l'épilepsie idiopathique doit, comme je l'ai dit plus haut, être dirigée par la connoissance des causes éloignées. Il y a, en conséquence, deux indications générales à remplir : la premiere consiste à éviter les causes occasionnelles ; & la seconde, à détruire ou corriger les causes prédisposantes.

Cette méthode néanmoins n'est pas toujours uniquement palliative ; car dans beaucoup de cas, on peut considérer la cause prédisposante comme l'unique cause prochaine, & en conséquence notre seconde indication peut être souvent regardée comme vraiment curative.

1320. Il est évident, d'après l'énumération que j'ai faite plus haut, que la plupart des causes occasionnelles qui sont en notre puissance (*a*), demandent uniquement à être connues, afin de pouvoir les éviter ; & les moyens de le faire sont assez aisés à connoître. C'est pourquoi je me contenterai de proposer ici un petit nombre de remarques.

1321. Une des causes occasionnelles les plus fréquentes est la distension extraordinaire des vaisseaux (1314) : je dirai par la suite comment on doit l'éviter lorsqu'elle dépend de l'état de pléthore du systême. Mais comme non-seulement chez les pléthoriques, mais même chez ceux qui sont d'une constitution facile à émouvoir, la turgescence occasionnelle est un moyen fréquent de produire l'épilepsie, on doit sur-tout s'occuper très-constamment d'éviter cette turgescence chez les personnes sujettes à cette maladie.

1322. Les autres causes occasionnelles les plus fréquentes sont toutes les impressions violentes qui agissent subitement sur les sens : ces impressions, dans les constitutions faciles à émouvoir, interrompent la force ordinaire, la vélocité, & l'ordre des mouvemens du systême nerveux, & pro-

---

vent l'accès, en augmentant la compression dès que l'*aura* commençoit à paroître.

Quelques auteurs ont recommandé, dans la même vue, d'appliquer les cautères & les véficatoires entre la tête & la partie d'où part la vapeur ; mais lorsque l'épilepsie est ancienne, & que la tête est affectée idiopathiquement, il paroît plus avantageux d'appliquer les cautères & les véficatoires près de la tête.

(*a*) L'auteur s'exprime ainsi, parce que plusieurs de ces causes sont incurables, telles que les exostoses, &c.

duisent, en conséquence, facilement l'épilepsie. Il faut donc que les personnes sujettes à cette maladie prennent les plus grandes précautions pour se mettre en garde contre ces impressions, & spécialement contre celles qui sont de nature à exciter quelque émotion ou quelque passion de l'ame.

1323. Il y a un grand nombre de cas où il n'est pas possible de corriger ni de détruire la cause prédisposante de l'épilepsie; l'on ne peut alors qu'en prévenir le retour en évitant, avec la plus grande attention, les causes occasionnelles; & comme la fréquence des accès & l'habitude rendent souvent la maladie plus rebelle, il est de la plus grande importance, pour obtenir la guérison, d'en éviter les retours fréquens.

Tel est le petit nombre de remarques que je puis offrir relativement aux causes occasionnelles; & il me reste à observer que, le plus souvent, on n'obtient la cure complète, ou, suivant l'expression commune, la cure radicale, qu'en détruisant ou en corrigeant la cause prédisposante.

1324. J'ai dit plus haut que la cause prédisposante de l'épilepsie étoit une certaine mobilité du sensorium, qui dépendoit de la pléthore, ou d'un certain état de foiblesse du systême.

1325. J'ai exposé fort au long ci-devant, dans 1283 *& suiv.* comment on doit corriger l'état de pléthore du systême, & il est inutile de répéter ici ce que j'ai dit. J'ajouterai seulement que l'on y parviendra, sur-tout en dirigeant convenablement l'exercice & le régime; & quant au dernier, il faut particuliérement observer ici qu'un genre de vie abstême a fréquemment été le moyen le plus certain de guérir l'épilepsie (*a*).

(*a*) Les choses dites non-naturelles, telles que l'exercice, le régime, les *excreta* & les *retenta* influent souvent sur la durée & sur les retours plus ou moins fréquens de l'épilepsie; & en écartant les causes occasionnelles de ce genre, on peut affoiblir la disposition primitive Ainsi, les purgatifs ont souvent arrêté les accès. Boerhaave rapporte que plusieurs épileptiques ont été guéris en vivant uniquement de biscuit & en faisant beaucoup d'exercice. La diète lactée a réussi dans des cas où tous les autres remèdes avoient été inutiles, comme le rapportent Cheyne & Lobb. Il est sur-tout essentiel d'éviter tout ce qui peut porter le sang à la tête; par exemple, la chaleur du soleil, les bains chauds, l'exercice violent, les passions vives & les liqueurs spiritueuses.

1326. On peut, en considérant la nature de la matiere que rendent les cautères, supposer qu'ils sont un moyen continuel de prévenir l'état de pléthore du systême ; c'est peut-être pour cette raison qu'ils ont été si souvent utiles dans l'épilepsie. Il est même possible que les avantages que l'on en retire dans ce cas, soient dus à ce que les cautères déterminent des turgescences accidentelles dans l'endroit où ils sont ouverts, & qu'en conséquence ils détournent jusqu'à un certain point l'action de ces dernieres sur le cerveau (*a*).

1327. On pourroit croire que la saignée seroit le moyen le plus efficace de corriger l'état de pléthore du systême : elle l'est en effet lorsque cet état est porté à un degré considérable, & menace vivement de produire des effets morbifiques. La saignée est donc convenable & nécessaire dans des circonstances semblables ; mais nous avons observé plus haut qu'elle n'étoit pas le moyen propre de prévenir le retour de l'état de pléthore, & qu'au contraire elle le favorisoit souvent ; en conséquence, l'on ne peut pas conseiller ce remède dans toutes les circonstances d'épilepsie. Il y a néanmoins un cas où le retour périodique ou accidentel de plénitude & de turgescence du systême sanguin, donne lieu à la maladie de reparoître. Alors, si l'on a négligé les moyens de prévenir la pléthore (*b*), ou que ces moyens

---

(*a*) L'on a fait usage avec succès des cautères pour prévenir la pléthore : ils procurent une évacuation constante de la partie glutineuse de la lymphe qui sert à la formation du pus. Cet écoulement détruit la détermination qui se faisoit vers une partie & l'attire vers l'endroit où est le cautère. Si l'on veut empêcher la détermination de se porter au cerveau, il faut appliquer le cautère près de la tête, & le faire grand & large ; cette précaution est sur-tout essentielle lorsque l'on préfére le vésicatoire perpétuel. L'effet des cautères ou des vésicatoires paroît, dans ce cas, être en quelque sorte analogue aux solutions spontanées que la nature affecte quelquefois dans cette maladie, par des pustules, des croûtes muqueuses, ou des ulcères qui se forment sur la tête dans le premier âge de la vie ; & l'on sait que souvent ces maladies répercutées ont produit l'épilepsie chez les enfans. On a vu des ulcères survenus accidentellement opérer la guérison. Ainsi Willis parle d'une fille qui, étant tombée dans le feu, n'eut point d'attaque tant que les plaies restèrent ouvertes ; mais elle y fut sujette de nouveau quand la cicatrice fut fermée. Septal a appliqué avec succès de larges vésicatoires sur toute la tête, lorsque l'épilepsie étoit causée par la lésion de cet organe. D'autres ont guéri par l'application d'un cautère sur la suture sagitale ou derriere la tête.

(*b*) L'exercice modéré & l'abstinence sont peut-être les seuls

aient été sans efficacité, il est absolument nécessaire d'observer le retour de ces turgescences, & de prévenir leurs effets par l'unique moyen certain que nous connoissions, c'est-à-dire, par des saignées copieuses (*a*).

1328. La seconde cause de mobilité que nous avons admise, est l'état de foiblesse. Cet état peut être incurable lorsqu'il est dû, comme il arrive fréquemment, à la conformation originelle ; mais quand il est survenu dans le cours de la vie, on peut parvenir à le corriger ; & dans tous les cas, il ne faut rien négliger pour arrêter & prévenir ses effets.

1329. Les moyens de corriger la foiblesse, autant qu'il est possible, consistent à exposer souvent le malade à l'air frais, à user fréquemment du bain froid, à faire un exercice proportionné à la force & à la constitution du malade, & peut-être à recourir aux astringens & aux toniques.

Ces remèdes conviennent pour fortifier la puissance inhérente des solides ou des fibres motrices : mais comme leur force dépend aussi de leur degré de tension, on peut, lorsque la foiblesse est produite par l'inanition (*b*) y remédier,

---

moyens de prévenir la pléthore & de dissiper l'affection locale du cerveau, qui n'occasionne l'épilepsie que quand la turgescence ou la réunion même d'autres causes y donnent lieu. Mais que la pléthore agisse comme cause directe ou non, il est certain que la plupart des malades qui ont été guéris, ont dû cet avantage à l'abstinence plutôt qu'à tout autre remède.

(*a*) Quand l'épilepsie dépend de congestion ou de pléthore universelle, les grandes saignées sont absolument nécessaires. Mais quand elle dépend uniquement de l'augmentation de ton, comme il est arrivé quelquefois, il suffit de tirer quelques onces de sang. Lorsque la maladie est ancienne, les ventouses & les scarifications sur les tempes sont convenables. Lorsque l'on saigne, ce doit toujours être des jugulaires ou du bras ; l'expérience a démontré que cette pratique étoit la plus avantageuse.

(*b*) L'inanition diminue la tension des fibres, favorise la mobilité, & paroît agir dans ce cas en produisant la foiblesse ; il faut alors recommander de bons alimens, mais prendre garde d'en donner une trop grande quantité, parce que le moindre degré de pléthore peut, chez les personnes foibles, produire le retour de l'épilepsie Il est donc difficile, dans le cas où l'on soupçonne l'inanition, de procurer un certain degré de plénitude sans danger, parce que les solides acquièrent une certaine contractilité qui constitue une partie de l'équilibre du systême. Alors on ne peut occasionner une distension des vaisseaux sans donner lieu en même-temps à l'irritation. Néanmoins il y a des cas où on peut le faire sans danger & même avec avantage, Par exemple, M. Cullen eut

en rétablissant la plénitude & la tension des vaisseaux par un régime nourrissant ; & j'ai vu des exemples qui prouvent que cette pratique est convenable & heureuse.

1330. Les moyens d'arrêter les effets de la foiblesse & de la mobilité qui en dépend, consistent dans l'usage des toniques & des antispasmodiques.

Les toniques sont, la crainte, ou un certain degré de terreur ; les astringens, certains végétaux & certains minéraux toniques, & le bain froid.

1331. La crainte, ou un certain degré de terreur, peut être utile pour prévenir l'épilepsie : nous en avons une preuve remarquable dans la maniere dont Boerhaave guérit l'épilepsie qui régna à Haerlem, dans l'hôpital des pauvres orphelins. *Voyez* le traité de Kauu Boerhaave, intitulé *Impetum faciens*, § 406 (*a*). J'ai vu aussi plusieurs autres exemples du même genre.

à traiter un jeune homme fort & vigoureux, sujet à l'épilepsie ; il lui prescrivit une diète végétale, & l'abstinence du vin pour prévenir la pléthore ; mais ce fut sans succès : à la fin, il guérit en changeant de régime & en prenant beaucoup de nourriture : ce qui prouve que l'inanition peut être une des causes éloignées de l'épilepsie. M. Cullen a vu aussi un cas où la saignée & les purgatifs avoient nui, & où la guérison fut opérée par les toniques. Galien rapporte l'observation d'un grammairien qui étoit attaqué d'épilepsie, toutes les fois qu'il faisoit des efforts pour parler, s'il avoit jeûné trop long-temps. Galien soupçonna que l'épilepsie étoit causée sympathiquement par l'affection de l'estomac : il ordonna au malade de boire du vin blanc, & lui fit manger un morceau de pain toutes les quatre heures.

(*a*) Une jeune fille qui demeuroit dans cet hôpital étant saisie de frayeur, fut attaquée de convulsions, qui revinrent par paroxysmes. Plusieurs enfans spectateurs de son état, furent affectés de la même maladie, & le nombre en augmentoit de jour en jour ; tous les remèdes étant inutiles pour arrêter les progrès de cette espèce de contagion, Boerhaave fit apporter des réchauds pleins de feu dans la chambre où étoient les malades, & annonça avec fermeté que l'on appliqueroit un fer rouge sur le bras de celui qui seroit le premier attaqué de convulsions. Tous effrayés d'un remède aussi cruel, firent de tels efforts sur leur imagination lorsqu'ils sentirent les approches du paroxysme, qu'ils en empêcherent entiérement le retour. Ceci prouve combien il est important que les personnes foibles évitent d'en voir d'autres attaquées de maladies convulsives : toutes les fois que l'on a réuni ces sortes de malades, l'on a aggravé le mal, & on l'a souvent rendu entiérement incurable.

De plus, toutes les impressions soudaines, telles que le moindre bruit, suffisent souvent pour rappeller la maladie quand elle est

Comme la maniere d'agir de l'horreur est, à beaucoup d'égards, analogue à celle de la terreur, on a employé contre l'épilepsie plusieurs remèdes qui paroissent superstitieux; & s'ils ont jamais réussi, je pense qu'on doit l'attribuer à l'horreur qu'ils ont inspirée.

1332. Le plus célèbre de tous les astringens dont l'on a fait usage pour la cure de l'épilepsie, est le gui de chêne : il est possible que, donné à grande dose, il soit utile; mais je pense que son utilité a été plus réelle dans les anciens temps, où il étoit un objet de superstition. Dans le petit nombre de cas où je l'ai vu employer, il n'a produit aucun effet.

1333. On doit mettre les amers au rang des toniques végétaux; & c'est, je crois, à raison de cette qualité que les feuilles d'oranger ont été utiles; mais elles ne le sont pas toujours.

1334. Le tonique végétal, qui, d'après son usage dans des cas analogues, promet le plus, est l'écorce du Pérou; ce remède a été quelquefois utile, mais il a aussi été souvent sans succès. Il convient particuliérement dans les épilepsies qui reviennent à certaines périodes, sans retour d'état de pléthore ou de turgescence du sang; le quinquina employé quelque-temps avant le retour de l'accès, peut être utile dans ces cas d'épilepsie périodique : mais il faut le donner en grande quantité & le plus près possible du temps où l'on attend le retour de l'épilepsie (a).

---

due à la mobilité M. Cullen a vu un jeune homme qui étoit attaqué de convulsions & d'épilepsie, chaque fois qu'il entendoit du bruit. Le bruit d'un cheval qui passoit l'affectoit avant que personne eût pu l'entendre; le son des cloches lui étoit très nuisible; il partit pour la campagne, où il guérit en prenant des remèdes capables de fortifier son estomac, & en évitant les passions vives.

(a) Il faut donner le quinquina peu de temps avant l'accès, parce que ses effets ne sont pas permanens. Il guérit alors en prévenant la foiblesse, car on ne peut pas dire qu'il agisse comme antiseptique. Mais comme l'épilepsie dépend souvent d'un état de pléthore, d'hémorrhagie & même d'inflammation, l'usage du quinquina peut, dans bien des circonstances, être précaire; il ne faut le donner qu'après avoir eu la précaution de dissiper la pléthore, & on doit y faire une attention particulière dans l'épilepsie périodique, parce qu'elle est souvent due à l'augmentation de la vélocité du sang. Enfin, le quinquina est très-convenable quand la pléthore est dissipée : mais on ne peut en user tant que l'épilepsie périodique dépend de congestions du cerveau qui subsistent en même-temps que l'état de pléthore. On a proposé de combiner ce remède avec les purgatifs; mais l'expérience n'a pas confirmé les avantages de cette méthode.

1335. Les toniques métalliques, dont un grand nombre a été mis en usage, semblent être plus puissans que ceux qui sont tirés des végétaux.

On a employé l'arsenic même pour guérir l'épilepsie, & son usage dans les fievres intermittentes fournit une analogie en sa faveur (*a*).

On a autrefois recommandé les préparations d'étain pour la guérison de l'épilepsie, & de l'affection hystérique qui est une maladie analogue : différentes considérations rendent probables les vertus de l'étain dans ces maladies ; mais je ne l'ai pas vu employer dans ces cas.

On trouve un tonique métallique beaucoup moins dangereux dans les préparations du fer ; j'ai vu faire usage de quelques-unes dans l'épilepsie, mais je ne les ai jamais trouvées efficaces ; je pense néanmoins que cela doit s'attribuer à ce qu'on ne les a pas toujours employées dans les circonstances convenables de la maladie, & qu'on n'en a pas donné la quantité nécessaire (*b*).

1336. Le tonique métallique le plus célèbre, & celui qui a été le plus fréquemment employé, est le cuivre & ses différentes préparations : je n'ose décider quelle est la préparation de ce métal la plus efficace ; mais on a observé depuis peu que le *cuprum ammoniacum* réussissoit souvent (*c*).

(*a*) Nous avons observé, *tome I*, *page* 158, que l'arsenic devoit être entiérement banni de la médecine. M. Cullen avoit même coutume de dire dans ses leçons qu'il ne conseilloit pas ce remède, & qu'il n'en parloit que pour expliquer l'action de l'étain que l'on a recommandé dans l'épilepsie, & dont il pense que les effets, s'ils sont réels, doivent être attribués à l'arsenic qu'il contient.

(*b*) On prescrit communément le fer sous la forme d'eaux minérales ; mais il paroît qu'on l'a combiné utilement avec la rhubarbe, le jalap, l'extrait d'ellébore noir, le castoreum, les cloportes, l'aquila alba, & le sel ammoniac, dans l'opiate appellé *opiate d'acier*.

(*c*) Arétée a recommandé le cuivre : il le donnoit même en assez grande dose pour qu'il pût agir comme vomitif & purgatif. Van-Helmont & Paracelse l'avoient conseillé dans les affections convulsives, & ils lui trouvoient une vertu légérement narcotique. Boerhaave & Hoffmann assurent que les préparations de cuivre sont beaucoup plus calmantes que l'opium. Van-Swieten parle d'une préparation de cuivre qui a guéri l'épilepsie sans produire aucune évacuation, en excitant uniquement un sentiment de formication dans tout le corps. Le cuivre a moins de stimulus que le vitriol bleu & que le *cuprum ammoniacale* ; peut-être la qualité du métal est-elle affoiblie, dans cette derniere préparation,

1337. Les fleurs de zinc ont été recommandées nouvellement par des personnes d'un grand mérite, comme utiles dans toutes les maladies convulsives ; mais je n'ai pas encore remarqué que ce médicament ait été avantageux dans le cas d'épilepsie.

1338. On a eu depuis peu quelques exemples de guérison d'épilepsie par l'usage accidentel du mercure (*a*) ; & si les dernieres observations de la cure du tetanos par ce remède se confirment, l'on sera fondé à le tenter pour guérir quelques cas d'épilepsie.

1339. Il faut observer, relativement à l'usage de tous les remèdes toniques dont j'ai parlé jusqu'ici, qu'il est vraisemblable qu'ils seront sans efficacité, & même très-nuisibles dans tous les cas où l'épilepsie dépendra d'un état de pléthore constant ou accidentel du systême, si l'on ne procure pas en même-temps des évacuations suffisantes (*b*).

---

par l'union du sel ammonial. M. Cullen a guéri une épilepsie avec le vitriol bleu donné à petite dose ; il en a également guéri avec le *cuprum ammoniacale*

(*a*) Sthal a vanté le cinnabre ; Vogel l'a donné seul à une dose assez considérable, & il en a vu de bons effets ; Crato l'a regardé comme le plus puissant de tous les anti-épileptiques. Le cinnabre forme la base de plusieurs poudres que l'on a décorées du nom de spécifiques contre l'épilepsie ; on l'a souvent uni au camphre & à l'opium. L'expérience m'a appris que l'on pouvoit donner ce remède à grande dose sans inconvénient ; mais ses effets ne m'ont pas paru répondre aux éloges qu'on lui a donnés.

Le bain froid est aussi un tonique très-utile ; Van-Helmont assure avoir guéri des épileptiques en les plongeant dans l'eau, & les y tenant long-temps pour qu'ils puissent craindre d'être suffoqués : dans ce cas, il y a apparence que la guerison a été l'effet de la frayeur. Néanmoins on peut regarder d'ailleurs les bains froids comme un moyen très-convenable pour prévenir la mobilité, pourvu que l'on ait la precaution de diminuer la pléthore avant de les employer. Il faut aussi que le malade plonge sa tête dans l'eau, ou qu'il s'y jette de maniere que toutes les parties de son corps en ressentent l'action en même-temps.

(*b*) Il faut purger le malade deux ou trois fois le mois, & ne pas craindre les purgatifs les plus forts, sur-tout dans les commencemens de la maladie. L'on regarde comme important de placer les purgatifs vers la pleine ou nouvelle lune, en raison du rapport que l'on croit avoir observé entre les phases de cette planète & les accès.

Le vomitif donné vers la fin du paroxysme, dans les premières attaques d'épilepsie, le fait fréquemment cesser plutôt & en éloigne le retour. Les anciens y avoient toujours recours, & je pense que les craintes des modernes, relativement à l'usage de ce remède, ne sont pas fondées ; je l'ai donné sans aucun inconvénient aux ap-

1340. La seconde classe de médicamens que nous avons indiqués, comme capables d'arrêter les effèts de la mobilité trop considérable du système, renferme ceux que l'on a nommés *antispasmodiques*. L'on trouve dans les Matieres médicales, une très-longue liste de ces remèdes que l'on a recommandés pour la guérison de l'épilepsie. Néanmoins, le plus grand nombre de ceux qui sont tirés du règne végétal, sont évidemment sans action & inutiles. La racine même de valériane sauvage soutient à peine la réputation dont elle jouit (*a*).

1341. Certaines substances tirées du règne animal paroissent être beaucoup plus actives ; la principale & celle qui semble avoir le plus d'action est le musc, qui a souvent été un remède efficace (*b*) quand on a pu en avoir de naturel & qu'on l'a donné à une dose convenable.

Il est encore probable que l'*huile animale*, suivant sa dénomination ordinaire (*c*), peut être un remède efficace,

---

proches des paroxysmes, & souvent il les a arrêtés ou au moins modérés, lors même que la maladie étoit due à la pléthore, mais j'avois eu la précaution de faire précéder de copieuses saignées.

(*a*) M. Cullen a observé que la racine de valériane sauvage manquoit plus de cent fois sur une où elle réussissoit. Il a pris toutes les précautions possibles pour l'avoir bonne. Il en a donné jusqu'à une demi-once en vingt-quatre heures ; elle n'a produit aucun effet, si ce n'est quand elle purgeoit ; & il a alors apperçu que son action dépendoit de sa vertu purgative.

L'on a beaucoup vanté aussi la pivoine mâle & femelle ; mais rien ne paroît confirmer les avantages qu'on lui attribue.

(*b*) Le musc a été employé avec beaucoup de succès par le docteur Wall ; mais comme il est rare de l'avoir naturel, il n'est souvent utile que donné a grande dose. Skenkius rapporte que ce remède avoit déja été recommandé par George Kufnerus, comme un moyen très-efficace dans l'épilepsie des enfans ; il en faisoit prendre deux ou trois fois par jour dans du vin blanc. J'observerai même, que si jamais la poudre de Guttette a produit quelque soulagement, on doit l'attribuer à la quantité de musc qu'elle contenoit, comme on le voit dans la recette qu'en donne Rivière. Depuis que l'on a retranché cette substance, on doit regarder cette composition comme un farrago entiérement dépourvu de vertu.

(*c*) Cette huile porte le nom de Dippel, chymiste allemand, qui en est l'inventeur c'est une huile empyreumatique très-rectifiée ; les Allemands en ont fait un grand usage ; mais il faut toujours la choisir récente ; car l'air la prive en peu de temps de ses vertus.

lorsqu'on le donne dans son état le plus pur, & dans le temps convenable.

1342. L'opium est certainement, dans beaucoup de maladies, l'antispasmodique le plus puissant (*a*); mais les médecins ne sont pas d'accord sur ses propriétés dans l'épilepsie. Il est vraisemblable que l'usage de ce remède doit être très-nuisible quand la maladie dépend d'un état de pléthore où la saignée peut être nécessaire; mais lorsqu'il n'y a pas d'état de pléthore ou inflammatoire actuel, & que la maladie paroît dépendre d'irritation ou d'irritabilité augmentée, il y a apparence que l'opium doit être le remède le plus certain. Quels que soient les effets que l'on a attribués, dans cette maladie & dans d'autres du même genre, à la jusquiame, il est probable qu'ils sont dus à une puissance narcotique, semblable à celle de l'opium dont jouit cette plante (*b*).

1343. Il faut observer, relativement à l'usage des antispasmodiques, qu'ils sont toujours très-utiles, & peut-être uniquement utiles, lorsqu'on les donne dans le temps où les accès d'épilepsie reviennent fréquemment, ou aux approches des accès qui reparoissent d'après des intervalles considérables.

1344. Je me contenterai d'ajouter, au sujet de la cure de l'épilepsie, qu'elle continue très-souvent, uniquement par la puissance de l'habitude, qui contribue toujours beaucoup à augmenter la mobilité, & à entretenir par conséquent la maladie; d'où il est vraisemblable qu'un puissant remède pour la guérir est de rompre cette habitude, & de changer

(*a*) Quelque utile que soit l'opium dans les spasmes particuliers, son usage exige des précautions dans l'épilepsie. Il faut appliquer ici la maxime d'Young, qui est de rarement employer l'opium & la saignée en même-temps. On ne doit aussi le donner que dans le temps de l'accès, parce que l'habitude en seroit pernicieuse; il affoiblit & augmente l'irritabilité du systême, il occasionne une espece d'ivresse, il est même à craindre qu'il ne détruise le ton du cerveau, & que ses vaisseaux n'en soient plus exposés à l'accumulation & à la congestion. Haen a guéri par l'opium une épilepsie qui avoit résisté à tous les remèdes, & dont les paroxysmes ne venoient que pendant le sommeil. Morgagni a guéri par le même moyen une épilepsie, dont les accès étoient toujours précédés de la lenteur du pouls. Peut-être que l'opium fut utile dans ces cas par sa vertu tonique, en prévenant la foiblesse.

(*b*) Il faut être extrêmement circonspect sur l'usage de cette plante, à cause de ses qualités vénéneuses.

toute la constitution du systême. C'est pourquoi un changement considérable de climat, de régime, & d'autres circonstances dans la maniere de vivre (*a*), ont souvent guéri l'épilepsie.

1345. Après avoir traité de l'épilepsie, je pourrois parler ici des convulsions particulières qui en différent, parce qu'elles sont plus partielles, c'est-à-dire, qu'elles affectent uniquement certaines parties du corps sans être accompagnées de la perte du sentiment, & elles ne se terminent pas par un état comateux, tel que celui qui survient toujours dans l'épilepsie.

1346. Les médecins ont observé & décrit un grand nombre d'exemples différens de pareilles affections convulsives. Mais la plupart sont évidemment des affections sympathiques, que l'on ne peut guérir qu'en attaquant la maladie primitive d'où elles dépendent, & qui ne doivent pas, en conséquence, trouver ici leur place : ou bien un grand nombre de celles qui sont de nature à ne pouvoir être rapportées à une autre maladie, n'ont aucun caractère distinctif qui se rencontre chez les différens individus. Je suis donc obligé de renvoyer pour le traitement aux principes généraux que j'ai établis pour l'épilepsie, ou que j'établirai, en m'occupant par la suite des maladies convulsives dont je pense qu'il est nécessaire de parler plus particulièrement, parce qu'elles ont très-constamment un caractère propre qui s'observe chez les différentes personnes qui en sont affectées.

CHAPITRE III.

De la Danse de saint Weit (b).

1347. CETTE maladie est commune aux deux sexes, & affecte presque uniquement les jeunes personnes. Elle sur-

(*a*) C'est une maxime d'Hippocrate, qui a toujours été très-salutaire.

(*b*) Les François ont nommé cette maladie, danse de saint Guy; les Allemands lui ont donné celui de saint Weit, du nom d'une chapelle, près de Ulm en Souabe, dédiée à ce Saint, que l'on alloit invoquer tous les ans au mois de mai pour être guéri de ce mal, parce que l'on prétend qu'il en avoit été attaqué lui-même.

vient en général depuis l'âge de dix ans jusqu'à quatorze. Elle paroît toujours avant l'âge de puberté, & continue rarement au-delà de ce période.

M. Cullen avoit donné, dans la première édition de sa Nosologie, la danse de saint Weit comme une espece de convulsion; mais il en a fait depuis un genre particulier, parce qu'elle différe beaucoup de toute autre espece, en raison de l'âge de ceux qu'elle attaque, & des mouvemens qu'elle produit; il en donne en conséquence le caractère suivant.

Cette maladie consiste dans des mouvemens convulsifs, qui sont en partie volontaires, & qui attaquent les enfans des deux sexes qui n'ont pas encore atteint l'âge de puberté, particulièrement ceux qui sont entre dix & quatorze ans : ces mouvemens affectent communément le bras & la main d'un seul côté, & ressemblent aux gesticulations des histrions; communément les malades traînent en marchant, l'un des pieds plutôt qu'ils ne l'élèvent. N. C. GENRE LI.

Cette maladie est celle que Sydenham a décrite dans la partie de ses ouvrages qui porte le titre de *Schedula-monitoria*; Sauvages l'appelle *Sceldtyrbe S. Viti*.

On doit regarder comme une variété de ce genre, la scelotyrbe que Sauvages appelle *instabilis*, qui a succédé a une affection rhumatisante chez un enfant de douze ans accoutumé au café & aux liqueurs spiritueuses, & qui consistoit dans un mouvement involontaire de tout le corps, de maniere que pendant deux mois le malade remuoit continuellement sans le savoir & malgré lui, le bras, le pied, la tête, ou une autre partie du corps lorsqu'il étoit éveillé; il sembloit jouer en exécutant ces mouvemens : ils n'étoient pas plus considérables d'un côté que de l'autre, & ne cessoient que quand l'esprit & la voix commençoient à s'affoiblir, & le malade se plaignoit alors d'une douleur légère au pied.

L'on peut rapporter encore à ce genre la scelotyrbe intermittente, dont les accès reviennent de deux jours l'un.

M. Cullen a admis dans sa Nosologie, à la suite de la danse de saint Weit, un genre qu'il nomme *raphania*, d'après Linneus, qui a cru que cette maladie, qui a été épidémique en Suéde, étoit produite par le *raphanistrum*, qui croît en grande quantité parmi l'orge dans ce pays. Linneus s'est même convaincu que le *raphanistrum* étoit la cause de cette maladie, en nourrissant des poules avec la graine de cette plante. M. Cullen en donne le caractère suivant.

De la Raphania.

La raphania est une contraction spastique des articulations, accompagnée d'une agitation convulsive, & d'une douleur très-violente, périodique N. C GENRE LII.

Il est douteux que la convulsion occasionnée par le seigle ergoté soit du même genre.

On a observé en Suéde que la raphania régnoit l'automne, que les paysans & les pauvres étoient affectés de cette maladie, mais que les riches & les enfans à la mamelle ne l'avoient jamais.

1348. Elle est particuliérement caractérisée par des mouvemens convulsifs, un peu variés chez les différens individus, mais à-peu-près du même genre chez tous; ces mouvemens affectent la jambe & le bras du même côté, & généralement un seul côté uniquement.

1349. Ces mouvemens convulsifs attaquent d'abord communément la jambe & le pied. Quoique l'extrêmité soit en repos, le pied est souvent agité de mouvemens convulsifs, qui le font mouvoir alternativement en devant & en arriere. Lorsque le malade veut marcher, la jambe affectée est rarement élevée comme il est d'usage dans la marche : mais elle est traînée de même que si l'extrêmité étoit paralytique ; & s'il tente de l'élever, il ne peut exécuter ce mouvement avec assurance, à cause des mouvemens convulsifs irréguliers qui alors agitent le membre.

1350. Le bras du même côté est généralement affecté en même-temps, & il est fréquemment agité de différens mouvemens convulsifs, lors même qu'on ne tente aucun mouvement volontaire. Mais c'est sur-tout lorsqu'on veut exécuter les mouvemens volontaires, qu'on ne peut le faire

---

Les symptomes qui annoncent cette maladie sont un prurit & une sensation de brûlure semblable à celle qu'exciteroient des étincelles de feu, accompagnée d'un sentiment de formication & de douleurs du dos. Il y a défaut d'appétit, vomissement & nausée, les pieds & les mains deviennent roides & tendus. Ce n'est qu'avec la plus grande peine que les malades portent leurs mains à la bouche ; les doigts sont fléchis en arriere & les yeux contournés. Les malades jettent de grands cris & courent çà & là comme des furieux. La bouche est affectée d'un spasme cynique, la langue est déchirée, & les yeux sont en convulsion jusqu'à ce que le poison ait cessé d'agir. Quelquefois il y a un engorgement considérable du foie avec crachement de sang : ce qui est un pronostic funeste. L'épilepsie, la paralysie, quelquefois même l'apoplexie, l'hémorrhagie, la phthisie succèdent à cette maladie : lorsque les symptomes les plus graves ont cessé, les malades sont affectés pendant quelques semaines, de vertige, de tintement d'oreilles, de surdité, de tetanos. Lorsque la maladie dure long-temps, elle se change en épilepsie. Il est rare que ceux qu'elle a rendus sourds recouvrent leurs sens. La convulsion de la poitrine y est presque toujours mortelle.

L'on a employé contre cette maladie la saignée chez les hommes forts & pléthoriques, sur-tout dans les cas où le pouls étoit plein & que la tête & la poitrine étoient affectées. Les vômitifs ont réussi dans le commencement de la maladie ; l'on a ensuite donné les légers purgatifs & les demi-bains. L'exercice a été avantageux aux convalescens.

convenablement, parce qu'ils sont diversement précipités ou interrompus par des mouvemens convulsifs qui s'exécutent dans une direction contraire à celle qu'on se propose. L'exemple le plus commun de ceci se voit chez les malades qui tentent de porter un verre de liquide à leur bouche : ils ne peuvent y parvenir qu'après des efforts réitérés, qui sont interrompus par des mouvemens convulsifs fréquens, qui éloignent & détournent la main de la bouche.

1351. Il me paroît que la volonté céde souvent à ces mouvemens convulsifs, comme à une espece de penchant, & qu'en conséquence ils augmentent fréquemment, parce que les malades semblent se plaire à augmenter la surprise & l'amusement que leurs contorsions produisent chez les spectateurs.

1352. L'esprit est souvent affecté dans cette maladie, de quelque degré de fatuité, & offre fréquemment les mêmes émotions passageres, variées & déraisonnables que l'on observe dans l'affection hystérique.

1353. Telles sont les circonstances les plus communes de cette maladie ; néanmoins elle varie quelquefois chez différentes personnes : on observe quelque différence dans les mouvemens convulsifs, particuliérement dans ceux qui affectent la tête & le tronc. Il semble y avoir dans cette maladie différens penchans au mouvement ; c'est pourquoi les accès varient chez ceux qui en sont affectés, par leur maniere de sauter & de courir ; on a vu cette maladie, caractérisée par de semblables mouvemens convulsifs, paroître comme épidémique dans certains cantons d'une province *(a)* ; alors les personnes de différens âges en sont attaquées : ce qui paroît faire une exception à la règle générale que nous avons établie plus haut ; mais dans ces cas même, les personnes affectées sont, le plus souvent,

---

(*a*) Ceci est particuliérement arrivé dans les endroits où un grand nombre de personnes se trouvoient réunis & étoient témoins des mouvemens convulsifs de ceux qui alloient invoquer l'intercession de quelque Saint, pour la guérison de cette maladie, comme on l'a vu à Ulm dans le temps de la fête de saint Weit, & dans les montagnes des Cévennes, à la fête de la sainte Vierge ; ce qui prouve, comme nous l'avons observé plus haut, combien il est pernicieux de réunir en un même lieu ceux qui sont affectés de maladies convulsives, ou doués d'une convulsion très-aisée à émouvoir.

s jeunes gens des deux sexes (*a*), & sur-tout ceux qui sont évidemment d'une constitution plus aisée à émouvoir.

1354. On a proposé différentes méthodes pour guérir cette maladie. Sydenham recommande de saigner & de purger alternativement. J'ai vu quelques pléthoriques à qui les saignées ont été utiles ; mais j'ai souvent remarqué que les évacuations réitérées, & spécialement la saignée, avoient été très-nuisibles (*b*).

Dans un grand nombre de cas, j'ai vu la maladie continuer plusieurs mois, malgré les remédes de toutes especes ; mais j'ai observé aussi qu'elle cédoit facilement aux toniques, tels que l'écorce du Pérou & les ferrugineux.

M. de Haen a vu plusieurs personnes attaquées de cette maladie guérir par l'électricité.

(*a*) Comme cette maladie attaque particuliérement les jeunes gens, on peut conjecturer qu'elle dépend du changement que produit dans toute l'économie animale, vers le temps de la puberté, l'évolution des parties génitales ; l'état de ces parties contribue à entretenir une irritation générale ou particulière, d'où dépend principalement l'action de tout le systême. Lorsque les parties de la génération ont pris leur accroissement, il ne reste plus aucune partie à se développer : les solides offrent une plus grande résistance aux fluides ; en conséquence, il survient un état de pléthore & de tension qui augmentant par degrés, agit différemment suivant les circonstances : l'équilibre qui avoit subsisté jusqu'alors devient indécis : ce qui donne lieu à la mobilité. De plus, l'état de pléthore peut se porter vers le cerveau ; affecter un des côtés de ce viscère & produire une convulsion partielle, parce que les vaisseaux du cerveau ne peuvent se distendre sans causer irritation.

(*b*) Cette maladie peut être l'effet de la pléthore ou de la foiblesse : dans le premier cas, la saignée & les purgatifs conviennent ; mais ils sont nuisibles dans le second Souvent les malades sont foibles, fluets : quelques-uns desirent des alimens absurdes, d'autres sont affectés d'imbécillité ; mais ces symptomes sont l'effet de la maladie & se dissipent avec elle. Dans ces cas, les évacuans sont très-nuisibles : cependant dans les cas douteux, l'on peut réitérer les purgatifs avec plus de confiance que la saignée, parce qu'ils affoiblissent moins.

Sydenham donnoit l'opium après la purgation. Ce remède peut dans ces cas agir comme un puissant antispasmodique.

J'ai prescrit dans cette maladie la panacée mercurielle avec succès, à un enfant que l'on soupçonnoit attaqué de vers, mais qui guérit sans en rendre : ce qui donne lieu de croire que cette préparation a agi comme tonique.

SECTION II.

Des affections spasmodiques des fonctions vitales.

CHAPITRE IV (*a*).

De la Palpitation du cœur.

1355. ON donne le nom de palpitation (*b*) à une contraction ou à une systole du cœur, qui s'exécute avec plus

(*a*) Quoique j'aie cru convenable de diviser ce livre en sections, je pense qu'il est nécessaire, pour la facilité des citations, de nombrer les chapitres depuis le commencement du livre. *Cette note est de M. Cullen.*

(*b*) Tout mouvement violent du cœur contre nature, se nomme palpitation.

M. Cullen observe dans sa Nosologie, que si les différentes causes de palpitation pouvoient se distinguer par des signes externes, on pourroit admettre avec Sauvages plusieurs especes de palpitation, en raison de la diversité des causes capables de les produire. Mais comme il ne nous est pas possible de reconnoître ces dernieres, il croit que l'on ne doit admettre qu'une seule espece de palpitation idiopathique, qu'il désigne par le caractère suivant.

La palpitation idiopathique dépend de l'affection du cœur même: elle est presque continuelle, ou au moins elle revient souvent, sans aucune autre maladie évidente. N. C. GENRE LIV.

On doit regarder comme synonymes les especes suivantes admises par Sauvages.

1°. La palpitation produite par l'anévrysme du cœur. Les ventricules & les oreillettes du cœur, sur-tout du côté droit, sont sujets à des dilatations que Sauvages appelle anévrysmes: ces dilatations produisent souvent l'hémoptysie, l'orthopnée, la phthisie & l'asthme. Les signes pathoquomoniques de cette affection sont des palpitations tres-fortes & fréquentes, ou qui sont renouvellées par des causes légères & accompagnées de lipothymie; le malade se plaint de sentir une masse volumineuse qui frappe contre les côtes ou le cartilage xiphoïde; mais ce qu'il y a d'étonnant, c'est que le pouls est quelquefois vif & plein: ce qui arrive lorsque l'oreillette droite s'oppose au passage du sang, & que les ventricules sont libres; alors la palpitation est légère & on peut à peine l'appercevoir en portant la main sur le côté droit de la région du cœur, qui est le siege de la maladie.

de

de rapidité, & même, en général, avec plus de force que de coutume; quelquefois le cœur frappe avec une violence extraordinaire contre l'intérieur des côtes, de manière à produire souvent un son considérable.

1356. Ce mouvement, ou cette palpitation, est l'effet de causes fort variées; M. Senac & d'autres se sont donné beaucoup de peine pour en faire l'enumération; néanmoins, comme il ne m'est pas possible de suivre tous les détails dans lesquels ils sont entrés, de maniere à pouvoir suffisamment reconnoître les causes qu'ils ont admises, je tenterai uniquement de rapporter tous les différens cas de cette maladie à un petit nombre de chefs généraux.

1357. Le premier comprend les palpitations produites par l'action du stimulus ordinaire sur la contraction du cœur; c'est-à-dire, celles où le sang veineux se porte avec plus de vélocité, &, en conséquence, en plus grande quantité que de coutume dans les cavités du cœur. Il paroît que c'est de cette manière que l'exercice violent produit la palpitation.

1358. Le second chef de la palpitation renferme celles où un obstacle quelconque empêche les ventricules du cœur de se vuider complétement & librement. Ainsi la ligature de l'aorte produit des palpitations des plus violentes. Il est aisé d'imaginer des résistances semblables dans l'aorte ou dans l'artère pulmonaire, & l'on en a souvent trouvé de telles dans les cadavres de ceux qui, pendant leur vie, avoient été fort sujets aux palpitations.

On doit rapporter à ce chef tous les cas de palpitation dont les causes sont l'effet de l'accumulation du sang dans les gros vaisseaux voisins du cœur.

1359. Le troisième chef de palpitation comprend celles

2°. Le tremblement du cœur, qui est une palpitation légere accompagnée de dyspnée, d'un pouls inégal & intermittent qui correspond au mouvement du cœur, & d'une cardialgie qui revient au moindre mouvement du corps

Le diagnostic des autres especes est encore plus obscur: tels sont les palpitations produites par l'abcès du péricarde, l'ossification de différentes parties du cœur, les calculs contenus dans les ventricules, les polypes, l'anévrysme ou le retrécissement de l'aorte.

On doit regarder comme symptomatiques les palpitations produites par l'engorgement du pancréas, par la goutte, la chlorose, l'affection hystérique, la mélancolie, la fievre.

qui sont produites par une affluence plus forte & plus rapide de la puissance nerveuse dans les fibres musculaires du cœur. C'est de cette maniere que je suppose que différentes causes qui agissent sur le cerveau, & particuliérement certaines émotions de l'esprit, produisent la palpitation.

1360. Le quatrième chef de palpitations renferme celles qui sont dues à des causes qui occasionnent une foiblesse dans l'action du cœur, en diminuant l'énergie du cerveau sur cet organe. Je présume que ces causes produisent la palpitation, parce que toutes celles que j'ai indiquées plus haut (1177 *& suiv.*) & qui excitent de cette manière la syncope, donnent souvent lieu à la palpitation (*a*) : c'est pour cette raison que ces deux maladies se rencontrent fréquemment chez la même personne ; car les mêmes causes peuvent occasionner l'une ou l'autre affection suivant la force de chacune de ces causes & la mobilité des personnes sur lesquelles elles agissent ; c'est, il semble, une loi de l'économie animale qu'un dégré de foiblesse survenant dans une fonction quelconque, en augmente souvent la vigueur, ou au moins produise un effort pour l'augmenter, qui se fait communément d'une maniere convulsive.

Je pense que l'action convulsive, qui se termine fréquemment par un degré de spasme, donne lieu au pouls intermittent qui accompagne si souvent la palpitation.

1361. Le cinquième chef de la palpitation peut comprendre celles qui sont produites par une irritabilité ou une mobilité particulière du cœur. En effet, cette mobilité peut être considérée uniquement comme une cause prédisposante, qui détermine l'action de la plus grande partie des causes dont j'ai fait l'énumération plus haut. Néanmoins il est bon d'observer que cette disposition constitue souvent la partie principale de la cause éloignée ; de manière qu'un grand nombre des causes qui donnent lieu à la palpitation, ne peuvent produire cet effet que chez ceux qui y sont particuliérement disposés. En conséquence, ce chef de palpitations exige souvent d'être distingué de tous les autres.

1362. Après avoir ainsi désigné les différens cas & les diffé-

---

(*a*) La palpitation est singuliérement liée avec la syncope : on pourroit même regarder cette derniere comme une paralysie momentanée du cœur, car tout muscle peut devenir paralytique après une convulsion violente.

rentes causes de palpitation, je pense qu'il est nécessaire, pour diriger la curation de cette maladie, d'observer que ses causes peuvent se réduire à deux chefs. Le premier renferme celles qui dépendent de certaines affections organiques du cœur même, ou des gros vaisseaux qui y sont unis immédiatement ; le second renferme les causes qui dépendent de certaines affections qui existent & agissent dans d'autres parties du corps, & dont l'effet est dû à la force de la cause qui agit, ou est une conséquence de la mobilité du cœur (a).

1363. Quant aux cas qui dépendent du premier ordre de causes, je dois répéter ici ce que j'ai dit des cas semblables de syncope, que je ne connois aucun moyen de les guérir. On peut cependant les pallier jusqu'à un certain point ; premiérement, en évitant toutes les circonstances qui peuvent accélérer la circulation du sang ; &, secondement, en employant tous les moyens d'éviter l'état de pléthore du systême, ou toute turgescence accidentelle du sang. Dans un grand nombre de cas semblables, la saignée peut produire un soulagement momentané ; mais il y a apparence que ce remede doit nuire dans ceux où il y a foiblesse & mobilité.

1364. Les cas qui dépendent du second ordre de causes peuvent être variés, & exigent des remedes fort différens : mais je puis dire ici, en général, que l'on peut considérer ces cas comme formant deux genres, dont l'un dépend d'affections primitives des autres parties du corps qui agissent par la force des causes particulieres ; & l'autre dépend d'un état de mobilité du cœur même. Il est évident que l'on peut obtenir la cure du premier genre de palpitation en guérissant l'affection primitive dont il n'est pas de notre objet de parler ici. Le second genre exige d'une part, pour obtenir la guérison, que l'on évite avec soin les causes occasionnelles ; & de l'autre, qui est le principal objet que l'on doit avoir en vue, que l'on corrige la mobilité du systême & en particulier celle du cœur. Nous avons parlé ailleurs des moyens propres à remplir ces indications.

(a) Ainsi on peut distinguer la syncope en idiopathique & en symptomatique : la premiere dépend des causes qui agissent sur le cœur même ; la seconde est celle où le cœur est affecté par des causes qui résident dans d'autres parties, comme il arrive surtout lorsque des causes de convulsions agissent sur le cerveau, car ces causes se portent plus directement sur le cœur en raison de l'état de mobilité ou d'atonie de ce muscle, qui le dispose à la convulsion.

CHAPITRE V.

De la Dyspnée (a), ou de la difficulté de respirer.

1365. L'EXERCICE de la respiration, & des organes dont elle dépend, a une connexion si constante & si grande avec la plupart des autres fonctions & des autres parties du corps humain, que la respiration doit être affectée dans presque toutes les maladies. C'est pourquoi la gêne & le trouble de cette fonction sont, dans le fait, des symptomes qui accompagnent très-généralement les maladies.

1366. Les symptomes que produit la difficulté de respirer, méritent, par la raison que je viens d'exposer, d'occuper une place particuliere & d'être considérés en détail dans un système général de pathologie: mais je trouve qu'il est difficile de déterminer jusqu'à quel point on doit y faire attention dans un traité de médecine-pratique.

1367. Il est nécessaire, en traitant cet objet, de distinguer d'abord les affections idiopathiques des symptomatiques; c'est-à-dire, qu'il ne faut pas confondre les difficultés de respirer qui dépendent d'une affection primitive des poumons même, avec celles qui ne sont que les symptomes d'une affection plus générale, ou d'une maladie qui existe primitivement dans d'autres parties que dans les organes de la respiration. J'ai tâché, dans ma nosologie méthodique (b), de faire l'énumération des différens cas de dyspnée

---

(a) La dyspnée est une difficulté de respirer continuelle, dans laquelle le malade n'éprouve pas un resserrement, mais plutôt un sentiment de réplétion & d'embarras dans la poitrine. La toux est fréquente dans tout le cours de la maladie. N. C. GENRE LVI.

Les nosologistes ont regardé l'orthopnée comme un genre distinct, elle ne différe de la dyspnée que par le degré de force, en ce que la respiration y est beaucoup plus gênée; mais les différens degrés d'une maladie ne suffisent pas pour établir des especes & encore moins des genres.

(b) M. Cullen distingue dans sa nosologie les différentes especes de dyspnée en idiopathiques & en symptomatiques. Il admet huit especes de dyspnée idiopathiques, savoir;

ſymptomatique, & il ſera aiſé de voir qu'ils ſont de nature à ne pouvoir trouver place ici.

1°. La dyſpnée *catarrhale*, dans laquelle il y a une toux fréquente ſuivie d'une expectoration abondante d'un mucus viſqueux.

On doit rapporter à cette eſpèce, 1°. l'aſthme catarrhal, qui ſe reconnoît par le coryza, le raucedo, l'angine, l'éternument, & les douleurs catarrhales qui l'accompagnent, ſur-tout dès qu'il commence; 2°. l'aſthme pituiteux d'Hoffmann, dans lequel il y a une toux humide & une expectoration d'un mucus viſqueux, qui tourmente jour & nuit les malades, quelque poſition qu'ils prennent; 3°. l'aſthme que Sauvages appelle *pneumodes*, où les malades font des efforts continuels pour touſſer & ne rendent qu'une petite quantité de matiere blanche, épaiſſe, ronde & d'une certaine conſiſtance.

2°. La dyſpnée *ſeche*, accompagnée communément d'une toux ſeche. Ses cauſes ſont variées & difficiles à connoître. On peut regarder comme des variétés de cette eſpèce, les difficultés de reſpirer, produites, 1°. par les tubercules ſquirreux qui affectent les glandes des bronches; 2°. par les ſtéatomes qui différent des tubercules en ce qu'il ſe forment dans différentes parties du poumon & qu'ils ſont mols; 3°. par les hydatides, 4°. par les concrétions polypeuſes des bronches, 5°. par le lipoma contenu dans la cavité de la poitrine.

3°. La dyſpnée *aérienne*, qui augmente par le moindre changement de la température de l'air. Cette eſpece eſt produite par l'air diſperſé dans le tiſſu cellulaire des poumons. Storck l'a nommée phthiſie aérienne, & Sauvages *dyſpnæa à pneumatia*.

4°. La dyſpnée *terreuſe*, dans laquelle il ſort avec la toux une matière terreuſe ou calculeuſe.

5°. La dyſpnée *aqueuſe*, dans cette eſpèce les urines ſont en petite quatitié; il y a œdème des jambes, ſans fluctuation dans la poitrine, ni aucun des autres ſignes qui caractériſent l'hydrothorax.

On doit rapporter à cette eſpèce la dyſpnée & l'orthopnée produites par l'œdème du poumon.

6°. La dyſpnée *graiſſeuſſe* qui attaque les perſonnes extrêmement graſſes.

7°. La dyſpnée *thorachique* produite par la léſion ou la mauvaiſe conformation des parties qui environnent le thorax.

Les variétés de cette eſpèce, ſont, 1°. la dyſpnée traumatique; 2°. l'orthopnée traumatique; 3°. la dyſpnée produite par la foibleſſe que l'on obſerve chez les convaleſcens & que Sauvages nomme dyſpnée galénique, parce que Galien a remarqué que l'on pouvoit produire cette dyſpnée en liant ou coupant les nerfs qui ſe portent au diaphragme; 4°. la dyſpnée des rachitiques, qui eſt l'effet de l'oſſification de l'extrémité des côtes, ou la mauvaiſe conformation du ſternum; 5°. l'aſthme auxquels les boſſus ſont ſujets.

8°. La dyſpnée *externe*, produite par des cauſes externes évidentes.

Ses variétés ſont, 1°. l'aſthme qu'occaſionne la pouſſiere qui s'élève dans l'air, comme on l'obſerve chez les paveurs, les

1368. J'ai aussi indiqué dans ma nosologie, les cas, ou au moins la plus grande partie des cas de dyspnée propre-

---

tailleurs de pierres, les mesureurs de grains, les perruquiers, &c. 2°. l'asthme métallique qui est dû aux vapeurs du plomb, de l'arsénic & des autres minéraux; 3°. l'orthopnée produite par les vapeurs, telles que celles du soufre allumé, ou de la chaux vive; 4°. l'orthopnée produite par les corps étrangers arrêtés dans l'œsophage ou même dans la glotte; 5°. l'orthopnée que l'on a observée chez ceux qui avoient mangé des champignons vénéneux; 6°. l'orthopnée produite par l'antipathie que quelques personnes, & surtout les femmes hystériques, ont pour certains objets, tels que le fromage, un chat ou tout autre animal; 7°. l'orthopnée produite par le broncocele.

Les espèces de dyspnée symptomatique, sont les symptomes, I. de maladies du cœur ou des gros vaisseaux; II. de tumeurs contenues dans l'abdomen; III. de maladies de différens genres.

I. Les variétés des espèces de dyspnée qui sont des symptomes des maladies du cœur ou des gros vaisseaux, sont, 1°. la dyspnée due à l'augmentation du volume du cœur, aux polybes dont il est rempli, à l'anévrysme de l'oreillette; 2°. l'asthme produit par le polybe du cœur; ces deux affections sont accompagnées de palpitations considérables & de l'intermittence du pouls; 3°. l'orthopnée polypeuse, qui ne differe de la variété précédente que par le degré; 4°. l'orthopnée cardiaque. On confond communément cette espèce avec l'apoplexie, parce que la respiration devient stertoreuse & le malade est tout-a-coup suffoqué; néanmoins la maladie est produite par l'engorgement des ventricules ou des oreillettes du cœur, qui donnant lieu au sang de s'accumuler dans les poumons, est suivie d'une difficulté de respirer, de l'intermittence du pouls & d'une mort subite, qui est précédée de mouvemens convulsifs. Quelques auteurs ont désigné cette maladie sous le nom de catarrhe suffoquant. Gaspard Hoffmann l'appelle syncope cardiaque; 5° la dyspnée anévrysmale produite par l'anévrysme de l'aorte; 6°. l'orthopnée anévrysmale, elle est due à la même cause que l'espèce précédente, & n'en differe que par le degré; 7°. la dyspnée produite par le retrécissement de l'aorte, observée par Morgagni, *epist. XIX*, 51.

II Les variétés des espèces de dyspnée qui sont des symptomes de tumeurs contenues dans l'abdomen, sont, 1°. la dyspnée que Sauvages nomme *à phisconia*, qui est produite par le volume du foie ou de la rate, qui refluent vers le diaphragme; par la grosseur des reins, par une tumeur considérable du mésentere ou quelqu'autre cause du même genre; 2°. la dyspnée des femmes grosses; 3°. la dyspnée occasionnée par les vents contenus dans les intestins; 4°. la dyspnée stomacale produite par des corps étrangers contenus dans les ventricules, ou par un abcès de ce viscère; 5°. & 6°. la dyspnée & l'orthopnée, qui sont l'effet de la hernie du ventricule.

III. Les variétés des espèces de dyspnée qui sont des symptomes de maladies de différens genres, sont l'asthme & l'orthopnée que l'on observe dans les maladies fébriles, dans les inflammations du

ment idiopathiques ; mais je pense que l'on verra facilement, par l'énumération que j'en ai faite, qu'un petit nombre, & à peine même quelques-uns, sont de nature à exiger que nous nous en occupions beaucoup ici.

1369. La dyspnée *seche*, *espèce seconde* ; la dyspnée *aérienne*, *espèce troisieme* ; la dyspnée *terreuse*, *espèce quatrième* ; & la dyspnée *thorachique*, *espèce septieme*, sont des affections dont quelques-unes ne peuvent être connues qu'avec difficulté, & que je regarde toutes comme incurables : en conséquence, je suis obligé de me borner à dire ici, qu'il est possible de les pallier jusqu'à un certain point ; & je pense qu'on y parviendra particuliérement, en évitant l'état de pléthore des poumons, & tout ce qui est capable de précipiter la respiration.

1370. Quant à la dyspnée *externe*, *espèce huitieme*, je ne puis que recommander d'éviter soigneusement toutes les causes externes indiquées dans la nosologie, & peut-être quelques-autres qui pourroient produire des effets semblables ; ou lorsque ces causes ont produit leurs effets, il faut pallier la maladie par les moyens indiqués dans le dernier paragraphe.

1371. Les autres espèces que l'on a mises au rang des dyspnées idiopathiques, ne peuvent guère être considérées comme telles, ou comme de nature à être traitées ici.

La dyspnée *catarrhale*, *espèce premiere*, peut être regardée comme une espece de catarrhe, & doit être certainement traitée par les mêmes remedes que l'espece de catarrhe qui dépend plutôt d'une trop grande quantité de mucus déterminée vers les bronches, que de leur état inflammatoire.

La dyspnée *aqueuse*, *espèce cinquieme*, doit certainement être considérée comme une espece d'hydropisie, & exige les mêmes remedes que les autres especes de maladies de ce genre.

La dyspnée *graisseuse*, *espèce sixieme*, doit être de même considérée comme un symptome ou comme un effet local de la polysarcie, ou de la surabondance de graisse, & ne peut se guérir qu'en corrigeant le vice général du systême.

1372. D'après cet exposé des cas idiopathiques de dyspnée, qui sont peut-être tous ceux que je puis convenable-

poumon, la petite vérole, le scorbut, l'hydrothorax, l'empyeme, la vomique, l'hydrocéphale, & enfin dans le cas où il y a des vers dans l'œsophage, ou même dans le ventricule.

ment ranger sous ce titre, il est aisé de voir qu'il ne m'est guère possible d'en parler ici ; mais il y a encore un cas de difficulté de respirer, que l'on a, avec raison, distingué de tout autre, sous le titre d'*asthme*, & que je vais considérer ici séparément, parce qu'il exige que l'on y fasse une attention particulière.

CHAPITRE VI.

De l'Asthme (a).

1373. LE vulgaire, & même un grand nombre de ceux qui ont écrit sur la médecine-pratique, se servent commu-

(a) L'asthme est une difficulté de respirer qui revient par intervalle, qui est accompagnée d'un resserrement de la poitrine, & d'une respiration stertoreuse avec sifflement. Il n'y a point de toux au commencement du paroxysme, ou elle est difficile; vers la fin la toux est aisée, & il y a une expectoration de mucus souvent abondante. N. C.

Il faut observer que le resserrement de la poitrine ne suffit pas pour caractériser la maladie, & qu'il y a des asthmes où la difficulté de respirer est continuelle. Les asthmatiques même ne respirent jamais aussi librement que les autres personnes. Ainsi M. Cullen, en disant que dans l'asthme, la difficulté de respirer revient par intervalle, veut seulement dire que les malades ont du relâche lorsque le temps du paroxysme est passé ; & il avouoit dans ses leçons, qu'il n'étoit pas satisfait du caractère qu'il a donné de cette maladie.

L'asthme est idiopathique ou symptomatique.

M. Cullen admet trois espèces d'asthme idopathique ; savoir, I, l'asthme *spontané* ; II. l'asthme *exanthématique* ; III. l'asthme *pléthorique*.

I. L'asthme *spontané*, est celui qui survient sans aucune cause évidente, ou sans d'autre maladie.

On doit regarder comme des variétés de cette espèce, 1°. l'asthme humide, qui se termine par une abondante expectoration du mucus. Floyer l'appelle asthme flatulent, parce que pendant l'accès l'estomac est distendu de vents. Le terme d'asthme humide ne doit se prendre que pour distinguer l'asthme qui se termine par une expectoration abondante, de celui où il n'y a que peu ou point d'expectoration. C'est mal-à-propos que quelques auteurs se sont servis de ces termes pour exprimer une toux pituiteuse & une difficulté de respirer qui n'est qu'une maladie catarrhale ; 2°. l'asthme convulsif; cette variété differe de la précédente, en ce que l'accès survient tout-à-coup, & commence par une douleur de poitrine ; ses symptomes sont en outre plus violens, & il est toujours précédé ou accompagné de la

nément du terme d'*asthme* pour exprimer toute sorte de difficulté de respirer, c'est-à-dire, toute espèce de dyspnée. Les nosologistes méthodistes ont aussi particuliérement & présque uniquement distingué l'asthme de la dyspnée, en ce que le premier est une affection plus considérable. Aucune de ces significations ne me paroît exacte ou convenable. Je pense que le terme d'asthme pourroit mieux s'appliquer, & devroit même être borné au cas de difficulté de respirer qui se distingue par des symptomes particuliers, & qui dépend d'une cause prochaine particuliére, que j'espère pouvoir assigner avec assez de certitude : c'est de cette maladie que je vais parler ; elle est, à peu de chose près, celle que ceux qui ont écrit sur la médecine-pratique ont généralement distinguée des autres difficultés de respirer, par le titre d'asthme spasmodique, ou d'*asthma convulsivum*. Néanmoins, faute de distinguer avec une exactitude suffisante cette affec-

---

convulsion de quelque autre partie ; 3°. l'asthme hystérique, auquel sont sujettes les femmes hystériques qui désespérent de leur guérison. Cet asthme est accompagné d'un sentiment de froid & de quelque douleur au sommet de la tête ; 4° l'asthme stomachique, cette espèce ne différe de l'asthme humide qu'en ce que l'estomac est plus vivement affecté ; 5°. l'orthopnée spasmodique, on a donné ce nom à une suffocation qui dépend de l'état convulsif des poumons, ou plutôt du larynx, ou bien du spasme du diaphragme ; 6°. l'orthopnée hystérique, qui est cet état de suffocation accompagnée d'une respiration laborieuse, précipitée & fréquente, que l'on observe souvent chez les femmes hystériques.

II. L'asthme *exanthématique* produit par la répercussion de la gale, ou d'un autre épanchement âcre.

Les variétés de cette espèce, sont, 1°. l'asthme exanthématique d'Hoffmann, qui succéde à l'érysipele, à la rougeole, aux pustules scorbutiques, à la gale, à la teigne que l'on a fait rentrer par l'usage des répercussifs ; 2°. l'asthme cachectique, cet asthme est produit chez les cachectiques par la surabondance de sérosité qui se porte sur les poumons, sans qu'il y ait néanmoins hydropisie de poitrine ; il succéde fréquemment à l'œdéme des jambes, qui disparoît sur-tout pendant l'accès de froid des fievres intermittentes.

III. L'asthme *pléthorique*, qui est l'effet de la suppression d'une évacuation habituelle de sang, ou de la pléthore spontanée.

Cette espèce se reconnoît aux signes de pléthore, à la rougeur du visage, & a la fievre éphémere qui en accompagne les premiers accès. Dover a observé que quand le vent d'est souffloit, cet asthme se modéroit & que les malades commençoient à cracher.

On doit regarder comme symptomatiques les espèces d'asthmes produites par l'affection hypochondriaque, la goutte, le vice vénérien.

tion des autres cas de dyſpnée, ils ont mis beaucoup de confuſion dans leurs traités ſur cet objet (*a*).

1374. La maladie dont je vais parler, ou l'aſthme proprement dit, eſt ſouvent héréditaire. Il paroît rarement dans les premieres années de la vie, & ne ſe manifeſte guère que vers le temps de la puberté, ou paſſé ce temps. Les deux ſexes y ſont ſujets ; mais plus fréquemment les hommes. Je n'ai pas obſervé que l'aſthme attaquât plus ſouvent certains tempéramens que d'autres ; & il ne paroît pas dépendre d'un tempérament général du corps, mais uniquement d'une conſtitution particuliere des poumons. Il affecte fréquemment ceux qui ſont replets ; mais il eſt très-rare que ſes accès ſoient réitérés pendant un temps un peu conſidérable, ſans produire l'émaciation de tout le corps.

1375. Les accès de cette maladie ſurviennent en général la nuit, ou aux approches de la nuit ; mais on les a auſſi obſervés quelquefois dans le cours de la journée. Dans quelques temps qu'ils paroiſſent, ils commencent le plus ſouvent tout-à-coup (*b*), par un ſentiment de compreſſion & de

---

(*a*) Hoffmann, par exemple, confond l'aſthme convulſif avec la dyſpnée ; de ſorte qu'il eſt difficile de ſuivre cet auteur tant dans les faits qu'il rapporte, que dans ſon traitement. On ne ſait ſi les remedes qu'il preſcrit conviennent a la dyſpnée ſymptomatique ou à l'aſthme réel. Les Stahliens ont mieux diſtingué cette maladie ſous le titre de *dyſpnæa ſpaſtica* & *deceptiva*. Mais leur pratique contient ſi peu de remedes efficaces, que l'on eſt très-embarraſſé, après les avoir lus, ſur le traitement que l'on doit adopter. Floyer eſt excellent & très-juſte quand il décrit ſa maladie ; mais comme en converſant avec d'autres aſthmatiques il a fait attention aux combinaiſons des autres maladies, il interrompt perpétuellement le fil de ſon diſcours pour donner une théorie folle & ridicule, & laiſſe en quelque ſorte des doutes ſur ſon exactitude relativement aux différens cas qu'il a expoſés ; par ce moyen il rend ſes faits difficiles à diſtinguer de ſa théorie, & dans la curation, il confond le véritable aſthme dont il étoit attaqué, avec la dyſpnée ſymptomatique. Par exemple (*pag. 247 de l'édition françoiſe*), il ne diſtingue pas ſa maladie de celles dont le docteur Pierce de Bath lui a communiqué des obſervations, ni de la dyſpnée occaſionnée par l'hydropiſie de poitrine. Enfin cet auteur contient des faits utiles, mais il faut ſe garder de ſes erreurs.

(*b*) Dans cette eſpèce d'aſthme les malades ont une agitation conſidérable quelques nuits avant l'accès. La veille, ils ſont agités, ils reſſentent une anxiété, une laſſitude, un mal-aiſe, ſur-tout vers la poitrine & l'abdomen ; une heure ou deux après le dîner il y a un gonflement d'eſtomac, des rapports acides, mal de tête, aſſoupiſſement ; le vin, le feu, le tabac, produiſent un ſentiment de resserrement à travers la poitrine, & par une gêne des poumons qui empêche l'inspiration. Si le malade est alors dans une situation horisontale, il est sur-le-champ obligé de prendre une position légérement droite, & recherche l'air libre & froid. La difficulté de respirer augmente pendant quelque temps; l'inspiration & l'expiration se font lentement, & avec une espèce de sifflement. Dans les accès violens, la parole est difficile & embarrassée. Il y a souvent une disposition à la toux, mais le malade ne peut tousser que difficilement.

1376. Ces symptomes continuent souvent plusieurs heures de suite, & sur-tout depuis minuit jusques fort avant dans la matinée (*a*); alors communément la rémission se manifeste par degré, la respiration devient moins laborieuse & plus pleine, le malade parle & tousse avec plus de facilité; & si la toux produit une expectoration de mucus (*b*), la rémission devient sur-le-champ plus considérable, & le malade tombe dans le sommeil qu'il desiroit vivement.

1377. Le pouls conserve souvent, pendant ces accès, son état naturel; mais ils sont quelquefois accompagnés de fréquence du pouls, de chaleur & de soif, qui indiquent un degré de fievre (*c*). Si l'on rend des urines au commencement

---

chaleur que les boissons froides modérent; le mal de tête augmente vers le soir, mais n'empêche pas le malade de se coucher; entre minuit & deux heures, il est réveillé par un sentiment d'étranglement & de constriction dans la poitrine, il éprouve un mal-aise au bas du sternum, & ressent comme si quelque chose empêchoit le diaphragme de descendre & sembloit le lier. Il est obligé de s'asseoir sur son séant, de sortir du lit, de respirer l'air frais; il lui faut un grand air, une grande chambre, les fenêtres ouvertes. La difficulté de respirer est plus grande durant l'inspiration. La respiration est plutôt lente que fréquente, mais sur-tout l'expiration qui est accompagnée d'un bruit de la glotte. Les poumons sont alors rigides & sans mouvement.

(*a*) La durée des paroxysmes est communément de trois ou quatre heures, souvent elle est plus courte. Floyer en a même vu se terminer en une demi-heure.

(*b*) Ce mucus est une matiere claire qui s'épaissit insensiblement & ressemble à une dissolution de gomme adragant; souvent même elle est blanche ou jaune comme le pus. Dans le premier accès le malade ne peut tousser ni cracher que le spasme soit dissipé; & si la maladie continue plusieurs jours, l'expectoration n'a lieu que quand le spasme est dissipé & que les canaux excrétoires des bronches sont relâchés.

(*c*) Dans quelques cas le pouls est si fréquent & la chaleur si consi-

de l'accès, elles sont communément fort abondantes; & elles ont peu de couleur ou d'odeur (*a*); mais dès que l'accès est dissipé, elles coulent dans leur quantité ordinaire; elles sont d'une couleur plus foncée, & quelquefois déposent un sédiment. Il y a des malades qui ont pendant l'accès, le visage légérement rouge & gonflé; mais le plus communément il est un peu pâle & retiré.

1378. Le malade, après avoir un peu dormi dans la matinée, continue le reste du jour à avoir la respiration plus libre & plus aisée, mais il est rare qu'elle le soit entiérement. Il sent encore quelque resserrement à travers la poitrine, il ne peut respirer facilement dans une position horisontale, & supporte à peine un mouvement quelconque du corps, sans que sa respiration devienne plus difficile & plus laborieuse. Après le dîner il ressent une flatulence extraordinaire de l'estomac, & un assoupissement auquel il n'est pas accoutumé; très-souvent ces symptomes précédent les premieres attaques de la maladie. Mais que ces symptomes se manifestent ou non, la difficulté de respirer reparoît vers le soir, & augmente alors quelquefois par degrès, jusqu'à ce qu'elle devienne aussi considérable que la nuit précédente: ou si la difficulté de respirer a été modérée le jour, & que le malade ait dormi un peu pendant la premiere partie de la nuit, il est néanmoins réveillé vers minuit, ou entre minuit & deux heures du matin, & est alors subitement attaqué d'un accès d'asthme qui dure autant que la nuit précédente.

1379. Les accès reviennent plusieurs nuits de suite de cette maniere; mais généralement au bout de quelques nuits semblables, les rémissions sont plus considérables, comme on l'observe, sur-tout quand il se fait dans la matinée une expectoration plus abondante, qui continue à reparoître de temps en temps pendant le jour: les asthmatiques chez lesquels cette expectoration a lieu, ont, long-temps après,

---

dérable, que le malade ne peut supporter une chaleur externe quelconque. Floyer a comparé cet accès à une fievre éphémere, il se termine souvent par la sueur.

Les paroxysmes cessent quelquefois sans expectoration, alors la remission se fait soudainement

(*a*) Ces urines ressemblent a celles que l'on rend dans le diabéte hystérique, qui est l'effet du spasme; pendant la rémission les urines deviennent troubles & déposent un sédiment abondant, ce qui prouve que le spasme est dissipé.

non-seulement des jours moins laborieux, mais jouissent même la nuit d'un sommeil qui n'est pas interrompu, & n'ont point de rechûte.

1380. Néanmoins, lorsque cette maladie s'est une fois manifestée de la manière que j'ai décrite plus haut, elle est sujette à revenir de temps en temps pendant tout le reste de la vie. Ces retours ont lieu cependant avec des circonstances variées chez différens individus (a).

1381. Les accès sont facilement renouvellés chez quelques personnes par la chaleur externe, telles que celle de l'air ou d'une chambre chaude; & particuliérement d'un bain chaud. Dans ces cas, les accès sont plus fréquens l'été, & particuliérement les jours caniculaires (b), que dans les autres saisons plus froides. Les mêmes personnes sont aussi facilement affectées par les changemens de l'atmosphère, surtout par ceux qui se font subitement du froid au chaud, ou, ce qui est communément la même chose, lorsque l'atmosphère devient plus légère (c). Tout ce qui diminue la capacité du thorax, comme une ligature, ou même une emplâtre appliquée sur la poitrine; le volume de l'estomac augmenté par une quantité considérable de nourriture, ou par l'air qui y est renfermé, produisent le même effet; l'exercice, ou tout ce qui peut accélérer la circulation du sang, nuit aussi beaucoup à ces sortes de maladies.

1382. Ainsi, les accès d'asthme semblent dépendre d'un degré de plénitude des vaisseaux des poumons; d'où il est probable que la suppression de la transpiration, & la détermination moins considérable du sang vers la surface de

(a) L'asthme suit quelquefois réguliérement les changemens de la lune, d'autres fois ses périodes sont irrégulières: les unes sont de trois semaines, les autres de trois ou quatre mois; quelquefois les accès reviennent tous les jours pendant plusieurs mois. M. Cullen a connu un gentilhomme qui avoit des paroxysmes tous les après-midi, quoiqu'il fût le matin assez bien pour aller voir ses amis.

(b) Chez ces sortes de malades, les accès sont plus fréquens les mois de juillet & août. On peut expliquer les effets de la chaleur en disant qu'elle favorise la turgescence & la raréfaction des fluides, & qu'elle distend les vaisseaux des poumons; c'est pourquoi l'état de pléthore est favorable à l'asthme & contribue beaucoup à le produire. L'on sait que la pléthore excite fréquemment l'affection hystérique, & que cette derniere se change en asthme. Floyer en donne un exemple: or, l'hystéricisme dépend de pléthore.

(c) C'est pourquoi les endroits élevés ne conviennent pas aux asthmatiques.

corps peuvent favoriser une accumulation dans les poumons, & exciter, en conséquence, l'asthme. Tel est, à ce qu'il paroît, le cas de ceux qui ont des accès plus fréquens l'hiver, & qui communément souffrent davantage de l'affection catarrhale, qui, chez eux, accompagne l'asthme; c'est pourquoi ils en sont attaqués plus fréquemment l'hiver, & ils le sont plus évidemment par l'action du froid.

1383. Outre ces cas où l'asthme est produit par la chaleur ou le froid, il y en a d'autres où les accès sont particuliérement dus à des puissances qui agissent sur le systême nerveux, telles que les passions de l'ame (*a*), les odeurs particulières, ou à des substances irritantes, telles que la fumée & la poussière (*b*).

Cette maladie est une affection du systême nerveux, & dépend de la mobilité des fibres motrices du poumon, comme on le voit évidemment, en ce qu'elle est fréquemment unie à d'autres affections spasmodiques qui dépendent de mobilité; telles que l'affection hystérique, l'hypochondrie, la dyspepsie, & la goutte atonique (*c*).

1384. D'après l'ensemble de l'histoire que je viens de donner, je pense que l'on verra facilement que la cause prochaine de l'asthme consiste dans une constriction contre nature, &, jusqu'à un certain point, spasmodique, des fibres musculaires des bronches, laquelle s'oppose non-seulement à la dilatation des bronches nécessaire pour que l'inspiration soit libre & entière, mais produit aussi une rigidité qui empêche que l'expiration ne se fasse librement & complétement. Cette constriction contre nature, de même que

(*a*) J'ai connu des personnes extrêmement sensibles, chez lesquelles une mauvaise nouvelle produisoit un véritable accès d'asthme, quoiqu'elles ne fussent pas d'ailleurs sujettes à cette maladie.

(*b*) J'ai vu un homme fort & replet qui avoit un accès d'asthme lorsque l'on battoit du riz dans le voisinage de la maison qu'il habitoit. M. Cullen a connu la femme d'un apothicaire qui étoit attaquée d'asthme chaque fois que l'on pulvérisoit chez elle de l'ipécacuanha, quoiqu'elle se retirât dans l'endroit le plus éloigné de sa maison. Floyer parle d'une dame d'une foible constitution, à qui la moindre odeur occasionnoit un accès d'asthme. Il y a quelques personnes qui ne peuvent parler long-temps sans rappeller l'accès.

(*c*) On a vu même quelquefois l'épilepsie succéder à l'asthme, & Van-Helmont a trouvé une telle connexion entre ces deux maladies, qu'il a cru que tout ce qui étoit capable de guérir l'une guérissoit aussi l'autre.

beaucoup d'autres affections convulsives & spasmodiques, est facilement excitée par la turgescence du sang, ou par d'autres causes capables de donner lieu à une plénitude & à une distension extraordinaire des vaisseaux des poumons.

1385. Comme cette maladie vient par accès, on peut généralement la distinguer de la plupart des autres espèces de dyspnée, dont les causes agissant plus constamment, produisent en conséquence une difficulté plus constante de respirer. Néanmoins il peut y avoir quelque erreur à ce sujet, car quelques-unes de ces causes peuvent être de nature à augmenter & à diminuer, & la dyspnée qu'elles produisent paroît revenir par accès; mais je crois qu'il est rare que ces derniers ressemblent entiérement aux véritables accès d'asthme dont j'ai donné la description plus haut. Néanmoins il y a peut-être un autre cas capable d'embarrasser davantage : c'est celui où un véritable accès d'asthme seroit produit par quelques-unes des causes que nous avons assignées comme causes des différentes espèces de difficulté de respirer que l'on doit rapporter à la dyspnée comme à leur genre; je ne sais si cela peut arriver à d'autres qu'à ceux qui n'ont pas une disposition particuliere à l'asthme, & je ne puis en conséquence déterminer si, dans des cas semblables, l'asthme doit être considéré comme symptomatique, ou si on doit encore, dans tous les cas de cette nature, le regarder & le traiter comme une maladie idiopathique.

1386. L'asthme menace souvent d'une mort prochaine, mais il est rare qu'il la produise; & un grand nombre de personnes ont vécu long-temps avec cette maladie. Néanmoins, dans beaucoup de cas, il est mortel, quelquefois très-promptement, & peut-être l'est-il toujours à la longue. On l'a vu se terminer en peu de temps, chez quelques jeunes gens, par la phthisie pulmonaire. Lorsque l'asthme a duré long-temps, il finit souvent par l'hydropisie de poitrine; & communément il devient mortel en occasionnant quelque anévrysme du cœur ou des gros vaisseaux.

1387. Il est rare que l'on ait parfaitement guéri l'asthme; je ne puis donc proposer aucune méthode curative qui ait été adoptée d'après l'expérience comme généralement heureuse. Mais la maladie peut être modérée à différens égards par l'usage des remèdes; & je vais me borner particuliérement à donner quelques remarques sur le choix & l'usage de ceux que l'on a communément employés.

1388. Le danger de l'accès d'asthme, qui menace de

suffocation, est particuliérement dû à la difficulté que le sang trouve à passer dans les vaisseaux du poumon : le moyen qui en conséquence paroît le plus propre à prévenir ce danger, est la saignée ; c'est pourquoi les praticiens y ont eu recours dans tous les accès violens (a). Dans les premières attaques, spécialement chez les jeunes gens & les pléthoriques, la saignée paroît être très-nécessaire, & on peut communément l'admettre. Mais il est également évident que quand les accès reviennent fréquemment, la saignée ne peut être souvent réitérée sans trop épuiser & affoiblir le malade. Il faut de plus observer que la saignée n'est pas aussi nécessaire qu'on pourroit l'imaginer ; car le passage du sang à travers les poumons n'est pas autant interrompu qu'on le suppose communément. Je crois pouvoir tirer cette conclusion particuliérement de ce que, dans les accés d'asthme, le visage est souvent retiré & pâle au lieu d'être rouge, comme il arrive communément lorsque cette interruption du sang a lieu. D'ailleurs, la saignée ne procure pas communément autant de soulagement dans les accès d'asthme qu'on pourroit en attendre, en admettant la supposition contraire.

1389. J'ai avancé plus haut, que la turgescence du sang étoit fréquemment la cause qui déterminoit les accès d'asthme ; l'on pourroit en conséquence supposer que l'état de pléthore du systême contribue beaucoup à produire la turgescence du sang dans les poumons, & en conclure spécialement que la saignée pourroit être un remède convenable dans l'asthme. Je conviens que cela est ainsi dans les premières attaques de la maladie ; mais en continuant, elle détruit en général l'état pléthorique du systême, & je prétends, en conséquence, que quand elle a subsisté quelque temps, la saignée y devient de jour en jour moins nécessaire.

1390. On pourroit, en supposant qu'il y a un état de pléthore

(a) La saignée est absolument nécessaire dans les paroxysmes violens d'asthme, où le malade est menacé de suffocation : la foiblesse du pouls ne doit pas arrêter dans ce cas, parce qu'elle est due à l'état violent de spasme qui intercepte la circulation ; souvent le pouls se développe dès que l'on a tiré une certaine quantité de sang, il y a néanmoins peu de cas où la saignée suffise pour dissiper l'accès ; & lorsque la maladie est confirmée, les saignées réitérées nuisent en disposant à la pléthore qui favorise les retours d'asthme, elles augmentent en outre la mobilité & la foiblesse, qui aggravent la maladie. La saignée n'est donc essentielle que dans les premiers accès, sur-tout lorsqu'il y a des signes évidens de pléthore.

pléthore chez les asthmatiques, croire que les purgatifs leur sont convenables; mais cette supposition n'est pas communément bien fondée, & il est rare que les purgatifs diminuent l'embarras des vaisseaux de la poitrine; c'est pourquoi ces remèdes n'ont pas paru convenir aux asthmatiques, & l'on a toujours remarqué que les évacuations considérables leur faisoient beaucoup de mal (*a*). Néanmoins comme ces malades souffrent toujours de la stagnation & de l'accumulation des matières contenues dans le canal alimentaire, il faut éviter la constipation, & la liberté du ventre est utile. On a éprouvé que, pendant le temps des accès, les lavemens émolliens & légèrement laxatifs, produisoient un grand soulagement.

1391. La flatulence de l'estomac, & les autres symptomes de mauvaise digestion qui accompagnent très-souvent l'asthme & gênent beaucoup les malades, rendent l'usage fréquent des doux vomitifs (*b*) convenable dans cette maladie; tant

(*a*) Les grandes évacuations sont toujours pernicieuses, parce qu'en affoiblissant & en produisant un relâchement de tout le systême, elles disposent à des accès très-graves. Mais les doux laxatifs sont utiles: ils préviennent la pléthore, rétablissent le mouvement péristaltique, dont la cessation favoriseroit la flatulence, & l'atonie de l'estomac qui pourroit se communiquer aux poumons; c'est pourquoi les lavemens sont avantageux pendant l'accès, en diminuant le gonflement du canal alimentaire que produisent les vents.

Il faut n'employer les purgatifs que quand la dyspnée subsiste dans l'intervalle des accès, & en user toujours avec précaution dans les cas de mouvemens spasmodiques.

(*b*) Les vomitifs sont particuliérement utiles pour modérer la dyspnée, dans le cas sur-tout où il survient un catarrhe qui occasionne l'expectoration & augmente la toux, comme on l'observe dans l'asthme ancien, qui est en général humide; car dans le commencement de la maladie, il y a peu ou point d'expectoration & l'accès est très-court. Les vomitifs donnés avant l'accès le préviennent fréquemment, ou au moins le modérent. Mais il seroit dangereux d'exciter le vomissement dans le temps de l'accès, parce qu'il se fait une accumulation dans les poumons que les vomitifs peuvent augmenter: de plus, les efforts qu'occasionnent les vomitifs peuvent affecter les tempéramens mobiles de maniere à augmenter la suffocation au lieu de la modérer.

Dans les accès violens, il faut se contenter de faire prendre des adoucissans, tels que l'huile d'amandes douces, les mucilages auxquels on joindra l'oxymel scillitique, & une très-petite quantité de kermès minéral. L'hydromel pour boisson est très-avantageux pour aider l'expectoration. On peut faire fondre du miel dans une

pour écarter ces symptomes, que pour détruire toute détermination qui pourroit se faire vers les poumons. Dans certains cas où l'on avoit lieu d'attendre qu'il surviendroit un accès dans le cours de la nuit, un vomitif donné le soir a paru fréquemment le prévenir.

1392. On a souvent appliqué le vésicatoire entre les épaules ou sur la poitrine, pour soulager les asthmatiques; mais j'ai rarement observé que ce moyen fût utile (a) dans l'asthme purement spasmodique dont nous parlons ici, pour prévenir ou modérer les accès.

1393. Les cautères sont certainement utiles pour prévenir la plethore; mais cette indication n'a pas communément lieu dans l'asthme: c'est pourquoi on les a rarement vu réussir dans cette maladie (b).

1394. Les accès d'asthme sont fréquemment occasionnés par la turgescence du sang; les praticiens se sont en conséquence occupés de tout temps d'arrêter & de modérer cette turgescence par l'usage des acides & des sels neutres (c). Voyez le *Traité de l'Asthme*, par Floyer.

1395. L'état de pléthore du systême semble disposer à l'asthme, & la turgescence accidentelle du sang paroît fréquemment être la cause qui détermine les accès; néanmoins il est évident que la maladie doit être sur-tout produite par une constitution particulière des fibres motrices des bronches, qui les dispose à éprouver dans différentes occasions une constriction spasmodique (d); & qu'en conséquence l'on

---

infusion de thé, comme le pratiquoit Scardonne. L'infusion d'érysimum, de marrube, de la camphrée peuvent remplir les mêmes vues.

(a) Les vésicatoires réussissent cependant quelquefois, plutôt comme antispasmodiques, que comme évacuans, sur-tout lorsque la maladie est récente.

(b) Les cautéres ne sont pas utiles dans les cas d'asthme purement spasmodiques, mais on peut les employer avec avantage dans ceux qui dépendent de pléthore. Si l'on a recours aux cautéres, il faut les appliquer à la nuque ou entre les deux épaules.

(c) Les acides minéraux & le vinaigre méritent la préférence. Il paroît, d'après les avantages qu'ils procurent dans les hémorrhagies, qu'ils doivent être utiles dans l'asthme où il y a une turgescence semblable. On donne communément le nitre; Floyer a cependant préféré le sel ammoniac, sans en dire la raison

(d) Il est difficile de distinguer l'asthme spasmodique de celui qui dépend de pléthore. Dans l'asthme nerveux, toute turgescence accidentelle peut rappeller l'accès, de même que quand il est dû à la

ne peut espérer de guérison parfaite de cette maladie qu'en corrigeant cette disposition, ou en détruisant la mobilité ou l'irritabilité contre nature des poumons à cet égard.

1396. La cure doit être difficile & peut-être impossible dans les cas où cette disposition dépend d'une conformation originelle ; mais on peut espérer de la modérer par l'usage des antispasmodiques (*a*). L'on emploie communément, dans cette vue, différens remedes de ce genre, & particuliérement les gommes fétides ; mais je ne les ai pas trouvés fort efficaces, & j'ai observé qu'ils étoient quelquefois nuisibles, parce qu'ils échauffoient trop. Il y a quelques autres antispasmodiques, tels que le musc, que l'on pourroit regarder comme actifs ; mais l'on n'en a pas encore fait des essais convenables. On a remarqué que l'éther vitriolique procuroit du soulagement ; mais ses effets ne sont pas durables.

1397. L'opium est dans cette maladie, de même que dans les autres affections de ce genre, le plus certain & le plus puissant des antispasmodiques. Je l'ai souvent trouvé efficace, & généralement sans danger (*b*) ; je suis

---

pléthore : ceci a donné lieu à beaucoup de difficultés dans la pratique, relativement à l'usage des antispasmodiques & sur-tout de l'opium. Il faut néanmoins remarquer que le régime antiphlogistique est absolument nécessaire dans l'asthme nerveux, quoiqu'il n'y ait pas de pléthore actuelle, parce que toute turgescence accidentelle peut, commo on l'a vu, rappeller l'accès.

(*a*) On a compté particuliérement sur les odeurs fétides & les alkalis volatils, mais ils ne procurent qu'un soulagement de peu de durée, d'ailleurs ils nuisent quelquefois par leur qualité stimulante. M. Cullen a vu l'esprit de corne de cerf, causer presque suffocation. Floyer pense que toutes les substances fétides sont nuisibles ; il dit que le sel d'absinthe, & les alkalis volatils, augmentent la strangulation. On a jusqu'ici donné le musc à trop petite dose pour être efficace.

(*b*) Riviere & Etmuller ont recommandé l'opium dans l'asthme ; Floyer conseille aussi son usage ; Ridley pense que la curation doit consister dans les narcotiques & les saignées. Néanmoins l'opium est dangereux dans les cas de pléthore, parce qu'il favorise la turgescence des fluides. Dans les cas même purement spasmodiques, où il n'y a pas de pléthore, son usage constant, s'il ne guérit pas, est nuisible, parce qu'il affoiblit le ton du systême & augmente la mobilité. Mais l'opium est très-salutaire lorsque l'on distingue convenablement les causes de la maladie & les cas où il est applicable. Trallés a condamné ce remede dans l'asthme ; mais il paroît même persuadé que les doutes que l'on a élevés sur la sécurité avec laquelle on peut le donner, sont dus à ce que l'on a confondu certains cas de dyspnée, improprement appellés *asthme*, qui étoient l'effet d'un état de pléthore & inflammatoire, avec l'asthme vraiment spasmodique dont il est question ici.

1398. Dans beaucoup de cas, cette maladie dépend d'une disposition particuliere, que l'art ne peut corriger ; alors on ne peut s'y soustraire qu'en évitant les causes occasionnelles ou déterminantes que nous avons tâché d'indiquer plus haut. Néanmoins, il est difficile d'établir ici aucunes regles générales, parce que les causes externes agissent différemment en raison de l'idiosyncrasie particuliere de ceux qui sont attaqués d'asthme. Ainsi, les uns se trouvent soulagés d'habiter au milieu d'une grande ville (a), & d'autres ne peuvent respirer que dans l'air libre de la campagne. Dans ce dernier cas néanmoins, la plupart des asthmatiques supportent mieux l'air d'un terrein bas, pourvu qu'il soit suffisamment libre & sec, que celui des montagnes.

1399. Il faut aussi établir pour le régime quelque différence, relativement aux différens asthmatiques. Aucun d'eux ne supporte beaucoup de nourriture, ou des alimens

---

d'après la description des cas où il l'a trouvé nuisible, qu'il a confondu l'hydropisie de poitrine avec l'asthme.

L'on a encore recommandé dans l'asthme, les toniques & les amers.

Les toniques sont utiles en ranimant le ton du systême & en détruisant la mobilité. Aussi Floyer a remarqué que le quinquina donnoit beaucoup de soulagement Ce remede prévient quelquefois le retour de l'accès dans l'asthme périodique : mais dans les cas de pléthore son usage est douteux, il faut observer en outre que ses effets sont passagers & cessent quelques heures après qu'on l'a pris ; ainsi dans les fievres intermittentes, il ne réussit pas quand on le donne trop long-temps avant l'accès ; c'est pourquoi il faut toujours le donner peu avant le retour du paroxysme. Par exemple, si on l'attend avant la nouvelle lune, il faut donner le quinquina la veille : alors il produit toujours une longue intermission ou modére les symptomes de l'accès. Les amers sont moins puissans que le quinquina & ne soulagent qu'en remédiant à la dyspnée.

Les ferrugineux nuisent toujours, excepté quand ils sont laxatifs.

(a) Ceci est peut-être dû à ce que ces malades sont plus exposés aux vicissitudes de l'air à la campagne. Car l'on a observé que les baromètres varioient davantage à la campagne que dans les villes, où une infinité de circonstances empêchent de connoître le véritable état de l'atmosphere.

qui se dissolvent lentement & difficilement dans l'estomac; mais un grand nombre se trouvent bien d'une nourriture animale légére, prise avec modération. L'usage des végétaux qui produisent facilement des vents, est toujours très nuisible (*a*). Un régime modéré, léger & rafraîchissant, est convenable, & communément nécessaire dans l'asthme récent, sur-tout chez les jeunes gens & les pléthoriques : cependant lorsque la maladie a duré des années, les asthmatiques supportent communément, & même exigent un régime suffisamment nourrissant ; mais une nourriture fort abondante est dans tous les cas très-nuisible.

1400. L'eau, ou les liqueurs aqueuses rafraîchissantes, sont l'unique boisson dont les asthmatiques puissent faire usage sans danger & qui leur convient : toutes les liqueurs capables de fermenter & de produire des vents, leur sont nuisibles. Peu d'asthmatiques peuvent supporter aucune espece de liqueur forte, & tout excès de ce genre leur est toujours très-pernicieux. Le thé, le café ne conviennent pas dans cette maladie, parce que les boissons chaudes ou tiedes nuisent communément aux asthmatiques, & que tous les liquides affoiblissent les nerfs de l'estomac (*b*).

(*a*) Comme l'asthme est communément uni avec la dyspepsie, le gonflement de l'estomac rappelle souvent l'accès ; en conséquence, quoique les végétaux conviennent, il faut éviter ceux qui sont sujets à fermenter. La nourriture animale est nuisible dans les cas où la dyspepsie n'empêche pas entiérement d'user de la diete végétale. C'est pourquoi les végétaux conviennent particuliérement aux jeunes gens. Il faut s'abstenir des nourritures de difficile digestion, telles que les parties visqueuses & gélatineuses des animaux, parce qu'elles diminuent la transpiration, augmentent la quantité du sang, & en séjournant long-temps dans l'estomac, y causent la flatulence. On doit également défendre les végétaux qui se dissolvent difficilement, tels que les melons & les concombres.

Il faut toujours très-peu d'alimens dans l'asthme, tant aux jeunes gens qu'aux vieillards. C'est à tort que Floyer regarde comme abstinence de ne manger que d'un ou deux plats, soit de bœuf ou de mouton ; on ne peut certainement regarder un pareil régime comme une diete

On a recommandé le lait, mais son usage est ici fort douteux, parce que souvent il se caille plus ou moins dans l'estomac & devient difficile à dissoudre ; quand il est riche en huile, il reste quelquefois vingt quatre heures dans l'estomac : ainsi on ne doit le prescrire que quand il se digere bien.

(*b*) Les boissons chaudes augmentent la turgescence & la raréfaction, celles qui sont froides conviennent comme rafraîchis-

1401. Communément les asthmatiques ne supportent facilement que les mouvemens du corps les plus doux. Néanmoins il leur est souvent très-utile de monter à cheval, d'aller en voiture, & sur-tout de naviger (a).

CHAPITRE VII.

De la Coqueluche (b).

1402. CETTE maladie est communément épidémique, & évidemment contagieuse. Elle paroît dépendre d'une contagion d'une nature particulière & d'une qualité singulière. Elle n'engendre pas nécessairement la fievre, de même que la plupart des autres contagions, & n'occasionne aucune éruption, ou ne produit d'ailleurs aucun changement évident dans l'état des fluides. Elle a de commun avec la contagion catarrhale & avec celle de la rougeole (c), une

---

santes. Il faut bannir toutes les liqueurs fermentées & même la petite bière admise par Floyer, & se borner à l'eau acidulée.

Les asthmatiques doivent boire peu : Floyer mesuroit sa boisson. Les eaux minérales ne leur conviennent pas, parce qu'elles exigent d'être prises en grande quantité, & qu'elles augmentent alors l'oppression de la poitrine, en distendant trop l'estomac.

(a) Ces différens exercices doivent se faire à l'air frais, car la chaleur est nuisible aux asthmatiques. Néanmoins ils éviteront l'air froid, parce qu'il arrête la transpiration & détermine les humeurs vers les poumons.

(b) La coqueluche est une maladie contagieuse, caractérisée par une toux convulsive, accompagnée de strangulation, d'une inspiration sonore, réitérée ; il y a souvent vomissement. N. C. GENRE LVII.

Sauvages a décrit cette maladie sous les noms de *tussis ferina*, & de *tussis convulsiva*. On doit regarder comme une variété de la même maladie l'*amphimerina tussiculosa*, ou la fievre catarrhale & vermineuse des enfans, qui est épidémique, & dans laquelle il y a un redoublement tous les jours avec crachement de sang.

(c) La nature de la contagion qui produit la coqueluche, est inconnue. On a observé que les rougeoles épidémiques précédoient souvent cette maladie. D'où l'on pourroit croire qu'elle a, de même que la matiere de la rougeole, une attraction particuliere avec les glandes muqueuses, & que ces deux maladies ont quelque affinité. Elles sont cependant indépendantes l'une de l'autre, & la contagion est différente ; car on a vu beaucoup de personnes qui

certaine détermination vers les poumons, mais dont il résulte des effets particuliers, fort différens de ceux que l'on observe dans les deux autres maladies, comme on en jugera par l'histoire que je vais donner de la coqueluche.

1403. Cette contagion, de même que toutes les autres, n'affecte qu'une seule fois la même personne pendant le cours de la vie ; en conséquence les enfans y sont nécessairement plus communément sujets : cependant il y a plusieurs exemples qu'elle a attaqué des personnes fort avancées en âge, quoiqu'il soit probable que plus on est âgé, moins on est exposé à en être affecté.

1404. La maladie se manifeste communément par les symptomes ordinaires d'un catarrhe occasionné par le froid ; souvent elle conserve entiérement cette apparence plusieurs jours ; j'ai même vu des exemples où la maladie, quoique évidemment produite par la contagion de la coqueluche, n'a jamais pris d'autre forme que celle d'un catarrhe ordinaire (a).

Cependant cela arrive rarement ; car, en général, la seconde semaine, ou au plus tard la troisième après l'attaque, la maladie prend son symptome particulier & caractéristique de toux convulsive, qui consiste en ce que les mouvemens d'expiration, particuliers aux efforts que l'on fait pour tousser, sont plus fréquens, plus rapides, & plus violens que de coutume. Néanmoins ces circonstances se manifestent à des degrés très-différens, dans les diverses especes de toux ; on ne peut en conséquence établir des limites exactes pour déterminer quand la toux peut être strictement appellée convulsive ; il faut donc faire particuliérement attention à une autre circonstance, pour distinguer la coqueluche de toute autre forme de toux. Cette circonstance consiste en

---

avoient été attaquées de la rougeole, éviter la coqueluche, & d'autres gagner cette derniere, quoiqu'elles eussent eu autrefois la rougeole ; ce qui prouve que la génération de la matiere morbifique varie dans ces deux maladies.

(a) Dans ce cas l'opiniatreté de la toux, & l'épidémie régnante peuvent donner quelque certitude sur le caractere de la maladie. Il faut observer d'ailleurs que, dans la toux ordinaire, il y a un certain degré de volonté, que dans la coqueluche au contraire les accès se réitérent très-promptement, & le malade est dans une agitation générale & involontaire ; les enfans sont obligés de s'appuyer contre quelque chose, pendant ces mouvemens violens, pour ne pas tomber.

ce que, quand il s'est fait plusieurs mouvemens d'expirations convulsifs, & que l'air a été chassé par-là en grande quantité des poumons, il succède nécessairement & tout-à-coup une inspiration entière, qui produit un son particulier *(a)*, parce que l'air passe avec une vélocité extraordinaire à travers la glotte. Lorsque cette inspiration sonore, qui varie suivant les différens cas, a lieu, la toux convulsive se renouvelle, & continue de la même manière qu'avant, jusqu'à ce qu'il sorte une certaine quantité de mucus des poumons, ou que les matières contenues dans l'estomac soient rejettées par le vomissement. L'une ou l'autre de ces évacuations termine communément la toux, & le malade en est débarrassé pour quelque temps. Quelquefois ce n'est qu'après plusieurs accès alternatifs d'efforts pour tousser, & du bruit particulier qui leur succède, que l'expectoration ou le vomissement ont lieu; mais ils surviennent communément après le second effort pour tousser, & mettent fin à l'accès.

1405. Lorsque la maladie a pris de cette manière son type particulier, elle continue généralement long-temps après, communément depuis un jusqu'à trois mois; mais quelquefois elle dure beaucoup plus long temps, & est accompagnée de circonstances fort variées *(b)*.

1406. Les accès de toux reparoissent à différens intervalles, & observent rarement des périodes exactes. Ils viennent fréquemment le jour, & encore plus souvent la nuit. Le malade ressent communément quelque annonce de leur approche; &, pour éviter la commotion violente & douloureuse que la toux produit dans tout le corps il s'attache fortement à tout ce qui est près de lui, ou demande à être retenu par quelque personne qu'il trouve.

Lorsque l'accès est passé, la respiration est quelquefois précipitée, & le malade paroît fatigué quelque temps après: mais chez un grand nombre ceci est très-peu sensible; & communément les enfans sont tellement rétablis, qu'ils retournent sur-le-champ à leur jeu ou à ce qui les occupoit avant.

1407. Si l'accès de coqueluche se termine par le vomissement

(a) Ce son est tel que l'on diroit que les organes de la respiration sont relâchés & détruits.

(b) Cette toux dure quelquefois plusieurs années. M. Cullen a connu un malade qui, sept ans après avoir eu une toux semblable, ne gagnoit jamais un catarrhe sans éprouver le retour de la toux.

des matières contenues dans l'estomac, le malade est communément affamé immédiatement après, il demande de la nourriture, & mange avec beaucoup d'avidité.

1408. Il n'y a quelquefois dans le commencement de cette maladie aucune expectoration, ou uniquement une expectoration d'un mucus limpide : tant que cela est ainsi, les accès sont plus violens & durent plus long-temps ; mais communément l'expectoration devient bientôt considérable, & l'on rejette souvent une grande quantité de mucus très épais ; & plus ce mucus est expectoré facilement, plus les accès de toux sont courts.

1409. Les accès violens de toux interrompent fréquemment le passage libre du sang à travers les poumons, & gênent en conséquence le retour de celui qui vient de la tête, ce qui donne lieu à la turgescence & à la rougeur du visage qui accompagnent communément les accès : la même cause semble occasionner aussi les hémorrhagies du nez & même des yeux & des oreilles, qui arrivent quelquefois dans cette maladie.

1410 Cette maladie a souvent lieu de la manière que nous venons de décrire sans être accompagnée d aucune pyrexie ; Sydenham dit avoir rarement observé la pyrexie : néanmoins je l'ai très-frèquemment vu réunie à la coqueluche, quelquefois même dès son commencement ; mais le plus souvent cela n'arrive que quand cette maladie a duré quelque temps. Je n'ai pas remarqué que cette pyrexie se manifestât sous aucune forme intermittente régulière ; elle est continue jusqu'à un certain point ; mais elle a des redoublemens évidens vers le soir, qui ne cessent que le lendemain matin (*a*).

1411. La difficulté de respirer est un autre symptome qui accompagne très-fréquemment la coqueluche : ce symptome ne survient pas seulement immédiatement avant & après les accès de toux, il est continuel ; mais ses degrés varient

(*a*) Il y a en général le matin une intermission considérable : la fievre reparoît ou redouble à midi, continue jusqu'au soir, & augmente la nuit, sur-tout dans les coqueluches les plus fâcheuses. Dans ces cas la fievre prend quelquefois le type d'une fievre hétique, il y a des redoublemens le soir qui se terminent le matin par des sueurs copieuses qui paroissent autour de la tête & du col, sans descendre jusqu'aux extrémités. La respiration fréquente, l'excrétion de mucus puriforme qui accompagnent souvent cette toux, & le crachement de sang, sont des signes très-fâcheux.

ſuivant les différens malades. J'ai à peine vu un exemple de coqueluche mortelle; où il n'y eût conſtamment, pendant quelque temps, un degré conſidérable de pyrexie & de dyſpnée.

1412. Lorſque la contagion a une fois produit la maladie, les accès de toux ſont ſouvent réitérés, ſans être déterminés par aucune cauſe évidente; néanmoins on peut, dans beaucoup de cas, conſidérer la contagion comme produiſant uniquement une diſpoſition à la maladie; & la fréquence des accès dépend, juſqu'à un certain point, de différentes cauſes qui peuvent les détourner, telles que l'exercice violent, une nourriture trop abondante; des alimens de difficile digeſtion, les irritations des poumons produites par la pouſſière, la fumée, ou des odeurs fortes déſagréables mais particuliérement toute émotion conſidérable de l'eſprit.

1413. Telles ſont les principales circonſtances qui caractériſent cette maladie: l'événement en eſt varié; néanmoins on peut communément le prévoir, en faiſant attention aux obſervations ſuivantes.

Plus les enfans ſont jeunes, plus ils courent de danger dans cette maladie; & parmi ceux à qui elle eſt fatale, on en voit un plus grand nombre au-deſſous de deux ans qu'au-deſſus.

Plus les enfans ſont avancés en âge; plus ils ſont à l'abri d'un événement fâcheux: je regarde même cette regle comme très-générale, en avouant cependant qu'elle ſouffre pluſieurs exceptions.

Les enfans nés de parens phthiſiques & aſthmatiques, courent le plus grand danger dans cette maladie.

Lorque la maladie, après avoir commencé ſous la forme d'un catarrhe, eſt accompagnée de fievre & de difficulté de reſpirer, & d'une expectoration médiocre elle eſt ſouvent mortelle, ſans prendre le caractere de la coqueluche; mais dans la plupart de ces cas, la toux convulſive & l'inſpiration ſonore diſſipent en général le danger lorſqu'elles ſurviennent, & procurent en même temps une expectoration plus libre.

Il n'y a point de danger dans la coqueluche, lorſque cette maladie ayant parfaitement pris le type qui lui eſt propre, les accès ne ſont ni fréquens, ni violens, que l'expectoration eſt modérée, & que pendant l'intervalle des accès, le malade ne ſent pas de mal-aiſe, conſerve ſon appétit, dort; & n'a ni fievre, ni difficulté de reſpirer; ſi même ces ſymptomes deviennent de jour en jour plus favorables, la maladie ſe termine très-promptement ſans aucun ſecours.

Une expectoration très-médiocre ou très-copieuse, est dangereuse, sur-tout si la derniere circonstance est acccompagnée d'une grande difficulté de respirer.

Il n'y a pas en général de danger lorsque les accès se terminent par le vomissement & sont immédiatement suivis d'une faim extraordinaire.

Une hémorrhagie modérée du nez est souvent salutaire, mais les hémorrhagies très-considérables sont généralement fort nuisibles.

Lorsque cette maladie attaque des personnes fort affoiblies, l'événement en est très-généralement fâcheux.

Le danger de la coqueluche est souvent dû à la violence des accès, qui produit l'apoplexie, l'épilepsie, ou une suffocation subite; mais ces accidens sont très-rares, & le danger de la maladie semble en général proportionné à la fievre & à la dyspnée qui l'accompagnent.

1414 La cure de cette maladie a toujours été regardée comme difficile, soit que l'on se propose de prévenir sa tendance fatale lorsqu'elle est violente, ou uniquement d'en abréger le cours lorsqu'elle est bénigne. Lorsque la contagion est récente & continue à agir, nous ne connoissons aucun moyen de la corriger, ni de l'expulser: en conséquence la maladie dure nécessairement quelque temps; mais il est probable que dans ce cas la contagion cesse enfin d'agir, comme cela arrive dans les autres contagions, & qu'alors la maladie continue de même que les autres affections convulsives, par la puissance seule de l'habitude.

1415. D'après cette maniere de considérer cet objet, je prétends que l'on doit varier le traitement, & suivre deux indications différentes, suivant le période de la maladie. Dans le commencement, & quelque temps après, l'on doit employer des remedes capables d'en arrêter les effets violens, & la tendance fatale; mais lorsqu'elle a duré quelque temps sans être accompagnée d'aucun symptome violent, les seuls remedes qui conviennent sont ceux qui peuvent interrompre son cours, & la faire cesser entiérement plutôt qu'elle ne l'auroit fait spontanément.

1416. La saignée est nécessaire pour remplir la première indication chez les sujets pléthoriques, ou chez d'autres, lorsqu'il paroît, d'après les circonstances qui accompagnent la toux & ses accès, que le sang passe difficilement à travers les poumons; il peut même être nécessaire de la réitérer, sur-tout dans le commencement de la maladie *(a)* ; mais comme les affections spasmodiques ne permettent pas communément de saigner beaucoup, il convient rarement dans la coqueluche de réitérer souvent ce remede.

1417. Il est nécessaire de prévenir ou détruire par de doux laxatifs la constipation qui accompagne fréquemment cette maladie : il est en général utile d'entretenir la liberté du ventre ; mais les évacuations considérables de ce genre sont communément nuisibles *(b)*.

1418. Le vésicatoire est souvent utile pour prévenir ou détruire la détermination inflammatoire, qui, dans cette maladie, se porte quelquefois aux poumons ; on l'a même réitéré avec avantage ; mais les cautères ne produisent pas autant d'effet, & ne doivent nullement empêcher de réitérer les vésicatoires lorsqu'ils sont indiqués *(c)*. Il est plus efficace, lorsque ces derniers conviennent, de les appliquer sur le thorax que sur toute autre partie éloignée.

1419. Les émétiques sont les plus utiles de tous les remèdes dans cette maladie (*d*) ; ils agissent d'une manière géné-

---

(*a*) On ne doit point redouter la saignée lorsque la maladie commence avec violence, quel que soit l'âge des malades ; la saignée ne peut être nuisible que quand la coqueluche a duré plusieurs semaines & qu'une foiblesse extrême se trouve réunie à la dyspnée. La pyrexie, l'hémorrhagie, la contriction des extrémités, les douleurs de poitrine, la dureté du pouls, le gonflement du visage, sont des symptomes qui indiquent des congestions considérables dans les vaisseaux sanguins & qui exigent toujours la saignée.

L'ouverture des cadavres de ceux qui sont péris de la coqueluche, a appris que la plupart des visceres étoient enflammés ou dans un état de suppuration, particuliérement la plévre, les ramifications de la trachée-artère, les poumons & le foie. Le seul moyen de prévenir ces suites fâcheuses est de recourir à la saignée avant que les symptomes d'hétisie se soient manifestés : ce remede calme communément les accidens les plus violens, lors même que la maladie a duré quelque temps, pourvu que les enfans ne soient pas trop affoiblis.

(*b*) Les diarrhées qui surviennent quelquefois spontanément dans cette maladie, sont très-rarement critiques ; c'est pourquoi l'on ne retire jamais de grands avantages des purgatifs. La rhubarbe & les autres doux laxatifs conviennent lorsque la maladie a duré long-temps.

(*c*) On doit appliquer les vésicatoires toutes les fois que la dyspnee & la fievre sont considérables, mais lorsque l'on y a eu recours, il faut en entretenir long-temps la suppuration ; car on a vu la maladie revenir pour les avoir supprimées trop tôt.

(*d*) Les vomissemens spontanés sont utiles & forment en général la

rale en interrompant le retour des affections ſpaſmodiques, & d'une maniere particuliere en excitant une détermination très-puiſſante vers la ſurface du corps, & détruiſant par ce moyen les déterminations qui ſe font vers les poumons. Je penſe qu'il faut, pour obtenir ces avantages, employer fréquemment le vomiſſement complet, & qu'il eſt utile, dans les intervalles que l'on doit néceſſairement laiſſer entre le vomiſſement, de donner les émétiques antimoniaux à des doſes capables d'exciter la nauſée. Je n'ai jamais remarqué que le *ſoufre doré d'antimoine*, ſi vanté par Cloſſius, fût un remede convenable, à cauſe de l'incertitude de ſa doſe ; le tartre émétique, employé de la maniere qui a été indiquée par le docteur Fothergill (*a*), m'a paru être plus utile.

---

criſe de chaque paroxyſme. En imitant la nature on abrege les accès, & l'on en rend les retours moins fréquens. D'ailleurs, le vomitif eſt l'expectorant le plus efficace, parce qu'il a l'avantage d'exprimer le mucus contenu dans les glandes bronchiques ; on doit le réitérer en raiſon des forces du malade & de la quantité de matiere muqueuſe qu'il rend à la fin de chaque accès. Quelques auteurs veulent qu'on ne donne les émétiques qu'à une petite doſe, ſuffiſante pour exciter la nauſée. Fréderic Cloſſius, *de variol. mech. med.* s'imaginoit avoir trouvé un remede ſouverain pour la toux convulſive dans le ſoufre doré d'antimoine, donné de maniere qu'il ne produisit aucun effet ſenſible ſur l'eſtomac. L'on a preſcrit ſouvent en France l'ipécacuanha & le kermès minéral à très-petite doſe, dans la même vue ; mais tous ces remedes n'ont d'effet ſenſible qu'autant qu'ils excitent le vomiſſement.

(*a*) Le docteur Fothergill, dans le troiſieme volume des *Obſervations des médecins de Londres*, recommande de mêler exactement deux grains de tartre ſtibié avec un demi-gros de poudre d'écreviſſe. Son but, dans cette compoſition, eſt de pouvoir diviſer facilement & avec préciſion, le tartre ſtibié en très-petites doſes ; il faiſoit prendre à un enfant d'un an un grain de cette poudre, qui contient un ſeizieme de grain de tartre émétique, dans une petite cuillerée de lait ou d'eau ; lorſque cette quantité ne ſuffiſoit pas, il l'augmentoit le lendemain, juſqu'à ce qu'il pût exciter le vomiſſement, & il réitéroit tous les jours ce vomitif à la même heure, c'eſt-à-dire avant midi, entre le déjeûner & le dîner. Il avoit adopté ce temps, parce qu'il craignoit que le vomitif donné à jeûn n'irritât trop, & que le ſoir il ne privât l'enfant d'une trop grande quantité de nourriture.

Lorſque la fievre étoit violente, Fothergill faiſoit prendre un demi-grain de cette compoſition qu'il joignoit avec quelques grains de nitre, & la poudre de contrayerva ; ce remede procuroit en général une diaphoreſe agréable & diſſipoit une partie de l'humidité qui auroit pu augmenter l'irritation & l'embarras des poumons.

1420. Tels sont les remedes convenables dans le premier période de la maladie, pour prévenir sa tendance fatale & la

---

Ce médecin prescrivoit cette composition dans tous les temps de la maladie, & il dit avoir eu rarement besoin de la saignée ou de quelque autre évacuation, si ce n'étoit de procurer une selle ou deux par jour, lorsque le remede indiqué ne produisoit pas cet effet. Alors il donnoit le soir, à l'heure où le malade alloit se coucher, une dose convenable de magnésie mêlée avec la préparation antimoniale, ce qui suffisoit en général pour remplir le but qu'on se proposoit.

Quelquefois ce procédé ne procure pas un avantage fort sensible pendant plusieurs jours, mais il faut continuer tant qu'il n'en résulte aucun inconvénient considérable.

Le premier avantage que l'on en retire communément, consiste en ce que les accès de toux deviennent moins fréquens, la fievre se modére, & la respiration n'est pas aussi gênée; la violence des accès ne paroît pas d'abord fort diminuée pendant quelques jours : mais enfin la toux est moins forte, & chacun des autres symptomes se calme. Alors Fothergill prescrit de prendre deux jours de suite la poudre & de s'en abstenir le troisieme; peu de temps après il n'en donne que de deux jours l'un, & ensuite une fois ou deux la semaine, jusqu'à ce que la toux disparoisse entiérement.

Pendant l'usage de ce remede, il faisoit prendre aux malades le lait d'ânesse, il leur prescrivoit des nourritures légéres, telles que le bouillon & le lait, & recommandoit d'être sur-tout très-sévere sur la quantité des alimens; car plus l'estomac est souvent chargé au point de produire l'oppression la plus légere, plus la maladie continue de temps & est violente.

Cette composition a l'avantage de ne pas avoir de goût, d'être moins échauffante & moins irritante qu'aucun des remedes que l'on a prescrits dans cette maladie, & d'agir néanmoins avec autant de certitude, & peut-être plus d'énergie : elle est sur-tout un puissant diaphorétique.

On a objecté que les testacés privoient le tartre stibié de son acide & le dépouilloient de ses vertus, mais comme cela n'arrive que quand l'on garde la poudre long-temps, Fothergill recommande de la renouveller souvent.

Ce remede convient particuliérement lorsque la fievre est continue; il remplit les mêmes vues que l'ipécacuanha & l'oxymel scillitique, mais il est plus efficace.

L'auteur ne pense pas cependant que ce remede doive être employé dans tous les temps & dans toutes les circonstances, à l'exclusion des autres. Il convient qu'il y a certaines constitutions épidémiques où le quinquina, le musc, le castoreum & les cantharides même peuvent être utiles.

On a recommandé dans la coqueluche les pectoraux, tels que la scille & la gomme ammoniaque; mais ils y ont été peu utiles. La scille n'agit qu'en excitant le vomissement, & il est inutile de recourir à un médicament aussi désagréable, puisque le tartre stibié remplit les mêmes vues.

rendre bénigne. Mais dans le second période où je suppose que la contagion a cessé d'agir, & que la maladie ne continue que par la puissance de l'habitude, l'indication cesse d'être la même, & il faut employer des remedes différens

1421. Je pense que cette maladie, qui est souvent longue, ne subsiste pas autant de temps, parce que la contagion reste dans le corps & continue à agir. Il me paroît probable que la coqueluche est entretenue long-temps après que la contagion a cessé d'agir, par la puissance de l'habitude seule; car la terreur, & tout changement considérable dans l'état du systême, tel que l'éruption de la petite-vérole, ont souvent guéri cette maladie; enfin, les toniques & les antispasmodiques l'on également dissipée. Or, l'on ne peut supposer qu'aucun de ces moyens corrige ou chasse la matière morbifique, quoiqu'ils conviennent évidemment pour changer l'état & les habitudes du systême nerveux.

1422. Cette manière de voir nous conduit à l'indication que l'on peut former & en grande partie aux remedes que l'on doit employer dans ce que je suppose être le second période de la coqueluche. On pourroit peut-être objecter que cette indication d'en abréger le cours, n'est pas fort importante ou fort nécessaire, parce qu'elle suppose que la violence du mal & le danger sont dissipés, & en conséquence que la maladie cessera promptement d'elle-même. Mais cette dernière supposition n'est pas bien fondée; la coqueluche, de même que beaucoup d'autres affections convulsives & spasmodiques, peut continuer long-temps par la puissance de l'habitude seule, & être suivie d'effets fâcheux par le retour réitéré des paroxysmes; ce qui doit arriver plus facilement lorsque la violence des paroxysmes, & par conséquent leurs effets pernicieux, sont considérablement aggravés par différentes causes externes qui peuvent survenir accidentellement. Notre indication est donc convenable, & nous allons examiner les différens remèdes que l'on peut employer pour la remplir.

1423. La terreur peut être un remede puissant; mais il est difficile d'en mesurer le degré nécessaire; & je ne puis proposer d'y recourir, parce qu'un degré léger de terreur peut

---

Les mucilages doux font plus de mal que de bien, lorsqu'on les emploie constamment: ils affoiblissent l'estomac & ôtent l'appétit.

n'être d'aucune efficacité, & un degré considérable être dangereux.

1424. Les autres remedes que je regarde comme propres à remplir la seconde indication que j'ai admise, & que l'on a en effet fréquemment employés dans cette maladie, sont les antispasmodiques ou les toniques.

Entre les antispasmodiques, le castoreum a été particuliérement recommandé par le docteur Morris (*a*) ; mais j'en ai fait plusieurs essais sans le trouver efficace.

L'on a employé le musc avec plus de probabilité ; néanmoins il ne m'a pas réussi communément, & je ne puis déterminer si cela est dû à ce que je n'ai pu en obtenir de véritable, ou à ce que je ne l'ai pas donné à une dose assez considérable. Le plus puissant de tous les antispasmodiques est certainement l'opium : il est souvent utile, lorsqu'il n'y a ni fièvre ni difficulté de respirer considérable, pour modérer la violence de la coqueluche ; mais je n'ai pas vu de cas où l'on ait entiérement guéri cette maladie par son usage.

Si la ciguë (*b*) a été un remede efficace dans cette maladie, comme nous devons le croire d'après les observations du docteur Butter, je conviens avec cet auteur, que l'on doit la regarder comme antispasmodique. D'après cette supposition, on peut un peu compter sur ce remede ; & il paroît, par ce qu'en ont dit le docteur Butter & quelques autres, qu'il a souvent été utile : mais, dans les essais que j'en ai faits, il n'a souvent eu aucun succès ; peut-être cela étoit-il dû à ce qu'il n'avoit pas toujours été convenablement préparé.

1425. Je regarde comme toniques, le *muscus pyxidatus* (*c*),

---

(*a*) Le docteur Morris paroît avoir peu compté sur le castoreum seul, car il l'a toujours employé conjointement avec le quinquina & les véficatoires. Voyez les *Observations des médecins de Londres*, *V. III. art.* 28.

Le docteur Butter a conseillé le camphre avec le quinquina & l'antimoine, il a aussi donné le laudanum à petites doses.

Le docteur Millar a particuliérement recommandé, en 1769, l'assa-fœtida ; d'autres ont tenté l'éther vitriolique, mais ils ont été obligés de l'abandonner parce qu'il échauffoit trop.

(*b*) La cigue a été pendant quelque temps fort en vogue en Angleterre contre la coqueluche, mais elle a été presque entiérement abandonnée depuis.

(*c*) Dioscorides, Galien & tous les médecins anciens, ont souvent

autrefois fort célèbre, ainsi que l'écorce de gui de chêne mais je n'ai aucune expérience sur ces deux remèdes, parce que je me suis toujours fié à l'écorce du Pérou, que je considère comme le moyen le plus certain de guérir la coqueluche lorsqu'elle est parvenue à son second degré; & quand il y a peu de fièvre, il est rare que le quinquina (a),

---

recommandé différentes espèces de mousses comme des remèdes utiles dans tous les cas où il étoit avantageux de resserrer & de fortifier. Ils ont en général mis en usage les mousses blanches & odorantes qui croissent sur le chêne & le peuplier: néanmoins ils n'ont pas négligé celles qui rampent à terre, & sur tout l'espèce que J. Bauhin désigne sous les termes de *muscus pyxidatus*, que les modernes ont mise dans la classe des lichens; Tournefort l'a nommée *lichen pyxidatus major*; & Linnæus, *lichen scyphifer simplex crenulatus tuberculis fuscis*. Willis, dans son traité *de operationibus medicamentorum*, avoue que souvent les bonnes-femmes réussissent mieux à guérir la coqueluche que les médecins: il ajoute que le *muscus pyxidatus* est le premier des remedes empiriques, & qu'il s'en est servi avec succès. On pourroit en effet le préférer aux autres astringens: & même au quinquina, parce qu'il est avantageux de donner aux enfans un remède qui n'ait pas d'amertume, & qu'ils puissent prendre facilement. Tournefort dit aussi que l'infusion de cette plante dans quelque boisson convenable, guérit la toux convulsive des enfans. Il paroît que ce remède ne réussit que donné à grande dose, car les anciens en faisoient prendre une forte infusion. M. Van-Woensel, médecin des cadets de Pétersbourg, l'a aussi employé avec succès dans la coqueluche lorsque tous les autres antispasmodiques avoient été inutiles: il en faisoit bouillir trois gros dans une suffisante quantité d'eau pour être réduite à dix onces.

(a) Le quinquina convient sur-tout quand la fievre qui accompagne la coqueluche est intermittente & rémittente; mais en 1758, le docteur Burton a cru augmenter beaucoup l'action de ce remède en le joignant aux cantharides: il proposa en conséquence de mêler un scrupule de cantharides & autant de camphre avec trois gros d'extrait de quinquina. Il faisoit prendre aux enfans huit ou dix grains de ce mêlange toutes les trois ou quatre heures, suivant les circonstances, dans une cullerée de quelque eau simple ou de julep, dans laquelle il faisoit dissoudre un peu de baume de copahu. Sutcliff, dans un temps où régnoit la coqueluche, trouvant le remede de Burton extrêmement difficile à faire prendre aux enfans, en changea la forme sans altérer les qualités des drogues, de la maniere suivante. Il prenoit une once & demie de teinture de quinquina, une demi once d'élixir parégorique, & un gros de teinture de cantharides qu'il faisoit mêler ensemble. Il donnoit cette teinture à petite dose trois ou quatre fois par jour, & l'augmentoit jusqu'à ce qu'il survînt une légere strangurie: alors il en diminuoit la dose ou la faisoit prendre à des intervalles plus longs. La strangurie survenoit communément

donné en quantité suffisante, ne termine promptement la maladie.

1426. L'on a observé que dans les cas où les affections convulsives sembloient ne continuer que par la force de l'habitude, ces maladies avoient guéri par un changement considérable dans toutes les circonstances de la vie & dans la manière de vivre : on s'est conduit de même, par analogie, dans la coqueluche : l'on a en conséquence conseillé le changement d'air, & l'on a cru qu'il avoit été utile. Je l'ai également remarqué dans plusieurs cas : mais ses effets ne m'ont jamais paru durables, ou suffire pour guérir entiérement la maladie.

---

vers le troisieme jour, & la cure ne duroit guere que six jours après l'administration du remede Quelquefois il produisoit ses effets salutaires sans exciter de strangurie ; mais lorsque la derniere survenoit ; la cure étoit plus prompte, soit que l'on unît ou non le quinquina aux cantharides. Ce praticien fit usage avec beaucoup de succes de ce remede pendant vingt ans : mais il ne le prescrit qu'après avoir fait précéder les évacuations convenables. Letson dit aussi l'avoir employé avec beaucoup d'avantage, & ajoute que Millar, qui en craignoit d'abord les effets, le tenta & en éprouva toujours du succès. Néanmoins ce remède paroît fort dangereux : il exige beaucoup de circonspection & de jugement ; & M. Cullen a observé que le quinquina seul procuroit tous les avantages que l'on pouvoit attendre de ce prétendu spécifique.

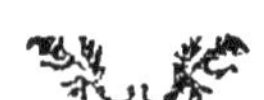

LIVRE III.

SECTION III.

Des Affections spasmodiques des fonctions naturelles.

CHAPITRE VIII.

De la Pyrosis, ou de la maladie vulgairement appellée le fer chaud.

1427. Il y a différentes espèces de sensations douloureuses que l'on rapporte à l'estomac, & qui vraisemblablement sont produites par des affections réelles de cet organe. Il est probable que ces sensations sont dues à des affections de différente nature; l'on devroit en conséquence les distinguer par des noms différens : mais je suis obligé d'avouer qu'il est difficile de mettre la plus grande précision dans cette matière. J'ai cependant tenté de le faire dans mon essai de *Nosologie méthodique :* car j'ai donné le nom de gastrodynie aux douleurs aiguës & pungitives, & à celles qui sont accompagnées d'un sentiment de distension ou de constriction, mais où il n'y a en même temps aucun sentiment d'acrimonie ou de chaleur. Pour exprimer les sensations douloureuses ou incommodes qui paroissent produites par un sentiment d'acrimonie qui irrite la partie, ou par un sentiment de chaleur semblable à celui que cause souvent l'application externe ou interne des acides, je me sers du terme de cardialgie, sous lequel je comprends particuliéremnnt les sensations que l'on désigne vulgairement sous le nom de fer chaud. Je pense que le terme de *soda* a été communément employé par les praticiens pour exprimer une affection accompagnée de sensations du dernier genre.

1428. Outre les douleurs désignées par les termes de gastrodynie, de périodynie, de cardialgie & de soda, il y a, je pense, une autre sensation douloureuse différente de toutes les précédentes, que M. Sauvages appelle *pyrosis suecica*, qu'il a décrite d'après Linnæus, qui la nomme *cardialgia sputatoria*. M. Sauvages a formé sous le titre de pyrosis, un genre dont toutes les espèces, excepté la huitième, qu'il désigne sous le titre de *pyrosis suecica*, doivent se rapporter à la gastrodynie ou à la cardialgie; &, si l'on doit former un genre de la pyrosis, je crois que l'on ne peut y comprendre que les espèces dont j'ai parlé: je conviens que dans ce cas, l'expression n'est pas fort exacte; mais j'ai tant d'aversion d'introduire de nouveaux termes, que je continuerai à me servir de celui de M. Sauvages

1429. Je pense que la gastrodynie & la cardialgie sont presque toujours des affections symptomatiques; c'est pourquoi je n'en dirai rien dans cet ouvrage: mais je vais parler de la pyrosis (*a*) comme maladie idiopathique, & dont

---

(*a*) Le caractere de la pyrosis ou du fer chaud, consiste dans une douleur brûlante de l'épigastre, accompagnée d'éructation d'une quantité d'humeur aqueuse, communément insipide, quelquefois âcre. N. C. GENRE LVIII.

M. Cullen ne reconnoît qu'une seule espèce de pyrosis, qui est celle que Linnæus a décrite sous le nom de *cardialgie sputatoire*, & que Sauvages appelle *pyrosis des Suédois*; néanmoins cette maladie n'est pas bornée à la Laponie & à la Suede, comme on l'a cru: elle regne aussi dans d'autres contrées, mais déguisée sous les noms de *soda* & de *cardialgie*. elle ressemble en effet & est quelquefois combinée avec la cardialgie, mais elle existe souvent sans elle, & en differe en ce qu'elle affecte fréquemment les personnes fortes & laborieuses qui ne sont point sujettes à la dyspepsie; la cardialgie au contraire est souvent un symptome de dyspepsie. Le sentiment de contraction de l'estomac que les malades éprouvent dans la pyrosis, ressemble au morsus ventriculi, mais est porté à un degré plus considérable.

M. Cullen regarde comme symptomatiques les espèces suivantes de pyrosis admises par Sauvages.

1°. La pyrosis vulgaire, connue sous les noms d'*aigreurs d'estomac*, de *fer chaud*. Cette espèce dure peu de temps, à moins qu'elle ne survienne chez les hypochondriaques: elle est produite par les alimens acescens difficiles à digérer, & se dissipe dès que la digestion est faite. Les alimens qui contiennent beaucoup d'huile, tels que les châtaignes, les fritures faites avec de l'huile ou de la graisse rances, & les liqueurs fermentées, la biere sur-tout, donnent lieu à cette maladie. Elle se reconnoît à un sentiment d'aigreur & de chaleur qui se fait particuliérement sentir dans la gorge & se répand dans tout l'œsophage, & est accompagnée d'une excrétion fréquente de salive qui paroît acide: il y a un mal-aise semblable vers l'épigastre qui excite souvent le vo-

on n'a pas encore fait mention dans aucun corps complet de médecine.

1430. La pyrosis est une maladie fréquente parmi le bas peuple, qui néanmoins attaque aussi, mais plus rarement ceux d'une condition plus relevée. Elle est commune en Écosse, mais il s'en faut bien qu'elle le soit autant qu'en Laponie, selon le rapport de Linnæus. Elle affecte assez généralement ceux qui sont au-dessous du moyen âge, & rarement ceux qui n'ont pas encore atteint l'âge de puberté. Quand on en a une fois été attaqué, la moindre cause la fait facilement revenir long-temps après; cependant on l'observe rarement chez les personnes fort avancées en âge. Elle affecte les deux sexes, mais plus fréquemment les femmes que les hommes. Elle attaque quelquefois les femmes grosses; quelques-unes même ne ressentent cette indisposition que pendant leur grossesse. Les filles en sont plus souvent affligées que les femmes mariées; & parmi ces dernières, les femmes stériles en sont plus fréquemment attaquées. J'ai eu occasion d'observer plusieurs fois cette maladie chez des femmes qui avoient des fleurs blanches.

1431. C'est ordinairement le matin & avant midi, lorsque l'estomac est vuide, que les accès de cette maladie paroissent; le premier symptome est une douleur au creux de l'estomac, jointe à un sentiment de constriction de ce

---

missement; l'esprit est aussi affecté d'un certain mal-aise, qui donne lieu à la colère & à l'humeur, & produit des distorsions du visage.

2°. La pyrosis produite par la conception. Elle survient quelquefois immédiatement après la conception, & en est un signe chez quelques femmes; on l'a vu durer dans quelques cas jusqu'au temps de l'accouchement.

3°. La pyrosis bilieuse. Elle accompagne souvent la fièvre & la cardialgie. Elle se reconnoît par le défaut d'appétit, l'amertume de la bouche, le vomissement bilieux. Elle est commune aux personnes d'un tempérament bilieux, sur-tout si elles font usage d'alimens âcres; tels que les oignons, l'ail, le vieux fromage.

4°. La pyrosis produite par l'inflammation des viscères du bas-ventre, comme on l'observe dans la gastritis, l'hépatitis, la cystitis, l'hystéritis.

5°. La pyrosis ulcéreuse. Elle est entretenue par l'ulcère du pylore, qui excite une douleur brûlante des plus vives dans l'épigastre vers le pylore; les alimens salés ou âcres, le vin, le bouillon, augmentent la douleur. Cette douleur ressemble à celle qu'exciteroit un charbon ou un fer rouge; le malade est obligé de comprimer l'épigastre avec la main, & ne peut s'empêcher de pousser des gémissemens.

viſcère, comme s'il étoit tiré vers le dos ; la douleur augmente lorſque l'on veut ſe tenir droit ; c'eſt pourquoi le corps eſt, pendant les accès, penché en avant. Cette douleur eſt ſouvent très-vive, & ſuivie, après avoir duré quelque temps, d'une éructation (a) d'une quantité conſidérable d'une eau claire, qui quelquefois a un goût acide, mais qui eſt preſque toujours abſolument inſipide. Cette éructation ſe réitère fréquemment pendant quelque temps, & ne modère pas ſur-le-champ la douleur qui l'a précédée : mais elle produit cet effet au bout d'un certain temps, & met fin à l'accès.

1432. Les accès de pyroſis ſurviennent communément ſans être déterminés par aucune cauſe évidente ; & je n'ai pas obſervé que cette maladie dépendît abſolument d'une manière de vivre particulière. Elle attaque les perſonnes qui vivent de nourriture animale, mais plus fréquemment, à ce que je crois, celles qui ſe nourriſſent de lait & de farineux (b). Elle ſemble ſouvent être déterminée par l'action du froid ſur les extrémités inférieures, ou par une vive émotion de l'ame. Elle ſurvient fréquemment ſans aucun ſymptome de dyſpepſie.

1433. La nature de cette affection n'eſt pas fort aiſée à connoître ; je penſe cependant qu'on peut l'expliquer de la manière ſuivante : elle ſemble commencer par le ſpaſme des fibres muſculaires de l'eſtomac (c). Ce ſpaſme ſe communique

(a) Il faut entendre par le terme *d'éructation*, tout vomiſſement qui ſe fait facilement & ſans aucun effort.

(b) Les acides, les aceſcens, toutes les matières âcres & empyreumatiques, les alimens gras & rôtis donnent quelquefois lieu a cette affection.

(c) Le ſpaſme des fibres muſculaires de l'eſtomac étant porté à un dégré conſidérable, en renverſe le mouvement périſtaltique : ce qui doit exciter une plus grande ſecrétion de l'humeur contenue dans les glandes. Cette humeur eſt claire & limpide, parce que toutes les fois qu'il ſurvient une conſtriction des canaux excretoires, les parties les plus limpides ſeules peuvent paſſer, & les plus groſſières ſont retenues. Ainſi, on peut ſuppoſer que les ſecrétions étant augmentées dans la pyroſis par les convulſions & le ſpaſme, les fluides doivent paſſer en plus grande quantité & être plus liquides & plus inſipides qu'avant le ſpaſme, comme il arrive dans le diabétte hyſtérique où il coule une grande quantité d'urine limpide & ſans odeur. Il ſemble que l'on obſerve auſſi dans le ſcorbut un ſpaſme ſemblable des vaiſſeaux de la peau, qui retient les parties ſalines & ne laiſſe paſſer que les plus aqueuſes.

ensuite d'une certaine manière, aux vaisseaux sanguins & aux vaisseaux exhalans, de façon à augmenter l'impétuosité avec laquelle les fluides se portent dans ces vaisseaux, tandis que leurs extrémités sont dans un état de constriction, en conséquence, pendant que la force de la circulation qui est augmentée détermine une plus grande quantité de fluides à se porter dans ces vaisseaux, l'état de constriction de leurs extrémités ne permet le passage qu'aux parties aqueuses les plus déliées, d'une manière analogue, à tous égards, si je ne me trompe, à ce qui arrive dans le diabète hystérique.

1434. La cure de cette maladie est aussi difficile que sa théorie (*a*). On ne peut modérer le paroxysme avec certitude que par l'usage de l'opium. Les autres antispasmodiques, tels que l'éther vitriolique & l'alkali volatil, sont quelquefois utiles; mais ils ne le sont jamais aussi constamment. L'opium & les autres antispasmodiques calment les accès: néanmoins ils n'ont pas la vertu d'en empêcher les retours. On a employé sans succès tous les remèdes indiqués contre la dyspepsie. Je n'ai pas eu occasion d'essayer la noix vomique (*b*); dont M. Linnæus dit avoir fait usage.

(*a*) Lorsque la maladie est symptomatique, comme il arrive, par exemple, quand elle dépend des fleurs blanches, il faut guérir la maladie primitive. Lorsqu'elle est due à des causes évidentes, telles que les affections spasmodiques, il faut tenter de les prévenir & d'en arrêter les effets; lorsqu'elle est combinée avec la cardialgie & l'acidité; les absorbans, les alkalis, l'eau de chaux conviennent. Quand il n'y a aucune de ces indications, il faut recourir à l'opium, mais le donner à petite dose & sous forme liquide, pour qu'il ne soit pas rejetté par l'éructation. S'il y a dyspepsie, l'on peut employer les toniques, les aromatiques, les amers; mais excepté ces cas, ils ont peu d'effet. Le quinquina n'est utile que quand la maladie a des retours périodiques.

(*b*) Linnæus dit que quelques malades prenoient jusqu'à un scrupule de noix vomique en poudre: ce qui est une dose énorme.

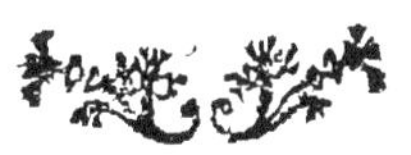

CHAPITRE IX.

De la Colique (a).

1435. Le principal ſymptome de cette maladie eſt une douleur qui ſe fait ſentir dans le bas-ventre : cette douleur

(a) Le caractère de la colique conſiſte dans une douleur de l'abdomen qui ſe fait particuliérement ſentir autour du nombril, & eſt accompagnée d'un ſentiment de tortillement; il y a en même temps vomiſſement, conſtipation. N. C. GENRE LIX.

L'on comprend communément ſous le nom de colique, toutes les douleurs du bas-ventre; mais M. Cullen borne ce terme aux douleurs des inteſtins, qui ſe reconnoiſſent particuliérement en ce qu'elles ſe font ſentir vers l'ombilic, & qu'il n'y a d'ailleurs aucune douleur dans la région des autres viſcères, tels que l'eſtomac, le foie & la rate; il exclut par conſéquent du genre des coliques celles que l'on a nommées hépatiques, néphrétiques, & il comprend ſous le même nom, non-ſeulement la colique proprement dite, mais même la paſſion iliaque & le rachialgie ou colique des peintres.

L'omentum, le pancréas, le péritoine peuvent être affectés de douleurs ſemblables à la colique & rendre le diagnoſtic douteux; mais ces affections ſont en général inflammatoires; ce qui les diſtingue des coliques, dont le caractère eſt de ſe manifeſter ſans pyrexie ni affection locale.

Lorſque les ſignes particuliers à la colique paroiſſent douteux, il faut faire attention au vomiſſement & à la conſtipation. Néanmoins ces ſymptomes ne ſont pas toujours ſûrs. Le premier peut être produit par la néphrétique, le ſecond par la conſtriction des pores biliaires. Mais dans ce dernier cas, la cauſe devient bientôt évidente par la jauniſſe qui ſurvient.

La colique attaque ſouvent une des deux courbures du colon, de manière qu'il eſt difficile de la diſtinguer de la néphrétique; néanmoins on peut y parvenir juſqu'à un certain point, en examinant l'urine qui dans la néphrétique eſt limpide, & dans la colique, trouble & colorée. En outre, la douleur ne ſe porte point juſqu'au teſticule, & l'urine n'eſt pas ſi fréquemment ſupprimée que dans la néphrétique.

La colique eſt idiophatique ou ſymptomatique.

M. Cullen admet ſept eſpèces de colique idiopathique; ſavoir, I. la colique *ſpaſmodique*; II. la colique de *Poitou* ou *des peintres*, III. la colique *ſtercorale*; IV. la colique *accidentelle*; V. la colique *méconiale*; VI. la colique *calleuſe*; VII. la colique *calculeuſe*.

I. La colique *ſpaſmodique* ſe reconnoît à la rétraction de l'ombilic & aux ſpaſmes des muſcles de l'abdomen.

On doit regarder comme des variétés de cette eſpèce, 1°. la ... ſpaſmodique proprement dite ou la colique convulſive,

est rarement fixe dans une partie & pungitive; mais il y a une distension douloureuse qui s'étend jusqu'à un certain

---

qui est quelquefois accompagnée de convulsions, & que Hoffmann regarde comme produite par une sérosité âcre qui irrite les intestins.

2°. La colique flatulente ou venteuse. Cette espèce se reconnoît en ce que les douleurs diminuent quand le malade rend des vents par bas, quand il prend des lavemens ou qu'il va à la selle, ce qui n'arrive pas dans la gastrodynie flatulente; d'ailleurs la douleur n'augmente pas dans cette colique en comprimant l'abdomen: quand le paroxysme est violent, l'urine se supprime, la verge se contracte & se roidit; mais il n'y a ni douleur des reins, ni envies continuelles d'uriner; les urines ne sont point ardentes & ne changent pas de couleur comme dans la néphralgie. Il y a constipation, & les excrémens sont durs.

3°. L'ileus physodes de Rolfincius. Cette variété se distingue par les borborygmes & une grande quantité de vents que le malade rend par la bouche: la douleur est au-dessus du nombril, & il ne sort point d'excrémens par bas, mais des vents.

4°. La colique bilieuse. Elle affecte les jeunes gens vifs, colères, d'un tempérament bouillant, qui abusent des liqueurs spiritueuses, & les hommes bilieux, qui sont échauffés par la chaleur de l'été; la pyrexie est passagère ou ne se manifeste pas. Les symptomes de cette colique sont une voix rauque, la cardialgie, le défaut d'appétit, des vomissemens bilieux porracés, le hoquet, l'amertume de la bouche, accompagnée de soif & de chaleur; l'urine est en petite quantité & brune; le ventre n'est pas toujours resserré: il y a même chez quelques malades des déjections bilieuses fréquentes; la douleur affecte souvent un des petits intestins tel que le duodenum; l'abdomen n'est pas tendu ni brûlant comme dans l'entéritis; les urines coulent, la tête est affectée de vertiges; le pouls n'est ni dur, ni tendu, quoique fréquent: cette maladie est aiguë, souvent la jaunisse survient.

M. Cullen regarde comme véritablement *spasmodique*, cette espèce de colique que les médecins ont nommée bilieuse, uniquement d'après le vomissement de bile; car il pense que tout vomissement violent & souvent répété, fait communément sortir la bile.

5°. La colique pituiteuse ou glaireuse, que l'on croit produite par les glaires inhérentes dans les gros intestins. Dans cette espèce, la douleur est fixe & ressemble à celle qu'occasionneroit un pieu que l'on enfonceroit dans la partie; le ventre est distendu de vents, l'hypochondre gauche est particuliérement affecté; cette colique est très difficile à dissiper.

M. Cullen pense que les glaires qui s'amassent quelquefois dans une partie des intestins, sont toujours l'effet du spasme qui les bouche, & il regarde en conséquence comme une variété de la colique spasmodique, celle qui est connue sous le nom de glaireuse ou pituiteuse.

6°. L'ileus occasionné par les glaires qui remplissent le colon. Dans cette affection, le malade a toujours froid; il n'y a point de fièvre, les douleurs sont très-vives; il survient d'abord des vomissemens de bile & de glaires, & ensuite de matière féculente.

point sur tout l'abdomen, & est particuliérement caractérisée

7°. L'ileus des Indes, que les François nomment *fer chaud*. Cette variété est commune à Goa & en Chine : elle se reconnoît aux signes de saburre, aux vomissement violens, aux tranchées cruelles, & à l'affoiblissement des sens. Quelques auteurs l'ont désignée sous le nom de *cholera-morbus*. Les François l'appellent fer chaud, parce qu'on la guérit à la Chine en appliquant un fer rouge aux pieds.

La Colique spasmodique varie en raison des symptomes qui l'accompagnent.

a. Les malades vomissent leurs excrémens, ou les matières que l'on a injectées dans l'anus, ainsi, dans l'ileus spasmodique, on a vu les malades rendre non-seulement les lavemens, mais même les suppositoires. Cette colique accompagne quelquefois les accès d'épilepsie, d'apoplexie & d'hystéricisme : on peut regarder comme une variété de cette espèce, l'ileus volvulus, produit par l'intususception des intestins; mais il n'y a aucun signe qui puisse indiquer cette affection; je l'ai vu s'annoncer chez un enfant par des douleurs très-vives, qui cessèrent en peu de temps; le malade restoit continuellement couché sur le ventre, ne vouloit répondre à aucun question ni rien prendre, & demandoit qu'on le laissât tranquille; le pouls étoit petit & précipité, le visage très-coloré : il périt en trente-six heures. L'ouverture du cadavre indiqua la cause de la mort : non-seulement il y avoit intususception & gangrène des petits intestins, mais ils paroissoient comme noués.

b L'inflammation est réunie à la colique, 1°. dans l'ileus inflammatoire, 2°. dans la colique inflammatoire. Ces deux affections sont caractérisées par la fièvre & autres signes qui indiquent l'inflammation; quelquefois il y a dans l'endroit où réside la douleur une tumeur remittente oblongue, qui imite une corde tendue; la prostration de forces est considérable, la respiration est précipitée, le ventre est tendu, le malade ne peut retenir même la boisson; il y a des hoquets accompagnés de sueurs, & quelquefois des convulsions, l'urine est supprimée.

La douleur de l'abdomen, ou la colique accompagnée du vomissement de matières stercorales peut exister sans inflammation; en conséquence, M. Cullen croit que l'ileus ne diffère de la colique que par le dégré. L'inflammation peut, il est vrai succéder à la colique; mais ce symptome accidentel ne change point le genre de la maladie : si au contraire l'inflammation accompagne dès le commencement la douleur de l'abdomen & le vomissement, on doit regarder la maladie comme une inflammation des intestins.

L'ileus qui est sans fièvre & sans inflammation se guérit facilement par les lavemens; dans le cas contraire, les malades périssent en peu de temps par la gangrène : cela arrive quelquefois à la suite des coliques souvent réitérées; mais alors la maladie a changé de nature. Pringle semble cependant insinuer qu'il y a toujours plus ou moins d'inflammation dans la colique; & dit que cette inflammation peut exister dans les intestins, quoique d'une manière obscure & difficile à distinguer; il en juge par les marques qu'il a trouvées dans les cadavres de ceux qui en ont péri. Sauvages dit aussi avoir vu des taches rouges semblables à des

par un sentiment de tortillement qu'elle produit autour du

pustules dans le ventricule & les intestins de M. de Charancy, évêque de Montpellier, qui mourut d'une colique venteuse; mais il y a apparence que dans ce cas l'inflammation a succédé à la maladie primitive.

II. *La colique de Poitou* ou *des peintres* est précédée d'un sentiment de pesanteur ou de mal-aise dans l'abdomen, particuliérement autour du nombril; ensuite, il survient une douleur de colique d'abord légère, qui n'est pas continuelle & qui augmente principalement après le répas; cette douleur devient enfin plus vive & presque continuelle: elle est accompagnée d'une douleur des bras & du dos qui se termine enfin par la paralysie.

M. Cullen pense que cette colique, que Sauvages & Astruc ou designée sous le nom de *rachialgie*, est du même genre que les autres coliques, parce qu'elle est toujours accompagnée des symptomes qui constituent essentiellement la colique, & ceux qui y surviennent quelquefois accidentellement, ne peuvent qu'en changer l'espèce & non le genre.

La colique de Poitou varie en raison des causes éloignées: ainsi, elle est produite:

a. Par un poison métallique; elle se nomme alors rachialgie métallique, colique des peintres, de plomb, des potiers. L'on prétend qu'elle diffère de la colique végétale, ou de Poitou, en ce que les douleurs ne surviennent pas par degrés, mais tout-à-coup; l'ombilic est rétiré dès le commencement de la maladie; la pression de l'abdomen n'augmente pas les douleurs dans le temps où elles sont des plus vives; la pyrexie, la soif, le délire surviennent lorsque la maladie est portée à son plus haut degré. C'est à tort que l'on ajoute que dans cette maladie les extrêmités supérieures seules sont affectées de paralysie, & jamais les inférieures; il paroît constant qu'un des effets particuliers du plomb est de produire la paralysie des extrêmités, tant supérieures, qu'inférieures. C'est sur-tout dans cette espèce que le nombril se retire, que les excrémens sont durcis & en crotins, que les malades deviennent pâles, tremblans & foibles.

b. La colique de Poitou proprement dite, peut être, à ce que l'on croit, uniquement produite par les alimens acides. Dans cette maladie, il y a une angoisse considérable, le pouls est foible, inégal, la langue chargée, l'haleine fetide; il y a des sueurs froides, & une douleur semblable à la néphralgie qui s'étend à l'ombilic, aux lombes, au dos, jointe à un sentiment de pésanteur dans le périné: lorsque l'urine coule, elle est épaisse; l'abdomen est dans un état de contraction spasmodique; les cuisses & les jambes sont douloureuses, les extrémités & les intestins sont alternativement affectés de douleurs très-vives, la maladie se termine fréquemment par des pustules rouges qui surviennent sur la peau.

La rachialgie végétale, qui est particuliérement produite par le vieux cidre, qui tourne à la fermentation acide, diffère des autres espèces de coliques, en ce que l'abdomen est très-douloureux lorsqu'on le comprime: ce qu'on n'observe pas dans la

nombril. Lorsque cette douleur existe, le nombril & les

colique métallique; en outre, la maladie augmente par degrés; les malades sont d'abord pâles, languissans; le visage prend une couleur jaune plombée; il y a une pesanteur de l'estomac, à laquelle succedent la nausée, les rots, les douleurs des intestins; les genoux & les jambes s'affoiblissent; le pouls devient foible, inégal, il survient des vomissemens d'une matière verte, acide, amère; la langue est sèche, blanche; le hoquet succède à ces symptomes : alors la douleur du ventre augmente, devient insupportable & s'étend jusqu'au nombril, qui n'est nullement rétiré; l'abdomen ne peut supporter la moindre compression; il y a une constipation rebelle; les jambes, les genoux & les bras sont affectés de douleurs accompagnées d'un état de stupeur; il survient une douleur insupportable des lombes, lorsque celle du bas-ventre diminue; la pyrexie, la soif, le délire ne surviennent que dans le second période de la maladie.

c. La colique de Poitou peut être produite par le froid. Telle est la colique de Surinam, ainsi appellée parce qu'elle est commune dans ce pays, où les habitans qui sont accablés le jour par une chaleur extrême, s'exposent imprudemment & avec avidité au froid de la nuit qui est rafraîchie par les vents du nord. Cette maladie est due à la suppression de la transpiration insensible : elle dégènère souvent en accès épileptique ou en paralysie.

d. Cette colique peut être aussi produite par les coups portés sur l'épine du dos Elle se nomme alors rachialgie traumatique. Elle est l'effet de la compression de la moëlle épiniere qui donne lieu à la douleur du ventre, à la constipation & aux autres symptomes de la colique. On peut manier & comprimer le ventre avec les mains sans que les malades ressentent aucune douleur, parce que les intestins sont dans un état d'atonie, & le défaut du mouvement péristaltique, qui en est la conséquence, donne lieu à la constipation.

III. La colique *stercorale* survient après une longue constipation chez les personnes dont le ventre est paresseux. Les excrémens endurcis produisent, dans ce cas, des douleurs violentes qui ne sont pas accompagnées de fievre; il y a quelquefois des déjections sanglantes : cette maladie se connoît facilement au toucher.

On doit regarder comme une variété de cette espece, l'affection iliaque produite par la même cause : on sent aussi au tact que les intestins sont gorgés d'excrémens; elle succede à la constipation, la douleur n'est pas fort vive; le malade se plaint d'un sentiment de pesanteur dans l'abdomen, bientôt la tension devient considérable : les vents sortent par la bouche; il n'y a en général point de fievre, mais il survient des vomissemens bilieux & glaireux qui, quand la maladie est portée à son plus haut dégré, sont mêlés de matieres stercorales.

IV. La colique *accidentelle* est produite par les matieres âcres que l'on a avalées. Les variétés de cette espece sont :

1°. La colique accidentelle proprement dite, qui comprend, *a.* celle que l'on nomme colique d'indigestion, qui est produite par des alimens venteux ou pris en trop grande quantité : lorsqu'elle est accompagnée de tranchées, elle se termine par la diarrhée,

tégumens du bas-ventre se retirent fréquemment en dedans; mais s'il y a nausée, céphalalgie, vertige, souvent il survient une cardialgie, à laquelle succède un vomissement qui met fin à la mladie; b. la colique qui attaque ceux qui marchent pieds nuds sur le carreau froid, & qui se dissipe par l'application des briques chaudes aux pieds.

2°. La colique des Japonois, dont parle Kœmpfer, qui est si commune dans ce pays, que sur dix adultes à peine en trouve-t-on un qui n'en ait pas été attaqué. Elle se distingue des autres espèces de colique en ce que non-seulement elle affecte les intestins, mais même elle excite des mouvemens convulsifs dans les aînes. Les muscles de l'abdomen sont douloureux; souvent toute la région abdominale est affectée de convulsions depuis les aînes jusqu'au cartilage xyphoide, & les malades sont menacés de suffocation comme dans l'affection hystérique. Cette maladie se termine après avoir duré long-temps, pas des tumeurs qui naissent dans différens endroits; elle est quelquefois remplacée chez les hommes par un sarcocèle qui devient fistuleux, & chez les femmes par un amas hideux de tubercules & de poireaux qui naissent sur les bords de l'anus & de la vulve; mais ces poireaux sont communs & endémiques dans le Japon, & s'observent même chez ceux qui n'ont point eu cette colique.

3°. La colique des enfans qui tettent. Cette colique survient passé les six premières semaines de la naissance, & ne dépend pas du méconium qui est alors entièrement évacué. Elle se reconnoît aux cris que jette tout-à-coup l'enfant, à la tension de l'abdomen & à sa sensibilité qui augmente par le tact; les excrémens sont verdâtres, & il y a des vomissemens sans signes de dentition.

4°. L'ileus produit par les poisons, tels que l'arsenic & autres. Les malades se plaignent d'un sentiment de chaleur considérable dans l'intérieur de la bouche & le ventricule; il y a refroidissement des extrémités & des sueurs froides; le visage est livide, plombé; il survient des hoquets fréquens, une soif que rien ne peut appaiser, une anxiété extrême. Le pouls est petit, rare, lent, intermittent; il y a des vomissemens continuels & autres symptomes qui ne laissent aucun doute sur la nature de la maladie: on doit regarder comme une variété de cette espèce,

5°. Le cholera morbus sec, accompagné de jaunisse, produit par des champignons vénéneux. Dans cette maladie, le ventre est gonflé, le malade se plaint de douleurs des lombes; il y a des nausées, des vomissemens, des déjections bilieuses & prostration de forces.

V. La colique *méconiale* affecte les nouveaux-nés chez lesquels le méconium est retenu. On la désigne vulgairement sous la dénomination de tranchées des enfans: elle se reconnoît pas les cris que jette l'enfant les six premières semaines de sa naissance: & par les excrémens verdâtres.

VI. La colique *calleuse* est accompagnée d'un sentiment de retrécissement dans quelque partie des intestins: ce sentiment est souvent précédé de vents qui s'amassent avec douleur, & se dissipent en passant insensiblement par l'endroit retréci; le ventre est constipé,

souvent les muscles sont dans un état de contraction spasmo-

& il n'en sort qu'une petite quantité d'excrémens liquides avce peine.

On doit rapporter à cette espèce l'ileus produit par le retrécissement du colon, devenu calleux, dont on peut voir des exemples dans Bonet & Morgagni.

VII. La colique *calculeuse* se reconnoît à une dureté fixe dans une partie de l'abdomen, chez ceux qui ont rendu des calculs par l'anus.

L'ileus produit par la même cause n'est qu'une variété de cette espèce.

Des Coliques symptomatiques.

On doit regarder comme symptomatiques :

1°. Les coliques qui accompagnent les fièvres intermittentes ou emittentes, ou qui succèdent à ces fièvres lorsqu'elles paroissent guéries; on les a vu quelquefois épidémiques & accompagnées de la jaunisse. Ces coliques sont sujettes aux récidives & se terminent fréquemment par la paralysie des extrémités, de même que la colique de Poitou, à laquelle elles ressemblent par leurs symptomes;

2°. La colique hystérique, dans laquelle la douleur est telle que le tact le plus léger l'augmente. Elle a coutume de revenir au bout de certains intervalles, sans aucune cause évidente; mais la sensibilité du bas-ventre subsiste, même en grande partie, pendant ces intervalles; cette colique est souvent alternativement remplacée par l'obscurcissement de la vue, la syncope, l'abattement de l'esprit; les déjections sont verdâtres : mais ce qu'il y a de particulier dans cette espèce, c'est que les douleurs ne tendent point à exciter ces dejections, mais se portent tout-à-coup tantôt dans un endroit de l'abdomen, tantôt dans un autre;

3°. La colique des femmes grosses. Cette espèce varie : chez celles qui sont constipées, la douleur s'étend transversalement au-dessus du nombril & revient au bout de certains intervalles; alors cette colique est produite par la flatulence; mais chez les femmes d'un tempérament bilieux, les peines, les chagrins, la colère, les mauvais alimens, & particuliérement ceux qui sont échauffans, produisent une douleur pungitive qui affecte l'estomac & les intestins, & est accompagnée de vomissemens de matière bilieuse, verdâtre, & d'une douleur du foie, avec fièvre;

4°. La rachialgie arthritique, qui remplace alternativement les douleurs de la goutte;

5°. La rachialgie scorbutique, qui se manifeste lorsque les symptomes du scorbut sont portés à un degré considérable;

6°. L'ileus herniaire ou occasionné par les hernies. Cette maladie est souvent produite par le bubonocèle, qui est la plus fréquente des hernies. Quelquefois il arrive, sur-tout chez les femmes grosses, que l'intestin ileum est pincé dans l'anneau des muscles transverses ou dans le trou de l'ombilic, sans qu'il y ait aucune tumeur externe ni aucun signe dans la partie affectée qui puisse indiquer la cause du mal; il y a des douleurs des plus violentes qui se font sentir dans la region des reins & du foie, des vomissemens bilieux & une fievre légere; souvent la gangrène survient & est annoncée par la cessation des douleurs, par le hoquet & un pouls petit, précipité;

dique, & se divisent en portions distinctes, de maniere à donner au ventre la figure d'un sac rempli de pelotons (a).

7°. La colique occasionnée par l'enterocèle se connoît à des accidens semblables, mais dont les progrès sont moins rapides, quoique aussi pernicieux ;

8°. L'ileus peut aussi être l'effet de la compression des intestins, comme il arrive quand leur substance même ou les parties voisines sont affectées de tumeurs squirrheuses ou autres : ainsi Lavater a vu l'intestin comprimé au-dessous des fausses côtes, il y a des observations qui prouvent que quelquefois les intestins se sont rompus dans des cas semblables. Cette espèce d'ileus est chronique, & fréquemment on ne peut découvrir les tumeurs que quand les malades sont fort exténués. Dans les premiers temps, il n'y a pas de pyrexie & la douleur est légère ; l'on ne vomit qu'une fois la semaine les alimens que l'on a pris pendant ce temps sous la forme d'un fluide brun ; ce n'est qu'au bout de plusieurs mois que les matières que l'on rejette par le vomissement ont l'odeur des excrémens ;

9°. La colique squirrheuse est produite par le squirrhe des intestins : on sent dans ce cas une tumeur indolente beaucoup plus profonde que les tégumens de l'abdomen ;

10°. La colique pancréatique est due à différentes affections du pancréas. Dans ce cas, le malade sent, dans la région de cette glande ; un mal-aise qui augmente après le repas, & qui excite fréquemment le vomissement ou la nausée, chez les personnes maigres, on peut quelquefois reconnoître au tact la cause du mal, en les examinant le matin couchées & les genoux fléchis.

11°. La colique mésentérique est produite par les tumeurs ou les abcès des glandes du mésentère. On peut en voir un grand nombre d'exemples dans le *Sepulchretum* de Bonet ;

12°. La rachialgie qui accompagne le ramollissement des os, ne mérite guère de trouver sa place ici, puisque la maladie dont elle est un des symptomes est extrêmement rare ;

13°. La colique pléthorique survient lorsque les regles ou les hémorrhoïdes sont supprimées : elle est souvent accompagnée d'un ténesme hémorrhoïdal & des signes de pléthore ;

14°. La colique pulsatile est une sensation désagréable, rarement fort douloureuse, qui ressemble à une pulsation que les malades ressentent dans le centre de l'abdomen, & qui répond aux battemens du pouls ; cette pulsation dépend fréquemment de l'anévrisme de l'aorte, mais il y a d'autres espèces de pulsations, ou de palpitations passagères, qui ne répondent pas aux mouvemens du pouls & qui sont produites par les mouvemens spasmodiques de l'utérus ou des intestins ;

15°. L'imperforation du rectum ou l'adhérence des parois de cet intestin chez les nouveaux-nés, produit aussi une espèce de colique ou d'affection iliaque que l'on doit regarder comme symptomatique.

(a) Tout mouvement excité dans le canal intestinal pour diminuer la douleur & l'obstruction, doit mettre en action les muscles de l'abdomen, en raison de la sympathie qui existe entre ces

1436. Il survient quelquefois dans les cas de diarrhée & de cholera morbus, des douleurs qui approchent beaucoup de celles que produit la colique; mais elles sont moins violentes & de plus courte durée: on les appelle tranchées: ce n'est que quand elles sont plus aiguës & plus permanentes, & accompagnées de constipation, qu'elles constituent la colique. Cette dernière est aussi communément jointe au vomissement, qui, dans beaucoup de cas, est fréquemment réitéré; sur-tout lorsque le malade a avalé quelque chose. Alors il rejette non-seulement les matières contenues dans l'estomac, mais même celles qui sont dans le duodenum; c'est pourquoi il rend souvent beaucoup de bile.

1437. Dans quelques coliques, le mouvement péristaltique est renversé dans toute l'étendue du canal alimentaire, de façon que l'on rend par le vomissement ce qui est contenu dans les gros intestins, & en conséquence les matières stercorales: ce renversement est encore plus évident en ce que l'on rejette par la bouche ce qui est introduit dans le rectum par les lavemens. Dans ces circonstances où le mouvement péristaltique est renversé, l'on donne à la maladie le nom d'*ileus*, ou de *passion iliaque*, & l'on suppose qu'elle forme une maladie particulière différente de la colique; mais il me paroît que ces deux maladies sont produites par la même cause prochaine, & accompagnées des mêmes symptomes, qui ne diffèrent que par le degré de violence.

1438. La colique existe souvent sans aucune pyrexie. Quelquefois cependant il survient une inflammation sur une partie de l'intestin qui est spécialement affecté. Cette inflammation aggrave tous les symptomes, & occasionne probablement le renversement le plus considérable du mouve-

parties: ainsi, une douleur des intestins produit souvent un degré de constriction dans ces muscles, qu'il est aisé d'appercevoir: leurs mouvemens se portent vers leur expansion tendineuse à la ligne blanche, & se combinent particuliérement vers le nombril qui est le centre de tous, c'est à cela qu'est due la contraction que l'on y remarque pendant que les coliques se font sentir. Les muscles sont quelquefois rétirés intérieurement, même pendant l'inspiration, & leurs contractions successives produisent différentes inégalités. Quelquefois ils imitent un baudrier, d'autres fois les muscles droits seuls sont affectés, & le corps est courbé en devant. Les affections des intestins sont seuls capables de produire ces contractions musculaires, nul viscère ne donne lieu à des effets semblables.

ment

ment périſtaltique ; le vomiſſement des matieres ſtercorales étant le ſymptome qui diſtingue ſpécialement l'ileus, on a conſidéré ce vomiſſement comme dépendant toujours de l'inflammation des inteſtins. Néanmoins je puis aſſurer que, de même qu'il y a des inflammations des inteſtins ſans vomiſſement de matieres ſtercorales, il y a auſſi, comme j'en ai vu des exemples, des vomiſſemens de matieres ſtercorales ſans inflammation ; c'eſt pourquoi je ne vois aucune raiſon de diſtinguer l'ileus de la colique, à moins qu'on ne le regarde comme un degré plus conſidérable de la même affection.

1439. Les ſymptomes de la colique, & l'ouverture des cadavres de ceux qui ſont morts de cette maladie, démontrent très-clairement qu'elle dépend d'une conſtriction ſpaſmodique d'une partie des inteſtins ; & que cette conſtriction (*a*) doit en conſéquence être conſidérée comme la cauſe prochaine de la maladie. On a obſervé dans quelques cadavres qu'il s'étoit fait une intuſuſception des inteſtins ; mais on n'a pas encore déterminé avec certitude ſi cela arrive conſtamment dans toutes les eſpeces d'ileus.

1440. On diſtingue communément différentes eſpeces de colique ; mais je ne puis ſuivre les diſtinctions admiſes par ceux qui ont écrit ſur ce ſujet. Néanmoins comme la différence des cauſes éloignées conſtitue une variété dans les eſpeces, on peut, ſous ce point de vue, peut-être admettre des diſtinctions ; c'eſt pourquoi j'ai indiqué dans ma noſologie ſept eſpèces différentes de coliques ; mais je ſuis très-convaincu que, dans toutes, la cauſe prochaine eſt la même, c'eſt-à-dire, qu'elle conſiſte dans une conſtriction ſpaſmodique d'une partie des inteſtins ; par conſéquent l'indication curative ne doit pas différer, & conſiſte à détruire la conſtriction dont j'ai parlé. Dans les différentes eſpeces même des coliques appellées *ſtercorale, calleuſe*, & *calculeuſe*, où la maladie dépend d'une obſtruction de l'inteſtin, je ſuis perſuadé que les ſymptomes de la colique n'ont lieu que quand ces obſtructions occaſionnent des conſtrictions ſpaſmodiques des inteſtins, & qu'en conſéquence, quand ces cas ſont ſuſceptibles de guériſon, il faut, pour l'obtenir, ſe ſervir des

(*a*) Cette conſtriction ſert à expliquer le vomiſſement & la conſtipation, qui ſont les conſéquences du renverſement du mouvement périſtaltique & de la diſtenſion des inteſtins.

mêmes moyens que suggère l'indication générale dont j'ai parlé ci-dessus.

1441. On obtiendra donc en général la guérison de la colique, en détruisant les constrictions spasmodiques des intestins ; & les remèdes propres à remplir cette indication peuvent se rapporter à trois chefs généraux : il faut,

1°. Détruire le spasme par les différens antispasmodiques :

2°. Exciter l'action des intestins par les purgatifs :

3°. Recourir à une dilatation mécanique.

1442. Avant d'entrer dans un plus grand détail sur ces remèdes, il est bon d'observer que dans tous les cas de coliques violentes, il est prudent de pratiquer la saignée (a) ; elle peut être utile, non-seulement pour arrêter l'inflammation qui est communément à redouter, mais elle peut même être un moyen de diminuer le spasme des intestins. Ce remède ne conviendroit peut-être pas chez les personnes d'une constitution foible & lâche ; mais on peut l'employer sans danger chez tous ceux qui sont suffisamment robustes ; & il est absolument nécessaire dans tous les cas où il y a le moindre soupçon d'inflammation commençante. Bien plus, il sera peut-être convenable de réitérer même plusieurs fois la saignée, si l'apparence du sang que l'on a tiré, & le soulagement qu'a procuré la premiere, joints à la dureté & à la plénitude du pouls, y autorisent.

1443. Les antispasmodiques que l'on peut employer, sont l'application de la chaleur sous forme séche ou humide, les vésicatoires, l'opium & les huiles douces.

On a employé la chaleur, sous forme séche, en appliquant sur le ventre du malade un animal vivant, ou des vessies pleines d'eau chaude, ou des sachets des substances qui retiennent long-temps leur chaleur ; tous ces moyens ont quelquefois réussi ; mais aucun ne me paroît aussi puissant que l'application de la chaleur sous forme humide.

On peut faire usage de ce dernier moyen en plongeant une grande partie du corps dans l'eau chaude, ou en

(a) Le spasme violent n'existe jamais dans une partie sans se communiquer plus ou moins à d'autres ; & comme dans les cas de coliques, ce spasme se communique au systême artériel, la saignée devient nécessaire pour dissiper la constriction des artères & produire un relâchement général : elle peut aussi prévenir l'inflammation qui succède quelquefois au spasme en raison de la diminution de la circulation dans les vaisseaux relâchés.

fomentant le ventre avec des linges trempés dans l'eau chaude & exprimés. L'immersion a l'avantage de pouvoir être appliquée à une plus grande partie du corps, & particulièrement aux extrêmités inférieures (a) : mais quelquefois ce moyen est sujet à des inconvéniens dans la pratique; la fomentation peut d'ailleurs avoir l'avantage d'être continuée plus long-temps, & elle sera suivie de presque tous les bons effets de l'immersion, si on l'applique en même-temps sur le ventre & les extrêmités inférieures.

1444. En faisant attention que les tégumens du bas-ventre ont une telle connexion avec les intestins, qu'ils éprouvent dans le même temps des contractions spasmodiques, on conçoit que les vésicatoires appliqués sur le bas-ventre, peuvent dissiper le spasme des muscles abdominaux & des intestins; c'est pourquoi l'on a souvent employé les vésicatoires avec succès dans la colique (b) : l'on a fréquemment remarqué par une raison analogue; que les rubéfians appliqués sur le bas-ventre avoient été utiles.

1445. L'usage de l'opium dans la colique peut paroître un remède douteux. Il est très-certain qu'il peut modérer pendant quelque-temps la douleur, qui souvent est si vive & si urgente, qu'il est difficile de ne pas recourir à un remède de cette nature : d'un autre côté, l'opium retarde & suspend le mouvement péristaltique, au point de permettre aux intestins de tomber dans un état de constriction; il est en conséquence possible, que, en modérant la douleur il rende la cause de la maladie plus rebelle; en outre, l'opium s'oppose aux effets des purgatifs qui sont si souvent nécessaires dans cette maladie : plusieurs praticiens ont pour cette raison beaucoup de répugnance à l'employer, & quelques-uns le rejettent entièrement comme dangereux : néanmoins d'autres pensent que l'on peut donner avec beaucoup d'avantage l'opium dans cette maladie.

(a) Les bains des pieds sont souvent utiles, à cause de la sympathie qui existe entre les extrêmités & les intestins. Ces moyens peuvent encore, outre leurs effets antispasmodiques, augmenter l'action des intestins.

(b) Les vésicatoires sont un des plus sûrs moyens de dissiper le spasme, lors même qu'il n'est pas accompagné d'inflammation; on ne doit pas en conséquence les négliger dans les coliques; leur usage n'empêche pas celui du bain chaud, car ce dernier ne peut nuire à la partie sur laquelle on a appliqué le vésicatoire.

Dans tous les cas où la colique n'eſt pas précédée de conſtipation, & lorſqu'elle eſt produite par le froid, les paſſions de l'ame, ou d'autres cauſes qui agiſſent ſpécialement ſur le ſyſtême nerveux, l'opium eſt un remède ſans danger & dont les bons effets ſont certains ; mais ces effets ſont douteux lorſque la colique a été précédée d'une longue conſtipation, ou que ſans être précédée de ce ſymptome elle a néanmoins duré quelques jours ſans que le malade ait été à la garde-robe, de maniere que l'on puiſſe ſoupçonner la ſtagnation des excrémens dans le colon : dans ces cas on ne peut employer l'opium ſans courir riſque d'aggraver le mal, à moins qu'on n'ait d'abord procuré une ſelle par un purgatif. Néanmoins, dans ces cas même de conſtipation, lorſque l'on a lieu de ſoupçonner que le ſpaſme eſt violent ſans inflammation ; lorſque le vomiſſement empêche de recourir aux purgatifs, & qu'il ſe joint à tous ces ſymptomes une douleur très-urgente, il faut donner l'opium (*a*), non-ſeulement comme anodyn, mais même comme un antiſpaſmodique néceſſaire pour ſavoriſer l'action des purgatifs : on peut donc y recourir, lorſqu'il eſt poſſible de donner en même-temps, ou peu de temps après, un purgatif.

La juſquiame, qui eſt auſſi ſouvent purgative que narcotique, ne conviendroit-elle pas mieux dans cette maladie que l'opium ?

1446. Il ſemble que pluſieurs praticiens ſont bien fondés à recommander de grandes doſes d'huiles douces dans cette maladie, tant comme antiſpaſmodiques que comme laxatives ; je les ai trouvées très-utiles toutes les ſois que l'eſtomac & le palais ont pu les ſupporter (*b*) ; mais comme il y a peu d'eſtomacs écoſſois qui puiſſent ſoutenir de grandes quantités d'huiles, j'ai eu peu d'occaſion de les employer.

1447. Le ſecond ordre de remèdes convenables pour la

(*a*) L'opium diminue la douleur aiguë & arrête les vomiſſemens ; mais dans ce dernier cas il faut le donner ſous forme ſolide, ou humecter de laudanum liquide une emplâtre de thériaque que l'on applique ſur le bas ventre. Souvent ce moyen a réuſſi pour arrêter le vomiſſement lorſque tous les autres remèdes avoient été inutiles. On peut auſſi donner le laudanum en lavement avec avantage ; mais alors il faut l'unir aux purgatifs.

(*b*) L'huile douce de ricin eſt ſur-tout convenable dans les cas de ſpaſme rebelle : l'avantage que procurent les huiles dans ces circonſtances, paroît dû à ce qu'elles ſe mêlent lentement dans l'eſtomac, & qu'elles paſſent dans les inteſtins ſans changer de forme.

guérison de la colique, comprend les purgatifs capables de dissiper la constriction, en excitant l'action des intestins, soit au-dessus, soit au-dessous de l'endroit obstrué; on peut par conséquent faire prendre par la bouche, ou en lavement, les purgatifs de ce genre. Comme la maladie a souvent son siége dans les gros intestins, il est ordinaire & certainement convenable d'en commencer le traitement par les lavemens, parce que leur effet étant plus prompt, ils peuvent procurer un soulagement plus immédiat; & que les purgatifs donnés par la bouche sont souvent rejettés par le vomissement. On peut d'abord se contenter de lavemens très-doux, composés d'un volume d'eau considérable, & d'une certaine quantité d'huile douce; quelquefois ces lavemens sont suffisamment efficaces; néanmoins comme cela n'arrive pas toujours, il est communément nécessaire de les rendre plus stimulans par l'addition des sels neutres, dont le plus puissant est le sel marin ou commun. Si l'on rend encore trop promptement ces lavemens salins, comme il arrive quelquefois, & s'ils ne produisent pour cette raison, ou autrement, aucun effet, il est convenable de substituer à ces sels, une infusion de sené, ou de quelque autre purgatif dont l'eau peut extraire les principes. Le vin émétique peut aussi quelquefois s'employer avec avantage en lavement. Il y a peu de lavemens plus efficaces que ceux de térébenthine préparée convenablement (*a*). Lorsque toutes les autres especes des lavemens sont sans succès, il faut introduire la fumée de tabac dans l'anus; enfin si ce dernier remède ne réussit pas, on aura recours à la dilatation mécanique dont je parlerai par la suite.

1448. Les lavemens ne produisent souvent aucun soulagement dans la colique, & lors même qu'ils procurent quelque calme, ils ne suffisent pas communément pour opérer une guérison parfaite; c'est pourquoi il convient en général, & il est souvent nécessaire de tenter une guérison plus

(*a*) On dissout une once de térébenthine dans un jaune d'œuf Ce remède est très-actif & nullement inflammatoire. Quelques auteurs ont recommandé, quand ce remède ne réussissoit pas, la coloquinte. On a donné les antimoniaux à très-grande dose, par exemple, le tartre émétique jusqu'a deux scrupules. La fumée de tabac se porte plus loin que les lavemens ordinaires, & l'expérience a confirmé son utilité; mais il faut l'injecter par le moyen d'une double seringue.

complète & plus certaine, en donnant des purgatifs par la bouche. Les plus puissans, ou, comme on les appelle communément, les drastiques, deviennent quelquefois nécessaires; mais il faut éviter d'en faire usage, parce qu'ils sont sujets à être rejettés par le vomissement, & que quand ils ne réussissent pas à détruire l'obstruction, ils peuvent facilement exciter l'inflammation. C'est pour cette raison qu'il est ordinaire, & certainement convenable, d'employer au moins dans le commencement de la maladie, les purgatifs les plus doux & les moins inflammatoires. Aucun ne m'a mieux réussi que les crystaux de tartre (*a*), parce qu'en les partageant en petites doses souvent réitérées, on peut facilement en faire prendre une quantité considérable: donné de cette maniere, c'est de tous les purgatifs le moins sujet à être rejetté par le vomissement, on le revomit même beaucoup moins que les autres sels neutres (*b*). Si l'on a besoin d'un purgatif plus actif, le jalap, convenablement préparé, est moins disgracieux au palais, & l'estomac le supporte plus facilement que la plupart des autres purgatifs actifs. Dans beaucoup de coliques, rien ne purge plus efficacement qu'une forte dose de calomelas (*c*). Quelques praticiens ont tenté de détruire l'obstruction des intestins par les émétiques antimoniaux donnés à petites doses, & réitérés

---

(*a*) On appelle proprement crystaux la partie du tartre dissoute dans de l'eau qui se crystallise par le refroidissement; mais le nom de crême de tartre a prévalu en France, & désigne en général du tartre purifié, quoiqu'on ait autrefois donné ce nom à la croûte saline qui se forme sur la surface de la liqueur pendant la crystallisation.

(*b*) Le sel de Glauber est un des sels neutres que l'on peut prescrire avec plus d'avantage dans la colique; mais comme il peut irriter l'estomac, il est bon d'y ajouter un quart ou un huitieme de sel marin; alors il agit mieux & l'estomac le supporte plus facilement; c'est pourquoi les médecins lui préférent le sel d'epsom, qui contient du sel marin. Ces sels sont plus agréables quand on les unit avec un acide & à quelque doux purgatif saccarin, tel que la décoction de tamarin, la crême de tartre, le jus de limon avec le sucre ou la manne.

On a encore recommandé dans cette maladie la gomme ammoniac dissoute dans un jaune d'œuf ou dans un mucilage. Elle est en effet un puissant remède quand on la donne avec quelque purgatif salin.

(*c*) On peut substituer l'aquila alba ou la panacée mercurielle au calomelas: ces préparations mercurielles qui purgent communément à la dose de huit à dix grains, peuvent, en conséquence de leur dissolution lente, passer dans les intestins sans changer de forme, & détruire la constriction; mais elles peuvent aussi être très-nuisibles quand il y a soupçon d'inflammation.

à des intervalles convenables ; ces doses purgent souvent efficacement lorsqu'elles ne sont pas entiérement rejettées par le vomissement.

Dans des cas où l'on avoit inutilement employé tous les purgatifs, l'on a ranimé quelquefois avec succès l'action des intestins en jettant de l'eau froide sur les extrêmités inférieures.

1449. Le troisieme moyen de détruire le spasme des intestins dans cette maladie, est d'employer une dilatation mécanique ; on a cru que le mercure donné en grande quantité pouvoit agir de cette maniere ; & on l'a fréquemment proposé. Cependant, je ne l'ai pas vu réussir ; & la théorie sur laquelle on se fonde me paroît très-douteuse (*a*) : quelques auteurs ont parlé de l'usage des pilules, ou balles d'or ou d'argent que l'on a fait avaler aux malades ; mais l'expérience ne m'a rien appris sur de semblables pratiques, & je ne puis croire que l'on puisse en attendre quelque soulagement.

1450. Un autre moyen de procurer une dilatation mécanique, & dont il est plus probable que l'on peut mesurer le degré, est d'injecter avec une seringue propre à cet effet, une grande quantité d'eau tiède, que l'on peut introduire dans le rectum avec une force déterminée, & d'un jet continu. D'après les expériences rapportées par M. de Haen, & celles que j'ai eu occasion de faire ; je regarde ce remède comme un des plus puissans & des plus efficaces.

1451. J'ai parlé des différens moyens que l'on peut employer pour le traitement de la colique considérée comme genre. On s'attend peut-être qu'avant de quitter cette matiere, je ferai mention de quelques especes de coliques, qui semblent exiger une description particuliere. L'on pourroit croire en conséquence que j'aurois dû spécialement parler de l'espece nommée colique de Poitou, & qui est particuliérement connue en Angleterre sous le nom de colique de Dévonshire.

1452. Cette espèce de collique diffère certainement des autres, par sa cause & par ses effets ; mais quant à sa cause (*b*), elle a été depuis peu examinée avec tant de soin,

---

(*a*) On a supposé que le mercure coulant, donné en grande quantité, pouvoit agir par son poids ; mais il est certain qu'il ne peut opérer de cette maniere, parce qu'il se divise & s'unit avec les excrémens sous forme de globules, comme M. Cullen l'a observé à l'ouverture du cadavre d'une personne qui en avoit pris deux livres.

(*b*) George Baker a prouvé dans les *Transactions de médecine de Londres vol.* 1. *art.* 12, 13, 14, 15 & 20, que la colique de Poitou étoit

& si bien déterminée par deux savans médecins, George Baker & le docteur Hardy, qu'il me paroît inutile d'en parler ici.

Quant à son traitement, mon défaut d'expérience relativement à la forme sous laquelle elle se manifeste, ne me permet pas de parler avec confiance sur cet objet; mais, d'après ce que j'ai appris des autres médecins, il me paroît qu'on doit la traiter par tous les différens moyens que j'ai proposés plus haut pour le traitement de la colique en général.

Je ne suis pas non plus suffisamment instruit pour déterminer jusqu'à quel point on peut prévoir & arrêter avec certitude les effets particuliers de cette maladie (a) : je laisse cette matière à décider à ceux qui ont une expérience suffisante.

---

toujours l'effet du plomb, & que cette espece seule se terminoit par la paralysie des extrêmités supérieures ou inférieures.

(a) Il faut, dans cette espece de colique, donner des remèdes plus actifs en proportion de la violence de ses symptomes; le tartre stibié y est sur-tout convenable pour dissiper le spasme; mais c'est à tort que quelques médecins ont entiérement rejetté la saignée du traitement de cette maladie; je l'ai vu réussir lorsque tous les autres remèdes n'avoient procuré aucun soulagement, & elle paroît être le moyen le plus certain de prévenir la paralysie. Le traitement que l'on suit à l'hôpital de la Charité de Paris, & que l'expérience a prouvé être souvent suivi d'un heureux succès, consiste à donner d'abord au malade un lavement avec deux gros de décoction de sené, autant de pulpe de coloquinte, six gros de diaphénic, une demi once de bénédicte laxative, deux onces de miel mercuriel & souvent deux onces de vin émétique; sept heures après on donne un autre lavement avec six onces d'huile de noix & autant de vin rouge; le lendemain on fait prendre une très-grande dose de tartre stibié : immédiatement après l'action de ce remède on donne un demi-gros de thériaque récente avec un grain de laudanum; le troisieme jour on réitére les lavemens; ensuite on purge le malade avec une demi-once de diaphénic, deux gros de diaprun solutif & une once de syrop de nerprun, que l'on dissout dans un apozème préparé avec une once de sené, autant de cuscute & de polypode de chêne, deux gros de semences d'anis & autant de crême de tartre, que l'on fait bouillir dans deux livres d'eau que l'on réduit à vingt onces; le soir de ce purgatif, on réitére le narcotique. On aide l'action de ces médicamens par une tisanne sudorifique & une boisson cordiale avec le lilium de Paracelse, sur-tout s'il reste des douleurs, ou si le malade en ressent les approches, ou si la paralysie survient. On donne ces drastiques dans le temps même où les douleurs du bas-ventre sont les plus terribles. Ils guérissent communément en huit jours. Si au bout de ce temps la maladie n'est pas entiérement dissipée, on réitére le même traitement, à peu de changement près.

CHAPITRE X.

Du Cholera Morbus (a) *ou Trousse-galant.*

1453. Les principaux symptomes de cette maladie sont le vomissement & le dévoiement qui s'y trouvent réunis ou se succèdent alternativement. La matiere évacuée par haut & par bas paroît évidemment être particuliérement de la bile.

1454. Je conclus de cette derniere circonstance, que la maladie dépend de la secrétion augmentée de la bile, & de son épanchement abondant dans le canal alimentaire, où elle excite & détermine les mouvemens dont j'ai parlé ci-dessus; ce qui me donne lieu de croire que cette liqueur ainsi épanchée en plus grande quantité que de coutume, acquiert en même-temps une âcreté plus considérable. Cela paroît vraisemblable par les tranchées violentes & douloureuses qui accompagnent la maladie, & que l'on ne peut attribuer qu'aux contractions spasmodiques violentes des intestins qui ont lieu dans ce cas. Ces spasmes se commu-

---

(a) Le cholera-morbus est caractérisé par des vomissemens de matiere bilieuse & par des déjections fréquentes de la même nature, accompagnés d'anxiétés, de tranchées & de crampes dans les extrêmités inférieures. N. C. Gen LX

Le cholera morbus, vulgairement appellé *trousse-galant*, est idiopathique au symptomatique.

Les especes de cholera morbus sont, 1°. le cholera *spontané*; 2°. le cholera *accidentel*.

1. Le cholera *spontané* est celui qui survient dans un temps chaud sans aucune cause évidente.

Le cholera des Indes n'est qu'une variété de cette espece, & n'en différe que par la pyrexie, la soif ardente, le délire, le pouls fort & inégal qui se réunissent aux symptomes qui caractérisent particuliérement cette maladie.

2. Le cholera *accidentel* est produit par les matieres âcres que l'on a avalées. Tel est celui qui est la suite des excès dans le boire & le manger, ou l'effet des poisons.

On doit regarder comme symptomatique le cholera qui accompagne quelquefois les fievres intermittentes, les maladies inflammatoires du bas-ventre, & les vers, ou celui qui succède à la goutte répercutée.

Le cholera est une maladie convulsive qui prouve la mobilité du canal alimentaire; on peut le considérer comme une diarrhée excitée par des causes plus violentes, & accompagnée en conséquence de vomissemens.

niquent communément aux muscles abdominaux, & très-fréquemment à ceux des extrêmités.

1455. La maladie parcourt fréquemment ses périodes, de la manière que je viens de décrire, avec la plus grande violence, jusqu'à ce que les forces du malade soient considérablement & souvent subitement abattues ; lorsque le refroidissement des extrêmités, les sueurs froides, & les défaillances se réunissent à ces symptomes, la vie du malade se termine quelquefois dans l'espace d'un jour. Dans d'autres cas la maladie est moins violente, continue un jour ou deux, & se dissipe alors par degrés ; mais il est rare que le cholera disparoisse ainsi sans le secours des remèdes.

1456. Les attaques de cette maladie sont rarement accompagnées de symptomes de pyrexie ; le pouls & la respiration sont, il est vrai, précipités & irréguliers pendant son cours ; mais ces symptomes sont en général tellement dissipés par les remèdes qui calment les affections spasmodiques particulières au cholera, que l'on ne voit aucune raison de soupçonner qu'il ait été accompagné d'une vraie pyrexie.

1457. Cette maladie règne dans les plus grandes chaleurs ; elle peut, dans les climats très-chauds, paroître quelquefois dans tous les temps de l'année ; mais dans ces climats même elle est plus fréquente pendant les saisons les plus chaudes (a). Sydenham a cru que les symptomes du cholera ne paroissoient en Angleterre que dans les mois d'août ; néanmoins il observe lui-même qu'on voit quelquefois cette maladie vers la fin de l'été, lorsque la saison est extraordinairement chaude, & que sa violence est en proportion de la chaleur. D'autres ont remarqué qu'elle se manifestoit avant que l'été fût aussi avancé, & qu'elle régnoit toujours plutôt ou plus tard, suivant que les grandes chaleurs de cette saison survenoient plus ou moins promptement.

1458. Il est, à ce que je crois, très-évident par toutes ces circonstances, que cette maladie est l'effet de la chaleur de l'atmosphère qui produit quelque changement dans l'état de la bile ; ce changement consiste, peut-être, en ce que la matière de la bile acquiert plus d'âcreté, & devient par-là

(a) Cleghorn dit que dans les pays méridionaux le cholera se borne aux mois chauds, dans lesquels il se manifeste plutôt ou plus tard. Les effets de la surabondance de bile se manifestent d'abord chez les enfans; les personnes de tout âge sont ensuite affectées de diarrhée bilieuse ou de cholera.

plus propre à déterminer une fecrétion plus abondante ; ou cette matiere eft préparée de maniere qu'elle coule en plus grande quantité que de coutume.

1459. On a remarqué, dans les régions & dans les faifons chaudes, que quand après un temps extrêmement chaud & fec, l'atmofphère étoit rafraîchie par la chûte d'une pluie, cette caufe fembloit particuliérement produire le cholera ; il eft très-probable que la tranfpiration fupprimée peut auffi y contribuer ; mais il eft certain que cette maladie fe manifefte même fans que l'on ait obfervé aucun changement dans la température de l'air, ou fans que le malade ait été expofé au froid.

1460. Il eft poffible que, dans quelque cas, la chaleur de la faifon ne produife qu'une difpofition particulière, & que la maladie foit déterminée par certains alimens (*a*) ou par d'autres caufes ; mais il eft également vrai que le cholera furvient quelquefois fans avoir été précédé d'aucun changement ou d'aucune faute fenfible dans le régime ou dans la maniere de vivre.

1461. Les nofologiftes ont admis un genre particulier fous le titre de cholera, & ils ont rangé fous ce titre, comme autant d'efpèces, toutes les affections où fe rencontroient en même-temps le dévoiement & le vomiffement, de quelque nature qu'ils fuffent. Néanmoins, dans plufieurs de ces efpeces, la matiere évacuée n'eft pas bilieufe, & l'évacuation ne paroît pas produite par aucune caufe dépendante de l'état de l'atmofphère. De plus, dans un grand nombre de ces efpeces, le vomiffement qui furvient n'eft pas effentiel ; mais un fymptome purement accidentel produit par la violence particulière de la maladie. En conféquence, je penfe que le nom de cholera doit être reftreint à la maladie que j'ai décrite ci-deffus, qui, par fa caufe particulière, & peut-être même par fes fymptomes, eft très-différente de toutes les autres efpeces qu'on lui a affociées. Celles que Sauvages & Sagar ont rangées fous le titre de cholera, me paroiffent affez bien convenir au genre de la diarrhée, dont je parlerai dans le chapitre fuivant.

La diftinction que j'ai tâché d'établir entre le cholera

(*a*) Une grande quantité de liqueurs froides, prife tout-à-coup, peut arrêter la tranfpiration, déterminer une plus grande quantité de bile vers le foie, augmenter la fecrétion de cette liqueur, lui donner une certaine acrimonie, & produire le cholera morbus.

morbus proprement dit, & les autres maladies auxquelles l'on a donné souvent le même nom, suffit, suivant moi, pour décider la question que l'on a agitée, si dans les climats tempérés, le cholera morbus règne dans d'autre saison que celle que j'ai indiquée plus haut.

1462. L'expérience a déterminé depuis long-temps, le traitement qui convient au véritable cholera morbus.

Dans le commencement de la maladie, il faut favoriser l'évacuation de la bile surabondante par l'usage des délayans doux *(a)* donnés en grande quantité par la bouche & en lavemens; & tous les évacuans, employés de l'une ou de l'autre maniere, sont non-seulement superflus, mais communément nuisibles.

1463. Quand l'on croira avoir suffisamment lavé & fait couler la bile surabondante, on tâchera sur-le-champ d'arrêter l'irritation par les narcotiques *(b)* donnés par la bouche ou en lavement à des doses suffisantes, mais sous un petit volume; on commencera même par ces remèdes, si les affections spasmodiques du canal alimentaire deviennent très-violentes, & se communiquent à un degré considérable aux autres parties du corps, ou bien s'il y a des signes qui indiquent une foiblesse dangereuse.

1464. On soulage de cette maniere le malade; mais il arrive fréquemment que quand l'opium cesse d'agir, la maladie semble vouloir revenir; l'irritabilité des intestins, & leur disposition à tomber dans des contractions spasmodiques douloureuses, paroît continuer, au moins quelques jours après la premiere attaque du cholera. Dans ces circonstances il peut être nécessaire de réitérer les narcotiques même

(a) Le bouillon léger, par exemple, est le remède le plus convenable dans ce cas. Les anciens donnoient l'eau froide; mais son usage ne paroît pas sûr dans nos climats.

(b) L'évacuation qui caractérise le cholera morbus est accompagnée de mouvemens convulsifs de tout le canal alimentaire. Ces mouvemens peuvent, quand ils sont portés à l'excès, communiquer à tout le systême des spasmes, des convulsions & occasionner des syncopes, des crampes, sujettes à durer quelque-temps, à cause de l'irritabilité produite dans les intestins. Les narcotiques donnés immédiatement après les délayans sont, dans ces cas, le moyen le plus certain de rétablir les intestins; il ne faut pas même attendre que la matière acrimonieuse soit évacuée pour y avoir recours, lorsque les spasmes sont accompagnés de douleurs très-violentes qui se communiquent à tout le reste du systême.

plusieurs jours ; & comme la foiblesse que produit communément la maladie favorise la tendance aux affections spasmodiques, il est souvent utile & nécessaire de joindre aux narcotiques le quinquina, qui est un puissant tonique.

CHAPITRE XI.

De la Diarrhée, ou du Dévoiement.

1465. CETTE maladie consiste dans des évacuations alvines plus fréquentes & plus liquides que de coutume. Ce symptome principal & caractéristique, varie tellement par son degré, par ses causes & par la différence de la matiere évacuée, qu'il est presque impossible de donner une histoire générale de la maladie (*a*).

(*a*) La diarrhée est caractérisée par des déjections fréquentes ; cette maladie n'est pas contagieuse & n'est accompagnée d'aucune pyrexie primitive. N. C. GEN. LXI.

M. Cullen comprend sous ce genre l'hépatirrhæa ou le flux hépathique, la cœliaque & la lienterie. Il admet six especes de diarrhée idiopathique ; savoir, 1°. la diarrhée *crapuleuse* ; 2°. la *bilieuse* ; 3°. la *muqueuse* ; 4°. la *cœliaque* ; 5°. la *lientérique* ; 6°. la diarrhée *hepatirrhæa* ou le flux hépatique.

1°. La diarrhée *crapuleuse* est celle où les excrémens sont plus liquides & en plus grande quantité que dans l'état naturel. Les variétés de cette espece sont, 1°. la diarrhée stercoreuse, vulgairement appellée bénéfice de nature ; elle est produite communément par les alimens pris en trop grande quantité & mal digérés ; elle dure un jour ou deux & soulage ceux qui en sont affectés, loin de les affoiblir ; l'appétit revient dès qu'elle est dissipée ; 2°. la diarrhée vulgaire ; cette variété diffère de la précédente, en ce qu'elle est plus longue, plus grave, & les matières que l'on rend sont mêlées d'une grande quantité de matière séreuse, qui paroît venir de toute la masse du sang.

2°. La diarrhée *bilieuse* est celle où les excrémens sont en grande quantité & d'une couleur jaune. Elle est souvent accompagnée de tranchées, de soif & d'amertume de la bouche.

3°. La diarrhée *muqueuse* consiste dans une déjection abondante de mucus, produite par les matieres âcres que l'on a avalées, ou par le froid, sur-tout par le froid des pieds. On doit regarder comme des variétés de cette espèce, 1°. la diarrhée des enfans à la mamelle, qui est caractérisée par des déjections plus liquides & plus fréquentes que de coutume, de manière que les enfans ont sept ou huit évacuations par jour. Ce dévoiement se distingue de celui qui accompagne la dentition, en ce qu'il n'est pas accompa-

1466. La diarrhée se distingue de la dysenterie, en ce qu'elle n'est pas contagieuse ; elle est en général sans fievre, & il y a une évacuation des excrémens naturels, qui, dans la dysenterie, sont retenus au moins pour quelque

---

gné de la chaleur, de la douleur, ni du prurit des gencives, & rarement les excrémens ont une couleur verte ; 2°. la dysenterie parisienne, vulgairement appellée mal de Paris. Cette maladie affecte les étrangers qui ne sont pas accoutumés à l'eau dont l'on fait usage pour boisson ; elle commence par des tranchées ; mais ensuite il survient un ténesme & des déjections sanguinolentes ; les forces sont peu abattues & l'appétit n'est pas fort diminué ; on observe cette maladie, non-seulement à Paris, mais même à Londres, à Amsterdam, & sur-tout dans les Indes orientales où elle affecte vivement les étrangers ; 3°. la diarrhée produite par les poisons ou les purgatifs violens, ou même par les purgatifs légers donnés à contre-temps, lorsque les visceres sont dans un état de tension & d'irritation considérables ; 4°. la dysenterie occasionnée par les purgatifs. Cette variété diffère de la précédente par le ténesme & les stries sanguinolentes que l'on remarque dans les déjections : 5°. la diarrhée pituiteuse. La suppression de la transpiration y donne fréquemment lieu dans les Indes ; le malade ressent des douleurs violentes qui le jettent insensiblement dans un état de langueur ; elle est plus commune l'hiver, c'est-à-dire, dans les temps de pluie, que l'été ; aucun âge n'en est exempt ; elle dure des mois, & quelquefois des années ; 6°. la passion cœliaque muqueuse, dans laquelle les déjections sont puriformes, accompagnées de tranchées & quelquefois de fievre ; 7°. la diarrhée séreuse, qui se connoît par la quantité considérable de sérosité, que rendent les malades. Elle survient souvent dans les cas d'ischurie, & alors on la nomme diarrhée urineuse.

4°. La diarrhée *cœliaque*, est celle où l'humeur que l'on rend est laiteuse & semblable au chyle. Ses variétés sont, 1°. la cœliaque chyleuse, qui est une maladie chronique, dans laquelle on rend les alimens sous forme liquide & à demi-digérés, communément ils exhalent une odeur fétide & sont d'une couleur brune, les intestins sont remplis de vents & douloureux ; les malades sentent une douleur pungitive à l'estomac : 2°. la cœliaque laiteuse, dans laquelle les malades rendent une matiere semblable à du lait & qui succède à la suppression des lochies.

5°. La diarrhée *lientérique* est celle où les alimens changent peu de nature & sont évacués très-promptement. Il y a souvent dans cette maladie, de la soif, de la chaleur & une grande sensibilité du ventricule. On ne doit rapporter à cette espece que la lienterie spontanée.

6°. La diarrhée *hepatirrhæa*, ou le flux hépatique, consiste dans des déjections d'une matiere séreuse sanguinolente, que l'on rend sans douleur. M. Cullen ne rapporte à cette espece que l'*hepatirrhæa intestinalis* de Sauvages.

Les diarrhées symptomatiques sont, 1°. la diarrhée qui survient

temps. On distingue communément ces deux maladies par les tranchées qui sont beaucoup plus violentes dans la dysenterie, & ordinairement moins vives & moins fréquentes dans la diarrhée ; mais comme ces tranchées surviennent aussi fort souvent dans cette derniere, & qu'elle sont quelquefois portées à un degré considérable, elles ne peuvent suffire pour rétablir une distinction convenable.

1467. On doit principalement distinguer la diarrhée du cholera par la différence de leurs causes : la cause du cholera est d'un genre particulier ; mais celle de la diarrhée est

---

vers la fin des fievres putrides : 2°. celle qui accompagne quelquefois les fievres intermittentes ; 3°. le flux hépatique intermittent qui accompagne l'accès des fievres intermittentes malignes, & qui se dissipe dès que l'accès est passé : si ce flux continue, même pendant le temps de l'intermission, il y a beaucoup à craindre pour le malade ; 4°. la diarrhée qui survient dans la petite-vérole confluente des enfans ; 5°. la diarrhée des pleurétiques, qui est communément un symptome funeste ; 6°. la diarrhée qui succéde aux accès de goutte, ou qui les précède ; 7°. la diarrhée colliquative, qui est un symptome des fievres lentes nerveuses, ou des fievres hétiques produites par la suppuration ; 8°. la diarrhée particulière aux nouvelles accouchées & que Junker appelle *choleriodes* : un accès de colère ou la suppression des lochies y donnent souvent lieu ; elle est accompagnée de douleurs vives & d'une fievre inflammatoire : 9°. le vrai flux cœliaque, ou la dysenterie hépatique qui est accompagnée de signes qui annoncent une affection du foie, telle qu'un ulcère ou une dissolution putride ; 10°. le flux hépatique produit par les plaies du foie, & dans lequel il y a des vomissemens & des déjections sanguinolentes ; 11°. le flux hépatique mésentérique, entretenu par les abcès du mésentère, dans lequel les malades rendent une matiere tantôt sanieuse, tantôt bilieuse & glaireuse, sans pus, & sans que les urines changent de couleur ; 12°. la dysenterie occasionnée par une vomique du mésentère. Cette variété ne diffère de la précédente qu'en ce que les évacuations sont accompagnées de douleurs ; 13°. la diarrhée purulente caractérisée par une évacuation de matiere purulente & sanieuse qui revient périodiquement & qui est la suite de la suppuration du mésentère ; 14°. le flux cœliaque scorbutique, dans lequel il n'y a ni fievre, ni tranchées : 15° & 16°. la dysenterie & la lienterie scorbutiques ; 17°. & 18°. la lienterie produite par l'ulcère du ventricule ou par les aphthes ; 19°. la lienterie secondaire qui succède à la dysenterie ou a la diarrhée : 20°. la diarrhée vermineuse ; 21°. la diarrhée qui accompagne la dentition ; 22°. la diarrhée épidémique du Chili, qui dépend de l'inflammation du rectum & est accompagée d'une fievre aiguë ; 23°. l'incontinence de ventre qui s'observe chez les enfans, & qui survient pendant le sommeil ou même pendant la veille.

ſinguliérement diverſifiée, comme nous allons le voir. On diſtingue communément le cholera par une évacuation de matiere bilieuſe qui ſort par bas, & qui eſt toujours accompagnée d'un vomiſſement de la même nature; mais cette diſtinction ne peut être généralement admiſe, car la diarrhée eſt quelquefois accompagnée d'un vomiſſement, qui conſiſte de même dans une matiere bilieuſe.

1468. La diarrhée, telle que nous venons de la caractériſer, eſt infiniment diverſifiée; mais dans tous les cas, il faut attribuer la fréquence de ſelles à une augmentation extraordinaire du mouvement périſtaltique dans toute l'étendue, ou au moins dans une portion conſidérable du canal inteſtinal. Cette augmentation d'action a différens degrés; elle eſt ſouvent convulſive & ſpaſmodique, & eſt réellement un *motus ab normis*: c'eſt pour cette raiſon que je l'ai claſſée dans ma noſologie méthodique parmi les ſpaſmes, & que j'en parle ici.

1469. Je conſidère par la même raiſon la maladie nommée *lienterie*, comme une véritable eſpece de diarrhée; car elle me paroît conſiſter dans une augmentation du mouvement périſtaltique de tout le canal inteſtinal, produite par une irritabilité particulière. L'on regarde le relâchement du canal inteſtinal comme cauſe de la lienterie, ou des autres eſpèces de diarrhées; mais il me paroît que c'eſt ſans fondement, excepté dans le ſeul cas où les ſelles fréquentes & liquides ſont produites par la paralyſie du ſphincter de l'anus.

1470. Je regarde l'augmentation du mouvement périſtaltique, comme conſtituant toujours la principale partie de la cauſe prochaine de la diarrhée; mais la maladie eſt de plus, & même principalement diverſifiée par les différentes cauſes de cette augmentation d'action, qui vont être l'objet de nos recherches.

1471. Je penſe, en premier lieu, que les différentes cauſes de l'augmentation d'action des inteſtins peuvent ſe rapporter à deux chefs généraux.

Le *premier* renferme les maladies de certaines parties du corps, qui, ſoit à raiſon de la ſympathie des inteſtins avec ces parties, ou de la relation des inteſtins avec tout le ſyſtême, produiſent une augmentation d'action, ſans qu'aucune matiere ſtimulante y ſoit tranſportée de la partie primitivement affectée.

Le *ſecond* chef des cauſes de l'augmentation d'action des inteſtins

intestins renferme les stimulans de différens genres qui agissent directement sur les intestins même.

1472. Les affections des autres parties du systême peuvent agir sur les intestins, sans qu'aucune matiere stimulante y soit transportée ou appliquée, comme le prouvent les passions de l'ame, qui excitent la diarrhée chez quelques personnes.

1473. Les maladies qui existent dans d'autres parties peuvent affecter de même les intestins : ainsi la dentition produit fréquemment la diarrhée chez les enfans. Je pense que la goutte donne souvent un autre exemple du même genre ; & il est probable qu'il y en a encore d'autres, quoiqu'ils ne soient pas bien connus.

1474. Les stimulans (1471) qui peuvent agir sur les intestins sont très-variés : ce sont,

1°. Les matieres introduites par la bouche ;

2°. Celles que versent les différens conduits excrétoires qui s'ouvrent dans les intestins ;

3°. Les matieres épanchées par des ouvertures extraordinaires que certaines maladies y ont produites.

1475. Les alimens dont l'on fait communément usage tiennent le premier rang entre les stimulans (1471) introduits par la bouche. Une trop grande quantité d'alimens empêche souvent qu'ils ne se digerent convenablement dans l'estomac, & en passant ainsi dans les intestins dans leur état de crudité & probablement d'âcreté, ils produisent fréquemment la diarrhée.

Les mêmes alimens, quoique pris dans une quantité convenable, irriteront cependant les intestins, & produiront la diarrhée, si, comme il arrive fréquemment, ils contiennent une trop grande portion de matiere saline ou saccarine.

Mais nos alimens deviennent spécialement des causes de diarrhée, à proportion de ce que, à raison de leur nature ou de la foiblesse de l'estomac, ils sont disposés à subir dans ce viscere un degré trop considérable de fermentation ; & deviennent en conséquence une cause d'irritation pour les intestins. Ainsi les alimens acescens produisent facilement la diarrhée ; mais on n'a pas encore bien déterminé si cela vient de ce qu'ils ont une vertu directement purgative, ou uniquement de ce qu'ils se trouvent mêlés à une trop grande quantité de bile.

1476. Non-seulement les alimens acescens, mais ceux qui sont disposés à la putridité, semblent également occasionner la diarrhée ; & il est évident que les émanations même des substances animales en putréfaction, introduites dans le corps d'une maniere quelconque en grande quantité, produisent un effet semblable.

Les huiles & les graisses, prises comme une partie de nos alimens, peuvent-elles être une cause de la diarrhée ? & si elles le sont, comment agissent-elles ?

1477. Les autres matieres qui, introduites par la bouche, peuvent être des causes de diarrhée, sont celles qui, prises comme médicamens ou comme poisons, ont la faculté d'irriter la canal alimentaire. Ainsi on trouve dans la Matiere médicale ; un long catalogue de ceux que l'on nomme purgatifs ; & dans la liste des poisons, il y en a un grand nombre qui possedent la même qualité. Les premiers, prescrits à une certaine dose, occasionnent une diarrhée passagere ; mais donnés à trop forte dose, ils peuvent en produire une excessive, &, en la prolongeant plus que de coutume, donner lieu à l'espece de diarrhée que l'on nomme superpurgation.

1478. Les matieres (1474-2) versées dans la cavité des intestins par les conduits excrétoires qui s'y ouvrent, & qui peuvent produire la diarrhée, sont celles que fournissent le conduit pancréatique ou le conduit biliaire, ou celles qui viennent des conduits excrétoires qui sont dans les membranes des intestins même.

1479. Je ne connois pas exactement les changemens que peut éprouver le suc pancréatique ; mais je pense qu'il peut sortir un fluide âcre du pancréas, sans qu'il y ait même aucune altération dans sa structure ; néanmoins c'est spécialement quand il est dans un état de suppuration, de squirrhe, ou de cancer, qu'une matiere fort âcre peut sortir du conduit pancréatique, s'épancher dans les intestins, & donner lieu à la diarrhée.

1480. Nous savons parfaitement que le conduit cholédoque peut fournir une quantité de bile plus considérable que de coutume, & il n'est guere possible de douter qu'elle ne soit aussi quelquefois d'une qualité plus âcre que dans l'état naturel. Il est très-probable que dans ces deux cas la bile est fréquemment la cause de la diarrhée.

J'ai dit plus haut que l'on pouvoit communément distinguer la diarrhée du cholera ; je dois néanmoins convenir ici, que comme les causes qui produisent l'état de la bile qui donne lieu au cholera, peuvent se trouver jouir de tous les différens degrés possibles d'activité, de maniere à produire dans un cas le cholera le plus violent & le mieux caractérisé, & dans d'autres uniquement une diarrhée légere, qui cependant sera la même maladie, & ne variera que par son degré ; de même il est, à ce que je crois, probable que dans les climats chauds & dans les saisons chaudes, il survient fréquemment une *diarrhée bilieuse* de ce genre, que l'on ne peut pas toujours distinguer avec certitude du cholera.

De quelque maniere que cela arrive, il est assez probable que, dans quelques cas, la bile peut couler en plus grande quantité que de coutume, ou acquérir de l'âcreté, & devenir en conséquence une cause particuliere de la diarrhée, sans avoir été altérée par la chaleur du climat ou de la saison.

1481. Non-seulement la bile peut s'épancher du conduit biliaire en raison des différentes causes & des différens changemens dont nous avons parlé ; mais dans le cas d'abcès au foie, ce même conduit peut livrer passage au pus ou à d'autres matieres qui deviennent quelquefois la cause de la diarrhée.

Les praticiens parlent d'une diarrhée où le malade rend un liquide ténu & sanguinolent ; ils pensent que cette matiere vient du foie, & ils ont en conséquence donné à la maladie le nom d'*hepatirrhœa* : mais je n'ai encore observé aucun exemple de ce genre, & je n'en puis rien dire de positif.

1482. Le second ordre de conduits excrétoires qui versent une matiere dans la cavité des intestins, sont ceux des membranes des intestins même. Ces conduits sont, ou exhalans & partent directement des extrémités des arteres, ou excrétoires & procèdent des follicules muqueux ; ces deux sources de liquides sont répandues avec une profusion étonnante sur toute la surface interne du canal intestinal, & il est probable que ce sont elles qui fournissent particuliérement, dans beaucoup de cas, la matiere des selles liquides que l'on observe dans la diarrhée.

1483. Pour que la matiere que fournissent ces deux sources s'épanche en plus grande quantité que de coutume, il suffit que l'action des intestins soit augmentée par les passions de l'ame (1422), par des maladies des autres parties du corps (1471, 1°.), ou par les différens stimulans dont j'ai fait mention dans 1475 & suivans. La quantité de matiere épanchée peut aussi être plus considérable que dans état naturel, moins par l'action augmentée des intestins, que par la détermination des fluides qui s'y portent en plus grande quantité des autres parties du systême.

Ainsi le froid, en agissant sur la surface du corps, & en supprimant la transpiration, peut déterminer une plus grande quantité de fluides vers les intestins *(a)*.

Dans *l'ischurie rénale*, l'urine absorbée par les vaisseaux sanguins est quelquefois déterminée à passer de nouveau par les intestins.

Le pus & le serum qui sont en stagnation dans quelques cavités, peuvent être absorbés de la même maniere, & être ensuite versés de nouveau dans les intestins, comme on l'observe fréquemment, sur-tout chez les hydropiques où l'eau est facilement absorbée.

1484. Il faut observer ici que la diarrhée peut être produite, non-seulement par l'affluence considérable des fluides, qui des autres parties se portent vers les intestins, mais même par la seule détermination de différentes matieres âcres contenues dans la masse du sang. C'est de cette maniere que l'on suppose que la matiere morbifique des fievres est quelquefois portée dans la cavité des intestins & produit une diarrhée critique : sans dire ici si j'admets ou non la doctrine des évacuations critiques, je pense qu'il est probable que la matiere morbifique des exanthêmes se porte fréquemment sur les intestins, & produit la diarrhée.

1485. Il me paroît encore probable que la matiere putride répandue dans la masse du sang dans les maladies putrides, est fréquemment épanchée dans les intestins par les vaisseaux exhalans, & y devient la cause, au moins en partie, de la diarrhée qui accompagne si communément ces maladies.

1486. En m'occupant des matieres épanchées dans les intestins, j'ai jusqu'ici particuliérement considéré leur quantité extraordinaire ; mais il est probable que le plus souvent elles changent aussi de qualité, & qu'elles deviennent d'une nature plus âcre & plus stimulante ; c'est spécialement par cette raison qu'elles produisent, ou au moins qu'elles augmentent la diarrhée.

1487. Nous ne savons pas avec certitude jusqu'à quel point, ni de quelle maniere la nature & la qualité du fluide

(a) Tout le monde sait que le froid des pieds suffit souvent pour donner lieu à la diarrhée. Dans ce cas ce n'est pas une matiere, mais un mouvement qui est déterminé vers les intestins.

exhalant peuvent être altérées ; mais il n'est pas douteux que le fluide qui sort des conduits excrétoires des glandes muqueuses, devient communément plus liquide & plus âcre, lorsqu'il s'en épanche une quantité plus grande que de coutume, & il peut en conséquence produire une irritation considérable.

1488. Il est probable que l'épanchement abondant d'une matiere plus liquide & plus âcre que de coutume, fournie par les conduits excrétoires des glandes muqueuses, est dû à ce que cette matiere est épanchée sur-le-champ, telle qu'elle est versée du sang dans les follicules muqueux, sans séjourner suffisamment dans ces derniers, pour y acquérir cette qualité douce & cette consistance épaisse que nous trouvons communément dans le mucus lorsqu'il est dans son état naturel ; on peut encore présumer que les excrétions d'un fluide ténu & âcre, doivent toujours être l'effet d'une détermination quelconque vers les follicules muqueux & de toute cause d'irritation qui agit sur ces derniers : néanmoins il est certain que le contraire arrive quelquefois, & que fréquemment il y a une excrétion augmentée du mucus qui sort des follicules sous la forme requise d'une matiere douce, visqueuse & épaisse. Cela arrive communément dans la dysenterie, & on l'a observé dans cette espece de diarrhée que l'on a désignée avec raison sous le nom de *diarrhée muqueuse*.

1489. Il y a une troisieme source de matiere qui s'épanche dans la cavité des intestins, & occasionne la diarrhée (1474-3) ; ce sont les ouvertures produites par des maladies des intestins ou des parties voisines. Ainsi les vaisseaux sanguins qui rampent sur la surface interne des intestins peuvent s'ouvrir par érosion, rupture ou anastomose, & produire un épanchement de sang, qui, par sa quantité ou par son acrimonie naturelle, ou acquise par la stagnation, produit quelquefois une diarrhée de matiere sanguinolente. Je pense que c'est ce qui arrive dans la maladie que l'on a nommée *melœna* ou *maladie noire*.

1490. Une autre source contre nature de matiere versée dans la cavité des intestins, est l'ouverture des abcès situés dans les membranes même des intestins, ou dans quelques-uns des visceres voisins, qui, pendant l'inflammation, ont contracté une adhérence avec quelque partie des intestins. Cette matiere ainsi épanchée dans leurs cavités peut varier, être purulente ou ichoreuse, ou réunir ces deux qualités, & être en même temps mêlée avec plus ou moins de ſang ; & elle peut, dans chacun de ces états, produire la diarrhée.

1491. Entre les ſtimulans qui peuvent agir directement ſur les inteſtins, &, en augmentant leur mouvement périſtaltique, occaſionner la diarrhée, je ne dois pas omettre les vers, qui produiſent fréquemment cet effet.

1492. Je ne dois pas oublier de faire mention ici d'un état des inteſtins, où leur mouvement périſtaltique eſt extraordinairement augmenté, & où la diarrhée a-lieu ; c'eſt celui où ils ſont affectés d'une inflammation érythématique. Quant à la réalité de cet état, & à la maniere dont il produit la diarrhée, voyez ce que j'ai dit plus haut dans 398 & ſuivans. Je ne puis déterminer ſi ce cas de diarrhée doit être conſidéré comme particulier & diſtinct des autres, ou s'il eſt toujours le même que quelques-uns de ceux qui ſont l'effet de l'une ou l'autre des cauſes dont j'ai parlé ci-deſſus.

1493. Enfin, l'accumulation des ſubſtances alimentaires ou d'autres matieres, que les différentes ſources dont nous avons parlé plus haut verſent dans les inteſtins, peut particuliérement occaſionner la diarrhée lorſque l'abſorption qui doit ſe faire par les vaiſſeaux lactés ou les autres vaiſſeaux abſorbans, n'a pas lieu en raiſon de l'obſtruction de leurs orifices, ou de celle des glandes méſentériques, qui peuvent ſeuls donner paſſage aux fluides qui ſont abſorbés.

Il y a un cas de cette eſpece où le chyle préparé dans l'eſtomac & le duodenum, n'eſt pas abſorbé en traverſant les inteſtins, mais paſſe en grande quantité par l'anus ; on a nommé cette maladie *morbus cœliacus*, ou ſimplement & plus convenablement la *cœliaque*, que je regarde en conſéquence comme une eſpece de diarrhée.

1494. J'ai tenté d'indiquer les différentes eſpeces de maladie que l'on peut comprendre ſous le titre général de diarrhée, & l'on doit voir, d'après l'énumération que je viens de faire, que pluſieurs ; & même la plus grande partie de ces eſpeces, ne ſont que des affections ſympathiques, & qu'on ne peut les guérir qu'en attaquant la maladie primitive dont elles dépendent, mais dont je ne puis convenablement parler ici. L'on doit également s'appercevoir, d'après cette énumération, que pluſieurs eſpeces de diarrhées que l'on peut conſidérer comme idiopathiques, n'exigent pas que j'en parle ici fort au long. Dans beaucoup de cas on peut déterminer quelle eſt la maladie & en aſſigner la cauſe par la nature de la matiere évacuée, de maniere qu'un praticien qui a quelque connoissance, doit voir facilement le vice qu'il faut corriger ou détruire : en un mot, je ne crois pas qu'il me soit possible de donner un plan général pour le traitement de la diarrhée ; & je suis obligé de me borner à faire quelques remarques générales sur la pratique que l'on suit communément dans le traitement de cette maladie.

1495. On s'est particuliérement dirigé, dans la pratique relative à cette maladie, d'après la supposition qu'il existoit une acrimonie dans les fluides, ou un relâchement des fibres simples & motrices des intestins ; en conséquence les remedes que l'on a employés sont ceux qui sont propres à corriger l'acrimonie particuliere, les adoucissans en général, les évacuans, tels que les vomitifs ou les purgatifs, les astringens, ou les narcotiques. Je vais offrir quelques remarques sur chacune de ces especes de remedes.

1496. L'acrimonie acide (*a*) est, dans plusieurs cas, la cause de la diarrhée, particuliérement chez les enfans ; alors les terres absorbantes sont très-convenables ; mais c'est avec très-peu de jugement qu'on les emploie indifféremment dans tous les cas ; & lorsqu'il y a un degré quelconque de putridité, elles peuvent être très-nuisibles.

1497. On a, je pense, trop négligé de faire attention aux

(*a*) On a recommandé contre l'acrimonie la corne de cerf brûlée & la craie ; ces remedes conviennnent souvent chez les enfans où l'on peut généralement soupçonner qu'il domine une acrimonie acide. Cette pratique est même convenable chez les adultes, lorsque l'acrimonie est évidente. Mais l'usage peu réfléchi de ces remedes doit être condamné comme pernicieux & absurde dans les fievres où survient la diarrhée. La corne de cerf calcinée & unie à la gomme arabique par le moyen de l'eau & du sucre, ou le décoctum album, est le remede que l'on prescrit communément ; mais sur vingt cas où on le donne, il y en a dix-neuf où l'on devroit s'en abstenir, car la putridité est très-fréquemment la cause de la diarrhée, comme on l'observe dans les petites-véroles & dans les fievres de nouvelles accouchées ; alors les absorbans sont très-nuisibles, parce qu'ils dissipent l'acide qui se seroit opposé à la putréfaction il faut donc chercher dans les fievres d'autres moyens de corriger l'acrimonie ; or, il n'y en a guere de préférables aux acides. Boerhaave, *aph.* *88*, *n°.* *5*, recommande le bol d'Arménie, & Van-Swieten tâche de prouver qu'il contient un acide. Néanmoins ses raisonnemens examinés de près, ne paroissent être qu'un raffinement subtil. Il ajoute que ce remede n'est utile que donné à grande dose, & il veut que l'on en suspende une once dans une livre d'eau ; mais alors on surcharge inutilement l'estomac : il est plus simple & plus avantageux de donner une boisson acidulée.

cas où une acrimonie putride ou putrescente domine ; & l'on a en conséquence admis trop rarement l'usage des acides. L'acrimonie que l'on peut soupçonner dans les cas où il y a un caractere bilieux, est probablement du genre putride.

1498. Les correctifs généraux de l'acrimonie, sont les délayans doux & les adoucissans. On n'a pas employé les premiers dans la diarrhée autant qu'on l'auroit dû ; car, réunis aux adoucissans, ils en augmentent beaucoup les effets. Les adoucissans mucilagineux & huileux (*a*) peuvent être utiles, donnés seuls ; cependant, s'ils ne sont aidés des délayans, on ne peut guere les introduire en suffisante quantité pour remplir l'objet que l'on a en vue.

1499. Les mauvaises digestions, & les crudités qui séjournent dans l'estomac, sont si souvent la cause de la diarrhée, que le vomitif doit y être fréquemment fort utile.

Lorsque la maladie est produite, comme il arrive souvent, par la transpiration supprimée ou par les fluides qui se portent en plus grande quantité que de coutume vers les intestins, le vomitif est peut-être aussi l'unique moyen efficace de rétablir la détermination des fluides vers la surface du corps.

Le vomitif peut encore être avantageux, en produisant une espece de renversement du mouvement péristaltique, qui dans la diarrhée est trop déterminé par en bas. Ainsi on peut regarder en général le vomitif, comme le remede le plus utile dans cette maladie.

1500. On a cru que l'usage des purgatifs étoit plus souvent nécessaire, & on y a eu plus généralement recours ; mais cette pratique me paroît fondée sur des notions très fausses de la diarrhée ; elle me semble être presque toujours inutile, & très-pernicieuse dans plusieurs cas. On a supposé qu'il existoit une acrimonie dans les intestins, que l'on devoit entraîner par les purgatifs (*b*) : mais, soit que cette

(*a*) Les mucilagineux sont sans danger, & les huileux sont toujours bons ; mais on a tort de compter beaucoup sur leurs vertus. La racine de jalap vantée par Degner, & les lavemens de suif que recommande Pringle, sont également des remedes qui méritent peu de confiance.

(*b*) On donne quelquefois la rhubarbe avec avantage ; néanmoins elle est souvent nuisible. L'usage des purgatifs exige toujours beaucoup de circonspection dans la diarrhée. L'on convient qu'il faut s'en abstenir dans le cholera-morbus, parce que l'acrimonie s'évacue d'elle-même ; on doit se conduire ainsi dans

prétendue âcrimonie ait été introduite par la bouche, ou qu'elle ait été portée des autres parties du corps vers les intestins, les purgatifs, loin de la corriger ou de l'épuiser, ne peuvent qu'augmenter son affluence & aggraver ses effets. De quelque source que vienne l'acrimonie qui cause la diarrhée, on doit supposer qu'elle sera assez active pour s'évacuer elle-même, autant que cela est possible, par cette voie: l'on convient qu'il vaut mieux dans le cholera aider l'évacuation par les délayans & les adoucissans, que d'augmenter l'irritation par les purgatifs; il faut se conduire de même dans la diarrhée qui est du même genre.

1501. Si les purgatifs sont inutiles dans la diarrhée, même lorsqu'il existe une acrimonie, il doit par conséquent y avoir beaucoup d'autres cas où ils peuvents être fort dangereux. Dans les cas où l'irritabilité des intestins est déjà très-augmentée par quelques affections des autres parties du systême, ou par d'autres causes, les purgatifs doivent nécessairement aggraver la maladie. Dans la lienterie (*a*) aucun médecin ne songe à donner les purgatifs, & ils doivent être aussi peu convenables dans plusieurs especes de diarrhée qui approchent de la lienterie. J'ai déjà observé que les purgatifs sont nuisibles, quand la diarrhée est produite par l'affluence des fluides qui se portent en trop grande quantité vers les intestins, ou qui pèchent par leur acrimonie (*b*); en conséquence, quiconque réfléchira sur la multitude & la variété des sources qui peuvent verser une matiere âcre dans la cavité des intestins, reconnoîtra facilement que les purgatifs peuvent être extrêmement pernicieux dans plusieurs especes de diarrhées.

Il y en a sur-tout un exemple qui mérite d'être cité ici. Lorsqu'il y a une dissolution générale du sang jointe à l'acrimonie,

---

tous les cas où il existe une acrimonie qui excite des déjections fréquentes; il ne faut que délayer jusqu'à ce que cette acrimonie soit évacuée, excepté quand la matiere est un ferment qui a plus d'adhérence, car alors il n'y a que les purgatifs qui puissent l'expulser.

(*a*) L'auteur donne ici la lienterie pour exemple, parce qu'elle est une des plus fortes preuves de l'augmentation d'irritabilité des intestins, quoique les causes en soient fort obscures.

(*b*) Lorsqu'il y a une détermination vers les intestins occasionnée par la suppression de la transpiration ou des urines, les purgatifs ne sont nullement convenables pour rétablir ces secrétions dans leur état naturel. Quand la détermination vers les intestins est du genre inflammatoire, comme dans la rougeole, la saignée est nécessaire, suivant Sydenham, & les purgatifs sont nuisibles.

les fluides séreux, en se portant avec trop d'abondance dans la cavité des intestins, produisent cette espece de diarrhée qui accompagne le dernier période de la fievre hétique, & que l'on nomme avec raison diarrhée colliquative : j'ai souvent vu, dans ces circonstances, les purgatifs produire les effets les plus funestes.

Les purgatifs sont encore nuisibles dans la diarrhée, lorsque la maladie dépend d'une inflammation érythématique des intestins, comme nous avons observé que cela peut arriver quelquefois.

Je n'ai pas besoin d'ajouter, que si la diarrhée dépend du relâchement des solides, les purgatifs ne peuvent être d'aucune utilité, & peuvent faire beaucoup de mal. Je conclus de toutes ces observations, que l'usage des purgatifs dans la diarrhée doit être très-borné, & qu'il est très-imprudent, souvent même dangereux, d'y recourir dans tous les cas, comme on le fait communément : je pense que cette mauvaise pratique a été particuliérement adoptée, d'après les observations que l'on a faites dans la dysenterie, où les purgatifs sont réellement utiles. Mais le cas est bien différent. Dans cette derniere maladie, les intestins sont dans un état de constriction considérable ; &, dans la diarrhée (*a*), on observe le contraire.

1502. Les astringens forment une autre classe de remedes, dont l'on fait usage dans la diarrhée. Plusieurs praticiens hésitent à les employer lorsque la maladie est récente, de crainte de retenir dans les intestins la matiere âcre qui doit en être chassée. Mais je ne puis ni comprendre, ni indiquer les circonstances où cette précaution est nécessaire, & je pense qu'il est rare que la puissance des astringens soit assez considérable pour en rendre l'usage fort dangereux. La seule

(*a*) On donne les purgatifs dans la dysenterie, non pour évacuer l'acrimonie, mais pour vaincre la constriction qui entretient la maladie ; on ne doit de même les prescrire dans la diarrhée que quand elle est l'effet d'un état de constriction & de spasme, & qu'il y a des tranchées qui approchent de celles que l'on ressent dans la dysenterie. C'est alors que la rhubarbe est utile, sur-tout si on l'unit aux rafraîchissans salins, tels que le nitre & la crême de tartre. Dans les diarrhées bilieuses, telles que celles qui régnent fréquemment à la fin de l'été, ou qui surviennent à la suite de la suppression de quelque hémorrhagie habituelle, telles que les regles ou les hemorrhoïdes, le petit lait, les acides légers & les rafraîchissans sont les remedes les plus convenables ; & les purgatifs sont pernicieux.

difficulté que j'y trouve, est de déterminer les cas dans lesquels ils sont particuliérement convenables. Il me semble que c'est uniquement dans ceux où l'irritabilité des intestins dépend d'un défaut de ton : ce qui peut arriver par la foiblesse de tout le systême (a), ou par des causes qui agissent sur les intestins seuls. Toutes les affections spasmodiques & convulsives du canal intestinal y occasionnent nécessairement une foiblesse, lorsqu'elles sont violentes & durables ; & les causes de ce genre sont souvent dues à une irritation considérable, comme on le voit dans la colique, la dysenterie, le cholera-morbus & la diarrhée (b).

1503. Les derniers remedes de la diarrhée dont il nous reste à parler, sont les narcotiques. On a fait les mêmes objections relativement à leur usage dans les diarrhées récentes, que pour les astringens ; mais ces objections sont mal fondées : car l'effet des narcotiques, comme astringens, n'est jamais fort durable ; & quand une évacuation qui dépend d'irritation, est suspendue quelque temps par les narcotiques, elle reprend toujours bientôt son cours. Les narcotiques ne sont utiles dans la diarrhée qu'en détruisant l'irritabilité ; c'est en conséquence le remede le plus utile & le moins dangereux que l'on puisse employer, soit que la maladie dépende uniquement d'un accroissement d'irritabilité, ou que l'irritation, qui a été la cause du mal, soit appaisée ou entiérement détruite. Les narcotiques ne conviennent

---

(a) La diarrhée colliquatique qui survient dans les fievres hétiques, est, par exemple, produite par la foiblesse de tout le systême, & exige les astringens.

(b) On pourroit ici citer la lienterie comme un cas particulier où l'irritabilité se trouve réunie à la perte de ton. Cette perte de ton, si elle existe, doit particuliérement résider dans l'estomac & se communiquer de-là au pylore ; en conséquence les alimens ne peuvent être retenus dans l'estomac, & on les rend sous la même forme qu'on les a pris. Il est évident que les purgatifs doivent, dans de pareils cas, être nuisibles, de même que les narcotiques, si l'on en donne plus que ne l'exigent l'évacuation qui a lieu, ou les effets de l'augmentation d'irritabilité ; car les purgatifs souvent réitérés, tendent à augmenter l'irritabilité, ou à diminuer le ton des parties : les astringens sont dans ce cas les seuls remedes convenables.

Il ne faut pas confondre avec la lienterie l'affection cœliaque, qui consiste dans l'évacuation d'une matiere chyleuse ; car cette derniere maladie est fort différente, en ce qu'elle est communément produite par l'obstruction du mésentere.

pas, à la vérité, pour corriger ou détruire la cause de l'irritation quand elle existe, mais ils sont souvent très-avantageux pour suspendre les effets de cette irritation lorsqu'ils sont violens : il est donc évident, d'après tout ce que je viens de dire, que l'on peut employer, très-fréquemment & très-convenablement, les narcotiques *(a)* dans la diarrhée.

CHAPITRE XII.

Du Diabète.

1504. LE diabète consiste dans une évacuation d'urine beaucoup plus considérable (*b*) que de coutume.

(*a*) Les narcotiques sont nécessaires dans la diarrhée, lorsqu'il y a des symptomes urgens & que les douleurs ou les évacuations sont considérables. On ne doit s'en abstenir que quand on soupçonne que la diarrhée est critique, comme il arrive dans les fievres, ou lorsque la diarrhée dépend d'une acrimonie qu'il est nécessaire d'évacuer : mais lorsque la maladie vient d'indigestion, il faut commencer par favoriser l'évacuation par les délayans, s'il y a acrimonie ; & s'il survient des spasmes violens des intestins qui produisent convulsion, syncope, on en tempérera la violence par les narcotiques, sans avoir égard à la matiere morbifique. Il y a quelques cas où les narcotiques ne conviennent pas, mais où ils deviennent cependant nécessaires en raison des accidens qui surviennent : ainsi dans les diarrhées anciennes, lorsque la foiblesse est extrême, il est quelquefois utile de combiner les narcotiques avec les toniques.

Le régime est absolument nécessaire dans cette maladie ; on a vu la lienterie guérir par un jeûne rigoureux continué pendant plusieurs semaines.

(*b*) Le diabète est un écoulement chronique d'une quantité extraordinaire d'urine, qui, communément, ne conserve pas sa qualité naturelle. N. C. GENRE LXII.

Il y a deux especes de diabete idiopathique : I. le diabète *mielleux* ; II. le diabète *insipide*.

I. Le diabete *mielleux* est celui dans lequel l'urine a la couleur & la saveur du miel ; tel est le diabète anglois dont parle Mead : cette maladie est accompagnée d'une soif extrême, d'une fievre hétique, d'une grande foiblesse & d'émaciation.

M. Cullen croit que l'on peut rapporter à cette espece de diabète fébrile que Sydenham a quelquefois observé dans la fiévre tierce & dans la fievre quotidienne, parce qu'il a vu un vieillard à qui cette

Je n'ai pas balancé à mettre cette maladie dans l'ordre des ſpaſmes, parce qu'il eſt rare qu'une ſecrétion ſoit augmentée ſans que l'action des vaiſſeaux qui y contribuent ne le ſoit auſſi, & que dans quelques cas cette maladie eſt accompagnée d'affections qui ſont vraiment ſpaſmodiques.

1505. Il y a toujours une ſoif conſidérable dans le diabète, & en conſéquence le malade prend une grande quantité de boiſſon; ce qui explique en quelque ſorte pourquoi il rend une ſi grande abondance d'urine; mais indépendamment de cela, il y a certainement une maladie particuliere, puiſque la quantité d'urine que l'on rend, ſurpaſſe preſque toujours celle des liquides, & même quelquefois celle de tous les alimens, tant ſolides que liquides, que l'on a pris.

1506. L'urine eſt toujours fort claire dans cette maladie, & paroît au premier aſpect entiérement dépourvue de couleur; mais en la conſidérant à un certain jour, on y apperçoit généralement une legere teinte d'un vert jaunâtre (*a*); ce qui fait qu'on l'a comparée, avec beaucoup de juſteſſe, à une diſſolution de miel dans une grande quantité d'eau.

Elle eſt en général plus ou moins douce au goût, & l'on a reconnu par pluſieurs expériences faites récemment ſur différentes perſonnes affectées de diabète, que cette urine contenoit une quantité conſidérable de matiere ſaccarine, qui paroît être exactement de la nature du ſucre commun.

---

maladie ſurvint à la ſuite d'une longue fievre, où les urines étoient parfaitement douces, & que dans le diabète arthritique & hystérique, les urines ſont entiérement inſipides.

II. Le diabète *inſipide* ſe reconnoît par les urines qui ſont limpides & nullement douces. Cette eſpece eſt fort rare; c'eſt celle dont les anciens ont parlé; elle a été décrite par Arétée: le diabète produit par l'abus du vin, eſt une variété de la même eſpèce.

On doit regarder comme ſymptomatiques, le diabète hyſtérique, le diabète arthritique, & l'eſpèce que l'on produit artificiellement en liant les vaiſſeaux de la rate, comme l'a obſervé Malpighi chez un chien qu'il ſoumit à cette expérience.

(*a*) J'ai vu un homme attaqué d'un diabète avec une fievre violente, dont il périt en peu de jours, où les urines étoient d'une couleur foncée preſque brune, & paroiſſoient couvertes de graiſſe. Hippocrate paroît avoir indiqué cette eſpèce de diabète fébrile dans ſes pronoſtics, *Sect. II*, 33 *de mon Edition*, & il la regarde comme un ſymptome fâcheux.

1507. Je crois que le docteur Willis est le premier qui ait observé cette qualité douce de l'urine dans le diabete; & presque tous les médecins d'Angleterre en ont parlé depuis (*a*). Il est fort douteux qu'il y ait aucun cas de diabete idiopathique dans lequel l'urine ait un caractere différent. Quoique les anciens, & même les modernes, qui ont habités les autres contrées de l'Europe, n'aient fait mention de cette qualité de l'urine que depuis peu de temps, d'après les Anglois, je ne puis me persuader que jamais l'urine ait été d'une nature différente dans le diabete. Je crois néanmoins en avoir vu un exemple où l'urine étoit parfaitement insipide; & le docteur Martin Lister paroît avoir fait la même observation. Mais je suis persuadé que ces cas sont fort rares, & que le premier est beaucoup plus commun, & peut-être celui qui se voit presque universellement; c'est pourquoi je pense que l'on peut regarder la présence de cette matiere saccarine dans l'urine, comme la circonstance principale du diabete idiopathique; au moins c'est le seul cas de cette maladie dont je puisse parler convenablement ici, parce que c'est le seul auquel l'on puisse certainement rapporter, à ce que je crois, ce que j'ai à dire dans la suite de ce chapitre.

1508. On ne connoît pas encore bien les causes antécédentes, ni par conséquent les causes éloignées de cette maladie. Il peut être vrai qu'elle affecte fréquemment ceux qui, long-temps avant, ont bu avec excès (*b*): les personnes

(*a*) Sydenham ne parle pas de la douceur de l'urine dans le diabete: mais comme ce médecin montre par-tout la plus grande exactitude, & que les écrits de Willis lui étoient très connus, on ne peut douter, suivant M. Cullen, que s'il eût observé que les urines fussent différentes, il n'en eût averti. On a prétendu d'après ce goût doux des urines, que le chyle passoit dans ce cas par les voies urinaires: mais cela n'est nullement prouvé.

On a avancé beaucoup d'autres faits faux relativement à cette maladie; ainsi on a supposé que les liquides se portoient tout de suite à la vessie, tels qu'on les avoit pris, sans changer de nature; mais il suffit de faire attention aux parties qu'ils traversent pour refuter cette erreur. Musitan rapporte qu'un homme rendoit vingt livres d'urine par jour: ce qui est presque incroyable.

(*b*) Les vins aigrelets, la biere, toutes les liqueurs légeres produisent cet effet, lorsqu'on en boit une grande quantité tout-à-coup. M. Cullen a vu une femme prise de diabete pour avoir bu quatre pintes de thé. Bergerus parle d'une personne qui buvoit vingt pintes d'eau tous les jours, & qui eut un diabete. Il y a appa-

dont la constitution est usée, ou, comme nous nous exprimons communément, qui sont dans un état de cachexie, y sont sujettes. Elle succède quelquefois aux fievres intermittentes; & on l'a souvent vu survenir pour avoir bu avec excès des eaux minérales. Mais aucune de ces causes ne paroît être la cause la plus générale du diabete, elles ne le produisent même que rarement; & il y a beaucoup d'exemples de cette maladie que l'on ne peut rapporter à aucune de ces causes. Je ne pourrois même en assigner aucune particuliere à la plupart des cas que j'ai eu occasion d'observer.

---

rence que dans des cas semblables, la maladie est produite par la dilatation extraordinaire des canaux excrétoires des reins; mais ces canaux peuvent être relâchés & affoiblis indépendamment d'une pareille dilatation. Tout ce qui agit sur les organes de l'urine peut produire cette maladie, comme le prouve le diabete arthritique. Il y a encore d'autres cas où les reins sont affectés par sympathie avec le reste du systême, & particuliérement avec les visceres; c'est pourquoi le diabete affecte fréquemment les cachectiques.

Le diabete peut survenir dans les cas où les secrétions des reins sont augmentées, parce que l'action des vaisseaux est plus forte, & qu'il y a en même temps un spasme qui affecte les conduits excrétoires; c'est ce qui arrive dans le diabete hystérique, où il sort une quantité extraordinaire d'urines claires & limpides, tandis que les parties salines sont retenues. Dans ce cas la secrétion augmentée de l'urine paroît dépendre d'irritation & d'un stimulus appliqué aux reins : on observe fréquemment la même chose dans l'hypochondriasis & la dyspepsie, où les mouvemens spasmodiques se communiquent plus ou moins aux reins : ainsi on a vu des personnes en même temps sujettes à la mélancolie, à la dyspepsie & au diabete : Charles Whytt étoit dans ce cas.

L'augmentation extraordinaire des urines peut aussi dépendre de ce que l'absorption qui se fait par les vaisseaux inhalans de la peau, est beaucoup plus considérable que de coutume. Keil rapporte que le poids du corps fut fort augmenté chez une homme qui n'avoit rien pris. Comme dans le diabete la quantité d'urine excède celle des boissons, & surpasse même quelquefois le poids du corps, il faut nécessairement, pour expliquer ce phénomene, admettre une matiere qui pénetre la peau; car les dernieres expériences ont prouvé que les poumons n'y avoient aucune part, & l'on ne doute pas que la transpiration supprimée se porte vers les urines. Il y a lieu de croire que dans bien des cas les exhalaisons de la peau ne sont pas supprimées, mais réabsorbées aussi-tôt qu'exhalées : néanmoins il y a des diabetes que l'on ne peut expliquer qu'en admettant la suppression de la transpiration; alors la peau est froide & seche. Ces especes de diabete sont plus fréquentes dans les climats froids, & se guérissent souvent en allant dans les pays chauds; le flux d'urine est dans ces cas plus grand la nuit que le jour, ce qui prouve que l'état de la peau y influe beaucoup.

1509. Le diabete vient communément lentement, & d'une maniere presque imperceptible, sans avoir été précédé d'aucun dérangement. Il parvient souvent à un degré considérable, & se soutient long-temps sans être accompagné d'aucun désordre évident de quelque partie du systême. La soif extrême qui l'accompagne toujours, & l'appétit dévorant qui survient fréquemment, sont souvent les seuls symptomes remarquables (*a*); lorsque la maladie continue, le corps tombe souvent dans un état de maigreur extrême, & il domine en même temps une grande foiblesse. Le pouls est communément fréquent, & le plus souvent il y a une fievre sourde. Lorsque la maladie est mortelle, elle se termine généralement par une fievre qui ressemble, par plusieurs de ses symptomes, sur-tout par l'émaciation & la foiblesse, à la fievre hétique.

1510. La cause prochaine du diabete n'est pas encore bien connue. Il paroît qu'il a quelquefois été joint aux calculs des reins (*b*); & il est possible qu'une cause irritante, en agissant sur ces parties, augmente la sécrétion de l'urine. Peut-être même cela arrive-t-il souvent; mais il n'est pas aisé d'expliquer comment cette irritation produit le changement singulier que l'on observe dans l'urine. Il est certain que fréquemment des calculs séjournent long-temps dans les voies urinaires, sans produire d'aucune maniere le diabete.

Quelques médecins ont supposé que cette maladie venoit d'un relâchement des vaisseaux sécrétoires des reins (*c*); en effet, par l'ouverture des cadavres de ceux qui sont

---

(*a*) Les malades se plaignent aussi de ressentir une chaleur brûlante dans les viscères, ce qui peut venir de ce que les parties les plus fluides se portent vers la vessie, tandis que les plus âcres restent dans la masse du sang & se jettent sur différens viscères; peut-être même y a-t-il une acrimonie générale.

(*b*) C'est ce qui est arrivé à Bartholin même. Quelques médecins croient que les diurétiques peuvent produire le diabete; mais nous n'en avons guere d'assez efficaces pour exciter un pareil écoulement. Communément ils operent lentement, & l'irritation qu'ils occasionnent est facilement dissipée; ils ne pourroient en conséquence produire cet effet que donnés à très-grande dose ou long-temps continués, à moins qu'ils ne fussent de nature à agir comme Storck le rapporte du colchique, qui fit rendre douze livres d'urine en un jour; mais peu de personnes ajouteront foi à ce fait.

(*c*) Quand les humeurs ont été long-temps déterminées vers les

morts

morts de diabète, on a trouvé les reins dans un état de flaccidité considérable. Mais il est probable que cela doit être regardé plutôt comme l'effet que comme la cause de la maladie.

Les alimens solides même augmentent la quantité de l'urine, en même temps que celle de la matière saccarine dont j'ai parlé plus haut; d'où je conclus qu'aucune affection locale des reins ne contribue à produire cette maladie, & qu'il faut plutôt l'attribuer à quelque vice dans l'assimilation des fluides.

1511. L'on a cru aussi que le diabète étoit dû à un certain état de la bile (*a*); il est vrai qu'on l'a quelquefois observé chez des personnes affectées de maladies du foie: mais ces exemples sont rares; & le diabète se manifeste fréquemment sans aucune affection de ce viscère. Sur vingt malades de ce genre que j'ai vu, il n'y en avoit pas un qui eût aucune apparence d'affection au foie.

L'explication que l'on a donnée sur la nature & la manière d'agir de la bile, relativement à la production du diabète, est très-hypothétique & ne satisfait nullement.

1512 Il est probable comme je l'ai déjà dit, que le plus souvent la cause prochaine de cette maladie est un vice des puissances assimilatrices ou de celles qui conver-

---

reins; les passages éprouvent une dilatation considérable capable d'augmenter l'action des vaisseaux absorbans de toute la surface du corps, au point de rendre la maladie incurable.

(*a*) Mead est l'auteur de cette idée, mais rien ne peut enlever l'eau à la bile, que certaines matières salines, qui ont un goût acide & non douceâtre; d'ailleurs, la couleur de l'urine est entièrement différente de celle de la bile: Mead a imaginé cette cause du diabète, parce que cette maladie est souvent accompagnée du squirrhe du foie & de cachexie; en admettant que la derniere est un commencement d'anasarque occasionné par le relâchement des vaisseaux exhalans, il est aisé de concevoir que le même relâchement peut arriver aux vaisseaux exhalans des reins. L'on sait que les fievres intermittentes peuvent causer la cachexie, on dit qu'elles produisent aussi le diabète; dans l'un & l'autre cas, leur action est la même & leurs effets sont analogues.

Quoique dans le diabète les parties aqueuses du sang soient augmentées, on ne peut néanmoins attribuer cet effet à la dissolution de ce fluide: car si cela étoit, la vie ne pourroit subsister long-temps, & le diabète est une maladie de plusieurs années; on l'observe, il est vrai, quelquefois dans les fievres colliquatives & dans le scorbut, mais jamais il n'y parvient à un degré considérable, ou bien la mort survient promptement.

tissent les matières alimentaires en vrais fluides animaux? J'ai donné autrefois cette idée au docteur Dobson, qui l'a suivie & publiée (a); mais je suis obligé d'avouer que cette théorie est embarrassée de quelques difficultés qu'il ne m'est pas possible pour le présent de résoudre parfaitement.

1513. La cause prochaine du diabète étant si peu connue ou si peu certaine, il ne m'est pas possible de proposer aucune méthode rationelle pour la guérir : je pense, d'après le témoignage de plusieurs auteurs qu'on y est rarement parvenu; & il me paroît fort douteux que les guérisons que l'on a observées puissent s'attribuer aux différens remedes que l'on a adoptés pour cet effet. Aucun des malades que j'ai vus, ni de ceux dont j'ai eu connoissance en Ecosse, n'a été guéri. Cependant j'en ai vu un assez grand nombre & chez la plupart on a employé avec le plus grand soin les remedes recommandés par les auteurs (b); c'est pourquoi je ne puis donc entrer dans aucun détail utile sur ces re-

(a) Voyez les *Observations des médecins de Londres*, *vol. V. art.* 27.

(b) Les indications curatives que l'on a proposées, jusqu'ici, sont relatives aux différentes théories que l'on a admises. Ainsi, les uns ont prétendu que le diabète étoit dû à un état de dissolution du sang, d'autres à une dilatation extraordinaire des conduits excrétoires des reins, & quelques-uns à l'obstruction du foie : comme aucune de ces hypothèses n'est prouvée, on ne peut guère compter sur les remedes que l'on a tentés d'après la théorie.

On a regardé les astringens comme specifiques, on a cru qu'ils pouvoient se porter plus facilement aux reins qu'à toute autre partie sans perdre de leurs vertus; on a particuliérement recommandé les sels, tels que l'alun & le vitriol. On dit avoir éprouvé de bons effets du petit-lait aluminé, des eaux vitrioliques, des eaux calcaires, & particuliérement de l'eau de chaux; mais avant que de mettre en usage les astringens, il est bon de prescrire les diaphorétiques, pour déterminer les humeurs vers la surface, surtout s'il y a augmentation d'absorption, & si la maladie est l'effet du froid. Dans ce dernier cas, le changement de climat, les bains chauds, l'exercice, sur-tout celui de la voiture, sont les remedes les plus convenables.

Comme la maladie est souvent l'effet de la foiblesse de la puissance assimilatrice, les alimens nourrissans & faciles à digérer doivent être avantageux dans tous les cas; c'est pour cette raison que le quinquina & les martiaux paroissent quelquefois avoir réussi dans le diabète.

Il est inutile d'ajouter que quand le diabète dépend de la goutte, de l'affection hystérique, ou de cachexie, il faut s'occuper de guérir la maladie primitive.

medes ; & comme il eſt vraiſemblable que cette maladie, ainſi que les différens ſymptomes que l'on pourra y reconnoître par la ſuite, ſeront le ſujet d'une recherche ſuivie, je m'abſtiens d'en dire d'avantage préſentement, & je penſe qu'il eſt prudent de ſuſpendre mon jugement, juſqu'à ce que j'aie un nombre ſuffiſant d'obſervations & d'expérience pour pouvoir le donner d'une manière plus préciſe.

CHAPITRE XIII.

De l'Hyſtérie, ou de l'affection hyſtérique.

1514. ON a attribué un ſi grand nombre de ſymptomes variés à la maladie qui porte ce nom, qu'il eſt extrêmement difficile de la définir ou de lui aſſigner un caractere général. Néanmoins, comme il eſt bon, dans tous les cas, de s'en former une idée générique, j'ai choiſi le type le plus commun, & le concours des ſymptomes qui diſtinguent particuliérement cette maladie, pour en former le caractere (*a*) que j'ai admis dans ma noſologie méthodique,

(*a*) L'hyſtérie ſe connoît au murmure du ventre ; les malades ſentent comme une boule qui roule dans l'abdomen, & monte dans l'eſtomac & le goſier où elle produit un étranglement ; il y a des convulſions, les urines ſont limpides & en grande quantité, l'eſprit varie & change involontairement. N C, GENRE LXIII.

Tout le monde ſait, dit M. Cullen, combien il eſt difficile de diſtinguer toujours avec exactitude la dyſpepſie, l'hypochondrie & l'hyſtérie. Il ajoute qu'il a cru avoir indiqué ſuffiſamment la différence qui exiſte réellement entre ces genres, & il laiſſe aux autres médecins à déterminer s'il a réuſſi ou non : perſuadé que les maladies qui ont de l'affinité entre elles peuvent facilement ſe trouver réunies, il convient qu'il eſt quelquefois très-difficile de diſtinguer, à l'aide des caractères noſologiques, quelle eſt la maladie primitive, mais il eſpère que nos deſcendans pourront peut-être parvenir à jetter plus de jour ſur cette matiere.

Il n'eſt pas poſſible de déterminer en quoi conſiſtent les différentes eſpeces d'hyſtéries idiopathiques, & M. Cullen penſe que l'on ne doit regarder que comme des variétés les eſpeces dont Sauvages donne l'énumération, en ce qu'elles ne different qu'en raiſon de leurs cauſes éloignées : ces variétés ſont,

1°. L'hyſtérie chlorotique, qui dépend de la rétention des regles, & eſt réunie aux ſignes de pléthore.

2°. L'hyſtérie produite par la ménorrhagie ſanglante, ou les

& que je vais tâcher d'éclairer ici, en donnant une histoire plus compléte des phénomenes que présente l'affection hystérique.

1515. Cette maladie vient par paroxysme ou par accès. Ces accès commencent communément par une douleur & un sentiment de plénitude qui se fait sentir au côté gauche du ventre (a). Une boule semble se mouvoir dans cet endroit avec une espece de bourdonnement, se porter delà dans les autres parties du bas-ventre, y faire en quelque sorte différentes circonvolutions, & se porter dans l'estomac, d'où elle s'éleve très-sensiblement jusqu'à la gorge, où elle reste quelque temps, & produit, en comprimant le larynx, un sentiment de suffocation. Lorsque le mal est parvenu à ce point, la malade tombe dans un état de stupeur & d'insensibilité, & son corps est en même temps agité de différentes convulsions. Le tronc est tortillé de côté & d'autre, les extrémités sont diversement agitées; communément il y a un mouvement convulsif d'un bras & d'une main, dans lequel la malade se frappe très-violemment la poitrine, le point fermé & à coups redoublés. Pendant cet état, qui dure quelque temps, les mouvemens convulsifs tantôt se moderent & tantôt se renouvellent:

---

accouchemens difficiles, par les maladies aiguës, les saignées & les purgatifs réitérés.

3°. L'hystérie qui succéde aux fleurs blanches, ou à la ménorrhagie séreuse.

4°. L'hystérie produite par l'obstruction des viscéres.

5°. L'hystérie stomachique, entretenue par un vice de l'estomac.

6°. L'hystérie libidineuse, qui s'observe chez les femmes qui ont beaucoup de tempérament & qui sont obligées de vivre dans la continence.

M. Cullen remarque que Sauvages paroît, dans l'énumération qu'il a faite des especes d'hystérie, avoir suivi M. Raulin, qui s'est étayé d'une théorie subtile & fausse plutôt que de l'expérience. M. Sauvages paroît aussi, continue notre auteur, ne pas avoir mis au nombre des especes d'affection hystérique, une espece qui est très-bien caractérisée & qui est fort fréquente; savoir, celle qui affecte les femmes adultes, qui sont bonne chere, qui sont sanguines, pléthoriques, robustes, & exemptes de toute autre maladie, chez lesquelles l'hystéricisme est souvent produit par l'affection seule de l'ame.

L'hystérie vermineuse, & l'hystérie fébrile sont évidemment symptomatiques.

(a) Il y a une espece de gonflement dans cet endroit qui paroît résider dans la grande courbure du colon.

mais lorsqu'ils cessent, la malade reste dans un état de stupeur & de sommeil apparent. Elle reprend ensuite l'usage de ses sens & se meut plus ou moins promptement, mais fréquemment avec des sanglots & des soupirs réitérés, joints à une espece de murmure dans le ventre & elle ne conserve généralement aucun souvenir de tout ce qui lui est arrivé pendant l'accès.

1516. Tel est le type le plus commun de ce que l'on appelle *accès hystérique*; mais ses paroxysmes varient considérablement chez les différentes malades, & même chez la même personne en différens temps. Ils different par le nombre plus ou moins grand des symptomes dont j'ai parlé plus haut, par leur degré de violence, & par la durée de l'accès.

Il y a quelquefois avant l'accès un flux subit & fort abondant d'une urine limpide. Lorsque l'accès survient, l'estomac est quelquefois affecté de vomissement, les poumons sont affectés d'une difficulté considérable de respirer, & le cœur de palpitations. Pendant l'accès tout le bas-ventre, & particuliérement le nombril, se retirent fortement en dedans (a); il y a quelquefois une constriction si forte du sphincter de l'anus, que l'on ne peut y introduire la plus petite canule & en même temps les urines sont totalement supprimées. Ces accès paroissent facilement de temps en temps; & pendant les intervalles, les malades sont sujettes à des mouvemens involontaires : elles rient & crient par accès, & elles passent subitement de l'un à l'autre état; leur imagination est quelquefois déréglée, & il survient aussi un certain degré de délire.

(a) Quelquefois l'on ne peut appercevoir les mouvemens du bas-ventre que quand la boule s'éleve vers le gosier, & il succéde, plus ou moins promptement, aux symptomes qu'elle produit, une convulsion qui s'étend très-loin, & occasionne le tétanos, l'opisthotonos, des convulsions partielles, & imite l'épilepsie; il y a aussi en particulier un mouvement convulsif qui vient de quelque degré de sentiment vif, c'est-à-dire, que les malades s'imaginent qu'on leur comprime la poitrine avec les mains. Ces symptomes sont communément accompagnés de mouvemens spasmodiques des autres visceres, tels que du diabète, de la constriction ou du relâchement du sphincter de la vessie; de-là il arrive que les urines sont tantôt supprimées & que d'autres fois elles coulent involontairement. Il y a des cas où les accès paroissent tout-à-coup & les malades sont soulagées sur-le-champ, tandis que dans d'autres cas les paroxysmes sont souvent réitérés.

1517. On a cru que ces affections étoient particulieres aux femmes ; en effet, c'est chez elles qu'on les observe le plus communément ; néanmoins elles attaquent aussi les hommes, mais rarement, & je ne les ai jamais vues aussi bien marquées chez eux.

Chez les femmes, la passion hystérique se manifeste particuliérement depuis l'âge de puberté jusqu'à trente-cinq ans ; il est rare qu'elle vienne avant ou après l'une de ces deux époques (*a*).

Dans tous les âges, le temps de l'écoulement périodique des regles est celui où cette maladie paroît le plus facilement.

Elle affecte spécialement les femmes extraordinairement sanguines & pléthoriques, & souvent celles qui sont d'une constitution mâle & fort robuste.

Les femmes stériles y sont plus sujettes que celles qui sont fécondes ; c'est pourquoi elle attaque fréquemment les jeunes veuves.

On l'observe sur-tout chez celles qui sont sujettes à la nymphomanie (*c*) ; & les nosologistes ont assez bien désigné l'une des variétés de cette maladie sous le titre d'*hysteria libidinosa*.

Les accès d'hystéricisme sont facilement excités chez les personnes qui y sont sujettes par les passions de l'ame, & par toute émotion vive, sur-tout par celles qui sont l'effet de la surprise.

Les mêmes personnes acquierent souvent un tel degré de sensibilité, que toute impression inattendue les affecte vivement.

1518. Cette histoire prouve qu'il y a un concours de

(*a*) On a vu quelquefois les symptomes de l'affection hystérique réunis à la danse de saint-Guy, chez des filles qui n'avoient pas encore atteint l'âge de puberté.

(*b*) La cause la plus légere donne fréquemment lieu aux accès d'hystéricisme vers ce temps.

(*c*) Cette maladie est fréquemment liée avec l'appétit vénérien : souvent même elle n'est qu'un excès de salacité, car il n'est pas rare que l'accès se dissipe par l'évacuation d'une certaine humidité hors du vagin, & l'on a quelquefois terminé l'accès en excitant cette secrétion : ce qui prouve que les femmes sont alors dans un orgasme vénérien. Sauvages parle d'une femme chez qui *clitoridis titillatione barbitonsore impudico instituta paroxysmum solvebat.* Astruc dit que le paroxysme se termine souvent par la sortie d'une matiere grisâtre & blanche.

ſymptomes & de circonſtances qui indiquent réellement une maladie très-particuliere, que l'on peut, je penſe, diſtinguer de toutes les autres. Il me ſemble que les médecins ont eu grand tort de la confondre avec quelques autres maladies, & particuliérement avec l'affection hypochondriaque (a) : ces deux maladies peuvent avoir quelques ſymptomes communs mais le plus ſouvent elles ſont fort différentes.

Ces deux maladies ſont accompagnées d'affections ſpaſmódiques ; mais ces dernieres ne ſont ni auſſi fréquentes, ni auſſi violentes dans l'hypochondrie que dans l'hyſtérie.

Les perſonnes ſujettes à l'hyſtéricisme, ſont quelquefois en même temps affectées de dyſpepſie ; mais ſouvent elles en ſont entiérement exemptes : ce qui, je crois, n'arrive jamais à celles qui ſont attaquées d'hypochondrie.

Ces diverſes circonſtances établiſſent une différence entre ces deux maladies : mais on les diſtingue encore plus certainement par la nature du tempérament qu'elles attaquent, & par le temps de la vie dans lequel elles ſe manifeſtent accompagnées des ſignes qui les caractériſent plus particuliérement.

On ſuppoſe généralement que ces deux maladies different uniquement en raiſon de la différence des ſexes chez leſquels elles ſe manifeſtent ; mais l'on ſe trompe : l'hyſtéricisme, il eſt vrai, attaque le plus communément les femmes ; mais les hommes n'en ſont pas abſolument exempts, comme je l'ai obſervé plus haut ; l'on voit de même très-commu-

(a) L'on voit avec peine qu'un obſervateur auſſi exact que Sydenham, a confondu ces deux maladies. Elles ont de commun entre elles une imagination déréglée, ou un faux ton de l'eſprit, un certain degré d'accablement ou de timidité ; & elles ſont plus ou moins combinées avec la dyſpepſie, mais cela ne ſuffit pas pour n'en faire qu'une maladie : elles different eſſentiellement par le ſexe, & encore plus par le tempérament. La véritable hyſtérie n'a communément lieu que chez les femmes ſanguines & robuſtes, l'hypochondrie au contraire s'obſerve chez les tempéramens mélancoliques. Ces maladies different encore par l'âge où elles ſurviennent. L'hypochondrie n'eſt conſidérable que dans un âge avancé, & l'hyſtérie eſt plus commune depuis quinze ans juſqu'à vingt-cinq que paſſé ce temps ; il eſt même rare qu'elle dure juſqu'à trente-cinq ans. L'hyſtérie eſt quelquefois une conſéquence de la pléthore & produit la dyſpepſie, qui n'en eſt pas un ſymptome eſſentiel ; mais la dyſpepſie eſt preſque inſéparable de l'hypochondrie. Il faut donc bien ſe garder de confondre ces deux maladies, parce qu'elles exigent un traitement différent.

nément des exemples d'affection hypochondriaque chez les femmes ; quoique cette maladie soit plus fréquente chez les hommes.

1519. Je pense qu'il est évident, d'après toutes ces observations, que l'hystéricisme peut se distinguer très-facilement & très-convenablement de l'hypochondrie.

Il me semble aussi que c'est fort mal-à-propos que l'on a rapporté à l'une ou l'autre de ces deux maladies, presque tous les différens degrés de mouvemens irréguliers du systême nerveux ; chacune est caractérisée par un tempérament particulier, & par certains symptomes qui l'accompagnent communément : néanmoins quelques-uns de ces symptomes, & plusieurs de ceux que l'on désigne communément sous le nom de nerveux, peuvent, par diverses causes, se manifester dans des tempéramens différens de celui qui est particulier à l'affection hystérique ou hypochondriaque, & ne pas se trouver réunis aux symptomes qui caractérisent l'une ou l'autre maladie ; de manière que les dénominations d'*hystériques* & d'*hypochondriaques* que l'on applique à ces symptomes, sont très-peu exactes. Je ne peux pas encore décider sous quel autre point de vue ces symptomes doivent être considérés ; mais j'observerai que le nom de maladies nerveuses est trop vague & trop indéfini, pour pouvoir en faire une application utile.

1520. Je viens de tenter de distinguer la passion hystérique de toute autre maladie ; Je vais tâcher maintenant d'en exposer la pathologie particuliere. Il me paroît évident, en premier lieu, que les paroxysmes commencent par une affection spasmodique & convulsive du canal alimentaire, qui de-là se communique au cerveau, & à une grande partie du systême nerveux. La maladie paroît commencer par le canal alimentaire ; cependant les paroxysmes ont si souvent une telle connexion avec le flux menstruel, & avec les maladies qui dépendent de l'état des parties de la génération, que c'est avec raison que les médecins ont de tout temps considéré l'hystéricisme comme une affection de l'utérus & des autres parties du systême de la génération.

1521. Néanmoins je suis obligé de m'arrêter ici. Je ne prétends pas expliquer de quelle manière la matrice, & particuliérement les ovaires, sont affectès dans cette maladie, ni comment l'affection de ces parties se communique avec des circonstances particulieres au canal alimentaire ; ou comment elle se porte de-là aux parties supérieures, &

affecte le cerveau au point de produire les convulsions particulieres qui surviennent dans l'accès d'hystéricisme.

Mais quoique je ne puisse remonter jusqu'aux premieres causes de cette maladie, ou en expliquer tous les phénomenes, j'espere être en état de tirer quelques conclusions générales sur la nature de la maladie, qui pourront servir à nous diriger dans le traitement.

1522. Ainsi, on doit voir, d'après la considération des causes prédisposantes & occasionnelles, que la cause prochaine consiste en grande partie dans une mobilité du systême, qui dépend généralement de l'état de pléthore.

1523. Je ne puis déterminer d'une maniere positive si cette maladie peut être quelquefois produite par la mobilité du systême indépendamment d'aucun état de pléthore générale; mais dans plusieurs cas, lorsque la maladie a duré quelque temps, il est évident qu'il survient une sensibilité, & par conséquent une mobilité (a), qui souvent se manifestent lorsqu'on ne peut supposer qu'il subsiste une pléthore générale, ou qu'il soit survenu une turgescence accidentelle: cependant nous avons prouvé plus haut, que la distension des vaisseaux du cerveau paroît produire l'épilepsie, & la turgescence du sang dans les vaisseaux du poumon occasionner l'asthme: en conséquence on ne peut, par analogie, supposer que la turgescence du sang dans l'utérus ou dans d'autres parties du systême de la génération, produit les mouvemens spasmodiques & convulsifs que l'on remarque dans l'hystéricisme. Il est en même temps évident que cette affection des parties de la génération doit particuliérement survenir chez les personnes d'une constitution pléthorique; & toutes les circonstances rapportées dans l'histoire de cette maladie servent à confirmer cette opinion sur sa cause prochaine.

1524. D'après la maniere dont je viens de considérer cet-

(a) Lorsque l'hystérie dépend d'une mobilité occasionnée par un état particulier de foiblesse ou de délicatesse, les accès ne sont jamais si bien formés que dans les tempéramens sanguins & robustes, quoiqu'ils soient excités plus facilement. Dans cet état de foiblesse, la dyspepsie & l'abattement de l'esprit sont plus remarquables, & alors l'on est indécis si la maladie doit se rapporter à l'affection hystérique ou à l'hypochondrie; mais les causes occasionnelles, l'état des menstrues, le sexe & le tempérament peuvent aider à déterminer quelle est la maladie primitive.

objet, il est aisé de voir l'analogie qu'il y a entre l'hystéricisme & l'épilepsie, & en conséquence de comprendre pourquoi je crois que les indications curatives sont les mêmes dans les deux maladies.

Les indications (*a*), ainsi que les différens moyens de les

(*a*) Ces indications consistent à, 1° éviter les causes occasionnelles, 2°. dissiper la pléthore, 3°. détruire la mobilité du systême par d'autres moyens, lorsqu'il n'y a pas de pléthore.

1°. Les causes occasionnelles sont les passions de l'ame, les sensations & les odeurs désagréables, certains alimens, & enfin tous ce qui peut être suivi d'une fatigue soudaine, comme l'exercice violent, la danse. Ces causes agissent plus promptement quand elles se trouvent réunies à la chaleur du soleil, aux chambres chaudes ou aux bains chauds ; il est essentiel de les éviter pendant l'intervalle des accès, afin d'en empêcher le retour. Mais il y en a plusieurs dont nous ne sommes pas les maîtres : par exemple, nous ne pouvons empêcher les idées lascives, ni persuader de fuir l'indolence, ou de vivre d'une maniere réguliere : nous n'avons pas toujours des remedes contre la stérilité ou contre la virginité.

2°. Les moyens de dissiper la pléthore sont suffisamment connus. Cependant il y a une erreur à rectifier dans la pratique ordinaire. Comme l'affection hysterique est souvent combinée avec la dyspepsie, on recommande communément la diete animale & l'abstinence des végétaux : néanmoins il paroît prouvé qu'il n'y a pas de moyen plus efficace pour dissiper la pléthore & la mobilité du systême que la diete végétale & la saignée, & la nourriture animale produit toujours un effet contraire ; dans les cas même de mobilité qui viennent de délicatesse & de foiblesse, la frugalité est nécessaire, parce que la malade est incommodée du moindre degré de pléthore & de toute cause capable de la produire. La diete végétale modérée est, par conséquent, essentielle toutes les fois qu'il n'y a pas de dyspepsie.

La saignée soulage pendant l'accès, elle diminue la suffocation & les symptomes terribles d'asthme. Elle est très-utile dans les premieres attaques, sur-tout si la malade est pléthorique ; mais si elle est foible, ou si la maladie est ancienne, la saignée peut nuire ou au moins ne produire aucun effet.

Dans l'hystéricisme, de même que dans l'asthme, il est utile de tenir le ventre libre & de donner des lavemens quand on le peut ; car quelquefois cela n'est pas possible, à cause de la constriction du sphincter de l'anus.

Il faut tenter de guérir la stupeur par les stimulans, & le spasme par les odeurs fétides ; mais cette pratique est très-douteuse, quelquefois même nuisible dans le cas de pléthore, à cause de la qualité stimulante de ces médicamens. La même odeur qui a déterminé l'accès peut souvent l'arrêter. Si elle a agi en produisant l'atonie, elle peut la dissiper en agissant comme sédative.

3°. Lorsque la mobilité dépend d'autres causes que de la pléthore, telles que de la foiblesse, il faut prescrire les bains froids

remplir, se ressemblent tellement dans l'hystéricisme & dans l'épilepsie, que l'on peut, à l'égard du choix & de l'usage des remèdes, appliquer à l'hystéricisme avec la plus grande justesse, les observations & les regles de conduite que j'ai données plus haut en parlant de l'épilepsie, & qu'il est en conséquence inutile de répéter ici.

CHAPITRE XIV.

De la Rage, ou de l'Hydrophobie (a).

1525. CETTE maladie se trouve si exactement & si complétement décrite dans des livres qui sont entre les mains de tout le monde, qu'il m'est entiérement inutile d'en donner ici l'histoire ; je ne puis rien dire sur sa pathologie, qui me paroisse satisfaisant, ou que je puisse espérer prouver être tel aux autres. J'observerai relativement à la curation, que rien ne démontre plus évidemment combien l'expérience est sujette à induire en erreur. Depuis

---

& l'exercice à l'air frais, qui est le plus puissant de tous les remedes.

On peut donner les antispasmodiques & les toniques, mais les premiers ne peuvent pas être mis souvent en usage aux approches de l'accès, parce qu'étant souvent réitérés ils perdent leurs vertus, & ils réussissent rarement dans les cas de pléthore.

Les toniques sont dangereux quand il y a pléthore. Ils semblent convenir particuliérement quand la maladie est périodique, mais ils peuvent nuire quand on en continue long-temps l'usage.

Les toniques minéraux sont beaucoup plus puissans & plus permanens dans leurs effets que les toniques végétaux.

(a) Le caractere de l'hydrophobie consiste dans une convulsion douloureuse du pharynx qui survient communément à la suite de la morsure d'un animal enragé, & produit le dégoût & l'horreur de la boisson. N. C. GENRE LXIV.

On admet communément deux especes d'hydrophobie, l'une *furieuse*, l'autre *simple*.

I. L'hydrophobie *furieuse* est produite par la morsure d'un animal enragé & accompagnée d'envie de mordre.

II. La seconde espece est l'hydrophobie *simple*, qui n'est pas accompagnée de fureur ou de desir de mordre.

On regarde comme une variété de cette espece la rage spontanée.

les temps les plus reculés jusqu'à ce jour, on a recommandé un grand nombre de remedes pour prévenir & guérir cette maladie, sous la sanction d'une prétendue expérience; plusieurs même ont conservé quelque temps leur crédit; mais il a été en général détruit entiérement, dans des temps postérieurs, par des raisons également fondées sur l'expérience; & la plupart des remedes que l'on a recommandés autrefois, sont aujourd'hui entiérement négligés (a).

(a) Il est certain que malgré les tentatives réitérées de quantité de médecins célebres, nous ne sommes pas plus avancés aujourd'hui qu'on l'étoit du temps de Galien & de Thémison.

Le peu de progrès de l'art relativement à la curation de cette maladie, est dû à ce qu'on ne s'est pas assez attaché a connoître ses symptomes pathognomoniques.

La terreur qu'elle a de tout temps inspirée, a donné naissance à une infinité de préjugés relativement à la maniere dont elle se propage & se manifeste; ainsi l'on a cru trop légérement que la rage pouvoit se communiquer, 1°. par la salive seule de l'animal, sans morsure; 2°. par le contact des animaux enragés ou par leur chair donnée en aliment; 3°. par tous les animaux qui étoient furieux; 4°. l'on a pensé que l'aversion pour les liquides suffisoit pour constituer le caractere propre de la rage; 5°. l'on s'est persuadé que tous ceux qui avoient été mordus par un animal enragé devoient le devenir; 6°. l'on a souvent confondu les accidens de la rage avec ceux qui étoient l'effet de la terreur ou du déchirement des parties.

Cependant on ne peut plus douter aujourd'hui, 1°. que la salive des hydrophobes n'est pas contagieuse, plusieurs en ont reçu impunément sur le visage & même dans la bouche; Vaughan a vu un enfant hydrophobe qui étoit soigné par une femme qui recevoit continuellement son haleine & sa salive, & qui fut exempte de la maladie. On inocula même avec la salive de cet enfant un chien qui ne fut pas affecté de la rage. On a vu des chirurgiens se blesser en ouvrant des cadavres d'enragés, & n'éprouver aucun accident.

2°. L'on a non-seulement fréquemment ouvert sans aucun accident les cadavres de ceux qui étoient morts d'hydrophobie, on a même vécu impunément avec le lait & les chairs d'animaux morts enragés. Boerhaave, il est vrai, assure positivement le contraire, mais il n'en donne aucune preuve Van-Swieten, son commentateur, s'appuie d'un exemple cité par Fernel, qui rapporte, sur un bruit populaire, que des chasseurs ayant tué un loup furieux, le préparerent de différentes manieres, & que parmi ceux qui en mangerent, les uns périrent hydrophobes, & que les autres éviterent la mort par les précautions qu'ils prirent. Cette histoire mériteroit d'être plus détaillée pour mériter quelque confiance. Surius raconte qu'un aubergiste ayant servi à ses hôtes la chair d'un porc enragé, dont ils mangerent, ces derniers devinrent à l'instant

On en a proposé depuis peu quelques-uns de nouveau, &

même hydrophobes & se déchirerent mutuellement ; mais cet auteur étoit un chartreux ignorant qui donnoit tête baissée dans les fables les plus absurdes, la maniere même dont il rapporte ce fait, suffit pour le faire rejetter ; car il est certain que la rage ne vient jamais subitement, & que ses premiers symptomes ne sont pas des accès de fureur. Bauhin cite un fait semblable d'après Lycostenes, qui étoit un littérateur de peu de jugement, qui se plaisoit à rassembler sans examen les histoires les plus singulieres, comme le prouve l'édition qu'il a donnée du *Traité des prodiges de Julius Obsequens*. Des faits pareils rapportés par quelques médecins célebres prouvent qu'ils ont trop facilement ajouté foi à des contes populaires dépourvus de fondement, on peut leur opposer des faits mieux constatés ; ainsi il est prouvé d'après Galien, que l'on a donné impunément à manger le foie des chiens morts de la rage, pour préserver de cette maladie ceux qui avoient été mordus. On a vu la chair de quelques animaux enragés être vendue publiquement, sans communiquer la maladie à qui que ce fût.

3°. Le chien affecté de la rage n'est pas furieux, mais triste, & refuse de boire & de manger ; il n'obéit que difficilement à son maître, n'écoute personne, aime la solitude, a les yeux éteints, & la queue traînante, ses pas sont chancelans, il a l'air égaré, il n'approche personne & ne mord que ceux qui l'attaquent. Ces symptomes annoncent communément la rage, mais comme ils accompagnent aussi fréquemment d'autres maladies, on ne doit les regarder comme démonstratifs, que quand l'animal cesse entiérement d'obéir à la voix de son maître, que ses yeux sont menaçans & dans un mouvement continuel, qu'il ne reconnoît plus personne, qu'il paroît inquiet & comme s'il mâchoit quelque chose ; bientôt sa gueule est remplie d'écume, il méconnoît sa demeure & fuit au loin ; ses yeux sont fixes, les chiens fuient au loin de lui, & il mord à tort & à travers tout ce qu'il rencontre ; c'est alors que ses morsures sont les plus funestes, mais heureusement cet état ne dure pas long-temps, & l'animal périt au bout de peu jours dans les convulsions.

Il est évident que tous les animaux furieux ne sont pas enragés, & communément l'on se presse trop de les tuer avant que de constater leur état : rien de plus commun, comme l'observe M. Baudot, que de voir des chiens qui ont perdu leur maître, se jetter avec fureur sur quelques personnes, lorsqu'ils ont été battus ou maltraités, sans néanmoins être enragés ; on en voit de même, après s'être fatigués avec une chienne en chaleur, écumer, chanceler sur leurs jambes, & se coucher par terre ; ils deviennent alors faciles à irriter & à mordre, sur-tout s'ils sont poursuivis ; on voit aussi de jeunes chiens, dans le temps de la pousse des dents, être tourmentés d'envie de mordre, & blesser légérement ceux qui les approchent. On tue fréquemment les animaux que l'on voit ainsi affectés, parce qu'on les croit enragés. Ce sont des erreurs de ce genre qui ont accrédité pendant quelque temps des remedes sans action ou dangereux.

l'on a prétendu que leur efficacité étoit confirmée par

On ne doit pas regarder la fureur comme un symptome pathognomonique de la rage, même chez les hommes ; car la plupart de ceux qui ont été mordus par des animaux enragés, & qui deviennent hydrophobes, périssent sans avoir les accès de fureur dont parlent quelques auteurs. Quoique ce fait soit constaté par plusieurs observations modernes, j'ai cru devoir ici en ajouter une dont j'ai été témoin il y a vingt à vingt-un ans ; elle peut contribuer à jetter quelque jour sur l'histoire de cette maladie. Un homme d'un tempérament sanguin, assez fort & robuste, qui depuis long-temps jouissoit d'une bonne santé, fut mordu à la jambe dans une maison bourgeoise, par un chien qui n'étoit pas en colere & qui n'avoit, suivant le rapport du malade, aucun symptome de la rage. Il fut conduit à l'hôpital de la Charité le surlendemain de sa blessure ; les cinq premiers jours il n'éprouva qu'une douleur supportable aux environs de la plaie, & insensiblement il se plaignit de ressentir un grand feu par tout le corps. Le sixieme jour les glandes salivaires parurent engorgées, le mouvement de la langue se faisoit avec douleur, & les muscles du col étoient roides & tendus, la mâchoire paroissoit comme démise. Alors l'on commença à craindre l'hydrophobie, à laquelle on n'avoit pas songé jusqu'à ce moment. Le lendemain la tension des muscles de la mâchoire devint plus considérable, & le malade ne pouvoit ouvrir la bouche sans être affecté de convulsions qui augmentoient sur-tout lorsqu'il vouloit boire, & aucun liquide ne pouvoit parvenir à la gorge sans causer les plus vives douleurs. Les muscles du bas-ventre paroissoient tendus comme des cordes ; le pouls étoit égal, mais fort vif & un peu dur. La douleur, quoique répandue par tout le corps, étoit néanmoins plus considérable à la gorge que dans les autres parties. Ces symptomes subsisterent à-peu-près au même degré pendant dix jours. Le malade paroissoit inquiet, extrêmement abattu, dormoit peu, n'avoit point d'appétit, étoit fort altéré, se plaignoit d'avoir l'intérieur de la gorge & la poitrine tout en feu ; chaque fois qu'on tentoit de le faire boire il étoit attaqué tout-à-coup de convulsions terribles, quoiqu'on lui présentât le liquide dans un biberon, afin qu'il ne pût pas l'appercevoir ; le dix-septieme jour de la maladie, les mâchoires étoient tellement serrées qu'il ne fut pas possible d'y introduire une goutte de liquide : néanmoins le lendemain les muscles du col & de la mâchoire se relâcherent au point qu'il put boire une assez grande quantité de liquide, quoique peu à chaque fois & toujours avec des convulsions. La tension des muscles du bas-ventre étoit considérablement diminuée, on le crut mieux. La plaie étoit cicatrisée, mais un peu blafarde, la respiration étoit fort gênée, la mâchoire ne s'ouvroit que peu & difficilement, le sommeil ne revenoit pas, une sueur copieuse subsistoit depuis plusieurs jours ; on la regardoit comme un signe favorable, & on espéroit la guérison, lorsque le malade périt le vingtieme jour après la morsure.

On fit le lendemain l'ouverture du cadavre, il n'exhaloit pas une odeur extraordinairement putride, comme on dit que cela arrive à la suite de l'hydrophobie ; les muscles du bas-ventre, les vis-

l'expérience ; mais il reste beaucoup de doutes à cet égard.

---

cères contenus dans l'abdomen & la poitrine, les muscles qui servent à la déglutition, l'œsophage & la trachée-artère, parurent être dans leur état naturel.

Le malade a été saigné en arrivant à l'hôpital, mais comme on ne soupçonnoit pas la rage, sa plaie fut traitée comme une plaie ordinaire ; dès que l'on s'apperçut de la difficulté de la déglutition, on le fit baigner pendant trois jours dans l'eau salée, trois ou quatre fois par jour ; il y restoit une heure à chaque fois, & on lui faisoit prendre le bain de l'eau de Luce, mais il ne put supporter les bains, & l'eau de Luce augmentoit les convulsions & donnoit des mouvemens de fievre. On fut en conséquence obligé de s'en tenir au petit-lait & à la tisanne commune. Quand on s'apperçut du relâchement des muscles de la mâchoire & du bas-ventre, on réitera la saignée, & on fit prendre quelques lavemens.

Le malade conserva son bon sens jusqu'au dernier moment, il répondoit très-bien à toutes les questions qu'on lui faisoit, & tentoit de boire tout ce qu'on lui offroit ; l'air ne parut pas le suffoquer, comme cela arrive quelquefois dans cette maladie, & il ne témoigna aucun désir de mordre.

Cette observation prouve que l'hydrophobie dépend d'un vénin subtil, qui, de même que le tétanos, affecte particuliérement le genre nerveux, produit une tension spasmodique des muscles qui servent à la déglutition & de ceux du bas-ventre ; quand elle est portée à son plus haut degré, toutes les puissances qui entretiennent la vie & le mouvement sont affectées, les convulsions deviennent extrêmes, & il succéde un état d'atonie qui précéde la mort.

L'on voit encore, d'après cette observation, que le poison de la rage peut produire en peu de temps ses effets, quoique la maladie ne soit pas portée au plus haut degré chez l'animal qui a mordu.

4°. L'aversion pour les liquides ne suffit pas pour caractériser la rage, sur-tout si elle se trouve réunie à la fievre, car il paroît constant, comme l'observe Vaughan, que la fievre est un symptome étranger à la rage, & que quand il survient, on doit soupçonner une maladie inflammatoire. Ainsi l'inflammation du pharynx, de l'extrémité supérieure de l'œsophage, du larynx, de la trachée-artère, des poumons, de l'estomac, des intestins, & de tous les visceres du bas-ventre, a fréquemment produit l'horreur de l'eau ; je l'ai vue durer pendant quatre jours, & être réunie à l'affection comateuse à la fin d'une petite-vérole discrete chez un enfant de onze ans ; il ne fut pas possible de lui faire avaler une goutte de liquide pendant tout ce temps, toutes les tentatives que l'on fit furent suivies de convulsions & d'une espece d'hurlement ; l'enfant a guéri par l'application des vésicatoires, & a dit qu'il ne se souvenoit de rien de ce qui lui étoit arrivé : la même chose est fréquemment arrivée dans les cas où la tête étoit vivement affectée, & dans les paroxysmes d'hystéricisme. C'est à tort que l'on a rapporté à la rage spontanée plusieurs exemples de cette nature, l'aversion pour la lumiere & l'agitation de l'air, ne suffisent pas non plus pour caractériser

Quoique je ne puisse rien déterminer sur cet objet d'après

---

la rage ; puisque ces symptomes s'observent fréquemment dans les maladies inflammatoires du cerveau : je ne connois pas en conséquence d'observation qui puisse constater réellement l'existence de la rage que l'on appelle spontanée, & je crois que les exemples que l'on en a donnés sont des symptomes d'autres maladies. Ainsi il arrive fréquemment dans la phrénésie ; que le malade a non-seulement horreur de l'eau, mais que l'air même le suffoque, & il témoigne quelquefois l'envie de mordre. L'eau froide bue dans le temps où l'on étoit fort échauffé a produit quelquefois des symptomes de rage spontanée, qui étoient l'effet d'une inflammation locale. Enfin on ne doit pas regarder comme des symptomes propres à la rage, les signes d'inflammation que l'on a trouvés dans les cadavres de ceux qui étoient morts avec l'aversion de l'eau. Mead, Vaughan, & un grand nombre d'auteurs dignes de foi, n'ont rien observé de semblable chez ceux qui étoient morts hydrophobes à la suite des morsures d'animaux enragés ; les organes de la déglutition & tous les visceres du bas-ventre étoient dans l'état naturel.

Les exercices violens long-temps continués pendant les grandes chaleurs, les accès de colere, toutes les passions vives portées au plus haut degré, les paroxysmes épileptiques, la fievre même, ont quelquefois tellement altéré la salive, que les morsures de ceux qui se trouvoient dans ces circonstances ont produit l'hydrophobie, quoique les malades n'eussent témoigné aucune horreur de l'eau.

L'œstre vénérien peut aussi dénaturer les liqueurs salivaires au point de leur donner le même degré de virulence que l'on observe dans la bave des animaux enragés : on en a vu qui, étant irrités dans le temps qu'ils étoient en rut, ont fait des morsures qui ont produit un priapisme hydrophobique, qui a été bientôt suivi de la mort de la personne mordue, & l'animal ne pas devenir enragé. Chez l'homme même les transports de l'amour ont produits certains symptomes d'hydrophobie, ou les ont développés chez ceux qui avoient été autrefois mordus par un animal enragé. On a vu aussi le satyriasis être suivi de l'hydrophobie, & le malade périr au bout de peu de jours. Mais ces symptomes ne sont pas rares dans les maladies de la tête ; telles que l'épilepsie & la manie, & souvent ils sont accompagnés d'une sensibilité extrême de toutes les facultés. Le tremblement qu'on observe alors chez les malades auxquels on présente un liquide, est souvent l'effet des douleurs extraordinaires qu'ils éprouvent en avalant. Cette aversion des liquides semble même être une indication de la nature qu'il faut suivre : car on a fréquemment vu que l'on a forcé de boire, périr sur-le-champ dans les convulsions.

5°. Il est constant par un grand nombre d'observations, qu'il n'y a en général qu'un très-petit nombre de ceux qui sont mordus par des animaux enragés qui deviennent hydrophobes. Ainsi sur vingt à trente personnes mordues par un chien enragé dont parle Vaughan, il n'y en eut qu'une à qui cette morsure fut funeste ; les autres se sont bien portées, quoique la plupart n'eussent employé aucun remede ; il y a quantité d'exemples de cette nature : on peut consulter sur cet

ma

ma propre expérience, je crois devoir exposer le jugement

objets les savantes recherches de M. Andry sur la rage. J'observerai que cette maladie paroît être en quelque sorte étrangère à l'homme; car je crois avec Plutarque, qu'elle ne s'est communiquée à l'espece humaine que deux siecles après Aristote : il n'en est parlé ni dans Homère, ni dans Hippocrate ; ceux qui ont prétendu le contraire ; me semblent avoir mal interprêté ces auteurs, comme j'ai tâché de le prouver dans ma note sur l'*aphor 15, d'Hipp. Sect. VIII.* Il paroît même que la rage se gagne particuliérement lorsqu'on est épuisé par des excès quelconques.

6°. L'on a fréquemment vu des personnes qui avoient approché des hydrophobes, ou qui avoient été mordues par des animaux que l'on soupçonnoit l'être, se frapper tellement l'imagination, qu'elles ont eu des symptomes qui approchoient de ceux de la rage. C'est ce qui est arrivé au célèbre Themison, qui, ayant soigné assidument un de ses amis qui mourut de cette maladie, crut lui-même en être attaqué & s'être guéri ; l'on ajoute même qu'ayant tenté plusieurs fois d'écrire sur ce sujet, il crut chaque fois être hydrophobe. On trouve dans les récherches de M. Andry, l'histoire d'un homme qui éprouva long-temps des symptomes affreux de ce genre, dont il ne fut délivré qu'au bout de quelques mois, en apprenant que le chien qui l'avoit mordu n'étoit pas attaqué de la rage. L'on doit en conséquence, dans tous les cas, toujours tenter de tranquilliser l'esprit du malade, car la frayeur seule peut produire l'horreur de l'eau. Je pense avec M. Roux, que l'observation célèbre d'une femme hystérique, que Nugent a cru avoir guérie de la rage, doit être mise au nombre de celles où l'on a confondu les effets d'une imagination vivement affectée, avec ceux de l'hydrophobie véritable; je me persuade qu'il en est de même de toutes les observations de ce genre, sur-tout lorsque je vois l'un de ceux qui ont écrit sur cette matiere, & qui ont prétendu avoir guéri par l'usage du mercure, assurer qu'une femme avoit gagné la rage, pour avoir pompé avec sa bouche les restes de la bave qu'un chien avoit pu laisser sur sa jupe qu'il avoit déchirée. Il est démontré que cette bave ne communique pas la maladie, & on ne donne aucune preuve qui constate que le chien fût enragé. On dit que la malade resta dans la plus grande sécurité jusqu'au moment où elle fut attaquée; mais le délire dont elle fut affectée, prouve le contraire, puisqu'elle répétoit continuellement qu'elle voyoit bien qu'elle étoit enragée. Ce fait démontre uniquement que les effets des passions violentes ne se manifestent pas toujours tout-a-coup, & il seroit aisé de citer une infinité d'exemples de ce genre.

Je crois, pour l'intérêt de l'humanité, devoir encore ajouter que l'histoire du traitement fait à Senlis en 1780, que l'on cite comme une des plus intéressantes pour les détails exacts des symptomes & de la marche de l'hydrophobie, ne peut être d'aucun secours pour nous diriger dans le traitement ou même dans le diagnostic de cette maladie cruelle. Je soupçonne que l'on a trop légérement décidé qu'un chien qui suivoit son maître & obéissoit à ses ordres, étoit attaqué de la rage, parce qu'il avoit mordu ceux dont il avoit été maltraité. Les malades dont on nous donne l'histoire me semblent n'avoir eu aucun des symptomes qui caractérisent la rage, & je crois que l'on a pris pour tels les effets de la terreur ou des remèdes que l'on a mis en usage : l'on convient què deux malades sont morts sans aucun symptome d'hydrophobie, trois autres ont eu avant de mourir, de l'aversion pour les liquides. Mais le premier étoit une femme de cinquante-cinq ans, d'un caractère sombre & triste, naturellement mélancolique, & asthmatique depuis long-temps, chez laquelle on a trouvé après la mort l'estomac enflammé, & les vaisseaux du cerveau engorgés; ce qui démontre qu'elle étoit attaquée d'une fievre inflammatoire, qui a été aggravée, ainsi que l'asthme, par les frictions mercurielles que l'on a administrées pendant un mois, d'où a dû résulter une difficulté considérable d'avaler les liquides. Le second malade étoit un enfant également attaqué d'une fievre inflammatoire, qui survint long-temps après la morsure, fut aggravée par les vers contenus dans l'estomac, & suivie d'une éruption miliaire, de convulsions & de délire. L'aversion pour la boisson, & le vomissement des matieres noires & brunes qui précédèrent la mort, sont des symptomes communs aux maladies aiguës & qu'Hippocrate a regardés comme généralement funestes. Le troisieme malade mort avec l'aversion de l'eau, étoit un homme naturellement triste, inquiet & mélancolique, qui fut tellement frappé de frayeur dès qu'il fut mordu, qu'il se regarda comme mort, ce qui a pu déterminer l'engorgement des vaisseaux du cerveau, & l'inflammation de l'intestin ileum, dont l'on a trouvé des marques dans le cadavre après la mort. Ces affections suffisoient pour produire la difficulté d'avaler & l'aversion des liquides qui en est fréquemment la suite. D'ailleurs les frictions mercurielles seules pouvoient donner lieu à ces symptomes, puisqu'il n'est pas rare de les observer chez les personnes pléthoriques ou extrêmement affoiblies, que l'on soumet à ce traitement dans les maladies vénériennes. J'ai même eu occasion de voir un jeune homme attaqué de pulmonie, à qui un chirurgien voulut, sur un léger soupçon de vice vénérien, administrer les frictions; au bout de neuf jours la respiration fut très-gênée, le malade témoigna une aversion étonnante pour les liquides, & il survint un délire furieux dont il périt après avoir déchiré tout ce qu'il put saisir.

Un grand nombre d'observations prouvent que l'irritation locale peut suffire quelquefois pour produire des symptomes semblables à ceux de la rage : par exemple, des blessures faites avec un clou rouillé, introduit dans le doigt ou la main, ont quelquefois été suivies de convulsions, de l'aversion des liquides, & de la mort. On a même vu une morsure légère faite par un canard, occasionner des effets semblables

Il est aisé de conclure de tout ce qui vient d'être dit, que le diagnostic de cette maladie est des plus difficiles, & que le crédit dont ont joui un grand nombre de remèdes, est fondé sur des erreurs du genre de celles dont je viens de faire l'énumération. Il n'est donc pas étonnant qu'entre ceux qui ont écrit sur cette maladie, il s'en trouve qui assurent avoir guéri ou préservé trois cens personnes de la rage; & d'autres même jusqu'à cinq cens, par l'usage du mercure,

que je puis être en état de porter sur le choix des remèdes que l'on recommande aujourd'hui (*a*).

1526. Premièrement, je suis très-persuadé que le moyen le plus certain de prévenir les suites de la morsure, est de couper ou de détruire d'une maniere quelconque, la partie qui a été mordue (*b*). Tout le monde convient de ceci : mais les opinions sont partagées, en ce que quelques médecins pensent que ce moyen ne peut être efficace, que quand on y a recours très-peu de temps après la morsure, & le négligent lorsqu'ils ont manqué cette occasion : néanmoins on n'a fait aucune expérience capable de décider cette question : plusieurs raisons me portent à croire que ce poison ne se communique pas sur-le-champ à tout le système ; & que l'on peut en conséquence couper avec avantage la partie qui a été mordue, même plusieurs jours après la morsure.

1527. Notre expérience relativement aux différens remèdes qui sont aujourd'hui en usage, est trop incertaine pour pouvoir assurer qu'il n'y en a absolument aucun qui soit efficace ; mais je puis dire que, de tous les moyens de

---

pris intérieurement ou appliqué extérieurement : si cela étoit, on pourroit à juste titre regarder ce remède comme spécifique ; mais un grand nombre d'expériences prouvent qu'il s'en faut beaucoup qu'il jouisse de cette vertu.

(*a*) L'on a recommandé depuis peu le scarabé méloé, & la racine & les feuilles de belladone, qui avoient déja été employés il y a plus d'un siècle. Mais le premier de ces remèdes n'arrete pas les progrès de la maladie, & produit intérieurement des effets aussi terribles que les cantharides. Le belladone affecte vivement la tête & n'est pas plus efficace. On ne doit pas compter davantage sur l'opium, le musc, le camphre, l'alkali volatil donnés a grande dose, le vinaigre est peut-être préférable à tous ces remèdes.

(*b*) Dans le tetanos qui succède aux plaies, le moyen le plus sûr d'arrêter les progrès de la maladie, est de brûler profondément la cicatrice avec un fer chaud ; l'on a de toute antiquité employé avec succès le même remède contre la rage ; mais il paroît qu'il est absolument nécessaire d'agrandir en même-temps la plaie & de faire des scarifications profondes. Dans le cas où l'on brûle la partie, le cautère actuel est préférable à tous les caustiques les plus vantés, parce qu'il produit une escharre, qui est suivie d'une suppuration très longue ; & il est a craindre que plusieurs des caustiques que l'on a proposés, tels que le beurre d'antimoine, le sublimé corrosif, les cantharides & autres, ne nuisent beaucoup en pénétrant dans les gros vaisseaux, & s'introduisant dans la masse du sang, sur-tout quand l'escharre est considérable : il paroît donc dangereux de saupoudrer les plaies avec la poudre de cantharides. On ne doit pas compter sur l'action de l'alkali volatil dans ce cas.

prévenir cette maladie, & de la guérir lorsqu'elle s'est manifestée, le mercure, administré à grande dose, & continué long-temps, est, à ce que je crois, de tous les remèdes que l'on a proposés jusqu'à ce jour, ou que l'on emploie communément, celui dont l'efficacité est la mieux soutenue par l'expérience (a).

(a) Des observations faites récemment avec beaucoup de soin, prouvent cependant que l'on doit peut compter sur le mercure; son usage ne paroît fondé que sur une théorie fausse. Il est toujours très-dangereux dans l'hydrophobie symptomatique, accompagnée de fievre. L'on a même observé que les frictions mercurielles données trop tôt, trop fortes, ou trop multipliées, avoient produit des fievres inflammatoires chez ceux qui avoient été mordus. M. Moreau, chirurgien en chef de l'Hôtel-Dieu de Paris, a observé qu'aucun des malades conduits à cet hôpital, & qui ont eu l'horreur de l'eau, n'a guéri par les frictions mercurielles, qu'elles ont au contraire aggravé le mal, & qu'ils sont tous péris en douze heures. Cette observation prouve fortement combien le mercure est un remède insuffisant pour la guérison de l'hydrophobie. Je pense que l'on ne doit pas plus y compter comme préservatif. C'est avec raison que M. Roux, chirurgien-major de l'hôpital-général de Dijon, s'est élevé vivement contre un préjugé presque généralement adopté par les médecins les plus célébres, & qui peut être aussi funeste aux progrès de l'art; je crois avec lui que l'on doit regarder au moins comme suspectes toutes les guérisons que l'on prétend avoir été opérées par le mercure, & que l'on a souvent confondu les effets de ce remède avec les symptomes de la rage.

LIVRE IV.

Des Vesaniæ (a), ou des dérangemens des fonctions intellectuelles.

CHAPITRE PREMIER.

Des Vesaniæ en général.

1528. SAUVAGES & Sagar, parmi les nosologistes, ont compris dans la classe des maladies qu'ils ont désignées sous le titre de VESANIÆ, deux ordres ; savoir, celui des *hallucinationes*, ou des fausses perceptions, & celui des *morositates*, ou des appétits & des passions désordonnés : Linnæus a de même renfermé dans sa classe des MENTALES, qui correspond à celle des *vesaniæ* de Sauvages, les deux ordres d'*imaginarii* & de *pathetici*, qui sont presque les mêmes que ceux des *hallucinationes* & des *morositates* de ce dernier. Néanmoins différentes considérations m'ont déterminé à rejetter ces divisions comme mauvaises ; c'est pourquoi j'ai établi une classe de *vesaniæ*, qui est presque la même que celle des *paranoiæ* de Vogel, en ce que j'en ai exclus les *hallucinationes* & les *morositates*, que j'ai rapportées aux *morbi locales*. M. Vogel a agi de même, en séparant des *paranoiæ* les fausses perceptions & les appétits désordonnés, qu'il a mis dans une autre classe, à laquelle il a donné le titre d'*hyperæstheses* (b).

(a) Les vesaniæ ou les folies sont des maladies où il n'y a ni pyrexie, ni affection comateuse, & qui consistent dans la lésion des fonctions intellectuelles de l'esprit ; ainsi M. Cullen exclut de cet ordre les lésions des sensations : & n'y comprend que les jugemens faux.

(b) Ce terme signifie toute espece d'appétit désordonné, ou l'excès d'une sensation quelconque.

1529. Plusieurs especes de fausses perceptions & d'appétits désordonnés se trouvent, il est vrai, fréquemment combinées avec les maladies que je propose de considérer comme formant strictement la vesania ou le jugement faux ; & quelquefois les fausses perceptions semblent être la base du faux jugement & le constituer presque entiérement ; mais la plupart des maladies dont les nosologistes ont fait l'énumération sous le titre d'*hallucinationes*, étant des affections purement locales (a), & n'entraînant d'autre erreur de jugement que celle qui est relative à l'objet seul du sens ou de l'organe particulier qui est affecté, l'on doit nécessairement les séparer des maladies qui consistent dans une affection plus générale du jugement. Lors même que les fausses perceptions accompagnent constamment ou semblent produire la vesania ; on doit encore ne les considérer que comme des symptomes de cette derniere, parce qu'elles sont produites par des causes internes, & que l'on peut présumer qu'elles tirent leur origine de la même cause que l'affection qui est plus générale.

Je juge de même des *morositates* ou des passions désordonnées, qui accompagnent la *vesania* ; ces passions étant des conséquences du jugement faux, doivent être regardées comme l'effet des mêmes causes, & uniquement comme les symptomes d'une affection plus générale.

Il y a néanmoins un cas où les passions désordonnées semblent produire la vesania, ou une affection plus générale du jugement ; ce qui peut nous déterminer à considérer alors la vesania comme un symptome d'appétit erroné ; mais cela ne suffit pas pour nous autoriser à comprendre les passions désordonnées sous le titre générique de vesania ou de folies, considérées comme maladies primitives.

En conséquence, il me paroît que, de quelque maniere que l'on considére cet objet, on doit borner la classe des vesaniæ aux lésions de la faculté de juger.

Les maladies particulières que l'on doit ranger dans cette classe, peuvent se distinguer suivant qu'elles affectent ceux qui y sont sujets pendant le temps du sommeil ou pendant

(a) Par exemple, l'on a rangé le syrigmus ou le tintement d'oreilles, la boulimie & autres maladies semblables, parmi les *hallucinationes* & les *morositates* ; cependant il est évident qu'elles sont des maladies locales qui ne consistent pas dans l'erreur du jugement, & qu'on ne peut rapporter aux vesaniæ.

celui de la veille. Les dernieres, c'eſt-à-dire, celles qui ſe manifeſtent pendant la veille, peuvent encore ſe conſidérer ſous deux points de vue différens, en ce qu'elles conſiſtent, ou dans un jugement erroné que je déſignerai ſous le nom de *délire;* ou dans la foibleſſe ou l'imperfection du jugement, que je nommerai *fatuité*. Je vais commencer par parler du délire.

1530. La perfection & la force du jugement varient extrêmement chez les différens individus; il eſt en conſéquence convenable de déterminer ici d'une maniere plus préciſe, quelle eſt l'erreur ou l'imperfection de la faculté de juger que l'on doit conſidérer comme morbifique & qui mérite les dénominations de délire & de fatuité. Pour remplir cet objet, je conſidérerai d'abord les erreurs morbifiques du jugement ſous le terme générique de *délire*, dont on ſe ſert communément pour déſigner les différentes modifications des erreurs de cette nature.

1531. Comme notre jugement s'exerce particuliérement à diſtinguer & à juger les différens rapports des objets, je penſe que l'on peut définir le délire, un jugement faux ou erroné de la part d'une perſonne qui veille, ſur les rapports d'objets qui ſe rencontrent le plus fréquemment dans le cours de la vie, & ſur leſquels tous les hommes portent le même jugement: le délire eſt évident, ſur-tout quand ce jugement eſt fort différent de celui que la même perſonne avoit coutume de porter habituellement.

1532. De fauſſes perceptions des objets externes ſe réuniſſent fréquemment à cette erreur du jugement, ſans qu'il exiſte aucun vice ſenſible dans les organes des ſens, & ces fauſſes perceptions paroiſſent en conſéquence dépendre d'une cauſe interne; c'eſt-à-dire, qu'un certain état du cerveau préſente à l'imagination des objets qui n'exiſtent pas réellement. Ces fauſſes perceptions doivent néceſſairement produire le délire, ou un jugement faux, que l'on doit regarder comme maladie.

1533. Une autre circonſtance qui accompagne communément le délire, eſt une aſſociation très-extraordinaire d'idées. Chez la plupart des hommes, les idées que conſerve la mémoire relativement à la plupart des affaires de la vie commune, ſe réuniſſent de la même maniere; ainſi, toute aſſociation extraordinaire de ces mêmes idées chez un individu, doit l'empêcher de porter, comme de coutume, ſon jugement ſur les rapports qui forment la baſe la plus commune de l'association des idées dans la mémoire ; en conséquence cette association extraordinaire & communément précipitée d'idées, forme habituellement une partie du délire, & peut être considérée comme telle. On peut particuliérement la regarder comme une affection morbifique générale des organes intellectuels, en ce qu'elle consiste dans l'interruption ou l'altération des opérations ordinaires de la mémoire, qui est la base commune & nécessaire pour l'exercice du jugement.

1534. Une troisieme circonstance qui accompagne le délire, est une émotion ou une passion de l'ame, qui tantôt tient à un mouvement de colère, & d'autres fois de crainte ; mais la perception ou le jugement, quelle qu'en soit la cause, n'ont aucun rapport avec cette cause, soit relativement à la maniere dont le malade avoit coutume de juger autrefois, soit relativement à la maniere ordinaire aux autres hommes en général.

1535. Le délire peut donc se définir en moins de mots, un faux jugement produit chez une personne éveillée par les perceptions de l'imagination, ou par un souvenir faux, & qui occasionne communément des émotions qui n'ont pas de rapport avec l'objet qui y a donné lieu.

Ce délire est de deux especes ; il se trouve combiné avec la pyrexie & les affections comateuses ; ou il est entiérement exempt de cette combinaison. La derniere espece, que j'appelle *folie*, est la seule dont je vais parler ici.

1536. On seroit peut-être fondé à regarder la folie comme un genre qui comprend beaucoup d'especes différentes, dont chacune mérite notre attention ; mais avant de considérer les especes en particulier, je pense qu'il est convenable de tenter de rechercher qu'elle est la cause de la folie en général.

1537. J'admettrai d'abord comme une chose démontrée ailleurs, que la connexion qui existe entre le corps pendant la vie, est telle que ces affections de l'esprit doivent être considérées comme dépendantes d'un certain état du corps, quoique la maladie paroisse être particuliérement, & quelquefois uniquement, une affection de l'ame. Voyez *Halleri Prim. Lin. Physiolog.* §. 370 ; & *Boerhaave*, *Inst. med.* § 581, 696.

1538. En admettant cette proposition, je dois encore supposer comme une chose également démontrée ailleurs, que l'origine commune des nerfs est la partie de notre corps qui a une connexion plus immédiate avec l'esprit, & qui par conséquent est plus spécialement intéressée dans toutes les affections des fonctions intellectuelles : je désignerai dans ce qui va suivre cette origine commune des nerfs, sous la dénomination de cerveau.

1539. Néanmoins en adoptant cette derniere proposition, il se présente une très grande difficulté à résoudre. Nous ne pouvons douter que les opérations de l'entendement dépendent toujours de certains mouvemens qui ont lieu dans le cerveau (voyez *Gaub.* ; *Path. medi* §. 523) cependant ces mouvemens n'ont jamais été l'objet de nos sens, & nous n'avons pas encore pu remarquer qu'une partie quelconque du cerveau fût plus intéressée que toute autre dans les opérations de notre entendement ; nous ne connoissons pas même la part que les différentes parties du cerveau ont dans cette opération ; en conséquence, nos connoissances étant aussi bornées, il doit être très-difficile de découvrir les conditions du cerveau qui peuvent donner lieu aux différens états de nos fonctions intellectuelles.

1540. On peut observer que les changemens qu'éprouve le mouvement du sang dans les vaisseaux du cerveau, affectent jusqu'à un certain point les opérations de l'entendement ; & les médecins qui ont recherché les causes des différens états de nos fonctions intellectuelles, n'ont guère considéré que l'état du mouvement du sang, ou la condition de ce fluide même ; mais il est évident que les opérations des fonctions intellectuelles s'exercent communément, & même varient souvent beaucoup, sans que l'on puisse appercevoir aucune différence dans les mouvemens ou dans la condition du sang.

1541. D'une autre part, il est très-probable que l'état des fonctions intellectuelles dépend principalement de l'état & de la condition de ce que l'on appelle la puissance nerveuse, ou, comme nous le supposons, d'un fluide subtil très-mobile, renfermé ou adhérent, d'une maniere qui ne nous est pas bien connue, dans chaque partie de la substance médullaire du cerveau & des nerfs, & qui peut, chez l'homme qui jouit d'une bonne santé, se porter d'une partie quelconque du système nerveux à une autre.

1542. Nous avons une preuve très-évidente, que cette puissance se porte fréquemment des extrêmités sentantes des nerfs vers le cerveau, & qu'elle produit une sensation ; il est également prouvé que la puissance nerveuse se porte du cerveau dans les muscles ou dans les organes du mouvement;

en conſéquence de la volition. Or, comme la ſenſation détermine les opérations de l'entendement, & que la volition eſt l'effet de ces opérations, & qu'en outre la connexion qui exiſte entre la ſenſation & la volition ſe fait toujours par l'intervention du cerveau & des opérations de l'entendement, l'on ne peut guère douter que ces dernieres dépendent de certains mouvemens qui ont lieu dans le cerveau, & des différentes modifications de ces mêmes mouvemens.

1543. Il eſt très-difficile de déterminer les états différens de ces mouvemens; & les médecins regardent communément cet objet comme tellement obſcur, qu'ils déſeſpèrent généralement de parvenir à en avoir quelque connoiſſance: mais ce déſeſpoir abſolu, & la négligence qu'il inſpire, ſont, je crois, très-blâmables; & je vais tenter d'aller un peu en avant, dans l'eſpérance que quelques pas faits dans les recherches de ce genre, avec une certaine aſſurance, nous mettront à même d'aller plus loin.

1544. Je crois qu'il eſt évident que la puiſſance nerveuſe qui exiſte dans tout le ſyſtême nerveux, ainſi que dans ſes différentes parties, & particuliérement dans le cerveau, jouit, dans différens temps, de différens degrés de mobilité & de force. Je demande qu'il me ſoit permis d'appliquer à ces différens états, les termes d'*excitement* & de *collapſus*. Je nomme *excitement* cet état où la mobilité & la force de la puiſſance nerveuſe ſuffiſent pour l'exercice des différentes fonctions, ou bien celui où elles ſont d'une maniere quelconque extraordinairement augmentées. Et je donne le nom de *collapſus* à cet état où la mobilité & la force de la puiſſance nerveuſe ne ſont pas ſuffiſantes pour l'exercice ordinaire des fonctions, ou ne ſont plus au même degré où elles étoient avant. Je prie néanmoins d'obſerver que je n'entends exprimer par ces termes que des objets de fait, ſans prétendre expliquer la circonſtance ou la condition méchanique ou phyſique de la puiſſance ou du fluide nerveux dans ces différens états.

1545. Il eſt, je penſe, évident, par un nombre infini de phénomènes que préſente l'économie animale, que ces états variés de collapſus & d'excitement ont lieu dans différentes occaſions: mais il faut particuliérement obſerver, relativement à l'objet dont nous nous occupons, que les différens états d'excitement & de collapſus ne ſont jamais plus remarquables que dans les différens états de la veille & du ſommeil. Dans le dernier, lorſqu'il eſt parfait, le mouvement & la mobilité de la puissance nerveuse, relativement à tout ce que l'on appelle fonctions animales, cessent totalement, ou sont, suivant l'expression dont je voudrois me servir, dans un état de collapsus; leur état est très-différent pendant la veille, & pourroit, chez les personnes qui jouissent d'une parfaite santé, s'appeller un état d'excitement général & parfait.

1546. Ces différens états de la puissance nerveuse pendant le sommeil & la veille étant admis, je dois ensuite observer que quand ils se succèdent mutuellement, comme il arrive communément chaque jour, il est très-rare que le changement se fasse tout-à-coup; mais il survient presque toujours par degrés, & dans un certain espace de temps; & cette observation est vraie, tant pour le sentiment que pour le mouvement. Ainsi, lorsqu'une personne s'endort, la sensibilité diminue par degrés: de maniere que quand le sommeil commence, de légères impressions pourront produire quelque sensation, & rappeller l'excitement; mais les mêmes impressions, ou même de plus fortes, ne peuvent pas produire un effet semblable lorsque le sommeil est plus avancé, & est, pour ainsi dire, plus complet. La puissance du mouvement volontaire diminue de même par degrés. Elle cesse plutôt dans quelques membres que dans d'autres; & il faut quelque-temps pour que cette cessation devienne générale & considérable dans tout le corps.

On peut observer ce même changement successif dans une personne qui se réveille. Dans ce cas les oreilles sont souvent éveillées avant que les yeux soient ouverts ou avant que l'on puisse parfaitement distinguer les objets, & les sens souvent réveillés avant que la puissance du mouvement volontaire soit rétablie; & il est curieux d'observer que, dans quelques cas, les sensations peuvent être excitées sans produire l'association ordinaire des idées. Voyez *Mém. de Berlin*, 1752.

1547. Il doit, d'après tout ceci, paroître évident que les états différens d'excitement & de collapsus peuvent avoir, non-seulement différens degrés, mais même être plus ou moins considérables dans différentes parties du cerveau, au moins relativement aux différentes fonctions.

Comme je présume qu'il n'y a presque personne qui n'ait ressenti cette approche graduelle du sommeil & de la veille, je suppose aussi que tout le monde a observé que, dans cet état intermédiaire d'excitement inégal, il y a plus ou moins de délire, ou de rêve, si l'on aime mieux le nommer ainsi. Cet état est accompagné de fausses perceptions, de fausses associations d'idées, de faux jugemens, & d'émotions qui n'ont aucun rapport avec les objets qui les ont produites ; enfin on y observe toutes les circonstances qui se trouvent dans la définition que j'ai donnée plus haut du délire.

Ceci montre évidemment que le délire peut dépendre & même dépend communément, comme je tâcherai de le prouver par la suite, de quelque inégalité dans l'excitement du cerveau : ces deux assertions sont fondées sur ce qu'il faut que l'excitement soit complet & égal dans chaque partie du cerveau, pour que l'exercice convenable de nos fonctions intellectuelles ait lieu. Ainsi, quoique l'on ne puisse dire que les vestiges des idées soient mis en réserve dans différentes parties du cerveau, ou y soient en quelque sorte généralement répandus, en admettant l'une ou l'autre supposition, il s'ensuivroit que le raisonnement ou les opérations de l'entendement ne peuvent jamais avoir lieu qu'en se rappellant avec ordre & exactitude les idées qui doivent être associées, de maniere que si une partie du cerveau n'est pas mise en action, ou ne peut l'être, le souvenir ne peut se faire convenablement ; & si en même-temps d'autres parties de cet organe sont mises davantage en action ou plus faciles à émouvoir, elles produiront de fausses perceptions, de fausses associations d'idées, & de faux jugemens.

1548. On peut, pour éclaircir ce que je viens de dire, observer que pendant le sommeil, le collapsus est plus ou moins complet, ou que le sommeil est, comme l'on s'exprime communément, plus ou moins profond. C'est pourquoi dans plusieurs cas le sommeil a lieu à un degré considérable, & néanmoins certaines impressions agissent encore, & excitent des mouvemens, ou, si l'on veut, des sensations dans le cerveau ; mais ces sensations, en raison de l'état de collapsus d'une grande partie du cerveau, sont généralement une espece de délire, ou des rêves qui consistent en fausses perceptions, en fausses associations d'idées, & en faux jugemens, qui auroient été corrigés si le cerveau avoit été mis entiérement en action.

Il n'y a, je pense, personne qui n'ait observé que le sommeil le plus imparfait est celui qui est particuliérement accompagné de rêves ; en conséquence les rêves viennent le plus communément vers le matin, lorsque l'état complet de sommeil se dissipe ; & ils sont en outre le plus souvent excités par des impressions vives & fâcheuses qui ont agi sur le corps.

Je crois que ceci est encore éclairci, en ce que nous avons même pendant la veille un exemple où l'état inégal d'excitement du cerveau produit le délire. Tel est celui que l'on observe dans le cas de fievre. Il est évident qu'alors l'énergie du cerveau, ou son excitement, est considérablement diminué relativement aux fonctions animales : c'est en conséquence d'après ce fait que j'ai expliqué plus haut, dans 45, le délire qui accompagne si communément la fievre. J'ajouterai à ce que j'ai dit dans ce paragraphe, que ce qui peut confirmer la doctrine que j'ai admise, c'est que dans la fievre, le délire ne vient qu'à un certain période de la maladie, & que l'on peut communément distinguer ses approches, en ce qu'il est ordinaire plus sensible dans le temps où le malade s'endort ou se réveille. Il paroit donc que le délire qui survient dans le commencement de la fievre dépend d'une inégalité d'excitement, & l'on ne peut guère douter que celui qui domine dans l'état d'affoiblissement total des fievres, dépend de la même cause qui est portée à un degré plus considérable.

1549. Je pense qu'il est suffisamment évident, d'après ce que je viens de dire, que le délire peut être & est fréquemment occasionné par l'inégalité d'excitement du cerveau.

Je ne puis prétendre expliquer comment les différentes portions du cerveau peuvent en même-temps être dans différens degrés de collapsus ou d'excitement, ou comment l'énergie du cerveau peut avoir différens degrés de force, relativement aux différentes fonctions animales, vitales & naturelles ; mais il est dans le fait suffisamment évident que le cerveau peut être dans un seul & même-temps dans différentes conditions relativement à ces fonctions. Ainsi dans les maladies inflammatoires, lorsque l'action d'un stimulus sur le cerveau augmente extraordinairement la force des fonctions vitales, celle des fonctions animales est peu changée ou est considérablement diminuée. Au contraire, dans plusieurs cas de manie, la force des fonctions animales, qui dépend toujours du cerveau, est prodigieusement augmentée, pendant que l'état de la fonction vitale du cœur est peu ou nullement changé. C'est pourquoi je répéterai que, quelque difficile qu'il puisse être d'expliquer la condition méchanique ou physique du cerveau dans ces cas, les faits suffisent pour prouver qu'il existe une inégalité d'excitement ou de collapsus qui peut troubler les opérations de notre entendement.

1550. J'ai ainsi tenté d'exposer la cause générale du délire : il est ou accompagné de pyrexie, ou sans pyrexie ; ce qui en forme deux especes. Je ne parlerai pas davantage ici de la premiere, parce que je l'ai développée plus haut, dans
457. le mieux qu'il m'a été possible.

Je vais maintenant considérer le délire qui appartient particuliérement à la classe des vesaniæ, & j'en parlerai sous le titre général de *folie*.

1551. En nous occupant de cet objet, il faut d'abord remarquer que l'on trouve fréquemment par l'ouverture des cadavres des fous après leur mort, qu'il s'est fait des changemens particuliers dans l'état général du cerveau. On a souvent observé qu'il étoit d'une consistance plus séche, plus dure, & plus ferme qu'il ne l'est habituellement chez les personnes qui n'ont été affectées de cette maladie. D'autres fois on l'a trouvé plus humide, plus mol & plus flasque ; & feu M. Meckel (a) l'a trouvé fort changé en densité ou en pesanteur spécifique. Je n'ai pu m'assurer si l'on a observé que ces différens états fussent uniformément les mêmes dans toute l'étendue du cerveau ; & je soupçonne que ceux qui ont ouvert les cadavres n'ont pas toujours fait des recherches exactes sur cet objet : mais il paroît par plusieurs observations, que ces états étoient variés suivant les différentes parties du cerveau ; & les exemples de cette inégalité servent à confirmer notre doctrine générale.

L'exact Morgagni a observé que chez les maniaques, la substance médullaire du cerveau étoit communément séche, dure & ferme ; il a même si fréquemment fait cette observation, qu'il étoit disposé à regarder cette circonstance comme la plus générale. Mais dans la plupart des exemples particuliers qu'il a rapportés, il paroît que le plus souvent le cerveau étoit d'une consistance extraordinairement dure & ferme, mais que le cervelet avoit conservé sa mollesse ordinaire, & que dans beaucoup de cas, il étoit même extraor-

(a) Mémoires de Berlin, pour l'année 1764. Il a paru par l'ouverture des cadavres de plusieurs fous, que la substance du cerveau étoit plus séche, & spécifiquement plus légère chez eux, que chez ceux qui avoient toujours eu le jugement sain. *Cette note est de M. Cullen.*

dinairement mol & flasque. Morgagni observe que dans quelques autres cas, une partie du cerveau étoit plus dure & plus ferme que de coutume, tandis que le reste de cet organe étoit extraordinairement mol.

1552. Ces observations tendent à confirmer notre doctrine générale. Mais en voici d'autres qui, à ce que je crois, peuvent remplir le même but.

L'ouverture des cadavres de ceux qui ont été affectés de folie, a fait découvrir différentes affections organiques dans certaines parties du cerveau; il est assez probable que ces affections ont pu produire un différent degré d'excitement dans les parties libres & dans celles qui étoient affectées, & qu'elles ont dû interrompre, jusqu'à un certain point, la libre communication entre les différentes parties du cerveau, & produire par conséquent, de l'une ou l'autre maniere, la folie.

Il y a tant d'observations de ce genre, que je pense que les médecins sont en général disposés à soupçonner qu'il existe, dans presque tous les cas de folie, des lésions organiques du cerveau.

1553. Néanmoins il est probable que cette opinion est erronée, car nous connoissons plusieurs exemples de folie où les malades ont parfaitement guéri; & il est difficile de supposer qu'il y ait eu, dans ces cas, aucunes lésions organiques du cerveau. Ces observations de folie passagère rendent certainement probable que la cause en étoit due à un état d'excitement qui pouvoit changer par différentes causes.

1554. Il est de plus certain que, chez plusieurs fous, l'examen du cerveau après la mort, n'a point prouvé qu'il y eût avant aucunes lésions organiques de ce viscere, ou cet examen n'a fait découvrir aucun état morbifique. Ceci peut servir sans doute à prouver que la cause de cette maladie ne consistoit dans aucunes lésions organiques; mais elle ne nous assure pas qu'il n'y avoit aucun changement morbifique dans le cerveau: car il est probable que ceux qui ont fait les ouvertures des cadavres, n'ont pas toujours été attentifs à observer que l'état général de dureté & de densité varioit suivant les différentes parties du cerveau, ce qu'ils auroient dû remarquer pour découvrir la cause de la maladie qui avoit précédé; c'est pourquoi la plûpart n'ont pas examiné l'état du cerveau dans cette vue, comme Morgagni semble l'avoir fait soigneusement.

1555. Après avoir tenté de rechercher la cause de la folie en général, il seroit à desirer que je pusse faire l'application de cette doctrine pour distinguer les diverses especes de folie ; suivant qu'elles dépendent de l'état différent & des circonstances particulières où se trouve le cerveau, afin d'établir une méthode curative, exacte & fondée sur des connoissances certaines. Mais comme il me paroît très-difficile de remplir ces objets, & que je ne puis espérer d'y parvenir ici, je me bornerai à faire quelques tentatives, & à offrir quelques réflexions, que de nouvelles observations, & plus de sagacité, pourront par la suite rendre plus utiles.

1556. Le docteur Arnold, homme plein d'esprit, s'est occupé d'une maniere recommandable de distinguer les différentes especes de folie, telles qu'elles se manifestent relativement à l'ame ; ses travaux pourront devenir utiles par la suite, lorsque nous connoîtrons mieux les différens états du cerveau qui correspondent à ceux de l'ame ; mais présentement je ne puis que rarement faire l'application de ses nombreuses distinctions. Il me paroît que celles qu'il a particuliérement indiquées, & dont il a fait le dénombrement, ne sont que des variétés qui ne peuvent conduire qu'à peu ou point de changemens dans la pratique : ce qui me détermine particuliérement à adopter cette derniere conclusion, c'est que ces variétés me paroissent souvent être combinées ensemble, se succéder de l'une à l'autre chez la même personne : nous devons par conséquent admettre une cause générale de la folie, qui, autant que nous pouvons la connoître, doit servir de base à la pathologie ; & diriger particuliérement la pratique.

1557. Mes vues sur les différens états de la folie étant aussi limitées, je suis obligé de considérer ces états sous deux chefs ; savoir, celui de manie & celui de mélancolie : je sais que ces deux genres ne comprennent pas toutes les especes de folie ; mais je ne puis déterminer d'une maniere certaine celles qui ne peuvent être comprises sous ces titres. Néanmoins je tâcherai, lorsque l'occasion se présentera, de les indiquer autant qu'il me sera possible (a).

(a) Pour comprendre les idées de l'auteur sur la cause générale de la folie, il faut méditer sa physiologie, que j'ai traduite en François, & que l'on trouvera chez Barrois le jeune.

CHAPITRE

CHAPITRE II.

De la Folie ou de la Manie.

1558. LES circonstances que nous avons indiquées plus haut, dans 1035, comme constituant le délire en général, appartiennent particuliérement à l'espece dont je vais parler sous le titre de MANIE (*a*).

(*a*) Le caractère de la manie consiste dans une folie universelle. N. C. GENRE LXVII.

La manie peut encore généralement se distinguer par la fureur, l'audace & l'impétuosité, & par le tempérament colere, accompagné d'une folie complete.

M. Cullen admet trois especes de manie idiopathique : I. la manie *mentale* ; II. la manie *corporelle* ; III. la manie *obscure*.

I. La manie *mentale* est entiérement produite par les affections de l'ame, telles que la mélancolie, la terreur, l'amour, un accès de colere.

II. La manie *corporelle* est l'effet d'un vice manifeste du corps.

Cette espece varie en raison du vice du corps qui y donne lieu ; ainsi, il y a, 1°. la manie métastatique produite par les ulcères desséchés, par les cheveux coupés dans la plique polonoise, par les dartres ou la gale répercutées, par la rétention des regles ou de la semence, par la grossesse, par la suppression du lait & des lochies ; la turgescence des parties génitales suffit même quelquefois pour occasionner la manie ; mais nous ignorons les circonstances qui déterminent ces causes à agir ; 2°. la manie hystéralgique, occasionnée par les douleurs de l'utérus & des parties voisines ; 3°. la manie qui survient dans la migraine. On l'a vue accompagnée d'une douleur constante dans les sinus frontaux, qui étoit produite par un insecte qui s'y étoit logé ; 4°. la manie produite par les poisons, tels que les baies de la belladone & les semences de stramonium ; 5°. la phrénésie que l'on observe à la suite des maladies aiguës, chez ceux qui sont épuisés.

III. La manie *obscure* n'est précédée d'aucune affection de l'ame ou d'aucun vice sensible du corps, comme on l'observe dans, 1°. la manie vulgaire ; 2°. la phrénésie où il n'y a pas de fievre ; 3°. la manie périodique, qui revient à toutes les pleines lunes ; on l'a vue quelquefois durer le jour & se dissiper dès que le soleil étoit couché : on l'a alors nommée *manie solaire*.

On doit mettre au nombre des especes de manie symptomatique, la paraphrosyne de Sauvages, ou le délire passager produit par les poisons, tels que, 1°. les liqueurs spiritueuses bues avec excès, ou même respirées, & dont les effets sont connus ; 2°. les fruits du

Quelquefois elle consiste dans une fausse perception ou une fausse imagination, qui fait que les malades regardent comme présens des objets qui ne le sont pas ; mais cela n'est pas un symptome constant ni même fréquent de la folie. Le faux jugement roule sur des objets qui existoient long-temps avant dans la mémoire : très-souvent il est borné à un seul objet ; mais le plus communément, l'esprit passe de l'un à l'autre, & porte également un faux jugement sur la plupart de ceux dont il s'occupe : il y a ordinairement en même temps une fausse association d'idées, qui augmente leur confusion, & par conséquent les faux jugemens. Cette maladie se distingue spécialement par une précipitation de l'esprit dans la poursuite d'une chose quelconque qui paroît être la conséquence d'une suite de pensées, & que les ma-

---

stramonium, les racines de jusquiame, les baies & les feuilles du redoul ou du sumac; 3°. l'opium; 4°. la ciguë. On doit regarder comme une variété de cette espece, le délire magique que Kempfer a observé dans les Indes, & qui est produit par un électuaire composé des semences de jusquiame, d'opium & de poudre de chanvre; auxquels on ajoute quelques aromates pour modérer l'action de ces poisons.

Tous les poisons végétaux qui sont la plupart du genre des narcotiques, peuvent produire un délire passager, mais si on les donne à grande dose, il peut en résulter une manie permanente. Il en est de même des liqueurs spiritueuses.

II. La seconde espece de délire symptomatique, est celle qui est produite par les affections de l'ame, & le délire hystérique en est une variété.

III. La troisieme espece de délire symptomatique, est le délire passager qui s'observe dans les fievres : quelquefois il survient lorsque la fievre est dissipée & est l'effet de la foiblesse ; d'autres fois il indique les crises, & se connoît aux signes de coction qui ont précédé. M. Cullen rapporte encore à cette espece, 1°. la *paraphrosyne calenzura* de Sauvages, qui est un délire passager, & qui affecte fréquemment ceux qui passent le tropique ; ce délire n'est pas accompagné de fievre, dépend de la saburre contenue dans l'estomac, & se guérit par le vomissement ; 2°. le délire passager des femmes nouvellement accouchées. Ce délire est ou hystérique ou le prélude de l'apoplexie. Dans le premier cas, il commence par la céphalalgie : mais il est accompagné des autres signes qui indiquent l'hystérie ou une disposition à cette affection, tels qu'une sensibilité & une mobilité extrêmes. Dans le second cas, le délire est obscur : il revient par intervalles, quoique les vuidanges coulent ; alors s'il survient subitement une douleur de tête que la malade compare à celle que produiroit un coup de marteau, s'il y a tintement d'oreilles & convulsion des muscles de la face, il est à craindre que la maladie ne se termine par une apoplexie mortelle.

lades abandonnent pour d'autres. Les maniaques sont en général très-irascibles : mais leurs mouvemens de colere sont particuliérement produits par le faux jugement qui les conduit à une action quelconque qu'ils veulent toujours exécuter avec impétuosité & violence ; s'ils rencontrent des obstacles, ou si on veut les contenir, leur colere & leur fureur éclatent, elles se portent avec une violence extrême sur toutes les personnes qui les approchent, & sur tout ce qui s'oppose à leur volonté impétueuse. Leur faux jugement roule souvent sur la fausse opinion de quelque injure qu'ils prétendent avoir autrefois reçue, ou qu'ils supposent qu'on veut leur faire : il est à remarquer que cette opinion regarde souvent ceux qui étoient autrefois leurs amis & leurs parens les plus chéris ; & ce sont en conséquence eux qui deviennent particuliérement les objets de leur colere & de leur ressentiment, ou si cela n'arrive pas communément, ils oublient promptement le respect & les égards qu'ils avoient autrefois pour leurs amis & leurs parens. D'après toutes ces circonstances, il est aisé de concevoir que la folie doit être accompagnée de cette incohérence & de cette absurdité dans les discours que nous appellons rêverie. De plus, il se réunit communément aux circonstances que nous venons d'indiquer, une force extraordinaire de tous les mouvemens volontaires, & une insensibilité qui fait que ces malades résistent aux impressions les plus fortes, sur-tout au sommeil, au froid & même à la faim ; néanmoins on a observé, dans plusieurs cas, un appétit vorace.

1559. Il me semble que la réunion de toutes ces circonstances & de ces symptomes indique un excès considérable & extraordinaire de l'excitement ou de l'énergie du cerveau (*a*), sur tout relativement aux fonctions animales ;

(*a*) L'auteur a prouvé plus haut, en considérant ce qui arrive dans les différens états du sommeil & de la veille, que les différentes parties du cerveau ou les facultés intellectuelles peuvent être en même temps dans différens états, relativement à l'excitement & au collapsus. Le délire qui survient lorsque l'on commence à s'endormir, ou lorsque l'on se réveille, prouve que l'exercice de nos facultés intellectuelles exige quelque égalité d'excitement dans les différentes parties du cerveau : car de même qu'un certain degré de collapsus peut interrompre la régularité des pensées, l'excès d'excitement suffit pour produire un effet semblable. L'exercice commun de notre jugement paroît dépendre, non-seulement de l'ordre & de la succession de nos idées, mais

il semble aussi que cet excitement est évidemment inégal jusqu'à un certain point, car très-souvent il n'a lieu qu'à l'égard de ces fonctions seules; & communément les fonctions vitales & naturelles different très-peu de ce qu'elles sont ordinairement dans l'état de santé.

1560. Il est peut-être difficile d'expliquer comment cet excès d'excitement est produit. Dans les différens exemples que Sauvages a nommés *mania metastatica*, & dans tous ceux que j'ai rapportés dans ma nosologie sous le titre de *mania corporea*, on peut supposer qu'il existe une affection organique de quelque partie du cerveau; j'ai tâché d'expliquer plus haut, dans 1552, comment une affection de ce genre peut produire un accroissement ou une inégalité d'excitement dans certaines parties de ce viscere (*a*) : mais je suis obligé d'avouer en même temps que ces causes éloignées de manie sont très-rares, & qu'il faut en conséquence en chercher d'autres.

---

même de la force & de la vélocité avec lesquelles elles se succèdent; c'est pourquoi tout degré de violence & de précipitation dans nos idées y excite une confusion & donne lieu à une manie momentanée Les émotions soudaines de l'esprit agissent de la même maniere & produisent quelquefois une manie permanente.

Le délire qui survient dans les fievres, & qui est l'effet de la circulation augmentée, donne lieu de croire que tout excitement violent peut être une des principales causes de la manie. C'est à cette cause qu'on doit attribuer la force & la vigueur des maniaques; on en a vu qui étoient délicats en apparence, rompre leurs liens, & il faut en général pour les contenir dix fois plus de force que dans l'état naturel; ils résistent très-constamment aux impressions les plus fortes : ce qui est une conséquence de l'excès d'excitement qui rend les nerfs inébranlables aux impressions ordinaires : ces malades résistent communément à l'action de l'opium; enfin tout exprime chez eux un état violent du cerveau, semblable à celui qui accompagne tous les degrés de colere. Néanmoins il paroît que la manie furieuse dépend d'excitement, & la manie tranquille de collapsus.

(*a*) Les obstructions, les squirrhes, les tumeurs, les inflammations peuvent donner lieu a la manie : mais il n'est pas possible de distinguer ces affections locales par les signes externes, & elles surpassent la puissance de l'art. Cela ne doit pas cependant nous faire entiérement désespérer de la guérison; car il y a des manies passageres : quelques-unes sont susceptibles de changemens prompts, d'autres se guérissent & reparoissent ensuite; on peut croire alors qu'elles sont indépendantes d'affections locales & organiques, mais qu'elles sont dues à une affection morbifique, ou a une disposition particuliere du cerveau qui nous est jusqu'à présent inconnue.

Les effets des émotions ou des passions violentes de l'ame ont été plus fréquemment les causes éloignées de la manie *(a)* ; il est assez probable que ces émotions violentes, qui souvent produisent sur-le-champ un accroissement momentané d'excitement, peuvent, lorsqu'une cause quelconque les rend permanentes ou occasionne leur fréquent retour, donner lieu à un excitement plus grand & plus durable, c'est-à-dire, à la manie.

Quant aux causes de la manie qui survient à la suite d'une mélancolie qui a subsisté long-temps avant, soit que l'on considere la mélancolie comme une folie partielle, ou comme un attachement opiniâtre à un seul objet, on s'appercevra aisément que, dans l'un & l'autre cas, cet accroissement d'excitement peut être assez considérable, & avoir lieu dans une portion assez étendue du cerveau pour produire une manie complete.

1561. Ces réflexions sur les causes éloignées me semblent suffire pour confirmer ma doctrine générale de l'accroissement & de l'inégalité d'excitement dans la manie dont j'ai donné la description plus haut ; mais je suis obligé d'avouer que je n'ai pas épuisé ce sujet, & qu'il y a des cas de manie dont je ne puis assigner les causes éloignées : néanmoins, quoique je ne puisse expliquer dans tous les cas la maniere dont la manie est produite, je présume, d'après l'explication que j'ai donnée, & sur-tout d'après les symptomes dont j'ai fait l'énumération plus haut, que la maladie dépend d'une augmentation d'excitement du cerveau : je tiens d'autant plus à cette opinion, que je pense qu'elle nous indiquera la méthode curative convenable ; au moins je crois qu'elle explique plus clairement l'action des remedes qui ont le plus souvent réussi dans cette maladie, autant que j'ai pu l'apprendre par ma propre expérience & celle des autres. Je vais, pour éclaircir ceci, examiner

(a) On ne peut dire pourquoi ces mêmes causes excitent tantôt la manie & tantôt l'épilepsie. Il suffit que les faits soient constatés. Les passions durables, telles que les chagrins, donnent aussi lieu à la manie. L'amour porté à l'excès, de même que toute application vive, doivent aussi être mis au rang des causes de manie, sur-tout quand elles privent du sommeil. Ainsi M. Cullen a connu un riche commerçant, qui, après avoir travaillé six heures de suite au calcul, restoit soixante-douze heures sans dormir, ce qui étoit un commencement de manie.

présentement ces remedes, & faire quelques remarques sur la maniere convenable de les employer.

1562. Il est toujours nécessaire d'arrêter la colere & la violence des fous, afin d'éviter qu'ils ne se blessent ou ne blessent les autres ; & cette contrainte doit même être regardée comme un remede. Les passions tristes deviennent toujours plus violentes lorsque l'on permet les mouvemens impétueux qu'elles produisent ; la contrainte même que les fous éprouvent suffit quelquefois pour arrêter la violence à laquelle ils pourroient se porter dans leurs accès. Elle est donc utile, & doit être complete ; mais il faut en faire usage de la maniere la moins gênante pour le malade, & une chemise étroite remplit mieux l'objet que l'on se propose que tous les moyens que l'on a imaginés jusqu'à présent. On ne doit pas charger d'autres hommes de contenir les fous, parce qu'il en résulte une résistance constante & une agitation violente, qui est souvent nuisible. Quoiqu'il ne soit pas communément prudent de permettre aux maniaques de rester debout ou d'aller & venir, & il n'est jamais utile de les obliger de rester continuellement dans une position horizontale. Lorsqu'il n'y a même aucun symptome de plénitude extraordinaire, ou de circulation accélérée dans les vaisseaux du cerveau, la situation horizontale accroît toujours la plénitude & la tension de ces vaisseaux, & peut, pour cette raison, augmenter l'excitement du cerveau.

1563. La contrainte dont je viens de parler exige que l'on tienne le malade renfermé dans un endroit où le moins d'objets possibles puisse frapper sa vue & ses oreilles. Il faut même l'éloigner particuliérement des objets auxquels il étoit habitué avant, en ce qu'ils pourroient plus facilement rappeller ses anciennes idées & leurs différentes associations. C'est pourquoi on ne doit presque jamais renfermer les fous dans les maisons qu'ils habitoient ; ou, si on le fait, il faut ôter tous les meubles qui étoient avant dans leur appartement. Il convient aussi, le plus souvent, que les maniaques soient éloignés de la compagnie de tous ceux qu'ils connoissoient autrefois, dont l'aspect excite communément des émotions qui augmentent la maladie. La vue des étrangers peut d'abord nuire, mais au bout de peu de temps ils deviennent des objets d'indifférence ou de crainte, & l'on ne doit pas les changer souvent.

1564. La crainte est une passion qui diminue l'excitement ; on doit en conséquence l'opposer à l'excès d'excitement, sur-tout chez les maniaques emportés & coleres (*a*). Ces malades étant plus susceptibles de crainte qu'on ne le croit, il m'a paru qu'il étoit communément utile de leur en inspirer ; mais j'ai observé, dans la plupart des cas, qu'il étoit nécessaire que son impression fût très-constante, & qu'il falloit pour cet effet leur inspirer du respect & de la terreur pour quelques personnes, sur-tout pour celles qui sont constamment près d'eux. On pourra y parvenir de deux manieres : premiérement, ce seront ces mêmes personnes qui leur imposeront toutes les especes de contraintes que l'on jugera convenables ; en second lieu, il sera même nécessaire quelquefois, pour inspirer ce respect & cette terreur, de recourir au fouet & aux coups. Le premier moyen a l'apparence d'une plus grande sévérité, mais est beaucoup moins dangereux que le fouet ou les coups autour de la tête. On ne doit cependant employer l'un ou l'autre moyen, qu'autant qu'il paroît absolument indispensable, & il ne faut en permettre l'usage qu'à ceux sur la discrétion desquels on peut compter. Il y a un cas où il est inutile d'y avoir recours : c'est celui où la fureur est telle que le malade n'est pas susceptible de crainte, ou est incapable de se ressouvenir des objets qui l'ont inspirée : dans des cas semblables, les fouets & les coups ne seroient qu'un jeu barbare. Lorsque la maladie est modérée, il est souvent avantageux que ceux qui sont chargés de la contrainte & des châtimens, se montrent indulgens & récompensent les malades toutes les fois que cela paroît convenable : ils ne négligeront cependant jamais les moyens d'inspirer le respect lorsque l'on aura abusé de leur indulgence.

1565. Quoiqu'on n'apperçoive dans la manie aucune irritation particuliere, ni aucune pléthore du système, il est évident qu'il convient d'éviter toute irritation & tout ce qui pourroit produire la pléthore ; c'est pourquoi l'on emploiera communément un régime qui ne sera ni stimulant, ni nourrissant (*b*). Il est même vraisemblable qu'un régime

(*a*) La frayeur a aussi quelquefois guéri les fous ; mais le plus souvent, ces cures sont l'effet du hasard, & on ne peut les imiter.

(*b*) La diete sévere est un des plus puissans moyens de diminuer le ton du système & d'arrêter la détermination qui se fait vers le cerveau. Les maniaques soutiennent singuliérement l'abstinence.

sobre & sévere est utile dans la plupart des cas, pour diminuer la pléthore du systême.

1566. Quoiqu'il n'y ait aucune pléthore extraordinaire, il peut être avantageux, d'après le même principe, de diminuer même la plénitude ordinaire par différentes évacuations.

On peut en particulier regarder la saignée comme utile, & je pense qu'on l'a pratiquée communément avec avantage dans tous les cas récens de manie ; mais j'ai rarement observé que ce moyen fût utile, lorsque la maladie avoit duré quelque temps. La saignée est un remede convenable & même nécessaire lorsqu'il y a fréquence ou plénitude du pouls (a); ou quelques signes qui indiquent que le sang se porte

---

Les Sthaliens ont, avec raison, regardé cette circonstance comme une indication de la nature. Il est avantageux, dans les commencemens de la maladie, de leur donner une grande quantité de liqueurs délayantes, & de leur retrancher tout aliment ; on en a vu qui ont été long-temps nourris d'eau seule, sans qu'ils en parussent affoiblis.

Il faut leur faire boire habituellement des boissons acidulées, & leur interdire entiérement le vin.

Locher a recommandé le vinaigre distillé dans la manie : il en donnoit tous les jours quelques cuillerées après le dîner, de quart-d'heure en quart-d'heure, & faisoit prendre chaque jour une livre d'une forte infusion de millepertuis ; il continuoit ce traitement pendant deux ou trois mois, & il assure avoir guéri par ce moyen un grand nombre de malades. Il a observé que le vinaigre distillé faisoit disparoître l'état étrange des yeux & le regard égaré, qui est un des premiers symptomes de cette maladie. C'étoit à ce changement qu'il reconnoissoit les bons effets du vinaigre, & il étoit bientôt suivi de la disparition des autres symptomes ; les sueurs & les autres excrétions se rétablissoient ; les regles & les hémorrhoïdes, qui étoient supprimées, reprenoient leur cours ; toutes ces circonstances étoient autant de signes d'un parfait rétablissement. Néanmoins ce remede a été souvent inutile : on peut le donner dans les cas de pléthore, sur-tout lorsque la maladie est récente ; car lorsqu'elle a duré quelque temps, on ne peut guere se flatter de la guérir.

(a) Dans la manie accompagnée de fureur, il n'y a d'autre fievre que celle qui est produite par la violente agitation du corps ; & dans les intervalles, le pouls est fréquemment plus lent que de coutume. Néanmoins on lui trouve assez souvent de la plénitude & de la force ; c'est alors qu'une saignée considérable est nécessaire : on peut même la faire dans le tempérament mélancolique, quand l'émotion est trop violente ; elle est un moyen de suspendre l'action de l'esprit, sur-tout quand la défaillance survient.

avec plus de force dans les vaisseaux de la tête. Dans ces cas, quelques praticiens ont préféré les saignées particulieres, telles que l'artériotomie, les scarifications derriere la tête, ou l'ouverture de la jugulaire ; il est vraisemblable que l'ouverture des vaisseaux les plus voisins de la tête, doit être de la plus grande utilité lorsque l'on soupçonne qu'il y a plénitude ou disposition inflammatoire des vaisseaux du cerveau. Néanmoins, l'ouverture de l'artere temporale ou de la jugulaire chez les maniaques est très-souvent sujette à des inconvéniens ; & il suffit en général d'ouvrir une des veines du bras, en observant de tenir en même temps le corps presque droit, & de tirer une quantité de sang suffisante pour produire un commencement de défaillance (*a*), qui est toujours le signe le plus certain de la diminution de la pléthore & de la tension des vaisseaux du cerveau.

1567. On peut aussi faire usage des purgatifs pour détruire la pléthore & la tension de ces vaisseaux ; & je ne puis concevoir autrement la célébrité dont a joui l'ellébore chez les anciens. Je ne puis cependant croire qu'il possede aucune vertu spécifique, & il ne m'a pas été possible de remarquer que l'ellébore, au moins le noir, fût aussi efficace chez nous, qu'il l'a été, à ce que l'on dit, à Anticyre : néanmoins, comme la constipation est un symptome fâcheux qui communément accompagne très-constamment la manie, les purgatifs y deviennent quelquefois très-nécessaires ; & j'ai vu des exemples où l'usage fréquent des drastiques assez forts, a été de quelque utilité (*b*) ; mais leur effet a souvent

---

(*a*) On doit saigner très-hardiment dans la manie ; néanmoins il est souvent difficile de donner pour terme le commencement de la défaillance, parce qu'il y a des maniaques qui supportent des pertes de sang considérables sans tomber en syncope ; il faut s'arrêter alors quand on a tiré deux livres de sang ; il y a cependant bien des cas où il faut s'arrêter plus tôt. Mais on doit observer que les saignées médiocres sont en général inutiles ; quelques praticiens ont même recommandé de saigner les maniaques, au point de ne leur laisser qu'autant de sang qu'il en faut pour entretenir la vie.

(*b*) Quelques modernes ont donné la gomme gutte. Les anciens ont constamment employé l'ellébore blanc avec succès. Lister assure avoir guéri un maniaque en lui faisant prendre tantôt une préparation de cuivre, tantôt quarante ou cinquante grains d'ellébore ; mais cette dose paroît beaucoup trop forte, quoiqu'il soit avantageux de donner les purgatifs a très-grande dose aux

trompé mes espérances, & j'ai retiré plus d'avantages des purgatifs rafraîchissans souvent réitérés, & sur-tout du tartre soluble, que de ceux qui étoient plus actifs.

1568. L'on a aussi employé fréquemment les vomitifs dans la manie : il est possible qu'en occasionnant une détermination puissante vers la surface du corps, ils diminuent la pléthore & la tension des vaisseaux, & en conséquence l'excitement du cerveau ; mais je n'ai jamais continué assez long-temps l'usage de ces remedes pour pouvoir juger convenablement de leurs effets. Mon défaut d'expérience ne me permet pas de déterminer s'ils peuvent nuire en poussant le sang avec trop de force dans les vaisseaux du cerveau (*a*), ou si, en produisant une agitation générale dans tout le systême, ils peuvent dissiper l'inégalité d'excitement qui domine dans la manie.

1569. On a remarqué qu'il étoit avantageux dans la manie de raser fréquemment la tête, & il est probable que ce moyen, en favorisant la transpiration, détruit l'excitement de parties internes ; mais il est vraisemblable que le vésicatoire sera plus efficace pour remplir cette indication, parce qu'il détruit avec plus de certitude l'excitement des parties qui sont situées au-dessous de l'endroit où on l'applique. On a observé que ce moyen avoit été utile dans la manie récente (*b*), en procurant le sommeil ; & lorsqu'il produit cet effet, il est convenable d'en réitérer l'application : mais dans

---

maniaques. L'ellébore blanc est un des vomitifs les plus actifs ; je l'ai vu soulager dans la manie · mais ses effets ont rarement été durables ; je l'ai prescrit à la dose d'un scrupule, divisé en quatre prises égales que je faisois prendre de demi-heure en demi-heure ; communément l'effet des deux premieres prises a été si violent qu'il n'a pas été nécessaire de donner les deux autres : j'ai remarqué qu'il excitoit toujours des vomissemens violens & qu'il procuroit rarement quelques selles. L'on ne doit jamais avoir recours à ce remede, de même qu'aux autres drastiques, qu'après avoir donné pendant quelque temps les laxatifs rafraîchissans, tels que les sels neutres, dont l'usage est beaucoup plus sûr

(*a*) L'usage que les anciens ont fait de l'ellébore blanc dans la folie, & l'experience d'un grand nombre de praticiens, semblent prouver que l'on ne doit pas redouter que les vomitifs augmentent la congestion, & qu'on peut les donner avec hardiesse. Il paroît qu'ils ont fréquemment produit un soulagement sensible, & qu'ils ont quelquefois suffi pour la guérison.

(*b*) On a remarqué que le vésicatoire avoit été utile dans les cas où la manie étoit survenue à la suite de dartres, ou d'autres maladies de la peau répercutée.

les cas où la manie a duré quelque temps, les véſicatoires ne m'ont paru d'aucune utilité, je n'ai pas même remarqué que les véſicatoires perpétuels ou toute autre eſpece d'exutoire fuſſent alors avantageux.

1570. La chaleur étant le principal agent qui met d'abord en action le ſyſtême nerveux, qui entretient la puiſſance nerveuſe & le principe vital dans les animaux, on pourroit regarder l'application du froid comme un remede convenable dans les cas d'excitement extraordinaire; mais il y a pluſieurs exemples de maniaques qui ont été long-temps expoſés à un degré conſidérable de froid, ſans que leurs ſymptomes aient aucunement diminué. Ce qui peut rendre en général l'application du froid un remede douteux; mais il eſt en même temps certain que ſouvent les maniaques ont été ſoulagés, & quelquefois même entiérement guéris, par l'uſage du bain froid, lorſqu'on l'a ſur-tout adminiſtré d'une maniere particuliere. Cette maniere ſemble conſiſter à plonger le malade dans l'eau froide par ſurpriſe, à l'y retenir pendant quelque temps, & à verſer fréquemment de l'eau ſur ſa tête, pendant que tout le reſte du corps eſt plongé dans le bain; & il faut dans tout ce procédé, ſe conduire de maniere à pouvoir produire, en même temps que l'on excite une certaine frayeur, un effet rafraîchiſſant. Je puis aſſurer que ce moyen a ſouvent été utile; l'on ſait d'ailleurs que l'application externe du froid peut convenir (*a*), d'après les avantages que pluſieurs maniaques ont éprouvés de l'application de la glace & de la neige ſur la tête nue, & ſur-tout de l'application d'un bonnet de neige.

Quelques praticiens ont auſſi recommandé le bain chaud; il eſt poſſible qu'il ſoit utile chez les perſonnes d'un tempérament mélancolique, dont les fibres ſont dans un état de rigidité; ou quand on l'emploie de la maniere qui eſt preſcrite par pluſieurs médecins, en plongeant les parties inférieures dans l'eau chaude, pendant que l'on en verſe de froide ſur la tête & les parties ſupérieures. Je n'ai aucune expérience ſur cette pratique; mais j'ai obſervé que les

(*a*) On a vu des maniaques guérir en les laiſſant expoſés au froid le plus vif en pleine campagne. Un bonnet de neige appliqué ſur la tête raſée a produit le même effet. Les anciens verſoient de l'eau froide ſur la tête; quelques-uns ont guéri en ſe jettant dans l'eau. Boerhaave recommande de plonger ſubitement le malade dans l'eau de mer, de maniere qu'il ſoit ſurpris.

bains chauds, de la maniere dont on en fait communément usage, étoient plus nuisibles qu'utiles aux maniaques (*a*).

1571. J'ai supposé que la manie dépendoit de l'augmentation d'excitement du cerveau, sur-tout relativement aux fonctions animales ; en conséquence l'opium, qui communement est si puissant pour produire le sommeil, ou pour ralentir ces mêmes fonctions, doit être un très-grand remede dans la manie (*b*) ; je pense qu'il est réellement tel, d'après le témoignage de Bernard Huet, dont la pratique est rapportée à la fin de l'ouvrage de Wepfer, qui a pour titre *Historia apoplecticorum*. Je renvoie mes lecteurs à ce livre, où ils trouveront toute la pratique de cette maladie fort détaillée, & exposée, suivant ce qui m'a paru, avec beaucoup de jugement. Je n'ai jamais continué mes essais, autant qu'il sembloit nécessaire pour obtenir une guérison parfaite ; mais j'ai fréquemment donné de grandes doses d'opum dans quelques cas de manie, & il a été évidemment avantageux, lorsqu'il a pu procurer le sommeil : j'ai été arrêté dans son usage, parce que j'ai craint quelquefois que la maladie ne dépendît de quelques lésions organiques du cer-

(*a*) J'ai remarqué que les bains chauds étoient toujours pernicieux dans toutes les maladies où il y avoit congestion a la tête, ou pléthore, en raison de la raréfaction du sang à laquelle ils donnent lieu. Ces bains ne conviennent que dans l'état le plus calme de la manie mélancolique, & rarement dans le paroxysme.

(*b*) L'usage de l'opium est douteux toutes les fois qu'il y a une forte détermination vers la tête, que la raréfaction du sang est grande, & que le malade est pléthorique ; mais lorsque la maladie est produite par des passions vives sans congestion ni pléthore l'opium est un remede très-efficace : Tralles, qui se déclare en général contre son usage, le recommande beaucoup dans ce cas. Wepfer a guéri des maniaques par l'opium & les purgatifs, en y joignant quelquefois les émétiques. Il augmentoit insensiblement la dose de ce remede, jusqu'à ce qu'il procurât le sommeil : car ce n'est qu'alors qu'on peut espérer la guérison. Il dit en avoir fait prendre jusqu'à quinze grains à différens intervalles, en attendant l'effet de la dose qu'il avoit donnée en dernier lieu, avant de passer à une autre. Si le malade est pléthorique, il faut d'abord évacuer & tenter l'application du froid, & faire ensuite un usage constant des narcotiques Dans les cas de veilles opiniâtres, l'opium gradué à propos, procure un sommeil avantageux ; mais quelquefois il augmente l'agitation & aggrave tous les symptomes : il faut alors s'en abstenir, de crainte qu'il ne rende la maladie incurable, & s'en tenir aux rafraîchissans.

veau, où l'opium auroit été inutile, & d'autres fois qu'elle ne fût unie à quelque affection inflammatoire, où ce remede auroit été pernicieux.

1572. On a recommandé le camphre dans la manie, & l'on a rapporté des observations pour prouver qu'il avoit opéré des cures completes. (*a*), Il paroît, d'après les expériences de Beccaria, que cette substance jouit d'une vertu sédative & narcotique ; en conséquence ces guérisons ne sont pas entiérement dénuées de probabilités ; mais dans plusieurs essais où j'ai donné le camphre, même à grandes doses, je n'en ai retiré aucune utilité ; & je ne connois guere d'autres observations en sa faveur, que celles qui sont rapportées dans les *Transactions philosophiques*, n°. 400.

1573. J'ai appris que l'on avoit guéri quelques maniaques en les astreignant à un travail constant & même rude (*b*). En effet, l'attention forcée qu'exige la direction de quelque exercice que ce soit du corps, est un moyen très-sûr de détourner l'esprit d'une suite quelconque d'idées ; c'est pourquoi il est très-probable qu'un pareil exercice peut être utile dans plusieurs especes de manie.

Je terminerai ce sujet en observant que, même dans plusieurs cas de manie complete, j'ai vu obtenir la guérison par des voyages continués quelque temps.

1574. Tels sont les remedes que l'on a particuliérement employés dans la manie dont j'ai donné plus haut la description, & je pense qu'on les a prescrits indifféremment, sans songer que la manie devoit se distinguer en différentes especes (*c*). J'avoue que je ne puis dire jusqu'à quel point

(*a*) On a donné jusqu'à un demi-gros de camphre par jour aux maniaques. Locher dit avoir soulagé plusieurs maniaques par le moyen du musc & en avoir guéri un radicalement. On peut tenter ce remede, ainsi que les autres antispasmodiques, lorsqu'il n'y a pas de signe de congestion à la tête.

(*b*) Un gentilhomme qui faisoit valoir, entreprit la cure des maniaques, en les assujettissant à différens travaux à la campagne, & il en guérit plusieurs en les fatiguant jusqu'à ce qu'ils pussent dormir.

(*c*) Il y a une espece de manie qui n'est pas accompagnée de fureur, & qui paroît dépendre de collapsus ou d'un état de foiblesse ; telle est celle que Sydenham a observée à la suite des fievres intermittentes, & sur-tout des fievres quartes, traitées par les saignées & les purgatifs réitérés : cette espece de folie se distingue particuliérement en ce qu'elle se change en démence, & se guérit pa

cette distinction peut avoir lieu ; mais je vais ajouter une observation qui me paroît mériter quelque attention.

Il y a, à ce que je crois, deux cas différens de manie qui varient particuliérement à raison du tempérament primitif des personnes qui en sont affectées. La manie attaque peut-être plus fréquemment ceux qui sont d'un tempérament mélancolique ou atrabilaire ; mais il est certain que souvent elle se rencontre aussi chez ceux qui sont d'un tempérament fort opposé, que les médecins ont nommé sanguin. Je soupçonne que l'on doit regarder la maladie comme de nature différente, suivant qu'elle affecte des personnes de l'un ou l'autre tempérament ; & je suis persuadé que si l'on faisoit des observations exactes sur un nombre suffisant de maniaques, on pourroit trouver dans ces deux cas, quelque différence fort constante dans les symptomes, ou au moins dans la nature des symptomes de la maladie. Je crois que les imaginations fausses ; les aversions & les ressentimens particuliers sont plus fixes & plus durables dans le tempérament mélancolique que dans le sanguin, & qu'il y a une certaine disposition inflammatoire communément réunie à la manie dans le tempérament sanguin, plutôt que dans le mélancolique. Si cette différence a réellement lieu, il est évident qu'il faut en admettre également une dans la pratique. Je suis persuadé que la saignée & les autres antiphlogistiques sont plus convenables, & ont été plus utiles dans la manie qui attaque les personnes d'un tempérament sanguin, que dans celle qui s'observe chez ceux qui sont d'un tempérament mélancolique. Je soupçonne aussi que le bain froid est plus utile au tempérament sanguin qu'au mélancolique ; mais je n'ai pas assez d'expérience pour décider ces questions avec une assurance suffisante.

Je n'ai plus qu'une observation à ajouter, qui est, que les maniaques d'un tempérament sanguin guérissent plus fréquemment & plus parfaitement que ceux qui sont d'un tempérament mélancolique.

---

l'usage des stimulans & des toniques ; Sydenham donnoit dans ce cas la thériaque. Il paroît que c'est particuliérement dans cette espece de manie que la myrrhe, le castoreum, l'assa-fœtida & les martiaux ont réussi.

* * *

CHAPITRE III.

De la Mélancolie, & des autres Types de Folie.

1575. ON considere communément la mélancolie comme une folie partielle ; & je l'ai définie comme telle dans ma nosologie (*a*) ; mais aujourd'hui je doute que cette définition

(*a*) La mélancolie est le genre LXVI de la nosologie de l'auteur ; il l'a définie une folie partielle, qui n'est pas accompagnée de dyspepsie.

La folie existe toutes les fois que les jugemens que l'on porte sur différens objets que les sens perçoivent ; sont entiérement faux, de maniere qu'il en résulte des affections de l'ame ou des actions contraires à la raison.

La mélancolie peut être considérée comme une manie portée à un degré moins considérable ; on la distingue, en ce que, 1°. toute folie partielle peut facilement devenir universelle : 2°. toute manie vient soudainement, & attaque particuliérement les tempéramens sanguins : 3°. dans la mélancolie la folie universelle est précédée d'une folie partielle ; l'attachement que le malade a pour certains objets ne forme qu'un degré de la même maladie.

L'hypochondrie & la mélancolie sont souvent difficiles à distinguer : néanmoins on pourra y parvenir jusqu'à un certain point, en faisant attention que la dyspepsie est un symptome qui accompagne communément l'hypochondrie & rarement la mélancolie. Cette derniere est donc une folie partielle qui se rencontre dans un tempérament mélancolique. Elle se reconnoît particuliérement à un état de timidité, d'abattement, de tristesse & d'imagination fausse ; les malades portent un faux jugement sur un objet particulier dont ils sont continuellement occupés, & raisonnent assez bien sur tous les autres ; ils aiment la solitude ; leur visage est pâle & abattu ; tout le corps est d'une maigreur extrême ; communément la respiration est lente, le pouls rare & petit.

M. Cullen comprend sous le titre de mélancolie, 1°. la maladie vulgairement connue sous le nom de panophobie ou de frayeur nocturne, 2°. la démonomanie de Sauvages, 3°. le délire mélancolique d'Hoffmann, 4°. l'érotomanie de Linnæus, 5°. la nostalgie des anciens, 6°. la mélancolie nerveuse de Lorry.

La mélancolie varie en raison des objets sur lesquels le malade délire. Ainsi :

I. Elle consiste dans un faux jugement que le malade porte sur l'état de son corps, qu'il croit être en danger pour des causes légeres ; ou il craint que ses affaires n'aient une issue fâcheuse.

ſoit bien exacte. Par folie partielle, j'entends un jugement faux & erroné ſur un objet particulier, & ſur ce qui y a

---

On doit rapporter à cette eſpece, 1°. la mélancolie vulgaire, qui varie à l'infini en raiſon des objets dont le malade eſt affecté : ainſi Sauvages a connu un médecin dont la folie conſiſtoit à croire qu'il avoit été empoiſonné par un apothicaire ; on en a vu ne pas vouloir ſe lever, ni même manger, afin d'épargner ſur leur habillement & leur nourriture, parce qu'ils ſe croyoient réduits à une pauvreté extrême ; quelques-uns ont cru qu'ils ſoutenoient l'univers avec leur doigt ; d'autres ſe ſont imaginés être changés en différens animaux. Souvent cette folie partielle eſt occaſionnée par de vives affections de l'ame, telles que la terreur : ainſi on a vu de jeunes perſonnes qui ont cru voir continuellement près d'elles des hommes qui avoient voulu les violer. La jalouſie a auſſi donné fréquemment lieu à cette eſpece de mélancolie : 2°. la mélancolie des malades imaginaires. Ces ſortes de malades, quoique portant tous les ſignes d'une ſanté parfaite, s'affligent ſur des affections légeres, & ſe croient ſur le point de mourir ; ils tourmentent continuellement les médecins par leurs conſultations, ou déſeſpérant de leur guériſon, ils ſe livrent à la ſolitude, s'obſtinent à cacher le ſujet de leur affliction, ne répondent pas aux queſtions qu'on leur fait, & ne ceſſent de gémir ſur leur ſort ; quelquefois leur déſeſpoir ſe change en une véritable manie. Cette eſpece de mélancolie eſt aiſée à diſtinguer de l'hypochondrie, en ce que les malades n'ont aucune affection corporelle ; le ſon de leur voix annonce que les poumons ſont bien conſtitués ; leur ſommeil & leur maniere de raiſonner n'indiquent aucune affection du cerveau, les fonctions des viſceres du bas-ventre s'exécutent convenablement ; dans l'hypochondrie au contraire les inteſtins ſont remplis de vents, il y a des rapports acides, des affections convulſives de l'eſtomac & autres ſymptomes de dyſpepſie : 3°. la *panophobia phrontis* de Sauvages, ou la terreur panique. Les malades qui ſont affectés de cette eſpece de mélancolie, ſont extrêmement inquiets, ils recherchent la ſolitude & l'obſcurité, tout leur inſpire de la terreur ; on s'apperçoit extérieurement d'un gonflement du diaphragme, le moindre attouchement du corps eſt douloureux & leur inſpire de la crainte ; ils ſont tourmentés de ſonges effrayans, ils ſe plaignent de reſſentir comme une épine enfoncée dans la poitrine, & quelquefois ils s'imaginent voir des objets terribles.

II. La mélancolie conſiſte dans une erreur agréable ſur l'état des choſes qui concerne le malade. C'eſt ce qui arrive dans, 1°. la *melancholia moria* de Sauvages, c'eſt-à-dire dans cette eſpece de folie où les malades s'imaginent être plus heureux que les autres hommes, & croient être des rois puiſſans ou même des dieux : 2°. la mélancolie enthouſiaſtique, dans laquelle les malades ſe croient inſpirés par la Divinité, tombent dans des affections convulſives ſimulées, qui reſſemblent à l'épilepſie, & prétendent prédire l'avenir, comme le firent Mahomet & les convulſionnaires même, pour en impoſer au peuple : 3°. la mélancolie

rapport, quoique le malade juge de tout autre objet comme le commun des hommes. Il y a certainement eu de ces

---

dans laquelle les malades sautent. Cette maladie a quelquefois été épidémique. On l'a observée en Hollande en 1373, où elle se nommoit la *danse de saint Jean.* Ceux qui en étoient affectés, se dépouilloient de leurs vêtemens, se couronnoient de fleurs, formoient des contre-danses, sautoient nuds dans les rues & les temples: ils chantoient, & couroient au point que plusieurs tomboient à terre hors d'haleine, & leur ventre se gonfloit alors tellement, qu'on étoit obligé de le contenir avec des bandages, de crainte qu'il ne crévât; cette maladie parut se communiquer aux spectateurs les plus attentifs, & on la regarda comme une opération du démon.

III. La mélancolie consiste dans un amour excessif, qui n'est pas accompagné de satyriasis ou de nymphomanie. Telle est l'érotomanie ou la mélancolie amoureuse. Cette espece de mélancolie differe du satyriasis & de la nymphomanie, en ce que ceux qui en sont affectés ne desirent point jouir impudemment des faveurs de l'objet de leur amour; mais, au contraire, ils le reverent comme une divinité, exécutent ponctuellement toutes leurs volontés; ils sont dans une admiration continuelle de ses perfections; ils s'affligent de son absence, & se réjouissent en le voyant; ils ne dorment pas, refusent de prendre des alimens, & abandonnent toutes leurs occupations. L'on dit qu'Aristote fut affecté de cette espece de folie, au point d'offrir de l'encens à sa femme. Lucrèce en devint entiérement fou, & se donna la mort. Le Tasse fut pendant quinze ans affecté d'une mélancolie semblable. L'érotomanie se peut réconnoître chez ceux qui veulent la dissimuler par le changement subit de couleur & l'accélération du mouvement du pouls à la vue de la personne aimée, ou même lorsque l'on entend son nom: ces signes ont suffi à Galien & à Erasistrate pour découvrir cette affection.

IV. La mélancolie consiste dans une crainte superstitieuse des événemens futurs. Telle est la mélancolie religieuse, où les malades sont d'une tristesse extrême par la crainte excessive des jugemens de Dieu, & rien n'est capable de ranimer chez eux l'espérance: l'on en a même vu quelquefois se donner la mort de désespoir.

V. Dans une aversion insurmontable pour le mouvement & tous les devoirs de la vie, comme il arrive dans la *melanchölia attonita*; dans cette espece, le malade ne change pas de place, ni même de situation; s'il est assis, il ne se leve jamais; s'il est debout ou couché, il y reste continuellement; enfin il ne se remue pas, à moins que quelqu'un ne l'y force & ne le pousse; il ne fuit pas la compagnie des autres hommes, mais il ne répond pas aux questions qu'on lui fait, quoiqu'il paroisse comprendre ce qu'on lui dit; il ne fait pas plus d'attention aux conseils qu'on lui donne, que s'il étoit sourd. Il a, pendant qu'on lui parle, l'air rêveur & occupé d'autres idées; il ne paroît veiller que par intervalles; il ne prend des alimens & de la boisson que quand on

exemples de folie ; mais je pense que l'on a peu observé où la folie partielle fût strictement limitée. Dans plusieurs

---

les approche de sa bouche ; & quand la maladie est portée à son plus haut degré, il rejette même les alimens que l'on a introduits dans sa bouche. Dans cet état, communément les forces ne sont pas affoiblies, & le pouls conserve son état naturel.

VI. Dans une inquiétude & l'impatience d'une position quelconque. Telle est la mélancolie erratique. Le malade ne peut rester en place une heure, il court continuellement çà & là sans savoir où il va ; il est plus timide que les autres mélancoliques ; il fuit la compagnie, il rode la nuit dans les endroits déserts ; il ne sait jamais ni ce qu'il fait, ni ce qu'il cherche, ni ce qu'il veut.

VII. Dans l'ennui de la vie, comme on le voit dans la mélancolie angloise. Quelquefois cette maladie a été, en quelque sorte, épidémique. Ainsi les filles de Milet prirent un tel ennui pour la vie, qu'un grand nombre se pendirent. On ne put arrêter cette folie qu'en menaçant d'exposer nud, dans la place publique, le cadavre de la premiere qui seroit coupable de suicide. Il est assez commun de voir les mélancoliques se donner la mort, lorsque leur maladie est portée au plus haut degré ; mais la mélancolie angloise differe des autres, en ce que ceux qui en sont affectés prennent la résolution de mettre fin à leur vie, sans donner aucune marque de fureur, ou sans avoir aucun chagrin grave ; & souvent l'ennui de la vie ne paroît pas dépendre chez les Anglois d'une maladie.

VIII. Enfin, la mélancolie consiste dans une erreur du malade sur la nature de son espece. Ainsi, quelques-uns se sont crus changés en loup, d'autres en lievre, & plusieurs en chevaux. On peut rapporter à cette variété la mélancolie des Scythes dont parle Hippocrate. Ceux de cette nation qui étoient les plus riches, devenoient ineptes à la génération, par l'habitude qu'ils avoient d'être continuellement à cheval, sans être soutenus par des étriers, cet état les affligeoit tellement qu'ils se croyoient changés en femme par une punition divine. Ils prenoient en conséquence les habits de femmes, & manioient la quenouille & le fuseau ; le peuple superstitieux les vénéroit, de crainte d'encourir la même punition des dieux.

Quant à la démonomanie ou à la possession du diable, M. Cullen croit avec raison, qu'il n'y en a aucune espece de réelle, parce que le démon n'a aucun empire sur nous ; d'où il conclut que l'on doit rapporter les especes de démonomanie dont Sauvages fait l'énumération, 1° à la mélancolie ou à la manie ; telle est la démonomanie fanatique, ou le fanatisme qui a porté ceux qui en étoient affectés à des excès inconcevables de cruautés. La démonomanie des Indes, dont parle Kempfer, ne differe du fanatisme qu'en ce qu'elle est l'effet de l'abus de l'opium.

2° On peut rapporter les différentes especes de démonomanie à d'autres maladies que les spectateurs ont faussement regardées comme l'effet de la puissance du diable. Ainsi, des convulsions

cas de folie générale, il y a un sujet de chagrin ou de crainte, sur lequel roule plus particuliérement le faux jugement, ou qui est au moins plus fréquemment que tout autre l'objet dominant du délire : les absurdités que produit cet objet dominant, donnent lieu à la folie de s'étendre sur presque tous les autres ; néanmoins cela varie beaucoup, non-seulement chez les différens individus, mais aussi chez le même dans différens temps. Ainsi, ceux que l'on regarde généralement comme fous, jugent cependant de temps en temps, & dans quelques cas, assez convenablement & très-constamment des circonstances présentes, & de certains événemens auxquels ils ne s'attendoient pas ; mais lorsqu'on cesse de leur présenter ces objets qui attiroient leur attention, le désordre de l'imagination peut ramener facilement la confusion générale ou rappeller l'objet particulier de délire. Ces observations me portent à conclure qu'il n'est pas toujours possible d'assigner aussi exactement les limites qui distinguent la folie générale & partielle, que de déterminer quand l'affection partielle doit être considérée comme constituant une espece particulière de maladie différente d'une folie plus générale.

1576. Lorsque la folie qui, sans être strictement partielle, ni entiérement & constamment générale, affecte des personnes d'un tempérament sanguin, & est accompagnée d'émotions plutôt agréables que furieuses ou tristes ; je crois qu'on doit la regarder comme une maladie différente de la manie que j'ai décrite plus haut ; & que cette folie, quoique partielle, ne doit pas même être confondue avec la mélancolie proprement dite, dont je parlerai par la suite.

1577. Comme cette espece differe de celles que j'ai décrites 1554, je pense qu'elle exige des remedes différens,

---

violentes & extraordinaires occasionnées par des vers, par la suppression de la plique polonoise, par l'anévrisme de l'aorte descendante, ont fait croire au peuple que ceux qui étoient ainsi affectés étoient possédés du démon.

3°. On peut les rapporter à des maladies entiérement simulées : tout ce que l'on a raconté sur les sorciers, les vampires & les possédés, doit être regardé comme tel.

4°. Enfin, on doit rapporter a la démonomanie des maladies qui étoient en partie vraies, comme dans le n°. 2°. & en partie simulées, comme celles du n°. 3°. Telle est la démonomanie hystérique de Sauvages.

& qu'il est convenable d'en parler ici particulièrement (a).

Dans cette espece de folie, il peut être nécessaire d'empêcher ceux qui en sont affectés de suivre, comme nous l'avons dit plus haut, 1576, les objets qui donnent lieu à leur fausse imagination ou à leur faux jugement; mais il est rare que l'on soit obligé d'employer une contrainte aussi considérable que dans la manie impétueuse & colère. Il suffit en général d'acquérir quelque empire sur les malades, afin d'en faire usage, comme il est même quelquefois nécessaire, pour arrêter les écarts de leur imagination, & les inconséquences de leur jugement.

1578. La contrainte dont je viens de parler & que je regarde comme essentielle, exige en général que les malades soient renfermés dans un seul endroit, afin d'exclure de leur vue les objets, & sur-tout les personnes qui pourroient rappeller des idées unies avec les objets principaux de leur délire. Néanmoins si l'on peut en même-temps s'appercevoir qu'il y a certains objets ou certaines personnes qui puissent détourner leur attention des causes du désordre de leur imagination, & la fixer quelque-temps sur d'autres objets, il faut leur présenter fréquemment ces derniers: c'est pour cette raison qu'il est souvent utile de les faire voyager, tant pour interrompre la suite de leurs idées, que pour leur présenter des objets capables d'attirer leur attention. Dans ces cas, si la folie, quoique particuliérement fixée sur un seul objet dont le malade juge mal, ne s'y borne pas uniquement, mais se porte en outre facilement sur d'autres avec la même incohérence d'idées, je pense qu'on pourroit utilement tenter d'attacher ou même de forcer ces sortes de malades à quelque travail constant & uniforme.

1579. Lorsque les cas indiqués dans 1576 s'observent dans les tempéramens sanguins, & approchent en conséquence davantage du délire frénétique, la saignée & les purgatifs sont convenables & nécessaires à proportion que les symptomes qui indiquent cette disposition au délire frénétique, sont plus évidens & plus violens.

1580. Je crois que quand cette espece de folie attaque des personnes d'un tempérament sanguin, le bain froid

(a) Cette espece de folie gaie paroît encore différer des autres, en ce qu'elle céde en général plus facilement aux remèdes.

convient particuliérement, qu'elle soit partielle ou non; mais que ce remède n'est guère admissible dans la folie partiellle des mélancoliques, comme je le prouverai par la suite.

1581. Après avoir parlé de cette espece de folie, qui, suivant ma maniere de voir, diffère de la manie & de la mélancolie, je vais examiner les symptomes qui paroissent convenir particuliérement à cette derniere.

1582. La maladie que je nomme mélancolique n'est très-souvent qu'une folie partielle. Quoique l'imagination fausse ou le jugement faux semblent souvent se borner à un seul objet, il est rare qu'il n'en résulte pas beaucoup d'inconséquences dans les autres opérations de l'entendement; & comme l'on observe d'ailleurs tous les degrés intermédiaires possibles entre la folie très-générale & celle qui est très-partielle, il est souvent très-difficile, peut-être même peu convenable, de distinguer la mélancolie par le caractère unique de folie partielle. On doit principalement la distinguer, si je ne me trompe, en ce qu'elle attaque des personnes d'un tempérament mélancolique, & en ce qu'elle est toujours accompagnée de quelque crainte, qui n'est pas en apparence fondée, mais qui donne les plus vives inquiétudes.

1583. Je dois observer, pour expliquer la cause de cette maladie, que la plupart de ceux chez qui domine le tempérament mélancolique, sont d'un naturel sérieux & pensif, & disposés à la crainte & à la circonspection, plutôt qu'à l'espérance & à la témérité. Les personnes de ce caractère sont émues moins facilement que d'autres par des impressions quelconques, & sont en conséquence capables d'une attention plus sérieuse ou plus long-tems continuée sur un objet particulier, ou sur une suite de pensée (*a*). Elles s'engagent même aisément à une application constante sur un sujet quelconque, & tiennent très-fortement à toute émotion qui a pu les affecter.

1584. Ces circonstances, qui constituent le caractère mélancolique, semblent prouver évidemment que ceux chez qui ce caractère domine fortement, peuvent être facilement

(*a*) Il est constant que les hommes les plus savans & les plu spirituels ont été en général mélancoliques : de-là, le proverbe *nullum magnum ingenium sint mixturâ insaniæ.*

saisis de craintes capables de leur donner de vives inquiétudes; & que ces craintes, quand l'on s'y livre trop, comme il arrive naturellement à ces sortes de personnes, peuvent facilement dégénérer en folie partielle.

1585. La crainte & l'abattement de l'esprit, ou une disposition à la timidité & au découragement, peuvent, dans quelques occasions, ou dans certains états du corps, être uniquement l'effet de la foiblesse : c'est pourquoi je suppose que ces symptomes accompagnent quelquefois la dyspepsie. Mais je pense qu'alors la disposition au découragement n'est presque jamais portée à un degré considérable, ou qu'elle n'est pas aussi fortement fixée que quand elle se manifeste chez des personnes d'un tempérament mélancolique. Quoique chez ces dernieres la crainte soit également l'effet des sensations auxquelles la dyspepsie donne lieu, il est évident que l'émotion peut être portée à un degré plus considérable, & être accompagnée d'une plus grande inquiétude, être plus permanente, occuper davantage le malade, & produire en conséquence tous les symptomes variés qui surviennent dans la maladie appellée HYPOCHONDRIE, comme je l'ai dit dans 1222.

1586. Quoique les symptomes qui affectent le corps se ressemblent parfaitement dans la dyspepsie & l'hypochondrie, & que ceux même qui affectent l'ame se ressemblent aussi en quelque sorte, je n'ai trouvé, en m'occupant autrefois d'établir une distinction entre ces deux maladies, aucune difficulté de distinguer la derniere, uniquement en ce qu'elle se rencontre chez des personnes d'un tempérament mélancolique. Mais je me trouve obligé d'avouer aujourd'hui que je suis fort en peine de déterminer comment l'hypochondriasis & la mélancolie peuvent dans tous les cas se distinguer l'une de l'autre, le même tempérament leur étant commun.

1587. Je pense néanmoins qu'on peut en général établir cette distinction de la maniere suivante.

Je voudrois que l'on considérât l'hypochondriasis comme une maladie toujours accompagnée de symptomes de dyspepsie; il peut, il est vrai, exister en même-temps une crainte mélancolique accompagnée de vives inquiétudes, produite par la sensation qu'excitent ces symptomes; mais tant que cette crainte ne consiste que dans un jugement faux relativement à l'état de la santé du malade même, & au danger dont il craint que cet état ne soit suivi, je voudrois que l'on considérât encore la maladie comme une affection hypochondriaque, & comme différente de la vraie mélancolie. Lorsqu'au contraire la crainte & le découragement sont les suites d'un jugement faux relativement à d'autres objets que ceux de la santé, & particuliérement lorsque le malade ne ressent aucun symptome de dyspepsie, personne ne peut douter que l'affection ne soit alors très-différente de la dyspepsie & de l'hypochondriasis; & cet état constitue ce que je voudrois strictement appeller mélancolie.

1588. Il paroît qu'il reste encore une légère difficulté, malgré ce que je viens de dire, pour distinguer l'hypochondrie du tempérament parfaitement mélancolique dans le cas où ce dernier paroît arrêter ou ralentir l'action de l'estomac, de maniere à produire quelques symptomes de dyspepsie. Néanmoins je voudrois encore, malgré ces symptomes, considérer la maladie comme une véritable mélancolie, plutôt que comme une affection hypochondriaque, dans les cas où les caractères du tempérament mélancolique sont fortement marqués, & sur-tout lorsque l'erreur de l'imagination roule sur d'autres objets que sur ceux qui sont relatifs à la santé; ou bien lorsque l'erreur, quoique relative à l'état corporel du malade même, est sans fondement ou absurde.

1589. La mélancolie dépend donc évidemment du tempérament général du corps. Chez un grand nombre de personnes, ce tempérament existe sans aucune affection morbifique de l'esprit ou du corps; cependant lorsqu'il est parfaitement caractérisé & porté à un degré considérable, il peut se changer en une maladie qui affecte l'un & l'autre, mais particuliérement l'esprit : il est en conséquence convenable d'examiner en quoi consiste spécialement ce tempérament mélancolique; on peut observer à cet égard qu'il est caractérisé par un degré de gêne dans le mouvement de la puissance nerveuse, relativement à la sensation & à la volition; il y a une rigidité générale des solides simples, & l'équilibre du systême sanguin penche du côté des veines (*a*). Or, toutes ces circonstances sont directe-

(*a*) Les distinctions que l'auteur tente d'établir ici entre la mélancolie & l'hypochondrie, paroissent préférables à celles que l'on a admises jusqu'ici. C'est à tort que l'on a cru que la mélancolie dépendoit toujours d'une affection sympathique des organes qui servent à la digestion, & des autres viscères du bas-ventre; car

ment opposées à celles qui constituent le tempérament sanguin, & doivent par conséquent produire aussi un état de l'esprit entiérement opposé.

1590. C'est de cet état de l'esprit & de celui du cerveau qui lui correspond, dont nous allons présentement nous occuper particuliérement : mais l'on pourra objecter qu'il est difficile d'expliquer en quoi consiste cet état du cerveau ; peut-être même regardera-t-on comme une témérité de ma part de le tenter.

Je hasarderai cependant de dire qu'il est probable que le tempérament mélancolique de l'esprit dépend du tissu plus sec & plus ferme de la substance médullaire du cerveau ; ce qui peut-être est dû à un défaut de fluide dans cette substance, comme il paroît en ce que sa gravité spécifique est alors moins considérable que de coutume. Je conclus que cet état du cerveau existe réellement dans la mélancolie ; *premiérement*, par la rigidité générale de toute l'habitude du corps ; *secondement*, d'après les ouvertures des cadavres, qui ont prouvé que cet état du cerveau avoit lieu dans la manie, qui n'est souvent qu'un degré plus considérable de mélancolie. Je ne vois rien qui empêche de supposer que ce même état du cerveau peut, à un degré modéré, produire la mélancolie, &, à un degré plus considérable, occasionner cette espece de manie, dans aquelle se change si souvent la mélancolie : on admettra

---

l'on observe que communément les fonctions de ces viscères ne sont pas dérangées chez les mélancoliques. Boerhaave, dans son aphorisme 1094, regarde la mélancolie comme l'effet de l'atrabile. Néanmoins, en rapportant les circonstances qui caractérisent cette maladie, il n'a fait que décrire un tempérament particulier ou une disposition particulière. Les signes qui accompagnent ce tempérament sont ordinairement héréditaires & se manifestent de très-bonne heure. Les cheveux & les yeux sont noirs, la peau pâle ou brune, les veines larges, l'habitude du corps séche, les fibres rigides, séches & fortes, le corps très-robuste ; les artères sont petites & les veines fort larges : ce qui prouve que l'équilibre de la circulation se porte particuliérement du côté de ces dernieres. L'esprit est difficilement ému par les passions : mais il tient très-vivement à tout ce qui a pu l'émouvoir, & est indifférent pour tout autre objet. Tel est le caractère du tempérament héréditaire qui subsiste en dépit des causes externes. La question se réduit a savoir s'il dépend de l'état du sang ou d'une conformation générale. Mais il est certain que les causes occasionnelles de Boerhaave n'agissent que quand le tempérament originel existe.

sur-tout cette supposition avec facilité, si l'on convient qu'un plus grand degré de dureté dans la substance du cerveau peut le rendre susceptible d'un plus grand excitement, ou qu'une portion du cerveau peut acquérir plus de dureté que les autres, & en conséquence donner lieu à cette inégalité d'excitement dont dépend réellement la manie.

1591. J'ai ainsi tenté d'exposer ce qui me paroît le plus probable sur la cause prochaine de la mélancolie : la matiere peut encore être douteuse à plusieurs égards ; mais je suis persuadé que l'on pourra souvent faire usage de ces observations pour se diriger dans le traitement de cette maladie, comme je vais tâcher de le prouver.

1592. Il faut, chez la plupart des mélancoliques, gouverner l'esprit en grande partie de la même maniere que je l'ai conseillé plus haut à l'égard de l'affection hypochondriaque ; mais comme dans le cas de la vraie mélancolie, il y a communément une imagination fausse ou un faux jugement qui se manifestent comme une folie partielle, il est de plus nécessaire d'employer alors quelques artifices capables de corriger cette imagination ou ce jugement.

1593. Les différens remèdes propres à modérer les symptomes de dyspepsie qui accompagnent constamment l'hypochondriasis, sont rarement nécessaires ou convenables dans la mélancolie.

Il n'y a qu'un des symptomes de dyspepsie, qui existe très-constamment dans la mélancolie, sans être cependant accompagné d'aucun autre symptome qui indique l'affection de l'estomac, savoir la constipation. Il est toujours convenable & même nécessaire de la dissiper ; c'est, je pense, pour cette raison que l'usage des purgatifs a été si souvent utile dans la mélancolie (a). Je n'ose pas positivement déterminer s'il y a quelque purgatif qui convienne particuliérement dans cette maladie ; mais je n'ai pas d'autre opinion relativement au choix des purgatifs dans la mélancolie, que celle que j'ai exposée plus haut sur ce même objet, en parlant de la manie.

1594. Quant aux autres remèdes, je pense que la saignée convient plus rarement dans la mélancolie que dans la manie ;

(a) Les purgatifs sont encore convenables dans les cas où la mélancolie est aggravée par des congestions dans le systême de la veine porte.

mais on doit se déterminer relativement aux avantages que l'on en peut retirer dans les cas particuliers, d'après les mêmes considérations que dans la manie.

1595. Le bain froid que j'ai aussi regardé comme très-utile dans différens cas de folie, n'est, je pense, presque jamais admissible dans la mélancolie ; au moins tant qu'elle n'est qu'une affection partielle, & qu'il n'y a aucunes marques d'un excitement violent. Il est probable au contraire, à cause de la rigidité générale qui domine dans la mélancolie, que le bain chaud peut y être fréquemment utile.

1596. Quant aux narcotiques que j'ai cru pouvoir être souvent avantageux dans la manie, je pense qu'ils ne conviennent que très-rarement dans les folies partielles des mélancoliques, excepté dans certains cas d'excitement violent, où la mélancolie approche beaucoup de la manie.

1597. Dans ces cas où la mélancolie approche de la manie, il est quelquefois nécessaire de recommander une diète sévère ; mais comme il n'est guère possible d'éviter alors l'usage des végétaux, qui, dans les cas d'inertie de l'estomac, produit quelques symptomes de dyspepsie, il ne faut faire usage de la nourriture végétale dans les cas de mélancolie légére, qu'avec quelque précaution.

L'exercice, comme tonique, ne convient ni dans l'hypochondriasis, ni dans la mélancolie ; néanmoins il peut être extrêmement utile dans ces deux maladies, relativement aux effets qu'il produit sur l'esprit, & on doit l'employer dans la mélancolie de la même maniere que je l'ai conseillé plus haut dans le cas d'hypochondrie *(a)*.

(*a*) D'après tout ce que l'auteur a dit sur la mélancolie, il est évident qu'elle dépend d'un tempérament particulier, d'où résulte l'affection de l'esprit. Il faut en conséquence, pour parvenir à guérir cette maladie, 1°. éviter les causes occasionnelles, 2°. empêcher l'esprit de s'occuper d'un seul objet, 3°. corriger la rigidité & la sécheresse générale, 4°. entretenir la transpiration par le bain chaud & l'exercice modéré.

Toutes ces indications seront aisées à saisir, d'après ce qui a été dit sur le traitement qui convient dans l'hypochondrie.

On tentera tous les moyens possibles de guérir l'imagination, car c'est en vain que l'on aura recours aux remèdes, tant qu'elle sera affectée ; il faut, pour y parvenir, s'attacher à plaire au malade & prendre, s'il est possible, sa façon de penser ; enfin, employer tous les secours moraux capables de le distraire ; mais il est de la plus grande importance de le déterminer dès le commencement à changer de climat, & de l'envoyer dans des pays éloignés : la variété des

1598. Après avoir exposé ma doctrine, relativement aux types principaux de folie, je devrois considérer les autres genres, tels que l'amentia & l'oneirodynia (*a*),

objets qui frappent continuellement la vue de ces sortes de malades dans les pays étrangers qu'on leur fait parcourir, suffit souvent pour les tirer de leur état de tristesse & de mélancolie, sans aucun autre secours. C'est peut-être pour cette raison que l'ellébore pris à Antycire a souvent réussi.

La saignée réitérée a souvent été un moyen avantageux de diminuer la sécheresse & la rigidité des fibres ; il est bon d'y avoir recours avant l'usage du bain chaud ; c'est un moyen de prévenir les congestions qui surviennent fréquemment lorsque la maladie a duré quelque-temps. La saignée est sur-tout avantageuse lorsqu'il a précédé une suppression d'hémorrhagie habituelle.

Pour diminuer la rigidité des fibres, on prescrira pendant long-temps le petit-lait, l'eau de veau, les sucs des plantes rafraîchissantes & antiscorbutiques. On aura fréquemment recours aux antiphlogistiques, tels que les sels neutres & le vinaigre.

Les amers, qui ont été recommandés par quelques auteurs, ne conviennent que quand la mélancolie est combinée avec la dyspepsie.

Tout ce qui peut favoriser la transpiration, est utile aux mélancoliques ; car Sanctorius observe que la diminution de la transpiration cause la mélancolie, & qu'au contraire l'esprit est gai quand la transpiration se fait librement. C'est pour cette raison que les alimens faciles à digérer, ont souvent suffi pour guérir la mélancolie, comme Galien l'observe ; il paroît aussi que l'on n'a souvent éprouvé de bons effets des sels neutres, du vinaigre & des délayans, que parce-qu'ils portent puissamment à la peau.

Je pense même qu'on ne peut expliquer les effets de l'ellébore blanc, dont les anciens ont fréquemment fait usage avec succès, que parce que ce remède, comme vomitif, est capable de détruire le spasme & d'occasionner une détermination puissante vers la surface du corps. Cependant les drastiques de ce genre ne doivent être mis en usage qu'avec la plus grande circonspection ; & il faut, à l'exemple des anciens, faire précéder les délayans pendant plusieurs mois & même des années entieres.

Dans les cas où la maladie a succédé à des éruptions répercutées, il est avantageux de les rappeller : ainsi on a guéri des mélancoliques en leur donnant la gale.

(*a*) Le plan que j'ai adopté m'oblige de parler ici de ces deux genres.

De l'Amentia ou de la Démence.

La démence consiste dans une foiblesse de l'esprit, relativement à la faculté de juger, de maniere que les malades ne peuvent pas percevoir les rapports des objets, ou ne s'en souviennent pas. N. C GENRE LXV.

M. Cullen comprend sous ce genre l'amentia de Sauvages, ou

que j'ai rangés dans ma nosologie, dans l'ordre des vesaniæ: mais comme je ne puis prétendre jetter un grand jour sur

---

l'oubli, parce que ces maladies se trouvent souvent réunies: elles sont d'ailleurs communément produites par les mêmes causes; & lorsque l'oubli augmente, il conduit toujours à la démence.

Il y a trois especes de démence: I. la démence *innée*; II. la démence *des vieillards*, III. la démence *accidentelle*.

I. La démence *innée*, est celle qui existe depuis le moment de la naissance: tel est, 1°. l'état de stupidité que Sauvages appelle *amentia morosis*, dans lequel les malades sont plus ou moins privés de la faculté de juger; 2°. la démence des microcéphales, c'est-à-dire, de ceux qui ont la tête extraordinairement petite.

II. La démence *des vieillards*, ou l'état d'enfance, consiste dans la diminution de l'entendement & de la mémoire, qui est l'effet de l'âge.

III. La démence *accidentelle* est celle qui est produite par des causes externes chez des hommes dont le jugement est sain: on doit regarder comme des variétés de cette espece, 1°. & 2°. l'oubli & la démence qui succédent aux fievres, comme Sydenham l'a observé quelquefois dans les fievres intermittentes où les malades avoient été fort affoiblis par les saignées & les purgatifs réitérés; 3°. l'oubli céphalalgique qui succède souvent aux douleurs de tête violentes & gravatives, tant chroniques que fébriles: 4°. l'oubli pléthorique qui est produit par des évacuations habituelles supprimées; 5°. la démence rachialgique que l'on a observée à la suite des coliques violentes, particuliérement chez les mélancoliques; 6°. l'oubli qui s'observe chez ceux qui ont usé avec excès des plaisirs de Vénus; 7°. l'oubli ou la perte de mémoire produit par les vives affections de l'ame, telles que la crainte, la terreur, la tristesse; 8°. la démence produite par les poisons narcotiques, tels que le strammonium, la jusquiame; 9° l'oubli occasionné par l'excès des liqueurs spiritueuses & des narcotiques; 10°. & 11°. la démence & l'oubli qui sont la suite des chûtes ou des coups portés à la tête.

Sauvages admet encore plusieurs especes de démence qui ne doivent pas trouver leur place dans la nosologie, parce que les causes internes qui en constituent le caractère ne peuvent se reconnoître par aucun signe externe; telles sont les especes de démence produites par l'épanchement de sérosité, par les tumeurs, les hydatides, la sécheresse du cerveau & les calculs qui se forment quelquefois dans ce viscère.

La démence consiste, comme on l'a vu, dans l'affoiblissement de la faculté de juger & de la mémoire; elle est en conséquence aisée à distinguer de la manie, qui est une folie qui s'étend sur tous les objets.

Ceux qui sont affligés de cette maladie, paroissent indifférent à tout ce qu'on leur dit; ils rient ou chantent sans sujet, & même dans des circonstances qui affligent les autres hommes; ils sont très-paresseux à agir, ne quittent pas la place où ils se trouvent,

ces matieres, & qu'il est rare qu'elles soient l'objet de la pratique, je pense que l'on me permettra de ne pas m'en

---

tout indique chez eux un défaut plus ou moins considérable de jugement : ils ne sont cependant pas furieux comme les maniaques, ni tristes & rêveurs comme les mélancoliques.

L'on peut soupçonner que la cause prochaine de la démence consiste fréquemment dans un épanchement de sérosité ou dans la compression du cerveau, car on l'a vu survenir à la suite d'épilepsie & de paralysie qui dépendoient de causes semblables. Néanmoins le cerveau paroît être le plus souvent dans un état particulier dans les cadavres de ceux qui sont morts de démence ; on l'a trouvé mol & flasque ; l'on a fréquemment observé une quantité extraordinaire de fluide répandu dans toute la substance médullaire ; & la démence est quelquefois l'effet de l'hydrocéphale. Il est probable que l'épanchement peut rendre les fibres médullaires & les nerfs incapables de remplir leurs fonctions, comme le confirme l'état des enfans idiots. Haller dit, que le cerveau ne prend qu'à l'âge de cinq ans des impressions permanentes. La sécheresse & la rigidité des fibres de cet organe peuvent aussi produire la fatuité ou la démence, d'où l'on doit présumer qu'il y a un certain état dans le mécanisme du cerveau, nécessaire pour exécuter les facultés intellectuelles, & que l'humidité & la sécheresse peuvent donner lieu à la démence. Mais on ne peut déterminer laquelle de ces deux causes agit : l'état de fluidité paroît être le plus fréquent.

Il y a encore un état qui ressemble à la fatuité, où le malade paroît avoir perdu la mémoire, & qui est l'effet de la fievre ; pour lors on parvient quelquefois à guérir le malade en recommençant son éducation comme s'il étoit enfant. Dans cet état on pourroit soupçonner la rigidité ou la sécheresse ; mais il peut être l'effet de la flaccidité, à cause de sa ressemblance avec l'enfance.

On regarde en général cette maladie comme incurable. Les vomitifs & les purgatifs l'ont quelquefois guérie lorsqu'elle étoit accidentelle. J'ai vu un malade qui étoit resté six mois en démence à la suite d'une fievre inflammatoire, où la tête avoit été vivement affectée, & qui fut guéri par les purgatifs : ce moyen a aussi réussi dans d'autres cas moins graves de démence qui avoient succédé aux fievres, ce qui prouve qu'alors la maladie n'est pas toujours l'effet de la foiblesse, comme on l'a cru.

La démence qui est la suite d'une longue contention d'esprit ou des passions vives, peut se guérir quand elle est récente, en faisant changer de climat & de maniere de vivre.

Les narcotiques ont quelquefois guéri la démence qui est survenue à la suite des fievres intermittentes : ainsi Sauvages parle d'un sexagénaire tombé dans cette espece de démence, qui recouvrit pendant trois mois l'usage de sa raison en prenant tous les jours un demi-gros d'extrait de jusquiame blanche.

De l'Onéirodynie.

Cette maladie consiste dans une imagination vive ou désagréable pendant le sommeil. N. C. GENRE LVIII.

occuper présentement; les circonstances particulières même

M. Cullen comprend sous ce nom le somnambulisme ou la maladie des somnambules, & l'incube ou le cochemar.

Il y a deux especes d'onéirodynie; I. l'une *active*; II. l'autre *gravative*.

I. L'onéirodynie active, est celle où les malades marchent & exercent différens mouvemens. Telle est la maladie des somnambules ordinaires, dans laquelle les malades exécutent toutes les fonctions auxquelles ils sont accoutumés pendant la veille, quoiqu'ils ne voient, & n'entendent rien, & soient uniquement dirigés par leur imagination. Lorsque la maladie est légère, ceux qui en sont affectés ne sortent pas de leur lit, néanmoins ils se remuent, parlent, quelquefois même ils veulent se battre, comme s'ils étoient attaqués par des ennemis ou des voleurs. D'autres qui sont plus gravement affectés, sortent de leur lit, s'habillent, prennent de la lumiere, ouvrent les portes; on a vu passer des fleuves à la nage, s'asseoir sur une fenêtre comme sur un cheval, courir sur les toits, & s'exposer à différens dangers; & il seroit dans ces cas très-dangereux de les éveiller imprudemment. On peut regarder comme une variété de cette espece le somnambulisme cataleptique, dont parle Sauvages, qui commençoit par un accès de catalepsie & qui se terminoit lorsqu'il survenoit un second accès.

II. L'onéirodynie *gravative*, dans laquelle le malade se plaint de ressentir un poids qui comprime particuliérement la poitrine. On doit rapporter ici les différentes especes de cochemar ou d'incube, savoir, 1°. le cochemar pléthorique, qui est celui que produit la chaleur du lit & le poids des couvertures, en raréfiant le sang chez les pléthoriques: il attaque particuliérement, lorsque le vent du midi souffle, ceux qui dorment couchés sur le dos; 2°. le cochemar stomachique, que l'on appelle aussi épilepsie nocturne. Il est l'effet de la compression que l'estomac plein d'alimens mal digérés exerce sur le diaphragme. Il s'observe chez ceux qui, immédiatement après avoir mangé, ont la langue chargée, & sont tourmentés de rapports, de nausées & de pesanteur de la tête; les enfans y sont plus sujets que les adultes, sur-tout ceux qui sont gourmands; l'objet qui se présente à l'imagination pendant le sommeil dans le cochemar, varie en raison des mœurs du malade, & des choses qui l'ont occupé le jour; 3°. le cochemar *hypochondriaque*, qui est commun aux mélancoliques & aux hypochondriaques; 4°. le cochemar intermittent, dont parle Forestus, qui revenoit de deux jours l'un, chez une fille de neuf ans, & qui approchoit d'une attaque d'épilepsie; 5°. le cochemar vermineux auquel donnent lieu chez les enfans les vers contenus dans l'estomac: 6°. quoique le cochemar produit par l'hydrocéphale, puisse rarement se reconnoître par des signes externes, M. Cullen croit pouvoir le rapporter ici, parce que l'espece de cochemar que l'on observe chez ceux qui sont affectés de l'œdême des extrêmités inférieures, & d'hydrothorax, ou d'ascite, peut être l'effet de l'hydrocéphale.

Plusieurs philosophes ont prétendu que les songes n'étoient pas

qui m'ont déterminé à entreprendre cet ouvrage (a) exigent en quelque sorte que j'agisse ainsi.

---

une affection corporelle, & qu'on ne devoit pas les regarder comme une maladie. On peut les considérer comme une preuve de la connexion intime de l'ame avec le corps, car ils ont lieu toutes les fois que l'un ou l'autre sont affectés ; on les observe chez ceux qui ont eu l'esprit vivement frappé d'un objet quelconque pendant le jour ; mais ils paroissent dépendre toujours d'une irrégularité dans le systême. Le plus léger songe annonce que le sommeil n'est pas parfait & qu'une partie du cerveau est irritée pendant que l'autre est dans un état de collapsus. Il est difficile de déterminer les différens degrés qui existent entre les songes violens & ceux qui sont modérés.

Tout ce qui peut augmenter la force avec laquelle le sang se porte vers le cerveau, donne lieu aux rêves ; c'est pourquoi ces derniers précédent souvent le délire dans les fievres ; & tant que les rêves subsistent, on doit craindre le retour du délire.

Les moyens les plus convenables de prévenir l'oneirodynie, consistent à, 1°. diminuer l'état de pléthore ; 2°. évacuer l'estomac & les intestins ; 3°. prescrire les antiphlogistiques ; 4°. diminuer la quantité d'alimens, sur-tout le soir ; 5°. éviter tout ce qui peut émouvoir vivement l'imagination ; 6°. avoir la précaution de ne pas se coucher sur le dos.

(a) On peut voir, page *xxxvj* de la préface de l'auteur, qu'il a entrepris particuliérement cet ouvrage pour mettre le public en état de juger de ses principes, qui étoient critiqués par des personnes qui n'en avoient que des notions imparfaites ; c'est pourquoi il a en général négligé les objets qu'il n'a pas cru pouvoir mieux traiter que ceux qui l'ont précédé.

Pour suppléer à ce défaut, & rendre ce livre d'une utilité plus générale à ceux qui commencent a s'occuper de la médecine, j'ai ajouté dans mes notes beaucoup de choses qui se trouvent ailleurs ; mais je pense que l'on m'excusera en ce que j'ai eu uniquement en vue l'utilité des étudians, qui communément ne peuvent pas consulter un grand nombre de livres, & desirent trouver dans un seul les premieres notions de tous les objets qui embrassent la médecine-pratique.

PARTIE III.

Des Cachexies.

1599. JE me propose d'établir sous ce titre une classe de maladies (a), qui consistent dans l'état dépravé de toute l'habitude, ou d'une partie considérable du corps, sans que aucune pyrexie primitive, ou aucune affection nerveuse soit combinée avec cet état.

1600. Linnæus & Sagar ont employé, à l'exemple de plusieurs auteurs qui les ont précédés le terme de cachexie, pour signifier une maladie particulière ; mais celle qu'ils ont désignée sous ce nom, l'est plus convenablement sous une autre dénomination : Sauvages & Sagar ont plus justement adopté le terme de *cachexie*, pour désigner une classe. Je les ai suivis en cela ; quoique je trouve difficile de donner un caractère qui puisse convenir à toutes les especes que j'ai comprises dans cette classe. Cette difficulté augmenteroit encore, si je voulois renfermer dans la classe que j'ai formée sous le titre de *cachexies*, toutes les maladies que les autres nosologistes y ont admises (b) ; mais j'aime mieux être imparfait que de manquer beaucoup d'exacti-

(a) Les cachexies forment la troisieme classe de la nosologie méthodique de l'auteur.

(b) M. Cullen a divisé les maladies suivant qu'elles affectent les fonctions vitales, animales & naturelles. Il a mis la cachexie au rang des dernieres ; mais il n'a pas compris sous ce terme toutes les maladies des fonctions naturelles, il l'a borné ponr signifier celles qui sont produites par les changemens des substances dont le corps est composé, parce qu'il est impossible de faire une distribution qui corresponde exactement aux trois divisions qu'il a admises.

Toute affection contre nature, qui affecte l'habitude du corps, peut être comprise sous la dénomination de cachexie ; mais il est difficile de distinguer dans cette classe les affections idiopathiques des symptomatiques, & de reconnoître les genres qui appartiennent particuliérement à la cachexie ou aux affections locales.

tude

tude. Ces difficultés qui subsistent encore dans la nosologie méthodique, ne doivent pas cependant nous embarrasser absolument dans un *Traité de Médecine-pratique*. Si je puis parvenir à distinguer & décrire convenablement les différentes especes qui existent réellement & qui s'observent le plus communément, je m'inquiéterai moins d'être exact dans le caractere général de la classe que j'ai établie; je pense cependant que l'on doit toujours tenter d'y parvenir, & je vais suivre cet objet du mieux qu'il me sera possible.

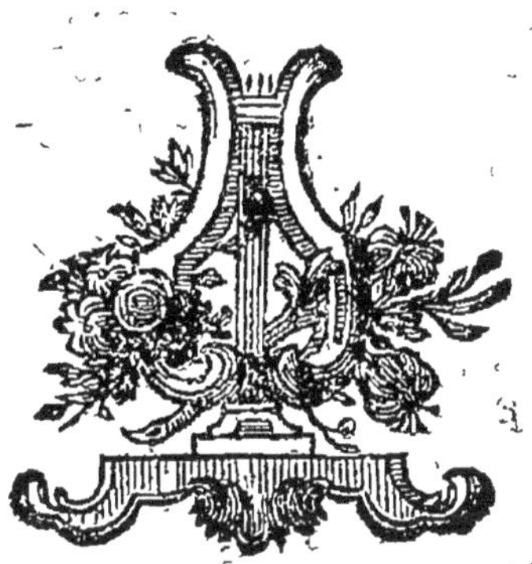

LIVRE PREMIER.

Des Amaigrissemens.

1601. L'AMAIGRISSEMENT, ou la diminution du volume ou de l'embonpoint de tout le corps, n'est communément qu'un symptome de maladie, & ne doit que très-rarement être considéré comme une affection primitive & idiopathique ; c'est pourquoi j'aurois peut-être pu, d'après le plan général que j'ai adopté : omettre un pareil symptome dans ma nosologie méthodique ; mais l'incertitude où l'on est que cette affection soit toujours symptomatique, & le desir de compléter mon systême, m'ont déterminé à introduire dans ma nosologie, comme d'autres l'ont fait, un ordre sous le titre de *marcores* (*a*) ; ce qui m'oblige de donner présentement quelques observations sur les maladies de ce genre.

1602. Je pense qu'il est en conséquence utile, pour remplir cet objet, de rechercher quelles sont chacune des causes d'amaigrissement dans les différentes maladies où il se manifeste. Cette tentative est le plus sûr moyen de déterminer jusqu'à quel point cette affection est primitive, ou uniquement symptomatique ; & on peut, en considérant même l'amaigrissement sous ce dernier point de vue, retirer quelque avantage de cette recherche.

1603. Les causes d'amaigrissement peuvent, à ce que je crois, se rapporter à deux chefs principaux ; c'est-à-dire, à un défaut général de fluides dans les vaisseaux du corps, ou à un défaut particulier d'huile dans le tissu cellulaire. Ces causes sont fréquemment combinées ensemble ; mais il est convenable de les considérer d'abord séparément.

1604. Une grande partie du corps étant composée de vaisseaux remplis de fluides, la masse totale doit dépendre beaucoup du volume de ces vaisseaux, & de la quantité

(*a*) Il faut entendre par ce terme un amaigrissement de tout le corps, ou le marasme, par quelque cause qu'il soit produit.

des fluides qu'ils contiennent : il est en conséquence aisé de voir que le défaut de fluides dans ces vaisseaux doit, suivant son degré, produire une diminution proportionnelle de la masse de tout le corps. Ceci paroîtra encore plus évidemment, si l'on considere que dans le corps vivant & sain les vaisseaux paroissent être extraordinairement distendus partout par la quantité de fluides qui y est contenue; mais comme ils sont en même temps élastiques, & qu'ils tendent constamment à se contracter, ils doivent, lorsque la force qui les distend cesse d'agir, ou, pour me servir d'autres termes, lorsqu'il y a une diminution dans la quantité des fluides, se contracter en proportion & diminuer de volume. On peut en outre observer que, comme toutes les parties du systême vasculaire communiquent entre elles, toute diminution de la quantité de fluides, dans une partie quelconque, doit diminuer en proportion, le volume du systême vasculaire, & par conséquent celui de tout le corps.

1605. La diminution & le défaut de fluides peuvent être l'effet de différentes causes : comme il arrive, premiérement, lorsqu'on ne prend pas une quantité suffisante d'alimens, ou que ceux dont l'on fait usage ne sont pas assez nourrissans. L'*atrophia lactantium* de Sauvages, espèce 3, est un exemple où le corps ne reçoit pas une quantité suffisante d'alimens; & il y a plusieurs autres exemples d'amaigrissement qui sont dus au manque de nourriture, occasionné par la pauvreté, ou par d'autres causes accidentelles.

Quant à la qualité des alimens, je pense que c'est en raison du peu de matiere nutritive contenue dans ceux dont l'on fait usage, que les personnes qui vivent uniquement de végétaux sont rarement grasses & replettes.

1606. La seconde cause du défaut de fluides, est celle où les alimens ne passent pas dans les vaisseaux sanguins, ce qui peut arriver dans le cas où l'on est sujet à des vomissemens fréquens; la nourriture étant alors rejettée peu de temps après l'avoir prise, ces vomissemens doivent empêcher les fluides de se renouveller en suffisante quantité pour réparer les pertes des vaisseaux sanguins.

Une autre cause qui interrompt fréquemment le passage de la substance alimentaire dans les vaisseaux sanguins, est l'obstruction des glandes conglobées ou lymphatiques du mésentere, à travers lesquelles le chyle doit nécessairement passer pour se rendre dans le canal thorachique. Les médecins ont observé, chez des personnes de tout âge, mais sur-tout chez les jeunes gens, un grand nombre d'amaigrissemens qui paroissoient dépendre de cette cause. L'on a remarqué aussi que cela arrivoit plus fréquemment chez les scrophuleux, dont les glandes mésentériques sont communément affectées de tumeurs ou d'obstructions, & chez lesquels il paroît, en général, dans le même temps, des tumeurs scrophuleuses à l'extérieur. Delà la *tabes scrophulosa synop. Nosol. vol. 2, p. 266*, J'y ai joint comme synonymes la *tabes glandularis*, *sp.* 10; la *tabes mesenterica*, *sp.* 4; l'*atrophia infantilis*, *sp.* 13; l'*atrophia*, *rachitica*, *sp.* 8; la *tabes rachialgica*, *sp.* 16. J'ai aussi fréquemment remarqué l'amaigrissement, chez des personnes où il n'y avoit aucune apparence externe d'écrouelles, mais chez lesquelles on découvrit après leur mort des obstructions du mésentere. Je pense que cela est également arrivé dans la maladie dont les auteurs parlent souvent sous le titre d'*atrophia infantum*. On l'a ainsi nommée de l'âge où elle se manifeste en général; mais j'en ai vu des exemples à l'âge de quatorze ans qui ont été constatés par l'ouverture des cadavres. Dans plusieurs cas semblables, je n'ai observé chez les malades aucune apparence d'écrouelles, ni avant, ni dans le temps de l'atrophie.

Je parlerai par la suite d'une autre cause d'amaigrissement qui a lieu chez les phthisiques; mais il est probable que l'obstruction des glandes du mésentere, si fréquente chez ces sortes de personnes, concourt très-puissamment à produire l'amaigrissement qui survient.

Le vice scrophuleux peut être la cause la plus commune des obstructions du mésentere; néanmoins il est assez probable que ces dernieres peuvent, ainsi que l'amaigrissement qui en est la suite, être produites par d'autres especes d'acrimonie.

On pourroit peut-être supposer que l'interception du passage du chyle dans les vaisseaux sanguins, est quelquefois due au vice des vaisseaux absorbans qui se trouvent sur la surface interne des intestins. Il n'est pas aisé de s'assurer de ce fait; mais l'interception du passage du chyle dans les vaisseaux sanguins, peut être certainement due à la rupture du canal thorachique, qui, quand elle n'est promptement mortelle, doit nécessairement être suivie en peu de temps d'un amaigrissement général, en donnant lieu à l'hydropisie de poitrine.

1607. La troisieme cause du défaut de fluides peut être due à un vice des organes de la digestion, qui ne convertissent pas convenablement les alimens en un chyle propre à se transformer dans les vaisseaux sanguins en une substance douée des qualités requises pour la nutrition. Il n'est cependant pas aisé de déterminer les cas d'amaigrissement que l'on peut attribuer à cette cause; mais je pense que l'on doit expliquer principalement de cette maniere l'amaigrissement qui survient dans les dyspepsies & dans les affections hypochondriaques qui ont duré long-temps. C'est cette espece, que j'ai désignée dans ma nosologie sous le titre d'*atrophia debilium*; & l'*atrophia nervosa*, *Sauvag. sp.* 1, est aussi un véritable exemple de cette espece d'atrophie; c'est pourquoi je l'ai placée comme synonyme. Mais les autres especes, telles que l'*atrophia lateralis*, *Sauvag. sp.* 15, & l'*atrophia senilis*, *Sauv. sp.* 15, n'y sont pas placées aussi convenablement, en ce que l'on peut en rendre raison d'une maniere différente.

1608. La quatrieme cause du défaut de fluides dans le corps, consiste dans les évacuations excessives produites par différentes voies; & c'est avec raison que Sauvages a fait l'énumération des especes suivantes, que j'ai placées comme synonymes sous le titre d'*atrophia inanitorum*, telles que la *tabes nutricum*, *sp.* 4; l'*atrophia nutricum*, *sp.* 5; l'*atrophia à leucorrhæa*, *sp.* 4; l'*atrophia ab alvi fluxu*, *sp.* 6; l'*atrophia à ptyalismo*, *sp.* 7; & enfin la *tabes à sangui-fluxu*: l'on doit observer que cette derniere survient non-seulement après les hémorrhagies spontanées, ou après les plaies accidentelles, mais même à la suite des saignées trop considérables & trop souvent réitérées.

Il paroît convenable d'observer à ce sujet, que la maigreur de l'habitude du corps dépend fréquemment d'une transpiration abondante constamment entretenue, quoique en même temps l'on prenne réguliérement une quantité considérable d'alimens nourrissans.

1609. Outre ce défaut de fluides produit par les évacuations qui les entraînent entiérement hors du corps, il peut y avoir défaut de fluide & amaigrissement dans une partie considérable du corps, parce que les fluides sont entraînés vers une seule partie, ou se rassemblent dans une cavité particuliere; & nous avons un exemple de ce genre dans la *tabes ab hydrope*, *Sauvag. sp.* 5.

1610. J'ai mis, dans ma *Nosologie méthodique*, la *tabes*

dorsalis ou la phthisie dorsale, au nombre des synonymes de l'*atrophia inanitorum*; mais je doute beaucoup aujourd'hui que ce soit avec convenance. L'évacuation que l'on regarde comme la cause de cette phthisie, n'étant jamais assez considérable pour pouvoir rendre raison du défaut général des fluides, il faut tâcher de l'expliquer d'une autre maniere. Il ne m'est pas possible de déterminer positivement si les effets de l'évacuation sont dus à la qualité du fluide évacué, ou au plaisir dont est accompagnée cette évacuation, qui énerve singuliérement, ni s'ils sont dus à ce que l'évacuation détruit cette tension des parties qui jouit du pouvoir singulier d'entretenir la tension & la vigueur de tout le corps (*a*): mais je pense que l'on peut rendre raison de l'amaigrissement qui accompagne la *tabes dorsalis* en admettant l'une de ces deux hypotheses; c'est pourquoi on doit la considérer comme un exemple de l'*atrophia debilium*, plutôt que de l'*atrophia inanitorum*.

1611. La cinquieme cause du défaut de fluide & de l'amaigrissement de tout le corps ou d'une de ses parties, est la coalition des parois des petits vaisseaux, qui ne permettent plus l'introduction des fluides, ou qui en reçoivent moins qu'avant; c'est ce qui paroît arriver dans l'*atrophia senilis*, *Sauv. sp.* 2. Il peut aussi survenir une paralysie des gros troncs des arteres, qui les rend incapables de pousser le sang dans les petits vaisseaux; c'est ce qui arrive fréquemment dans le cas de paralysie des extrémités, où les arteres sont affectées de même que les muscles. L'*atrophia lateralis*, *Sauv. esp.* 15, semble être de cette nature.

1612. J'ai dit, dans 1602, que le second chef général des causes d'amaigrissement étoit le défaut d'huile. On connoît aujourd'hui très-bien l'étendue & la quantité du tissu cellulaire qui se trouve dans chaque partie du corps, & l'on

(*a*) Cette maladie peut aussi être l'effet de l'influence des parties génitales sur tout le systême. Ses progrès sont souvent proportionnés au degré d'enthousiasme & à la sensibilité qui accompagnent l'action; car plus la jouissance est vive, plus l'atonie qui lui succede est considérable, & plus les suites en sont à craindre. Quand la phthisie dorsale est grave, elle donne lieu à une congestion dans les poumons, & se termine par la phthisie pulmonaire; mais il y a un état intermédiaire où l'on apperçoit d'abord les effets de la foiblesse, & il survient ensuite un état fébrile, plus ou moins apparent, auquel il faut faire une attention particuliere dans la pratique.

fait en conséquence comment ce tissu forme une partie considérable de la masse totale; mais cette substance est, dans différentes circonstances, plus ou moins remplie de matiere huileuse; son volume doit en conséquence augmenter plus ou moins, & celui de tout le corps en grande partie, suivant qu'elle contient une plus ou moins grande quantité de cette matiere.

Le défaut de fluides est, par la raison que je vais donner, généralement accompagnée d'un défaut d'huile: mais les médecins font communément plus d'attention à la derniere cause d'amaigrissement qu'à la premiere, parce qu'elle est ordinairement plus évidente; c'est pourquoi je vais maintenant tâcher d'assigner chacune des causes de défaut d'huile, tel qu'on l'observe dans différens cas.

1613. Le méchanisme des secrétions dans le corps humain, est en général peu connu, & il n'y en a pas qui le soit moins que celui par lequel l'huile se sépare du sang, sans paroître y avoir été contenue avant. C'est pourquoi il est possible que notre théorie sur le défaut d'huile soit imparfaite à plusieurs égards; il y a néanmoins certains faits qui peuvent s'appliquer à l'objet dont nous nous occupons présentement.

1614. Premiérement, il est probable que le défaut d'huile est dû à un état du sang, moins propre à en favoriser la secrétion & à en réparer la perte qui s'en fait constamment. Cet état du sang doit spécialement dépendre de la nature des alimens dont l'on fait usage, lesquels contiennent moins d'huile ou de matiére huileuse. D'après un grand nombre d'observations faites sur les hommes & sur les animaux domestiques, il paroît assez évident que les alimens dont ils vivent, sont en général plus nourrissans, & sur-tout plus propres à remplir le tissu cellulaire du corps d'huile, suivant qu'ils en contiennent eux-mêmes une plus grande quantité. Je pourrois, pour éclaircir ceci, considérer en détail & d'une maniére particuliere les différentes substances qui servent d'alimens; mais il suffira d'en donner deux exemples. Premiérement, la partie herbacée des végétaux ne nourrit pas les animaux autant que les semences, qui contiennent évidemment sous un volume donné, une plus grande quantité d'huile; secondement, les végétaux n'engraissent pas en général autant les hommes que les nourritures animales, qui contiennent communément une plus grande quantité d'huile.

Il est évident, d'après les mêmes principes, que le défaut

d'alimens, ou que des alimens moins nourrissans, peuvent non-seulement occasionner un défaut général de fluides (1604), mais même produire moins d'huile propre à être versée dans le tissu cellulaire. L'on doit donc, dans ces cas, attribuer l'amaigrissement qui a lieu à ces deux causes générales.

1615. Le second cas de défaut d'huile peut s'expliquer de la maniere suivante. Il est assez évident que l'huile contenue dans le sang s'en sépare & se dépose dans le tissu cellulaire en plus ou moins grande quantité, suivant que la circulation est plus ou moins accélérée, & qu'en conséquence l'exercice qui accélere la circulation du sang est une cause fréquente d'amaigrissement. L'exercice produit cet effet de deux manieres. Premiérement, en augmentant la transpiration, & en entraînant par conséquent une plus grande quantité de matiere nutritive, il en laisse moins propre à se déposer dans le tissu cellulaire; & par-là il s'oppose non-seulement à l'accumulation des fluides, mais il doit même, comme je l'ai dit plus haut, en donnant lieu à leur défaut général, être cause que l'huile manque dans le tissu cellulaire. Secondement, l'on sait que l'huile qui se dépose dans beaucoup de cas, & pour différens usages de l'économie animale dans le tissu cellulaire, est absorbée de nouveau, & mêlée ou répandue dans la masse du sang, d'où elle est peut-être totalement entraînée hors du corps par le moyen des différentes excrétions. Or, un des principaux usages de l'accumulation & de l'absorption de l'huile, paroît être de favoriser l'action des fibres motrices dans chaque partie du corps; c'est pourquoi la nature a pris des précautions pour que l'absorption de l'huile pût aussi se faire en aussi grande quantité que l'exigeroit l'action des fibres motrices: d'où il est évident que l'exercice des fibres musculaires & motrices doit produire l'absorption de l'huile, & en conséquence en prévenir non-seulement la sécrétion, comme je l'ai déjà dit, mais même donner lieu à son défaut, en occasionnant l'absorption de celle qui a été déposée; c'est peut-être particuliérement de cette maniere que l'exercice produit l'amaigrissement.

1616. Le troisieme cas de défaut d'huile peut être produit par la cause suivante. Il est probable que l'huile est encore accumulée dans le tissu cellulaire pour en être absorbée, & être entraînée dans la masse du sang, afin d'envelopper & de corriger l'acrimonie extraordinaire qui peut exister ou survenir dans les fluides. Ainſi dans la plupart des cas où l'on peut diſtinguer l'acrimonie dominante, comme dans le ſcorbut, le cancer, la maladie vénérienne, dans le cas de poiſons, & dans pluſieurs autres maladies, l'on obſerve que le défaut d'huile & l'amaigriſſement ont lieu; ce que l'on doit, je penſe, attribuer à l'abſorption de l'huile que produit la préſence de l'acrimonie dans le corps.

Il n'eſt pas hors de vraiſemblance que certains poiſons introduits dans le corps, peuvent y reſter; & en produiſant l'abſoption de l'huile, devenir l'origine de l'eſpece d'amaigriſſement nommée par Sauvages *tabes à veneno*, *ſp.* 17.

1617. Le quatrieme cas d'amaigriſſement que je voudrois attribuer à l'abſorption conſidérable & ſubite de l'huile contenue dans le tiſſu cellulaire, eſt celui qui s'obſerve dans la fievre, qui eſt une cauſe ſi commune d'amaigriſſement. On pourroit peut-être l'attribuer en partie à l'augmentation de la tranſpiration, & en conſéquence au défaut général de fluide qui peut alors avoir lieu : mais quelque part que puiſſe avoir cette cauſe pour produire cet effet, nous pouvons, d'après l'affaiſſement évident & la diminution du tiſſu cellulaire que l'on obſerve alors, conclure avec certitude qu'il y a une abſorption conſidérable de l'huile qui étoit dépoſée dans ce tiſſu. Cette explication eſt d'autant plus probable, que je penſe que l'abſorption dont j'ai parlé, a néceſſairement lieu pour envelopper ou corriger l'acrimonie qui exiſte évidemment dans pluſieurs fievres, & que l'on peut même ſuppoſer exiſter dans toutes. L'exemple le plus remarquable d'amaigriſſement que l'on obſerve dans les fievres, eſt celui qui ſurvient dans les fievres hétiques. On peut alors attribuer l'amaigriſſement aux ſueurs abondantes qui accompagnent communément ces fievres : mais il y a de fortes raiſons pour croire qu'il exiſte auſſi une acrimonie dans le ſang, qui dès le commencement même de la maladie, s'oppoſe à la ſecrétion & à l'accumulation de l'huile, & doit, dans les périodes plus avancés, en occaſionner une abſorption plus conſidérable, qui ſemble être portée à un plus haut degré que dans toute autre circonſtance, comme le prouve la diminution du tiſſu cellulaire.

On peut obſerver, à l'égard des amaigriſſemens produits par le défaut de fluides, que toute évacuation augmentée produit une abſorption dans les ausres parties & ſur-tout dans le tiſſu cellulaire; c'eſt pourquoi il eſt probable que le défaut de fluide qui eſt dû aux évacuations augmentées, produit l'amaigrissement, non-seulement par la dissipation des fluides contenus dans le systême vasculaire, mais même en occasionnant une absorption *(a)* considérable dans le tissu cellulaire.

1618. J'ai ainsi tâché d'expliquer les différens cas & les causes variées d'amaigrissement ; mais je ne pourrois pas en suivre ici l'examen dans le même ordre que j'ai établi dans ma *Nosologie méthodique* (*b*). Mon but principal dans cet

---

(*a*) Cette absorption doit plutôt être regardée comme la cause de l'amaigrissement, que l'action des solides les uns sur les autres, ou des fluides sur les solides ; car il paroît douteux que les premiers puissent enlever une portion des derniers, comme on le croit communément. Il y a, entre les plus petites parties des solides, une quantité de fluide suffisante pour empêcher les effets de l'attrition ou de l'action des fluides contre les solides. Mais il y a un cas de perte de substance qui mérite d'être observé ; c'est celui où la matiere des os est dissoute, &, pour ainsi dire, entraînée avec les urines, comme on l'a observé quelquefois. On n'a donné encore aucune conjecture supportable sur la cause de cette dissolution. On peut soupçonner une matiere âcre, capable de détruire la partie osseuse ; mais quelle est cette matiere, & pourquoi se porte-t-elle sur les os ?

(*b*) M. Cullen a compris sous l'ordre des *marcores* ou des *amaigrissemens*, deux genres ; savoir, 1°. la *tabes* ou l'hétisie ; 2° l'atrophie. Je vais suivre ici l'ordre qu'il a adopté dans la quatrieme & derniere édition de sa Nosologie : il sera aisé, d'après les observations qui terminent ce chapitre, de suppléer aux défauts qu'il n'a pu éviter.

De la Tabes ou *de l'Hétisie.*

Cette maladie est caractérisée par la maigreur, la foiblesse, la pyrexie hétique N. C. GENRE LXIX.

Il faut ajouter à ces signes l'absence de la toux, afin de distinguer l'hétisie de la phthisie pulmonaire.

Il y a trois especes d'hétisie ; 1°. la *purulente* ; 2°. la *scrophuleuse* ; 3°. la *vénéneuse*.

I. On nomme hétisie purulente, celle qui est produite par un ulcere tant interne qu'externe, ou par une vomique. Telles sont les especes suivantes : 1°. l'hétisie produite par la vomique des poumons : elle se reconnoît à la fievre qui paroît, en quelque sorte, revenir après la péripneumonie, & qui est accompagnée de dyspnée, d'un oppression de poitrine, & d'une toux spasmodique, le malade ne peut en outre rester couché sur l'un des deux côtés, il ressent une douleur dans l'intérieur de la poitrine, qui augmente lorsqu'il est couché sur le côté opposé à la vomique ; la fievre hétique est bien caractérisée, l'amaigrissement augmente de jour en jour ; enfin le malade rejette quelquefois, après un accès violent de toux, un kyste ou une membrane remplie de

ouvrage étoit de classer les especes de Sauvages; mais je pense aujourd'hui que l'ordre que j'ai établi est fautif, en

---

pus; 2°. l'hétisie ulcéreuse produite par les ulceres ou les fistules difficiles à guérir, & entretenue par la carie ou un vice particulier; 3°. la *tabes apostematodes* de Sauvages, ou l'hétisie entretenue par l'ulcere des parties musculaires, n'est qu'une variété de la précédente.

L'hétisie peut encore varier en raison de son siege. Ainsi, on la nomme rénale, hépatique, stomachique, péricardienne, suivant qu'elle dépend de l'ulcere des reins, du foie, de l'estomac, ou du péricarde.

L'hétisie rénale se reconnoît à une douleur vive & continuelle des reins, accompagnée d'une pyrexie hétique violente, dont les redoublemens sont très-sensibles la nuit; le malade a tout le corps couvert de sueurs à son réveil, & les urines sont purulentes.

L'hétisie hépatique commence par une douleur vive du foie; l'on apperçoit une tumeur douloureuse dans la région de ce viscere, le visage devient plombé, le pouls est petit & fréquent, les paroxysmes de la nuit se terminent par une sueur abondante & par l'amoraxie; l'épigastre est douloureux après avoir mangé; la soif est continuelle; il y a une diarrhée rebelle, & les déjections sont purulentes, lorsque la substance du foie, qui est détruite par la suppuration, pénetre le conduit cholédoque & passe dans l'intestin.

Galien avoit observé l'hétisie du péricarde dans le singe & le coq. Zacutus a vu trois fois cette maladie, elle est accompagnée de défaillances fréquentes, de palpitations de cœur, d'un pouls dur, petit & d'une fievre hétique.

On peut encore rapporter ici la phthisie catarrhale qui succede aux anciens catarrhes, & qui est accompagnée de pyrexie hétique.

II. L'hétisie scrophuleuse se manifeste chez ceux qui sont attaqués d'écrouelles. On la nomme glandulaire, quand elle occupe les glandes du col, des oreilles & des bronches; & elle prend le nom de mésentérique, quand elle dépend uniquement de l'engorgement des glandes du mésentere.

L'hétisie mésentérique est beaucoup plus commune qu'on ne pense chez les enfans; on dit vulgairement de ceux qui en sont affectés, qu'ils *sont en chartre*. Les symptomes de cette maladie ont été décrits avec soin par Junker, *tab.* 42. Il observe qu'elle commence par un état de langueur, ou une espece d'engourdissement qui affecte tout le corps, & qui est suivie d'un prompt amaigrissement. Cette maladie se reconnoît, 1°. quand il y a des signes d'écrouelles; 2°. quand la tumeur des glandes mésentériques est si considérable qu'on peut l'appercevoir à l'extérieur. Elle attaque communément ceux qui approchent de l'âge de sept ans; les enfans deviennent pâles & tristes, ils sont dégoûtés de tout; le ventre est gonflé & tendu; les selles sont extraordinairement fétides; l'appétit est inégal, quelquefois il manque, d'autres fois il est très-vif, & dans certains cas il approche du pica.

Cette hetisie vient en général lentement; elle s'annonce par le

ce que j'ai combiné & séparé des especes qui ne devoient pas l'être : il me paroît plus convenable d'indiquer les ma-

---

desir des boissons froides, par des rougeurs accompagnées d'une chaleur que l'on ressent dans la paume des mains avant qu'elle se manifeste sur le visage ; il n'y a ni soif, ni fréquence du pouls, les facultés intellectuelles s'exercent avec autant de facilité qu'avant.

L'hétisie survient quelquefois sans aucun signe d'écrouelles ; il est difficile alors de dire quelles peuvent en être les causes. On a soupçonné qu'elle pouvoit être l'effet d'un accroissement très-prompt, parce qu'on l'a observée chez des jeunes gens qui avoient grandi tout a-coup en peu de temps. On ne peut décider si cet accroissement prompt est une cause de l'obstruction du mésentere : mais il est de fait que ceux chez qui il a lieu, ont communément les vaisseaux lymphatiques gonfles ; c'est pourquoi il ne faut pas se presser de dissiper les tumeurs des glandes lymphatiques, lorsqu'on ne soupçonne pas d'écrouelles.

L'espece que Sauvages nomme *scrophula mesenterica*, ne differe nullement de l'hétisie mesentérique. On doit encore regarder comme des variétés : 1°. l'atrophie des enfans, à laquelle Sydenham donne le nom d'hétisie ; 2°. l'atrophie rachitique ; 3°. la phthisie rachialgique de Tulpius. La premiere de ces variétés est communément produite par l'engorgement des glandes mésentériques ; la seconde est un symptome du rachitis porté au dernier degré ; la troisieme est l'effet d'une humeur âcre qui affecte la moëlle épiniere : elle est accompagnée de douleurs très-violentes de toute l'épine du dos, & d'une fievre lente ; le visage est pâle, tiré ; les yeux paroissent languissans, les extrémités sont dans le marasme, & presque immobiles, tout le corps est extraordinairement desséché.

III. L'hétisie vénéneuse est produite par les poisons. Ainsi, l'arsénic, pris même en très-petite quantité, y donne lieu.

L'atrophie qui succede aux fievres appartient à l'hétisie purulente, ou au genre suivant.

Il est évident, d'après cette énumération des différentes especes d'hétisie, que cette maladie doit toujours être regardée comme symptomatique, puisqu'elle est toujours produite par des engorgemens des glandes, ou par des ulceres Néanmoins il est possible que les évacuations considérables, ou long-temps continuées, occasionnent un degré de foiblesse capable d'augmenter les exacerbations naturelles de la fréquence du pouls, qui s'observent chez tous les hommes le soir. Dans quelques cas même ces exacerbations peuvent devenir si fortes, qu'elles prennent le type de la fievre hétique ; & alors il est difficile d'en assigner la cause. Cette fréquence du pouls annonce, en général, qu'il se forme un ulcere interne ; mais il est possible qu'elle soit uniquement l'effet de la foiblesse : ainsi, l'amaigrissement qui a lieu chez une femme saine qui nourrit un enfant vigoureux, est accompagné d'une espece de fievre hétique, parce que l'évacuation considérable du lait tend à produire le marasme. Il faut alors, pour juger de l'état du malade, faire attention aux autres symptomes qui caractérisent l'hétisie.

ladies & de les réunir suivant leur affinité naturelle, plutôt qu'en raison de leurs apparences extérieures. Je doute

De l'Atrophie.

Le caractere de l'atrophie consiste dans l'amaigrissement & la foiblesse, sans pyrexie hétique. N. C. GEN. LXX.

On doit regarder comme symptomatiques la plupart des especes d'amaigrissement où il n'y a point de fievre

L'atrophie peut dépendre d'un certain état du systême qui y dispose plus ou moins. Quelques auteurs ont cru qu'elle étoit l'effet des inflammations lentes qui attaquent certains visceres dans différentes circonstances, ou qui succèdent aux inflammations aiguës ; & que dans ces cas, l'inflammation se perpétuoit, quoique la fievre eût cessé. On a supposé aussi qu'il pouvoit exister, sur-tout chez les jeunes gens, certaines inflammations lentes, indépendantes d'aucune inflammation générale, lesquelles étoient caractérisées par une prostration de force considérable, défaut d'appétit, & un caractere particulier de chaleur, sans augmentation de fréquence dans le pouls. Néanmoins je crois, avec M. Cullen, qu'il est probable que ces sortes d'inflammations n'existent jamais sans pyrexie, ou au moins sans que le pouls soit plus fréquent que de coutume ; alors l'absence de la fievre hétique suffit communément pour distinguer l'atrophie de l'hétisie. J'ai vu plusieurs cas de ce genre, où le pouls qui étoit le matin à peine sensible, paroissoit plus développé le soir, & étoit en même temps plus precipité & dur : mais cette distinction est souvent difficile à saisir.

M. Cullen distingue quatre especes d'atrophie, en raison des causes qui peuvent y donner lieu. Elle peut être produite, I. par l'inanition ; II. par la faim ; III. par la cacochymie ; IV. par la foiblesse.

I. L'atrophie est produite par l'inanition, lorsqu'elle a été précédée d'une évacuation considérable. Les variétés de cette espece sont, 1°. l'atrophie produite par le ptyalisme, quelle que soit la cause qui y donne lieu ; car le ptyalisme peut être l'effet du scorbut, ou d'une mauvaise habitude, ou de l'usage du mercure ; 2°. l'atrophie occasionnée par le vomissement continuel, comme il arrive dans le cas d'obstruction au pylore ; 3°. l'atrophie qui succede aux différentes especes de diarrhée ; 4°. l'hétisie & l'atrophie des nourrices ; 5°. l'atrophie des femmes attaquées de fleurs blanches considérables ; 6°. la phthisie dorsale, qui est une maladie qui affecte ceux qui ont usé avec excès des plaisirs de Vénus : elle s'annonce par une douleur de tête violente, accompagnée d'un sentiment de formification, qui s'étend depuis le col jusqu'aux lombes, & d'une douleur de rhumatisme qui empêche de fléchir les genoux ; le ventre est constipé, les urines coulent avec douleur ; les malades rendent la semence ou une humeur visqueuse qui sort des prostates en urinant, ou en dormant ; la tête est lourde ; il y a tintement d'oreille ; la maigreur augmente de jour en jour, ainsi que la foiblesse ; cependant la fievre ne survient que vers la fin de la maladie, & alors les fonctions de l'estomac sont entiérement dérangées ; les

même que la distinction que j'ai tenté d'établir entre la *tabes* & l'*atrophia*, dans ma nosologie, soit bien exacte ; car je pense qu'il y a certaines maladies de la même nature, qui tantôt sont accompagnées de fievre, & d'autres fois ne le sont pas.

1619 Après avoir examiné les différentes especes d'amaigrissemens, je devrois peut-être parler de leur cure : mais il est aisé d'appercevoir que la plus grande partie des especes que j'ai indiquées plus haut, sont purement symptomatiques, & qu'en conséquence leur traitement doit être le même que celui des maladies primitives dont ces especes dépendent (*a*). Quant à celles que l'on pourroit considérer

---

yeux sont affectés, & il y a tremblement des mains. *Voyez* la note du n°. 1610 : 7°. la phthisie qui succede aux sueurs immodérées ; 8°. l'atrophie produite par les pertes de sang abondantes ou anciennes.

II. L'atrophie produite par la faim, est celle qui est la suite du défaut d'alimens ; telle est l'atrophie des enfans à la mamelle, dont les nourrices n'ont point de lait. On connoît que ces enfans ne sont pas suffisamment nourris, en ce qu'ils urinent peu, évacuent peu par les selles ; ils maigrissent & pleurent sans cesse, & ces accidens se dissipent en leur donnant du lait en abondance.

III. L'atrophie occasionnée par la cacochymie, a lieu lorsque les alimens sont corrompus. Les variétés de cette espece sont, 1°. l'atrophie scorbutique, qui comprend celle qui est l'effet du scorbut & des différentes maladies chroniques, ou qui succede aux maladies aigues dont la convalescence est difficile : cette affection est caractérisée par les ulceres de la bouche & des taches de différentes couleurs, qui se manifestent sur les extrémités ; 2°. la phthisie syphillitique, qui est l'effet de la maladie vénérienne ; 3°. la phthisie, ou le marasme qui succede aux différentes especes d'hydropisie.

IV. L'atrophie est l'effet de la foiblesse, lorsque la nutrition est dépravée, sans avoir été précédée d'évacuations excessives, ou d'aucune cacochymie. On doit rapporter à cette espece, 1°. l'atrophie nerveuse de Morton, ou la consomption qui s'annonce par la bouffissure de tout le corps, la pâleur du visage, le dégoût pour tous les alimens solides. Les malades sont dans un tel état de foiblesse, qu'ils restent continuellement au lit ; l'urine est communément en petite quantité, & rouge ; il n'y a ni fievre, ni difficulté de respirer. Les affections de l'ame, & l'abus des liqueurs spiritueuses donnent communément lieu à cette maladie ; 2°. l'atrophie latérale ou de la moitié du corps ; 3°. l'atrophie des vieillards.

(*a*) Lorsque l'amaigrissement est l'effet de la diathese inflammatoire, il faut recourir à la saignée & aux antiphlogistiques, sur-tout si l'on observe de la dureté dans le pouls : s'il y a une douleur fixe dans quelque partie, le véficatoire perpétuel ou le cautere sont

comme idiopathiques (*d*), il paroît que l'on peut les guérir, en détruisant entiérement les causes éloignées ; & les moyens de le faire sont assez évidens.

---

utiles. Dans les cas où il y a des obstructions des glandes du mésentere, il faut combiner les apéritifs avec les toniques.

(*d*) Les especes d'amaigrissemens que l'on pourroit considérer comme idiopathiques, sont la phthisie dorsale & la mésentérique. Dans la phthisie dorsale, il faut, 1°. éviter les causes occasionnelles ; 2°. faire usage de l'exercice en plein air, & du bain froid ; 3°. donner des alimens gélatineux nourrissans, mais avec discrétion, suivant les forces de l'estomac.

Ces indications peuvent s'appliquer à toutes les especes d'émaciations où l'on ne soupçonne pas d'affection locale. Il faut cependant observer que dans le cas où la maladie est l'effet d'un accroissement très-prompt, le régime ne suffit pas. Le seul moyen sur lequel on puisse compter alors, paroît être de fortifier le corps par le travail et l'exercice, avant que la foiblesse soit parvenue à un dégré considérable.

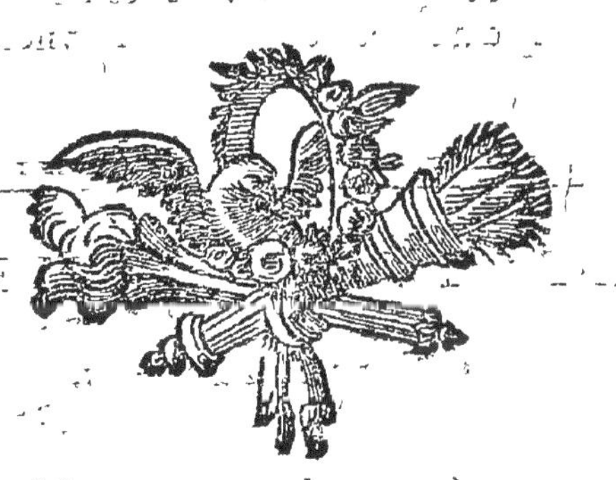

LIVRE II.

Des Intumescences, ou des tumeurs générales.

1620. LES tumeurs dont je vais parler dans ce livre, s'étendent sur tout le corps ou sur une partie considérable du corps; ou au moins, quoique peu étendues, elles sont de la même nature que celles qui s'étendent plus généralement.

Les tumeurs comprises dans cet ordre artificiel, ne peuvent guere se distinguer l'une de l'autre que par la matiere qu'elles contiennent ou qui les forme; & c'est sous ce point de vue que j'ai divisé cet ordre en quatre sections; car ces tumeurs peuvent contenir, *premiérement*, de l'huile; *secondement*, de l'air; *troisiémement*, un fluide aqueux; ou, *quatriémement*, l'augmention de volume dépend de l'accroissement de toute la substance de certaines parties, & particuliérement d'un ou de plusieurs visceres de l'abdomen.

CHAPITRE PREMIER.

Des Tumeurs adipeuses.

1621. J'AI nommé, avec les autres nosologistes, *polysarcia* (*a*), l'unique maladie dont je m'occuperai dans ce chapitre; & ce terme peut se rendre par celui de corpulence, ou plus exactement par celui d'obésité; car j'ai

(*a*) La *polysarcia* est un gonflement graisseux du corps qui est incommode. GENRE LXXI.

Ce genre ne comprend qu'une espece, qui est la polysarcie adipeuse de Sauvages, ou la corpulence; elle differe de la corpulence charnue ou athlétique, en ce qu'elle est accompagnée de la difficulté de se mouvoir & de dyspnée.

placé ici cette maladie d'après la supposition commune qu'elle dépend particuliérement de l'huile accumulée en plus grande quantité que de coutume dans le tissu cellulaire. Les degrés de cette corpulence ou de cette obésité varient beaucoup suivant les différens individus ; & elle devient souvent considérable sans être considérée comme une maladie. Néanmoins il y en a un certain degré que l'on convient généralement être morbifique ; tel est celui où elle produit chez ceux qui en sont affectés, en raison de la difficulté de respirer, un mal-aise, & où elle le rend, à cause de leur peu d'aptitude à l'exercice, incapables de s'acquitter envers les autres des devoirs de la société ; c'est pour cette raison que j'ai donné ici une place à cette maladie. Plusieurs médecins l'ont considérée comme un objet de la pratique, & ont pensé que, lors même qu'elle n'étoit pas portée à un degré fort considérable, elle disposoit à un grand nombre de maladies ; je crois en effet qu'elle auroit dû être plus fréquemment l'objet de la pratique qu'elle ne l'a été, & qu'elle mérite en conséquence que je m'en occupe ici.

1622. On objectera peut-être que je n'ai pas été fort exact, en plaçant l'obésité au rang de l'*intumescentia pinguedinosa*, & en faisant entendre par conséquent qu'elle consiste dans une augmentation du volume du corps, produite uniquement par l'accumulation extraordinaire de l'huile dans le tissu cellulaire. J'ai prévu cette objection : il est vrai, comme j'ai déjà dit, que si l'amaigrissement (1602) dépendoit d'un défaut général de fluide dans le systême vasculaire, ou d'un défaut d'huile dans le tissu cellulaire, j'aurois peut-être encore pu observer que la corpulence, ou l'état général de plénitude du corps, pouvoit dépendre de la pléthore du systême vasculaire, autant que celle du tissu cellulaire ; & j'aurois peut-être dû, pour la même raison classer, à l'exemple de Linnæus & de Sagar, la pléthore comme une maladie particuliere, & la donner comme un exemple d'une intumescence morbifique. Néanmoins j'ai, d'après Sauvages & Vogel, évité de le faire, parce que je pense que la pléthore doit être considérée uniquement comme un état du tempérament qui peut disposer à la maladie, mais qui par lui-même n'en est pas une, à moins qu'elle ne soit, suivant le langage des Stahliens, une *plethora commota*, comme il arrive quand elle produit une maladie accompagnée de symptomes particuliers qui donnent lieu de la distinguer par une dénomination différente. Il me paroît aussi que les symptomes que Linnæus, & particuliérement Sagar, donnent pour caractériser la pléthore, ne se rencontrent jamais que quand l'*intumescentia pinguedinosa* contribue beaucoup à les produire. Néanmoins, il est essentiel d'observer ici que la pléthore & l'obésité sont généralement combinées ensemble; & que dans quelque cas de corpulence il peut être difficile de déterminer laquelle de ces causes contribue le plus à la produire. Il est cependant très-possible que la pléthore se rencontre sans une très-grande obésité; mais je pense que l'obésité ne parvient jamais à un degré considérable sans produire la pléthore *ad spatium* dans une grande partie du systême de l'aorte, & en conséquence sans donner lieu à la pléthore *ad molem* dans les poumons & dans les vaisseaux du cerveau.

1623. Je pense qu'en tentant le traitement de la polysarcia, il faut constamment faire attention à la réunion de la pléthore & de l'obésité, de la maniere que je viens d'exposer; & que quand les effets morbifiques de la constitution pléthorique menacent la tête ou les poumons, on doit recourir à la saignée; mais on observera en même-temps que les personnes fort grasses ne supportent pas bien la saignée; & lorsque les circonstances que je viens d'indiquer n'exigent pas d'y recourir sur-le-champ, on ne doit presque jamais en faire usage, uniquement à cause de l'obésité. On doit faire la même remarque, relativement à toutes les autres évacuations que l'on peut proposer pour guérir la corpulence; car elles ne peuvent soulager que très-imparfaitement, si l'on n'a recours aux autres moyens dont je vais parler; & ces évacuations, en vuidant ou en affoiblissant le systême, peuvent favoriser le retour de la pléthore & l'accroissement de l'obésité.

1624. Soit que la *polysarcia* ou corpulence dépende de la pléthore ou de l'obésité, soit qu'on la considère comme maladie, ou qu'elle menace d'en produire une, on doit la guérir ou en prévenir les effets par le régime & l'exercice. On fera usage d'une maniere de vivre austère, ou plutôt, ce qui est encore plus facile à pratiquer, il faut qu'elle soit de nature à donner peu de matiere nutritive; en conséquence, elle consistera particuliérement, ou presque uniquement en végétaux, & l'on ne vivra, autant qu'il sera possible, que de lait. Ce régime est celui qu'il faut adopter, & il doit généralement précéder l'exercice: car l'obésité ne permet guère l'exercice du corps, qui est néanmoins le seul moyen qui puisse être fort efficace. Il paroît, dans beaucoup de cas, difficile d'admettre un exercice de ce genre ; mais je pense que les personnes même les plus grasses pourront parvenir à le supporter en le tentant d'abord avec beaucoup de modération, & en l'augmentant par degrés & fort lentement ; mais il faut en même-temps qu'ils persistent avec beaucoup de constance dans cette tentative.

1625. Souvent il est difficile d'admettre ou d'exécuter ce moyen, quoiqu'il soit le seul efficace ; l'on a en conséquence songé à en employer d'autres pour diminuer la corpulence. Tous consistent, si je ne me trompe, en certaines méthodes qui tendent à produire un état salin dans la masse du sang ; car tels sont, à ce que je crois, les effets du vinaigre & du savon (a) que l'on a proposés. Je suis persuadé que le dernier passe difficilement dans les vaisseaux sanguins sans se dissoudre & sans former un sel neutre avec l'acide qu'il rencontre dans l'estomac. On peut juger, d'après ce que j'ai dit plus haut 1615, combien les substances âcres & salines conviennent pour diminuer l'obésité. Je n'ai pas encore eu d'occasions convenables d'observer quels sont les effets du vinaigre, du savon, & des autres substances que l'on a employées pour diminuer la corpulence ; mais je suis très-persuadé que ces substances, en produisant un état âcre & salin du sang, peuvent avoir des conséquences plus fâcheuses (b) que la corpulence que l'on se proposoit de corriger ; & l'on ne doit pas les hasarder, tant que l'on peut recourir à l'abstinence & à l'exercice, qui sont des moyens moins dangereux & plus certains.

(a) Le Docteur Fleming a donné le savon avec succès : ce remède peut agir comme absorbant.

(b) Le suc nourricier paroît ne rien contenir de salin ; c'est pourquoi on ne peut donner au sang une qualité saline, sans interrompre la nutrition. On ne sait si les acides qui ont été proposés contre la corpulence, agissent en changeant la quantité du sang, ou en affectant les organes qui servent à son assimilation. Il y a des symptomes qui semblent favoriser ces deux opinions. Les alkalis sont plus convenables ; il est prouvé que ceux qui en font long-temps usage, maigrissent. Les alkalis paroissent agir en absorbant l'acide contenu dans l'estomac, & ils donnent naissance à un sel neutre qui augmente l'acrimonie du sang : tout ce qui absorbe l'acide qui pourroit entrer dans la masse du sang, semble produire les mêmes effets que les alkalis.

CHAPITRE II.

Des Tumeurs flatulentes.

1626. LE tissu cellulaire reçoit l'air avec beaucoup de facilité, & lui permet de passer d'une partie dans toutes les autres. C'est pourquoi on voit souvent des emphysèmes produits par l'air renfermé dans le tissu cellulaire qui est au-dessous de la peau; & dans toutes les différentes parties du corps les tumeurs flatulentes qui se forment au-dessous de la peau, paroissent le plus communément, en conséquence de l'introduction immédiate de l'air extérieur; mais dans quelques cas, sur-tout lorsque ces tumeurs affectent des parties internes qui ne communiquent pas avec le canal alimentaire, on ne peut supposer ou appercevoir cette introduction; il faut donc alors chercher quelque autre cause qui donne lieu à la production & à l'amas de l'air, quoiqu'il soit souvent difficile de bien connoître cette cause (*a*).

Tous les solides & les fluides qui constituent le corps humain renferment une quantité considérable d'air fixe, qui peut reprendre son état d'élasticité, & se séparer de ces substances par l'action de la chaleur, de la putréfaction, & peut-être par d'autres causes; mais je ne prétends pas déterminer laquelle de ces causes a pu donner lieu aux différens exemples de pneumatosis & de tumeurs flatulentes dont les auteurs ont parlé. Ces difficultés m'empêchent de pouvoir traiter avec clarté de la pneumatosis (*b*) en général;

(*a*) L'on pourroit croire qu'il se fait dans ces cas une secrétion de l'air interposé entre les lames du tissu cellulaire : les vapeurs qui s'élèvent de toutes les parties du corps sous forme élastique, pourroient aussi contribuer à rendre raison des différentes especes d'emphysèmes : la plus petite cause suffit souvent pour répandre cette maladie dans tout le tissu cellulaire ; la plus commune est une plaie ou une contusion de la poitrine ou même du larynx.

(*b*) La pneumatosis est une tumeur élastique, accompagnée d'un sentiment de tension, qui rend un son lorsqu'on la comprime avec la main. N. C. GENRE LXXII.

M. Cullen comprend sous ce nom la pneumatosis & la tympa-

c'est pourquoi je pense, à l'égard des tumeurs flatulentes, qu'il est nécessaire de me borner uniquement à considérer celles de la région abdominale, dont je vais parler sous le nom générique de tympanite.

1627. La tympanite (a) est un gonflement de l'abdomen,

---

nite de Sauvages. Il admet quatre especes de pneumatosis, 1°. la *spontanée*, 2°. la *traumatique*, 3°. la *vénéneuse*, 4°. l'*hystérique*.

I. La pneumatosis *spontanée* est celle, qui survient sans aucune cause évidente. Ses variétés sont, 1°. l'emphysème spontané de Sauvages qui a son siege au-dessous de la peau; 2°. la pneumatosis fébrile qui survient quelquefois tout-à-coup dans les fievres, ou qui en est la suite.

3°. La pneumatosis *traumatique* est celle qui est la suite des plaies. Elle est souvent l'effet des plaies ou des contusions de la poitrine.

4°. La pneumatosis *vénéneuse* est celle qui est produite par des poisons introduits extérieurement, ou pris par la bouche. Ainsi, la morsure de certains animaux produit une bouffissure universelle.

5°. La pneumatosis *hystérique* est celle qui accompagne l'affection hystérique : elle se manifeste quelquefois sur l'abdomen, mais plus fréquemment aux jambes. La tumeur qu'elle forme différe de celles qui sont produites par l'eau, en ce qu'elle est plus considérable le matin, & ne cède pas à la pression du doigt. Cette affection succède alternativement au diabète & au ptyalisme hystérique.

On a tenté les scarifications dans cette maladie. Sauvages donne quelques exemples de pneumatosis fébrile survenus à la suite de contusions à la poitrine, que l'on a dissipés par la saignée. Les évacuans que l'on a mis en usage semblent ne produire aucun effet sur l'air contenu dans le tissu cellulaire.

(a) La tympanite est une tumeur de l'abdomen, élastique, sonore, accompagnée de tension; le ventre est resserré, & les autres parties maigrissent. N. C. GENRE LXXIII

M. Cullen comprend aussi, sous ce nom, le météorisme de Sauvages. Il admet deux espèces de tympanite; savoir, I. la tympanite *intestinale*, II. la tympanite *abdominale*.

I. La tympanite *intestinale* se reconnoît à une tumeur de l'abdomen souvent inégale, & le malade rend fréquemment par en haut des vents qui diminuent la tension de la douleur.

Les variétés de cette espece sont, 1°. la tympanite intestinale proprement dite. Cette maladie commence souvent par des borborygmes & des douleurs de l'abdomen vives & durables; ces douleurs sont d'abord bornées autour du nombril, & s'étendent ensuite dans tout le bas-ventre; 2°. la tympanite qui dépend de l'emphysème des intestins & des autres viscères de l'abdomen, & que Sauvages appelle *enterophysodes*. Cette espèce se reconnoît, en ce que la tumeur de l'abdomen est inégale, & particuliérement en ce qu'elle est accompagnée de pneumatocèle & du pneumatomphale; 3°. la tympanite vermineuse, qui accompagne souvent les fievres vermineuses, ou qui est produite par les vers; 4°. la tympanite spasmodique qui affecte quelquefois les mélancoliques & les hy-

dans lequel les tégumens sont très-distendus par une puissance interne, & où la distension est égale dans les diffé-

pochondriaques, 5°, le météorisme du ventricule qui consiste dans le gonflement de l'épigastre, de manière qu'il ne reste aucune cavité depuis le sternum jusqu'au nombril ; tantôt il y a de la douleur, & d'autres fois il n'y en a point : cette affection n'est pas rare chez les jeunes personnes affectées de chlorose, ou dont les règles sont supprimées ; les hommes pituiteux & flegmatiques y sont aussi sujets : elle est produite par l'air renfermé dans le ventricule ; néanmoins le gonflement qui la caractérise n'est pas fort considérable, 6°. le météorisme de l'abdomen, qui est un symptome de l'affection iliaque, de l'inflammation des intestins, & des maladies aigues où il y a des signes de putridité & disposition à la gangrène. Dans les cas d'inflammation ou de putridité, il y a une tension considérable & une douleur fort vive, qui cessent dès que la gangrène survient, 7° le météorisme hystérique qui s'observe chez les femmes sujettes à l'affection hystérique, 8°. le météorisme produit par certains poisons, tels que le fruit du mancenillier. Toutes les substances fermentescibles, tels que le vin nouveau & la bière, produisent aussi une tympanite momentanée.

II. Dans la tympanite abdominale le son est plus sensible, la tumeur est plus égale, les vents sortent plus rarement & soulagent moins.

Ses variétés sont, 1°. la tympanite abdominale proprement dite, dans laquelle l'air est renfermé dans la cavité de l'abdomen : dans cette variété les douleurs se portent davantage à l'extérieur, & la constipation est moins considérable ; on la distingue en séche & en humide ; elle est séche quand il n'y a que l'air contenu dans la cavité de l'abdomen, ce qui arrive quelquefois dans le commencement de la maladie ; elle est humide quand elle se trouve réunie a l'ascite, comme on l'observe quand elle a subsisté quelque temps ; alors les urines sont briquetées, la fievre & l'inflammation surviennent, dans ce cas cette affection ne différe que par son siège de l'ascite flatulente, 2°. la tympanite réunie a l'ascite, dans laquelle l'abdomen est rempli d'eau & d'air, & rend un son quand on le frappe avec les doigts ; les urines sont rares & les jambes enflees, 3°. l'ascite flatulente, dans laquelle les viscères de l'abdomen sont rassemblés en pélotons sous le diaphragme & recouverts du péritoine & non de l'épiploon, 4°. la tympanite observée par Stwart dans un cas où la véficule du fiel étant percée par une plaie, la bile s'étoit répandue dans la cavité de l'abdomen & avoit donné lieu à une distension extraordinaire des intestins, qui fut en peu de temps suivie de la mort.

On trouve encore le genre suivant dans la nosologie de M. Cullen.

De la Physometre ou de la Tympanite de l'Uterus.

Cette affection consiste dans une tumeur légère, élastique, située dans la région de l'uterus, dont elle a la forme. N. C. GEN. LXXIV.

rentes positions du corps. La tumeur ne céde pas facilement à aucune compression ; & si elle céde un peu, elle reprend très-promptement son premier état dès que la compression cesse. Lorsque l'on frappe sur cette tumeur, elle rend un son semblable à celui d'un tambour, ou de toute autre membrane animale distendue. On ne s'apperçoit d'aucune fluctuation interne, & le tout est moins pesant que ne paroît le comporter le volume de la tumeur. Le mal aise que produit la distension diminue communément lorsque l'air sort par haut ou par le bas du canal alimentaire.

1628. Tels sont les caractères auxquels la tympanite peut se distinguer de l'ascite ou de la physconia ; & un grand nombre d'expériences prouvent que la tympanite dépend toujours d'une quantité extraordinaire d'air ramassé dans quelques-unes des parties qui sont au-dessous des tégumens de l'abdomen : mais le siège de l'air varie un peu, suivant les différens cas, & c'est ce qui produit les différentes espèces de tympanite.

La premiere est celle où l'air est entiérement renfermé dans la cavité du canal alimentaire, & particuliérement dans celle des intestins. C'est pourquoi cette espece, qui est la plus commune de toutes, & à laquelle conviennent particuliérement les caractères que j'ai donnés plus haut, a été nommée *Tympanites intestinalis. Sauvag. sp.* 1.

La seconde espece est celle où l'air n'est pas entiérement renfermé dans la cavité des intestins, mais où il pénètre encore entre leurs membranes : telle est l'espèce nommée par Sauvages *Tympanites entèrophysodes ; Sauv. sp.* 3. On

---

Cette espece diffère de la tympanite passagère de l'uterus par sa durée, & en ce que la malade ne rend pas d'air par le vagin. Il est également aisé de la distinguer du globule hystérique, de l'éréthisme de l'uterus qui succède à l'avortement, & des douleurs qui précèdent quelquefois le retour périodique des règles, parce que dans tous ces cas l'uterus paroît fréquemment se gonfler & se durcir par intervalles, & se porter tantôt d'un côté, tantôt d'un autre ; mais la maladie se dissipe en peu de temps

On distingue la physomètre en séche & en humide. Dans la premiere la matrice est uniquement remplie d'air & son volume n'est guère plus considérable que dans l'état naturel ; dans la seconde il y a un épanchement de sérosité réuni à l'air, & la matrice acquiert quelquefois un volume énorme ; ce qui, joint à la pesanteur que ressent la malade, suffit pour distinguer cette variété de la premiere. Dans l'un & l'autre cas la chaleur du feu ou du lit augmente la tumeur.

n'a observé que très-rarement cette espece ; & il est probable qu'elle n'est survenue qu'à la suite de la tympanite intestinale, dans des cas où l'air, en s'échappant de la cavité des intestins, s'étoit insinué entre leurs membranes. Néanmoins il est possible que l'érosion de la tunique interne des intestins, puisse donner lieu à l'air qui se trouve si constamment dans leur cavité, de s'introduire dans les interstices de leurs membranes, quoiqu'il n'y en ait pas eu d'accumulé avant dans toute l'étendue de leur cavité.

La troisieme espèce est celle où l'air est renfermé dans le sac du péritoine, ou dans ce que l'on appelle communément la cavité de l'abdomen, c'est-à-dire, dans l'espace qui se trouve entre le péritoine & les viscères ; & alors la maladie se nomme *Tympanites abdominalis*, *Sauvag. sp.* 2. On a douté que cette espece pût exister sans la tympanite intestinale ; il est certain que le cas est rare ; mais il est hors de doute, d'après l'ouverture de quelques cadavres, que cette maladie s'est réellement rencontrée quelquefois.

La quatrieme espece est celle où la tympanite intestinale & abdominale sont réunies ou ont lieu dans le même-temps. Il est probable que dans ce cas la tympanite intestinale est la maladie primitive, & que l'autre n'est qu'une conséquence de l'air qui s'échappe, par érosion ou rupture, des tuniques des intestins, & qui passe de leur cavité dans celle de l'abdomen. Il est possible que l'érosion ou la rupture donne lieu à l'air qui se trouve si constamment dans le canal intestinal, de s'introduire dans la cavité de l'abdomen en assez grande quantité pour produire la tympanite abdominale, quoiqu'il n'y ait eu avant aucun amas considérable d'air dans la cavité intestinale même ; mais je ne connois pas de faits capables de décider cette question d'une maniere positive (a).

On a encore admis une cinquieme espece où la tympanite abdominale se trouve réunie à l'hydropisie ascite ; & Sauvages nomme en conséquence cette maladie *Tympanites asciticus* ; *Sauv. sp.* 4. Il est vrai que dans la plupart des tympanites on a trouvé, par l'ouverture des cadavres, une

(a) On a vu des cas où l'air a passé du rectum dans la vessie & même dans le canal de l'urètre par des érosions qui avoient produit des ouvertures très-petites, où l'air seul pouvoit pénétrer : l'examen des cadavres a fait quelquefois découvrir de semblables érosions dans le canal intestinal.

certaine quantité de sérosité épanchée dans le sac du péritoine ; mais cela ne suffit pas pour constituer l'espece dont je viens de parler ; & lorsque l'amas de sérosité est plus considérable, ce n'est communément que dans les cas où, d'après les causes qui ont précédé & les symptomes qui accompagnent la tympanite, on peut regarder l'ascite comme la maladie primitive : cette combinaison n'offre donc pas une véritable espece de tympanite.

1629. Comme cette derniere espece n'est pas une véritable tympanite, & que quelques-unes des autres sont non-seulement extrêmement rares, mais même ne peuvent, quand elles se rencontrent, être regardées comme maladies primitives, ni se distinguer facilement, & sont par elles-mêmes absolument incurables, je n'en parlerai pas davantage ici ; je me bornerai à considérer, dans ce que je vais dire, le cas le plus fréquent, & presque l'unique objet de la pratique, qui est la *tympanite intestinale*.

1630. Je n'ai pas remarqué que cette espece fût l'effet d'un tempérament particulier, ou qu'elle dépendît d'aucune disposition primitive que l'on pût reconnoître. Elle s'observe dans les deux sexes, & dans tous les âges, mais fréquemment chez les jeunes gens.

1631. On a assigné différentes causes éloignées à la tympanite ; mais il y en a un grand nombre qui communément ne la produisent pas. Quelques-unes l'ont réellement précédées ; néanmoins, comme je n'ai pu que dans peu de cas découvrir la maniere dont elles produisent la maladie, il ne m'est pas possible d'assurer qu'elles en soient les vraies causes.

1632. Les phénomènes qui se manifestent dans les différens périodes de cette maladie sont les suivans :

La tumeur du ventre parvient quelquefois très-promptement à un degré considérable, & il est rare qu'elle se forme aussi lentement que le fait communément l'ascite. Dans quelques cas cependant, la tympanite vient par degrés ; elle s'annonce par une flatulence extraordinaire de l'estomac & des intestins, accompagnée de borborygmes fréquens, & de vents qui sortent plus fréquemment que de coutume par haut & par bas. Cet état est encore accompagné souvent de douleurs de coliques, qui se font sur-tout sentir autour du nombril, & sur les côtés vers le dos ; mais en général à mesure que la maladie avance, ces douleurs deviennent moins vives ; & le malade desire assez constamment de rendre des vents ; mais il n'y parvient qu'avec difficulté, & quand cela arrive le sentiment de distension diminue un peu ; néanmoins ce soulagement n'est communément que passager & de peu de durée. Lorsque la maladie commence, on apperçoit quelque inégalité dans la tumeur & dans la tension des différentes parties du bas-ventre ; mais bientôt cette tension devient égale par-tout, & présente les symptomes dont j'ai parlé dans le caractère de la maladie. Dans le principe de la tympanite & pendant ses progrès, le ventre est resserré, & les excrémens que l'on rend sont communément durs & secs. Dans le commencement l'état naturel de l'urine est ordinairement très-peu changé en quantité ou en qualité ; mais à mesure que la maladie avance, il change communément à ces deux égards ; & enfin la strangurie, ou même l'ischurie, surviennent quelquefois. Il est rare que la maladie soit fort avancée, sans que l'appétit diminue considérablement, & que la digestion se fasse mal ; & tout le corps, excepté le ventre, devient en même-temps d'une maigreur extrême. A tous ces symptomes, se joignent enfin la soif & un sentiment désagréable de chaleur ; le pouls est très-fréquent & continue ainsi pendant tout le cours de la maladie. Lorsque la tumeur du ventre a acquis un volume considérable, la respiration devient très-difficile & est accompagnée d'une toux fréquente & séche ; alors les forces du malade diminuent ; & les symptomes fébriles augmentant de jour en jour, la mort survient ; il est probable qu'elle est quelquefois une suite de la gangrène (*a*) qui affecte les intestins.

(*a*) L'ouverture des cadavres prouve qu'en effet cette maladie se termine fréquemment par la gangrène des intestins ; c'est pourquoi quelques jours avant la mort le ventre est communément moins tendu & moins volumineux, les douleurs diminuent & la diarrhée succède fréquemment à la constipation. Je vais en rapporter ici un exemple.

Un enfant de dix ans avoit eu en quatre ans deux maladies inflammatoires de poitrine, à la suite desquelles il se plaignit de coliques ; le ventre se tuméfia par degrés & acquit un volume considérable ; le son qu'il rendoit en le frappant, indiquoit une tympanite ; les digestions se faisoient mal, l'appétit manquoit, & il y avoit constipation. Cet état dura environ six mois ; mais les trois derniers mois les coliques augmenterent, le dévoiement survint, & il y avoit un mouvement de fievre, particuliérement sensible le soir, le pouls étoit dur & précipité & la peau brûlante ; quelques jours avant la mort l'enflure parut sensible-

1633. La tympanite dure communément quelque-temps, & doit être mise au rang des maladies chroniques. Il est

---

ment diminuée, l'enfant étoit gai; le jour même où il mourut, il joua jusqu'au soir qu'il se plaignit de coliques très-violentes, & demanda à se coucher: à peine le fut-il, qu'il se mit sur le côté comme pour dormir: au bout d'une heure on en approcha & on le trouva mort. Le lendemain on fit l'ouverture du cadavre, qui offrit les phénomènes suivans.

On trouva tous les intestins extraordinairement boursouflés, les circonvolutions du côté gauche enflammées, & celles du côté droit couvertes de taches gangréneuses, leur superficie étoit adhérente à la surface interne de l'abdomen; ces circonvolutions étoient collées les unes aux autres & au mésentère par une substance fibreuse, les glandes du mésentère parurent toutes gorgées & former comme des petits grains de chapelet, la portion du péritoine qui tapisse la surface interne des parois antérieures de l'abdomen, étoit recouverte d'une substance tuberculeuse, gangréneuse, qui avoit trois lignes d'épaisseur; toute la portion libre du cœcum adhéroit aux circonvolutions des intestins grêles correspondantes. L'arc du colon étoit adhérent, dans toute son étendue, aux parois de l'abdomen; l'épiploon l'étoit au-dessus du colon aux parois de l'abdomen, où il paroissoit ratatiné & reployé sur lui même. L'arc du colon adhéroit également au foie, à la vésicule du fiel, à l'estomac, & à la rate depuis le cœcum jusqu'à l'épigastre; la portion du colon qui répond à celle qui est située du côté interne présentoit une espece de bandelette noire, gangréneuse, qui s'étendoit jusques sur la portion voisine du péritoine; tout le reste du colon étoit parsemé de taches gangréneuses, de même que le mésocolon transverse qui adhéroit aussi avec les parties ambiantes. Le pancréas étoit pétit, squirrheux; le foie, l'estomac, la rate & la vessie étoient adhérens dans toute leur étendue aux parties voisines; le foie étoient très-mollasse & d'un brun jaune; l'estomac petit, retréci; la rate également petite, dure, & présentoit quelques points de suppuration. Le tissu cellulaire de la région lombaire gauche étoit rouge, enflammé & infiltré; la portion iliaque du colon & le rectum étoient recouverts de taches gangréneuses, blanches, noires & rouges; la paroi postérieure de la vessie adhérente au rectum, étoit recouverte des mêmes taches, son tissu cellulaire étoit rouge & infiltré de sang dans plusieurs parties, & noir dans dautres.

Les deux côtés de la poitrine étoient remplis d'une quantité d'eau sanguinolente semblable a de la lavure de chair, les poumons étoient petits & mollasses; le lobe droit adhéroit par sa surface externe à la partie correspondante de la plèvre, les veines qui rampent sur la surface du cœur, formoient un réseau admirable rempli de sang, comme si elles eussent été injectées exprès. Le volume du cœur égaloit tout au plus celui d'un enfant de trois ans; ses diffé-

rare qu'elle donne promptement la mort, excepté dans les cas où il survient tout-à-coup dans les fievres une maladie de ce genre. Sauvages a désigné cette espece avec raison, par une dénomination différente, & l'a appellée *météorisme*: je crois qu'on doit toujours la considérer comme une affection symptomatique, entiérement différente de la tympanie dont nous nous occupons présentement.

1634. La tympanite est en général une maladie mortelle; il est rare que l'on puisse la guérir : je vais cependant tâcher d'indiquer ce que l'on peut tenter pour y parvenir. Mais avant je ferai mes efforts pour expliquer sa cause prochaine, qui seule doit servir de base à toutes les tentatives que l'on peut raisonnablement faire pour obtenir la guérison.

1635. Il est un peu difficile de déterminer quelle est la cause prochaine de la tympanite. On a supposé que dans beaucoup de cas, cette cause étoit simplement une quantité extraordinaire d'air contenue dans le canal alimentaire, produite par l'air même, qui se dégageoit & se détachoit beaucoup plus abondamment que de coutume, des alimens dont l'on faisoit usage. Je pense que les alimens tirés des végétaux subissent toujours un certain degré de fermentation, & qu'en conséquence il s'en développe & s'en détache une certaine quantité d'air pendant qu'ils sont contenus dans l'estomac & les intestins; mais il paroît que les fluides animaux qui se trouvent dans le canal alimentaire, & qui se mêlent avec les alimens, empêchent que cette même quantité d'air ne s'en détache pendant leur fermentation, comme cela seroit arrivé sans ce mélange, qui probablement contribue aussi à la réabsorption de l'air qui s'en étoit détaché avant jusqu'à un certain point. La quantité extraordinaire d'air qui, dans certaines circonstances, se dégage des alimens, peut donc être quelquefois assez considérable pour produire la tympanite; ainsi cette maladie peut dépendre d'un vice des fluides qui servent à la digestion :

---

rentes cavités ne contenoient aucunes gouttes de sang & paroissoient aussi nettes que si elles eussent été lavées.

J'observerai que dans les malades que j'ai vus, la tympanite a communément commencé par des affections de la poitrine, & que la plupart ont craché ou mouché du sang.

ce qui les rend incapables de s'oppoſer à un développement trop abondant de l'air, & de produire l'abſorption qui ſe fait communément chez les perſonnes qui jouiſſent d'une bonne ſanté. Il eſt certain qu'il ſe trouve quelqueſois dans le canal alimentaire une quantité extraordinaire d'air qui eſt dû à la nature des alimens ou au défaut du fluide digeſtif. Cet air peut contribuer & contribue certainement, juſqu'à un certain point, à produire certaines maladies venteuſes du canal alimentaire; mais on ne peut ſuppoſer qu'il ſoit la cauſe de la tympanite, en ce qu'elle ſurvient ſouvent lorſqu'il n'a précédé aucun déſordre du ſyſtême. De même que dans les cas où les commencemens de la tympanite ſont accompagnés d'affections flatulentes dans tout le canal alimentaire, le ton des inteſtins modère, comme l'on ſait, le développement de l'air & contribue à ſon abſortion ou en facilite l'expulſion: les ſymptomes de flatulence qui ſurviennent quand la tympanite eſt caractériſée, doivent auſſi, à ce que je crois, ſe rapporter à une perte de ton des fibres muſculaires des inteſtins, plutôt qu'à un vice quelconque des fluides digeſtifs.

1636. Ces conſidérations, jointes à d'autres, me portent à conclure que la cauſe prochaine de la tympanite conſiſte particuliérement dans la perte de ton des fibres muſculaires des inteſtins. Mais de plus, comme l'air d'une nature quelconque accumulé dans la cavité des inteſtins, doit, par ſa propre élaſticité, ſe frayer un paſſage par haut ou par bas, & être même entiérement chaſſé hors du corps par le ſecours de l'inſpiration, il eſt probable que dans le cas où l'abſorption & l'expulſion n'ont pas lieu, & où l'air s'accumule de maniere à produire la tympanite, ſon paſſage eſt intercompu dans quelques endroits du canal inteſtinal. Cette interception de l'air ne peut guère s'attribuer à d'autre cauſe qu'aux conſtrictions ſpaſmodiques de certaines parties de ce canal; d'où je conclus que ces conſtrictions concourent en partie à conſtituer la cauſe prochaine de la tympanite. Je ne puis déterminer avec certitude, & je ne crois pas même qu'il ſoit néceſſaire de déterminer ſi ces conſtrictions ſpaſmodiques doivent être attribuées à la cauſe éloignée de la maladie, ou ſi on doit les conſidérer comme la conſéquence d'un degré d'atonie qui a précédé.

1637. Après avoir ainſi tenté de déterminer la cauſe prochaine de la tympanite, je vais parler de la curation: on n'a, il eſt vrai, que rarement obtenu la guériſon, & cela n'eſt guère arrivé que dans les cas où la maladie étoit récente : je dois néanmoins exposer ce que l'on peut raisonnablement tenter pour y parvenir, rapporter les tentatives que l'on fait communément, & quelles sont celles qui ont quelquefois été suivies du succès.

1638. La première indication que l'on doit songer à remplir, est de chasser l'air accumulé dans les intestins : il est nécessaire pour cet effet, de dissiper les constrictions qui lui ont particuliérement donné lieu de s'accumuler, & qui continuent à interrompre son passage dans le cours des intestins. Comme on ne peut guère dissiper ces constrictions qu'en excitant le mouvement péristaltique des portions voisines des intestins, on emploie communément les purgatifs ; mais l'on convient en même-temps que l'on ne doit faire usage que des laxatifs les plus doux, parce que les drastiques violens donnés lorsque les intestins sont extraordinairement distendus, sont en danger de produire l'inflammation.

C'est aussi pour cette raison que l'on a fréquemment eu recours aux lavemens ; & ils sont d'autant plus nécessaires, que les excrémens qui se ramassent dans les intestins, sont en général durs & desséchés. Cet état des excrémens doit non-seulement déterminer à réitérer très-fréquemment les lavemens, mais il faut sur-tout y insister lorsqu'ils font sortir une quantité considérable d'air, & qu'il est par conséquent démontré qu'ils diminuent, jusqu'à un certain point, les spasmes des intestins.

1639. L'on a proposé différens antispasmodiques, & on emploie communément les remèdes de ce genre, dans la vue de détruire la constriction des intestins, & dans l'opinion même qu'ils peuvent agir en quelque sorte comme carminatifs ; mais il est rare que leurs effets soient considérables, & l'on prétend qu'ils ont quelquefois été nuisibles en raison de leurs qualités échauffantes & inflammatoires. Néanmoins il est toujours convenable de joindre aux purgatifs & aux lavemens quelques-uns des antispamodiques les plus doux ; & c'est avec beaucoup de raison que l'on a conseillé de donner toujours après l'action des purgatifs, le plus puissant des antispamodiques, c'est-à-dire, un narcotique.

1640. Le gonflement extraordinaire, la tension, l'état de desséchement, & particuliérement les constrictions spasmodiques qui dominent, ont déterminé à proposer comme un remède, les fomentations & le bain chaud. On dit les avoir employés avec succès : mais l'on a remarqué que les bains fort chauds n'étoient pas aussi utiles que les bains tièdes long-temps continués.

1641. D'après la ſuppoſition que cette maladie dépend particuliérement de l'atonie du canal alimentaire, les toniques paroiſſent y être indiqués. L'on a en conſéquence employé les ferrugineux & différens amers ; & ſi les toniques conviennent, il eſt probable que le quinquina (a) peut être utile.

1642. Aucun tonique n'étant plus puiſſant que le froid appliqué ſur la ſurface du corps, ou que les boiſſons froides, on y a eu auſſi recours dans la tympanite. On a conſéquemment preſcrit les boiſſons froides, & l'on a employé le bain froid avec avantage ; pluſieurs obſervations prouvent même que la maladie a été guérie tout-à-coup & entiérement par l'application réitérée de la neige ſur le bas-ventre.

1643. Il eſt à peine néceſſaire d'obſerver qu'il faut éviter, dans le régime de ceux qui ſont attaqués de tympanite, tous les alimens qui peuvent facilement produire des vents dans l'eſtomac ; & il eſt probable que les acides minéraux & les ſels neutres peuvent être utiles comme antizymiques.

1644. On a propoſé dans les cas de tympanite rebelle & déſeſpérée, l'opération de la paracentèſe ; mais ce remède eſt fort incertain, & il y a à peine une obſervation qui prouve qu'il ait réuſſi. Il eſt aiſé de voir que cette opération convient particuliérement, & preſque uniquement, dans le cas de tympanite abdominale ; mais il eſt très-douteux que cette derniere puiſſe exiſter indépendamment de la tympanite inteſtinale, ou au moins cela n'eſt pas aiſé à décider. Quand même il ſeroit poſſible de s'aſſurer de ſon exiſtence, il n'y a pas beaucoup d'apparence que l'on puiſſe la guérir par ce remède, & il n'y a pas encore aucune obſervation capable de déterminer juſqu'à quel point cette opération pourroit ſe pratiquer ſans danger dans la tympanite inteſtinale.

(a) J'ai eu recours au quinquina, & il a uniquement modéré les ſymptomes de la maladie pendant quelque-temps.

* * *

CHAPITRE III.

Des Tumeurs aqueuses, ou des Hydropisies.

1645. Il se forme souvent, dans différentes parties du corps humain, un amas contre nature de sérosités ou de fluide aqueux. La maladie qui en résulte, quoique variée, suivant les parties qu'elle affecte, est néanmoins désignée sous le nom générique d'hydropisie ; & les épanchemens d'eau particuliers, quoique distingués en raison des parties qu'ils occupent, & des autres circonstances qui les accompagnent, paroissent tous dépendre de quelques causes générales qui leur sont communes. Il convient en conséquence, avant de considérer les différentes especes, de tenter d'assigner les causes générales de l'hydropisie.

1646. Il paroît que chez les personnes qui jouissent de la meilleure santé, il s'épanche ou s'exhale constamment, sous forme de vapeur, dans toutes les cavités & dans tous les interstices capables de la recevoir, une sérosité ou un fluide aqueux, qui étant constamment & promptement absorbé par les vaisseaux propres à remplir cette fonction, ne peut séjourner long-temps ou s'accumuler dans ces cavités (*a*) ; il est évident, d'après cette idée de l'économie animale, que quand la quantité de fluide séreux épanchée dans une cavité, est trop considerable pour pouvoir être reprise tout-à-coup par les vaisseaux absorbans, ce fluide doit s'accumuler dans ces parties ; ou si la quantité épanchée n'est pas plus abondante que de coutume, il suffit que l'absorption soit interrompue ou diminuée d'une maniere quelconque, pour donner lieu à un amas extraordinaire de fluide.

Ainsi, on peut en général attribuer l'hydropisie à un

(*a*) Quand, par exemple, la secrétion ou l'excrétion de l'urine est interceptée, ce fluide est communément absorbé de nouveau & reversé par les conduits excrétoires dans différentes parties du corps, sans qu'il survienne néanmoins aucun changement dans les conduits par où se fait l'épanchement ; mais l'urine est alors reprise par les vaisseaux absorbans qui se trouvent dans la partie.

épanchement

épanchement augmenté, ou à la diminution de l'absorption ; je vais en conséquence rechercher les différentes causes de ces effets.

1647. L'épanchement peut être augmenté par l'accroissement extraordinaire de l'exhalation qui se fait naturellement ou par la rupture des vaisseaux qui charient les fluides séreux ou aqueux, ou des sacs (a) qui les renferment.

1648. L'exhalation naturelle peut être augmentée par différentes causes, & particuliérement par les obstacles qui gênent le retour du sang veineux qui se porte des derniers vaisseaux du corps au ventricule droit du cœur : ces obstacles semblent agir en s'opposant au passage libre du sang des arteres dans les veines (b) ; ils augmentent en conséquence la force avec laquelle les fluides contenus dans les artères sont poussés dans les vaisseaux exhalans : ce qui doit nécessairement augmenter aussi la quantité de fluide que laissent échapper ces derniers.

1649. Les obstacles qui s'opposent au retour du sang veineux qui vient des derniers vaisseaux, peuvent être dus à certaines circonstances qui gênent son cours ; très-souvent des affections particulières du ventricule droit du cœur même l'empêchent de recevoir de la veine cave, la quantité de sang qu'il en reçoit dans l'état de santé ; ou des embarras des vaisseaux du poumon s'opposent à ce que le ventricule droit se vuide entiérement, & l'empêchent par conséquent de recevoir de la veine cave la quantité ordinaire de sang. Ainsi, on a vu un polype contenu dans le ventricule droit du cœur, l'ossification de ses valvules, & des embarras considérables & permanens des poumons, donner lieu à l'hydropisie.

1650. On peut éclaircir la maniere dont ces causes générales agissent, en observant que le retour du sang veineux

(a) Lorsque les deux causes précédentes, savoir, l'exhalation augmentée & la rupture des vaisseaux lymphatiques, ont duré quelque temps, il se forme des espèces de sacs ou de vésicules, dont l'accroissement est toujours lent, à cause de la résistance qu'opposent leurs parois : mais quand une fois ils sont rompus, ils se remplissent aisément, parce qu'ils ne sont plus comprimés.

(b) Toute artère qui se termine par une veine a une branche à laquelle aboutit un vaisseau exhalant ; ainsi, quand il se trouve une résistance dans la veine, il doit se porter une plus grande quantité de fluide dans le vaisseau exhalant qui en sort.

eſt, en quelque ſorte, retardé lorſque le corps reſte dans une telle poſition que la peſanteur du ſang devient un obſtacle à ſon mouvement dans les veines ; ce qui a lieu dans les cas où la circulation eſt foible ; c'eſt pourquoi la poſition droite du corps produit ou augmente les tumeurs œdémateuſes des extrémités inférieures.

1651. Non-ſeulement ces cauſes peuvent, en interrompant d'une maniere générale le mouvement du ſang veineux, augmenter l'exhalation & produire l'hydropiſie ; mais les obſtacles que le ſang rencontre dans les veines particulières, peuvent auſſi être ſuivis des mêmes effets : l'exemple de ce genre le plus remarquable, eſt celui où des obſtructions conſidérables du foie empêchent le ſang qui vient de la veine porte & de ſes rameaux nombreux, d'y circuler librement ; d'où il arrive que ces obſtructions ſont une cauſe fréquente de l'hydropiſie.

1652. On a mis auſſi au nombre des cauſes de l'hydropiſie, les ſquirrhoſités de la rate & des autres viſceres, de même que la ſquirrhoſité du foie ; mais je ne puis concevoir de quelle maniere elles produiſent cette maladie, ſi ce n'eſt lorſque ces ſquirrhoſités ſont voiſines de quelque veine conſidérable, dont la compreſſion peut produire un certain degré d'aſcite ; ou bien, quand en comprimant la veine cave, elles peuvent donner lieu à l'anaſarque des extrémités inférieures. Il eſt cependant vrai que l'on a ſouvent découvert des ſquirrhoſités de la rate & des autres viſceres dans les cadavres de ceux qui ſont morts d'hydropiſie ; mais je penſe qu'on les a rarement obſervées, ſans qu'il exiſtât en même temps des ſquirrhoſités au foie, & je ſuis porté à croire que les premieres étoient l'effet des dernieres, plutôt que la cauſe de l'hydropiſie : où ſi l'on a rencontré des ſquirroſités des autres viſceres dans les cadavres des hydropiques dans des cas où le foie en étoit exempt, ces ſquirrhoſités étoient les effets de quelques-unes des cauſes d'hydropiſie dont je parlerai par la ſuite, & étoient par conſéquent des ſymptomes accidentels, plutôt que des cauſes de ces eſpeces d'hydropiſie.

1653. L'interruption du mouvement du ſang dans les veines particulieres produit un effet ſemblable, même dans les plus petites portions du ſyſtême veineux : ainſi, un polype formé dans la cavité d'une veine, ou des tumeurs engendrées dans ſes membranes, s'oppoſent au libre paſſage du ſang, & produiſent l'hydropiſie dans les parties ſituées vers les extrémités des veines où se rencontrent de semblables obstacles.

1654. Mais la cause qui interrompt le plus fréquemment le mouvement du sang dans les veines, est la compression qu'elles éprouvent par des tumeurs situées dans leur voisinage ; tels sont les anévrismes des artères, les abcès, les squirrhes ou les tumeurs stéatomateuses des parties voisines.

On peut rapporter ici la compression de la veine cave descendante par le volume de l'uterus chez les femmes grosses, ou par celui de l'eau dans l'ascite ; car ces deux genres de compression produisent fréquemment des tumeurs séreuses des extrémités inférieures.

1655. On peut supposer qu'une pléthore générale extraordinaire du systême veineux, est capable d'augmenter l'exhalation ; & que cette pléthore peut être la suite de la suppression des flux ou évacuations de sang qui ont subsisté pendant quelque temps, tels que les flux menstruel & hémorrhoïdal. Néanmoins il est rare que l'hydropisie soit produite par une cause semblable ; & lorsqu'elle a lieu, l'on peut, je crois, supposer que l'hydropisie est due aux mêmes causes (*a*) que la suppression même, plutôt qu'à la pléthore que ces suppressions ont produite.

1656. Je crois qu'une des causes les plus fréquentes de l'augmentation d'exhalation est le relâchement des vaisseaux exhalans. Il est probable qu'une semblable cause peut avoir lieu ; car les membres paralytiques où l'on doit soupçonner un pareil relâchement, sont fréquemment affectés de tumeurs séreuses & œdémateuses comme on a coutume de les appeller.

Mais un exemple plus remarquable & beaucoup plus fréquent, qui prouve l'action de cette cause, est la foiblesse générale du systême, qui accompagne si souvent l'hydropisie. Il est assez évident que la foiblesse générale produit l'hydropisie, en ce qu'elle est très-communément la suite de causes qui affoiblissent puissamment ; telles sont les fievres continues ou intermittentes long-temps prolongées ; les évacuations de toutes especes qui ont subsisté long-temps, & qui étoient en quelque sorte excessives ; enfin presque

(*a*) Ces causes sont en général celles qui ont donné lieu à l'atonie de tout le systême.

toutes les maladies qui ont été longues, & qui ont en même temps donné lieu aux autres symptomes de foiblesse générale (*a*).

Entre les autres causes qui produisent une foiblesse générale du systême, & qui donnent en conséquence lieu à l'hydropisie, il y en a une qu'il ne faut pas oublier, parce qu'elle est fréquente : c'est l'usage immodéré des liqueurs spiritueuses ; c'est pourquoi les ivrognes de toute espece, & sur-tout les buveurs d'eau-de vie, sont si souvent attaqués de cette maladie.

1657. On conviendra facilement que la foiblesse générale peut produire le relâchement des vaisseaux exhalans ; & je pense que c'est particuliérement elle qui donne lieu à l'hydropisie, parce que la plupart des causes dont j'ai parlé jusqu'ici n'occasionnent que des hydropisies particulieres ; mais l'état de foiblesse générale augmente l'exhalation dans toutes les cavités & dans tous les interstices du corps, & est en conséquence suivi d'une maladie générale. Ainsi l'on voit des épanchemens séreux survenir en même temps dans la cavité du crâne, dans celles du thorax & de l'abdomen, & dans presque toute l'étendue du tissu cellulaire. Dans ces cas, l'action d'une cause générale est évidente par elle même ; car ces différentes hydropisies augmentent dans une partie, lorsqu'elles diminuent dans une autre, & cela arrive alternativement dans les différentes parties. Je pense que cette combinaison de différentes especes d'hydropisie, ou plutôt, comme on pourroit la nommer, cette hydropisie universelle, doit être en conséquence rapportée à une cause générale ; & dans beaucoup de cas, il est difficile d'en admettre une autre que le relâchement général des vaisseaux exhalans (*b*) ; c'est ce que j'appelle *diathèse*

(*a*) Ainsi, la dyspepsie cachectique est accompagnée de perte de ton & d'exhalation augmentée, d'où résulte fréquemment l'hydropisie : on observe la même chose dans tous les cas où les vaisseaux exhalans sont tellement affoiblis, qu'ils ne peuvent résister à l'impétuosité des fluides qui y sont déterminés : d'après la promptitude avec laquelle se manifeste alors l'œdeme, on ne peut douter qu'il n'y ait une perte du ton qui s'étend plus ou moins sur le systême artériel & sur les extrémités des artères.

(*b*) L'on doit attribuer au relachement des vaisseaux exhalans, les hydropisies qui succèdent aux fievres intermittentes & aux maladies inflammatoires, telles que la pleurésie & le rhumatisme ; il y a même apparence que les évacuations supprimées agissent

hydropique ; cette cause agit fréquemment seule ; mais souvent, en concourant en quelque sorte avec les autres causes, elle donne spécialement lieu à leur effet entier.

Cet état du systême paroît d'abord être celui que l'on a considéré comme une maladie particuliere sous le titre de *cachexie* ; mais je l'ai toujours regardé, toutes les fois que je l'ai observé, comme le commencement d'une hydropisie générale, & j'ai toujours trouvé qu'il l'étoit réellement.

1658. Les différentes causes d'hydropisie dont je viens de parler, peuvent donner lieu à cette maladie, quoiqu'il n'y ait aucune surabondance de sérosité dans les vaisseaux sanguins ; il faut cependant remarquer qu'un excès de ce genre peut souvent produire l'hydropisie, sur-tout lorsque cette surabondance concourt avec les causes dont j'ai fait l'énumération plus haut.

Une des causes de cet excès de sérosité peut être une quantité extraordinaire d'eau introduite dans le corps. Ainsi, l'hydropisie est survenue quelquefois pour avoir bu une trop grande quantité d'eau (*a*). Il est vrai que dans beaucoup de cas l'on boit des quantités considérables d'eau, sans qu'il en résulte aucune maladie, parce qu'elles passent avec beaucoup de facilité par les selles, les urines ou la transpiration insensible. Mais il n'en est pas moins certain que quelquefois une quantité extraordinaire de boissons aqueuses s'est échappée par les differens vaisseaux exhalans internes, & a produit l'hydropisie. Il paroît que cela est arrivé, parce que les conduits excrétoires n'étoient pas disposés à laisser échapper le fluide aussi promptement qu'il étoit introduit dans le corps, ou parce que ces conduits avoient été obstrués par quelques causes qui y avoient concouru accidentellement. L'on a en conséquence avancé qu'une grande quantité d'eau très-froide prise tout-à-coup, avoit produit l'hydropisie ; il est probable qu'alors le froid avoit occasionné une constriction des conduits excrétoires.

La proportion du fluide aqueux contenue dans le sang peut augmenter, non-seulement en buvant une très-grande

plutôt ainsi qu'en accumulant le sang veineux, parce qu'elles produisent d'autres effets d'atonie.

(*a*) Hales a démontré jusqu'à quel point une quantité de fluides pouvoit s'épancher par les vaisseaux exhalans : il a injecté de l'eau dans la jugulaire d'un chien, & en peu de temps l'animal devint hydropique.

quantité d'eau, comme on vient de le dire, mais même par l'eau contenue dans l'atmosphere, lorsque la peau est dans un état capable de l'absorber ou de s'en imprégner. L'on sait que cet état de la peau peut avoir lieu, au moins dans certaines circonstances ; & il est probable que souvent, dans l'hydropisie commençante, lorsque la circulation du sang est très-foible sur la surface du corps, l'état de transpiration de la peau peut se changer en celui d'absorption, & ainsi augmenter au moins considérablement la maladie.

1659. La seconde cause de la surabondance des fluides aqueux dans les vaisseaux sanguins, est l'interruption des excrétions séreuses habituelles (*a*) ; c'est pourquoi l'on prétend que les personnes fort exposées à un air froid & humide sont sujettes à l'hydropisie. L'on dit aussi que l'interruption ou la diminution considérable de la secrétion de l'urine a donné lieu à cette maladie : & il est certain que dans le cas d'ischurie rénale, la sérosité retenue dans les vaisseaux sanguins s'est épanchée dans quelques-unes des cavités internes, & a produit l'hydropisie.

1660. La troisieme cause qui peut produire dans le sang un excès de sérosité capable de s'échapper par les vaisseaux exhalans, sont les hémorrhagies très-considérables, spontannées ou artificielles. Ces évacuations, en enlevant une grande quantité de globules rouges & de gluten, qui sont les principaux agens qui retiennent le serum dans les vaisseaux rouges, permettent au serum de s'échapper plus facilement par les conduits exhalans ; c'est pourquoi les hydropisies surviennent souvent à la suite de ces évacuations.

Il est possible aussi que les cauteres larges qui ont duré long-temps, produisent le même effet en diminuant considérablement la proportion du gluten (*a*).

(*a*) La suppression de l'urine & de la transpiration produisent fréquemment l'hydropisie, il est probable que dans ces cas les canaux excrétoires opposant une résistance considérable, il s'accumule une grande quantité de fluides dans le sang, laquelle s'épanche dans différentes cavités par le moyen des vaisseaux exhalans qui leur correspondent. C'est ainsi que l'on peut expliquer l'anasarque qui arrive subitement lorsque la transpiration est supprimée pour avoir été exposé à l'air froid, ou pour avoir bu une grande quantité d'eau froide pendant que le corps étoit échauffé, & par conséquent dans un état plus irritable.

(*b*) Toute diminution de la lymphe peut produire le même

Je soupçonne que la surabondance des parties séreuses dans le sang, est non-seulement due à la *spoliation* du gluten dont je viens de parler, mais même au vice des puissances digestives & assimilatrices de l'estomac & des autres organes, qui, en conséquence, ne peuvent préparer & convertir les alimens dont l'on fait usage, de maniere qu'il en résulte une proportion convenable de globules rouges & de gluten; mais ces puissances continuant à fournir les parties aqueuses, donnent lieu à la surabondance de ces dernieres & les disposent en conséquence à s'échapper en trop grande quantité par les vaisseaux exhalans. C'est de cette manière que l'on peut expliquer l'hydropisie qui accompagne si fréquemment la chlorose, qui toujours se manifeste par une pâleur de tout le corps, d'où il est évident qu'il y a un défaut de globules rouges : or, c'est à ce défaut seul que l'on peut, dans cette maladie, attribuer la maniere imparfaite dont se font la digestion & l'assimilation des substances nutritives.

Je n'ose pas déterminer s'il y a une imperfection semblable dans ce que l'on appelle *cachexie*. Il est très-évident que cette maladie est communément due aux causes générales de foiblesse dont j'ai parlé plus haut : & comme il est probable que la foiblesse générale peut affecter les organes qui servent à la digestion & à l'assimilation des alimens, l'état imparfait de ces fonctions, en produisant le défaut de globules rouges & de gluten, peut souvent concourir avec le relâchement des vaisseaux exhalans à produire l'hydropisie.

1661. Telles sont les différentes causes de l'exhalation augmentée, que j'ai regardée comme la cause principale de l'épanchement qui produit l'hydropisie; mais j'ai également observé dans 1667, que l'épanchement peut aussi arriver par la rupture des vaisseaux qui charient des fluides aqueux, & produire le même effet.

---

effet. Ainsi, les ulcères d'où il sort une grande quantité de pus qui est formé de lymphe coagulable, causent l'hydropisie. Il en est de même des évacuations séreuses, telles que la dysenterie, la diarrhée, le diabete, les fleurs blanches; car quand ces évacuations ont duré long-temps, elles occasionnent non-seulement une telle dilatation des vaisseaux exhalans, qu'ils laissent échapper les parties grossieres de la lymphe, mais elles donnent en outre lieu à l'état d'atonie, à la foiblesse & au relâchement de ces mêmes vaisseaux.

C'est de cette maniere que la rupture du canal thorachique a donné lieu à un épanchement de chyle & de lymphe dans la cavité du thorax, & que la rupture des vaisseaux lactés a produit un épanchement semblable dans la cavité de l'abdomen ; & dans l'un & l'autre cas, l'hydropisie est survenue.

Il est assez probable que la rupture des vaisseaux lymphatiques produite par des efforts ou par la compression violente des muscles voisins, peut occasionner un épanchement, qui, en se repandant dans le tissu cellulaire, est capable de donner lieu à une hydropisie considérable.

On doit rapporter à ce genre de causes, les exemples fréquens de rupture ou d'érosion des reins, des ureteres & de la vessie, qui, en occasionnant un épanchement d'urine dans la cavité de l'abdomen, ont été suivis de l'ascite.

1662. Relativement à la rupture des vaisseaux qui charient les fluides aqueux, ou des vésicules qui contiennent ces fluides, il faut observer que l'ouverture des cadavres a souvent fait découvrir des vésicules formées sur la surface de plusieurs parties internes; l'on a supposé que la rupture de ces vésicules, communément appellées *hydatides*, avoit été une cause fréquente de l'hydropisie, en laissant échapper continuellement un fluide aqueux. Je ne puis nier la possibilité de cette cause, mais je soupçonne que l'on doit en rendre raison d'une maniere différente.

On a fréquemment trouvé, dans presque toutes les parties différentes du corps des animaux, des amas de vésicules sphériques remplies d'un fluide aqueux; & dans beaucoup de cas de prétendues hydropisies, particuliérement dans celles que l'on nomme *enkystées*, la tumeur étoit entiérement due à un amas de pareilles hydatides (a). On a formé un grand nombre de conjectures relativement à la nature de ces vésicules & à la maniere dont elles sont produites: mais il paroît que l'on a enfin décidé la question. Il semble certain qu'il y a un animal vivant du genre des vers, qui est renfermé dans l'intérieur de chacune de ces vésicules (b), ou qui y est adhérent; ce ver a le pouvoir

(a) On doit entendre par *hydatides*, des vésicules sphériques remplies d'eau ; on trouve souvent de ces vésicules sur la surface des viscères, tels que la plevre & le péritoine, on en a aussi fréquemment observé dans la matrice.

(b) Ces vésicules ont été observées, il y a plus d'un siecle, par

de former une vésicule pour lui-même, & de la remplir d'un fluide aqueux qu'il tire des parties voisines; c'est pourquoi les naturalistes modernes ont, avec raison, appellé cet animal *tænia hydatigena*. Je ne puis m'étendre ici sur l'origine & la structure de cet animal, ni parcourir les différentes parties du corps qu'il occupe; mais il convenoit qu'en exposant les causes de l'hydropisie, je dise un mot des hydatides. Je finirai ce paragraphe, en observant que la plupart des hydropisies enkistées extraordinaires, que l'on a observées dans différentes parties du corps humain, étoient de véritables amas de pareilles hydatides; mais je ne puis déterminer présentement comment les tumeurs qu'elles occasionnent, peuvent se distinguer des autres especes d'hydropisies, ni quel est le traitement qu'elles exigent.

1663. Après avoir parlé des hydatides, je reviens aux autres causes générales d'hydropisie, qui, comme je l'ai dit dans 1646, peuvent être l'interruption ou la diminution de l'absorption qui doit enlever les fluides qui s'exhalent dans les différentes cavités & dans les différens interstices du corps: néanmoins il n'est pas aisé de déterminer les causes de cette interruption.

1664. Il est probable que l'absorption peut diminuer, ou même cesser entiérement, par la perte du ton des vaisseaux absorbans, qui sont les extrémités des vaisseaux lymphatiques. Je ne puis douter qu'il est nécessaire que ces extrémités aient un certain degré de ton ou de puissance actives; & il paroît vraisemblable que la même foiblesse générale qui produit le relâchement des vaisseaux exhalans dans lequel j'ai supposé que consistent la diathese hydropique, doit donner lieu en même temps à la perte de ton des absorbans; c'est pourquoi le relâchement des exhalans est généralement accompagné de la perte de ton

---

Tyson, dans la gazelle. Ce fut lui qui crut qu'elles étoient formées par des animaux d'un genre particulier, ce qui a été confirmé depuis, tant chez l'homme que chez les brutes: le docteur Pallace a appelé ces animaux *tæniæ hydatigenæ*, parce qu'il les croyoit du genre du *tænia*; mais cette opinion paroît fort douteuse. Ces hydatides sont souvent produites par une espèce de ver: néanmoins je soupçonne qu'elles peuvent être quelquefois dues à d'autres causes, car j'en ai observé des amas considérables dans le cadavre d'une personne qui mourut de cette espèce d'hydropisie, & je n'y ai rien trouvé qui ressemblât au ver dont on a donné la description.

des absorbans (a), & doit contribuer à produire l'hydropisie : il est cependant probable que la diminution d'absorption y a aussi beaucoup de part, parce que les hydropisies se guérissent souvent par les médicamens qui paroissent agir en excitant l'action des absorbans.

1665. On a supposé que l'absorption qui se fait par les extrémités des vaisseaux lymphatiques pouvoit être interrompue par l'obstruction de ces vaisseaux, ou au moins par celle des glandes conglobées à travers lesquelles ces vaisseaux passent. Ceci est cependant fort douteux. Comme les vaisseaux lymphatiques ont des rameaux entre lesquels il y a de fréquentes communications, il n'est pas probable que l'obstruction de l'un, ou même de plusieurs de ces rameaux, puisse beaucoup contribuer à interrompre l'absorption de leurs extrémités.

Il n'est guère probable, pour la même raison, que l'obstruction des glandes conglobées puisse produire un effet semblable au moins il n'y a que l'obstruction des glandes du mésentère, à travers lesquelles il passe une portion très-considérable de la lymphe, qui pourroit interrompre l'absorption : on ne peut même admettre facilement cette supposition, en ce qu'il y a lieu de croire que ces glandes, lors même qu'elles sont considérablement tuméfiées, ne sont pas totalement obstruées ; j'ai en effet vu plusieurs cas où la plus grande partie des glandes mésentériques étoit fort gorgées sans que le passage des fluides dans les vaisseaux sanguins en fût interrompu, ou sans qu'il survînt d'hydropisie.

La tumeur de la glande axillaire semble, il est vrai, produire souvent l'œdeme du bras : mais il me paroît douteux que la tumeur du bras puisse être attribuée à la compression de la veine axillaire, plutôt qu'à l'obstruction des vaisseaux lymphatiques.

1666. On peut supposer que l'absorption est interrompue d'une maniere particuliere dans le cerveau. Comme l'on ne s'est pas encore assuré avec certitude qu'il existât des vaisseaux lymphatiques dans cet organe, on peut supposer que l'absorption, qui y a certainement lieu, se fait par

(a) Il y a plusieurs observations d'hydropisies produites par l'atonie des vaisseaux absorbans, combinée avec celle des exhalans. Voyez Lieutaud, *Hist. Anat. Méd.*

les extrêmités des veines, ou par le moyen des vaisseaux qui portent directement le fluide dans les veines; de maniere que tout ce qui s'oppose au mouvement libre du sang dans les veines du cerveau, peut y interrompre l'absorption, & donner lieu à l'accumulation du fluide séreux qui survient si fréquemment par la congestion du sang dans ces veines. Mais je ne propose tout ceci que comme une conjecture.

1667. Après avoir ainsi exposé les causes générales de l'hydropisie, je vais parler des différentes parties du corps dans lesquelles s'amassent la sérosité, & indiquer les différentes especes d'hydropisies (*a*) : mais je ne pense pas qu'il soit nécessaire que j'entre dans un détail minutieux sur cet objet. Dans beaucoup de cas, on ne peut s'assurer de ces amas de sérosités par aucuns symptomes externes, & ils ne peuvent être par conséquent des objets de la pratique: il y en a un grand nombre que l'on peut reconnoitre jusqu'à un certain point, qui ne paroissent pas pouvoir se guérir par le secours de l'art. Mais ce qui me détermine particuliérement à ne pas entrer dans un grand détail sur les différentes especes d'hydropisies, c'est que le docteur Monro, & d'autres auteurs qui sont entre les mains de tout le monde, se sont suffisamment occupés de cet objet; je me bornerai donc ici à considérer les especes qui s'observent le plus fréquemment, & qui sont les objets les plus ordinaires de la pratique : ces especes sont l'anasarque, l'hydrothorax & l'ascite; je vais parler de chacune dans autant de sections séparées.

SECTION PREMIERE.

De l'Anasarque.

1668. L'ANASARQUE (*b*) est une tumeur de la surface du corps, qui communément ne se manifeste d'abord que

(*a*) Il est inutile d'ajouter ici que les causes générales produisent l'anasarque, & les causes locales les hydropisies particulieres.

(*b*) L'anasarque est une tumeur molle, sans élasticité, qui affecte tout le corps ou une de ses parties. N. C. GENRE LXXV.

ſur certaines parties, mais qui fréquemment s'étend enfin ſur tout le corps. L'anaſarque forme une tumeur uniforme

---

M. Cullen comprend ſous le nom d'anaſarque, la *phlegmatia* de Sauvages, connue vulgairement ſous la dénomination d'œdématie, ou d'infiltration des jambes. Il admet cinq eſpèces d'anaſarque, ſavoir, 1°. la *ſéreuſe*, 2°. *l'oppilée*, 3°. *l'exanthématique*, 4°. *l'anémienne*, 5°. l'anaſarque produite par la *foibleſſe*.

I. L'anaſarque *ſéreuſe* eſt produite, ou par la rétention de ſéroſité dans le cas où des évacuations habituelles ſont ſupprimées, ou par l'augmentation de la ſéroſité, pour avoir bu une trop grande quantité d'eau.

Les variétés de cette eſpèce ſont, 1°. l'anaſarque métaſtatique, ainſi appellée par Sauvages, parce qu'elle ſuccéde à la ſuppreſſion des évacuations habituelles ſanguines ou ſéreuſes, telles que les hémorrhoïdes, les diarrhées, les ulceres. Cette eſpèce eſt quelquefois périodique, & précéde l'écoulement des regles chez les femmes. Elle peut auſſi être produite par la tranſpiration ſupprimée, comme on l'a obſervé chez des perſonnes qui, étant fort échauffées, s'étoient repoſées & endormies dans des endroits froids & humides; 2°. la phlegmatie laiteuſe, ou l'infiltration laiteuſe, qui affecte les nouvelles accouchées, & même les femmes qui nourriſſent. Elle eſt communément précédée de la ſuppreſſion des lochies ou du lait, elle commence par des douleurs dans la matrice, & par un engorgement douloureux des aines; les cuiſſes, enſuite les jambes, enfin les pieds ſont ſucceſſivement affectés de tenſion & de douleur, & jamais l'enflure ne commence dans un ordre oppoſé, comme on l'obſerve dans la phlegmatie ordinaire. La douleur ſe diſſipe à meſure que l'enflure ſurvient, la tumeur eſt opaque & non tranſparente. Cette eſpèce d'anaſarque eſt l'effet de l'atonie qui a ſuccédé à l'inflammation des viſceres de l'abdomen; c'eſt à tort qu'on la regarde comme une métaſtaſe laiteuſe, puiſque les femmes qui nourriſſent n'en ſont pas à l'abri; 3°. la phlegmatie produite par la ſuppreſſion des regles, qui eſt communément accompagnée de ſignes de chloroſe, 4°. l'anaſarque ou la leucophlegmatie urineuſe, que l'on a obſervée dans le cas où les urines étoient ſupprimées par un calcul qui bouchoit le conduit de l'uretre, 5°. l'anaſarque des buveurs d'eau, qui ſurvient quelquefois pour avoir uſé d'une grande quantité d'alimens aqueux, tels que les fruits d'été, ou pour avoir bu des eaux croupies ou même acidules.

II. L'anaſarque *oppilée* eſt celle qui eſt produite par la compreſſion des veines, comme il arrive dans 1°. l'anaſarque des femmes groſſes. Dans cette variété, les lombes ſe gonflent de chaque côté, & forment la tumeur vulgairement nommée *le bourlet*, les mains & le viſage ſont en même temps enflés: lorſque le terme de l'accouchement eſt éloigné, la tumeur augmente au point de rendre la reſpiration difficile, & de faire craindre l'aſcite ou l'hydropiſie de poitrine; ſouvent les levres de la vulve ſont énormément gonflées, 2°. l'œdématie ou l'enflure des extrémités, qui s'obſerve vers la fin de la groſſeſſe. Dans ce cas, l'œdeme ſe ma-

sur tout le membre qu'elle occupe ; lorsque cette tumeur commence, elle est toujours molle, & reçoit facilement

---

nifeste particuliérement le soir, & ne paroît que peu ou point le matin, quelquefois l'enflure n'excéde pas les lombes ; l'abdomen paroît être, le sixieme ou le septieme mois, plus gros qu'il ne l'est communément le neuvieme ; alors la malade porte plusieurs enfans ou est affectée d'hydropisie de la matrice, & accouche vers la fin du neuvieme mois ; 3°. la phlegmatie curale, ou l'enflure des cuisses, qui s'observe vers la fin du huitieme mois de la grossesse, & qui est accompagnée de l'œdeme des grandes levres. M. Cullen regarde encore comme une variété de cette espèce, 4°. l'angine de Lower, ou l'angine œdémateuse de Boerhaave. Lower ayant lié avec un fil les veines jugulaires d'un chien, observa quelques heures après un gonflement considérable de toutes les parties qui étoient au-dessus de la ligature, & le chien périt en deux jours suffoqué ; pendant ce temps, les larmes & la salive coulerent abondamment : & en disséquant les parties tuméfiées, Lower vit, avec étonnement, qu'elles n'étoient point rouges, mais que les muscles & les glandes étoient remplis d'une sérosité limpide. On peut, d'après cette expérience, rendre raison de l'angine qui survient, quand les glandes du col sont comprimées par un squirrhe, un stéatome, ou d'autres tumeurs ; dans ce cas, le sang, dont le mouvement progressif est ralenti, passe avec violence dans les veines, en distend les parois, & les parties les plus fluides entrent dans les orifices des vaisseaux lymphatiques, qui souffrent une distension considérable. Cette angine a été nommée œdémateuse, parce que les parties externes sont affectées d'œdeme, & que le tissu cellulaire est rempli d'une grande quantité de sérosité au lieu de graisse.

III. L'anasarque *exanthématique* est celle qui succéde aux exanthemes, & particuliérement à l'érysipele : ses variétés sont, 1°. l'anasarque exanthématique proprement dite, produite par la répercussion de la gale, de la rougeole, de la petite-vérole, & d'autres maladies de la peau : 2°. la phlegmatie exanthématique, qui s'observe à la fin de la petite-vérole confluente, lorsque les pustules sont fort grosses. Dans la fievre lente nerveuse, souvent il survient une éruption miliaire accompagnée de toux & de difficulté de respirer, qui se termine fréquemment par la phlegmatie, & même par le gonflement de l'abdomen ; 3°. la phlegmatie ulcéreuse, ou l'œdeme des jambes & des pieds accompagné d'ulceres érysipélateux, qui s'observe fréquemment chez les vieillards, les cachectiques & les valétudinaires. Dans ce cas, on apperçoit d'abord une tumeur & une rougeur quelquefois livides, accompagnées d'une chaleur incommode, ensuite les jambes s'ulcerent & rendent une grande quantité de pus séreux ; 4°. la phlegmatie de Malabar, qui, suivant Kœmpfer, est une excroissance de chair endémique dans ce pays, qui s'étend depuis le gras de la jambe jusqu'aux genoux, & affecte rarement les doigts : cette excroissance n'attaque qu'une jambe, la partie est tous les mois, vers le temps de la pleine lune, affectée d'une inflammation qui se

l'impreſſion du doigt : ce qui forme un creux, qui reſte quelque temps après que la compreſſion eſt diſſipée, mais qui diſparoît enſuite par degrés. Cette tumeur commence

---

diſſipe au bout de peu de jours ; cependant la tumeur ne diminue point, mais ſe change en une chair de mauvaiſe qualité, de maniere qu'en avançant en âge, la jambe acquiert un volume deux ou trois fois plus conſidérable que dans l'état naturel. Cette tumeur eſt inégale, œdémateuſe, dure, ſquirrheuſe & couverte d'ulceres qui rendent de la ſanie ; 5°. la phlegmatie éléphantique : cette eſpece ne différe de la précédente, qu'en ce que non-ſeulement les jambes, mais même les pieds ſont affectés de tumeurs dures & difformes, ſemblables à celles que l'on obſerve dans l'éléphantiaſis ; 6°. l'anaſarque américaine ne paroît pas différer de l'anaſarque ordinaire.

IV. L'anaſarque *anémienne* eſt l'effet de l'appauvriſſement du ſang occaſionné par les hémorrhagies, telles que les hémorrhoïdes, les regles exceſſives, ou les ſaignées réitérées : elle ſurvient auſſi quelquefois à la ſuite des diarrhées, de la lienterie, du diabete.

V. L'anaſarque *produite par la foibleſſe* s'obſerve chez ceux qui ont été exténués par des maladies longues, ou par d'autres cauſes : ſes variétés ſont, 1°. la phlegmatie vulgaire, ou l'enflure œdémateuſe, qui précéde & accompagne l'aſcite, l'anaſarque & l'hydropiſie de poitrine, elle ſurvient ſouvent dans l'empyeme. Cette maladie eſt preſque toujours ſymptomatique, elle commence par l'œdeme des malléoles, qui augmente le ſoir & diminue ou diſparoît le matin : cette tumeur eſt légérement tranſparente, conſerve l'impreſſion du doigt, elle gagne inſenſiblement les jambes, enſuite les cuiſſes & les lombes ; 2°. l'anaſarque, qui ſuccéde aux fievres, telles que les fievres intermittentes ; 3°. l'anaſarque hyſtérique, qui affecte les femmes hyſtériques & ceux qui ſont d'un tempérament ſec & mélancolique : cette eſpece différe des autres en ce que la tumeur retient à peine l'impreſſion du doigt ; on la diſtingue de la phlegmatie, en ce que les bras, les mains & le viſage même ſe gonflent le ſoir ; 4°. la phlegmatie hyſtérique ne différe de l'enflure œdémateuſe ordinaire, qu'en ce que la tumeur ne conſerve pas l'impreſſion du doigt, & que le viſage n'eſt pas pâle ; 5°. l'anaſarque rachialgique eſt celle qui ſuccéde aux coliques violentes, le viſage, les pieds, les mains & le ventre ſont gonflés ; la reſpiration eſt difficile, le pouls eſt dur, inégal, l'urine eſt rouge & en petite quantité ; 6°. la phlegmatie de Delos eſt une maladie qui a été endemique dans l'iſle de Delos ; les parties ſupérieures, particuliérement le col & la poitrine, étoient affectées d'œdéme, les parties inférieures en étoient exemptes, non-ſeulement le viſage, mais même les cheveux blanchiſſoient. Cette maladie ne ſe trouve décrite que dans une lettre d'Eſchine à Philocrate, qui paroît ſuppoſée.

C'eſt à tort que Sauvages regarde comme une eſpèce d'anaſarque le gonflement de la peau, produit par le pus épanché dans le tiſſu cellulaire.

généralement à paroître sur les extrémités inférieures ; alors elle se manifeste uniquement le soir & disparoît le matin. Communément elle est plus considérable lorsque le malade est resté long-temps debout pendant le jour ; mais il y a plusieurs observations qui prouvent que l'exercice l'a empêché entiérement de revenir comme elle avoit coutume. Cette tumeur ne paroît d'abord qu'aux pieds & vers les malléoles ; néanmoins lorsque les causes qui la produisent continuent à agir, elle s'étend par degré sur les parties supérieures, elle gagne les jambes, les cuisses & le tronc, quelquefois même la tête. Communément la tumeur des extrémités inférieures diminue pendant la nuit ; le matin le gonflement du visage est très-considérable & disparoît en général presque entiérement dans le cours de la journée.

669. On regarde communément les termes d'*anasarque* & de *leucophlegmatie* comme synonymes ; cependant quelques auteurs ont proposé de désigner sous ces deux dénominations, des maladies différentes, & se sont servis du terme d'*anasarque* pour indiquer la maladie quand elle commence par les extrémités inférieures, & que de-là elle gagne par degré les parties supérieures de la maniere que je viens de décrire ; ils nomment au contraire *leucophlegmatie*, le même genre de gonflement lorsqu'il se manifeste d'abord sur presque toute la surface du corps. Ils paroissent croire aussi que ces deux maladies sont produites par des causes différentes : suivant eux, l'anasarque peut survenir par les différentes causes indiquées dans 1648-1659 ; mais la leucophlegmatie est due spécialement à un defaut de globules rouges, comme nous l'avons dit dans 1660 *& suiv.* : néanmoins je ne vois pas sur quoi peut être raisonnablement fondée cette distinction ; car quoique dans les hydropisies produites par les causes indiquées dans 1660 *& suiv.* la maladie paroisse affecter quelquefois d'une maniere plus immédiate tout le corps, cependant cela ne constitue pas une différence de l'anasarque ordinaire, où la maladie finit par être entiérement la même par toutes les circonstances qui l'accompagnent ; & lorsqu'elle est produite par un défaut de globules rouges, elle survient exactement de la même manière que l'anasarque, comme je l'ai fréquemment observé.

1670. Il est évident que l'anasarque consiste dans un amas extraordinaire d'un fluide séreux qui s'épanche dans le tissu cellulaire, immédiatement au-dessous de la peau.

Quelquefois ce fluide pénétre la peau même, & suinte à travers les pores de la cuticule, & d'autres fois il est trop grossier pour pouvoir y passer, & élève l'épiderme sous forme de vessies. Il arrive aussi que la peau, ne livrant pas passage à l'eau, est comprimée & durcie, & en même temps tellement distendue, qu'elle donne une dureté extraordinaire à la tumeur que forme l'anasarque. C'est aussi dans ces dernieres circonstances que l'inflammation érythématique affecte facilement ces sortes de tumeurs.

1671 L'anasarque peut être immédiatement produite par l'une des différentes causes d'hydropisies qui agissent d'une maniere plus générale sur le systême; lors même que les autres especes d'hydropisie se manifestent d'abord par des circonstances particulieres, & qu'elles sont produites par quelques-uncs des causes qui affectent généralement le systême, l'anasarque s'y réunit toujours plus ou moins promptement.

1672. La maniere dont cette maladie commence communément, est facile à expliquer d'après ce que j'ai dit dans 1650, relativement aux effets que produit la position du corps. On comprendra pourquoi ses progrès se font par degrés, & pourquoi elle affecte, au bout de quelque temps, non-seulement le tissu cellulaire qui est au-dessous de la peau, mais même, comme il est probable, une grande partie de ce tissu dans les parties internes, si l'on fait attention que les différentes portions du tissu cellulaire communiquent facilement entre elles, mais sur-tout que les mêmes causes générales de la maladie agissent sur chaque partie du corps. Il me paroît que dans l'anasarque l'eau s'épanche plus facilement dans la cavité du thorax & dans les poumons, que dans la cavité de l'abdomen, ou que dans les autres viscères qui y sont contenus.

1673 Les urines coulent presque toujours peu dans l'anasarque, & sont, en raison de leur petite quantité, d'une couleur foncée, & par la même cause, elles déposent facilement, après être refroidies, un sédiment abondant & rougeâtre. Cette petite quantité d'urine est due quelquefois à l'embarras des reins : mais il est probable qu'elle est généralement occasionnée par les parties aqueuses du sang qui s'échappent dans le tissu cellulaire, & ne peuvent en conséquence se porter en aussi grande quantité vers les reins.

La maladie est encore généralement accompagnée d'un degré

degré extraordinaire de soif ; symptome que l'on pourroit attribuer à ce que la langue & le gosier reçoivent aussi une moindre quantité de fluide ; car ces parties sont extrêmement sensibles à toute diminution de la quantité ordinaire de fluide.

1674. Pour tenter la cure de l'anasarque, il se présente trois indications générales à remplir : il faut,

1. Détruire les causes éloignées de la maladie ;

2. Evacuer la sérosité qui est déjà amassée dans le tissu cellulaire ;

3. Rétablir le ton du systême, dont l'état d'atonie doit être considéré, dans beaucoup de cas, comme la cause prochaine de la maladie.

1675. Les causes éloignées sont très-souvent telles, que non-seulement elles agissent, mais même sont détruites long-temps avant que la maladie survienne. C'est pourquoi, quoique leurs effets subsistent, elles ne peuvent être l'objet de la pratique ; mais si ces causes, telles que l'intempérance, l'indolence, & quelques autres, continuent à agir, il faut les écarter. Le plus souvent les causes éloignées de l'hydropisie, sont certaines maladies qui ont précédé, que l'on doit traiter par les remèdes qui leur conviennent particuliérement, & dont je ne puis parler ici. La cure en est, à la vérité, souvent difficile ; mais il convenoit de ne pas oublier cette indication, pour montrer que, quand ces causes éloignées ne peuvent être détruites, la cure de l'hydropisie doit être difficile, ou même impossible (*a*) ; c'est pourquoi, dans beaucoup de cas, les indica-

(*a*) On peut, relativement au pronostic, diviser les hydropisies en trois especes, 1°. les unes sont absolument incurables, 2°. dans d'autres la guérison est douteuse, 3°. quelques-unes sont communément guérissables.

1°. On doit regarder comme incurables les hydropisies qui dépendent de polypes, de l'épaississement des parois des vaisseaux, de tumeurs qui compriment le cœur & les poumons, des ossifications ou des obstructions de ces visceres, des squirrosités anciennes du foie & de la rate, des stéatomes qui compriment la veine cave ; enfin toutes les hydropisies, qui sont l'effet de la rupture des vaisseaux lymphatiques & d'hydatides qui se sont formées sur la surface des visceres, ou de tumeurs écrouelleuses du mésentère.

2°. La guérison de l'hydropisie est douteuse, quand cette maladie dépend du relâchement ou de l'atonie du systême, de squirrosités des

tions suivantes seront peu utiles ; l'exécution de la seconde particuliérement, tourmentera non-seulement beaucoup le malade sans succès, mais même hâtera en général sa fin.

1676. La seconde indication, qui consiste à évacuer les eaux qui sont accumulées, peut quelquefois être exécutée avec avantage, & souvent procurer au moins un soulagement passager. On peut la remplir de deux manières. La première consiste à évacuer directement l'eau contenue dans la partie affectée d'hydropisie, en y faisant des ouvertures convenables : la seconde, à déterminer certaines excrétions séreuses ; en conséquence desquelles on peut ranimer l'absorption dans les parties malades ; le serum étant ainsi absorbé & porté dans les vaisseaux sanguins, peut ensuite être déterminé à s'évacuer par l'une ou l'autre des excrétions générales, ou même sortir spontanément par l'une de ces deux voies.

1677. Dans l'anasarque, il faut pratiquer communément des ouvertures dans la partie affectée sur quelque endroit des extrêmités inférieures ; la manière la plus convenable est de faire un grand nombre de petites mouchetures qui pénetrent jusques dans le tissu cellulaire. L'on faisoit autrefois des incisions considérables : mais comme toute plaie faite dans une partie affectée d'hydropisie doit, pour guérir, nécessairement s'enflammer & suppurer ; la gangrene y survient facilement ; c'est pourquoi il est beaucoup plus sûr de ne faire que des mouchetures légeres, qui peuvent se guérir par résolution. Il convient aussi d'observer qu'il faut faire ces mouchetures, à quelque distance l'une de l'autre, & éviter de les pratiquer dans les parties les plus déclives.

1678. On peut quelquefois évacuer l'eau épanchée dans les

---

principaux visceres qui agissent non par compression, mais par le relâchement des vaisseaux exhalans ; le degré de la maladie doit alors déterminer le pronostic que l'on doit porter. Les hydropisies qui succédent aux hémorrhagies excessives, aux évacuations qui ont duré long-temps, se guérissent aussi quelquefois, lorsque la foiblesse & la lésion des puissances digestives ne sont pas portées a un degré considérable. L'hydropisie produite par les hydatides a été quelquefois guérie par l'incision, en enlevant les animaux & les hydatides, au rapport de Tyson.

3°. Les hydropisies guérissables sont celles qui sont l'effet de la suppression de l'urine, ou de la transpiration, ou d'éruption répercutées.

parties affectées d'anasarque, en ouvrant avec le caustique un cautere un peu au-dessus du genou : car comme le gonflement considérable des parties inférieures est particuliérement produit par la sérosité, qui, s'exhalant dans les parties supérieures, tombent constamment dans celles qui sont au-dessous, les cauteres pratiqués, comme je viens de le dire, peuvent, en évacuant l'eau contenue dans les parties supérieures, modérer beaucoup la maladie. Néanmoins, il faut recourir aux cauteres avant que l'hydropisie soit fort avancée, & avant que les parties aient beaucoup perdu de leur ton, car autrement les endroits sur lesquels on les applique, sont sujets à être affectés de gangrene (a).

Quelques praticiens ont conseillé les sétons dans les mêmes vues qui m'ont déterminé à proposer les cauteres ; mais je crains que les sétons ne soient plus sujets que les cauteres à l'accident dont je viens de parler.

1679. On a appliqué quelquefois les vésicatoires, pour évacuer la sérosité des membres affectés d'anasarque ; cette méthode a eu quelquefois de grands succès ; mais comme la gangrene survient facilement (b) sur les parties couvertes de vésicatoires, on ne doit les employer qu'avec beaucoup de précautions, & peut-être dans les circonstances seules où j'ai dit plus haut que convenoient les cauteres.

1680. Les feuilles de choux appliquées sur la peau, produisent facilement une exudation aqueuse de sa surface ; ces feuilles appliquées sur les pieds & les jambes affectées d'anasarque, ont quelquefois produit une évacuation d'eau très-abondante dont on a tiré beaucoup d'avantage.

Je regarde comme un remede analogue à ce dernier, les bas de soie huilés (c) ; on a remarqué que ces bas appliqués

(a) Les cautères & les mouchetures produisent plus rarement gangrene, quand ont les fait sur les cuisses que quand on les pratique au-dessus de la malléole ; c'est pourquoi il est toujours avantageux de commencer par les cuisses & de finir par les extrémités inférieures.

(b) On a observé que les vésicatoires étoient plus sujets à produire la gangrene que les mouchetures & les cauteres. Il est avantageux, lorsque l'on craint la gangrene, de faire, pour la prévenir, des fomentations chaudes avec le vin camphré & le quinquina, & l'on doit panser les vésicatoires avec la thériaque.

(c) On a fait aussi des frictions sur le bas-ventre, & sur tout le

ſur les pieds & les jambes, de façon à intercepter toute communication avec l'air externe, avoient procuré quelquefois l'évacuation d'une certaine quantité d'eau par les pores de la peau, & l'on dit qu'ils ont diminué de cette maniere les tumeurs œdémateuſes : mais j'en ai fait pluſieurs eſſais, ſans en jamais retirer beaucoup d'avantage, non plus que de l'application des feuilles de choux.

1681. Le ſecond moyen que j'ai propoſé, dans 1676, pour évacuer l'eau chez les hydropiques, conſiſte dans l'uſage des émétiques, des purgatifs, des diurétiques, ou des ſudorifiques.

1682. Le vomiſſement ſpontané a quelquefois déterminé une abſorption dans les parties affectées d'hydropiſie, & évacué les eaux qui y étoient contenues; d'où l'on peut, avec raiſon, ſuppoſer que le vomiſſement excité par art, doit produire le même effet; c'eſt pourquoi on l'a ſouvent employé avec ſuccès (*a*); mais il faut; lorſqu'on a recours à ce moyen, choiſir les émétiques antimoniaux violens, & les réitérer fréquemment à des intervalles courts.

1683. Les malades ſe ſoumettent plus volontiers à l'uſage des purgatifs, qu'à celui des émétiques; & communément ils ſupportent les premiers avec plus de facilité que les derniers. Il n'y a pas non plus de moyen plus certain que l'action des purgatifs, pour procurer une évacuation abondante de ſéroſités; c'eſt pour cette raiſon qu'ils ont été employés plus fréquemment, & peut-être avec plus de ſuccès, que toute autre eſpece d'évacuation, dans l'hydropiſie. On a gé-

---

corps, avec de l'huile, devant un feu léger; l'on a enſuite couché le malade dans un lit bien chaud, après l'avoir enveloppé d'une couverture de laine : l'on dit que ce moyen a été avantageux en augmentant la tranſpiration, & en excitant une légere diarrhée, que d'autres fois il a procuré un prurit utile & produit un peu d'élévation dans le pouls.

(*a*) Il eſt probable que dans ces cas l'eau s'évacue par les canaux excrétoires de l'eſtomac. L'on peut d'ailleurs regarder les vomitifs comme des puiſſans moyens d'exciter l'action des abſorbans; & quoiqu'ils n'évacuent pas immédiatement l'eau, ils peuvent l'entraîner dans le torrent de la circulation, & la déterminer à paſſer par les urines ou la tranſpiration. Sydenham a donné le vin d'antimoine à grande doſe avec ſuccès : ce remede agiſſoit par le vomiſſement, les ſelles & les urines, il le réitéroit trois ou quatre fois quand il excitoit la diarrhée, & s'il ne produiſoit pas cet effet, il y ajoutoit un purgatif. Mais cette pratique ne convient que dans les hydropiſies commençantes, & ſouvent elle fait extrêmement ſouffrir le malade, c'eſt pourquoi elle exige beaucoup de circonſpection.

néralement observé qu'il étoit nécessaire de choisir les purgatifs les plus actifs ; ces purgatifs sont très-connus, & il est en conséquence inutile d'en faire ici l'énumération ; je pense en effet que les plus violens sont les plus efficaces pour produire l'absorption, en ce que leur stimulus se communique plus promptement aux autres parties du systême (*a*) : mais l'opinion, que quelques-uns des plus doux pouvoient s'employer avec avantage, a prévalu depuis peu, sur-tout à l'égard des cristaux, vulgairement appellés crême de tartre ; ce remede donné à grande dose, & fréquemment réitéré, a quelquefois rempli l'indication que l'on se proposoit, c'est-à-dire, qu'il a excité des évacuations considérables par les selles & par les urines, & guéri par ce moyen d'hydropisie (*b*). Cependant l'action & les effets

(*a*) L'on a cru que les purgatifs les plus âcres jouissoient d'une vertu spécifique, mais il est démontré aujourd'hui qu'il n'en existe point de tels ; l'effet des purgatifs dépend de leur degré de force, & quand ils augmentent l'action des canaux excrétoires des intestins, ils entraînent une grande quantité de fluides. Ceux sur lesquels il paroît que l'on a le plus compté dans l'hydropisie, sont les pilules lunaires recommandées par Boyle & Boerhaave, la gomme gutte & l'élatérium. On a donné la gomme gutte contre les vers, & on l'a souvent réitérée à petite dose sans danger, on peut en conséquence la prescrire avec plus de hardiesse qu'on ne le fait communément dans l'hydropisie. M. Cullen a employé le jalap, combiné avec le mercure & l'antimoine, pour en augmenter l'action. Le tartre stibié, joint au jalap, est peut-être un des meilleurs remedes, c'est pourquoi on a uni l'émétique avec les purgatifs, tels que le syrop de nerprun. Il est toujours avantageux d'allier les purgatifs drastiques avec quelques préparations salines, on rend par ce moyen leur effet plus certain. On a combiné avec avantage la scammonée avec le safran de mars & l'antimoine. L'aloës paroît très-propre a corriger l'action des purgatifs drastiques, tels que la coloquinte.

On ne peut proposer que des vues générales sur la curation de l'hydropisie, car le succès de tous les remedes proposés jusqu'à ce jour, est fort douteux ; l'on doit cependant observer que quand l'on a recours aux purgatifs violens, il faut les réitérer à des intervalles plus courts qu'on ne le fait communément ; car, comme le remarque Sydenham, l'on rend peu de service si l'on n'agit violemment, il faut entraîner subitement l'eau dans le cours de la circulation & ensuite l'évacuer.

(*b*) J'ai souvent employé la crême de tartre avec avantage, mais la terre folliée m'a paru beaucoup plus active ; j'ai guéri plusieurs malades uniquement par son usage, dans des cas où tous les autres remedes avoient été inutiles, j'en ai donné jusqu'à une once par jour, dans une infusion de quelques plantes toniques ; dans les cas où

de ce médicament ont souvent manqué, dans des cas où les purgatifs drastiques ont été suivis du plus grand succès.

Les praticiens ont observé depuis long-temps, que les purgatifs exigeoient d'être réitérés dans des intervalles aussi courts que les malades pouvoient les supporter ; il est probable que cet effet est dû à ce que, quand on ne les donne pas de maniere à exciter promptement l'absorption, l'évacuation qu'ils procurent affoiblit le systême & augmente l'affluence des fluides vers les parties affectées d'hydropisie.

1684. Les reins sont une voie naturelle par laquelle s'évacue une grande partie des fluides aqueux contenus dans les vaisseaux sanguins ; & il est vraisemblable qu'en augmentant à un degré considérable l'excrétion qui se fait par les reins ; l'on pourra, par ce moyen, aussi bien que par tout autre exciter l'absortion dans les parties affectées d'hydropisie. C'est pourquoi l'on a toujours convenablement employé les diurétiques pour guérir cette maladie. On trouve dans tous les traités de *Matière médicale* & de *Médecine pratique*, l'énumération des différents diurétiques dont l'on peut faire usage; il est en conséquence inutile de la répéter ici (*a*) : mais malheureusement l'action d'aucun de

---

ce remede n'a pas opéré la guérison, il a toujours beaucoup soulagé les malades.

J'observerai, avant de quitter cet article, que l'usage des doux purgatifs a été adopté par les médecins les plus célebres de l'antiquité. Galien, dans le livre de *simplic. medicament. facultatibus*, *lib.* 1, recommande toutes les eaux salines, comme très-avantageuses dans l'hydropisie : *aquâ inter cutem laborantibus aquæ salsæ omnes perutiles.* Il ajoute dans le *Liv* 9. *de compos. medic. secundum locos ; tom. XIII, p. 6. éd Chart* qu'il est prouvé par l'experience que l'on peut donner hardiment toute espece de boisson hydragogue aux hydropiques. *ἔτι γε τὰ ἐχασωδία πεῖρας ἀκίνδυνα ὑδραγωγὰ πόματα ἤ καταπίνια id. ib. p.* 605 : dans le livre *de remediis facile parabilibus*, *tom. X*, *p.* 627, il recommande l'eau de chiendent aux hydropiques.

(*a*) Les diurétiques que l'on emploie le plus communément, sont l'oignon de scille, le colchique, l'ail, les sels alkalis fixes.

L'oignon de scille est bon, donné à petite dose, de maniere qu'il ne fasse pas vomir ; on peut le faire infuser dans du vin, & le combiner avec quelques sels neutres, ou avec les alkalis fixes ; mais communément il ne produit aucun effet, parce qu'on le prescrit en trop petite quantité. On l'a donné en substance avec avantage, uni avec les gommes résolutives, telles que le galbanum, la gomme ammoniac, & même avec le savon.

ces remedes n'est fort certaine ; l'on ne sait pas bien non plus pourquoi ils réussissent quelquefois, ni pourquoi ils manquent leur effet aussi souvent. L'on ignore aussi pourquoi l'un peut être utile pendant que l'autre ne l'est pas. C'est un défaut général de tous ceux qui ont écrit sur la médecine pratique, de nous rapporter les cas où certains médicamens ont été très-efficaces, & de négliger de nous dire dans combien d'autres cas ces mêmes médicamens n'ont eu aucun succès.

1685. Il faut particuliérement observer ici, qu'il n'y a guère de diurétique plus puissant que l'eau commune bue en grande quantité. J'ai, il est vrai, observé plus haut, dans 1658, qu'une grande quantité d'eau, ou de liqueurs aqueuses, prise en boisson, avoit quelquefois été une des causes d'hydropisie ; & les praticiens craignoient tellement autrefois que les liqueurs ne se portassent dans les endroits affectés d'hydropisie, & n'augmentassent la maladie, qu'ils prescrivoient en général de s'abstenir, autant qu'il étoit possible, des boissons de ce genre. L'on a même assuré que l'on avoit entiérement guéri des hydropisies, en évitant ce moyen d'augmenter l'exhalation, & par l'abstinence de toute espece de boisson. Néanmoins la conclusion que l'on pourroit tirer de ces faits est très-douteuse. L'on a très-rarement vu l'hydropisie survenir pour avoir bu une grande quantité de liquides ; il y a au contraire des exemples sans

---

Le colchique est souvent plus actif ; quoiqu'on puisse douter qu'il soit aussi efficace que le prétend Storck.

L'ail & toutes les plantes de ce genre sont diurétiques, mais il n'est efficace que lorsqu'on en avale des oignons entiers. On divise la racine en petits morceaux, que l'on plonge dans l'huile ; & l'estomac en supporte par ce moyen une très-grande quantité.

Les alkalis fixes sont peu efficaces, soit qu'ils se neutralisent avec les acides contenus dans les premieres voies, soit qu'ils se répandent dans la masse du sang, ou qu'ils soient déterminés vers les vaisseaux exhalans, & qu'il ne s'en porte qu'une petite quantité vers les urines ; ils nuisent dans les cas où la soif est considérable, d'ailleurs ils peuvent augmenter la fievre, causer des inflammations internes, & même supprimer les urines, comme on l'a observé à l'égard des cendres de genêt.

L'on a aussi donné le séneka ou le polygala de Virginie avec succès, ainsi que les cloportes. Le vin d'Eupatoire a réussi à Storck. D'autres ont recommandé différentes préparations de genievre.

nombre, qui prouvent que l'on a bu de grandes quantités d'eau qui ont passé par les selles & les urines, sans produire aucun degré d'hydropisie. Quant à l'abstinence totale de boisson, c'est une pratique dont l'exécution est très-difficile; & en conséquence elle a été si rarement exécutée, qu'il n'est pas possible de savoir jusqu'à quel point elle peut être efficace. Il est vrai que l'on a souvent adopté la méthode de donner une très petite quantité de boissons; mais je l'ai vu cent fois continuer long-temps sans aucun avantage évident; au contraire, l'expérience prouve que l'usage de faire boire fort abondamment, est non-seulement sans danger, mais même très-souvent efficace pour guérir l'hydropisie. Le docteur Milman, homme rempli de sagacité & très-instruit, mérite, suivant moi, des éloges pour la maniere dont il s'est occupé de rétablir la pratique de donner de grandes quantités de liquides dans le traitement de l'hydropisie. Non-seulement les observations qu'il rapporte d'après sa propre pratique, & d'après celle de plusieurs célebres médecins des autres parties de l'europe; mais de plus, le grand nombre d'exemple que l'on trouve dans les livres de médecine, sur les bons effets des eaux minérales bues en grande quantité pour guérir l'hydropisie, ne me permettent pas de douter que la méthode recommandée par le docteur Milman ne soit fort souvent très-convenable (a); je pense qu'elle

(a) Le docteur Milman n'a introduit cette pratique en Angleterre, comme il en convient lui-même, que d'après le succès qu'elle eut en France, où M. Bacher l'a fait connoître, ou au moins l'a rendue plus générale; car il y avoit déja eu plusieurs médecins qui n'astreignoient pas les hydropiques à l'abstinence de la boisson, & on trouve dans les auteurs anciens, plusieurs exemples heureux de cette pratique, sans parler des observations nombreuses, qui prouvent que les eaux minérales bues en grande quantité, ont guéri l'hydropisie. Bénivenius, Langius, Panarolle, Scenkius; donnent des exemples d'hydropiques qui ont été guéris en se gorgeant d'une grande quantité d'eau; on en trouve de semblables dans les *Mélanges des Curieux de la Nature, pour l'année* 1715. George Baker, dans le second volume des *Transactions des médecins de Londres*, a rassemblé plusieurs observations de ce genre; M. Collin a suivi aussi la même méthode avec succès à Vienne. Plusieurs médecins avoient recommandé le petit-lait pour toute boisson, comme on peut le voir par la consultation 263 de Montanus, & par des exemples que l'on trouve dans les *Ephémérides des Curieux de la Nature, déc. 2 an. 5, obs 99, app. p. 62, & ann. 3, obs. 65, p. 155. Struvius, act. phys. med. germ. vol. 1,*

convient spécialement dans les cas où l'on doit particulièrement tenter la curation par les diurétiques. Il est très-probable que ces médicamens ne peuvent être portés en certaine quantité vers les reins, sans un grand volume d'eau ; & l'usage fréquent que l'on a faits depuis peu des cristaux de tartre, a prouvé souvent que leurs effets diurétiques n'étoient guère remarquables que dans les cas où l'on y joignoit beaucoup d'eau ; & que sans cela l'on s'appercevoit rarement des effets diurétiques de ce remede. J'observerai, en terminant ce que j'ai à dire sur cet objet,

---

obs. 199, a donné avec succès pour boisson, la décoction de l'écorce d'orme.

Cette pratique est fondée sur l'indication de la nature, je l'ai toujours mise en usage avec avantage, mais elle m'a paru convenir particuliérement dans les cas où les malades sont vivement tourmentés par la soif. On peut lire les *Recherches* de M. Bacher sur les hydropisies, pour se convaincre de l'utilité de cette méthode : il n'est pas même douteux qu'elle ait été adoptée dans la plus haute antiquité, comme le prouvent les écrits d'Hippocrate & de Galien. Les doutes que l'on a voulu élever sur ce sujet ne me paroissent nullement fondés. Il suffit de lire le premier avec attention, pour se convaincre que cette méthode y est clairement exposée. Ainsi dans le livre *de internis affectibus*, *p.* 232, *edit. Lind.* il recommande dans l'hydropisie produite pour avoir bu de l'eau de citerne, *de se gorger de l'eau même qui a occasionné la maladie, de maniere à exciter une diarrhée considérable*, & il ajoute que c'est un des moyens les plus certains de rétablir la santé. Il veut que l'on donne en même temps fréquemment des lavemens. Voici la maniere dont il s'exprime : *μάλιστα δὲ τοῦ ὕδατος τοῦ αὐτοῦ πίνειν διδόναι ὑπὸ τὴν καὶ τὸ νόσημα ἔλαβεν, ὡς πλεῖστον, ὅκως ταράξῃ αὐτέου τὴν κοιλίην καὶ ὑποχωρήσῃ σφόδρα· οὕτως γὰρ μάλιστα ὑγιέα ποιήσεις ἢν διεξίῃ, καὶ κλύζειν θαμινά.* Dans le même chapitre, il conseille d'humecter le corps avec des fomentations avant que de donner les purgatifs, & le lendemain il prescrit le lait d'ânesse avec le miel, ou le sel commun. Dans l'hydropisie produite par l'affection du foie, loin de recommander l'abstinence de toute boisson, il interdit tout aliment solide pendant les dix premiers jours, & ne nourrit le malade que de la tisane d'orge avec du miel, & du vin blanc aqueux : *σιτίων δὲ ἀπεχέσθω*, dit-il, *τὰς πρώτας ἡμέρας δέκα· αὗται γὰρ κρίνουσι τὸ νόσημα, εἰ θανάσιμον, ἢ οὔ· ῥοφανέτω δὲ πτισάνης χυλὸν καθεφθὸν, μέλι παραχέων· οἶνον δὲ πινέτω λευκὸν μελιχρόν, ἢ ἄλλον αὐτόσιτον ὑδαρέα.* *De intern. affect. chap.* 26, *p.* 228, *ed. Lind.* On trouvera plusieurs autres exemples de ce genre dans les œuvres d'Hippocrate, qui confirment qu'il n'a jamais recommandé l'abstinence de la boisson dans l'hydropisie. Galien a adopté la même méthode, comme on peut en juger par les passages que j'ai cité dans la note (*b*) du n°. 1683.

que, comme il y a un très-grand nombre d'hydropisies absolument incurables, la pratique dont je viens de parler peut souvent ne pas réussir ; cependant on ne risque communément rien de la tenter : il est même probable que l'on peut la continuer avec beaucoup d'avantage, lorsque l'on s'apperçoit que l'eau passe facilement par les conduits secrétoires de l'urine, & sur-tout que cette derniere surpasse la boisson en quantité ; mais, si, au contraire l'urine n'est pas augmentée, ou si elle n'est pas même proportionnée à la boisson, on peut conclure que l'eau que l'on prend s'échappe par les vaisseaux exhalans, & qu'elle augmentera la maladie.

1686. Les sudorifiques sont une autre classe de remedes que l'on peut employer pour exciter une excrétion séreuse, & pour guérir par conséquent l'hydropisie (a) L'on

---

(a) L'hydropisie est quelquefois produite par l'humeur de la transpiration supprimée, qui se porte dans le tissu cellulaire ; c'est pourquoi on l'a vu survenir quelquefois subitement, chez ceux qui, étant fort échauffés, s'étoient retirés dans des endroits humides, tels que des caves. Haen pense que l'absorbtion a lieu dans l'hydropisie de même que dans le diabete ; dans ces cas, les sudorifiques sont avantageux, ainsi que tout ce qui peut augmenter la transpiration. Les anciens ont employé pour cet effet le bain chaud, & il y a eu des exemples en Angleterre où il a guéri ; mais il relâche tellement, qu'on ne doit pas communément en faire usage. On pourroit appliquer avec plus de succès la chaleur seche, & peut-être que les fumigations avec la vapeur de l'esprit de vin vaudroient encore mieux.

Monro donne des exemples d'hydropisies guéries par les sudorifiques. On a proposé la poudre de Dover comme un excellent remede ; on a vu des malades affectés d'anasarque, considérablement soulagés par son moyen, mais on a remarqué que son usage étoit sujet à beaucoup d'inconvéniens.

On a encore proposé le mercure comme sudorifique & diurétique, mais il est rare de pouvoir déterminer son action vers les reins ; il a cependant quelquefois guéri l'hydropisie ; l'on a objecté sans fondement qu'il occasionnoit une dissolution du sang ; car ce fluide paroît, après son usage, plus visqueux, il a plus de consistance, & est couvert de la croûte inflammatoire. Le mercure semble agir en stimulant les canaux excrétoires, & comme il évacue par les selles, les urines & les sueurs, il pourroit guérir l'hydropisie ; mais alors il ne faut le donner que jusqu'à ce qu'il excite une légere salivation. Dans la cure même des maladies vénériennes où il faut produire une irritation dans la constitution pour arrêter & détruire l'action du virus vénérien, un degré modéré de salivation suffit. C'est pourquoi dans quelques cas,

a en effet eu quelquefois recours aux médicamens de ce genre : on les regarde comme utiles, mais il y a peu d'observations qui prouvent qu'ils aient opéré la guérison ; & quoique j'aie eu quelques exemples de leurs succès, ils n'ont été d'aucune efficacité dans la plupart des cas où j'ai tenté d'en faire usage.

Il est bon en nous occupant de cet objet, d'indiquer les différens moyens que l'on a proposés & employés pour dissiper l'humidité du corps ; & il ne faut pas oublier surtout l'application externe de la chaleur sur sa surface (*a*). Je n'ai aucune expérience sur ces sortes d'applications : leur propriété & leur utilité ne peuvent être fondées que sur le crédit des auteurs qui en ont parlé. Je me contenterai d'offrir la conjecture suivante sur cet objet ; si ces moyens ont réellement été utiles, il est rare qu'ils aient agi en enlevant toute l'humidité sensible, d'où il est probable qu'ils ont rétabli la transpiration, qui est si souvent considérablement diminuée dans cette maladie ; ou peut-être qu'ils ont changé l'état de la peau, qui comme nous l'avons dit, absorboit l'humidité, en un état contraire, c'est-à-dire, qu'ils l'ont rendue perspirable.

1687. Le temps le plus convenable pour remplir la troisieme indication que nous avons admise, est celui où l'on a réussi à évacuer l'eau des hydropiques par les différens moyens que nous venons d'indiquer ; cette indication consiste à rétablir le ton du systême, dont la perte est si souvent la cause de la maladie. On peut néanmoins en faire convenablement usage dès la premiere apparence d'hydropisie, & employer alors avec succès certaines mesures adaptées à cette circonstance. Je suis persuadé que dans plusieurs cas où la maladie est légere, ces mesures peuvent en arrêter l'accroissement.

1688. Ainsi, dès que le premier symptôme qui indique communément l'anasarque se manifeste, c'est-à-dire, dès

---

le mercure administré de maniere qu'il n'affecte que légérement la bouche, peut être utile pour guérir les hydropisies & résoudre les obstructions.

(*a*) On a mis les malades dans le bain de sable chaud ; on les a exposés à l'ardeur du soleil, on a appliqué une ceinture remplie de sel calciné, on a lavé tout le corps avec des éponges imbibées d'eau de chaux ; enfin on a fait des fomentations & des frictions aromatiques, mais tous ces moyens ont rarement réussi.

que l'on commence à s'appercevoir de ces tumeurs des pieds & des jambes que l'on appelle œdémateuses ; l'on emploie souvent avec avantage les trois remedes suivans : savoir, le bandage, les frictions & l'exercice.

1689. Il est suffisamment évident qu'il faut un certain degré de compression externe, pour soutenir le ton des vaisseaux, & particuliérement pour arrêter les effets du sang, qui, par sa pesanteur, dilate les vaisseaux des extremités inférieures ; & il a souvent été utile de procurer cette compression, par l'application convenable d'un bandage. Il faut, lorsqu'on y a recours, prendre garde que la compression ne soit plus forte sur la partie supérieure de membre que l'on comprime que sur l'inférieure ; & je pense que l'on ne peut guère éviter plus sûrement cet inconvénient, qu'en faisant usage d'un bas lacé, convenablement construit.

1690. Les frictions sont un autre moyen de favoriser l'action des vaisseaux sanguins, & d'empêcher la stagnation des fluides dans leurs extrémités. En conséquence l'usage des brosses pour la peau a souvent contribué à dissiper les tumeurs œdémateuses. Il me paroît que dans les cas que je viens d'indiquer, les frictions conviennent mieux le matin, où le gonflement est beaucoup diminué, que le soir, où il est fort augmenté. Je pense aussi que les frictions sont plus utiles quand on ne les fait que de bas en haut, que quand on les fait alternativement en haut & en bas. On emploie communément, au lieu de brosses pour les frictions, des flanelles chaudes & séches : cela peut être plus convenable dans certains cas ; mais je ne puis concevoir que l'on retire aucun avantage d'imprégner ces flannelles de certaines fumées séches.

1691. J'observerai, quant à l'exercice, que quand les malades restent long-temps debout pendant la journée, le gonflement qui survient le soir paroît augmenter ; cependant comme l'action des muscles contribue beaucoup à favoriser le mouvement du sang veineux, je suis certain que l'exercice de la promenade, continué autant que le malade peut le supporter, prévient souvent les tumeurs œdémateuses qui seroient survenues s'il étoit resté long-temps debout ou même assis.

1692. Ces mesures peuvent être très-utiles dans le commencement de l'hydropisie, dont les causes ne sont pas fort actives ; mais elles seront souvent insuffisantes lorsque la maladie sera plus violente : il faut en conséquence recourir alors à des remedes plus puissans ; savoir, à l'exercice & aux toniques, que l'on peut employer pendant le cours de la maladie, & sur-tout lorsque les eaux sont évacuées.

1693. L'exercice convient pour favoriser toutes les fonctions de l'économie animale, particuliérement pour aider la transpiration & prévenir ainsi l'accumulation des fluides aqueux dans le corps. Je pense aussi qu'il est un des moyens les plus efficaces d'empêcher que la peau ne soit dans une condition propre à absorber l'humidité de l'air ; & je suis persuadé, comme je l'ai indiqué plus haut au sujet de l'amaigrissement (1607), qu'une transpiration complète & abondante sera toujours un moyen d'exciter l'absorption dans chaque partie du systême. On peut en conséquence attendre de grands avantages de l'exercice dans l'hydropisie ; & il faut le varier suivant la maniere qui sera la plus convenable au malade. Cependant il ne faut pas qu'il en fasse jamais plus qu'il n'en peut supporter aisément : & comme ce moyen contribue, en mettant les muscles en action, à favoriser le mouvement du sang veineux, je suis porté à croire que l'exercice du corps sera toujours très-utile dans l'anasarque, à quelque degré que le malade puisse le supporter. L'expérience que j'ai acquise, me persuade aussi que plusieurs hydropisies peuvent être guéries par l'exercice seul employé dès le commencement de la maladie.

1694. Outre l'exercice, l'on emploie convenablement différens toniques pour rétablir le ton du systême. Les principaux remedes de ce genre sont, les ferrugineux, l'écorce du Pérou & les différens amers. Ils conviennent non-seulement pour rétablir le ton du systême en général, mais ils sont encore particuliérement utiles pour fortifier les organes de la digestion, qui, dans l'hydropisie, sont fréquemment fort affoiblis : on peut aussi, pour remplir la même indication, joindre souvent les aromatiques aux toniques (*a*).

1695. Le bain froid est, dans beaucoup de cas, le plus puissant tonique qu'on puisse employer ; mais dans le commencement de l'hydropisie, lorsque la foiblesse du systême

(*a*) L'opium uni aux cordiaux a souvent procuré un écoulement abondant d'urine, j'ai vu le syrop antiscorbutique produire un effet semblable chez un paralytique, dont les jambes étoient œdématiées.

est considérable, on ne peut guère le tenter sans danger. Néanmoins, lorsque l'on a entiérement évacué les eaux & qu'il s'agit de fortifier le systême pour empêcher la rechûte, on peut recourir quelquefois au bain froid; mais il faut en même temps l'employer avec précaution; & il n'est guere admissible que quand le systême a d'ailleurs recouvré une bonne partie de sa vigueur. Certainement le bain froid peut, quand cela arrive, être très-utile pour confirmer & perfectionner les forces.

1696. Pendant que l'on emploiera les différens moyens dont je viens de parler pour fortifier le systême chez ceux qui relevent d'hydropisie; il sera bon de s'occuper constamment de soutenir les évacuations séreuses; l'on entretiendra en conséquence la transpiration par beaucoup d'exercice, & on favorisera l'écoulement abondant des urines par l'usage fréquent des diurétiques.

SECTION II.

De l'Hydrothorax, ou *de l'hydropisie de poitrine.*

1697. L'AMAS contre nature d'un fluide séreux dans le thorax, auquel l'on donne le nom d'*hydrothorax* (*a*), est

---

(*a*) Les signes qui caractérisent l'hydrothorax sont le dyspnée, la pâleur du visage, l'œdeme des extrémités; le malade éprouve beaucoup de difficulté a rester couché, il se réveille tout-a-coup en sursaut & se plaint de palpitation; la fluctuation est sensible dans la poitrine. N. C. GENRE LXXVIII.

Les especes d'hydrothorax sont, 1°. l'hydrothorax vulgaire qui succéde aux maladies aigués de la poitrine, ou aux obstructions de quelque viscere; il est souvent une suite de l'asthme ou de la dyspnée: 2°. l'hydrothorax qui succéde aux fievres. On a souvent observé cette espece d'hydrothorax & une adhérence considérable des poumons a la plevre, dans les cadavres de malades affectés de pleurésie, qui étoient morts entre le sixieme & le onzieme jour. On a pensé que cette maladie étoit l'effet des saignées réitérées, mais je crois qu'on doit l'attribuer a une autre cause; car j'ai vu deux enfans morts d'hydropisie de poitrine à la suite d'une pleurésie, quoiqu'ils n'eussent point été saignés: 3°. l'hydrothorax produit par la gale, la rougeole & autres maladies de la peau répercutées.

plus commun qu'on ne croit communément ; néanmoins l'on ne peut pas toujours s'assurer avec beaucoup de certitude de sa présence, & souvent il parvient à un degré considérable avant qu'on ait pu le reconnoître.

1698. Ces amas de fluide aqueux occupent différentes parties du thorax. Très souvent l'eau est renfermée en même temps dans les deux sacs de la plevre ; mais il arrive fréquemment que l'on n'en trouve que dans l'un des deux. Quelquefois il n'y en a que dans le péricarde ; mais le plus souvent cette derniere espece d'hydropisie ne survient que quand il y a aussi de l'eau dans l'une des cavités du thorax, ou dans toutes les deux. Dans quelques cas l'on ne trouve la sérosité amassée que dans le tissu cellulaire des poumons qui environne les bronches, sans qu'il y ait aucun épanchement dans la cavité du thorax.

Il arrive assez fréquemment que l'amas d'eau consiste particuliérement dans un grand nombre d'hydatides dont le siege varie ; quelquefois elles paroissent flotter dans la cavité du thorax ; mais fréquemment elles sont unies & attachées à différentes parties de la surface interne de la plevre.

1699. L'amas d'eau variant tellement quant au siege

M. Cullen pense qu'il n'est pas fort convenable de rapporter ici les especes d'hydrothorax dont la nature, l'origine, & le siege ne peuvent se reconnoître par aucun signe externe. Telles sont, 1°. l'hydrothorax chyleux, produit par la rupture d'un des vaisseaux qui charient le chyle dans le conduit thorachique. On voit un exemple de cette espece dans Willis, *Pharm. rat. P. I, sect. I, chap.* 13 : 2°. l'hydrothorax occasionné par des hydatides, 3°. l'hydrothorax du médiastin, 4°. l'hydrothorax de la plevre, qui dépend d'un épanchement d'eau entre les lames de la plevre ou le diaphragme, mais qui ne peut se reconnoître que par l'ouverture du cadavre, 5°. l'hydrothorax du péricarde ou l'hydropisie du péricarde. Outre les signes propres à l'hydrothorax vulgaire, on remarque dans ce cas que le pouls est légérement dur, petit, inégal & intermittent ; le malade a des palpitations de cœur fréquentes, & tombe en syncope : lorsqu'il veut se coucher horisontalement on apperçoit un mouvement d'ondulation entre la troisieme & la cinquieme côte qui répond au battement du cœur, le visage est livide & comme plombé.

C'est à tort que Sauvages rapporte à l'hydrothorax la difficulté de respirer produite par le gonflement de l'omentum, qui quelquefois acquiert un volume si considérable, qu'il comprime le diaphragme & produit tous les symptomes de l'hydropisie de poitrine.

qu'il occupe & aux circonstances qui l'a produisent, il en résulte des symptomes différens suivant les différens cas; c'est pourquoi il est souvent difficile de déterminer la présence & la nature de la maladie. Néanmoins je vais tâcher d'en indiquer ici les symptomes les plus communs, & particuliérement ceux qui en caractérisent le type principal & le plus fréquent, lorsque la sérosité est renfermée dans les deux sacs de la plevre, ou, comme l'on s'exprime communément, dans les deux cavités du thorax.

1700. La maladie commence fréquemment par un sentiment d'anxiété vers la partie inférieure du sternum. Peu de temps après il se joint à ce symptome une difficulté de respirer, qui n'est d'abord sensible que quand le malade se meut un peu plus vivement que de coutume, soit en se promenant sur un endroit escarpé, soit en montant un escalier; mais au bout de quelque temps, cette difficulté de respirer devient plus constante & plus considérable, sur-tout pendant la nuit, lorsque le corps est dans une situation horisontale. Communément il est alors plus aisé au malade de se coucher sur un côté que sur un autre, quelquefois même il reste plus facilement couché sur le dos que sur l'un ou l'autre côté. Ces symptomes sont ordinairement accompagnés d'une toux fréquente, qui est d'abord sèche, mais à la quelle se joint au bout de quelque temps une expectoration d'un mucus limpide.

Tous ces symptomes ne suffisent pas pour connoître avec certitude l'hydrothorax, par ce qu'ils accompagnent souvent d'autres maladies de la poitrine. Néanmoins l'on ne peut douter long-temps de son existence, si aux symptomes précédens se réunissent le gonflement œdémateux des pieds & des jambes, la pâleur & la bouffissure du visage, & des urines rares. Quelques auteurs ont écrit qu'il survenoit quelquefois dans cette maladie, avant l'œdème des jambes, une tumeur aqueuse du scrotum; mais je n'en ai jamais vu d'exemple (*a*).

1701. Il survient quelquefois un symptome que l'on a regardé comme un caractere certain; lorsque l'existence de

(*a*) J'ai vu deux fois la tumeur aqueuse du scrotum précéder l'œdème des jambes, dans des cas où l'hydrothorax succéde a des maladies aiguës, & où les malades ont succombé au bout de peu de temps.

la maladie n'est pas encore parfaitement constatée ; ce symptome consiste en ce que le malade, immédiatement après s'être endormi, est réveillé subitement avec un sentiment d'anxiété, une difficulté de respirer, & une violente palpitation de cœur. Ces sensations l'obligent de se mettre sur-le-champ sur son séant ; & très-souvent la difficulté de respirer continue à rendre nécessaire & à empêcher le sommeil pendant une grande partie de la nuit. J'ai fréquemment remarqué ce symptome dans l'hydrothorax ; mais j'ai vu aussi plusieurs cas où il ne s'est pas rencontré. J'ajouterai que je n'ai pas observé ce même symptome dans le cas d'empyeme ou de toute autre maladie du thorax ; c'est pourquoi, lorsqu'il accompagne la difficulté de respirer, & qu'il se trouve réuni aux plus légers signes d'hydropisie, je ne balance pas à conclure qu'il y a de l'eau dans la poitrine, & mon jugement s'est toujours trouvé confirmé par les symptomes qui sont survenus ensuite.

1702. L'hydrothorax ne se manifeste souvent que par un très-petit nombre, ou presque aucun des symptomes que j'ai indiqués plus haut ; & on ne le reconnoît par conséquent avec certitude, que quand il survient quelques autres signes. Le plus décisif est la fluctuation d'eau dans la poitrine, que le malade même ou le médecin reconnoissent dans certains mouvemens du corps. Je n'ai pas eu occasion d'observer jusqu'à quel point on peut faire usage de la méthode proposée par Avenbrugger, pour s'assurer de la présence & de la quantité d'eau contenue dans la poitrine.

L'on a avancé qu'il survenoit dans cette maladie une tumeur sur les côtés ou sur le dos ; mais je n'en ai jamais rencontré aucun exemple. J'ai vu une fois un des côtés du thorax considérablement élargi, les côtes avançant plus en dehors de ce côté que de l'autre.

On a fréquemment observé que l'hydrothorax étoit accompagné d'un degré d'engourdissement ou de paralysie dans un bras ou dans les deux.

Dès que cette maladie a fait quelques progrès, le pouls devient communément irrégulier, & fréquemment intermittent : mais cela arrive dans un si grand nombre d'autres maladies de la poitrine, qu'on ne peut regarder ce changement du pouls comme un signe d'hydrothorax, à moins qu'il ne soit accompagné de quelques-uns des symptomes dont j'ai parlé ci-dessus.

1703. Cette maladie, de même que les autres hydro

pisies, est communément accompagnée de soif & d'urines rares, dont l'on doit rendre raison de la même maniere que dans le cas d'anasarque (1673). Néanmoins l'hydrothorax existe quelquefois sans soif ou sans aucun autre symptome fébrile ; mais cela ne s'observe que dans les affections partielles, ou bien lorsqu'une affection plus générale n'est encore qu'à un léger degré. Il y a cependant en général dans ces deux cas, sur-tout lorsque la maladie est fort avancée, un degré léger de fievre ; & je pense que c'est alors que ces sortes de malades sont plus sensibles que de coutume au froid, & qu'ils se plaignent du refroidissement de l'air, lorsque d'autres personnes ne s'en apperçoivent pas.

1704. L'hydrothorax paroît quelquefois seul, sans qu'il existe en même temps aucune autre espece d'hydropisie : dans ce cas la maladie est le plus souvent une affection partielle ; elle n'existe que dans l'un des côtés du thorax, ou elle est formée par des hydatides rassemblées dans un côté de la poitrine. Cependant l'hydrothorax constitue très-souvent une partie d'une hydropisie plus générale, & survient lorsqu'il y a de l'eau dans les trois cavités principales du corps & dans une grande partie du tissu cellulaire. J'ai observé plusieurs fois que de semblables hydropisies universelles commençoient d'abord par un épanchement dans la poitrine. Cependant l'hydrothorax est le plus fréquemment une suite de l'anasarque qui s'accroît graduellement ; &, comme je l'ai dit plus haut, la diathese générale semble souvent affecter plus promptement le thorax que la tête ou l'abdomen.

1705. Il est rare que les remedes guérissent ou même moderent cette maladie. Elle augmente communément de plus en plus la difficulté de respirer, jusqu'à ce que l'action des poumons soit entiérement interrompue par la quantité d'eau épanchée ; & fréquemment la mort arrive plus promptement qu'on ne s'y attendoit : dans plusieurs cas où l'hydrothorax a été mortel, j'ai vu un crachement de sang survenir plusieurs jours avant la mort.

1706. Souvent la cause de l'hydrothorax est évidemment l'une des causes générales d'hydropisie que j'ai indiquées plus haut : mais je trouve qu'il n'est pas aisé de décider ce qui détermine ces causes générales à agir spécialement sur le thorax, & qu'il est sur-tout difficile de connoître celle qui produit les amas particuliers d'eau qui s'y forment.

1707. Il est évident, d'après ce que j'ai dit plus haut, que la cure de l'hydrothorax doit être entiérement la même que celle de l'anasarque ; & quand le premier se trouve réuni à la derniere comme un effet de la diathese générale, il n'y a point de doute que la méthode curative ne doit pas différer dans les deux cas. Lors même que l'hydrothorax est seul, que la maladie est partielle, & qu'elle n'est produite que par des causes particulieres qui n'agissent que sur le thorax, on ne peut guere employer que les moyens généraux que j'ai proposés plus haut ; il n'y en a même qu'un particuliérement adapté à l'hydrothorax, & qui consiste à évacuer les eaux qui sont amassées par la paracentese du thorax.

1708. Il est difficile de déterminer les cas où cette opération convient plus particuliérement. Il n'y a pas de doute qu'elle puisse s'exécuter sans danger ; & il paroît que l'on a de fortes preuves qu'elle l'a quelquefois été avec succès. Lorsque la maladie dépend d'une diathese hydropique générale, cette opération seule ne suffit pas pour guérir ; mais elle peut procurer un soulagement de quelque durée ; & dans le cas où les autres remedes paroissent avoir été employés avec avantage, l'évacuation des eaux peut favoriser beaucoup la guérison complete. Néanmoins je n'ai jamais été assez heureux pour voir cette opération pratiquée avec succès ; j'ai même été trompé dans mes espérances, lorsqu'elles paroissoient le mieux fondées, c'est-à-dire, dans les cas d'affection partielle.

SECTION III.

De l'Ascite ou de l'Hydropisie du bas-ventre.

1709. ON donne le nom d'*ascite* (*a*) à tout amas d'eau qui cause une tumeur générale & une distension du bas-

(*a*) Cette maladie est caractérisée par un gonflement & une tension de l'abdomen ; ce gonflement n'est presque pas élastique, mais accompagné de fluctuation. N. C. GENRE LXXIX.

ventre, & ces amas d'eau sont plus fréquens que ceux qui ont lieu dans le thorax.

Il y a deux especes d'ascite : I. l'ascite *abdominale* ; II. l'ascite *enkystée*.

I. L'ascite *abdominale* se reconnoît à une tumeur égale de tout l'abdomen, & à une fluctuation assez manifeste Cette espece est l'ascite ordinaire. Elle varie en raison de la cause qui l'a produite, car elle peut être la suite, *A.* de l'obstruction, *B.* de la foiblesse, *C.* de l'appauvrissement du sang.

A. Les variétés de l'ascite *abdominale*, produite par l'obstruction des visceres, sont, 1°. l'espece commune qui s'annonce par l'œdeme des pieds, par des urines rouges & en petite quantité, & par la soif qui augmente de jour en jour ; lorsque la maladie est avancée, la fievre lente, le défaut d'appétit, la maigreur, la difficulté de respirer & une toux seche se réunissent aux symptomes précédens ; il y a souvent avant la mort une hémoptysie légere ; le malade ne peut rester couché horisontalement sans craindre d'être suffoqué ; il survient quelquefois sur l'abdomen, un érysipele qui rend une matiere ichoreuse ; 2°. l'ascite produite par l'obstruction ou le squirrhe du foie ; 3°. l'ascite qui succede aux engorgemens de la rate ; 4°. l'ascite qui accompagne les écrouelles ; 5°. l'ascite artificielle que Lower a produite en liant une grosse veine dans un chien.

B. Les variétés de l'ascite sont celles où cette maladie succede aux maladies de la peau, à la goutte, à la fievre, au scorbut.

C. L'ascite est l'effet de l'appauvrissement du sang, lorsqu'elle succede aux saignées réitérées, ou aux hémorrhagies considérables.

L'ascite varie aussi en raison des matieres épanchées, qui ressemblent quelquefois à du pus, à de l'urine, au chyle ou à de l'huile. Il faut appliquer à ces variétés, ce qui a été dit plus haut, relativement aux variétés semblables d'hydrothorax.

II. L'ascite enkystée se reconnoît en ce que la tumeur de l'abdomen est, au moins dans les commencemens, partielle, & accompagnée d'une fluctuation moins sensible. Les variétés de cette espece sont, 1°. l'ascite produite par l'obstruction des ovaires. Elle commence par une douleur & une tumeur de l'aîne, elle est familiere aux femmes dont les regles ont cessé de couler, aux veuves, & à celles qui sont stériles, ou qui ont eu des maladies des trompes, des ovaires, ou de la matrice : 2°. l'hydropisie enkistée, qui differe de l'ascite ordinaire, en ce qu'elle commence par une tumeur qui se manifeste d'abord dans un des côtés de l'hypogastre ; cette tumeur prend insensiblement de l'accroissement & occupe toute la cavité de l'abdomen. Dans ces cas, l'hydropisie est produite fréquemment par le squirrhe de l'ovaire, ou le sac membraneux qui contient les eaux, prend son origine de l'un des ovaires, & s'étend sur tous les visceres : 3°. l'hydrometre de l'ovaire, dans laquelle les trompes sont remplies d'un amas de sérosité qui dilate leur cavité outre mesure.

1710. Les amas d'eau qui se font dans le bas-ventre, ont, de même que ceux qui constituent l'hydrothorax, différens

---

Munnicks rapporte une hydropisie de ce genre où la trompe pesoit cent douze livres ; & Bianchi cite un exemple où elle pesoit cent cinquante livres : 4°. l'ascite sanglante produite par le sang épanché & accumulé entre le péritoine & les muscles de l'abdomen : 5°. l'ascite de l'estomac, où l'eau est épanchée dans ce viscère : 6°. l'ascite omentale, dans laquelle l'eau distend la cavité de l'épiploon : 7°. l'ascite où l'eau est accumulée au-dessous de la peau, ou dans la duplicature du péritoine. Cette espece se distingue des autres, en ce qu'il n'y a ni soif, ni dyspnée, ni œdème des extrémités, & en ce que les urines ne sont pas briquetées. Il y a une tumeur partielle & circonscrite des tégumens de l'abdomen, dans laquelle on apperçoit une fluctuation sans aucun signe de suppuration ou d'épanchement dans la cavité du bas-ventre. Ces variétés different encore en raison des matieres épanchées ; ainsi on a quelquefois trouvé du sang accumulé entre les muscles de l'abdomen & le péritoine, ou dans la cavité de la matrice.

Des autres genres d'Hydropisie.

Les autres genres d'hydropisie dont il est parlé dans la nosologie de M. Cullen, sont, l'hydrocéphale ; II l'hydrorachitis ; III. l'hydrometre ; IV. l'hydrocele. Je vais donner ici les caracteres de ces quatre genres.

De l'Hydrocéphale.

I L'hydrocéphale se reconnoît à une tumeur molle de la tête, qui est sans élasticité & accompagnée de la séparation des sutures du crâne.

On ne doit admettre qu'une espece d'hydrocéphale ; savoir, l'externe, car l'interne a été désignée plus haut sous le nom d'apoplexie hydrocéphalique. N. C. GENRE LXXVI.

De l'Hydrorachitis.

II. L'hydrorachitis est une petite tumeur molle, qui se manifeste sur les vertebres des lombes, qui sont désunies. N. C. GENRE LXXVII.

De l'Hydrometre.

III. L'hydrometre ou l'hydropisie de la matrice, est une tumeur de l'hypogastre particuliere aux femmes : cette tumeur croît par degrés, elle imite la figure de l'utérus, elle cède à la pression, ou bien l'on y apperçoit une fluctuation ; elle n'est accompagnée ni d'ischurie, ni de grossesse. N. C. GENRE LXXX.

On ne peut guere admettre d'especes d'hydrometre que l'on puisse distinguer par des signes externes. Néanmoins on trouve les variétés suivantes dans Sauvages.

1°. L'hydrometre ascitique, dans laquelle la cavité de l'utérus est

sieges : ils se forment le plus communément dans le sac du péritoine, ou dans la cavité générale de l'abdomen ; mais souvent les eaux commencent par se rassembler dans des sacs qui sont formés sur un ou plusieurs visceres, & qui leur sont unis ; il n'y a peut-être pas d'exemples plus fréquens de ce genre que l'hydropisie des ovaires chez les femmes. L'on trouve quelquefois dans l'ascite l'eau entiérement hors du péritoine & renfermée entre cette membrane & les muscles abdominaux.

1711. Ces amas d'eau contenus dans des sacs unis avec des visceres particuliers, & ceux qui sont formés hors du péritoine, constituent la maladie que les auteurs ont désignée sous le nom d'*hydropisie enkystée* ou d'*hydrops saccatus*.

Il est souvent très-difficile de s'assurer du véritable siege ; &

---

uniquement remplie de sérosité ; il y a en même temps œdème des extrémités, & en frappant un côté de l'utérus, on apperçoit la fluctuation : 2°, l'hydrometre des femmes grosses, qui se distingue de la précédente par le mouvement de l'enfant, & le volume énorme du bas-ventre : 3°. l'hydrometre hydatique, dans laquelle la matrice est remplie d'hydatides : 4°. l'ascite utérine, dans laquelle l'utérus est tellement distendu par les eaux, qu'il s'éleve jusqu'au cartilage xiphoïde : 5°. & 6°. l'hydrometre sanguine & la puriforme, formées par le sang ou le pus accumulés dans l'utérus.

De l'Hydrocele.

IV L'hydrocele, connu aussi sous le nom de hernie fausse, est une tumeur du scrotum qui n'est pas accompagnée de douleur : cette tumeur croît par degré ; elle est molle, transparente, & on y apperçoit une fluctuation. N. C. GENRE LXXXI.

Les especes d'hydrocele, sont, 1°. l'oschéocele aqueuse, produite uniquement par un amas de sérosité. Cette espece varie en raison du lieu où l'eau s'accumule ; tantôt elle est renfermée dans la cavité de la tunique vaginale du testicule, & se nomme hydrocele enkystée ; d'autres fois elle se forme une cavité dans le tissu cellulaire du scrotum, entre les tégumens & le dartos, ou entre le dartos & le crémaster. Quelquefois l'eau se rassemble dans le tissu cellulaire des membranes vaginales, du cordon des vaisseaux spermatiques, ou des testicules séparément ou conjointement ; enfin la sérosité s'accumule dans le sac herniaire, lorsque les parties sont déplacées soit que l'on en ait fait la réduction ou non : 2° l'oschéocele formée par des hydatides : 3° l'oschéocele du Malabar, qui s'annonce par un érysipele qui revient tous les mois à la pleine lune & cesse au bout d'un jour ; alors les vaisseaux lymphatiques étant corrodés, il s'épanche une liqueur séreuse dans la cavité du scrotum, qui croît avec la lune à un tel point qu'on est obligé de lui ouvrir une issue.

même de l'existence de ces especes d'hydropisie. Elles sont produites en général par des amas d'hydatides.

1712. Dans le cas le plus ordinaire, c'est-à-dire, dans l'hydropisie abdominale, la tumeur s'étend d'abord jusqu'à un certain point sur tout le ventre, mais elle est en général plus considérable dans l'épigastre. Néanmoins, à mesure que la maladie fait des progrès, la tumeur devient plus uniforme sur toute l'étendue de l'abdomen. La distension & le sentiment de pesanteur, quoique considérables, varient un peu, suivant que le corps change de position; le malade ressent principalement de la pesanteur dans le côté sur lequel il est couché; & alors la distension devient un peu moins considérable du côté opposé. Dans presque tous les cas d'ascite, le médecin peut s'assurer par le tact, & quelquefois par l'ouie; de la fluctuation que produit l'eau renfermée dans le bas-ventre. La perception de la fluctuation ne suffit cependant pas pour s'assurer avec certitude des différens degrés d'hydropisie; elle sert uniquement à distinguer parfaitement l'hydropisie de la tympanite, des différentes especes de physconia, & de la grossesse chez les femmes.

1713. L'ascite survient fréquemment sans qu'il existe en même temps aucune autre espece d'hydropisie; mais elle n'est quelquefois qu'une partie de l'hydropisie universelle. Dans ce cas, elle est communément une suite de l'espece d'anasarque qui s'accroît par degrés; néanmoins l'ascite, quoique réunie à l'anarsarque, n'indique pas toujours une diathese générale, car le plus souvent elle occasionne tôt ou tard des tumeurs œdémateuses des extrémités inférieures. Lorsque l'amas d'eau dans l'abdomen devient considérable par une cause quelconque, il est toujours accompagné de difficulté de respirer; mais ce symptome paroît souvent lorsqu'il n'y a pas d'eau dans la poitrine. Quelquefois l'ascite n'est pas accompagnée de fievre; néanmoins on en observe fréquemment plus ou moins. La maladie ne parvient jamais à un degré considérable, sans être accompagnée de soif & d'urines rares.

1714. La plus grande difficulté qui se rencontre dans le diagnostic de l'ascite, consiste à distinguer les cas où l'eau est renfermée dans la cavité de l'abdomen, de ceux où les différens degrés d'hydropisie enkystée, dont j'ai parlé plus haut, ont lieu. Il n'y a peut-être aucun moyen certain de déterminer, d'une maniere positive, le diagnostic dans tous les cas ; mais l'on peut, dans un grand nombre, tenter de former un jugement à cet égard.

L'on peut en général présumer que l'eau est renfermée dans la cavité de l'abdomen, lorsque les symptomes qui ont précédé donnent lieu de soupçonner une diathese hydropique générale, & qu'en même temps il se manifeste quelque degré d'hydropisie dans d'autres parties du corps, sur-tout si le gonflement du bas-ventre a été égal dès le commencement même de la maladie ; mais quand elle n'a pas été précédée d'un état cachectique remarquable du systême, & que dans le principe la tumeur & la tension ont été plus considérables dans une partie du ventre que dans une autre, il y a lieu de soupçonner une hydropisie enkistée. Dans les cas même où la tension & la tumeur sont générales & uniformes dans toute l'étendue du bas-ventre, l'on aura de très-fortes raisons de soupçonner que l'ascite est du genre des hydropisies enkistées, selon que les circonstances suivantes se rencontreront en plus ou moins grand nombre. Tout le reste du corps est en général peu affecté ; les forces du malade sont peu diminuées, l'appétit est bon, & le sommeil naturel est peu interrompu ; les regles continuent à couler comme de coutume chez les femmes ; l'anasarque n'est pas encore formé, ou est borné aux extrémités inférieures ; & l'on n'observe pas une pâleur leucophlegmatique ou une couleur plombée du visage ; il n'y a ni fievre, ni soif considérable, ou bien les urines ne sont pas rares, comme il arrive lorsque l'affection est plus générale.

Je pense qu'il n'y a guere d'exception à cette regle générale, que dans le cas où l'on peut présumer avec beaucoup de probabilité, que l'ascite est l'effet d'un squirrhe du foie ; car il est possible, à ce que je crois, que ce squirrhe occasionne un amas d'eau dans la cavité de l'abdomen, quoique d'ailleurs tout le reste du corps ne soit pas fort affecté.

1715. L'ascite qui est du genre des enkistées ne me paroit pas susceptible de guérison. Je la crois même difficile à guérir lorsque l'eau est épanchée dans la cavité de l'abdomen seule, & qu'il n'existe en même temps aucune autre espece d'hydropisie ; car l'on peut présumer qu'elle dépend alors d'un squirrhe du foie, ou de quelqu'autre affection considérable des visceres de l'abdomen, que je regarde comme très-difficiles à détruire ; & l'ascite qui en dépend doit par conséquent l'être aussi. Néanmoins on peut souvent procurer dans ces cas un soulagement passager par le moyen de la paracentese.

1716. Lorsque l'ascite forme une partie de l'hydropisie universelle, elle est susceptible de guérison, autant que le sont les autres especes de ce genre; & il est évident qu'il faut, pour y parvenir, faire usage des moyens que j'ai proposés plus haut pour la cure de l'anasarque générale.

Il arrive fréquemment que l'ascite est accompagnée de diarrhée, & alors on ne peut recourir aussi librement aux purgatifs qu'on a coutume de le faire dans les cas d'anasarque. Il faut, en conséquence, souvent la traiter presque uniquement par les diurétiques.

Les diurétiques que l'on peut employer, sont particuliérement ceux dont j'ai parlé ci-dessus; mais dans l'ascite on a recommandé comme tel un remede d'une nature particuliere, qui consiste à faire une douce friction long-temps continuée sur tout l'abdomen, avec les doigts trempés dans l'huile. Ce moyen a souvent été utile pour déterminer les urines à couler avec plus d'abondance; néanmoins il n'a pas produit cet effet dans la plupart des essais dont j'ai eu connoissance.

1717. On peut dans l'ascite recourir à un moyen particulier pour évacuer sur-le-champ les eaux épanchées; ce moyen consiste dans l'opération de la paracentese de l'abdomen qui est fort connue. Il est difficile de décider dans quelles circonstances cette opération est le plus convenable; mais autant que je puis en juger, on peut s'y déterminer par les mêmes considérations dont j'ai parlé plus haut à l'occasion de la paracentese du thorax.

La maniere de pratiquer la paracentese de l'abdomen, & les précautions qu'elle exige, sont aujourd'hui tellement connues & se trouvent dans un si grand nombre de livres, qu'il est entiérement inutile de donner ici aucun précepte sur ce sujet, sur-tout d'après la maniere étendue & judicieuse dont il a été traité par M. Bell, dans le second volume de son *Corps de Chirurgie*.

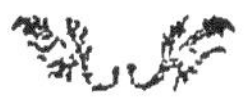

CHAPITRE IV.

Des Tumeurs générales produites par l'augmentation de volume de toute la substance du corps ou de certaines parties.

1718. Il se présente plusieurs difficultés nosologiques, relativement aux objets dont j'ai à parler dans ce chapitre, & il est sur-tout difficile de décider si la *physconia* (a) doit

---

(a) On nomme ainsi une maladie dans laquelle le ventre est dur & volumineux; on pourroit en conséquence rendre en françois le terme de *physconia* par celui de *ventrosité*.

Cette maladie est communément symptomatique : néanmoins comme elle est digne de l'attention du médecin, en ce qu'elle seule peut diriger dans le diagnostic des maladies du bas-ventre, je vais donner ici son caractere, & dire un mot de ses especes.

De la Physconie ou *Ventrosité.*

C'est une tumeur particuliérement bornée à une partie de l'abdomen, qui croît par degré, qui n'est point sonore, ni accompagnée de fluctuation N. C. GENRE LXXXII.

M. Cullen a suivi Sauvages & Cusson dans l'énumération des especes, parce que le temps ne lui a pas permis de les classer avec plus d'exactitude Ces especes sont au nombre de quinze.

1°. La physconie hépatique, dans laquelle la foie est squirrheux, ou rempli de calculs, quelquefois même de petites vessies, & acquiert un tel volume qu'il remplit une grande partie de la capacité du bas-ventre : on l'a vu peser jusqu'a quarante livres.

2°. La physconie splénique, qui dépend de squirrhe ou d'obstruction de la rate.

3°. La physconie rénale, où l'un des reins acquiert un volume considérable; ce qui peut être l'effet d'un calcul, d'un sarcome, ou de la graisse accumulée dans le rein, comme je l'ai observé chez un homme qui depuis long-temps portoit un ventre extraordinairement volumineux; le visage étoit coloré, les fonctions de l'estomac n'étoient nullement troublées; il se plaignit après un exercice violent & des excès de boisson, d'une foiblesse extrême, la fievre survint, le volume du ventre augmenta; on y apperçut, dès le second jour de la maladie, une fluctuation, qui devint, ainsi que la tumeur, beaucoup plus sensible jusqu'au huitieme jour que le malade périt. On ouvrit le cadavre, le ventre contenoit une

être admise dans l'ordre des tumeurs générales. Néanmoins il n'est pas nécessaire de discuter présentement ce point ;

---

quantité d'eau très-considérable, & le rein gauche remplissoit la plus grande partie de la cavité abdominale

4°. La physconie utérine, produite par le volume de la matrice dont les parois acquierent une épaisseur considérable, & dans la cavité de laquelle il se forme des excroissances dont le volume augmente par degré, au point d'imiter la grossesse. Fréquemment ces excroissances s'enflamment & deviennent carcinomateuses ; & alors elles excitent, avant que de prendre beaucoup d'accroissement, des douleurs très-vives, que j'ai vu confondre avec l'affection hystérique ; ces douleurs cessent & reviennent au bout de certains intervalles, sans observer aucune régularité : pendant qu'elles subsistent, le volume de la matrice devient très-considérable, le spasme qu'elles produisent se communique aussi aux intestins, & y occasionne un gonflement très-sensible ; lorsque les douleurs cessent, le ventre s'affaisse communément ; mais comme la matrice est plus volumineuse que dans l'état naturel, on l'apperçoit facilement par le tact au-dessus des os pubis. Souvent les regles coulent réguliérement & l'appétit subsiste ; il est même quelquefois plus considérable que de coutume, pendant une partie du cours de la maladie. Ce n'est communément qu'aux approches de la mort, lorsque les douleurs deviennent plus vives, & sont presque continuelles, qu'il survient une espece de fievre lente & que les fonctions de l'estomac sont troublées

5°. La physconie produite par la tuméfaction de l'ovaire.

6°. La physconie mésentérique. Elle est due, *a* aux hydatides ; *b.* aux tumeurs écrouelleuses ; *c.* aux squirrhes ; *d.* aux sarcomes ; *e.* aux stéatomes ; *f.* aux tumeurs fongeuses qui affectent les glandes du mésentere.

7°. La physconie intestinale. Morgagni a observé un exemple de cette espece, où les intestins étoient rassemblés en pelotons & agglutinés ensemble. Fanton a trouvé l'intestin colon couvert d'un sarcome considérable. Cette espece est accompagnée de coliques violentes & de vomissemens fréquens.

8°. La physconie *omentale*, dans laquelle l'épiploon devient dur, squirrheux ou cartilagineux. On l'a vu peser jusqu'a cinquante-six livres.

9°. La physconie *polysplanchna*, dans laquelle plusieurs visceres sont affectés de squirrhes, de sarcomes, de tumeurs graisseuses, ou d'hydatides.

100. La physconie *viscérale*. Il y a dans cette espece, un ou plusieurs visceres de l'abdomen fort gros ; mais la substance de ces visceres n'est pas changée de nature, & ses fonctions s'exécutent comme de coutume, il n'y en a que le volume de changé, & on peut le reconnoître au tact. Néanmoins les fonctions des autres visceres peuvent être troublées par la compression qu'exerce sur les parties voisines, celui dont le volume est augmenté ; ainsi les malades affectés de cette espece de physconie se plaignent sou-

car je ne m'occuperai nullement ici de la physconie, parce qu'il est rare qu'on puisse la traiter avec quelque succès, &

---

vent de dyspnée, d'un sentiment de pesanteur & de mal-aise, lorsqu'ils veulent exécuter certains mouvemens.

11°. La physconie externe, produite par des loupes formées dans la substance même du péritoine.

12°. La physconie externe squirrheuse. Dans cette espece tout l'abdomen paroît, au tact, être en quelque sorte dur comme une pierre; la graisse, les membranes & les muscles même de l'abdomen paroissent détruits ou changés de substance. Souvent la tumeur commence par un tubercule qui se forme dans une partie de l'abdomen. J'en ai vu un exemple qui a paru être déterminé par l'action du vice vénérien & du mercure. Un jeune homme avoit eu un bubon que l'on fit suppurer pendant plusieurs mois, on lui avoit administré une grande quantité de mercure, on le croyoit guéri : dès que le bubon fut fermé, il survint une inflammation des testicules, qui, étant dissipée, laissa une tumeur légere à l'épidydyme; on conseilla au malade d'abandonner cette tumeur à la nature, ce qu'il fit : au bout de deux ans, comme elle augmentoit un peu, on lui fit prendre des bains & des frictions mercurielles; mais pendant le traitement, que l'on ne put suivre que trois semaines, chaque testicule acquit un volume énorme & devint gros comme la tête, l'engorgement se communiqua en peu de temps au cordon des vaisseaux spermatiques de chaque côté; il survint sur le bas-ventre une tumeur très-dure & épaisse d'environ trois ou quatre pouces, qui s'étendoit jusqu'au cartilage xiphoïde, & formoit comme une cuirasse qui couvroit tout l'abdomen. Le malade conservoit de l'appétit, mais ne pouvoit que difficilement retenir dans l'estomac ce qu'il prenoit; il se dégoûtoit facilement de tous les alimens qu'il avoit demandés avec le plus vif empressement; il n'avoit point de fievre & ne se plaignoit que d'un mal-aise & d'une foiblesse extrême; la respiration étoit peu gênée, le sommeil assez bon : au bout de trois mois de cet état, il se plaignit de coliques & de douleurs hémorrhoidales; on appliqua les sangsues à l'anus, les douleurs parurent se calmer; le lendemain il survint un dévoiement considérable, qui rassura le malade, parce qu'on lui avoit annoncé qu'il ne pourroit guérir que par une crise de ce genre; mais au bout de quelques jours il périt dans le moment où il se félicitoit, à ceux qui l'environnoient, de sentir sa tumeur diminuer à mesure qu'il évacuoit. Je ne pus obtenir l'ouverture du cadavre : mais il paroît que le malade a été suffoqué par la compression que la tumeur exerçoit sur les visceres du bas-ventre & la poitrine.

13°. La physconie externe produite par des hydatides : cette espece s'est quelquefois trouvée combinée avec un abcès, & le malade a guéri.

14°. La physconie produite par un amas de graisse dans le tissu cellulaire. Cette tumeur est très-douloureuse & accompagnée d'une fievre lente, jointe à un amaigrissement extrême de tout le rest

qu'il ne m'est pas possible de donner rien d'utile relativement à la pathologie ou à la méthode curative de cette maladie.

1719. Le second & l'unique genre de maladie comprise sous le titre que j'ai donné à ce chapitre, est le rachitis : il est véritablement un exemple que l'on doit rapporter à la classe des cachexies & à l'ordre des tumeurs générales ; je vais en conséquence offrir quelques observations à son sujet.

Du Rachitis (a).

1720. L'on a supposé que l'origine de cette maladie étoit moderne, & l'on a prétendu qu'elle ne remontoit pas à plus de

---

du corps. Lieutaud en rapporte un exemple où les tégumens de l'abdomen étoient extrêmement distendus & étoient néanmoins reployés de maniere à tomber sur les cuisses. Les viscères de l'abdomen étoient obstrués, squirrheux & en suppuration.

15°. La physconie produite par une excroissance survenue sur quelques-unes des parties contenues dans l'abdomen. Vesale, Bénivenius & Fernel, donnent un exemple d'une excroissance de ce genre au pylore.

(a) Ceux qui sont attaqués de cette maladie ont une grosse tête, qui avance particuliérement en devant, les genoux sont tuméfiés, les côtes déprimées ; l'abdomen est gonflé & les autres parties maigrissent. N. C. GENRE LXXXIII.

Le rachitis est simple ou compliqué avec d'autres maladies.

On a admis deux especes de rachitis ; savoir, la nouëure & le rachitis des Anglois : on a prétendu que la derniere espece différoit de la premiere, en ce qu'elle n'attaquoit que les enfans qui avoient fait leurs dents & qui avoient passé deux ans ; mais cette distinction ne paroît pas fondée, & ces deux variétés ne different qu'en ce que, dans le premier cas, la maladie est commençante, & confirmée dans le second.

Le rachitis se trouve quelquefois compliqué avec d'autres maladies, telles que les écrouelles, la plique polonoise, l'éléphantiasis.

Les Calmouques, voisins de la mer Caspienne, & quelques autres peuples, naissent avec une tête très-large & applatie en devant ; leurs yeux sont petits & éloignés de quatre a cinq travers de doigt l'un de l'autre ; leur nez est tellement applati qu'on n'apperçoit que deux trous qui en remplissent la place ; leurs genoux sont en dedans & leurs pieds sont en dehors. Sauvages désigne cette conformation particuliere sous le nom de rachitis des Calmouques ; mais c'est à tort qu'il la regarde comme une maladie.

On doit juger de même de la mauvaise conformation, qui est quelquefois la suite de la castration chez les enfans. Lorsqu'ils grandissent, leurs genoux se gonflent, ils ont les jambes écartées, leur dos s'élargit, & ils deviennent comme bossus.

deux cens ans. Quoique cette opinion ait été soutenue par des personnes dont l'autorité est très-respectable, plusieurs considérations me déterminent à ne pas la regarder comme probable (a); mais ce point est de trop peu de conséquence pour en occuper long-temps ici mes lecteurs. L'unique application que l'on en a faite qui mérite d'être observée, c'est que l'on a cru, d'après cette idée, que le rachitis étoit une suite de la maladie vénérienne, qui a certainement paru pour la premiere fois en Europe peu de temps avant l'epoque que l'on assigne communément à la naissance du rachitis; mais je prouverai que le rapport que l'on prétend trouver entre le rachitis & la maladie vénérienne n'est pas fondé.

1721. En donnant l'histoire du rachitis, je dois d'abord remarquer, relativement aux symptomes antécédens, que tout ce que l'on trouve dans les auteurs sur ce sujet, me paroît appuyé sur des fondemens très-incertains. Quant à l'etat des parens en particulier, dont les descendans deviennent rachitiques, j'ai plusieurs fois observé cette maladie chez des enfans dont les peres jouissoient, en apparence, d'une bonne santé; j'ai connu aussi beaucoup d'enfans qui n'en ont jamais été affectés, quoique nés de parens qui, suivant l'opinion commune, auroient dû donner naissance à des descendans rachitiques, de maniere que, en convenant même de l'incertitude qui se trouve à l'égard des peres, je ne vois pas que l'opinion des auteurs sur cet objet puisse être admise (b).

1722. Néanmoins, on est fondé à considérer la maladie

(a) Il suffit de lire les différens Traités d'Hippocrate sur les maladies des os, pour se convaincre que le rachitis n'est pas une maladie nouvelle. La lecture des auteurs Latins prouve aussi que les Romains avoient leurs *frontones*, leurs *gibbi*, &c. qui sont des conformations dépendantes du rachitis. Il n'y a d'ailleurs aucune raison de croire qu'il existe de nouvelles maladies, si ce n'est celles qui sont contagieuses : or, le rachitis ne l'est point.

(b) Il est très douteux que le rachitis soit toujours dû à un vice particulier des parens; on ne voit souvent qu'un seul enfant affecté de cette maladie dans une famille très-nombreuse, dont tous les descendans sont bien portans.

Le genre de vie paroît aussi contribuer peu à produire le rachitis. On peut néanmoins observer que les enfans du bas peuple y sont aussi sujets, & peut-être plus que ceux des gens riches; il n'y a point de village qui n'en donne des exemples.

comme originaire des parens ; car elle se manifeste souvent chez un grand nombre d'enfans de la même famille : & les observations que j'ai faites me portent à croire qu'elle tire plus fréquemment son origine des meres que des peres. Il m'a paru, en rapportant, autant qu'il m'est possible, la maladie dont les enfans sont affectés à l'état des parens, qu'elle étoit le plus communément due à une certaine foiblesse, & assez fréquemment à une disposition scrophuleuse de la mere. Je remarquerai, pour terminer ce sujet, qu'il ne m'a pas été possible, dans beaucoup de cas, de reconnoître l'état particulier des parens auquel j'aurois pu rapporter cette maladie.

Lorsque les enfans sont allaités par des nourrices étrangeres, on suppose communément que ces dernieres donnent fréquemment lieu au rachitis. Dans les cas où les nourrices ont engendré & nourri des enfans qui sont devenus rachitiques, on peut soupçonner qu'elles ont déterminé la maladie à se manifester chez des enfans étrangers ; mais j'ai eu peu d'occasion de m'assurer de ce fait. Il m'a en quelque sorte paru plus vraisemblable que le rachitis étoit produit par les nourrices, lorsqu'elles donnoient aux enfans une grande quantité de lait très-séreux, & qu'elles continuoient à les allaiter plus long-temps que de coutume *(a)* ; néanmoins je pense en général, que les nourrices mercenaires occasionnent rarement cette maladie, à moins qu'elle n'ait été précédée d'une disposition particuliere de la part des parens.

1723. Quant aux autres circonstances antécédentes, que les auteurs mettent communément au nombre des causes éloignées du rachitis, je crois que les explications que l'on en a données sont extrêmement fautives, & je suis très-persuadé que les circonstances qui accompagnent l'éducation des enfans, contribuent moins à produire le rachitis qu'on se l'est imaginé. Il n'est pas hors de vraisemblance que quelques-unes des circonstances que l'on regarde comme causes éloignées *(b)*, puissent favoriser la naissance

(a) Cette opinion me paroît fort incertaine ; car j'ai vu des enfans qui sont devenus rachitiques, quoiqu'ils eussent été allaités pendant peu de temps, & que le lait de leurs nourrices parût fort épais.

(b) Rien n'est plus facile que de se tromper sur les causes éloi-

de cette maladie, tandis que d'autres circonstances s'y opposent; mais je doute qu'aucune des premieres puisse produire le rachitis, lorsqu'il n'y a pas une disposition particuliere dans la constitution originelle de l'enfant. Je me crois fondé à adopter cette opinion sur les causes éloignées, parce que j'ai observé que la maladie survenoit lors même qu'aucune de ces causes n'avoit eu lieu, & j'ai vu encore plus fréquemment des enfans exposés à un grand nombre de ces mêmes causes, sans qu'elles aient produit la maladie. Ainsi le docte ZEVIANI regarde l'acide du lait dont l'enfant est nourri pendant les neuf premiers mois de sa vie, comme la cause du rachitis: mais presque tous les enfans sont nourris avec le même aliment; & il s'y engendre toujours un acide; cependant sur mille qui sont ainsi nourris, on n'en voit pas un devenir rachitique: en conséquence, si, chez les enfans sujets à cette maladie, il s'engendre un acide nuisible d'une nature particuliere (a), nous devons l'attribuer à quelque cause particuliere, qui dépend de la qualité du lait, ou de la constitution de l'enfant; mais M. Zeviani n'a développé

---

gnées d'une maladie qui dépend d'une conformation originelle; jamais l'on ne peut être certain que ces causes agissent seules, il est difficile de prouver leur action par des expériences directes, & on en trouve fréquemment de négatives. Le froid & l'humidité peuvent augmenter la maladie; mais rien ne prouve qu'ils lui donnent naissance. Quant aux alimens, il est difficile de déterminer ceux qui peuvent la favoriser. Dans les villes où l'on mange beaucoup de poissons & dans les endroits où les enfans sont nourris de farine non fermentée, on ne voit pas plus de rachitiques que dans les autres parties du globe. On ne peut pas non plus regarder les fruits comme causes éloignées de cette maladie, parce qu'on en donne très-peu aux enfans. On l'a attribuée avec aussi peu de fondement au sucre, au vin & à l'abus des boissons aqueuses, telles que le thé.

(a) L'on peut soupçonner que l'acide qui s'engendre dans les premieres voies chez les rachitiques, est plutôt l'effet que la cause de la maladie. D'ailleurs nous ne savons point quels effets produit l'acidité au-delà des premieres voies. Il est hors de doute que l'acide ne conserve pas sa forme propre.

L'on a vu des enfans nourris de substances animales ne pas être exempts du rachitis; ce qui prouve que l'acide qui se développe chez eux n'est pas l'effet du lait. D'ailleurs la maladie a un période particulier, ce qui ne seroit pas si elle étoit l'effet de l'acide, parce que ce période varieroit beaucoup suivant la force des puissances digestives & la quantité des alimens. Néanmoins cet acide peut produire quelque effet sur la constitution.

aucune

aucune de ces deux causes. Je ne puis croire que l'acide ordinaire du lait contribue aucunement à produire cette maladie ; car j'ai souvent observé que cet acide donnoit naissance à différens désordres, lorsqu'il se développoit, sans néanmoins jamais produire le rachitis.

On met encore communément au nombre des causes éloignées du rachitis, les substances farineuses non fermentées dont les enfans sont nourris. Mais dans l'univers entier on les élève avec des farineux de ce genre, & cependant le rachitis est une maladie rare : j'ai vu plusieurs cas où on leur a donné une plus grande quantité que de coutume de farineux fermentés, & même une plus grande quantité de substances animales, sans pouvoir prévenir la maladie. Je pense que l'on peut faire des observations semblables relativement à la plupart des circonstances que l'on a regardées comme causes éloignées du rachitis.

1724. Après avoir ainsi exposé mon opinion sur les prétendues causes antécédentes de cette maladie, je vais parler des phénomènes que l'on observe dès qu'elle s'est formée.

Le rachitis ne paroît guère avant que l'enfant soit parvenu à l'âge de neuf mois, & il est rare qu'il commence quand l'enfant a atteint deux ans. Il se manifeste dans l'intervalle de ces deux époques, tantot plus tôt, tantot plus tard, & communément ses commencemens sont lents. Les premiers symptomes qui l'annoncent sont la flaccidité de la peau, jointe à l'amaigrissement du corps, quoique l'enfant prenne une assez grande quantité de nourriture. La tête paroît grosse relativement au reste du corps ; la fontanelle & quelquefois même les sutures sont plus écartées qu'on ne l'observe communément chez les enfans du même âge. La tête continue à grossir, le front en particulier avance extraordinairement ; le col devient en même-temps plus mince, ou paroît l'être en proportion de la tête (a). La dentition est lente, ou se fait beaucoup plus tard que de coutume ; les dents qui sont sorties, noircissent facilement, & elles tombent fréquemment peu de temps après. Les côtes perdent leur convexité, & s'applatissent sur les côtés, pendant que le sternum est poussé au dehors, & forme une espece de saillie. Dans le même-temps, ou

(a) Les veines jugulaires sont aussi fort larges, quoique le col soit petit.

même plus-tôt, les épiphyses des différentes jointures se gonflent, & les membres qui sont entre les jointures paroissent plus minces, ou le deviennent quelquefois réellement. Les os paroissent être flexibles par-tout, & se contournent de diverses manieres ; l'épine du dos en particulier se recourbe dans différentes parties de sa longueur. Si dans le temps que la maladie commence à se manifester l'enfant a acquis la faculté de marcher, ses mouvemens deviennent de jour en jour plus foibles : il se détermine avec plus de peine à se mouvoir, & perd enfin entiérement la force de marcher. Pendant que ces symptomes augmentent, l'abdomen est toujours plein & extraordinairement gonflé. Souvent l'appétit est bon ; mais généralement les selles sont fréquentes & un peu liquides. Quelquefois les facultés de l'ame sont affoiblies, & l'enfant devient stupide ou imbécille ; mais il y a communément une sensibilité extraordinaire (*a*), & ces malades acquièrent plus promptement que de coutume la faculté de parler. Cette maladie n'est pas ordinairement accompagnée de fievre dans ses commencemens : mais il est rare qu'elle dure long-temps sans qu'il y ait constamment de la fréquence dans le pouls & d'autres symptomes fébriles. Le rachitis se manifeste par ces symptomes & dure quelquefois plusieurs années : mais très-souvent il cesse, pendant cet espace de temps, de faire des progrès, & la santé se rétablit entiérement ; les membres seuls qui se sont contournés pendant la maladie, restent ainsi le reste de la vie. Néanmoins, dans d'autres cas, le rachitis continue d'augmenter jusqu'à ce qu'il ait affecté toutes les fonctions de l'économie animale, & se termine enfin par la mort. Il ne paroît pas nécessaire de faire l'énumération des différens symptomes qui se manifestent dans ces cas, en ce qu'ils ne sont pas essentiels à la constitution de la maladie, & ne sont que des suites de ses progrès les plus violens. On a découvert différentes affections morbifiques des parties internes dans des cadavres de ceux qui en sont morts. Le

(*a*) Comme cette maladie paroît dépendre de quelque délicatesse, & qu'elle est jointe à la foiblesse, ceux qui ont été affectés du rachitis pendant leur enfance, conservent le reste de leur vie un excès de sensibilité qui les rend plus sujets que d'autres aux affections nerveuses : ils ont aussi très-souvent la tête & la poitrine foibles.

volume de la plupart des viscères de l'abdomen étoit extraordinairement augmenté (a). On a aussi trouvé les poumons dans un état morbifique qui paroissoient être l'effet de quelque inflammation survenue vers la fin de la maladie. On a communément trouvé le cerveau dans un état de flaccidité, avec un épanchement de fluide séreux dans ses cavités. On a très-généralement remarqué que les os étoient fort mols, au point même qu'on pouvoit facilement les couper avec le scalpel. Les fluides étoient toujours dans un état de dissolution, les parties musculaires très-molles & très-tendres, & tout le cadavre n'avoit nullement ce degré de rigidité qui est si commun dans presque tous les autres.

1725. Le rachitis paroît, d'après ces circonstances, consister dans le défaut de la matiere qui doit former les parties solides du corps. Il se manifeste particuliérement par l'état imparfait de l'ossification, qui dépend vraisemblablement du défaut de la matiere qui doit être déposée dans les membranes destinées à devenir osseuses, pour leur donner la consistance requise & la dureté convenable. Il paroît qu'au lieu de cette matiere qui ne se trouve pas en quantité suffisante, il y en a une autre propre à augmenter le volume des os, & particuliérement des épiphyses, qui est trop abondante. Il est difficile de déterminer d'où dépend ce défaut de matiere propre à l'ossification. Il peut être dû à un vice des organes qui servent à la digestion & à l'assimilation des alimens, lequel s'oppose à ce que les fluides reçoivent en général la préparation dont ils ont besoin ; ou à un vice des organes de la nutrition, qui empêche la secrétion de la matiere propre à former les os. Quant au dernier vice, j'ignore entiérement en quoi il peut consister, & je ne puis même dif-

(a) Tous les viscères, tels que le foie, la rate, &c. croissent considérablement chez les rachitiques, pendant que leurs extrêmités diminuent de grosseur ; & je crois avoir observé que ceux qui avoient paru disposés à cette maladie dans leur enfance, étoient particuliérement sujets aux embarras & aux obstructions des viscères du bas-ventre, d'où il est aisé d'expliquer combien il doit être difficile de trouver un remède convenable à ces dernieres maladies, lorsqu'elles sont parvenues à un certain période, puisqu'elles dépendent d'une conformation originelle que l'on peut quelquefois corriger, en s'y prenant de bonne heure, mais qu'il est généralement impossible de détruire entiérement.

tinguer quand cet état existe : mais il est plus facile de reconnoître la nature & l'existence de la premiere cause ; & il est probable qu'elle influe beaucoup sur cette maladie, car le sang paroît être très-communément chez les rachitiques, dans un état de fluidité plus considérable que de coutume, tant pendant la vie qu'après la mort. C'est à cet état de fluides, ou au défaut de la matiere osseuse dont ils doivent être chargés, que j'attribue la cause prochaine du rachitis (*a*) ; & cette cause peut aussi dépendre en quelque sorte d'un relâchement (*b*) & d'une foiblesse générale des fibres motrices des organes d'où dépendent les fonctions de la digestion & l'assimilation des alimens (*c*).

1726. Néanmoins cela ne suffit pas encore pour expliquer comment ces circonstances ne se découvrent que dans

(*a*) Plusieurs observations me donnent lieu de soupçonner que la cause prochaine du rachitis dépend d'un état particulier du fluide nerveux : car ceux qui sont affectés de cette maladie sont d'une sensibilité extrême ou même quelquefois stupides ; je l'ai vue être précédée de la foiblesse & même de la paralysie des extrêmités inférieures.

(*b*) Le relâchement est évident chez les rachitiques, & il est vraisemblable que l'état de dissolution du sang que l'on observe chez eux, est l'effet du relâchement d'où résultent la foiblesse & l'état morbifique des viscères de l'abdomen, qui diminuent la génération des globules rouges, & produisent une plus grande quantité de sérosité ; car quel que soit l'état des fluides, il est toujours une conséquence de la texture lâche des parties solides. L'économie animale produit ses propres fluides ; l'état de vigueur ou d'inertie détermine leur nature. Il faut, pour en rendre raison, remonter à la conformation générale, à l'état des solides simples ; mais spécialement aux premieres fibrilles, qui constituent les fibres motrices : car c'est de ces fibrilles que dépend la qualité des fluides.

Le rachitis paroît donc dépendre d'une conformation générale innée, & il n'est pas plus aisé d'en rendre raison que d'expliquer pourquoi parmi les enfans qui naissent, les uns deviennent grands pendant que d'autres restent petits. Les causes accidentelles peuvent avoir quelque part à la maladie ; mais elle existe indépendamment d'une maniere particuliere de vivre, la dépravation des fluides en est l'effet & non la cause.

(*c*) L'auteur a exposé d'une maniere très-claire & très-satisfaisante, dans sa Physiologie, la maniere dont s'exécutent les fonctions de la digestion & dont se fait l'assimilation des alimens. Voyez les pages 130, 131 & suivantes de la traduction que j'ai donnée, & qui se trouve chez *Théophile Barrois*.

un temps particulier de la vie, & presque jamais avant ou après un certain période ; je vais proposer les conjectures suivantes relativement à cet objet. La nature a voulu que les progrès de la vie humaine se fissent d'une certaine maniére, & que plusieurs fonctions ne pussent s'exercer qu'à un certain période de la vie : elle a en conséquence généralement pris des précautions pour que le corps ne fût en état de remplir les fonctions auxquelles il est destiné, que vers ce période, & jamais plutôt. Pour faire l'application de ceci à l'objet dont nous nous occupons, j'observerai que l'intention de la nature semble être que les enfans ne puissent marcher qu'à l'âge de douze mois ; c'est pourquoi elle a pris des mesures pour qu'aux approches de cet âge, & non plutôt, il se préparât une matière capable de donner aux os la solidité nécessaire pour empêcher qu'ils ne ploient trop facilement sous le poids du corps. Cependant la nature n'est pas toujours constante & exacte à exécuter ce qu'elle se propose ; en conséquence, si la matiere osseuse n'est pas convenablement préparée vers le temps où elle doit particuliérement être utile, le rachitis, c'est-à-dire, la maladie où les os deviennent mols & flexibles, doit survenir, & elle se manifestera particuliérement vers le période dont j'ai parlé. Il est encore également probable que si à ce période les os ont acquis leur solidité requise, & si la nature continue à préparer & à fournir la matiere osseuse convenable, il s'en trouvera, autant que l'on peut le présumer, vers le temps où l'enfant aura acquis l'âge de deux ans, une quantité suffisante pour empêcher les os de devenir de nouveau mols & flexibles pendant le reste de la vie à moins qu'il ne survienne, comme il arrive quelquefois, certaines causes qui enlèvent la matiere osseuse des membranes où elle a été déposée. Ce que je viens de dire sur le période où survient le rachitis, semble confirmer que sa cause prochaine consiste dans un défaut de la matiere osseuse qui doit être contenue dans les fluides du corps humain.

1727. On suppose fréquemment que le vice vénérien contribue à produire le rachitis : mais cette supposition est entiérement dépourvue de probabilité. Si l'opinion, que le rachitis a existé en Europe avant l'introduction de la maladie vénérienne est bien fondée, comme je le crois, il est alors certain qu'il peut être produit sans qu'aucune acrimonie syphilitique y contribue (a) ; mais de plus ; lorsque cette derniere acrimonie est transmise des parens aux enfans, ses symptomes ne se manifestent pas uniquement dans un certain temps de la vie, ils précédent communément de beaucoup le période où survient le rachitis ; ils sont aussi très-différens de ceux qui caractérisent cette derniere maladie, & l'on n'y observe même rien de semblable ; enfin, les symptomes de la maladie vénérienne se guérissent par des moyens qui, dans le cas du rachitis, ne produisent aucun effet, ou n'en produisent que de pernicieux. Il est cependant possible que le rachitis & la maladie vénérienne se rencontrent chez le même individu : mais cela doit être regardé comme une complication accidentelle ; & le petit nombre d'exemples de ce genre ne suffit nullement pour établir une connexion nécessaire entre ces deux maladies.

1728. On pourroit offrir encore quelques conjectures relativement aux causes éloignées du défaut de matiere osseuse, que je considère comme la cause prochaine du rachitis ; mais aucune de ces conjectures ne me paroît fort satisfaisante ; néanmoins il me semble, de quelque nature qu'elles puissent être, qu'on pourroit en rendre raison, en supposant qu'il existe un relâchement & une foiblesse générale du systême.

1729. C'est presque uniquement d'après cette supposition, que l'on s'est conduit en tout pour le traitement du rachitis. Les remèdes que l'on a employés sont spécialement ceux qui conviennent pour augmenter le ton du systême en général, ou de l'estomac en particulier ; & l'on sait que ces derniers conviennent non-seulement pour augmenter le ton de l'estomac même, mais aussi pour fortifier tout le systême.

1730. Le bain froid semble être un des toniques sur lequel on doit le plus compter ; & j'ai remarqué qu'aucun

(a) J'ai vu des enfans exempts de rachitis, quoique nés de parens affectés de la maladie vénérienne. L'on sait d'ailleurs que cette derniere est plus commune dans les pays chauds, tels que l'Italie & l'Espagne, que dans les climats tempérés ; néanmoins le rachitis n'y est pas plus fréquent. On a vu des enfans gagner la maladie vénérienne de leurs nourrices, où elle s'est manifestée sous sa forme ordinaire ; mais il n'est pas prouvé qu'elle ait jamais produit le rachitis.

n'étoit plus puissant pour arrêter les progrès de la maladie. C'est un usage adopté en Ecosse depuis fort long-temps, par les personnes de tout état, de laver les enfans avec l'eau froide dès le moment de leur naissance; c'est même une pratique commune chez les personnes de la premiere qualité, de plonger entiérement, tous les matins, les enfans qui ont acquis un mois, dans l'eau froide : je n'ai vu aucun exemple de rachitis par-tout où cette pratique a été adoptée. Le bas peuple lave les enfans avec l'eau froide uniquement : mais il n'emploie pas aussi communément l'immersion; & lorsque j'observe le rachitis chez les enfans de cette classe, je prescris les bains froids (a) ils ont en effet souvent arrêté les progrès de la maladie, & m'ont même paru quelquefois la guerir entiérement.

1731. L'*Ens veneris*, recommandé par M. Boyle, & qui depuis a été très-universellement employé, doit être uniquement considéré comme tonique. J'ai presque constamment fait usage de cette préparation de fer ou de quelque autre, quoiqu'elle ne m'ait cependant pas toujours réussi. Je suis persuadé que l'Ens veneris de M. Boyle, malgré le nom qu'il lui a donné, est réellement une préparation de fer, & qu'il n'est autre chose que ce que nous nommons les *flores martiales* : mais il me paroît que Benevoli & Buchner ont employé une préparation de cuivre, & je suis porté à croire que c'est un tonique plus puissant que les préparations de fer.

1732. D'après la supposition que les toniques conviennent dans cette maladie, j'ai tenté l'écorce du Pérou; mais la difficulté d'en faire prendre aux enfans une quantité suffisante pour en retirer de l'utilité, m'a empêché de pouvoir reconnoître son efficacité; néanmoins je suis très-disposé à m'en rapporter au témoignage de M. de Haen sur cet objet.

1733. L'exercice est un des plus puissans toniques : on l'a en conséquence recommandé avec raison pour guérir le rachitis; & comme celui de la gestation est l'unique dont l'on puisse faire usage, il faut avoir soin, lorsque l'on y a recours, que l'enfant soit toujours dans une situation horizontale, parce que l'on peut très-facilement occasionner

(a) On peut toujours employer le bain froid, excepté quand la maladie est avancée, que le ventre est gonflé, qu'il y a fievre hétique : ce qui est rare dans les commencemens.

quelque distorsion, lorsque l'on porte les enfans, ou qu'on les remue en les tenant dans une situation droite quelconque. Il est fort probable que les frictions avec les flanelles séches peuvent être un remède utile dans cette maladie.

1734. Il est encore assez probable qu'il faut non-seulement conseiller d'éviter l'humidité, mais que cela est même utile pour la guérison du rachitis.

Il n'y a pas de doute qu'un certain régime (a) puisse aussi contribuer à remplir le même objet ; je n'ose néanmoins déterminer quel est celui que l'on doit adopter de préférence. Je suis persuadé que le pain qui a fermenté, convient mieux que les farineux qui n'ont pas subi de fermentation ; mais je ne vois aucune raison pour croire que la forte biere puisse jamais être un remède convenable.

Les médecins sont partagés sur l'usage du lait dans cette maladie. Zeviani le condamne peut-être d'après la théorie : mais Benevoli l'a employé sans que cet aliment s'opposât à la cure de la maladie. J'ai souvent fait la même remarque dans le cours de ma pratique. J'ai communément permis le lait, comme une partie du régime des enfans rachitiques, parce qu'il est difficile de les nourrir sans leur en jamais donner ; & je puis assurer que dans beaucoup de cas il n'a pas empêché la guérison. Néanmoins lorsque j'ai observé les premieres apparences du rachitis, & sur-tout lorsque la dentition se faisoit lentement, j'ai fait quitter les mamelles aux enfans, parce que le lait de femme donne une nourriture plus aqueuse que celui de vache : j'ai particuliérement empêché l'enfant de tetter, lorsque j'ai cru que la nourrice donnoit une trop grande quantité de cette nourriture aqueuse ; car, comme je l'ai remarqué plus haut, j'ai eu souvent occasion de soupçonner que le lait de ces nourrices tendoit à favoriser la naissance du rachitis.

1735. Outre les remèdes & le régime dont je viens de parler, les praticiens emploient communément dans cette

(a) Il faut faire une attention particulière à l'état des premieres voies, ne donner que peu à manger aux enfans, les nourrir de pain fermenté, éviter l'acidité, quoiqu'elle ne soit qu'un symptome de la maladie, & ne permettre que des nourritures animales ; on aura soin de couvrir l'enfant de flanelle, de le mener en voiture, & de faire constamment des frictions séches sur tout le corps ; on terminera la cure par les purgatifs & les fortifians : entre ces derniers le sel de mars est un des plus convenables.

maladie, les émétiques & les purgatifs. Lorſque l'appétit & la digeſtion ſont conſidérablement affoiblis, le vomiſſement paroît utile, pourvu qu'il ne ſoit pas violent ni ſouvent répété ; il peut même être avantageux d'agiter modérement les viſcères de l'abdomen pour prévenir juſqu'à un certain point la ſtagnation & le gonflement qui y ſurviennent communément.

Comme la tuméfaction de l'abdomen, que l'on obſerve ſi conſtamment dans cette maladie, paroît dépendre beaucoup d'une affection tympanite des inteſtins, il peut être utile d'employer fréquemment de doux purgatifs, tant pour prévenir cette affection, que pour la détourner des viſcères de l'abdomen. C'eſt peut-être avec raiſon que Zeviani recommande en particulier la rhubarbe, qui, outre ſa qualité purgative, eſt encore amère & aſtringente.

1736. Je viens d'indiquer la plupart des remèdes que les praticiens emploient communément depuis long-temps ; mais je ne dois pas omettre de parler de ceux que l'on a nouvellement propoſés. Feu M. de Haen recommande les teſtacés, & il aſſure qu'on les a donnés avec ſuccès ; mais je ne me ſuis pas apperçu de leurs bons effets dans le petit nombre d'eſſais que j'ai eu occaſion de faire.

Feu M. le Baron de Van-Swieten nous donne un exemple de rachitis guéri par l'uſage de la ciguë ; mais je ne connois pas de cas où l'on ait tenté de nouveau ce moyen.

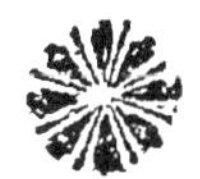

LIVRE III.

Des Impétigines, ou de l'Habitude dépravée du corps, jointe aux affections de la peau.

1737. JE trouve qu'il est difficile de donner un caractère suffisamment correct & convenable de cet ordre (*a*) : les maladies qui y sont comprises, dépendent la plupart de l'état dépravé de tous les fluides ; ce qui donne lieu aux tumeurs, aux éruptions, ou aux autres affections contre nature de la peau. Il est extrêmement difficile de trouver un caractère général de cet ordre que l'on puisse appliquer à chaque genre & à chaque espece ; cependant je parlerai ici des principaux genres que l'on y comprend communément, & dont j'ai fait l'énumération dans ma nosologie.

CHAPITRE PREMIER.

Des Ecrouelles.

1738. J'AI tenté de donner le caractère de cette maladie dans ma nosologie (*b*) ; mais je pense qu'on le saisira mieux d'après l'ensemble de son histoire que je vais décrire.

(*a*) Les impétigines sont caractérisées dans la nosologie de l'auteur par une affection cachectique, qui cause particuliérement une difformité de la peau & de l'extérieur du corps.

(*b*) Les écrouelles se manifestent par des tumeurs des glandes conglobées, & particuliérement des glandes du col ; la lèvre supérieure & la colonne du nez sont tuméfiées ; le visage est vermeil, l'abdomen gonflé. N. C. GENRE LXXXIV.

Il y a quatre especes d'écrouelles : 1°. les écrouelles *vulgaires*, 2°. les *mésentériques*, 3°. les *passageres*, 4°. les écrouelles d'*Amérique*.

1739. Les écrouelles sont communément & très-généralement une maladie héréditaire : elle peut se manifester

---

1°. Les écrouelles *vulgaires*, ou les écrouelles proprement dites, que l'on appelle vulgairement *humeurs froides*, sont simples, affectent les parties externes, & subsistent long-temps. Elles se reconnoissent à des tumeurs dures, indolentes, de la grosseur d'un pois ou d'une fève, & quelquefois d'une châtaigne ; elles se réunissent & sont tantôt mobiles, d'autres fois adhérentes, la peau qui les recouvre conserve sa couleur tant qu'elles ne sont pas enflammées ; ces tumeurs se manifestent non-seulement autour du col & des mâchoires, mais même souvent sur les aisselles, les aines & le mésentère.

2°. Les écrouelles *mésentériques*, vulgairement appellées *la chartre*, sont des tumeurs simples qui affectent les parties internes, & qui sont accompagnées de la pâleur du visage, du défaut d'appétit, de la tuméfaction de l'abdomen, & d'une fétidité extraordinaire des excrémens.

3°. Les écrouelles *passagères*, que l'on nomme aussi simplement *glandes*, sont des tumeurs très-simples qui ne se manifestent qu'autour du col, & qui sont communément produites par la résorption des ulcères de la tête. Ces glandes disparoissent de temps en temps & reviennent ensuite, elles ne sont pas accompagnées du gonflement & de la pâleur des lévres ou des joues ; on n'y voit pas d'ophthalmie scrophuleuse, ni la carie des os.

4°. Les écrouelles d'*Amérique* différent de celles de l'Europe, en ce qu'elles sont compliquées avec le pian. On observe dans cette maladie, outre les tumeurs squirrheuses du col, des excroissances fongeuses & noires, qui sont adhérentes au péricrâne.

M. Cullen pense que l'on ne doit pas mettre au rang des écrouelles, les affections que Sauvages appelle *écrouelles périodiques*, &c. *écrouelles des Moluques*.

Les écrouelles périodiques sont une espece de farcin particulière aux hommes, qui se manifeste par des tumeurs charnues, douloureuses, quelquefois rouges, dont plusieurs affectent différentes parties, telles que le visage, les parties de la génération ; ces tumeurs sont d'abord de la grosseur d'un pois, & deviennent au bout de peu de jours aussi grosses qu'une noix ; elles se dissipent ensuite insensiblement sans suppuration ; la peau jaunit, & il se fait une résolution complète. Ces tumeurs durent plusieurs années, sont sujettes à revenir au bout d'un certain temps sans produire d'autre incommodité : on les a guéries par le moyen du mercure, quoiqu'il n'y eût aucun soupçon de vice vénérien & qu'elles eussent résisté à tous les remèdes que l'on avoit tenté avant. Voyez *Journal de Médecine*, an. 1758, pag. 38 & 317.

Les écrouelles des Moluques, connues sous le nom de farcin des Moluques, sont des especes de tophus ou de tumeurs dures & squirrheuses, qui surviennent sur le visage, les bras & les cuisses, sans vice vénérien ; ces tumeurs sont aussi nombreuses

quelquefois chez d'autres enfans que ceux dont les parens ont été affectés d'écrouelles dans quelque période de leur vie, mais cela est rare. Je ne puis assurer si elle peut ne pas se déclarer chez les enfans de ceux qui sont écrouelleux, & paroître ensuite chez les descendans de la seconde génération ; je pense cependant que cela est fréquemment arrivé. Il me paroît qu'elle tire plus communément son origine du pere que de la mere ; mais je ne suis pas certain que cela soit dû à ce qu'il y a plus d'hommes mariés scrophuleux que de femmes.

Quant à l'influence des parens sur cette maladie, il est bon de remarquer que dans une famille où il y a beaucoup d'enfans, quand l'un des parens a été affecté d'écrouelles, & que l'autre en a été exempt, comme d'ordinaire quelques-uns des enfans ressemblent exactement par leur constitution à leur pere & d'autres à leur mere, il arrive communément que ceux qui ressemblent le plus à celui qui est scrophuleux sont affectés d'écrouelles, pendant que les autres n'en sont nullement attaqués (*a*).

1740. Les écrouelles paroissent généralement dans un période particulier de la vie. Il est rare de les observer dans la premiere, ou même dans la seconde année (*b*) : elles surviennent communément depuis l'âge de deux ans, ou, comme quelques-uns le prétendent, peut-être avec plus de raison, depuis trois ans jusqu'à sept : cependant il arrive fréquemment que les écrouelles se manifestent plus tard ;

---

sur tout le corps, que les clous & les verrues le font sur les mains & les pieds dans quelques pays, tels que la Hollande ; lorsque ces tumeurs s'ulcèrent, il en sort une matiere visqueuse, semblable à de la gomme, qui est si âcre, qu'elle forme des ulcères profonds, dont les bords sont calleux & reversés : cette maladie ne différe de la maladie vénérienne, qu'en ce que les douleurs sont moins vives & que la carie affecte plus rarement les os.

(*a*) M Cullen a connu une famille dont le pere étoit écrouelleux : tous les enfans qui lui ressembloient étoient affectés de cette maladie, & ceux qui ressembloient à la mere en étoient exempts : ce qui prouve que la ressemblance des enfans aux parens est particuliérement sensible chez les scrophuleux. J'ai néanmoins vu des enfans qui ont eu cette maladie, quoique leurs peres & meres n'en eussent jamais été attaqués ; souvent il n'y a qu'un seul enfant d'affecté dans une famille nombreuse.

(*b*) M. Cullen a vu un enfant de trois mois affecté d'écrouelles,

il y a même des exemples, qu'elles ont paru, pour la premiere fois, dans tous les périodes qui précédent l'âge de puberté ; mais il est très-rare de les voir survenir passé ce temps (*a*).

1741. Lorsque cette maladie ne se manifeste pas de très-bonne heure, on peut généralement distinguer l'habitude du corps qui y dispose particuliérement. Elle affecte communément les enfans dont l'habitude du corps est molle & flasque, qui ont de beaux cheveux & des yeux-bleus ; au moins elle les affecte beaucoup plus fréquemment que ceux qui sont d'une complexion opposée (*b*). Elle attaque particuliérement ceux qui ont la peau douce & les joues vermeilles ; & ces enfans ont fréquemment la lèvre supérieure tuméfiée, avec une fente au milieu ; souvent cette tuméfaction est considérable, & s'étend jusqu'à la colonne du nez & la partie inférieure des narines (*c*). Cette maladie est quelquefois réunie au rachitis, ou lui succède : elle attaque néanmoins fréquemment ceux qui n'ont nullement été affectés du rachitis ; mais alors le front saillant, les jointures tuméfiées, & le gonflement de l'abdomen, indiquent qu'il y a une disposition au rachitis. L'habitude du corps & la constitution que je viens de décrire, s'apperçoivent communément en grande partie chez les parens qui, sans être eux-mêmes écrouelleux, engendrent des enfans qui le sont.

Quelques auteurs ont supposé que la petite-vérole avoit

(*a*) Il est très-douteux que l'on doive rapporter aux vraies écrouelles, le gonflement des glandes qui survient passé l'âge de puberté. Il y en a une espece qui ne se manifeste qu'à cet âge & qui affecte particuliérement les glandes des aisselles : mais elle est alors le prélude de la phthisie pulmonaire, & demande un traitement différent de celui des écrouelles. J'ai aussi observé fréquemment que ces tumeurs précédoient les maladies chroniques de la peau, telles que la gale, ou bien les remplaçoient : ce qui indique une espece d'analogie entre les exanthèmes & les affections glanduleuses.

(*b*) La peau des écrouelleux est, en général, d'un poli & d'une douceur remarquables ; l'épiderme a une fermeté particulière : les enfans gais en sont plutôt affectés que d'autres ; ceux qui ont de beaux cheveux y sont aussi plus sujets que ceux qui ont les cheveux noirs.

(*c*) Il survient encore fréquemment quelques ulcères dans cet endroit. Les extrêmités des paupières sont rouges & quelquefois couvertes de petits ulcères.

une tendance à produire les écrouelles ; & M. de Haen assure qu'elles surviennent plus fréquemment à la suite de l'inoculation que de la petite-vérole naturelle. Cependant, je puis assurer avec confiance que cette derniere assertion est fausse ; je conviens néanmoins que dans le fait les écrouelles commencent souvent immédiatement après la petite vérole. Mais il est très-difficile de trouver aucune connexion entre ces deux maladies. Suivant ce que j'ai observé, cet accident n'est arrivé qu'aux enfans qui avoient une disposition très-évidente aux écrouelles ; & j'ai vu plusieurs fois la petite-vérole naturelle attaquer des enfans écrouelleux, chez qui non-seulement la maladie primitive n'a été nullement aggravée, mais a même considérablement diminué quelque-temps après.

1742. Les écrouelles commencent généralement à se manifester dans une saison particulière de l'année ; savoir, entre le solstice d'hiver & celui d'été ; mais communément long-temps avant la derniere époque. On doit encore observer que le cours de cette maladie a d'ordinaire une connexion avec celui des saisons. Les tumeurs & les ulcères particuliers aux écrouelles, paroissent d'abord au printemps (a), & se guérissent fréquemment dans le cours de l'été suivant : ils ne paroissent de nouveau qu'au retour du printemps, & suivent encore avec la saison le même cours qu'avant (b).

1743. Fréquemment la maladie se manifeste d'abord par le gonflement & la fente de la lèvre supérieure dont j'ai parlé plus haut. Dans d'autres cas, elle commence par de petites tumeurs sphériques ou ovales & mobiles, qui sont situées au-dessous de la peau. Ces tumeurs sont molles, mais

(a) On voit, d'après cette observation, pourquoi ceux qui entreprennent au printemps le traitement de cette maladie, croient retirer beaucoup d'avantage des remèdes qu'ils mettent en usage ; & il est évident qu'ils confondent les effets de la nature avec ceux de l'art. J'ajouterai que, quand cette maladie suit sa marche la plus ordinaire, elle dure ordinairement quatre & même cinq ans ; qu'au bout de ce temps les ulcères se guérissent naturellement, & qu'il est rare qu'elle ait des suites, sur-tout si celui qui en est affecté approche de l'âge de puberté : c'est pour cette raison que l'on demande communément trois ou quatre ans au moins pour la guérir ; & que, faute de connoître son cours, l'on a vanté quantité de remèdes nuisibles plus ou au moins inutiles.

(b) La maladie varie suivant que la chaleur vient plus tôt ou plus tard.

jouissent de quelque élasticité. Elles sont sans douleur ; & ne produisent aucun changement dans la couleur de la peau. Souvent elles restent long-temps dans cet état, même une année ou deux ; & quelquefois plus. Elles paroissent le plus communément d'abord de chaque côté du col au-dessous des oreilles, quelquefois même au-dessous du menton. Dans l'un & l'autre cas, l'on suppose qu'elles n'affectent que les glandes conglobées ou lymphatiques situées dans ces endroits, & nullement les glandes salivaires, à moins que la maladie ne soit fort avancée. Les écrouelles attaquent encore fréquemment d'autres parties du corps, & commencent même par ces parties (a). Elles affectent particuliérement l'articulation de l'avant-bras & la cheville du pied. Alors elles ne se manifestent pas communément, comme dans les autres parties, par de petites tumeurs mobiles ; mais elles forment une tumeur qui environne presque d'une maniere uniforme l'articulation, & qui en interrompt les mouvemens.

1744. Ces tumeurs subsistent, comme je l'ai dit, quelque temps sans changer beaucoup ; &, à compter du temps où elles paroissent pour la premiere fois au printemps, elles restent souvent dans le même état jusqu'au retour du printemps de l'année suivante, ou même de la seconde année. Vers ce temps néanmoins, ou peut-être dans le cours de la saison où les écrouelles paroissent pour la première fois, la tumeur devient plus large & plus adhérente ; la peau qui la recouvre devient pourpre, & rarement d'un rouge vermeil : mais elle acquiert par degrés plus de rougeur ; la tumeur s'amollit, & on y apperçoit une fluctuation du liquide qui y est contenu (b). Néanmoins pendant que tous ces changemens se font, le malade ressent très-peu de douleur. Enfin, une partie de la peau devient plus pâle ;

(a) Elles attaquent les parties musculaires & les jointures plus particuliérement que les espaces intermédiaires, sur-tout quand elles se manifestent passé l'âge de sept ans, ou aux approches de cet âge.

(b) Ces tumeurs avancent lentement vers l'état d'inflammation, & ne dégénerent en ulcere que long-temps après que l'on a senti la fluctuation. Elles sont bien différentes des tumeurs phlegmoneuses ; quelquefois il s'y forme une pointe : mais elles ne s'ouvrent pas dans cet endroit, de même que les tumeurs inflammatoires ; il se forme au contraire différentes petites ouvertures sur la peau enflammée, & l'ulcere une fois formé se guérit lentement.

& il se fait une ou plusieurs petites ouvertures, d'où il sort un liquide.

1745. La matiere qui sort ressemble d'abord au pus, mais elle est communément plus aqueuse que celle que rendent les abcès phlegmoneux ; à mesure que la matiere continue à s'évacuer, elle devient de jour en jour moins purulente, & se change de plus en plus en un sérum visqueux, mêlé avec de petits flocons d'une substance blanche qui ressemble à du lait caillé. La tumeur s'affaisse presque entiérement par degrés, en même-temps que l'ulcère s'ouvre davantage & s'étend ; néanmoins il prend différentes directions, & n'est en conséquence nullement circonscrit d'une maniere régulière. Les rebords, tant internes qu'externes de l'ulcère, sont communément applatis & unis, & prennent rarement une apparence calleuse. Ces ulcères ne s'étendent pas en général beaucoup, ou ne deviennent pas fort profonds ; mais leurs bords ne se rapprochent point, ou ne paroissent nullement disposés à se cicatriser.

1746. Les ulcères restent souvent long-temps dans cet état ; il se forme alors de nouvelles tumeurs dans différentes parties du corps, auxquelles succèdent de nouveaux ulcères qui ont tous les caractères dont je viens de parler. Néanmoins quelques-uns des premiers se cicatrisent, pendant qu'il paroît d'autres tumeurs & d'autres ulcères dans leur voisinage, ou dans d'autres parties du corps ; telle est la marche de cette maladie : quelques-uns des ulcères se cicatrisent, au moins jusqu'à un certain degré, pendant le cours de l'été, & s'ouvrent de nouveau le printemps suivant, ou bien les ulcères subsistent toujours ; mais ils sont remplacés au printemps par de nouvelles tumeurs & de nouveaux ulcères, qui paroissent ainsi successivement pendant plusieurs années.

1747. La maladie dure ainsi plusieurs années ; mais très-communément elle se guérit spontanément en quatre ou cinq ans ; alors les premiers ulcères se cicatrisent, & il ne paroît plus de nouvelles tumeurs : la maladie cesse ainsi entiérement, il n'en reste que quelques cicatrices indélébiles, qui sont pâles & unies, mais ridées dans quelques endroits ; ou bien quand elle a affecté les articulations, leurs mouvemens ne s'exécutent qu'avec peine, ou sont entiérement détruits.

1748. Telle est la marche la plus favorable de cette maladie ;

ladie ; & on la voit plus fréquemment de cette maniere en Ecosse, que d'une autre : mais souvent elle est plus violente, & quelquefois mortelle. Dans ces cas, elle affecte un plus grand nombre de parties en même-temps ; les ulcères paroissent aussi être imbus d'une vive acrimonie d'une nature particuliere ; c'est pourquoi ils deviennent plus profonds, ils sont plus corrodés, & s'étendent davantage, & il est plus rare de les voir se cicatriser. Alors il arrive souvent que les yeux sont particuliérement affectés. On observe des tumeurs & des ulcères superficiels sur les rebords des paupières, d'où il résulte communément une inflammation rebelle de la conjonctive, qui fréquemment produit l'opacité de la cornée.

Lorsque les écrouelles affectent spécialement les jointures, elles y donnent quelquefois naissance à des tumeurs considérables, auxquelles succèdent des abcès qui corrodent les ligamens & les cartilages, & produisent dans les os voisins une carie d'une espèce particulière (a). Dans ces cas où les écrouelles sont très-violentes, & où il naît chaque année un certain nombre de nouvelles tumeurs & de nouveaux ulcères, leur acrimonie paroît aussi affecter enfin tous les fluides, occasionner différens désordres, & en particulier une fievre hétique bien caractérisée, qui donne au bout d'un certain temps la mort, & quelquefois se réunit aux symptomes de la phthisie pulmonaire.

1749. On trouve dans les cadavres de ceux qui sont morts de cette maladie plusieurs viscères fort maléficiés ; la plupart des glandes du mésentère en particulier sont très-tuméfiées, & fréquemment ulcérées. L'on rencontre aussi communément dans les poumons un grand nombre de tubercules ou kystes, qui contiennent une matière dont la nature varie.

(a) Quoique la carie produite par d'autres causes soit très-difficile à guérir, il paroît que celle qui est l'effet des écrouelles se guérit aussi promptement que les ulcères des parties molles. Les chirurgiens ont en conséquence tort de se presser d'amputer les doigts ou les autres parties attaquées de carie chez les écrouelleux ; d'ailleurs ces amputations ne détruisent pas la cause du mal & même l'aggravent souvent. J'ai vu des écrouelleux qui, étant abandonnés à la nature, ont conservé des parties dont l'on croyoit l'amputation indispensable.

1750. Telle est l'histoire des écrouelles, & l'on peut juger par cet exposé, qu'il n'est pas aisé d'en déterminer la nature. Elles paroissent dépendre d'une affection particulière du systême lymphatique ; & l'on peut en quelque sorte, en admettant cette affection, rendre raison de leur connexion avec un certain période de la vie. Néanmoins il est probable que la cause prochaine de la maladie consiste dans une acrimonie particuliere des fluides, quoique l'on n'ait pas encore découvert de quelle nature est cette acrimonie. Il est possible qu'elle soit généralement répandue dans le systême, qu'elle s'exhale dans les différentes cavités & dans le tissu cellulaire du corps, & qu'étant en conséquence reçue par les vaisseaux absorbans, elle se manifeste spécialement dans le systême lymphatique. Il sera cependant difficile d'expliquer par-là pourquoi cette acrimonie se borne plutôt à ce systême, que beaucoup d'autres, que l'on doit regarder comme aussi généralement répandues : en un mot, plusieurs de ces circonstances me portent à conclure en général, que cette maladie dépend *d'une constitution particulière du systême lymphatique* ; car elle n'attaque que certaines constitutions ; elle se manifeste à un période particulier de la vie, & elle est même héréditaire, ce qui dépend très-fréquemment de la transmission d'une constitution particulière (*a*).

1751. Il est bon d'observer ici qui les écrouelles ne paroissent pas être une maladie contagieuse ; au moins j'ai souvent vu des enfans sains, se trouver fréquemment & même vivre intimement avec des scrophuleux sans en être infectés : ce qui démontre évidemment que l'acrimonie particulière qui existe dans cette maladie, ne s'exhale pas de la surface du corps, mais dépend spécialement de la constitution particulière du systême.

1752. Plusieurs auteurs ont supposé que les écrouelles tiroient leur origine de la maladie vénérienne ; mais je ne vois pas sur quoi cette opinion (*b*) peut être raison-

---

(*a*) Il est possible que le pere puisse transmettre une matiere morbifique aux enfans ; mais cela est rare ; & dans les maladies héréditaires, ce n'est pas la matiere qui est transmise, mais une forme particulière du corps & un tempérament particulier.

(*b*) On ne peut regarder les écrouelles comme une maladie nouvelle ; Hippocrate les a décrites ; on a donc eu tort de prétendre qu'elles étoient un des effets de la maladie vénérienne.

nablement fondée. Dans un très-grand nombre de cas, à peine peut-on soupçonner que les parens dont les enfans sont écrouelleux, aient eu la maladie vénérienne, ou un vice vénérien quelconque : j'ai vu plusieurs fois des pârens qui ont transmis la maladie vénérienne à leurs enfans, chez lesquels il ne s'est néanmoins jamais manifesté par la suite aucuns symptomes d'écrouelles ; en outre les signes particuliers à ces deux maladies sont très-différens, & la différence de leur nature est sur-tout manifeste, en ce que le mercure qui guérit communément avec facilité la maladie vénérienne, loin d'être de quelque utilité dans les écrouelles, les aggrave très-souvent.

1753. Nous ne connoissons encore aucune méthode certaine de guérir les écrouelles, ou au moins qui réussisse généralement.

Les eaux minérales sont le remède qui paroît réussir le mieux, celui sur lequel les praticiens comptent le plus, & qu'ils emploient particuliérement : il paroît en effet que l'on doit espérer du succès de ces eaux, parce qu'elles sont un moyen de laver les vaisseaux lymphatiques ; mais dans un très-grand nombre de cas où j'en ai vu faire usage, je n'ai pas été bien convaincu qu'elles aient abrégé la durée de la maladie, & qu'elle se soit terminée plus promptement qu'on ne l'observe souvent dans bien des cas où l'on n'a pas reccurs à ce remède.

1754. Quant aux choix des eaux minérales les plus convenables dans les écrouelles, je ne puis adopter aucune opinion avec confiance. On a employé presque toutes les especes d'eaux minérales, soit ferrugineuses, soit sulphureuses, ou salines ; toutes ont joui de la même réputation, & ont paru également réussir : circonstance qui me détermine à penser que si elles ont jamais guéri les écrouelles, c'est parce que l'eau élémentaire (*a*) constitue la principale partie du remède.

On a depuis peu particuliérement recommandé & employé l'eau de la mer (*b*) ; mais d'après un grand nom-

(*a*) L'eau bue en grande quantité, est un remede puissant pour modérer l'acrimonie & exciter les diverses sécrétions. L'on peut présumer néanmoins que celle qui est imprégnée de matieres salines, est plus propre que l'eau commune à augmenter les sécrétions.

(*b*) L'on peut, pour suppléer à l'eau de mer, mêler un quart

bre d'essais, je n'ai pu y découvrir une vertu supérieure.

1755. Les autres remèdes proposés par les praticiens sont en très-grand nombre ; mais je pense par cela même, que que l'on doit peu s'y fier ; & comme je ne vois aucune bonne raison d'en attendre du succès, je les ai très-rarement employés.

On a beaucoup recommandé depuis peu l'écorce du Pérou, & comme il y a généralement chez les scrophuleux des marques de relâchement & de flaccidité, il est possible que ce tonique soit utile ; cependant dans le grand nombre de tentatives que j'en ai faites, je ne l'ai jamais vu guérir bien promptement la maladie (*a*).

Dans plusieurs cas les feuilles de tussilage m'ont paru être utiles. J'en ai fréquemment fait prendre une forte décoction, avec avantage (*b*) ; mais le jus exprimé de cette plante m'a mieux réussi, lorsqu'on a pu l'obtenir dans son état de succulence, dès qu'elle commençoit à sortir de la terre au printemps.

1756. J'ai encore employé fréquement la ciguë, & j'ai remarqué qu'elle étoit quelquefois utile pour dissiper les

---

de sel commun avec trois parties de sel de Glauber dans suffisante quantité d'eau commune ; ce remède est toujours utile pour nettoyer les premieres voies & tenir le ventre libre ; communément il ranime l'action de l'estomac & des intestins.

(*a*) Ceux qui ont vanté le quinquina & d'autres remèdes pour la guérison des écrouelles, ont fréquemment confondu différentes tumeurs des glandes avec les vraies écrouelles. Il ne faut pas perdre de vue que dans toutes les maladies qui dépendent de la constitution, & qui disparoissent naturellement dans certaines saisons, l'efficacité des médicamens est souvent douteuse. On doit néanmoins administrer le quinquina toutes les fois que l'on en trouve l'occasion, parce que le relâchement est évident chez les écrouelleux, & qu'aucun remède n'est plus capable de prévenir la foiblesse.

M. Cullen a trouvé le tussilage efficace dans des ulcères scrophuleux ouverts, où le quinquina n'avoit produit aucun bien ; je l'ai également employé avec succès dans des circonstances semblables ; il paroît certain qu'il favorise la guérison des ulceres, mais il ne fait presque rien dans l'endurcissement des glandes.

On a regardé la rhue prise intérieurement comme très-efficace ; mais ce que l'on a avancé à son sujet ne paroît pas confirmé par un nombre suffisant d'expériences.

C'est à tort que l'on a mis au nombre des spécifiques l'éponge brûlée, & l'eau de chaux préparée avec les écailles d'huitres & les coquilles d'œufs.

tumeurs rebelles : mais elle m'a aussi manqué fréquemment même dans ces cas, & je ne me suis jamais apperçu qu'elle disposât les ulcères scrophuleux à se cicatriser.

Je ne puis terminer ce qui concerne les médicamens internes, sans ajouter que je n'ai jamais observé que le mercure ou l'antimoine, donnés sous une forme quelconque (a), eussent été utiles dans cette maladie; & lorsqu'il est survenu un degré léger de fievre, l'usage du mercure a été évidemment nuisible.

1757. Il est nécessaire, pendant le progrès des écrouelles, d'employer plusieurs remèdes externes. On a fait usage de différentes applications pour dissiper les tumeurs dès leur naissance; mais les moyens que j'ai tentés jusqu'ici pour cet objet, ont été suivis de très-peu de succès. La dissolution du sucre de Saturne m'a paru utile; elle a néanmoins le plus souvent manqué son effet; je n'ai pas mieux réussi avec l'esprit de Mindererus. On a fréquemment remarqué que les fomentations de toute espece étoient nuisibles; & les bouillies paroissent uniquement hâter la suppuration (b) : je doute que ces dernieres aient jamais été avantageuses; car les tumeurs scrophuleuses disparoissent quelquefois spontanément, mais cela n'arrive jamais quand il y est survenu un degré quelconque d'inflammation; c'est pourquoi les bouillies, qui communément produisent l'inflammation, empêchent les tumeurs de se résoudre, comme il auroit pu arriver, si on n'avoit pas eu recours aux fomentations.

(a) On a recommandé le mercure doux, combiné avec la rhubarbe; mais ce remède est plus souvent nuisible qu'utile.

On a fait un secret dans les tumeurs écrouelleuses, accompagnées même de carie, d'une combinaison de purgatifs avec les toniques & le mercure, en recommandant en même-temps le régime végétal; mais on s'est encore en général trompé sur l'effet de ce remède, par les raisons que j'ai exposées plus haut. Les pillules mercurielles de la pharmacopée de Paris, sont une combinaison de ce genre; elles m'ont paru utiles données à petite dose, unies avec le savon, & continuées long temps, dans les engorgemens des glandes : mais elles ne m'ont point réussi dans les véritables écrouelles.

(b) Les bouillies, les cataplasmes émolliens, les vapeurs de l'eau chaude, & les vésicatoires, n'ont réussi que dans des tumeurs qui n'étoient pas réellement scrophuleuses. Je crois que l'on peut dire la même chose de l'onguent de tabac, de celui de racine de brione, de l'emplâtre de savon & des feuilles de ciguë, que quelques praticiens ont recommandés comme spécifiques

Dans les cas même où les tumeurs ſcrophuleuſes approchent de la ſuppuration, j'ai de la répugnance à en hâter l'ouverture ſpontanée, ou à la faire avec le biſtouri; je crains que la matiere ſcrophuleuſe ne ſoit diſpoſée à devenir plus âcre par ſa communication avec l'air, & qu'elle n'acquière une qualité plus corroſive & ne s'étende davantage que quand elle eſt renfermée.

1758. Il m'a paru, d'après les connoiſſances que j'ai pu acquérir, que le traitement des ulcères ſcrophuleux avoit auſſi peu réuſſi que celui des tumeurs. Les eſcharotiques préparés avec le mercure ou le cuivre, ont été quelquefois utiles pour produire une ſuppuration convenable, & diſpoſer l'ulcère à ſe cicatriſer; mais ils ont rarement réuſſi, & le plus communément ils ont donné lieu à l'ulcère de s'étendre davantage. L'eſcharotique dont j'ai retiré le plus d'utilité, eſt l'alun brûlé; une certaine quantité de cet eſcharotique, mêlée avec un onguent doux, m'a été auſſi utile que toute autre application dont j'ai fait l'eſſai : cependant le topique qui m'a paru le plus avantageux, & dont l'uſage peut être très-univerſel, conſiſte à imbiber d'eau froide des linges que l'on change fréquemment, lorſqu'ils commencent à ſe deſſécher, car il y a de l'inconvénient à les laiſſer s'attacher à l'ulcère; il faut en conſéquence les changer ſouvent le jour, & appliquer la nuit un linge ſur lequel on étendra un onguent doux ou une emplâtre (*a*). J'ai quelquefois employé dans ce cas l'eau de mer; mais je l'ai trouvée en général trop irritante; elle ne m'a pas paru, ainſi que toutes les eaux minérales, plus avantageuſe que l'eau commune.

1759. Je terminerai ce que j'ai propoſé ſur la cure des écrouelles, par obſerver que le bain froid (*b*) paroît avoir été plus avantageux qu'aucun des autres remèdes dont j'ai vu faire uſage.

(*a*) L'on peut appliquer dans ce cas l'emplâtre de Nuremberg, le diapalme, ou même des plumaceaux imbibés de ſuc de joubarbe.

(*b*) Le bain froid eſt particuliérement utile dans cette maladie, parce qu'il faut remédier au relâchement général & fortifier toute la conſtitution : on ne négligera pas non plus de faire des frictions ſèches ſur tout le corps, parce qu'elles ſont très-convenables pour remplir la même indication.

CHAPITRE II.

De la Maladie vénérienne.

1760. LEs praticiens ont tant d'expérience sur le traitement de cette maladie, & l'on a publié un si grand nombre de livres sur ce sujet, qu'il ne me paroît pas nécessaire, ni même convenable, de tenter d'en donner un traité complet; c'est pourquoi je me bornerai à quelques remarques générales, qui pourront servir à éclaircir plusieurs parties de la pathologie ou de la pratique.

1761. Il est assez probable que l'on a fréquemment observé autrefois dans certaines parties de l'Asie où régnoit la lépre, & en Europe quand cette maladie y fut transportée, une maladie des parties de la génération qui ressembloit à celle qui est aujourd'hui communément produite par le vice vénérien (*a*) : mais il est également probable qu'une maladie nouvelle, que l'on nomme aujourd'hui *la vérole*, fut transportée pour la premiere fois en Europe vers la fin du quinzieme siécle, & que cette ma-

(*a*) Il y a beaucoup d'apparences d'après la maniere dont s'est manifestée la maladie vénérienne en 1493 & 1494, qu'elle étoit réellement épidémique & pestilentielle, comme l'ont cru Sébastien Aquilanus & Pierre Pintor, & comme M. Sanchez a tâché de le prouver. Cette maladie, au commencement de son apparition, s'annonçoit, suivant ce que rapportent les auteurs que je viens de citer, par une fievre violente & des symptomes terribles, semblables à ceux qui caractérisent la véritable peste, plusieurs même mouroient subitement; & elle se terminoit, dans les cas ou ses progrès étoient plus lents, par une espece de lépre qui laissoit des croûtes hideuses sur tout le corps; ce qui a donné lieu à quelques-uns de ceux qui ont écrit dans ce temps, de la confondre avec l'éléphantiasis. Les précautions que l'on prit dans les principales villes de l'Europe, pour séparer des autres hommes ceux qui étoient affectés de la vérole, semblent confirmer qu'elle se manifesta d'abord avec tous les caractères des maladies épidémiques contagieuses : ce ne fut guère que quarante ans après, qu'elle changea en quelque sorte de nature, & prit la marche des maladies chroniques, comme on peut le voir dans Fracastor.

ladie, si commune de nos jours, n'est qu'une suite de celle qui fut apportée de l'Amérique dans le temps dont je viens de parler.

1762. Cette maladie ne se manifeste jamais chez qui que ce soit, au moins accompagnée des circonstances qui la caractérisent principalement, sans qu'il ait eu quelque communication avec une personne qui en étoit déjà affectée. Elle paroît le plus communément à la suite d'un commerce intime avec une personne infectée ; mais on ne peut pas expliquer clairement de quelle maniere se communique l'infection. Je suis persuadé qu'elle se gagne pendant l'acte vénérien, sans qu'il y ait aucun ulcère ouvert, ni chez la personne qui communique l'infection, ni chez celle qui la reçoit ; mais dans tous les autres cas, je pense qu'elle ne se communique jamais autrement que par la contact d'un ulcère, soit de la part de la personne qui communique l'infection ou de celle qui la reçoit.

1763. Ainsi, comme cette maladie se gagne par le contact de certaines parties, elle se manifeste toujours d'abord dans le voisinage de celles où la matiere infectée a été immédiatement appliquée (*a*) ; & par conséquent, comme elle

(*a*) Les exceptions que l'on a voulu apporter à cette régle générale sont très douteuses : ainsi on ne peut être bien certain de l'existence de la maladie vénérienne, que quand ses symptomes se sont manifestés dans le voisinage d'une partie où le virus a été introduit. Si on l'a gagné par l'acte vénérien, ce sont les parties de la génération ou les aînes qui sont affectées d'abord ; si la nourrice a communiqué la maladie, ce sont les gencives, la bouche, la langue, le palais & la gorge de son nourrisson, sur lesquels se manifestent les premiers symptomes ; & quand elle tient au contraire la maladie de ce dernier, le bout des mamelles ou les glandes des aisselles sont premiérement affectés ; mais dans ce cas le médecin doit toujours porter son jugement avec beaucoup de circonspection ; car l'existence de la maladie vénérienne héréditaire paroît très-douteuse ; elle n'est caractérisée par aucun signe pathognomonique, & c'est à tort que l'on y rapporte communément la plupart des affections des enfans, qui s'étendent plus ou moins sur toute l'habitude du corps ; les nourrices sont très-sujettes à des engorgemens des mamelles qui sont suivis de suppuration, & que l'on ne doit pas attribuer au vice vénérien, quoique la bouche de l'enfant soit affectée d'aphthes, comme il arrive souvent. Toutes les fois que j'ai été consulté dans des circonstances pareilles, j'ai employé les antiphlogistiques, & les malades ont guéri sans avoir recours à aucun remède antisyphilitique. Enfin, l'on accuse en général trop légérement les enfans de commu-

se gagne plus communément par l'acte vénérien, ses premiers symptomes se manifestent généralement sur les parties de la génération.

---

niquer le vice vénérien ; cela ne peut arriver que quand leur bouche est infectée ; on en a vu qui étoient couverts de pustules que l'on regardoit comme vénériennes, ne pas communiquer la maladie ; & il est probable, comme l'a avancé Jean Hunter, que quand ils en sont réellement affectés, c'est qu'ils la gagnent dans le moment de leur naissance, lorsque les parties de la génération de la mere sont affectées de virus.

J'ajouterai même que je suis porté à considérer tout ce que l'on a dit des effets du virus vénérien héréditaire, comme le fruit d'une imagination exaltée, ou même de l'ignorance. Il paroît démontré que ce virus ne laisse pas des traces qui restent cachées plusieurs années & qui ne se développent que vers l'âge de puberté, ou vers le déclin de la vie : ceux qui ont admis cette hypothèse, ont pris des maladies qui sont l'effet d'une constitution particuliere, pour des symptomes du virus vérolique ; les affections des enfans que l'on attribue à ce virus ; ont existé de toute antiquité & se sont toujours manifestées de la même maniere : quelques-unes ont été, il est vrai, guéries par des préparations mercurielles, ou par les sudorifiques ; mais la méthode curative qui a réussi, ne suffit pas pour caractériser la nature de la maladie : les Arabes avoient employé avec succès, contre les maladies de la peau, les préparations mercurielles à l'extérieur, de même que les sudorifiques, longtemps avant que l'on connût la vérole ; enfin l'on ne peut douter que tous les animaux soient exempts de cette maladie, & néanmoins l'on en a guéri fréquemment qui avoient des tumeurs ou des ulcères considérables, par le moyen du mercure appliqué à l'extérieur, dans des cas où tous les autres remèdes avoient échoué. Il est très-douteux que les écrouelles, le rachitis, la foiblesse générale de la constitution, le rhumatisme, la goutte, la phthisie, les ulcères, les obstructions, &c. soient plus communs de nos jours que jamais ; mais quand cela seroit, on devroit plutôt l'attribuer à notre éducation & à notre maniere de vivre, qu'au vice vénérien ; l'indolence dans laquelle on élève les enfans, suffit pour donner lieu à une atonie générale du systême, qui est le germe d'un grand nombre de maladies chroniques, comme Platon l'a observé il y a deux mille ans.

Non-seulement l'on soupçonne la vérole dans beaucoup de cas où elle n'existe pas, & l'on soumet les malades à un traitement souvent dangereux ; mais on croit encore qu'elle peut se combiner avec d'autres maladies, telles que la gale, le scorbut, &c M. Hunter observe très-judicieusement que cette opinion est contraire aux principes sur lesquels est fondée l'action morbifique dans l'économie animale. Il paroît certain, suivant ce célèbre médecin, que deux actions ne peuvent avoir lieu dans la même constitution, ni dans la même partie en même-temps, & la puissance de résister a plusieurs miasmes peut, dans certaines circonstances,

1764. Lorsqu'elle a commencé à se manifester sur certaines parties, sur-tout sur les parties génitales de l'un ou l'autre sexe, ses effets paroissent s'y borner pendant quelque

---

dépendre de quelque maladie, qui rend le corps incapable d'une nouvelle action. Deux maladies peuvent, il est vrai, quelquefois exister ensemble; mais alors elles affectent des parties différentes.

Quoique le virus vénérien ne produise pas, comme on l'a avancé, différentes maladies chroniques, il est possible qu'en occasionnant une irritation particuliere, ou en affoiblissant l'action du systême, il en détermine quelques-unes à se manifester; mais c'est à tort qu'on a confondu ces maladies avec la vérole même, puisque le mercure, loin de les guérir, les aggrave fréquemment; ainsi j'ai observé différentes tumeurs de la matrice qui sont devenues extraordinairement douloureuses & incurables, parce qu'on les a regardées comme une suite du virus vénérien, & que lon a voulu tenter de les détruire par l'usage des mercuriaux. L'engorgement des aines n'est pas même un signe suffisant pour constater que l'affection de la matrice dépend de ce virus; car de même que l'irritation de l'urètre suffit pour donner lieu à un engorgement des glandes situées dans cette partie, toute irritation considérable de l'utérus peut produire un effet semblable. Les observations suivantes pourront contribuer à faire connoître la nature du virus vénérien, & la maniere dont il peut se communiquer.

Quelques auteurs ont cru que la contagion de la vérole étoit un miasme qui pouvoit se communiquer sous forme de vapeur; mais cette opinion est contraire a l'observation journalière; il paroît démontré que la matiere imprégnée du virus vénérien ne peut agir que quand elle est appliquée dans un état de fluidité, ou qu'elle est rendue fluide par les liqueurs de la partie qui la reçoit.

Le virus vénérien prend communément la forme de pus, ou il s'unit au pus ou à quelque secrétion du même genre, & il engendre une matiere semblable chez les individus qui le reçoivent; ce qui prouve qu'il est en général une conséquence de l'inflammation, quoiqu'il ne le soit pas nécessairement. Outre l'inflammation qui survient dans les parties ainsi infectées, il s'y produit une action particulière, différente de toutes celles qui accompagnent communément les autres inflammations. C'est a cette modification particuliere d'action, que l'on doit attribuer la qualité de la matiere qui est alors engendrée. Néanmoins il n'est pas nécessaire que l'inflammation subsiste pour entretenir cette modification d'action, car le vice vénérien continue à se former long-temps après que les signes d'inflammation ont cessé. Ainsi, on a vu des hommes chez lesquels il ne restoit qu'un simple écoulement de matiere muqueuse, ou un chancre presque cicatrisé, donner la maladie a des femmes saines; & l'on voit beaucoup de gonorrhées vénériennes survenir sans aucun signe d'inflammation.

temps ; dans beaucoup de cas même, elle ne s'étend pas plus loin (*a*) ; dans d'autres cependant le virus passe des parties qui ont été affectées les premieres, c'est-à-dire, des parties de la génération dans les vaisseaux sanguins (*b*), d'où elle se répand, & produit différens désordres dans plusieurs autres parties du corps.

D'après l'observation de ces circonstances, les médecins ont, avec beaucoup de raison, distingué les différens degrés de la maladie suivant qu'ils sont bornés à une partie ou plus universellement répandus : ils ont donné au premier degré des noms propres à la maniere dont la maladie se manifeste ; & ils ont presque entiérement borné le nom de *maladie vénérienne* ou *de vérole*, pour désigner l'autre affection générale (*c*). Dans les remarques que je vais offrir, je commencerai par considérer l'affection locale.

Chez les femmes l'inflammation est fréquemment très-légère, souvent même il n'y en a pas le moindre signe; & il est très-constant qu'elles peuvent infecter les hommes, quoiqu'elles n'aient elles-mêmes aucun symptome d'inflammation, ni même de la maladie vénérienne sous une forme quelconque. Ainsi, lorsque l'inflammation & la suppuration surviennent, leur degré dépend plutôt de la constitution particuliere du malade, que de la nature du virus vénérien, qui est toujours le même, & agit toujours avec autant d'activité, soit que ses effets se manifestent sous forme de gonorrhée ou sous celle de chancre.

Le virus vénérien ne réside que dans la matiere qui est produite par l'inflammation, ou sans l'inflammation, & il ne peut même exister sans que cette matiere se forme. Toute irritation vénérienne qui n'est pas accompagnée d'écoulement, est insuffisante pour communiquer la maladie. C'est pourquoi l'on a vu des hommes qui en étoient infectés, approcher de leurs femmes sans la leur communiquer, avant que l'écoulement se fût manifesté.

(*a*) Il y a des parties plus susceptibles que d'autres de maladies particulieres. Ainsi la peau, l'intérieur de la gorge & le nez sont plus facilement affectés de la maladie vénérienne que les os & le périoste, & ces dernieres parties le sont aussi plus promptement que plusieurs autres, & en particulier que les parties vitales, qui peut-être ne sont nullement susceptibles de cette maladie.

(*b*) M. Hunter croit que le virus qui produit la maladie est absorbé par les vaisseaux lymphatiques, & que c'est pour cette raison qu'il affecte d'abord les glandes, comme on le verra dans les notes suivantes.

(*c*) L'affection générale est caractérisée par les ulcères des amygdales; la peau est couverte de pustules rassemblées en placards, qui se terminent par des croûtes, par des ulcères croûteux qui affectent particuliérement le cuir chevelu ; les douleurs ostéocopes & les

1765. Cette affection locale se manifeste particuliérement sous la forme de gonorrhée ou de chancre.

Il n'est pas nécessaire que je décrive les phénomènes de la gonorrhée (*a*), soit commençante, soit avancée, ou les

---

exostoses se réunissent enfin à ces symptomes, qui ne paroissent qu'après avoir eu commerce avec une personne infectée, & qu'à la suite de l'affection des parties de la génération. N. C. GENRE LXXXV.

Il n'y a qu'une seule espece de vérole, car on ne doit pas y rapporter certains phénomènes que produit le virus caché de la plique polonoise, tels que les douleurs lancinantes de la tête & des articulations; les ulcères des narines & du gosier; les nodus & les tubercules qui se manifestent aux mains & aux pieds, que l'usage du mercure aggrave, & que l'on guérit par les remèdes propres à la plique polonoise.

L'on ne connoît pas suffisamment la maladie des Indes décrite par Pison, que Sauvages désigne sous le nom de *syphilis indica*, pour en faire une espece séparée.

(*a*) On appelle gonorrhée tout écoulement contre nature du canal de l'urètre chez les hommes, accompagné d'une sensation de plaisir ou non. N. C. GENRE CXXII.

M. Cullen admet quatre especes de gonorrhée : I. la gonorrhée *pure* ou la gonorrhée *bénigne* des auteurs; II. la gonorrhée *impure*; III. la gonorrhée produite par le *relâchement*; IV. la gonorrhée qui survient pendant le *sommeil*.

I. La gonorrhée *pure* se connoît à une humeur puriforme qui sort de temps en temps de l'urère, sans être accompagnée de dysurie ou de sensation de plaisir, chez ceux qui n'ont pas eu de commerce avec une personne infectée.

Cette espece est ordinairement de peu de durée, l'abus de la bière y donne quelquefois lieu, & elle se guérit alors en buvant un peu d'eau-de-vie; les lavemens chauds & l'équitation produisent aussi cette gonorrhée chez ceux dont les vésicules séminales sont pleines; elle n'est dangereuse que quand elle devient habituelle, comme il arrive lorsque les conduits excrétoires des vésicules séminales sont relâchés ou corrodés par l'excès des plaisirs de Vénus, ou par des gonorrhées virulentes réitérées. Certaines affections du systême peuvent aussi donner lieu à la gonorrhée, ainsi on l'a vue survenir à la suite d'une dent arrachée. L'urètre est aussi quelquefois le siège de la goutte & du rhumatisme, d'où il peut résulter une gonorrhée.

II. La gonorrhée *impure* ou virulente, est celle où après avoir eu commerce avec une personne infectée, il sort de l'urètre une humeur puriforme, accompagnée de dysurie.

La dysurie ou l'ardeur d'urine est particuliérement remarquable chez les hommes qui sont attaqués pour la premiere fois de la gonorrhée virulente, & alors le pus est communément verdâtre. Mais dans les cas de rechûte, que l'on ait eu commerce ou non avec une personne infectée, la dysurie est moins considérable

ſymptomes qui accompagnent l'ardeur d'urine, tels que le ſentiment d'une corde & autres. J'obſerverai uniquement

que la premiere fois, ou n'exiſte pas; les femmes même ſont rarement affectées de dyſurie, quoiqu'il ſorte un pus verdâtre, parce que le ſiege des ulcères qui fourniſſent alors ce pus, eſt éloigné de l'urètre; mais on doit ſoupçonner le vice vénérien lorſqu'elles éprouvent de la douleur aux approches de l'homme, quoique l'écoulement des urines ſoit libre.

Lorſque la gonorrhée vieillit, la dyſurie ſe diſſipe entiérement ou eſt très-légère, les douleurs & la fréquence des érections ſe modérent; il ſort, ſur-tout lorſque l'on comprime le gland, une goutte ou deux d'une liqueur muqueuſe, qui jaunit en ſe deſſéchant ſur le linge. Cette gonorrhée ſe nomme *gonorrhée muqueuſe*.

La gonorrhée affecte différentes parties chez les hommes; mais particuliérement le canal de l'urètre, quelquefois les proſtates & les véſicules ſéminales, dont les conduits excrétoires s'ouvrent près du verumontanum; ce qui donne lieu à la tumeur, à la douleur du périnée, à la dyſurie & à la ſtrangurie: dans ce cas l'humeur qui ſort eſt plus épaiſſe & en plus grande quantité. Souvent les glandes de Cowper ou de Littre ſont affectées, mais il eſt rare qu'elles le ſoient ſeules.

Chez les femmes, les lacunes de Graaf, ſituées près de l'orifice externe de l'urètre, ſont très-fréquemment affectées, ou il n'y a que les glandes ſébacées répandues dans le vagin & la vulve qui le ſont; ce qui produit chaleur & douleur, & rarement dyſurie, à moins que l'urine ne paſſe ſur les parties qui ſont irritées. Il y a quelquefois une douleur au périnée, qui indique que la maladie s'étend juſqu'aux glandes de Cowper. Néanmoins il eſt communément très-difficile de diſtinguer la gonorrhée des fleurs blanches; le virus vénérien peut exiſter chez les femmes ſans augmenter l'écoulement habituel; les douleurs & les ſenſations particulières qu'elles éprouvent dans ces parties, ne ſont pas des ſymptomes ſuffiſans pour caractériſer la gonorrhée; l'inſpection des parties ne donne pas en général plus de lumières; elles peuvent garder pluſieurs années la maladie, & on ne peut être certain dans pluſieurs cas qu'elles en ſont infectées que quand elles la communiquent.

III. La gonorrhée produite par *relâchement*, ou la gonorrhée libidineuſe de Sauvages, eſt une eſpece très-ſingulière de ſatyriaſis, dans laquelle il ſort de temps en temps de l'urètre, pendant la veille, une humeur communément limpide, qui n'eſt pas accompagnée d'érection, mais d'un ſentiment de plaiſir.

IV. La gonorrhée qui ſurvient pendant le *ſommeil*, ou la pollution nocturne, eſt une émiſſion de ſemennce accompagnée d'érection & d'une ſenſation agréable, qui a lieu à la ſuite des rêves voluptueux.

On a donné le nom de *fauſſe gonorrhée* aux écoulemens qui ne viennent pas du canal de l'urètre. Il y en a deux eſpeces: 1°. la matière puriforme ou muqueuſe, ſort de la couronne du gland &

que la principale circonstance qui mérite attention, est l'état d'inflammation de l'urètre, que je regarde comme inséparable de la maladie (*a*).

1766. Dans ces circonstances qui sont très-connues, la gonorrhée continue plus ou moins, suivant la constitution du malade ; elle subsiste ordinairement plus long-temps chez ceux qui sont plus vigoureux ou plus robustes ; ce qui peut aussi dépendre du régime que suit celui qui en est affecté, ou du soin que l'on prend pour modérer ou guérir la maladie. Dans beaucoup de cas, si par un régime convenable on évite soigneusement l'irritation que produit l'état d'inflammation (*b*), la gonorrhée cesse spontanément, les symptomes d'inflammation diminuent par degrés, la matiere évacuée devient d'une consistance plus épaisse & plus visqueuse, elle acquiert aussi une couleur plus blanche, jusqu'à ce que

---

du prépuce, après avoir eu commerce avec une personne infectée. Cette espece est assez commune & aisée à reconnoître ; elle est quelquefois accompagnée de chancres, & alors elle donne souvent lieu au phymosis : 2°. la seconde espece diffère de la précédente en ce qu'elle n'est pas produite par le virus vénérien ; on la nomme *gonorhée pure du prépuce* ; le gland & le prépuce sont affectés de rougeur & d'une phlogose légère, il sort une petite quantité d'une matiere jaunâtre fétide, & lorsque les urines cessent de couler, le malade éprouve une dysurie légère qui est produite par quelques gouttes d'urine qui passent dessus le prépuce ; cette maladie affecte particuliérement les jeunes gens chez qui le prépuce est fort long & recouvre le gland.

(*a*) Plus l'inflammation est vive, moins l'écoulement est considérable ; ainsi on ne doit regarder que comme un degré plus violent de la maladie, l'espece que quelques auteurs ont désignée sous le nom de gonorrhée séche, dans laquelle il y a dysurie, strangurie & douleur, réunies aux signes d'une inflammation violente, quoiqu'il n'y ait pas d'écoulement ou qu'il soit très léger. Ces symptomes sont accompagnés d'un sentiment de constriction dans l'urètre, & précédent fréquemment l'inflammation des testicules ou du périnée ; & la suppuration est à craindre si l'on ne fait des saignées copieuses coup sur coup, & si l'on n'astreint pas le malade au régime le plus sévère. Les astringens, les remèdes échauffans, & les excès auxquels se livrent ceux qui sont affectés de gonorrhée, donnent fréquemment lieu a ces accidens

(*b*) Il est très-pernicieux de ne rien changer à la maniere de vivre des malades, & de permettre qu'ils s'exposent habituellement à l'air. Ce n'est qu'en mettant de bonne heure en usage tous les moyens capables de modérer l'inflammation ou de la prévenir, que l'on peut se mettre a l'abri des suites fâcheuses de la gonorrhée.

l'écoulement cesse enfin entiérement ; & soit que la maladie se guérisse ainsi spontanément ; ou par le secours de l'art, elle subsiste souvent sans communiquer aucune infection aux autres parties du corps.

1767. Dans d'autres cas néanmoins, la maladie ayant été négligée ou aggravée par un mauvais régime, continue long-temps avec tous ses symptomes, & produit d'autres désordres variés des parties de la génération, qu'il est inutile de décrire ici, parce que la plupart des auteurs en ont fait mention. J'observerai seulement que l'inflammation de l'urètre semble, quand elle commence, être particuliérement, ou même uniquement située dans la partie intérieure de ce canal (a); mais dans ces cas où la maladie a été négligée & s'est aggravée, l'inflammation s'étend supérieurement le long de l'urètre, & gagne même le col de la vessie. Dans ces circonstances, il survient une inflammation plus considérable dans certaines parties de l'urètre, d'où résultent une suppuration & un ulcère, qui quelquefois communiquent le vice vénérien à tout le systême, & produisent la vérole confirmée.

1768. C'étoit une opinion assez généralement admise, il y a quelque-temps, que la gonorrhée dépendoit toujours d'ulcères du canal de l'urètre, qui donnoient lieu à un écoulement de matiere purulente ; il survient en effet quelquefois des ulcères de la maniere que je viens de le dire. Mais nous sommes aujourd'hui assurés, d'après un grand nombre d'ouvertures de cadavres de personnes qui sont mortes étant attaquées de la gonorrhée, que cette maladie peut exister

(a) Les premiers symptomes de la maladie paroissent quelquefois vingt-quatre heures après l'infection, d'autres fois au bout de quinze jours & même six semaines : ils s'annoncent par une sensation incommode, semblable à un châtouillement qui se fait sentir à l'extrêmité de la verge ; l'orifice du canal paroît légérement enflammé ; l'urine forme un petit filet en sortant, & quelquefois se bifurque ; peu de temps après il sort un mucus blanchâtre dont la quantité & la couleur varient à mesure que la maladie fait des progrès. Dans les cas où la gonorrhée ne se manifeste qu'au bout de six semaines, le malade se plaint communément de ressentir quelque mal-aise dans les parties & éprouve tous les symptomes de la gonorrhée, si l'on en excepte l'écoulement : d'où il paroît que l'état inflammatoire peut exister quelque-temps avant que la suppuration survienne, alors la guérison est plus difficile ; car la disposition particulière qui détermine l'écoulement, est un signe salutaire.

ſans qu'il exiſte d'ulcère dans l'urètre ; & il eſt probable, d'après pluſieurs obſervations, que cela arrive communément ; de maniere que l'écoulement qui a lieu, n'eſt qu'un mucus vicié, qui ſort des follicules muqueux de l'urètre (*a*).

1769. Quoique la plupart des ſymptomes de la gonorrhée ſoient diſſipés, il arrive ſouvent qu'une matiere muqueuſe continue à ſortir de l'urètre long-tems après, quelquefois même pendant une grande partie de la vie. Cet écoulement eſt déſigné ſous le nom de *gonorrhée muqueuſe*.

Il eſt bon d'obſerver à cet égard, que dans quelques cas, lorſqu'il eſt certain que la matiere qui ſort ne contient aucun virus vénérien, elle prend ſouvent l'apparence puriforme ; la couleur en eſt jaune & verdâtre, comme on l'obſerve dans le commencement & pendant le cours de la gonorrhée virulente. Ces changemens qu'éprouve la matiere de la gonorrhée muqueuſe, après avoir été moins colorée, ont ſouvent donné lieu de ſuppoſer que le malade avoit été infecté de nouveau ; mais je ſuis certain que ces changemens peuvent être produits quelquefois par d'autres cauſes de différente nature, & particuliérement par l'intempérance dans les plaiſirs de Vénus, réunie aux excès

(*a*) Une irritation quelconque peut augmenter l'excrétion du mucus, qui ſe trouve naturellement dans ces follicules ; d'où il eſt aiſé d'expliquer pourquoi il ſurvient fréquemment une gonorrhée bénigne, pour avoir bu avec excès, ou avoir trop uſé des plaiſirs de Vénus, & pourquoi l'écoulement eſt alors jaune & reſſemble à la gonorrhée virulente, quoiqu'il n'exiſte pas d'ulcère dans la partie & qu'il n'y ait qu'une inflammation des glandes muqueuſes.

L'on peut ajouter, pour prouver qu'il n'y a pas d'ulcère dans la gonorrhée virulente, que ſouvent cette maladie, quoique négligée long-temps, n'eſt pas ſuivie de la vérole ; ce qu'on ne peut expliquer qu'en admettant qu'alors la matiere n'eſt pas abſorbée ; car les vaiſſeaux abſorbans ne reçoivent d'ordinaire qu'une matiere particulière ; mais lorſqu'ils ſont ouverts dans un ulcère, ils abſorbent toute ſorte de matieres ; par conſéquent ils abſorberoient auſſi le virus, s'il y avoit ulcère dans la gonorrhée. Néanmoins, les circonſtances qui accompagnent l'inflammation, peuvent quelquefois produire un ulcère, quoiqu'il n'en exiſte pas dans le commencement de la maladie. Ainſi les gonorrhées négligées ou mal traitées, donnent fréquemment lieu à des ulcères qui corrodent le canal de l'urètre, & livrent paſſage à l'urine.

de

de boisson. Je pense néanmoins que cela arrive rarement à d'autres qu'à ceux qui ont été fréquemment attaqués de gonorrhée virulente, & chez lesquels il reste un écoulement muqueux plus ou moins considérable : mais je dois aussi observer que j'ai vu des écoulemens du canal de l'urètre qui ressembloient à ceux que produit la gonorrhée virulente chez des personnes qui n'avoient jamais eu, dans aucun temps de leur vie, cette derniere maladie, ni aucun autre symptome d'affection syphilitique.

Le but de ces observations est de rappeller aux praticiens ce à quoi j'ai remarqué qu'ils ne faisoient pas toujours beaucoup d'attention, que chez les personnes attaquées d'un ancien écoulement, les apparences de la gonorrhée virulente peuvent revenir sans une nouvelle infection, & n'exigent pas en conséquence le traitement qui pourroit être nécessaire dans ce dernier cas. Lorsqu'il étoit d'usage dans le traitement de la gonorrhée d'employer très-fréquemment les purgatifs, & quelquefois même les drastiques, j'ai vu la gonorrhée muqueuse ou la fausse gonorrhée être considérablement aggravée par cette pratique, se prolonger long-temps, & la constitution du malade en être très-affectée. Bien plus, afin de prévenir avec plus de certitude les erreurs de ce genre, il faut observer que la fausse gonorrhée est quelquefois accompagnée d'ardeur d'urine, & d'un degré d'inflammation ; mais ces symptomes sont rarement considérables, & disparoissent communément en peu de jours, en faisant uniquement usage du régime antiphlogistique.

1770. Quant à la cure de la gonorrhée virulente, j'observerai uniquement que s'il est vrai, comme je l'ai dit plus haut, que souvent la maladie se guérisse spontanément par un régime convenable, & que toute la matiere virulente s'évacue ainsi entiérement sans le secours de l'art, il paroît que le praticien n'a rien à faire que de modérer & dissiper l'inflammation qui entretient la maladie, & occasionne tous les symptomes fâcheux qui surviennent. En conséquence, l'unique objet de notre art dans le traitement de la gonorrhée (a), est de détruire l'inflammation qui l'accom-

(a) Le régime antiphlogistique suffit communément pour guérir la gonorrhée, sans que l'on ait à en redouter aucune suite fâcheuse : en conséquence l'on ne doit jamais, tant que l'inflamma-

pagne; & je pense que l'on peut communément y parvenir en évitant l'exercice, en suivant un régime austère & rafraîchissant, en s'abstenant entiérement des liqueurs fermentées & spiritueuses, & en buvant une grande quantité de doux délayans.

1771. L'ardeur d'urine, si incommode dans cette maladie, exige d'être détruite le plus tôt possible, en ce qu'elle est l'effet de l'augmentation de sensibilité que l'état inflammatoire produit dans l'urètre; & que d'une autre part, l'irritation de l'urine augmente l'inflammation. On ne peut mieux remplir cette indication, qu'en faisant prendre une grande quantité de liquides doux. On peut employer les adoucissans; mais ils ont peu d'effet, à moins qu'ils ne soient délayés dans une grande quantité d'eau (*a*). On donne communément le nitre, parce qu'on le suppose rafraîchissant; mais des observations réitérées m'ont convaincu que ce remède est inutile à petite dose, & qu'il est toujours nuisible à grande dose, parce que toute matiere saline entraînée avec l'urine, occasionne généralement une irritation de l'urètre. Pour arrêter l'irritation que produit l'augmentation de sensibilité de l'urètre, on fait usage d'injections avec des mucilages ou quelque huile douce; mais j'ai rarement observé que cette pratique fût fort utile.

1772. La constipation peut être nuisible, parce qu'elle occasionne une irritation du systême en général, & du canal de l'urètre en particulier, comme il arrive toujours lorsque le malade rend des excrémens durs; c'est pourquoi il faut avoir toujours soin d'éviter ou de dissiper la constipation pendant la gonorrhée; j'ai retiré dans ce cas de grands avantages de

---

tion existe, recourir au mercure, tant extérieurement qu'intérieurement, parce qu'il aggraveroit tous les symptomes de la maladie, & la rendroit plus difficile à détruire; néanmoins lorsque l'inflammation a été calmée par les remèdes convenables, il est prudent de donner quelques préparations mercurielles à petite dose, telles que la panacée mercurielle, ou le mercure éteint dans le miel ordinaire & mis en pilules, comme le recommande M. Foart Simmons: cette pratique est même indispensable lorsque la matiere de l'écoulement a été légérement mêlée de sang, & que le siege du mal paroît résider autour des prostates.

(*a*) L'eau d'orge ou de graine de lin, le petit-lait, les émulsions, sont les boissons les plus convenables; on peut, lorsque la dysurie est violente, y délayer un peu de gomme arabique.

l'usage fréquent des lavemens d'eau & d'huile. Néanmoins si l'on ne peut par ce moyen remédier entiérement à la constipation, il sera nécessaire de faire prendre des laxatifs par la bouche, pourvu cependant que l'on choisisse les plus doux, & ceux qui peuvent procurer uniquement la liberté du ventre & un léger dévoiement, sans beaucoup purger.

La pratique de purger fréquemment, autrefois fort en vogue, & qui n'est pas encore entiérement abandonnée, m'a toujours paru être en général superflue, & souvent très-nuisible. Les purgatifs même que l'on a regardés comme rafraîchissans, tels que le sel de glauber, le tartre soluble, & les cristaux de tartre, dont une partie passe par les urines; peuvent être nuisibles de la maniere que je l'ai exposé en parlant du nitre, & en produisant des selles très-liquides, dont la matiere est généralement âcre; ils irritent le rectum, & par conséquent le canal de l'urètre. Mais les purgatifs âcres, & qui sont jusqu'à un certain point drastiques, produisent encore plus sûrement ce dernier effet.

1773. Dans les cas où la gonorrhée est accompagnée d'une inflammation vive, la saignée peut être utile; elle est même très-convenable aux personnes d'une constitution forte & vigoureuse, chez lesquelles la maladie est communément très-violente. Néanmoins, comme les saignées générales contribuent peu, quand il n'y a pas de diathèse inflammatoire du systême, à détruire l'inflammation locale, celles que l'on fait dans le voisinage de la partie affectée, en appliquant des sangsues sur l'urètre, sont en général plus efficaces pour modérer l'inflammation dans la gonorrhée, lorsqu'elle est considérable.

1774. Quand la gonorrhée est accompagnée de phimosis (*a*), les fomentations émollientes appliquées sur tout le pénis, sont souvent utiles. Il est nécessaire dans ces

(*a*) Le phimosis est une inflammation du prépuce qui empêche qu'on ne puisse le ramener au-dessous du gland. Lorsqu'au contraire le prépuce est au-dessous du gland & forme un étranglement, la maladie se nomme paraphimosis. L'application des sangsues est essentielle dans ces deux inflammations; il faut aussi, dans le premier cas, faire fréquemment des injections adoucissantes entre le gland & le prépuce. Si ces moyens ne réussissent pas, on aura promptement recours à ceux qui se trouvent décrits dans tous les *Traités d'Opérations de Chirurgie.*

cas, & avantageux dans tous les autres, de tenir la verge couchée sur le ventre, soit que le malade marche ou qu'il reste assis.

1775. On a remarqué que quand il y avoit de priapismes fréquens & que le malade ressentoit comme une corde le long du canal, il étoit utile d'appliquer sur toute la verge une bouillie faite avec la mie de pain, humectée d'une forte dissolution de sucre de Saturne. Il est cependant souvent arrivé que cette pratique ne m'a pas réussi, peut-être parce que les cataplasmes entretenoient trop de chaleur autour de la verge, & par-là donnoient lieu au retour des symptomes que je desirois éviter. Je n'ai pas fait assez souvent usage des lotions avec la dissolution du sucre de Saturne, sur la partie externe de l'urètre, pour pouvoir décider si elles peuvent être utiles dans ce cas.

1776. Quant à l'usage des injections, que l'on emploie si fréquemment dans la gonorrhée, je suis persuadé que les injections astringentes sont pernicieuses dans le commencement de la maladie : non pas parce qu'elle produisent la vérole, comme on se l'imagine communément, mais parce qu'elles augmentent l'inflammation, en déterminent toutes les conséquences, & particuliérement le gonflement des testicules, qui est un symptome très-fâcheux. Cependant, lorsque la maladie a duré quelque-temps, & que les symptomes inflammatoires sont considérablement modérés, je pense que les injections légèrement astringentes, ou au moins dont l'on augmente la force par degrés, peuvent terminer plus promptement la maladie qu'elle ne l'auroit été sans leur secours ; & que l'on peut, par ce moyen, prévenir en général les écoulemens, qui souvent subsistent fort long-temps.

1777. Il est assez ordinaire, outre les injections astringentes, d'employer celles où entrent les préparations mercurielles : à l'égard de cette pratique, quoique je sois convaincu que le virus qui produit la gonorrhée, & celui qui engendre les chancres & la vérole, sont d'une seule & même nature, je pense néanmoins que le mercure ne peut être utile dans la gonorrhée pour corriger la virulence de l'infection, & qu'il n'est pas en conséquence un remède généralement nécessaire dans cette maladie. Cependant, je ne doute point qu'étant appliqué sur la surface interne de l'urètre, il ne puisse être utile pour procurer un écoulement plus abondant & plus facile de la matiere virulente contenue dans les glandes muqueuses. D'après cette supposition, j'ai fréquemment employé les injections mercurielles, & autant que j'en puis juger, elles ont été avantageuses; elles donnent souvent à la matiere qui forme l'écoulement la consistance & la couleur qui précèdent communément sa cessation spontanée. J'évite ces injections lorsque la maladie est récente, ou que l'inflammation est encore considérable; mais lorsque l'inflammation étant un peu modérée, l'écoulement a toujours néanmoins une apparence virulente, j'emploie librement les injections mercurielles. Je ne me sers que de celles qui contiennent le mercure entiérement sous forme liquide, & j'évite celles qui peuvent déposer une poudre âcre dans l'urètre. La préparation que j'ai trouvée la plus utile, est la dissolution de sublimé corrosif dans l'eau, suffisamment délayée pour qu'elle ne produise aucune irriration violente; mais il est essentiel que cette dissolution ne soit pas délayée au point de ne produire aucune cuisson (*a*). Il est à peine nécessaire

(*a*) Il faut commencer par une dissolution très-foible de sublimé, & en augmenter la force jusqu'à ce qu'elle produise une irritation légère.

Plusieurs auteurs célèbres pensent que pour empêcher l'ulcère de se former, & prévenir en conséquence l'absorption du virus, il est avantageux de faire des injections dès le commencement de la maladie, lorsque l'inflammation ne s'y oppose pas. M. Hunter sur-tout, assure que l'on ne doit pas craindre, dans ce cas, de répercuter le virus & de donner la vérole; il ajoute même qu'il paroît prouvé que le contraire arrive, parce que le virus n'est contenu que dans la matiere qui suinte, & qu'il ne peut se former sans cette matiere; en conséquence, toutes les fois que l'on préviendra la formation de la matiere, l'on empêchera aussi celle du virus; l'absorption ne pourra pas non plus avoir lieu, car la génération de la matiere étant anéantie, il ne reste aucune puissance capable d'infecter la constitution des malades, ni même de la communiquer à d'autres. J'ai vu des cas où la pratique recommandée par M. Hunter, a été mise en usage sans aucune suite fâcheuse; mais je n'ai jamais cru devoir l'adopter, parce que j'ai toujours craint que l'inflammation ne survînt.

Dans les gonorrhées rebelles, qui sont l'effet du relâchement, il est souvent avantageux de produire une irritation légère & d'augmenter l'écoulement; c'est pourquoi l'exercice du cheval a, dans ces cas, quelquefois opéré la guérison. Les baumes pris intérieurement, ou injectés dans le canal, ont aussi une tendance à exciter l'inflammation & ne guérissent que de cette maniere. On a encore recommandé le vert-de-gris & autres dissolutions de cuivre; mais on n'a pas pu décider si elles agissoient

d'ajouter que quand on a lieu de soupçonner qu'il y a déja des ulcères de formés dans l'urètre, les injections mercurielles, non-seulement conviennent, mais même sont l'unique remède efficace que l'on puisse employer.

1778. Quant à la cure de la gonorrhée, je n'ai plus qu'une remarque à proposer. La plupart des symptomes qui surviennent dans cette maladie étant produits par l'irritation qu'occasionne l'action d'un stimulus, on peut souvent modérer les effets de cette irritation, en diminuant l'irritabilité du systême ; & l'on sait qu'il n'y a pas de moyen plus certain pour remplir cette indication que d'employer l'opium. C'est pourquoi je regarde l'usage d'en appliquer directement sur l'urètre, & d'en donner par la bouche, comme extrêmement utile dans la plupart des gonorrhées.

1779. Après avoir ainsi donné quelques remarques sur la gonorrhée en général, je pourrois considérer en particulier les différens symptomes qui l'accompagnent si fréquemment ; mais il ne me paroît pas nécessaire de m'occuper de cet objet, d'après ce qui a été publié depuis peu par le docteur Foart Simmons (*a*), & par le docteur Schwediauer, qui ont traité ce sujet fort au long, avec beaucoup de jugement & d'art.

1780. L'autre forme d'affection locale sous laquelle se manifeste la maladie vénérienne, est le chancre (*b*). On a

---

comme astringentes ou comme inflammatoires. Les astringens tels que le vitriol blanc & le sucre de Saturne parfaitement dissous & filtrés, sont les principaux remèdes que l'on peut employer en injections dans les gonorrhées anciennes où il n'y a pas d'inflammation ; mais leur usage exige toujours beaucoup de prudence, car donnés à contre-temps, ils peuvent exciter une inflammation considérable, qui, en se propageant le long de l'urètre, affecte les vésicules séminales, cause une régurgitation dans les conduits déférens, & gagne les testicules. L'on peut, dans les cas de relâchement, prescrire le quinquina, les eaux ferrugineuses & autres toniques.

Samuel Foart Simmons a vu guérir par l'application d'un vésicatoire au périnée, un écoulement de l'urètre, qui avoit résisté à un grand nombre de remèdes ; mais on a tenté depuis le même moyen sans succès.

(*a*) Son livre est traduit en François sous le titre d'*Observations sur le traitement de la Gonorrhée*, & se trouve chez Théophile Barrois.

(*b*) On donne le nom de chancres à de petits ulcères qui attaquent chez les hommes la surface interne du prépuce, la partie postérieure,

si souvent décrit la maniere ordinaire dont il survient, que je ne m'en occuperai pas ici : j'ai peu de remarques

---

ou les parties latérales du gland, très-souvent la couronne ou le frein, quelquefois même l'extrêmité du canal de l'urètre ; mais chez les femmes on les observe fréquemment sur la surface interne des grandes lévres, très-communément sur le clitoris, les nymphes, les caroncules myrtiformes, l'intérieur du vagin, & quelquefois sur l'extrémité de l'urètre, près des lacunes de Graaf. Ces chancres sont en général plus nombreux chez les femmes que chez les hommes, & s'étendent davantage sur les parties voisines ; les bords de l'anus sur-tout, dont la peau est plus mince, en sont fréquemment excoriés.

Le chancre commence par une petite pustule un peu plus grosse que les pustules miliaires ; cette pustule est rouge, élevée en pointe, accompagnée d'un sentiment de chaleur & d'une espece de démangeaison : son sommet blanchit insensiblement & s'applatit, bientôt il se fait une légère ouverture, d'où il sort une petite quantité de matiere ichoreuse. Si l'érosion continue, l'ulcère s'accroît, s'étend & acquiert de la profondeur, ses bords sont recouverts de tumeurs calleuses plus ou moins dures & plus ou moins serrées ; il en sort un pus épais, visqueux & gluant, qui produit communément de semblables ulcères dans les parties voisines ; quelquefois il n'y a qu'un petit nombre de chancres séparés les uns des autres, d'autres fois ils sont serrés & ils environnent circulairement la couronne du gland.

On distingue les chancres en benins & en malins : les chancres benins sont ronds, superficiels, peu calleux ; leur fond est blanchâtre, le pus qui en sort est louable, les rebords n'en sont ni rouges, ni élevés. Les chancres malins ont une figure irrégulière qui forme différens angles ; le fond en est noir, livide, d'un rouge pourpré ; les lévres en sont très-dures, calleuses, élevées, rouges, & enflammées ; ils donnent une matiere ichoreuse plutôt qu'un véritable pus, & ils gagnent de jour en jour, tant en largeur qu'en profondeur.

Les chancres surviennent souvent peu de temps après avoir eu commerce avec une personne infectée, sur-tout quand ils affectent le frein ou la duplicature interne du prépuce ; d'autres fois ils ne paroissent que plusieurs mois après. Dans le premier cas ils attaquent communément le frein chez les hommes, & chez les femmes les caroncules myrtiformes, les nymphes ou le clitoris ; ils sont alors nombreux & serrés, & parcourent promptement leurs périodes ; dans les cas où les chancres sont produits par un vice ancien, ils affectent rarement les parties susdites, ils sont en petit nombre, séparés les uns des autres, & le plus souvent benins ; d'ailleurs leurs progrès sont en général plus lents.

Il arrive fréquemment de légères excoriations du gland, lorsque l'on a commerce avec des femmes qui ont des fleurs blanches âcres, ou dont les règles sont de la même qualité, sur-tout lorsque l'on en approche pendant que leurs règles coulent, ou peu

à faire sur cet objet ; mais j'observerai premiérement que jamais les chancres ne se manifestent, à ce que je crois, sans immédiatement communiquer au sang plus ou moins du virus vénérien ; car j'ai constamment observé que si l'on ne donne pas sur-le-champ le mercure intérieurement quand il a paru des chancres, il succède toujours quelques symptomes de maladie vénérienne générale *(a)*, & quoique l'usage interne du mercure (*b*) puisse empêcher ces

---

de temps avant leur retour périodique. Il survient aussi de semblables excoriations du gland à ceux qui n'ont pas connu de femmes, mais chez qui l'humeur des glandes sébacées est très-âcre, & s'amasse au-dessous du prépuce, faute de faire des lotions fréquentes. Ces excoriations sont aisées à distinguer des chancres vénériens, parce qu'elles sont très-superficielles, & qu'elles s'étendent sur une grande partie du gland d'une maniere irréguliére ; d'ailleurs la base n'en est pas calleuse ; ces excoriations se dissipent communément sans aucun remède ; il suffit de les laver avec du vin chaud ou avec une infusion vulnéraire, dans laquelle on ajoutera quelques gouttes d'extrait de Saturne & un peu d'eau-de-vie ; l'onguent citrin, mêlé avec partie égale de saindoux, est très-utile dans ce cas ; quelquefois cependant ces moyens ne réussissent pas, & il est nécessaire de laisser le gland découvert, afin que l'épiderme puisse reprendre la consistance qui lui est naturelle.

Il survient aussi quelquefois sur les mêmes parties des ulcères qui suppurent & s'étendent, mais ils sont plus larges, plus irréguliers & plus profonds que les chancres vénériens, & leurs bords ne sont point calleux.

Les chancres peuvent se manifester sur toutes les parties capables de recevoir le virus vénérien ; ainsi ceux qui ont embrassé voluptueusement des femmes infectées, ou les enfans qui ont gagné la maladie de leurs nourrices, ont des chancres sur les lévres, la bouche, les gencives, ou la langue.

Les chancres ne paroissent que très-rarement sur la surface externe du prépuce ou sur le reste de la peau, dont la verge est recouverte, de même que sur le scrotum : les parties externes de la génération chez les femmes en sont aussi rarement affectées ; mais elles n'en sont pas entiérement à l'abri, comme on l'a avancé : on a même observé chez ces dernieres des chancres sur le périnée.

(*a*) La maladie vénérienne peut même se manifester sans chancres ; l'excoriation la plus légère suffit pour donner lieu à l'absorption du virus ; mais cette absorption se fait beaucoup plus promptement par une plaie récente, que par un ulcère, parce que le pus que produit l'ulcère, met jusqu'à un certain point, à l'abri de l'infection ; & l'on observe la même chose dans la petite vérole ; l'inoculation faite par une plaie récente est plus sûre que celle qui est faite par un ulcère.

(*b*) Il ne survient guère de chancres sans que la matiere en soit

ſymptômes de ſe manifeſter, il y a encore lieu de préſumer que le virus s'étoit communiqué à la maſſe du ſang, parce que le mercure ne peut agir ſur ce poiſon que quand il eſt répandu dans les fluides.

1781. Les praticiens ont mis en queſtion au ſujet des chancres, ſi on devoit les cicatriſer ſur-le-champ par des applications externes, ou les laiſſer quelque-temps ouverts ſans y rien appliquer qui fut capable de les détruire ? On a ſuppoſé qu'en les guériſſant ſubitement l'on faiſoit rentrer dans la maſſe du ſang le virus, qui auroit pu s'évacuer par le chancre. Néanmoins cette ſuppoſition eſt très-douteuſe ; & je ſuis certain, d'un autre part, que plus le chancre reſte de temps ouvert, plus il s'engendre en général de virus, & plus il en

---

abſorbée ; en conſéquence le chancre le plus léger exige l'uſage interne du mercure ; mais comme les chancres différent entre eux en raiſon de la conſtitution du malade, leur traitement exige beaucoup d'art, & doit être fort varié ; de toutes les affections locales produites par le virus vénérien, aucune n'eſt plus longue & plus difficile à guérir : dans certain cas le mercure ſuffit, dans d'autres il faut y réunir quelques remèdes particuliers ; mais il n'y en a aucun qui puiſſe réuſſir ſeul dans tous les cas. Souvent on donne le mercure des mois entiers & même plus, avant que l'on remarque ſur le chancre aucun ſigne qui en annonce la guériſon ; on détruit même quelquefois la vérole avant d'appercevoir aucun changement ſur le chancre.

Comme l'abſorption qui a lieu dans les chancres eſt proportionnée à leur étendue, à leur nombre & au temps qu'ils ont duré, on doit donner le mercure plus long-temps & en plus grande quantité, ſuivant que les chancres ſont plus étendus, plus nombreux & plus anciens ; quand ils ſont légers & qu'ils diſparoiſſent promptement, on doit continuer le mercure encore quelque-temps après qu'ils ont diſparu. Mais lorſqu'ils ſont très-conſidérables & qu'ils ont duré long temps, le vice peut être détruit avant que l'ulcère ſoit cicatriſé ; dans ce cas, on pourra ceſſer le mercure avant que la cicatrice ſoit parfaite.

On doit regarder le chancre comme guéri, lorſque ſa ſurface devient vermeille, que ſa baſe ſe ramollit & que la peau commence à renaître.

Soit que l'on faſſe prendre le mercure intérieurement, ou qu'on l'applique à l'extérieur, il faut toujours le continuer juſqu'à ce qu'il affecte légérement la bouche.

Il faut donner aux femmes affectées de chancres une plus grande quantité de mercure qu'aux hommes, parce que les chancres ſont généralement plus étendus & en plus grand nombre chez elles, & qu'en conſéquence l'abſorption ſe fait par une plus grande ſurface.

passe dans la masse du sang (*a*). Et quand même la supposition dont j'ai parlé plus haut seroit vraie (*b*), il ne pourroit en résulter de grandes conséquences, si l'on avoit recours sur-le-champ à l'usage interne du mercure, que je juge nécessaire dans toute espece de chancre. J'ai souvent vu des conséquences très-fâcheuses, survenir pour avoir négligé de favoriser la guérison des chancres; & les symptomes de la maladie vénérienne générale m'ont toujours paru plus considérables & plus violens, à proportion du temps que l'on a mis à cicatriser les chancres. On doit donc toujours tâcher de les guérir le plus tôt possible, & employer pour cet effet l'unique moyen qui est très-efficace; savoir, les mercuriaux appliqués sur le chancre même. Les chancres récens, & qui n'ont pas encore formé d'ulcère considérable, peuvent souvent être détruits par l'onguent mercuriel ordinaire; mais il m'a paru que le moyen le plus puissant étoit l'application du précipité rouge en poudre séche (*c*).

(*a*) On peut comparer le virus vénérien au poison de la rage; ce n'est qu'en détruisant le plus promptement possible la partie sur laquelle il est déposé, que l'on peut espérer de prévenir l'absorption ou d'en modérer les effets. Ainsi, M. Hunter, ayant à traiter un chancre qui étoit fort étendu, sur lequel il ne pouvoit appliquer les escharotiques, l'enleva en entier par le moyen de l'incision, & l'ulcère s'est facilement guéri. Je crois qu'il n'y a pas, dans de pareils cas, de moyen plus prompt ni plus sûr d'empêcher l'affection générale de se manifester.

(*b*) C'est-à-dire, quand même on feroit rentrer le virus par les applications externes.

(*c*) Lorsque l'on a recours au précipité rouge en poudre il faut avoir la précaution de l'appliquer sur le chancre même, par le moyen d'une canule, pour ne pas irriter les parties voisines.

Quand le chancre est petit, légérement enflammé & récent, le moyen le plus sûr d'en arrêter les progrès & d'empêcher l'absorption de continuer, est de le toucher légérement avec la pierre infernale, jusqu'à ce que sa surface paroisse d'un rouge vermeil, & qu'il s'en détache une humeur épaisse & visqueuse; l'on peut aussi employer avec avantage la pierre à cautère dans ce cas. Mais lorsque le chancre est ancien, on ne retire pas beaucoup d'utilité de ces mêmes moyens. Quand le chancre est étendu & de mauvaise qualité, il arrive quelquefois que toutes les préparations mercurielles l'irritent considérablement; alors il faudra se contenter de le laver fréquemment avec des décoctions émollientes & y appliquer de la charpie séche, & l'on donnera en même-temps les narcotiques intérieurement.

Il est néanmoins toujours avantageux de panser les chancres ordinaires avec quelques préparations mercurielles M. Hunter a remarqué qu'il valoit mieux dans ce cas unir le mercure avec des substances aqueuses, qu'avec des corps gras. Il a en conséquence fréquemment employé le mercure éteint dans la conserve de roses, au lieu d'onguent.

Il faut dans les chancres renouveller souvent l'appareil, afin d'enlever la matière qui suinte des parties malades, ou d'en rendre les effets nuls. Ce n'est pas trop de changer trois fois le jour l'appareil, sur-tout quand on emploie des médicamens onctueux.

Lorsque les femmes sont affectées de chancres, il est nécessaire de faire des injections fréquentes dans le vagin ; celles où entre le sublimé paroissent être, dans bien des cas, les plus convenables ; on appliquera aussi le mercure sur les parties externes.

Si les ulcères s'étendent dans le vagin & donnent lieu de craindre le retrécissement de ce canal, on y introduira de la charpie.

Il arrive quelquefois que quand un chancre paroît presque guéri, il en survient de nouveaux près du premier, pendant le traitement ; M. Hunter croit que ces chancres ne sont pas vénériens, malgré leur ressemblance avec ceux qui le sont réellement.

L'on observe encore fréquemment, pendant le traitement des chancres, des engorgemens des aînes, même chez ceux dont la masse des humeurs est suffisamment chargée de mercure pour guérir les ulcères. M. Hunter pense que cela arrive lorsque le mercure a été introduit par les extrêmités inférieures, & il soupçonne que ces engorgemens ne sont pas vénériens, mais qu'ils sont l'effet du mercure, parce que le bubon véritable, produit par l'absorption du virus vénérien, & qui ne suppure pas, se dissipe par les frictions mercurielles faites sur les jambes & les cuisses. Dans ces cas il a cessé d'appliquer le mercure sur les extrêmités inférieures, lorsqu'il a pu le donner par la bouche. J'ai vu des engorgemens semblables survenir pendant le traitement des chancres, quoique l'on n'eût pas appliqué le mercure sur les extrêmités inférieures ; je les ai regardés comme vénériens, & j'ai dirigé le traitement en conséquence ; je soupçonne qu'ils sont une preuve que l'absorption a continué à se faire malgré l'action du mercure, & que ce dernier n'a pas été donné assez long-temps ou en assez grande dose à la fois pour arrêter l'action du virus.

Il succède fréquemment aux chancres des tumeurs du prépuce qui s'ulcèrent, & que l'on a en conséquence regardées comme cancéreuses ; mais il est très-rare qu'elles le soient. Il reste aussi quelquefois des ulcères qui s'étendent entre la peau & le corps de la verge, & qui y forment différentes ouvertures. Dans ces cas, il faut recourir à une forte décoction de salsepareille. Les bains de mer ont été aussi fort utiles ; l'on a même retiré quelque avantage de l'extrait de ciguë. Lorsque les tumeurs résistent a ces remèdes, il faut les enlever avec le bistouri.

On a observé encore que les chancres ayant disparu, & le virus étant entièrement détruit, les cicatrices se sont ouvertes de nouveau & ont formé des ulcères qui ressembloient au chancre. On voit même aussi dans ce cas des ulcères affecter différens endroits du prépuce. Mais je suis persuadé avec M. Hunter, que ces chancres ne sont pas vénériens, quoiqu'ils se manifestent rarement sans que le vice vénérien ait précédé ; on les distingue des chancres vraiment vénériens, parce qu'ils ne s'étendent pas aussi promptement, ni aussi loin ; ils ne sont pas aussi douloureux ni aussi enflammés, leur base n'est pas dure, & ils ne produisent pas de bubons ; la guérison de ces chancres est quelquefois très-difficile à obtenir. Il paroît que dans ces cas le virus vénérien laisse une disposition à l'ulcération, qui est cependant d'une nature différente du virus même, & qui résiste communément à l'action du mercure ; ces ulcères reparoissent quelquefois périodiquement, tantôt tous les deux mois, tantôt tous les mois, comme j'ai eu occasion de l'observer ; on les a même remarqués chez des personnes qui n'avoient jamais été infectées du virus vénérien.

On fait disparoître pendant quelque-temps ces ulcères en les touchant fréquemment avec la pierre infernale ; mais on ne parvient à en empêcher entièrement le retour, qu'au bout de plusieurs mois. Aucun remède interne ne m'a réussi dans ce cas. M. Hunter dit avoir donné avec succès intérieurement l'huile de tartre par défaillance, dont il faisoit prendre tous les matins quarante gouttes dans un bouillon ; il a vu aussi les bains de mer, continués un mois ou deux, opérer une guérison parfaite.

Les poireaux, l'inflammation des testicules, & le bubon, sont encore des maladies locales, qui accompagnent fréquemment la gonorrhée, & dont je vais parler en peu de mots.

Des Poireaux.

On donne le nom de poireau à une excroissance de la peau, qui tantôt est épaisse & dure, d'autres fois mince & molle, suivant la nature de l'épiderme dont elle est recouverte ; les excroissances de ce genre présentent des rayons de leur base à leur circonférence, dont la surface présente des papilles semblables à celles qui s'observent dans l'état de santé, mais plus dures & plus élevées. Les poireaux naissent sur toute la verge chez les hommes, mais particuliérement sur le prépuce & le gland ; on en observe chez les femmes dans toute la vulve ; néanmoins les grandes lévres, le clitoris & les nymphes sont les parties le plus communément couvertes de poireaux.

Ces excroissances se forment sur les parties qui ont été long-temps en contact avec le virus vénérien ; on en observe sur le bout des mamelles des nourrices qui gagnent la maladie de leurs nourrissons. Les bords de l'anus n'en sont point exempts.

Leur figure & leur position varient : quand ces excroissances sont longues, rondes & grêles, elles portent le nom de poireaux ; & celui de verrues, quand elles sont longues, mais courtes & un peu applaties ; quand ces mêmes excroissances sont applaties &

s'étendent en longueur, on les nomme condylomes; enfin, quand elles acquièrent un volume considérable & qu'elles croissent en formant des especes de franges, elles s'appellent crêtes.

On peut juger que ces excroissances sont l'effet du virus vénérien, par leur nombre, & par la facilité avec laquelle elles reviennent quand on les coupe.

Leur structure les rend susceptibles d'être facilement irritées par le frottement, ce qui fait qu'elles s'enflamment souvent & deviennent très-douloureuses, quelquefois même elles rendent beaucoup de sang.

Ces excroissances ne sont point un signe de vérole confirmée, elles résistent à l'action du mercure, & néanmoins des causes légères peuvent les faire tomber; il suffit pour cet effet d'exciter une inflammation autour de leur base, ou d'appliquer quelques médicamens irritans sur leur surface, entre lesquels on doit préférer le vert-de-gris & les feuilles de sabine mêlées ensemble, ou le précipité-rouge. On peut les lier avec un fil, lorsque leur base est plus mince que leur extrémité; mais dans les autres cas, il faut recourir au bistouri, ou aux escarotiques, tels que la pierre infernale, la pierre à cautère, le vitriol bleu, sur-tout lorsque ces excroissances repullulent après avoir été enlevées, & qu'il paroît que leur racine est fort profonde; car souvent ce n'est qu'en détruisant complétement cette dernière, qu'on peut les empêcher de renaître.

Les médicamens internes sont inutiles, sur-tout lorsque les poireaux sont en petit nombre, & qu'ils se manifestent peu de temps après avoir eu commerce avec une personne infectée.

De l'inflammation des testicules.

L'inflammation des testicules est un symptome qui accompagne très-souvent la gonorrhée. On ne doit pas le regarder comme vénérien, mais comme l'effet de la sympathie qui existe entre l'urètre & les testicules; car cette inflammation peut survenir à la suite d'une irritation quelconque de l'urètre; ainsi les injections & l'introduction des bougies y donnent souvent lieu; d'ailleurs la suppuration, qui paroît être un des effets particuliers du vice vénérien, quand il agit sur une partie, succède rarement à l'inflammation des testicules: & quand la suppuration a lieu, la matiere qui en résulte n'est pas vénérienne.

Le gonflement & l'inflammation des testicules surviennent fréquemment, & disparoissent tout-à-coup, ou passent d'un testicule à l'autre, suivant l'état où se trouve le canal de l'urètre.

Cette affection s'annonce communément par un empâtement mol du testicule, qui devient sensible au toucher: cet empâtement augmente en plus ou moins de temps & se change en une tumeur dure, accompagnée d'une douleur vive. La portion, sur-tout de l'épidydyme qui est à l'extrémité inférieure du testicule, acquiert une dureté plus considérable que le reste, & peut se sentir distinctement. Néanmoins la dureté & le gonflement s'étendent souvent dans toute la longueur de l'épidydyme, & forment un nœud à sa partie supérieure. Le cordon des vaisseaux spermatiques est aussi affecté fréquemment, mais spécialement le canal déférent qui s'épaissit & devient douloureux au toucher ; les veines des testicules deviennent quelquefois variqueuses. Il y a dans toutes les inflammations des testicules, une douleur au bas du dos, accompagnée d'un sentiment de foiblesse dans les lombes ; les intestins & l'estomac sont aussi affectés par sympathie ; ce qui produit des envies de vomir & trouble la digestion.

L'inflammation des testicules se manifeste souvent lorsque l'irritation du canal de l'urètre paroît se dissiper, ou lors même qu'elle a entiérement cessé, ainsi que l'écoulement : & ce dernier revient souvent lorsque l'inflammation est détruite.

L'inflammation du testicule produite par d'autres causes que le vice vénérien, telles que le cancer, les écrouelles, &c. fait en général des progrès plus lents, & est plus longue à se résoudre.

Cette inflammation ne demande pas un traitement différent de celui des inflammations en général. La position horisontale est absolument nécessaire, & il faut que le testicule soit convenablement soutenu. Les sangsues appliquées sur le scrotum, procurent un soulagement plus prompt que les saignées générales ; les fomentations émollientes sont utiles ; le vomitif a souvent détruit la douleur tout-à-coup ; il ne faut pas non plus négliger les narcotiques lorsque l'inflammation paroît se modérer.

Lorsque le suppuration survient, il faut la traiter de même que les suppurations ordinaires, & l'usage du mercure est inutile.

Tous les moyens que l'on a proposés pour rappeller l'écoulement, sont fondés sur de faux principes.

Le gonflement des testicules se dissipe lentement ; mais les purgatifs sont inutiles, dès que l'inflammation a cessé.

L'épidydyme reste fréquemment plus dur & plus gros qu'il ne l'étoit avant ; on peut y faire quelques frictions mercurielles ; mais les fomentations avec les plantes aromatiques, sont inutiles. M. Hunter dit, que l'électricité a été très-avantageuse dans quelques cas.

Des Bubons vénériens, vulgairement appellés Poulains.

On appelle bubons toute tumeur des glandes conglobées ou lymphatiques, produite par l'absorption du virus vénérien ; M. Hunter comprend même sous ce nom tous les abcès des vaisseaux lymphatiques. Ces tumeurs sont douloureuses, dures, rénitentes, & suppurent lentement ; elles affectent en général les glandes qui sont dans le voisinage de la partie qui a reçu le virus ; c'est pourquoi les aînes en sont plus communément le siege. Le bubon commence dans ce cas par une douleur légère, qui gêne le malade en marchant, & il s'apperçoit, en y portant la main, d'une petite tumeur dure, rénitente, qui augmente promptement, & suppure si l'on n'emploie aucun moyen pour en arrêter les progrès. La grosseur du bubon varie beaucoup, il est souvent rond, quelquefois oblong & pointu ; quelques-uns sont de la grosseur d'un œuf de pigeon, & d'autres sont gros comme le poing.

Dans le bubon vénérien, l'inflammation se borne à une glande qui paroît mobile ; mais à mesure qu'elle tend à la suppuration, le volume de la tumeur augmente, & le tissu cellulaire qui l'environne s'enflamme. Lorsque le bubon est érysipélateux, il acquiert souvent une étendue considérable, il devient œdémateux, & suppure difficilement, comme on l'observe fréquemment dans les inflammations érysipélateuses.

Le bubon survient au moins six jours après l'infection, quelquefois cependant il ne se manifeste qu'au bout de six ou sept semaines ; d'ordinaire il n'y a qu'une glande d'affectée dans le bubon vénérien.

Le bubon vénérien n'affecte jamais les glandes ou les vaisseaux lymphatiques du second ordre, tels que ceux qui sont le long des vaisseaux illiaques ou sur le dos. M. Hunter a observé que chez ceux qui avoient gagné la maladie par une coupure ou une plaie au doigt, le bubon paroissoit au-dessus du pli du bras, & n'affectoit jamais les glandes des aisselles.

Comme la situation des glandes des aînes, & le cours des vaisseaux absorbans varient, le siege des bubons n'est pas toujours le même ; ainsi M. Hunter en a vu un produit par un chancre qui étoit sur la verge, s'étendre fort avant sur la cuisse ; il a aussi observé des bubons vénériens près du ligament de Poupart, & même près du pubis.

Le siege de l'absorption étant plus étendu chez les femmes que chez les hommes, & le cours des vaisseaux absorbans n'étant pas le même, on observe chez elles deux situations différentes des bubons. Ainsi lorsque les chancres sont situés en devant près du méat urinaire, sur les nymphes, le clitoris, les grandes lévres, ou le mont de Vénus, le virus se porte sur l'un des ligamens ronds ou sur tous les deux ; les bubons se forment sur ces ligamens immédiatement avant leur entrée dans l'abdomen, & se bornent à cet endroit. M. Hunter soupçonne que ces bubons ne sont point glanduleux, mais qu'ils sont produits par l'inflammation des vaisseaux absorbans. Dans les cas où les chancres sont situés fort en arriere près le périnée ou sur le périnée même, le virus est porté en devant, le long de l'angle que forme la grande lévre avec la cuisse, & souvent il survient de petits bubons sur des vaisseaux absorbans. Lorsque l'effet du virus ne se borne pas à cet endroit, les aînes sont affectées de bubons, de même que chez l'homme.

Il est très-commun de voir des gonorrhées, des poireaux & même des chancres qui ne sont pas suivis de bubons, ni d'autres symptomes de maladie vénérienne confirmée ; d'où l'on peut conjecturer que le virus vénérien n'affecte en général que la peau, & que ses effets ne s'étendent plus loin que quand d'autres causes se trouvent réunies. Ces causes sont quelquefois difficiles à reconnoître ; mais il paroît prouvé que les bubons ne sont pas dus, comme on le croit communément, à la suppression de la gonorrhée, & à l'humeur répercutée qui se porte vers les glandes des aines. M. Hunter observe que nous ne connoissons aucune puissance capable de produire cette répercussion, & que d'ailleurs si elle pouvoit avoir lieu, ce ne seroit pas dans le cas où l'on empêcheroit la matiere de se former, mais dans celui où l'on augmenteroit l'absorption.

Les bubons surviennent très-communément à la suite des chancres; il est très-rare de les voir succéder à la gonorrhée; une plaie récente très-légère suffit pour engendrer un bubon; cela est moins commun dans le cas où il y a un ulcère. Dans toutes ces circonstances le virus vénérien est entraîné par les vaisseaux absorbans, & il y produit souvent une inflammation particulière dont le bubon est la conséquence; la rapidité avec laquelle les symptomes de cette inflammation se manifestent, est une preuve que le virus vénérien ne peut subsister long-temps dans la constitution, quand une fois il est absorbé, sans produire des effets qui ne laissent aucun doute sur son existence.

Il est très-rare que le virus vénérien soit absorbé immédiatement après son application, & qu'il engendre le bubon sans produire aucun effet local sur la partie par où il a été introduit. Néanmoins l'on en a quelques exemples; j'en ai vu un de ce genre où le bubon s'étant manifesté peu d'heures après avoir eu commerce avec une femme infectée, ne subsista que vingt-quatre heures & disparut totalement au bout de ce temps; un médecin célèbre, que le malade consulta, ne voyant aucune affection locale, prétendit que le fait étoit impossible, & que le bubon n'avoit existé que dans l'imagination. Il survint peu de temps après une fievre, dont le type ressembloit à celui de la double tierce: ce ne fut qu'au bout de cinq mois que l'on n'eut plus aucun doute de la vérole confirmée, dont les suites furent très-funestes. Voyez le détail que j'en ai donné. *vol.* 1, *pag* 48.

La matiere absorbée par les vaisseaux lymphatiques & portée dans les glandes, ne subit aucun changement dans son trajet; l'on doit en conséquence regarder le bubon vénérien, comme un abcès qui ressemble exactement au chancre, par sa nature & par ses effets.

Quelquefois l'inflammation s'étend des vaisseaux lymphatiques jusqu'aux glandes qui sont formées par la réunion des différentes ramifications des vaisseaux absorbans. Les inflammations de ce genre accompagnent les chancres chez les hommes, elles se manifestent en général sur le gland ou le prépuce, & forment comme une corde qui part des chancres, & qui se prolonge sur le dos de la verge. Dans les gonorrhées ces inflammations commencent quelquefois à l'endroit où le prépuce est épaissi, & dans un état d'excoriation. Ces cordes se terminent insensiblement à l'extrêmité de la verge près de sa racine; elles s'étendent d'autres fois plus loin, traversent les glandes lymphatiques, & se terminent dans l'aîne. Souvent ces cordes s'enflamment & suppurent dans plusieurs endroits, d'où il résulte deux ou trois petits abcès, même un

plus

plus grand nombre, qui forment comme un chapelet sur toute la longueur de la verge.

Les glandes des aines sont sujettes à différens engorgemens qui peuvent être produit par d'autres causes que le virus vénérien ; ces causes sont souvent difficiles à reconnoître ; néanmoins les observations suivantes pourront diriger le praticien dans ces circonstances.

On peut en général présumer que les tumeurs des aines qui n'ont été précédées d'aucun symptome de maladie vénérienne, ni d'aucune excoriation, sont dues à d'autres causes que le virus vénérien, & l'on ne doit jamais rapporter a cette dernière cause les engorgemens que l'on observe passé l'âge de puberté, chez quelques jeunes gens qui n'ont pas même encore eu de commerce avec aucune femme. Ces engorgemens ne sont jamais l'effet d'un virus vénérien héréditaire, comme on l'a prétendu.

Le bubon vénérien qui succède a un chancre est le plus communément borné a une glande ; & ne commence a s'étendre, que quand la suppuration approche, il suppure & s'ulcère rapidement, à moins que ses progrès ne soient retardés par l'usage du mercure ou par une disposition scrophuleuse ; la suppuration est considérable en raison du volume de la glande & de l'abcès qui est unique ; la douleur qui survient est très-aiguë, & la peau est d'un rouge vermeil dans l'endroit où réside principalement l'inflammation.

Les bubons produits par d'autres causes que le virus vénérien, sont souvent précédés ou accompagnés d'un sentiment de lassitude, d'un frisson léger, de la perte de l'appétit, du defaut de sommeil, d'un pouls petit & vif, & de quelques-uns des symptomes qui caractérisent les fièvres hétiques. Ces bubons sont en général indolens & leurs progrès sont lents ; ou bien dans les cas où ils croissent plus rapidement que de coutume ; ils s'étendent davantage que le bubon vénérien & ne se bornent pas à une seule glande ; lorsque leur accroissement est très-lent, ils ne produisent qu'un sentiment léger de douleur ; & dans le cas contraire, la sensation qu'ils excitent est plus aiguë, mais moins vive que celle que produit le bubon vénérien : communément ces bubons restent dans le même état & ne suppurent pas ; lorsque la suppuration a lieu, ses progrès sont lents ; & elle se fait dans plusieurs glandes ; l'inflammation est plus étendue & néanmoins légère en proportion du gonflement ; la matière se porte lentement a la peau : elle n'est pas accompagnée de beaucoup de douleur, & la couleur de la peau est différente de celle que l'on observe dans les bubons vénériens : elle tire davantage sur le pourpre. Quelquefois la suppuration est très-considérable sans être douloureuse.

Ces sortes de bubons qui dépendent d'une constitution particulière, sont très-difficiles à guérir, & résistent a l'action du mercure ; quoiqu'employé de très-bonne heure.

Il faut remarquer que quand il existe dans les glandes une disposition scrophuleuse, le vice vénérien peut la déterminer à se développer ; alors la douleur est légère, la tumeur croît lentement, & le mercure semble en accélérer les progrès ; il y a plusieurs tumeurs, dont quelques-unes suppurent, tandis que l'on tente de les résoudre, & d'autres, qui étoient probablement vénériennes d'abord, deviennent tellement indolentes, que le mercure ne produit aucun effet sur elles ; & elles se dissipent enfin d'elles-mêmes ou par d'autres moyens.

Toutes les fois que le virus vénérien produit un bubon, l'on doit craindre que la constitution ne soit affectée ; il faut en conséquence recourir sur-le-champ à l'usage interne ou externe du mercure.

Il est toujours avantageux de tenter la résolution du bubon lorsqu'il commence à se manifester ; car lorsqu'il est parvenu à un certain état, il suppure malgré tous les remèdes. Les ventouses sèches sont, suivant M. Cullen, le moyen le plus efficace de procurer la résolution ; néanmoins je me suis toujours contenté d'appliquer sur le bubon, l'emplâtre de vigo *cum mercurio* uni au diachylon gommé, en donnant en même temps quelque préparation mercurielle à l'intérieur, & j'ai communément obtenu par ce moyen la résolution. M. Hunter préfere de [illegible] des frictions avec un onguent mercuriel, non-seulement sur [illegible] bubon, mais même sur les vaisseaux lymphatiques enflammés, & sur les parties voisines ; il continue ces frictions tant qu'il y a lieu d'espérer la résolution, jusqu'à ce que la bouche soit légérement affectée ; & il regarde ce moyen comme un des plus utiles, sur-tout dans le cas où le siege du bubon permet de faire les frictions sur une surface assez considérable, pour qu'il passe une certaine quantité de mercure à travers les vaisseaux lymphatiques qui sont affectés. Cette pratique est assez généralement adoptée ; mais je n'ai pas remarqué qu'elle produisît des effets plus prompts que l'application des emplâtres.

Il faut, pour favoriser la résolution du bubon, recommander absolument le repos, un régime sévere & l'usage des délayans ; si l'inflammation est vive, les saignées, les purgatifs & les fomentations émollientes sont absolument nécessaires. Dans le cas où l'inflammation est érysipélateuse, le quinquina est utile.

M. Hunter remarque que les vomitifs ont quelquefois procuré la résolution dans des cas où l'on commençoit à appercevoir sensiblement la fluctuation.

On se réglera pour la quantité du mercure d'après les symptomes de la maladie ; on le continuera quelque temps même après la résolution du bubon, ou après la suppuration, si on ne peut l'éviter : mais il n'est pas possible de donner aucune règle générale sur cet objet ; l'expérience seule doit servir de guide. Néanmoins il faut cesser plus tard l'usage du mercure chez les femmes que chez les hommes, & en appliquer constamment sur les grandes lèvres.

Lorsque l'on n'a pu éviter la suppuration, le bubon n'exige pas d'autre traitement que les autres abcès ; mais il faut attendre, pour l'ouvrir, que la peau soit extrêmement amincie, parce qu'alors

1782. Quand, en conséquence des chancres, ou des autres circonstances dont j'ai parlé plus haut, le virus vénérien s'est communiqué à la masse du sang, il produit un grand nombre de symptomes variés dans différentes parties du corps, dont l'énumération & la description sont inutiles ici, parce qu'un grand nombre d'auteurs ont déjà rempli cet objet avec beaucoup d'exactitude (a).

---

la cicatrice se forme plus lentement, & le fond de l'abcès se guérit en même temps que sa superficie ; on n'est pas en conséquence obligé de faire une large ouverture, les différens moyens que l'on emploie pour empêcher la cicatrice de se former avant que le fond soit cicatrisé, deviennent inutiles.

Lorsque le bubon est petit, il suffit de l'ouvrir avec une lancette ; mais lorsqu'il est fort volumineux, le caustique est préférable, parce qu'il détruit une plus grande partie de la peau, que l'inflammation qui suit est moins vive, & souvent même la cure en est plus prompte.

Le mercure est fréquemment nuisible dans le cas où le bubon acquiert une disposition particulière indépendante du virus vénérien; il faut alors s'attacher a reconnoître quel est le vice dominant ; mais les accidens de ce genre rendent la guérison très-incertaine, parce que quand l'ulcere reste au même point, & que le mercure commence à ne plus convenir, l'on est naturellement porté à croire que le virus est dissipé : cependant cela n'arrive pas toujours, comme le remarque M. Hunter ; & il pense qu'il est possible que dans ces circonstances le virus vénérien soit seulement moins puissant que la maladie qui s'est formée nouvellement, & qu'il cesse en quelque sorte d'agir ; mais qu'il reprenne sa vigueur lorsque la seconde maladie s'affoiblit. Plusieurs observations viennent à l'appui de cette opinion ; il est certain qu'il y a des cas où l'on n'obtient la guérison complète qu'après avoir interrompu pendant quelque temps l'usage du mercure ; l'on a même vu des malades guérir parfaitement en cessant toute espèce de remède.

Dans les cas où les bubons sont suivis d'ulcères rebelles, M. Hunter a remarqué que la ciguë unie au quinquina lui avoit mieux réussi que tout autre moyen. Les effets de la ciguë ont été plus prompts lorsqu'il en a appliqué en même temps à l'extérieur. Il y a aussi vu de bons effets des bains de mer, & des cataplasmes avec l'eau de la mer. La salsepareille est souvent utile dans ces circonstances. L'on dit que le mézéréon a été très-avantageux dans quelques cas de ce genre. Le docteur Fordyce recommande de boire une très-grande quantité de jus d'orange.

(a) Depuis que M. Cullen a écrit ceci, M. Hunter a publié un *Traité sur les Maladies vénériennes*, qui renferme quantité d'observations très-importantes, capables de jetter beaucoup de lumiere sur la nature du virus vénérien, sur la maniere dont il se propage, & sur les moyens de le détruire. J'ai cru devoir donner ici une partie de ſes idées ſur chacun de ces objets, afin de mettre les commençans à l'abri de pluſieurs erreurs généralement adoptées au ſujet de cette maladie.

Le virus vénérien introduit dans le corps, ne change point la nature des fluides; il ſemble y être uniquement diſperſé, & forcer en quelque ſorte certaines parties à recevoir ſon action: cette action eſt purement locale, & elle a ſucceſſivement lieu d'une maniere régulière dans différentes parties, à raiſon de leur plus ou moins d'aptitude à recevoir le virus; il n'y en a en conſéquence que quelques-unes ſur leſquelles il agit en même temps; & la conſtitution peut être affectée de cette maniere, quoique preſque toutes les fonctions s'exécutent comme dans l'état de ſanté.

Lorſque la conſtitution eſt infectée du virus vénérien, les effets locaux qui en réſultent ne ſont pas les mêmes que ceux qui ſe ſont manifeſtés les premiers; ainſi, lorſqu'à la ſuite d'un chancre, la ſurface du corps, le nez, où la bouche ſont affectés, les ulcères qui en réſultent different beaucoup du véritable chancre; leurs progrès ſont plus lents, ils ne ſont preſque pas douloureux, excepté les cas où ils ſe portent ſur certaines parties. Néanmoins la lenteur des effets du virus eſt relative à la nature des parties malades: car quand il affecte les amygdales, la luette ou le nez, ſes progrès ſont plus rapides, & les ulceres qu'il produit reſſemblent davantage au véritable chancre, que quand il affecte la peau; mais l'inflammation eſt communément moins vive & plus lente.

Le virus vénérien n'affecte pas non plus toutes les ſecrétions, de maniere qu'il puiſſe s'engendrer dans leurs organes un poiſon de la même nature. L'on croit communément que la maladie peut ſe communiquer aux teſticules, aux véſicules ſéminales, à la ſemence même; & que cette derniere peut infecter d'autres perſonnes; l'on a même prétendu que l'enfant pouvoit recevoir la contagion après la conception: mais toutes ces opinions ne ſont point fondées. Si cela étoit, quand une perſonne eſt affectée de la vérole, chacune des ſurfaces où il ſe fait une ſecrétion ſeroit néceſſairement dans un état ſemblable à celui où ſe trouve le canal de l'uretre dans la gonorrhée, & tout ulcere ne pourroit être que vénérien. Mais l'on obſerve le contraire, car toutes les ſecrétions s'exécutent de la même manière qu'avant; & s'il ſurvient un ulcere dans une partie ſaine, produit par d'autres cauſes que le virus vénérien, cet ulcere n'eſt pas vénérien, & la maniere qui en ſort n'eſt pas infectée, quoique produite par le même ſang que l'on ſuppoſe infecté.

La ſueur, la ſalive, le lait contenu dans les mamelles ne ſont pas non plus des véhicules du virus vénérien: car, 1°. ce virus n'affecte aucune ſecrétion, à moins que les organes de cette ſecrétion n'aient été d'abord affectés de l'inflammation ou de l'irritation vénérienne; 2°. lorſque les organes qui reçoivent ſecondairement le virus ſont infectés de maniere qu'il en réſulte une

tomes à un degré quelconque, ou dès que l'on s'est assuré

matiere semblable à celle que produit l'ulcere de la gorge, cette matiere n'est pas vénéneuse & ne communique pas la maladie ; 3° le virus vénérien introduit même dans l'estomac, n'affecte point cet organe, ni la constitution, comme le prouve l'exemple rapporté par M. Hunter, de deux personnes qui n'éprouverent aucun symptome de maladie vénérienne, quoiqu'elles eussent bu par méprise un reste de lait qui avoit servi à étuver des chancres, & dans lequel avoit trempé une nuit entiere un linge imprégné d'une grande quantité de la matiere purulente qui suintoit de ces chancres.

Le sang des personnes affectées de la vérole ne communique pas la maladie à d'autres par l'inoculation.

La matiere qui résulte de l'inflammation vénérienne, lorsque le virus est répandu dans la masse du sang, n'est poi[illegible] de la même nature que la matiere de la gonorrhée & du ch[illegible] : ses effets sont différens, & elle ne communique pas l[illegible] vénérienne : par exemple, un ulcere vénérien de la g[illegible] engendre pas de bubon dans les glandes du col ; les ulceres qui viennent sur le bras, ou même des nodus en suppuration sur l'os du rayon, ne produisent point d'engorgemens dans les glandes des aisselles, quoiqu'il en survienne dans ces mêmes glandes, lorsque l'on applique du virus vénérien récent sur un ulcere ordinaire du bras, de la main ou des doigts ; enfin, les pustules ou les nodus vénériens qui affectent les jambes & les cuisses n'engendrent point de bubon dans les aines.

Une personne qui a la vérole confirmée peut être affectée localement par la matiere de la gonorrhée ou d'un chancre ; mais elle ne peut l'être par la matiere qui sort des ulceres vénériens, dont elle est couverte. M. Hunter s'est assuré de ce fait par plusieurs expériences ; il a inoculé des vérolés dans différens endroits avec la matiere qui sortoit de leurs ulceres ; il a fait avec une lancette des plaies assez profondes pour en tirer du sang, elles se sont toujours cicatrisées facilement ; cependant les plaies dans lesquelles il introduisit de la matiere prise sur un chancre, se changerent en véritables chancres. Il inocula de même une partie saine avec la matiere qui sortoit d'un ulcere qui rongeoit une amygdale : la plaie se cicatrisa sans produire aucun effet ; mais la matiere de la gonorrhée inoculée de la même maniere produisit un chancre

Un enfant, né d'une mere affectée de la maladie vénérienne confirmée & couvert de pustules, fut inoculé avec la matiere qui sortoit de ses pustules & avec du pus ordinaire ; les deux piqures s'enflammerent légérement & aucune ne suppura : d'où il conclut que ces pustules n'étoient point véroliques. Il ajoute que la plupart des enfans que l'on avoit regardés comme affectés de la vérole, parurent évidemment, d'après une recherche exacte, ne pas l'être ; il a fait la même observation sur les nourrices ; il en a vu une que l'on prétendoit avoir été infectée par un nourrisson, dont le corps s'étoit couvert de cloches plusieurs

que les circonstances qui déterminent la communication du

---

jours après sa naissance ; la gorge de la nourrice s'enflamma : il s'y forma des ulcères dont la base étoit circonscrite ; les glandes des aisselles s'engorgèrent ; l'on employa le mercure, la salsepareille, la ciguë. Les ulceres devinrent de plus mauvaise qualité ; & pendant l'usage de ces remèdes, il parut des éruptions sur le corps ; la peau des mains & des doigts se pela ; les ongles tomberent, & il se forma vers leurs racines des ulceres que l'on regarda comme vénériens. Néanmoins M. Hunter soupçonnant que la maniere de vivre de la malade contribuoit à son état, ordonna de la transporter dans l'hôpital, de lui donner de bons alimens, & elle guérit. Il rapporte l'exemple d'un homme affecté d'une maladie semblable qui guérit de la même maniere, après avoir pris inutilement du mercure pendant six mois. Au bout de trois semaines de régime, il ne restoit plus que quelques taches sur la peau. Il lui prescrivit des bains de mer pendant un mois, ce que le malade exécuta, & il revint parfaitement guéri.

Dans des cas semblables, la nature de l'éruption peut déterminer la diagnostic : par exemple, l'on ne doit pas regarder comme vénériennes les pustules qui paroissent sur le corps pendant l'usage du mercure, lorsqu'il y en a d'autres qui se dissipent.

Les différentes affections locales qui surviennent à ceux qui ont déjà quelques symptomes de vérole, ne rendent point la maladie plus grave, ni la guérison plus difficile ; ainsi, un chancre qui paroît peu de temps après la gonorrhée, n'augmente ni diminue cette derniere, & ne la rend pas plus difficile à guérir ; de même si une personne affectée de la vérole gagne une gonorrhée ou un chancre, cela n'aggrave pas la maladie primitive, & ne retarde pas la guérison. Néanmoins la gonorrhée & le chancre ont une telle influence l'une sur l'autre, que la premiere peut jusqu'à un certain point, préserver du dernier ; mais cette circonstance ne favorise pas la guérison de l'une ou de l'autre.

Jamais la maladie vénérienne ne cesse d'elle-même, pour se changer en une autre maladie d'une nature différente, tant que l'on n'a pas employé le spécifique capable de détruire le virus vénérien. Les affections vénériennes peuvent, il est vrai, en produire d'autres : ainsi le chancre peut, en raison de l'irritation qu'il occasionne, devenir la cause immédiate d'une inflammation érysipélateuse, le bubon peut se changer en un ulcere scrophuleux ; mais dans ces cas l'affection secondaire ne détruit pas la maladie primitive : il faut necessairement recourir à l'usage du mercure. La maladie vénérienne paroît uniquement tenir plus ou moins de la nature des affections auxquelles la constitution étoit disposée avant, & elle peut donner de l'activité aux causes capables de produire ces affections. Par conséquent, l'inflammation excitée par le virus vénérien est relative à la constitution de ceux qui en sont infectés.

Il est rare que l'irritation produite par ce virus s'étende beaucoup au delà de la surface qui le reçoit ; les parties voisines ne paroissent pas fort disposées à recevoir l'inflammation particuliere,

virus vénérien ont eu lieu, je pense qu'il est nécessaire de

qui est la conséquence de son action ; ainsi, la gonorrhée se borne entièrement, pendant plusieurs semaines, à un point de l'uretre chez les hommes, & pendant des mois entiers, dans le vagin chez les femmes ; il en est de même des chancres : les bubons ne commencent aussi à s'étendre & à s'enflammer, que quand la matiere est formée, quand elle a perdu son caractere spécifique, & qu'elle n'agit plus que comme une cause ordinaire d'irritation. La même chose s'observe à l'égard des ulcères qu'engendre la verole confirmée ; le siège qu'ils occupent d'abord a peu d'étendue, & il augmente à mesure que la maladie fait des progrès ; mais ces ulcères restent toujours circonscrits, & ne s'étendent pas au loin.

Certaines parties sont plus disposées à recevoir l'action du virus vénérien que d'autres, & il y en a quelques-unes qui en sont toujours à l'abri. Aussi le cerveau, le cœur, l'estomac, le foie, les reins & les autres viscères ne sont jamais affectés du virus vénérien ; les preuves que l'on apporte du contraire ne peuvent soutenir un examen sérieux.

L'irritation vénérienne agit en même temps sur presque toutes les parties qui en sont susceptibles, & même sur toutes ; si quelques-unes sont plus facilement & plus promptement affectées que d'autres, on ne doit pas l'attribuer à l'activité ou à une disposition particuliére du virus, mais à la nature de ces parties qui peuvent par exemple, jouir d'un plus grand degré d'irritabilité.

Les parties externes qui sont plus exposées à l'action de l'air reçoivent plus facilement l'action du virus vénérien que les parties internes ; mais certaines causes particulieres peuvent rendre cette action plus prompte, comme il arrive lorsque le malade a été exposé au froid, ou attaqué de la fievre. Ces causes peuvent même faire reparoître de nouveaux symptomes, lorsque l'on croit le virus détruit.

Lorsque la disposition vénérienne existe une fois dans une partie, l'action du virus doit nécessairement s'y développer à moins que les parties où les premiers effets locaux se sont manifestés n'aient été guéries.

L'action du virus ne se développe pas avec la même promptitude dans toutes les parties du corps où il a produit une pareille disposition ; il y en a quelques-unes où cette action n'a lieu qu'au bout de six semaines ou deux mois, & dans d'autres, ce n'est qu'après huit mois & même plus. Ainsi, on a vu des ulceres survenir sur la surface du corps, ou à la gorge, trois mois après le chancre guéri, & les exostoses se manifestent beaucoup plus tard ; mais il faut observer que quand on a traité la maladie vénérienne de maniere à faire disparoître les premiers symptomes qui se sont manifestés, sans néanmoins déraciner la disposition qui existoit dans des parties situées plus profondément, jamais la maladie n'attaque de nouveau les parties externes, ou celles qui avoient été affectées les premieres ; elle se borne toujours aux parties les plus internes, où l'action du virus n'étoit pas développée dans le temps du traite-

recourir sur-le-champ à l'usage interne du mercure; & je

ment ; ce qui prouve que le pus qui résulte de l'action du virus n'est pas entraîné dans le torrent de la circulation, lorsque ces symptomes secondaires ont lieu; car si cela étoit, les parties qui ont été premiérement affectées la seroient de nouveau. Or, cela n'arrive jamais, à moins qu'on ne s'expose une seconde fois à l'infection La facilité avec laquelle se guérissent les premiers symptomes qui se sont manifestés, prouve aussi que le virus ne subsiste plus dans la constitution ; car autrement on ne pourroit expliquer comment ces symptomes se guérissent.

La maladie augmente dans les parties où son action se manifeste d'abord, sans perdre de son activité, & il en est de même dans celles qui sont affectées secondairement. Ainsi, la suppuration d'un chancre ou d'un bubon n'empêche pas l'action du virus de se développer sur les amygdales, lorsque ces glandes y sont disposées; il en est de même des autres symptomes qui succedent à ceux qui ont précédé.

Le mercure empêche la disposition vénérienne de se former, ou plutôt il met la constitution à l'abri de l'infection ; ainsi, on ne pourra guere éviter la vérole, si l'on se contente d'appliquer uniquement des remedes externes sur un chancre : il faut, en conséquence, absolument donner le mercure dans le temps où il existe une matiere qui peut être absorbée.

Quant aux symptomes qui caractérisent la maladie vénérienne confirmée, on peut les diviser suivant qu'ils se manifestent dans son premier ou dans son second période.

Les symptomes qui paroissent dans le premier période de la maladie ; affectent communément les parties externes, telles que la peau ; le nèz, les amygdales, & quelquefois même la langue ; les symptomes qui surviennent dans le second période sont plus internes ; & affectent les os, le périoste, les aponévroses & les tendons.

Le temps où les premiers syptomes se manifestent, après que la matiere est absorbée, est fort incertain : il est généralement d'environ six semaines, quelquefois plus long, & souvent beaucoup plus court. Les symptomes particuliers, au second période de la maladie, se developpent beaucoup plus tard, souvent même quelque mois après que les premiers ont été entiérement dissipés.

Les effets du virus sur les parties qui sont situées plus profondément, sont entiérement différens des premiers : leurs progrès sont plus lents, & la guérison en est plus difficile.

Les différens symptomes qui caractérisent la maladie confirmée, varient en raison des parties qui sont affectées ; la peau paroît décolorée, comme couverte de taches de rousseur, dont plusieurs disparoissent pendant que les autres subsistent & augmentent avec la maladie Souvent on observe des taches séparées, auxquelles on ne fait attention que quand il s'y forme des croûtes : quelquefois ces taches paroissent être autant de points enflammés, qui contiennent une matiere, & ressemblent à des pustules ordinaires,

suis très-persuadé que ce remède, employé sans delai,

---

mais qui en diffèrent, en ce qu'elles s'élevent moins en pointe; & que leur base est moins rouge. L'inflammation leur donne un certain degré de transparence, sur-tout lorsque le malade se tient chaudement: cette inflammation se dissipe en peu de temps, & l'épiderme tombe sous forme de croûte qui le régenere peu de temps après; c'est cette croûte qui caractérise leur nature.

Les taches produites par l'irritation vénérienne different des véritables pustules inflammatoires, en ce qu'elles ne se gonflent pas, & ne produisent pas de douleur, sur-tout dans les parties qui sont le plus exposées à l'air; car celles qui sont constamment couvertes & en contact avec d'autres parties, ressemblent davantage aux tumeurs inflammatoires, comme on le voit autour de l'anus: ces taches ne forment point dans ces endroits des croûtes, mais se gonflent par la lymphe extravasée dont elles sont remplies, & présentent une surface blanche, molle, humide; & applatie, dont il sort une matiere blanche.

Il est rare que ces taches s'étendent davantage qu'une piece de vingt-quatre sols: souvent elles sont moins larges; à mesure que les croûtes se renouvellent, elles deviennent plus épaisses: elles approchent de celles que forme la gale ordinaire, & la peau qui est au-dessous se change enfin en un véritable ulcere, qui s'étend lentement.

Lorsque ces pustules attaquent la paume des mains & la plante des pieds, où l'épiderme est épais, ce dernier tombe, & est immédiatement remplacé par un nouvel épiderme, qui tombe aussi. Mais lorsque la maladie est bornée à ces parties, il est difficile de déterminer si elle est vénérienne ou non, parce que la plupart des affections de la peau qui attaquent ces mêmes parties, produisent des effets semblables.

Lorsque la maladie commence, elle attaque souvent la racine des ongles, & elle donne une couleur rouge à la surface blanche que l'on apperçoit au bas de l'ongle; & si l'on n'en arrète les progrès, elle occasionne la chûte de l'ongle.

Cette maladie attaque aussi les surfaces du corps couvertes de poils: elle produit la chûte de ces derniers, & ils ne renaissent que quand le virus est détruit.

Entre les différens symptomes que produit le virus vénérien, il n'y en a pas qui exigent d'être examinés avec plus de soin que ceux qui affectent l'intérieur de la bouche; car il arrive fréquemment que l'on prend pour vénériens des ulceres de ces parties qui sont produits par toute autre cause, & qu'on les aggrave tellement par l'usage du mercure, que quelquefois les amygdales & la luette en sont entiérement détruites. Les observations suivantes pourront aider a éviter les erreurs de ce genre.

Lorsque la maladie attaque le gosier, les amygdales & l'intérieur de la bouche, elle se montre d'abord sous forme d'un ulcere, sans avoir été précédée de beaucoup de gonflement; de maniere que le volume des amygdales n'est pas fort augmenté;

& en ſuffiſante quantité, préviendra certainement les ſymp-

l'inflammation paroît ſe borner à la ſurface de ces parties, & eſt toujours ſuivie d'un ulcere ; c'eſt cet ulcere qu'il faut particuliérement s'attacher à reconnoître. Les différentes maladies qui affectent ces parties, & qui y produiſent un ulcere, n'affectent pas leur ſuperficie. Ainſi, dans l'inflammation des amygdales, ſouvent la ſuppuration ſe forme dans le centre, & il en réſulte un abcès où il ſe forme une petite ouverture ; mais cet abcès ne reſſemble jamais à l'ulcere qui a commencé ſur la ſurface de la partie, comme il arrive quand il eſt véritablement vénérien, d'ailleurs, l'inflammation, la douleur & le gonflement ſont trop conſidérables pour être l'effet de la maladie vénérienne, & la tumeur s'affaiſſe dès qu'elle eſt ouverte.

Il ſurvient auſſi un gonflement lent des amygdales, que j'ai vu fréquemment déterminé par les affections catarrhales, & qui, ſuivant M. Hunter, tient juſqu'à un certain point aux écrouelles. Dans ce cas, la ſurface de ces parties eſt recouverte de lymphe coagulabe, qui, quelquefois, ſe raſſemble dans une eſpece de cavité : ce qui a fait prendre cette affection pour des ulceres. Mais ces tumeurs ſont trop volumineuſes pour être l'effet du virus vénérien : d'ailleurs, il eſt aiſé de diſtinguer la matiere dont elles ſont recouvertes d'un véritable ulcère, il ſuffit de détacher une partie de cette matiere, pour s'aſſurer que la ſuperficie de l'amygdale n'eſt pas ulcérée.

On a vu auſſi des affections des amygdales ſuivies d'une eſpece d'ulcere, qui avoit la plupart des caracteres de l'ulcere vénérien. Lorſque M. Hunter a vu cette maladie dans ſon premier degré, il l'a traitée comme éryſipélateuſe, mais dans le ſecond degré, il l'a ſoupçonnée d'être vénérienne. Néanmoins il faut, dans ces cas, faire attention à toutes les circonſtances qui ont précédé avant de porter ſon jugement. M. Hunter avoue qu'il ne peut déterminer de quelle nature ſont ces affections, mais il croit qu'elles ne ſont pas vénériennes, comme on ſe l'imagine ſouvent. Lorſque la fievre a précédé, il eſt moins probable qu'elles ſoient l'effet du virus vénérien.

Ces parties ſont encore ſujettes à des eſpeces d'excoriations, & paroiſſent quelquefois couvertes d'un matiere puriforme : ces excoriations ont une terminaiſon réguliere, mais elle ne pénetrent jamais la ſubſtance des parties, comme il arrive à celles qui ſont véritablement vénériennes : d'ailleurs, il ſe forme un ulcere dans le centre de ces dernieres, qui ſuffit pour les caractériſer. Aucune partie de la bouche n'eſt exempte de ces excoriations, cependant elles affectent plus fréquemment la racine de la luette, & s'étendent en avant le long du voile du palais. Elles réſiſtent à l'action du mercure : ce qui eſt une preuve qu'elles ne ſont pas vénériennes.

L'ulcere de la gorge, qui eſt véritablement vénérien, ſera plus aiſé à reconnoître que tout autre type de la maladie, ſi l'on fait attention aux circonſtances qui l'accompagnent : cet ulcere forme une véritable perte de ſubſtance, une portion de l'amygdale eſt

tômes, qui, sans cela, seroient survenus promptement;

creusée; & paroît enlevée; cet ulcère a un bord déterminé, dur, & est communément de très-mauvaise qualité : il est recouvert d'une matiere blanche épaisse, que l'on ne peut enlever par la lotion. Ces ulcères sont toujours humides, la matiere qui en sort ne se change pas en croûtes, & leur progrès est plus rapide que celui des ulcères qui attaquent la surface du corps ; ils sont aussi moins douloureux que ces derniers.

Les symptomes qui surviennent dans le second période de la maladie sont encore plus difficiles à reconnoître que les premiers, & exigent que l'on fasse une grande attention à toutes les circonstances qui les accompagnent, ou qui ont précédé : telle sont les douleurs d'oreilles, celle d'une partie de la tête, & la surdité, qui souvent peuvent être produites par d'autres causes.

Lorsque le virus vénérien commence à agir sur les parties situées plus profondément, ses progrès sont plus lents que ceux qu'il fait sur les parties externes : ses effets approchent beaucoup du caractere des tumeurs scrophuleuses ; mais dans le cas de maladie vénérienne, les jointures sont beaucoup plus rarement affectées que dans le rhumatisme. Les tumeurs des os, des tendons & des ligamens se manifestent souvent plusieurs mois après que l'on s'est exposé à l'infection ; & elles acquierent communément un certain volume avant qu'on s'en apperçoive, parce qu'elles n'occasionnent que peu de douleur. D'autres fois la douleur est très-vive, & il ne survient de gonflement que quelque temps après qu'elle a commencé à se faire sentir.

Toutes ces tumeurs s'enflamment difficilement : ce n'est souvent qu'au bout de plusieurs années, & lorsque l'inflammation est formée ; la matière qui en résulte n'est pas un véritable pus, mais une liqueur visqueuse ; cette espece de suppuration se fait avec une lenteur extrême, & elle subsiste fréquemment lors même que la cause qui lui a donné lieu est détruite.

Lorsque l'action particuliere au virus vénérien commence dans une partie infectée, il y a communément fievre, insomnie, agitation & mal de tête ; le corps maigrit ; & le visage paroît pâle. Ces symptomes continuent souvent plusieurs semaines : mais ils ont particuliérement lieu dans le second période de la maladie ; ils se dissipent lorsque les tumeurs vénériennes se manifestent sur le périoste, les os, les tendons, ou les autres parties : mais fréquemment ces mêmes symptomes reparoissent au bout de peu de temps. Cette fievre ressemble souvent à celle qui accompagne le rhumatisme ; je l'ai vue, dans un cas où les suites de la maladie furent très-fâcheuses, prendre le caractere de la double tierce, & chaque accès se terminoit par des sueurs très-abondantes ; quelquefois elle tient de la nature de la fievre hétique.

Dans certains cas, les progrès du virus sont tellement lents, que la constitution en paroît à peine affectée ; alors il n'y a point de fievre ; & la maladie est moins grave, à moins qu'on ne tarde long-temps à attaquer le virus.

ou diſſipera ceux qui pourroient s'être déjà manifeſtés. Dans l'un & l'autre cas, il mettra le malade à l'abri des ſuites de l'infection (a).

(a) Le chancre exige ſur-tout que l'on ait promptement recours au mercure, & que l'on continue même plus long-temps ſon uſage que dans le cas où il ſe manifeſte des ſymptomes de maladie vénérienne confirmée; on ne doit pas même ſe raſſurer, quoique le chancre ſoit parfaitement cicatriſé. On ne poura douter de l'importance de ce précepte, ſi l'on fait attention aux progrès de la maladie, & à la manière dont le virus vénérien produit ſes effets. M. Hunter a fait, ſur cet objet, une expérience qui me paroît prouver combien il eſt important d'employer promptement le mercure, & en ſuffiſante quantité, pour mettre le malade à l'abri des ſuites de l'infection dès que les premiers ſymptomes de la maladie ſe ſont manifeſtés. J'ai cru, en conſéquence, devoir la rapporter ici en entier.

Ce médecin célebre trouva un homme qui voulut bien ſe ſoumettre à cette expérience, auquel il fit deux inciſions avec une lancette trempée dans la matiere d'une gonorrhée : l'une de ces inciſions fut faite ſur le gland, l'autre ſur le prépuce.

Cette expérience fut commencée le vendredi ; le dimanche ſuivant, il ſurvint une démangeaiſon dans ces parties, qui dura juſqu'au mardi : ces parties étant ſouvent examinées pendant ce temps, parurent plus rouges & plus humides que de coutume ; ce que l'on attribua au frottement. Le mardi matin, l'endroit du prépuce où l'on avoit fait l'inciſion parut plus rouge, plus épais, & il s'y étoit formé une tache ; le mardi ſuivant, la tache augmenta, & il en ſortit un peu de matiere ; les bords de l'uretre parurent alors légérement gonflés ; le malade éprouvoit une légere ſenſation en urinant, de maniere que l'on croyoit qu'il alloit ſurvenir un écoulement. L'on toucha alors la tache avec la pierre infernale, & on la panſa enſuite avec un onguent, dans lequel entroit le calomelas. Le ſamedi matin, l'éſcarre tomba ; on toucha ; l'ulcère de nouveau, & l'eſcarre qui s'étoit formée, tomba le lundi ſuivant. La nuit précédente, il étoit ſurvenu une démangeaiſon conſidérable au gland ; & le mardi, on obſerva une tache blanche dans l'endroit où l'on avoit fait la piquure : en examinant cette tache, on découvrit que c'étoit une puſtule remplie d'une matiere jaunâtre ; alors on la toucha avec le cauſtique ; & on la panſa comme la premiere. Le mercredi, l'ulcere du prépuce étoit jaune, & on le toucha de nouveau avec le cauſtique. Le vendredi, les deux eſcarres tomberent, l'ulcere du prépuce étoit rouge & ſa baſe moins dure ; mais le ſamedi : cet ulcere ne parut pas être en auſſi bon état, & on le toucha encore ; &, l'eſcarre étant tombée, on le laiſſa ſe cicatriſer de même que l'autre ulcere, qui laiſſa un petit creux ſur le gland. Ce creux ſe remplit au bout de quelques mois, mais conſerva une teinte brune pendant long-temps.

Quatre mois après, le chancre du prépuce réparut : on y appliqua différens remèdes très-irritans ; mais comme ils ne parurent

1784. Je regarde cet avis d'employer le mercure promptement & à une dose convenable, comme le plus impor-

---

pas convenir, on les abandonna, & le chancre se cicatrisa naturellement; ce chancre reparut plusieurs fois, & se cicatrisa toujours de la même maniere; celui qui étoit sur le gland ne revint point.

Pendant que les ulceres du prépuce & du gland subsistoient, il survint une tumeur dans l'une des glandes de l'aine droite, dont on ne tenta la résolution que quand les ulceres, qui étoient sur la verge, furent cicatrisés. Alors l'on fit des frictions mercurielles sur la jambe & la cuisse : par cette méthode, la glande diminua beaucoup en peu de jours; mais l'on cessa le traitement, parce-que l'on ne vouloit pas encore guérir completement la maladie. Quelque temps après, le gonflement de l'aine revint, & l'on n'employa le mercure en friction qu'autant qu'il paroissoit suffisant pour résoudre entiérement la tumeur de la glande, mais on ne se proposoit encore que d'opérer une guérison locale, & l'on ne vouloit pas donner assez de mercure pour empêcher le virus d'attaquer la constitution.

Environ deux mois après la seconde apparition du bubon, le malade ressentit, lorsqu'il avaloit quelque chose, une légere douleur, accompagnée de picotement dans l'une des amygdales; en examinant la partie, on y découvrit un petit ulcere; que l'on abondonna jusqu'à ce que sa nature fût bien déterminée; alors l'on eut recours au mercure : on l'appliqua sur la jambe & la cuisse, comme dans le premier cas, pour mettre plus efficacement le gland à l'abri, quoique probablement cela ne fût pas nécessaire.

Dès que l'ulcere fut cicatrisé, on quitta le mercure, parce qu'on ne vouloit pas encore détruire le virus, mais observer quelles parties il affecteroit ensuite. Environ trois mois après, il survint des taches, couleur de cuivre, sur la peau, & l'ulcere reparu sur l'amygdale. On eut recours une seconde fois au mercure pour détruire ces effets du virus, mais on ne vouloit encore que pallier le mal.

On abondonna le malade une seconde fois, pour voir sur quelles parties se manifesteroient les effets du virus; mais ils se manifesterent sur les mêmes parties qu'avant. Alors il ne parut pas nécessaire de pousser plus loin l'expérience, & l'on donna le mercure en suffisante quantité, & pendant assez de temps, pour compléter entiérement la cure.

Cette expérience dura environ trois ans, à compter du moment de l'inoculation, jusqu'au temps où la guérison fut parfaite.

M. Hunter conclut de cette expérience, 1°. que la matiere de la gonorrhée peut produire un chancre; 2°. qu'il est probable que le gland ne reçoit pas l'irritation vénérienne aussi promptement que le prépuce; car le chancre du prépuce s'enflamma, & suppura en un peu plus de trois jours; & celui qui étoit sur le gland, au bout de dix; 3°. qu'il est très-probable que le mercure, appliqué sur les jambes & les cuisses, est le meilleur moyen de

tant que l'on puisse donner pour la guérison de la maladie vénérienne. Je conviens que la virulence du poison peut être plus considérable dans certains cas que dans d'autres, & même que quelques constitutions peuvent favoriser plus que d'autres la violence de la maladie; néanmoins je suis très-convaincu que le plus souvent, lorsque la vérole a été violente & opiniâtre, cela étoit entiérement dû à ce que l'on avoit négligé de faire usage du mercure de bonne heure (a).

1785. Je ne prétends pas déterminer s'il y a d'autres remedes anti-syphilitiques connus, ou si l'on pourra en

---

résoudre le bubon, & même d'aider la guérison, lorsque ce dernier suppure; 4°. que l'on peut résoudre ainsi le bubon, sans cependant mettre la constitution à l'abri des effets du virus, & que l'on doit introduire une plus grande quantité de mercure qu'il n'est nécessaire pour résoudre le bubon, dans les cas sur-tout où la résolution s'est faite facilement; 5°. que certaines parties peuvent être infectées, & le virus y rester dans l'inaction, tant que l'on emploie le mercure pour détruire les symptomes qui se sont manifestés les premiers, & ses effets se développer quelque temps après que l'on a quitté ce remede; enfin; 6°. que quand le virus a infecté originairement certaines parties, il peut y produire les mêmes effets qu'avant, quand la guérison n'a pas été complete.

(a) L'on a vu plus haut que le mercure avoit la vertu d'empêcher la disposition que produit le virus vénérien dans certaines parties de se former : en conséquence, plus l'on tarde à recourir à ce remede, plus l'absorption est considérable, & il y a un plus grand nombre de parties où l'action du virus doit nécessairement se développer par la suite; il arrive alors que quelque temps après avoir guéri un symptome vénérien, il s'en manifeste de nouveaux dans d'autres parties, parce que le mercure ne détruit pas la disposition qui existe dans ces parties. Néanmoins il paroît qu'il arrête l'action du virus, car on ne voit pas de nouvelles affections vénériennes survenir pendant l'usage des mercuriaux, quoique la disposition existe. Ainsi comme l'on ne peut guérir que les parties où le virus est en action, il est aisé de voir comment il survient de nouveaux symptomes vénériens dans les cas où l'on a eu recours trop tard au spécifique, quoique le virus ait été chassé hors du corps par quelques-unes des secrétions, & que les parties qui ont été affectées les premieres soient guéries.

Les bains, & les autres moyens que l'on a recommandés pour préparer à l'usage du mercure, ne sont pas capables d'empêcher l'absorption du virus, on doit en conséquence, quand on les juge convenables, les employer sur-le-champ, conjointement avec quelque préparation mercurielle : c'est faute de prendre cette précaution que la contagion fait des progrès, dont les effets se renouvellent dès que l'on a cessé le traitement.

découvrir par la suite ; mais je suis persuadé que dans la plupart des cas, le mercure convenablement employé, est un remede très-certain & très-efficace (*a*). Quant aux

(*a*) Aucun des symptomes que produit le virus vénérien ne résiste à l'action du mercure, excepté la gonorrhée, contre laquelle nous ne connoissons aucun spécifique. Ce remede est le seul sur lequel on puisse compter. L'on ne peut cependant disconvenir qu'il ne soit sujet à quelques inconvéniens ; & il paroît difficile de croire qu'il existe une maladie que l'on ne puisse combattre que par un seul remede. L'on a, en conséquence, fait différentes tentatives pour en substituer d'autres au mercure ; mais tous ceux que l'on a vantés depuis trois siecles, ne me paroissent mériter absolument aucune confiance, dans les affections qui sont véritablement vénériennes. En supposant même que ceux qui ont recommandé ces mêmes remedes aient toujours été de bonne-foi, l'on peut assurer que les expériences que l'on a tentées pour prouver leur efficacité, ont été mal faites. On y a eu communément recours dans des cas où l'on croyoit que le mercure avoit été employé pendant long-temps sans succès, mais où cependant l'action particuliere au virus vénérien avoit été réellement détruite : par conséquent, les affections que l'on a guéries, quoique déterminées par le virus vénérien, tenoient à des causes d'une nature fort différente, & n'étoient point vénériennes. Plusieurs de ces affections se sont même quelquefois dissipées uniquement par le régime. Ce n'est que dans des cas semblables que l'on peut prescrire la décoction des bois sudorifiques, tels que le gayac & la salsepareille, la racine de mézéréon ou de lauréole, celle du *lobelia syphilitica*, ou de la cardinale syphilitique ; la décoction des tiges de morelle & de saponaire, la cigue, l'opium, la racine de benoite & plusieurs autres remedes, dont l'on pourra faire choix, suivant la nature des affections que l'on aura à combattre. Mais il est certain qu'aucun ne peut remplacer le mercure, quand il s'agit de détruire des symptomes véritablement vénériens. L'on dit que dans quelques villes d'Italie, le gouvernement a banni le mercure du traitement des maladies vénériennes dans les hôpitaux ; si cela est, je ne doute nullement que les malades véritablement infectés du virus vénérien ne soient les victimes d'un semblable réglement.

Les affections locales qui exigent quelques-uns des remedes indiqués ci-dessus, sont produites par l'action combinée du mercure, de la maladie & de la constitution, ou dépendent uniquement de la constitution.

Les affections du premier genre sont le gonflement des amygdales, qui survient dans des cas où la maladie vénérienne confirmée n'existe pas, l'épaississement du périoste & des os même ; les parties qui recouvrent ces derniers deviennent en même temps œdémateuses & douloureuses au toucher ; mais les affections de ce genre, qui se manifestent pendant le cours du traitement, ne sont pas vénériennes. Il faut, dans ces cas, quelquefois cesser

autres remedes que l'on a proposés, je remarquerai seulement que j'ai observé que la décoction de mézéréon

l'usage du mercure, quoiqu'on ne l'ait pas continué un temps suffisant pour détruire les symptomes qui obligeoient d'y avoir recours, parce qu'il pourroit produire une maladie pire que la vérole ; mais s'il se manifeste quelques nouveaux symptomes de cette derniere, lorsque les accidens produits par le mercure auront disparu, on aura recours une seconde fois à ce remede ; & l'on a observé qu'alors la constitution le supportoit communément mieux, sur-tout si l'on s'étoit attaché à la fortifier.

Les maladies qui dépendent de la constitution consistent dans la foiblesse, la langueur, le défaut d'appétit, & dans des sueurs fréquentes qui menacent de fievre hétique. Ces symptomes sont très rares, & surviennent communément chez ceux à qui le mercure ne convient pas : ils sont en général, de même que les affections locales, l'effet de la foiblesse. C'est pourquoi les toniques sont les remedes les plus convenables dans les maladies de ce genre, soit qu'elles se manifestent à la suite du chancre, du bubon ou de la vérole confirmée : le quinquina y est sur-tout très-utile ; mais il ne suffit pas, parce qu'il ne peut que détruire plus ou moins la foiblesse, & non le vice particulier qui domine. M. Hunter avoue que la nature de ces affections n'est pas encore bien connue ; mais il les soupçonne d'être écrouelleuses, parce qu'il les a fréquemment combattues avec succès par les bains de mer. Entre les remedes indiqués ci-dessus, la salsepareille ; le gayac, le mézéréon, la ciguë & l'opium sont ceux qui ont le mieux réussi. L'opium sur-tout est très-avantageux ; non-seulement il modere la douleur, mais il suspend même l'action morbifique : Une décoction de têtes de pavots réduite en bouillie modere l'irritabilité des ulceres, & arrête le sang, quand il coule : L'usage intérieur de l'opium est utile dans bien des cas ; mais il ne produit aucun effet sur le virus vénérien, comme l'a prouvé M. Hunter, qui l'a employé sans succès, dans un cas de vérole confirmée, que le mercure a ensuite guéri parfaitement. Il faut observer qu'il y a certaines constitutions auxquelles l'opium ne convient nullement, & chez lesquelles il produit des effets purgatifs, ou bien il augmente la sensibilité de la vessie & de l'uretre, occasionne insomnie, agitation & un mal-aise extrême.

La salsepareille donnée conjointement avec le mercure, peut être utile pour prévenir les maladies que produit quelquefois ce remede. L'on en fait prendre communément une forte décoction ; mais l'extrait réduit en pilules paroît préférable à M. Hunter.

Les affections qui subsistent après que le vice vénérien est détruit, sont un écoulement de matiere muqueuse du canal de l'uretre qui imite la gonorrhée ; les chancres sont suivis d'ulceres qui ont la même apparence ; les bubons continuent à s'étendre ; l'inflammation & la suppuration des ulceres qui caractérisent la vérole confirmée continuent aussi ; les amygdales sur-tout se gonflent, s'enflamment, s'excorient ; quelquefois même lorsque l'ulcere est

contribuoit

contribuoit à la guérison des ulcères qui sembloient avoir résisté à l'action du mercure.

---

cicatrisé, il survient un gonflement sur ces parties, & de nouvelles excoriations, qui s'étendent jusqu'au voile du palais & qui, loin de se guérir par l'usage du mercure, s'aggravent lorsqu'on le continue long-temps. C'est faute de faire attention a toutes ces circonstances, qui dépendent d'une disposition particuliere, que l'on a souvent condamné ce remede, qui seul jouit de l'avantage d'agir sur toutes les parties de l'économie animale, de guérir celles qui sont malades, & de n'affecter que légérement celles qui sont saines. Mais il faut, pour employer convenablement le mercure, faire une attention particuliere à ses effets visibles.

Les effets visibles du mercure sont de deux especes. Il agit sur la constitution ou sur quelques secrétions Dans le premier cas, il produit une irritabilité universelle, & il rend la constitution susceptible de toute espece d'impression ; il accélère le pouls, augmente sa dureté, & occasionne une espece de fievre passagere ; mais quelquefois ses effets sont plus violens, & il agit comme un poison : dans quelques cas même, la fievre qu'il produit ressemble à la fievre hectique, c'est-à-dire, que le pouls est petit & vif ; il y a perte d'appétit, agitation, insomnie, le visage est pâle Dans ces cas, il suffit communément d'interrompre le remede pendant quelque temps, pour rendre ses effets moins sensibles.

Le mercure produit aussi quelquefois des douleurs semblables à celles de rhumatisme, & même des tumeurs qui paroissent d'une nature scrophuleuse ; mais il n'est pas probable qu'il se revivifie & s'accumule dans différentes cavités, comme on l'a avancé.

Il faut faire attention à deux circonstances dans l'administration du mercure ; savoir, à la quantité que l'on introduit dans la masse du sang dans un temps donné, & aux effets qu'il produit sur quelques parties du corps, telles que les glandes salivaires, la peau & les intestins. Ces deux circonstances réunies, suffisent pour diriger le traitement ; car on peut donner des quantités fort différentes de mercure au même individu, & cependant ne pas en obtenir plus d'effet si ces quantités sont données dans des temps différens. Par exemple, une once d'onguent mercuriel appliquée en deux jours sur la peau, produira un effet plus considérable sur la constitution que deux onces appliquées en dix jours ; & pour obtenir un effet semblable dans cet espace de temps, il en faudra au moins trois onces.

Lorsque les effets du mercure sont principalement locaux, c'est-à-dire, lorsqu'ils se manifestent sur les glandes de la bouche ou sur celles du canal intestinal, la constitution n'étant pas également stimulée par-tout, ses effets sur les parties malades seront aussi moins considérables. Il faut en conséquence, lorsque l'on donne ce remede, le diriger de maniere qu'il ne produise aucune évacuation abondante, parce que toutes celles de ce genre qui surviennent pendant son usage, empêchent ses effets, & retardent la cure Il est cependant nécessaire, pour être certain de son action,

1786. Je ne pense pas qu'il soit nécessaire de faire ici l'énumération des préparations variées & très-nombreuses de mercure, parce qu'elles sont communément très-connues, & que depuis peu le docteur Schwediauer en a donné une très-bonne énumération. Le choix du plus grand nombre paroît être indifférent *(a)*; car je crois que l'on a

---

qu'il augmente quelques-unes des secrétions; c'est pourquoi l'on peut, lorsque la maladie est portée a un degré considérable, en donner une plus grande quantité, & avoir moins d'égard a la constitution On ne doit cependant pas toujours juger de la violence de la maladie par le temps qu'elle a duré, mais par les symptomes qui se manifestent, car quelquefois celle qui est récente, est plus difficile à guérir qu'une ancienne.

Si l'on donne le mercure en très-petites quantités & qu'on les augmente par degrés de maniere a y accoutumer insensiblement la constitution, ses effets visibles seront moins considérables; & M. Hunter remarque qu'il est a peine concévable combien on peut enfin en introduire de cette maniere, sans qu'il produise aucun effet visible.

Les parties externes qui sont le plus facilement affectées du virus vénérien, sont plus aisées à guérir que les parties internes, qui sont moins susceptibles de l'action du virus; néanmoins quand l'action qui lui est particuliere a lieu en même temps sur les dernieres que sur les premieres, le même traitement suffit pour guérir les affections secondaires.

(*a*) Les effets du mercure sur la constitution sont proportionnés à la quantité qu'on y a introduite; ils peuvent varier en raison de l'irritabilité du malade; mais cette diversité ne dépend nullement des préparations particulieres, ni de la maniere dont on prescrit le remede; on doit en conséquence adopter la méthode qui convient le mieux à chaque individu, & celle qui paroît la plus propre à introduire la quantité nécessaire de mercure dans la constitution.

On peut introduire ce remede par la peau, ou le donner intérieurement par la bouche; néanmoins ces deux moyens ne conviennent pas également a toutes les constitutions: car il y a des personnes chez lesquelles il semble ne pouvoir passer par les pores absorbans de la peau; alors il faut le donner par la bouche, quoique cette maniere puisse être sujette à des inconvéniens. D'autres fois il ne peut pénétrer les vaisseaux absorbans internes; ou au moins donné de cette maniere, il ne produit aucun effet sur la maladie, ni sur la constitution; il est alors nécessaire de tenter les différentes préparations de ce médicament, & l'on en trouvera toujours quelqu'une qui pourra réussir; mais il faut observer que toutes celles qui produisent sur la constitution des effets différens de ceux qui sont propres au mercure, c'est-à-dire, qui augmentent uniquement les sueurs & les urines, doivent être supposées ne pas agir de la même maniere que le mercure.

guéri, & que l'on peut encore guérir par différentes préparations, convenablement administrées. La meilleure méthode semble consister, *premiérement*, dans le choix des préparations qui passent le moins facilement par les selles; c'est pourquoi l'application externe du mercure par les frictions, est, dans beaucoup de cas, la maniere la plus convenable de l'administrer (*a*); *secondement*, soit que l'on

L'on a proposé différentes méthodes pour empêcher le mercure de se porter à la bouche; mais il n'y a aucun moyen d'empêcher cet effet, ni même de le déterminer dans les constitutions où il agit d'une maniere différente.

Les surfaces internes, telles que les intestins, la surface des gencives, toutes les parties internes de la bouche, & les ulceres, absorbent beaucoup plus facilement le mercure que la peau. On a quelquefois vu une petite quantité de précipité rouge appliquée sur un ulcere, produire la salivation; mais comme il est rare que l'on puisse faire usage de cette derniere maniere, & que les frictions que M. Clare a recommandé depuis peu de faire sur l'intérieur des levres & sur la surface des gencives avec le calomelas, sont un moyen très-précaire & sujet à plusieurs inconvéniens, on préfere de donner le mercure par la bouche. Néanmoins il faut observer que cette méthode ne convient que dans les circonstances où l'on prévoit qu'une petite quantité suffira pour la guérison; dans les cas contraires, & lorsqu'il est absolument nécessaire de recommencer le traitement plusieurs fois, il vaut beaucoup mieux appliquer le mercure à l'extérieur, parce qu'étant continué long-temps par la bouche, il peut être très-nuisible à l'estomac & aux intestins, sous quelque forme qu'on le donne & de quelque maniere qu'on le corrige.

(*a*) Les frictions sont préférables aux préparations internes du mercure, toutes les fois que la maladie est à son second degré, c'est-à-dire, lorsqu'il s'est manifesté des ulceres sur la peau ou sur les amygdales; parce que l'on peut, par ce moyen, en introduire une plus grande quantité, sans affecter l'estomac.

L'onguent Napolitain l'emporte sur toutes les autres préparations, à raison de sa simplicité, & parce que les substances onctueuses, tiennent le mercure extraordinairement divisé, l'attachent à la surface de la peau & ne se dessèchent point; il n'est pas même douteux que l'on doit préférer cet onguent à celui que M. Cirillo propose de faire, en mêlant un gros de sublimé corrosif à une once de saindoux, que l'on triture convenablement. Il recommande d'appliquer un demi-gros de cet onguent sur la plante des pieds pendant trois jours, & dit que ce remede agit par les urines; mais comme cet effet est différent de ceux qui sont propres au mercure, on doit peu y compter dans la maladie vénérienne confirmée.

Dans les cas où les symptômes de la maladie sont modérés, il suffit de commencer par une petite quantité d'onguent; ainsi on

emploie les frictions, ou, que l'on donne le mercure intérieurement, il faut le prescrire en quantité suffisante pour qu'il produise des effets sensibles sur la bouche ; & , *troisiémement*, il ne faut pas entretenir ces effets fort long-temps, mais continuer cependant l'usage du mercure plusieurs semaines, ou quelque temps après que les symptomes de la maladie ont entiérement disparu. Je ne dis rien du régime (*a*) convenable & nécessaire aux malades pendant

---

en appliquera d'abord tous les soirs, pendant cinq à six jours, un scrupule ou un demi-gros, fait avec partie égale de mercure & de saindoux ; on en augmentera ensuite la dose si la bouche n'est pas affectée ; mais dans le cas contraire, on suspendra ces frictions pendant deux ou trois jours, & on les recommencera ensuite jusqu'à ce que le malade puisse en supporter deux gros & même plus tous les soirs.

Cette méthode suffit communément pour dissiper tous les symptomes de la maladie lorsqu'elle est récente ; mais si ses progrès n'ont été que suspendus par un traitement modéré, & qu'elle se manifeste de nouveau dans les parties que le virus attaque secondairement, il faut alors une beaucoup plus grande quantité de mercure pour obtenir la guérison, & le donner jusqu'à ce que la bouche soit vivement affectée. La quantité d'onguent que l'on emploie, produit toujours des effets proportionnés à l'étendue de la surface qui en est recouverte ; car chaque surface ne peut absorber qu'une certaine quantité de mercure : & quand elle en est trop chargée, il y en a une partie qui ne pénetre pas les pores de la peau. Ainsi une friction faite avec une demi-once d'onguent sur une surface donnée, produira à-peu-près autant d'effet qu'une once appliquée sur la même surface.

Il est inutile de frotter la partie sur laquelle on applique l'onguent, parce que l'absorption est l'effet de l'action des vaisseaux absorbans, & on trouble plutôt cette action, qu'on ne l'augmente pas le frottement.

Il est difficile de déterminer le temps que l'on doit continuer l'usage du mercure ; il faut en général le cesser quelque temps après que les affections locales sont dissipées ; mais dans le cas où il y a des tumeurs des os, des ligamens, & où même ces tumeurs suppurent, on peut cesser lorsque les symptomes deviennent stationnaires, sur-tout si l'on croit avoir employé une plus grande quantité de mercure qu'il n'est nécessaire pour détruire l'action du virus vénérien ; car ces affections locales ne peuvent plus se communiquer à la constitution par la réabsorption ; & la disposition produite par le virus peut être détruite, de même que son action, quoique ses effets locaux subsistent.

(*a*) Dans le cas où la maladie est légere & où l'on ne donne le mercure qu'en petite quantité, le malade pourra suivre à-peu-près le genre de vie auquel il étoit accoutumé, & avoir uniquement la précaution d'éviter le froid ; mais lorsque les symptomes sont

l'usage du mercure, parce que je présume qu'il est très-connu.

1787. Entre les autres préparations mercurielles, je pense que l'on a souvent donné le sublimé corrosif avec avantage, mais qu'il exige d'être continué plus de temps qu'il n'est nécessaire, lorsque l'on emploie les autres préparations de la maniere que j'ai proposée plus haut; & je soupçonne que souvent il n'a pas guéri, parce que les personnes qui en prenoient s'exposoient en même temps à l'air libre (a).

---

fort graves & que le traitement est plus sévere, il faut que le malade vive particuliérement d'alimens liquides.

La saignée est avantageuse avant l'usage du mercure chez ceux qui paroissent avoir une disposition inflammatoire que ce reméde pourroit aggraver; elle est essentielle, sur-tout à ceux qui ont eu des douleurs de rhumatisme ou des accès de goutte, & aux hémorrhoïdaires.

(a) Plusieurs médecins célèbres ont pensé de même: ainsi M. Sanchez croit que le sublimé corrosif ne convient que quand on l'emploie conjointement avec les bains de vapeurs construits à la Russe, & que quand les symptomes se montrent à la superficie du corps. Dans ce cas, il faisoit entrer d'abord le malade dans le bain Russe, & il lui donnoit ce remede, lorsque les sueurs commençoient à paroître; il les entretenoit suivant les forces de celui qu'il avoit à traiter, & en sortant du bain, il le faisoit mettre au lit dans une chambre chaude placée à côté. Cette méthode peut être avantageuse dans quelques circonstances; mais l'on peut dire en général qu'il n'y a pas de remede plus infidele que le sublimé corrosif, de quelque maniere qu'on l'administre. Il dissipe promptement les affections locales & sur-tout les ulcères de la bouche, ce qui peut être dû a ce qu'en passant sur ces parties il agit localement comme un gargarisme; mais l'expérience prouve que souvent il ne détruit pas entiérement l'action du virus vénérien, & que les affections locales que l'on croyoit guéries, reparoissent beaucoup plus fréquemment après son usage, qu'après la plupart des autres préparations que l'on donne à l'intérieur. D'ailleurs, aucun remede n'est plus nuisible à l'estomac & aux intestins, ce qui devroit suffire pour le faire rejetter.

On peut donner depuis un demi-grain jusqu'à un grain de sublimé dissous dans une once de liquide, & même en augmenter la dose suivant les effets qu'il produit. Plusieurs auteurs, & particuliérement Van-Swieten, recommandent de donner le sublimé avec des spiritueux qui précipitent le mercure de l'acide & le rendent plus doux; mais ceux à qui on le donne dans cet état, ne prennent point le sublimé. L'eau distillée n'a pas cet inconvénient; l'eau de fontaine la plus pure le précipite encore, & celle même qui est distillée exige un peu de sel ammoniac pour le tenir suspendu. Il ne faut pas perdre de vue qu'en voulant affoiblir ce remede,

1788. Je pourrois offrir quelques remarques particulieres sur ces objets, & sur d'autres relatifs à l'administra-

---

on le prive de l'excès d'acide qu'il contient & on en fait une préparation qui affecte la bouche, de même que les autres préparations mercurielles, si on le donne a une dose convenable, & donné à petite dose, il ne produit aucun effet. J'ajouterai que l'on ne doit, à ce que je crois, donner aucune confiance a certaines poudres que l'on distribue depuis peu comme spécifiques, dans lesquelles on mêle le sublimé corrosif dissous dans l'esprit-de-vin; l'on fait ensuite sécher le mélange, & l'on en varie les ingrédiens de maniere à masquer parfaitement le remede qui en fait la base principale.

Comme le sublimé corrosif contient un acide qui peut produire des effets pernicieux sur les intestins, on ne peut donner sous cette forme qu'une quantité de mercure moindre que celle qui se trouve dans les autres préparations. C'est pourquoi M. Hunter pense que les gouttes d'Ward, qui contiennent moins d'acide, peuvent se prescrire en plus grande quantité, & qu'elles sont pour cette raison plus efficaces. Il ajoute que ces préparations pourroient peut-être avoir plus d'efficacité, si on en formoit une espece d'électuaire avec la gomme de gayac.

Les gouttes d'Ward ne sont que le mercure dissous par l'acide nitreux, précipité & redissous par le sel ammoniac.

Quant au choix des autres préparations mercurielles que l'on donne intérieurement, il faut préférer celles qui se dissolvent le plus facilement dans les fluides animaux, & qui nuisent le moins à l'estomac, ou a la constitution en général; plus le mercure est divisé, plus il se mêle aisément à nos humeurs & plus il est actif. Ainsi, celui qui est trituré avec la gomme arabique, ou avec une autre substance, produit un effet purgatif dont ne jouit pas le mercure crud, parce que ce dernier n'est pas aussi divisé; la simple chaux de mercure est encore plus active en raison de sa plus grande solubilité: un grain de cette chaux équivaut presque à quinze de mercure crud & a trois grains de panacée.

On doit préférer le mercure trituré aux autres préparations, parce qu'il passe plus facilement par la transpiration & les urines. Les préparations salines jouissent des mêmes vertus, mais elles ont l'inconvénient d'agir davantage par les selles. Lorsque le mercure affecte l'estomac, on peut modérer son action en le mêlant avec quelque huile essentielle, ou avec l'opium. Quand on le donne très-divisé par la calcination ou par la trituration, il faut user de quelques précautions pour empêcher qu'il ne forme un sel neutre avec l'acide qu'il rencontre dans l'estomac, car c'est particuliérement dans ce cas qu'il agit comme purgatif, pour prévenir cet effet, on peut joindre, par exemple, le mercure précipité *per se* avec une petite quantité de savon, ou avec quelque sel alkali: si l'on donne le mercure crud, on pourra l'unir avec quelque terre calcaire, telle que la craie ou les yeux d'écrévisses. Mais comme ces substances forment un volume considérable, parce qu'il faut

tion du mercure, & la cure de cette maladie ; mais je pense qu'elles sont généralement connues : il me suffit de

---

ajouter deux tiers de substances calcaires sur un tiers de mercure, M. Hunter préfere le mercure précipité *per se*, uni à l'opium : il dit que l'on peut en donner de cette maniere, un grain tous les soirs, pendant huit jours, sans affecter la bouche, en faire prendre ensuite la même quantité matin & soir, & même augmenter la dose jusqu'à quatre grains par jour. Lorsque l'on fait usage du mercure sous forme de sel, ces mêmes précautions suffisent pour l'empêcher de purger : mais il faut alors en donner des doses plus fortes pour qu'il produise le même effet sur la maladie. Ainsi si l'on adopte la panacée mercurielle, il faudra en prescrire trois grains par jour, & même plus si on la lave avec l'alkali volatil pour en modérer les effets, car alors on peut regarder cette préparation comme le mercure trituré. M. Cullen préfere pour l'usage interne le mercure trituré par lui même & réduit sous la forme d'une poudre très-noire, comme le pratiquoit Keiser : il unissoit cette poudre à l'opium. Enfin chaque praticien a adopté la préparation qu'il a cru, d'après quelques circonstances, être plus efficace ; mais il faut particuliérement avoir égard, dans le choix, à la constitution du malade. Voyez sur cet objet *les Observations* de M. Schwediauer, *sur les Maladies vénériennes*.

Il ne me reste plus qu'a parler de quelques-uns des moyens que l'on a recommandés pour modérer les effets du mercure, quand ils sont trop violens. On a tâché de prévenir ou de modérer la salivation par les purgatifs ; mais comme cette méthode est insuffisante, on a proposé d'autres remedes, & en particulier le soufre, qui, donné à une dose convenable pour lâcher le ventre, paroît préférable ; mais il n'est utile que quand on le fait prendre pendant que le mercure agit encore ; car quand ce dernier est chassé hors du corps, & que la salivation ne continue que par le relâchement des glandes salivaires, ou par l'habitude, comme il arrive quelquefois, le soufre est inutile ; il faut alors recourir aux fortifians, tels que le quinquina & les ferrugineux.

Lorsque le mercure affecte la bouche & le gosier, il est utile de laver ces parties avec l'opium, comme le recommande M. Hunter ; on diminue par ce moyen la secrétion, en dissipant l'irritabilité & la douleur.

Le quinquina est un des meilleurs moyens de modérer les sueurs excessives, & l'écoulement trop abondant des urines que produit le mercure.

Lorsque la diarrhée survient pendant le traitement, il est rare qu'elle résiste à l'opium donné en suffisante quantité.

Quant à la maniere d'agir du mercure sur le virus vénérien, je crois qu'elle est encore inconnue : peut-être ce remede occasionne-t-il une irritation particuliere dans la constitution qui empêche l'action du virus, & qui même le détruit. M. Hunter semble adopter cette opinion, parce que dans beaucoup de cas la maladie peut se guérir en excitant une irritation violente d'un autre genre ; &

dire ici que si les praticiens faisoient attention, & si les malades vouloient se soumettre aux regles générales que j'ai données plus haut, ils obtiendroient presque toujours une guérison certaine & prompte de cette maladie.

CHAPITRE III.

Du Scorbut.

1789. CETTE maladie est si fréquente, & ses effets sont si souvent funestes dans les flottes & dans les armées, qu'elle a, avec beaucoup de raison, attiré l'attention particuliere des médecins Il est même surprenant que ceux qui sont à la tête de l'état & les médecins, ne s'en soient pas plus tôt occupés spécialement, de maniere à prendre les mesures & à établir les réglemens capables de prévenir les ravages qu'elle produit si souvent. Néanmoins, depuis cinquante ans on y a tellement fait attention, & on l'a étudiée avec tant de soin, que l'on pourroit croire que toutes les circonstances qui y ont rapport sont si complettement & si

que d'ailleurs le mercure agit comme un stimulus universel Ce remede paroît même, à ce que croit ce médecin célebre, produire une maladie, ou une modification particuliere d'action; il tâche de le prouver par l'exemple d'un homme qui fut électrisé sans aucun effet sensible, pour une maladie dont il étoit affecté, jusqu'à ce que l'on eut recours a l'usage des frictions pour une maladie vénérienne, dont il étoit en même temps attaqué. Le mercure le rendit si irritable, qu'il ne put pas supporter des chocs qui étoient une fois moins forts que les premiers: mais ces chocs, quoique plus foibles, produisirent beaucoup plus d'effet, & le malade guérit. Le chirurgien qui fit cette observation, ayant eu occasion d'employer l'électricité sans succès, chez un autre malade, lui fit de même faire des frictions mercurielles modérées, ce qui produisit les memes effets que dans le premier cas.

Je n'ai pas cru devoir parler des préservatifs, parce qu'il n'y en a aucun sur lequel on puisse compter. L'alkali caustique même délayé dans l'eau, avec lequel on a recommandé de faire des lotions, est un moyen fort infidele; c'est sans fondement que l'on a cru que cet alkali pouvoit se mêler avec le virus vénérien. L'eau de chaux, le sublimé corrosif, les huiles, l'extrait de saturne, méritent encore moins de confiance.

exactement connues, que tout travail nouveau sur cet objet seroit superflu. Ceci peut être vrai ; mais il me paroît qu'il y a encore plusieurs circonstances relatives à cette maladie, dont les médecins ne conviennent pas, & qu'entre les différentes opinions que l'on a adoptées, il y en a quelques-unes qui peuvent avoir des effets funestes dans la pratique. Je suis tellement persuadé de ce que je viens d'avancer, que j'espere qu'on m'excusera de tenter d'établir ici les faits tels qu'ils me paroissent exister d'après les meilleures autorités, & de donner quelques remarques sur les opinions qui peuvent influer sur la pratique, quant aux moyens de prévenir & de guérir cette maladie.

1790. Les phénomenes du scorbut ont été jusqu'ici si complètement observés, & décrits avec tant d'exactitude, qu'il ne reste plus aucun doute sur les moyens de le reconnoître quand il existe, ou de le distinguer de toute autre infirmité (*a*). Il paroît en particulier qu'il est bien

---

(*a*) Le scorbut est une maladie particuliere aux climats froids, produite par l'usage des nourritures animales salées, qui approchent de l'état de putréfaction, lorsque l'on manque en même temps de nourriture végétale récente : elle se reconnoît à des lassitudes, à l'état des gencives qui sont gonflées, flasques & saignantes, à la fétidité de l'haleine ; il survient en même temps sur la peau & particuliérement autour de la racine des poils, des taches de différentes couleurs qui sont communément livides. N. C. GENRE LXXXVI.

Il n'y a qu'une seule espece de scorbut, qui varie en raison de ses différens degrés & de ses symptomes.

On distingue trois degrés ou trois périodes dans le scorbut : savoir, 1°. le scorbut commençant ; 2°. le scorbut dans l'état d'accroissement ; 3°. le scorbut invétéré.

I. Le scorbut commençant se reconnoît aux changemens du visage, qui devient pâle & bouffi ; & le malade éprouve en même temps de l'aversion pour toute espece d'exercice ; les levres & les caroncules lacrimales, examinées attentivement, paroissent être d'une légere couleur verdâtre. Néanmoins le malade boit & mange avec appétit, & paroît jouir d'une bonne santé ; sa figure seule & son peu d'activité au mouvement, sont des signes qui indiquent en général qu'il est menacé du scorbut. A mesure que la maladie fait des progrès, ces signes sont plus évidens, la couleur du visage devient jaunâtre, & ensuite brune ou livide. Ces sortes de personnes paroissent communément tristes & mélancoliques ; & l'abattement seul de l'esprit peut être regardé comme la cause ainsi que le symptome de la maladie qui est sur le point de se manifester.

L'aversion pour le mouvement dégénere bientôt en une lassi-

décidé aujourd'hui qu'il n'y a qu'une maladie à laquelle on donne le nom de scorbut, qui est la même sur terre

---

tude universelle, à laquelle se joignent une roideur & une foiblesse des genoux que les malades éprouvent lorsqu'ils veulent tenter quelque exercice ; le moindre mouvement les fatigue beaucoup & les met hors d'haleine. Cette lassitude & la difficulté de respirer, sont les symptomes qui accompagnent le plus constamment la maladie.

Immédiatement après il survient une démangeaison aux gencives, qui se gonflent & saignent avec facilité dès qu'on les frotte légérement ; alors l'haleine est fétide, & en examinant l'intérieur de la bouche, les gencives paroissent être d'un rouge livide ; elles sont molles, spongieuses, & deviennent bientôt extrêmement putrides & fongeuses, ce qui constitue le signe pathognomonique du scorbut Non-seulement les gencives sont sujettes à saigner, mais il survient fréquemment des hémorrhagies dans d'autres parties du corps.

Dans ce temps la peau paroît seche, comme elle l'est dans tout le cours de la maladie, excepté dans le dernier période, où l'on observe souvent une humidité visqueuse sur la peau, sur-tout lorsque le malade est sujet a tomber en syncope. Chez quelques scorbutiques, la peau est extrêmement rude, particuliérement chez ceux qui sont sujets à la fievre ; chez d'autres elle forme ce que l'on appelle la chair de poule ; mais le plus communément elle est unie & luisante, & en l'examinant avec soin, on la trouve couverte de petites taches, dont le bord est, dans le commencement, jaune ; néanmoins elles acquierent par degrés une couleur plus foncée, elles deviennent rougeâtres, bleuâtres ou plutôt noires & livides, mais ne s'élevent pas & ressemblent aux ecchymoses produites par les contusions. Ces taches sont quelquefois parfaitement noires, leur grandeur varie ; il y en a qui ne sont que comme une lentille, & d'autres de la largeur de la main, & même plus larges ; mais il est rare d'observer ces dernieres dans le commencement de la maladie ; il n'y a alors que de petites taches d'une figure ronde, irréguliere : elles paroissent communément sur les jambes & les cuisses ; souvent sur les bras, la poitrine & le tronc, rarement sur la tête & le visage.

Plusieurs scorbutiques ont les jambes enflées ; d'abord l'enflure s'observe le soir au-dessus des malléoles, & s'apperçoit à peine le matin ; mais après avoir subsisté peu de temps de cette maniere, elle gagne par degrés la jambe, & tout le membre devient œdémateux ; elle ne differe chez quelques individus de l'œdeme ordinaire, qu'en ce qu'elle ne cede pas facilement à la pression du doigt, & qu'elle en conserve l'impression plus long-temps.

Tels sont les symptomes qui caractérisent le premier période de la maladie ; néanmoins ils suivent quelquefois une marche différente. Ainsi, chez ceux qui ont été fort affoiblis par la fievre ou par quelque autre maladie, les gencives sont communément affectées les premieres, & il y a constamment un sentiment de lassi-

que sur mer, & même dans tous les climats & dans toutes les saisons, parce qu'elle dépend par-tout à-peu-près des

---

tude ; mais chez ceux qui ont été obligés de rester dans l'inaction pour une fracture ou une contusion, ce sont toujours les parties affoiblies qui sont les premieres attaquées du scorbut. Si le malade a eu, par exemple, une entorse à la malléole, la jambe s'enfle, devient douloureuse, œdémateuse, & se couvre immédiatement après de taches livides, qui constituent les premiers indices de la maladie. S'il y a d'anciens ulcères aux jambes, les apparences du scorbut s'y manifestent également, quoique le malade paroisse d'ailleurs jouir d'une parfaite santé, & que la couleur du visage ne soit nullement altérée.

Les ulcères scorbutiques se distinguent en ce qu'ils ne fournissent jamais un pus louable, mais une espece de sanie ténue, fétide, mêlée de sang, qui ensuite ressemble véritablement à du sang corrompu & coagulé, qui adhere à la surface de l'ulcère, & ne se sépare que difficilement des parties qui en sont recouvertes. La chair qui est au-dessous étant examinée avec la sonde, paroît être molle ou spongieuse & très-putride. Les détersifs & les escharotiques n'y sont d'aucune utilité : car après avoir enlevé avec beaucoup de peine ces especes d'escharres, on en retrouve de nouvelles au pansement suivant, & les ulcères offrent toujours la même apparence d'un sang coagulé putride. Leurs bords sont en général d'une couleur livide & boursoufflés par des excroissances charnues qui partent de dessous la peau. Si on y fait une compression trop forte, pour empêcher ces espèces de fongosités de s'élever, la gangrène y survient facilement, le membre ne manque jamais de devenir œdémateux, douloureux, & de se couvrir en grande partie de taches. A mesure que la maladie avance, il naît de l'ulcère un fongus mol, sanglant, qui approche par sa couleur & par sa consistance, du foie de bœuf cuit. Souvent ce fongus acquiert pendant la nuit un volume monstrueux ; & quand on le détruit avec le cautère actuel ou potentiel, ou quand on le coupe avec le bistouri, on le trouve au pansement suivant, aussi considérable qu'avant. L'ulcère reste long-temps dans cet état, sans affecter l'os.

Les plaies & les contusions des scorbutiques dégénerent en ces sortes d'ulcères, qui sont aisés, d'après cette description, à distinguer des autres. D'ailleurs le mercure qui est avantageux dans ces derniers, est le plus pernicieux de tous les remedes dans les ulcères scorbutiques.

Le scorbut aggrave ou renouvelle tous les maux auxquels les malades ont été sujets, ou dont ils sont affectés, mais particuliérement les douleurs de rhumatisme & celles qui sont la suite des coups & des contusions. Il est rare qu'ils soient exempts de douleurs ; mais ces douleurs n'ont pas le même siege chez tous les individus, souvent même elles changent de place chez le même. Quelques uns se plaignent d'une douleur universelle dans tous les os ; cette douleur se fait particuliérement sentir dans leurs

mêmes causes ; il semble aussi qu'elle ne varie nullement ; ni par ses phénomenes, ni par ses causes, comme on se l'étoit imaginé il y a quelque temps.

---

membres, elle est moins vive dans le dos, & sur-tout dans les jointures & les jambes lorsqu'elles sont gonflées. Le siege le plus fréquent de ces douleurs réside dans quelque partie de la poitrine ; & il est ordinaire dans le scorbut, d'y ressentir un resserrement & une oppression qui sont accompagnés de point de côté lorsque le malade tousse. Comme ces douleurs sont très-sujettes à passer d'un endroit à l'autre, toute espèce de mouvement les aggrave & particuliérement celles du dos.

Les scorbutiques sont très-sujets à être affectés des maladies régnantes ; ils en retirent même beaucoup d'utilité lorsque ces maladies sont d'une nature entiérement opposée à celle du scorbut ; mais si au contraire elles sont du genre putride, telles que la petite-vérole, la rougeole, la fievre dysentérique, &c. elles se réunissent avec l'acrimonie scorbutique, & produisent les symptomes les plus funestes.

Lorsque la maladie fait des progrès, la poitrine est toujours plus ou moins affectée, à moins que le ventre ne soit fort libre. La douleur passe d'une partie à l'autre, souvent même au côté opposé à celui où elle étoit d'abord ; elle se fait sentir uniquement pendant la toux, dans les premiers temps de la maladie. Mais ensuite cette douleur se fixe communément à une partie, qui est le plus fréquemment le côté ; alors elle devient très-aiguë & très-pungitive, au point même de gêner la respiration. Ce symptome est très-fâcheux ; le véficatoire le modere quelquefois ; néanmoins son usage n'est pas toujours sans danger, parce qu'il y a à craindre la gangrene. Cette douleur se fixe communément au côté gauche dans les diarrhées scorbutiques, & est presque toujours mortelle.

La tête est rès-rarement affectée de douleurs, à moins que le malade n'ait de la fievre ; mais il est douteux qu'il y ait une véritable fievre scorbutique : on doit regarder comme symptomatique, celle qui survient quelquefois dans cette maladie, qui est du genre des maladies chroniques. La fievre affecte très-rarement les scorbutiques ; quand elle survient, ce n'est que dans le dernier période de la maladie, & alors cette fievre est presque toujours mortelle ; elle est communément la suite des ulcères du poumon, sur-tout lorsqu'il a précédé une toux violente & des douleurs vives de côté.

Les symptomes fébriles sont en général moins violens & moins inflammatoires chez les scorbutiques que chez les autres personnes ; mais il y a un genre de fievre, qui est presque aussi funeste que la peste même lorsqu'il se trouve réuni au scorbut, savoir, la fievre pétéchiale, ou la fievre des prisons qui se gagne dans les endroits peu aérés, où il y a beaucoup de monde de rassemblé, ou par la contagion.

L'état du corps varie un peu en raison de la constitution des ma-

1791. Je ne décrirai donc pas ici les phénomènes du scorbut, parce qu'on l'a fait completement & avec exacti-

---

lades. Chez quelques-uns le ventre conserve sa régularité pendant tout le cours de la maladie ; chez d'autres il y a une constipation opiniâtre ; néanmoins les scorbutiques sont en général sujets à avoir des selles liquides, d'une fétidité remarquable ; l'urine varie beaucoup en différens temps, cependant elle est le plus souvent fort colorée & se corrompt facilement, lorsqu'on la laisse reposer, il se forme sur la surface une espece de crasse saline huileuse.

Le pouls varie aussi suivant la constitution du malade ; mais il est communément plus lent & plus foible que dans l'état de santé. Lorsque la fievre survient, il est petit, mais dur & précipité ; quelquefois il s'élève tout-à-coup pour quelques momens, il baisse alors immédiatement après, & est toujours intermittent.

Quoiqu'en général les taches scorbutiques ne s'élèvent pas au-dessus de la surface de la peau, il survient quelquefois sur les jambes, quand elles sont fort gonflées, des especes de croûtes ou écailles seches. D'autres fois il paroît sur la peau de petites éruptions, semblables à une éruption miliaire seche ; mais cela est très-rare.

II. Dans le second période du scorbut, les malades perdent communément l'usage de leurs membres. Il survient une contraction des tendons des muscles fléchisseurs de la cuisse, à laquelle se joignent un gonflement & une douleur du genou : ces symptomes sont précédés d'une roideur de ces tendons & d'une foiblesse des genoux qui se manifestent de très-bonne heure. Les malades éprouvent fréquemment des foiblesses, & lorsqu'ils ont été long-temps sans faire d'exercice, le moindre mouvement les fait tomber en syncope. Tels sont les symptomes les plus constans, & qui caractérisent particuliérement ce période.

Quelques scorbutiques ont alors les jambes d'une grosseur monstrueuse & couvertes d'une ou plusieurs taches livides ; il survient à d'autres des tumeurs dures dans différens endroits, qui sont extrêmement douloureuses ; on en voit quelquefois dont le gras des jambes & même les cuisses sont parfaitement endurcis, sans que l'on y apperçoive aucun gonflement.

Si l'on remue les malades, ou si on les expose à l'air, ils sont sujets à expirer tout-à-coup, après avoir éprouvé des palpitations pendant moins d'une minute. Cela arrive particuliérement à ceux qui ont des taches livides sur le visage ou une couleur scorbutique foncée, jointe à des douleurs de la poitrine.

Les scorbutiques sont sujets dans tous les temps, mais particuliérement vers ce période de la maladie, à des hémorrhagies considérable de différentes parties du corps, telles que du nez, des gencives, des intestins, des poumons, &c. leurs ulcères même rendent aussi en même temps beaucoup de sang. Plusieurs ont des dysenteries violentes, accompagnées de douleurs aiguës qui les réduisent au plus grand degré de foiblesse. D'autres rendent une grande quantité de sang par l'anus sans diarrhée ni colique.

tude; je tâcherai seulement de déterminer les faits relatifs aux moyens de prévenir & de guérir la maladie dont il

---

Les gencives sont communément excessivement fongeuses, elles exhalent une puanteur insupportable, elles sont dans un état de putréfaction extrême & très-douloureuses; quelquefois leurs ulcères deviennent très profonds & ont un aspect gangréneux. Mais le fond de la gorge, & la partie supérieure de la bouche, ne sont jamais affectés, excepté dans les cas où la salivation survient; les lèvres le sont aussi très-rarement. Les dents vacillent très-communement dans leurs alvéoles, & tombent souvent; mais il est rare qu'il survienne carie a la mâchoire.

La carie scorbutique n'a lieu que dans deux circonstances: savoir, premiérement, lorsque la lame externe d'un os a été rompue, de manière que l'humeur scorbutique qui est corrosive, & qui reste en stagnation dans quelque cavité du corps, pénetre jusqu'à la substance cellulaire interne, où elle produit promptement la corruption & la gangrène. D'ailleurs les ulcères subsistent long-temps sur la crète du tibia & sur d'autres parties sans affecter l'os, excepté quand l'infection est très-virulente & pénetre sa substance cellulaire, ce qui est très-rare & n'arrive que quand la fievre survient; dans ce cas, qui est la seconde circonstance où la carie scorbutique a lieu, il y a communément une douleur très-vive, l'os s'élargit toujours, ou plutôt forme une exostose, souvent un spina ventosa, qui est suivi d'ulcères très-douloureux qui s'étendent, & d'une carie interne du plus mauvais genre.

Lorsque le scorbut est porté a ce degré, la plupart des malades ont bon appétit, ils conservent même parfaitement l'usage de leurs sens, quoique le corps soit fort affoibli, & souvent l'esprit très-abattu. Il y en a plusieurs qui, quand ils sont en repos dans leur lit, ne se plaignent d'aucune douleur ni de mal aise, à moins qu'ils ne soient attaqués de dysenterie ou d'une salivation fâcheuse; mais ce dernier symptome survient rarement sans que l'on ait administré imprudemment quelque préparation mercurielle pour guérir les ulcères, ou d'autres symptomes du scorbut: car, dans ces cas, la plus petite quantité de mercure suffit pour produire une salivation abondante & dangereuse, qui est presque toujours accompagnée de dysenterie. Ces symptomes se succèdent alternativement; de manière que la salivation cesse généralement pour un jour ou deux, pendant que le malade est tourmenté de coliques & de déjections sanguinolentes, & dès que ces derniers accidens disparoissent, la salivation revient de nouveau.

III. Le troisieme période du scorbut est communément caractérisé par les symptomes les plus irréguliers & les plus extraordinaires. Il est assez commun de voir les ulcères anciennement cicatrisés, se rouvrir; chez d'autres malades, la peau des jambes qui sont enflées s'ouvre fréquemment, sur-tout dans les endroits où l'on avoit observé avant des tumeurs molles, douloureuses & livides; ces ulcères dégénerent & deviennent tels qu'ils sont décrits plus haut. D'autres succombent après des évacuations

paroît que l'on ne convient pas encore entiérement. Je parlerai d'abord des circonstances qui la précedent, &

abondantes d'un sang corrompu, qu'ils rendent avec les selles & les urines, ou qui sort des poumons, du nez, de l'estomac, des vaisseaux hémorrhoïdaux & d'autres parties du corps. Il est extrêmement rare que la fievre survienne a ce période; & quand elle a lieu, elle est du genre des fievres colliquatives, & presque toujours accompagnée de pétéchies, de sueurs fétides, &c. on voit souvent la maladie produire des obstructions, & une espèce de putréfaction des viscères de l'abdomen, qui donne naissance à la jaunisse, & à l'affection hypochondriaque, ou a l'état le plus confirmé d'abattement de l'esprit & de mélancolie, accompagné de frissons nerveux violens, & même de coliques vives, de constipation rebelle, &c.

Vers la fin de la maladie la poitrine est très-souvent affectée d'un resserrement considerable & d'un sentiment d'oppression, joints à une difficulté extrême de respirer; quelquefois il y a une douleur au-dessous du sternum, mais plus fréquemment sur l'un des côtés de la poitrine; chez d'autres, qui ne se plaignent d'aucune douleur, la respiration devient tout-a-coup précipitée & laborieuse, & cet état se termine par une mort prompte, souvent inattendue.

Les symptomes qui surviennent vers la fin de cette maladie varient a l'infini & sont souvent très-extraordinaires; on trouvera dans les auteurs des exemples fréquens de ces variétés, qu'il n'est pas possible de suivre ici.

Le scorbut n'est point contagieux; on a remarqué dans les flottes & dans les armées, qu'il étoit toujours dû à des causes générales, & que ceux qui se mettoient à l'abri de ces causes en étoient exempts, lors même qu'il régnoit avec le plus de violence. On peut boire dans le même verre, coucher dans le même lit, & rester continuellement avec des scorbutiques sans gagner la maladie.

On regarde comme un signe certain de guérison la diarrhée légere, accompagnée de la moiteur & de la mollesse de la peau, qui survient chez les scorbutiques, dès qu'on leur donne des fruits & des végétaux récens; sur-tout s'ils peuvent supporter un exercice modéré & le changement d'air, sans tomber en syncope, & s'ils recouvrent l'usage de leurs membres. Mais si la dysenterie scorbutique survient, ou si la poitrine s'affecte, il y a peu d'espoir.

Lorsque la guérison approche, les taches noires de la peau se dissipent à-peu-près de même que les autres ecchymoses; elles jaunissent par degrés du centre a la circonférence; & la couleur naturelle de la peau paroît de la même manière.

Le scorbut invétéré se termine souvent par la consomption, lorsque la poitrine a été vivement affectée, quelquefois il reste une disposition à l'hydropisie, mais l'œdème & les ulcères des jambes subsistent encore plus fréquemment. Ces personnes sont aussi sujettes à être affectées ensuite, dans différens périodes de leur vie,

qui peuvent en être considérées comme les causes éloignées.

---

de rhumatisme chronique, de douleurs & de roideur des jointures ; & quelquefois d'éruptions cutanées ; mais souvent les gencives restent fort affectées, & saignent facilement.

On doit regarder comme des variétés des symptomes du scorbut, les espèces suivantes, admises par Abraham Nitzsch, qui a observé cette maladie dans les armées de Russie, depuis 1732 jusqu'en 1743 ; il admet quatre espèces de scorbut froid ou lent, qu'il appelle :

1°. Le scorbut livide. Cette espèce est caractérisée par de grandes taches noires & bleues, qui paroissent sur les jambes, & les jointures, quelquefois sur le dos & la poitrine, souvent même sur les paupières & sur le blanc de l'œil, qui est gonflé & d'une couleur rouge foncée ; à ces taches succèdent l'ophtalmie & une espèce de chemosis lente ; les gencives sont fort gonflées, décolorées & très-molles ; en les pressant il en sort une matiere jaune fétide. Les parotides sont aussi communément fort gorgées. C'est l'unique espèce de scorbut où la peau est comme vergétée de raies en partie noires, rougeâtres & livides : il y a de la fièvre & les douleurs sont très-vives.

2°. Le scorbut pétéchial. Les taches sont, dans cette espèce, d'un rouge foncé, qui se change ensuite en une couleur jaune noirâtre. Ces taches sont très-petites & ressemblent à des morsures de puces ou à des pétéchies ; il n'y en a que sur la partie antérieure des jambes & sur les malléoles, & elles sont accompagnées de douleur. Il paroît aussi quelquefois sur le genou & au-dessous du jarret des taches d'un bleu rougeâtre ; la douleur & la tumeur de ces parties, ainsi que la vélocité du pouls augmentent en proportion de la rougeur de ces taches ; les gencives sont moins molles que dans la premiere espece, mais leur partie supérieure est plus excoriée ; il survient sur la partie interne des joues des tumeurs, quelquefois dures, noueuses & semblables à des verrues, & d'autres fois fongeuses ; quelquefois il naît une substance fongeuse, uniforme, qui s'étend jusqu'au fond de la bouche ; le malade crache davantage, & l'haleine est plus fétide que dans les autres espèces du scorbut ; quelquefois le muscle temporal est gonflé & durci au-dessous de l'apophyse zygomatique, mais les parotides ne le sont jamais.

3°. Le scorbut pâle. On n'observe point de taches dans cette espèce ; au contraire, il y a une bouffissure universelle qui donne une couleur pâle à la peau, bientôt elle devient jaunâtre, ce que l'auteur attribue aux parties huileuses du sang qui se corrompent & rancissent ; la graisse acquiert une dureté semblable au suif ; les cuisses & les bras se gonflent & durcissent prodigieusement, il survient alors de véritables taches sur les mains & sur la partie antérieure du tibia ; les joues sont plus gonflées, les genoux plus violemment contractés ; les dents plus ébranlées, & les gencives beaucoup plus lâches & plus corrompues que dans les autres espèces de scorbut. Quelquefois il croît une espèce de chair fongeuse dans

1792. La circonstance la plus remarquable entre celles qui précèdent la maladie, c'est qu'elle attaque le plus

---

l'angle de la mâchoire inférieure ; les mâchoires sont serrées l'une contre l'autre, & il y a fréquemment un endurcissement des parotides & des muscles crotaphite & masseter. L'humeur séreuse qui paroît dominer dans cette espece de scorbut, s'accumule quelquefois dans le tissu cellulaire & produit l'anasarque ; d'autres fois elle se porte vers les poumons ou les intestins, & produit l'asthme, l'hydropisie de poitrine, la diarrhée, &c. Quand cette humeur a acquis un certain degré d'acrimonie, il en résulte des douleurs très-vives & rongeantes dans différentes parties du corps ; & lorsqu'elle se fixe dans un endroit, les douleurs y deviennent entiérement insupportables ; c'est ce qui arrive particuliérement aux articulations des côtes avec le sternum ; la carie les détruit au point qu'elles se séparent des cartilages. Cette espece est d'une plus longue durée que les autres ; elle continue tout l'été & dure jusqu'à la fin de l'automne.

4°. Le scorbut rouge. Le malade est d'une foiblesse extrême, tout le corps est fort rouge, les joues sont bouffies & pendantes, la cachexie est portée au plus haut degré, les gencives sont extrêmement fétides, fongueuses, putrides & purulentes ; les genoux sont contractés. L'auteur n'a observé qu'une fois cette espece dans les retranchemens *d'Ust sumatra*.

5°. Le scorbut chaud se distingue des especes précédentes, en ce que, 1°. le corps n'est pas bouffi, & paroît plutôt dans un état de maigreur : 2°. les gencives ne sont ni aussi fongeuses, ni aussi fétides, elles sont au contraire fort gonflées, très-brûlantes, & tellement douloureuses, que le tact le plus léger fait tomber le malade en syncope : 3°. les douleurs ne sont pas si fixes que dans le scorbut froid ; la fievre est constante, mais irréguliere. Les douleurs se portent tantôt du dos à la tête, qu'elles affectent en entier ou en partie ; elles se fixent quelque-temps sur les dents & le col, & après y avoir occasionné les tourmens les plus terribles, elles se jettent tout-à-coup sur les parties externes ou internes du thorax ; ce qui donne lieu à une oppression extrême, à des points de côté, &c. d'autres fois les douleurs résident dans l'abdomen, où elles produisent des coliques, des accès de néphrétique, la suppression des urines & des contractions convulsives très-variées des extrémités : 4°. les genoux sont dans un état de contraction & de rigidité extrême, mais ils ne sont pas si gonflés ni si enflammés que dans le scorbut froid : 5°. il n'y a pas de taches sur la peau : 6°. la principale différence de ce scorbut, consiste dans les urines ; car dans le scorbut livide & dans le pétéchial, l'urine est d'un rouge foncé, & change peu lorsqu'on la laisse reposer ; mais dans le scorbut chaud, on observe un sédiment épais, sablonneux dans l'urine, & sa surface est couverte d'une pellicule très-mince, blanche, graisseuse ; la fievre qui accompagne cette espece sert aussi à la distinguer des autres.

Nitzsch a observé le scorbut qu'il caractérise de chaud, dans

Communément ceux qui vivent particuliérement d'alimens salés ; & il est fort douteux qu'elle survienne jamais dans d'autres circonstances. Ces alimens sont souvent dans un état de putridité ; mais l'on a spécialement attribué le scorbut à l'usage long-temps continué d'une nourriture animale qui se trouvoit dans un état de putridité & en quelque sorte incapable de se digérer. Les alimens salés produisent-ils le scorbut d'une autre maniere que parce qu'ils deviennent plus difficiles à digérer c'est une question que l'on n'a pas encore pu résoudre.

1793. Il me paroît que le sel concourt à produire cet effet ; car il n'y a guere d'exemples que cette maladie se soit manifestée sans avoir vécu d'alimens salés & à peine peut-on en citer un où leur usage long-temps continué ne l'ait produite : en outre, il y a des preuves que l'on a empêché le scorbut de se déclarer, en évitant les alimens salés, ou en diminuant leur quantité, quoique les circonstances fussent entiérement les mêmes. D'ailleurs, si l'on admet cette preuve je tâcherai de démontrer par la suite, que l'usage du sel pris en grande quantité a une tendance à aggraver & à augmenter la cause prochaine du scorbut.

1794. Il faut cependant convenir que la principale circonstance qui produit le scorbut, est de vivre en grande partie & très-long-temps de nouriture animale, sur-tout quand elle est dans un état de putridité ; ce qui le prouve évidemment c'est qu'en faisant usage d'une certaine quantité de végétaux frais, on est toujours sûr de prévenir la maladie (a).

---

différens endroits ; cependant il n'a jamais remarqué qu'il fût épidémique, quoiqu'il ait vu un très-grand nombre de personnes qui en étoient affectées à Wiburg ; d'où l'on peut croire, comme l'observe Lind, que cette espece est une complication du scorbut avec la maladie vénérienne. Quelques malades mouroient dans l'état décrit par Nitsch, sans avoir de tumeurs sur la surface du corps ; mais ils étoient tous affectés de tumeurs squirrheuses des glandes de l'abdomen, & particuliérement des glandes du mésentère & du foie : ces tumeurs étoient sensibles au toucher, même avant la mort La maladie vénérienne qui résiste beaucoup plus au mercure dans les climats froids que dans ceux qui sont plus temperés, paroît être l'origine de ces symptomes terribles ; & le mercure même contribue beaucoup à les développer.

(a) La viande récente & le pain ne paroissent pas avoir jamais produit le scorbut. Le célèbre voyage de l'immortel Cook autour

1795. L'on a pensé qu'entre les circonstances qui produisoient le scorbut, l'usage des nourritures animales étoit spécialement nuisible, parce qu'elles se digeroient difficilement; l'on a tenté de confirmer cette opinion, en observant que les autres alimens dont l'on se nourrissoit dans les mêmes circonstances étoient aussi d'une digestion difficile. On croit que c'est sur-tout le cas des farineux non fermentés qui forment si communément une partie de la nourriture des marins: mais je regarde cette opinion comme très-mal fondée; car les farineux non fermentés, formant une portion considérable de la nourriture des enfans, des femmes & de la plus grande partie du genre humain, ne peuvent guére être regardés comme des alimens de difficile digestion: & il y a même des faits qui prouvent que les farineux non fermentés, employés en grande quantité, loin de produire le scorbut, ont beaucoup contribué à en arrêter les progrès (a).

1796. On s'est imaginé que certaines vapeurs dont l'air de la mer étoit chargé, contribuoient au scorbut; mais cela est entiérement dépourvu de probabilité: car on ne pourroit que le soupçonner chargé de vapeurs méphitiques ou

du monde, prouve que la maniere de vivre suffit seule pour mettre à l'abri de cette maladie tout un équipage, dans les voyages même de long cours. La nature a destiné à chaque genre d'animaux une nourriture particulière, dont ils ne peuvent être privés sans que leurs fluides dégénèrent & cessent d'être propres à entretenir l'état de santé. L'homme semble être moins restreint sur le choix des alimens; néanmoins il ne peut vivre long-temps de nourritures animales seules, sans qu'il en résulte les conséquences les plus funestes, & leurs effets sont plus ou moins prompts en raison de la nature des animaux qui lui servent de nourriture: ainsi la chair des carnivores paroît produire plus facilement l'acrimonie scorbutique, que celle des animaux graminivores; & la chair du pigeon paroît disposer particuliérement à la putridité, quand on en fait usage long-temps.

(a) Les habitans de l'Asie sont tellement accoutumés à ne vivre que de riz non fermenté, qu'ils ne peuvent quitter cette nourriture sans tomber dans un état de langueur, qui est bientôt suivi de la mort, comme l'a prouvé la famine qui a regné à Calcutta en 1770. Les farines d'orge, de riz, d'avoine, &c. bouillies dans l'eau, ont suffi souvent pour arrêter les progrès du scorbut, & l'on croit que les Hollandois y sont moins sujets que les autres peuples, parce qu'ils font un plus grand usage de ces substances dans les voyages de long cours.

inflammables ; & l'on sait aujourd'hui que ces vapeurs sont en bien moins grande quantité sur mer que sur terre ; il y a en outre beaucoup d'autres preuves qui constatent la salubrité de l'air de la mer (*a*). En conséquence, si cet air contribue à produire le scorbut, ce doit être par ses qualités sensibles, telles que le froid ou l'humidité.

1797. Il est évident que le froid favorise le scorbut, en ce que cette maladie est plus fréquente & plus violente dans les climats froids & dans les saisons froides (*b*), & que même les vêtemens chauds contribuent à en arrêter les progrès.

1798. L'humidité peut en général favoriser le scorbut, quand l'atmosphère dans laquelle les hommes vivent en est fort chargée ; mais il s'en faut de beaucoup que l'humidité ordinaire de l'air de la mer produise cet effet. Il est probable qu'elle n'est jamais considérable, excepté dans le cas où il survient des pluies extraordinaires ; & alors même, l'humidité ne paroît contribuer au scorbut, que parce qu'elle est appliquée sur le corps par les vêtemens humides. En même-temps, je crois qu'il n'y a pas d'exemple que le froid ou l'humidité aient produit le scorbut sans le concours de la mauvaise nourriture dont vivent les marins (*c*).

(*a*) Il paroît aujourd'hui prouvé que les mêmes causes occasionnelles peuvent donner lieu au scorbut, tant sur terre que sur mer, & que l'air de la terre n'a pas la vertu particulière de prévenir cette maladie. Il suffit, pour la produire, que les organes de la digestion ne puissent extraire des alimens un fluide extrêmement doux & insipide, semblable au lait, capable de s'assimiler à nos humeurs & de se changer en sang. Ainsi une grande quantité d'alimens salés & le défaut de nourriture, réunis à l'humidité, peuvent donner lieu au scorbut dans les pays froids.

(*b*) Les substances animales salées n'occasionnent le scorbut que quand les conduits qui laissent échapper hors du corps les parties alkalescentes de nos fluides sont obstrués. Il est très-rare que cette maladie ait lieu tant que la transpiration se soutient à un degré assez considérable ; & Lind observe qu'on ne le voit jamais sous la zone torride ; chez les marins même, qui vivent uniquement de viandes salées ; & parmi un grand nombre d'hommes exposés aux causes capables de produire le scorbut, ceux qui font de l'exercice en sont plus long-temps exempts que ceux qui restent dans l'inaction Les infusions chaudes de quelques plantes bues avec du sucre, & les liqueurs vineuses, préservent aussi du scorbut en soutenant la transpiration ; c'est pourquoi les officiers qui sont sur les vaisseaux, en sont plus rarement attaqués que les matelots.

(*c*) M. Sherwen, dans ses remarques sur la cause & la nature

1799. Lorsque ces circonstances contribuent au scorbut il paroît que ceux qui font le moins d'exercice en sont communément plus facilement attaqués ; c'est pourquoi il est probable que la vie renfermée & le defaut d'exercice ont beaucoup de part à produire la maladie.

1800. Il paroît que la foiblesse, de quelque maniere qu'elle soit occasionnée ; favorise le scorbut. Il est en conséquence probable qu'un travail & une fatigue extraordinaire contribuent souvent à le produire ; la tristesse & le découragement peuvent, pour la même raison, ralentir la force de la circulation, & par ce moyen favoriser, comme on l'a observé, la naissance du scorbut.

1801. On a également remarqué que les personnes qui négligent d'entretenir la propreté de la peau en se lavant & en changeant de vêtemens, sont plus sujettes que d'autres au scorbut.

1802. Plusieurs des causes dont je viens de parler semblent concourir à produire le scorbut ; mais il n'est pas fort évident qu'une seule puisse suffire, ou que toutes même réunies y donnent lieu sans le concours particulier du genre de vie des marins. Néanmoins il y a plusieurs autres circonstances entre celles dont j'ai fait mention, qui contribuent à le produire plutôt & à un degré plus considérable qu'on ne l'observeroit s'il étoit dû à la nourriture seule.

1803 D'après ce coup-d'œil des causes éloignées, il est aisé de voir que, pour prévenir cette maladie, il faut, jusqu'à un certain point, éviter les circonstances que nous avons dit contribuer à la produire plus promptement qu'il n'arrive lorsqu'elles n'ont pas lieu. L'unique moyen efficace sera d'éviter en même temps les alimens salés, ou au moins d'en diminuer la quantité, & de manger ceux qui seront conservés autrement que par le sel ; il faudra vivre de végétaux de toute espece ; choisir de préférence ceux qui

du scorbut de mer, cite l'exemple du passage du *Centurion* de la côte du Mexique à l'isle de Tinian, dont l'équipage fut affecté du scorbut, quoiqu'il ne manquât point d'eau, ni de provisions fraîches ; mais il vivoit particuliérement de poisson, & le temps étoit très-pluvieux. L'on doit conclure de-là que l'usage inmodéré des poissons de mer, peut, quand l'humidité s'y trouve réunie, produire le scorbut ; mais cela ne suffit pas pour prouver que la nourriture animale seule peut occasionner cette maladie, comme le pense M. Sherwen.

feront plus difpofés à l'acefcence, tels que la drèche (a); & boire beaucoup d'eau pure.

1804. Il me femble que la cure du fcorbut eft aujourd'hui très-bien déterminée, & que la maladie fe diffipe communément en très-peu de temps, lorfque l'on peut obtenir les moyens néceffaires pour la guérifon. Le principal moyen curatif confifte à vivre de végétaux récens & fucculens ; on peut même faire ufage de tous ceux qui font propres à manger (b) ; mais il n'y en a pas dont l'effet foit plus prompt que les fruits acides, & toutes les efpeces de liqueurs fermentées qui font de la même nature.

1805. Les plantes nommées *alkalefcentes*, telles que celles qui font du genre des aulx & de la claffe des tétradynamies ; font auffi d'une utilité particuliere pour la guérifon de cette maladie ; car malgré le nom qu'elles portent, elles paffent à l'acefcence pendant le premier temps de leur fermentation, & paroiffent contenir une grande quantité de maniere acefcente ; en outre, elles contiennent prefque toutes une matière âcre qui paffe facilement par les urines, & probablement par la tranfpiration infenfible : ces plantes font utiles dans le fcorbut en favorifant ces deux excrétions. Il eft probable que quel-

(a) M. Sherwen propofe de faire vivre les marins de farineux dans un état de fermentation, c'eft-à-dire, de manger les farines de femences qui ont fermenté, au lieu d'en boire l'infufion, comme on avoit coutume de le faire, parce qu'elles doivent produire un effet plus avantageux de cette maniere, de même que le quinquina pris en fubftance eft plus efficace que fon infufion. Dans les cas de difette, cet auteur préfere les féves de marais, parce qu'elles végétent plus promptement, & que mifes dans l'eau même dans le temps le plus froid ; leur enveloppe peut s'enlever facilement au bout de deux ou trois jours, toute la femence devient tendre & fucculente, & le germe paroît ; on peut alors la couper, la manger avec l'huile, la moutarde & le vinaigre, en guife de falade.

(b) Le choux fur-tout coupé par morceaux, mêlé avec du fel, difpofé par couches, peut fe conferver long-temps. C'eft à ce légume préparé de cette maniere & entaffé dans un vaiffeau convenable, que le capitaine Cook dut la fanté dont jouit tout fon équipage pendant un voyage de trois ans. Kramer avoit déjà obfervé que les navigateurs Hollandois étoient moins fujets au fcorbut que les Anglois, parce qu'ils avoient adopté cette méthode de conferver les choux. On peut conferver de même les oignons, les carottes, & tous les végétaux fucculens.

ques-unes de la famille des conifères ; telles que la pesse (a), & d'autres qui sont diurétiques, peuvent aussi être de quelque utilité.

1806. Il est assez probable que toutes les especes de lait & particuliérement ses produits, tels que le petit-lait & le lait de beurre, peuvent guérir cette maladie.

1807. Il est ordinaire dans le scorbut de faire usage des acides minéraux ; mais il y a des raisons de douter de leur utilité, & il est certain que ce ne sont pas des remedes efficaces. On ne peut guère les donner en quantité assez considérable pour qu'ils soient utiles comme antiseptiques ; d'ailleurs comme ils ne paroissent pas entrer dans composition des fluides animaux, & qu'il est probable qu'ils passent par les conduits excrétoires sans être changés ; ils ne peuvent produire que peu d'effet sur les fluides.

1808. La grande foiblesse qui accompagne constamment le scorbut, a naturellement porté les médecins à employer les toniques & les fortifians, particuliérement l'écorce du Pérou ; mais son efficacité me paroît fort douteuse. Il est étonnant avec quelle promptitude l'usage des végétaux rétablit les forces des scorbutiques ; ce qui semble prouver que la foiblesse qui a précédé dépend de l'état des fluides, & qu'aucun tonique ne peut être fort efficace tant qu'ils ne sont pas rétablis dans leur état naturel : or, comme le quinquina a peu d'action pour changer l'état des fluides, il doit en conséquence être peu efficace dans le scorbut (b).

1809. Je remarquerai, en terminant mes observations sur les médicamens dont l'on a fait usage dans le scorbut, que le mercure y est toujours évidemment nuisible.

1810. Après avoir observé que les moyens de prévenir & de guérir le scorbut, sont aujourd'hui très-bien connus, il peut paroître inutile d'entrer dans une longue discussion sur sa cause prochaine ; mais comme il est difficile d'éviter de semblables discussions, & que les opinions fausses peuvent nuire jusqu'à un certain point à la pratique, je vais

(a) C'est l'espece de sapin que Bauhin appelle *picea major prima, sive abies rubra*.

(b) Lind dit avoir donné le quinquina avec succès pour favoriser la suppuration des ulcères ; mais il ne croit pas non plus que ce remède puisse guérir le scorbut. Il l'a aussi trouvé utile dans la salivation & les hémorrhagies, mais nuisible dans les diarrhées.

proposer ce qui me paroît le plus probable sur cet objet.

1811. Malgré ce qu'ont assuré quelques personnes célebres, je crois, d'après le témoignage de la plupart des auteurs qui ont écrit sur cet objet, que, dans le scorbut, les fluides éprouvent un changement considérable.

Ces auteurs nous apprennent que la couëne du sang que l'on tire aux scorbutiques, diffère en couleur & en consistance de celle que l'on observe dans le sang des personnes saines, & qu'en même-temps le goût & la couleur du serum changent communément. Les excrétions prouvent aussi qu'il y a chez les scorbutiques un changement dans l'état des fluides. L'haleine est fétide; l'urine est toujours haute en couleur & plus âcre que de coutume; & si l'exudation âcre des pieds, dont parle le docteur Hule, est particuliere aux scorbutiques, elle servira à prouver évidemment le même objet; mais de quelque maniere que cela arrive, il est suffisamment démontré que dans le scorbut l'état naturel des fluides est considérablement changé. Je pense de plus, que l'on peut, en raison de ce état, regarder comme certain que la maladie est produite par un genre particulier d'aliment, & qu'elle se guérir avec certitude en changeant de maniere de vivre. Dans le dernier cas, l'on n'a pas de preuve que la nourriture dont l'on fait usage, agissent autrement qu'en produisant un état & une condition particuliere des fluides.

1812. Si l'on présume que le scorbut dépend d'une condition particuliere des fluides, il reste à examiner quelle peut être cette condition.

J'observerai, dans cette vue, que l'économie animale a la puissance singuliere de changer les alimens acescens, de maniere à les rendre beaucoup plus disposés à la putréfaction quoique pendant la vie les humeurs n'acquierent presque jamais un état de putridité parfaite; il est néanmoins certain que si l'homme qui vit d'alimens d'un genre mixte, se bornoit uniquement à la nourriture animale, sans user fréquemment de végétaux, ses fluides feroient trop de progrès vers la putréfaction pour que la santé pût subsister (*a*). Ces pro-

---

(*a*) Suivant les principes admis par M. Cullen, dans sa Physiologie, nº 236, il se développe pendant le temps de la digestion un acide qui fait disparoître les effets de la putréfaction, & contribue à changer les substances alimentaires en chyle. L'estomac ne

grès vers la putréfaction paroissent consister dans la production & le développement d'une matiere saline, qui ne paroît pas exister dans les végétaux, & qui pourroit s'y engendrer ou se développer, qu'en faisant passer sa fermentation à l'état de putridité. Cet état salin est en quelque sorte constamment produit & développé par l'action animale, comme le prouvent certaines excrétions de ma-

peut être privé de cet acide, sans que la santé en souffre ; c'est pourquoi les alkalis & les absorbans pris en grande quantité, disposent au scorbut en se neutralisant avec cet acide, & en diminuant en conséquence la quantité qui doit se trouver dans l'estomac. L'usage long-temps continué des substances animales, s'oppose à la génération de cet acide, produit une acrimonie particulière qui réside dans la partie séreuse du sang, & occasionne une dissolution de la lymphe coagulable, d'où dépend le degré de viscosité dont jouit la masse du sang dans l'état de santé : ce liquide devient en conséquence plus fluide ; quand on le tire de la veine, il paroît très-noir, & quand on le laisse reposer quelque-temps, il s'épaissit & prend une couleur brune bourbeuse ; une partie de sa surface est verdâtre, & ses parties ne se séparent pas d'une maniere régulière. Cette disposition à la putridité augmente avec la maladie : quand elle est parvenue au dernier degré, le sang devient aussi noir que de l'encre ; & quoiqu'on l'agite plusieurs heures dans un vaisseau, ses parties fibreuses ressemblent à des cheveux qui flottent dans une matiere trouble. L'on a trouvé par l'ouverture des cadavres, que le sang contenu dans les veines ou extravasé, étoit noir & jaune, & celui que l'on rend dans les différentes hémorrhagies qui surviennent dans les derniers temps de la maladie, est de la même nature.

Cet état de dissolution de la lymphe coagulable produit des désordres variés dans toutes les parties de l'économie animale, & aucun organe n'est à l'abri des effets du scorbut. L'on a trouvé par la dissection, le cœur blanc & putride, & ses cavités entièrement gorgées d'un sang corrompu ; les poumons étoient noirâtres & putrides, & la cavité du thorax remplie d'une eau roussâtre, ou d'une sérosité de différentes couleurs & corrosives : chez quelques-uns le péricarde étoit adhérent aux poumons, & ces dernieres l'étoient à la plèvre & au diaphragme, de maniere que ces parties ne formoient qu'une masse, & étoient tellement confondues, qu'on pouvoit à peine les distinguer. Les poumons sembloient avoir été comprimés au milieu de cette masse ; ce qui avoit fait périr les malades tout-a-coup. Les glandes du mésentère étoient obstruées & gorgées, le foie étoit souvent sain ; la rate paroissoit plus ou moins corrompue, & quelquefois trois fois plus grosse que dans l'état naturel. Enfin on a trouvé, non-seulement les vaisseaux sanguins & les muscles gangrénés & corrodés, mais même les os cariés. Ce qu'il y a d'étonnant, c'est que le cerveau a généralement paru sain & entier.

tieres salines qui se sont constamment, & que l'on doit en conséquence présumer nécessaires pour la santé.

Il est aisé de comprendre, de tout ceci, jusqu'à quel point l'usage continuel de la nourriture animale, sur-tout quand elle est déjà dans un état de putréfaction, sans mêlange de végétaux, contribuent à augmenter à un degré excessif l'action animale, & à produire & développer une plus grande quantité de matiere saline. Il paroît d'après l'état des fluides dont j'ai parlé plus haut, que cette quantité extraordinaire de matiere saline, existe dans le sang des scorbutiques. Ceci est encore confirmé par l'observation, que toute interruption de transpiration, c'est-à-dire, toute rétention de matiere saline, contribue au scorbut; cette interruption arrive particuliérement par l'action du froid, ou par tout ce qui affoiblit la circulation, comme le peu d'exercice, ou son défaut, la fatigue & le découragement. Il est bon de remarquer ici, qu'un des premiers effets du scorbut est d'occasionner très-promptement une grande foiblesse du systême. On ne sait pas bien comment l'état des fluides peut produire une telle foiblesse; mais il est à présumer qu'elle en dépend, d'après ce qui a été dit plus haut, relativement aux causes & à la cure du scorbut.

1813. Il est possible que cette foiblesse ait une grande part à produire les différens phénomènes du scorbut; mais on rendra raison de ces phénomènes d'une maniere plus probable que l'état salin extraordinaire, & par conséquent par l'état de dissolution du sang; & je ne pense pas qu'il soit nécessaire pour ceux qui sont accoutumés de raisonner sur l'économie animale, de développer davantage cette matiere.

J'ajouterai uniquement, que si mon opinion sur l'état salin extraordinaire du sang, comme cause prochaine du scorbut est bien fondée, il sera aisé de voir qu'une quantité extraordinaire d'alimens salés, peut beaucoup contribuer à produire la maladie. En supposant même que le sel n'éprouve aucun changement dans le corps (a), ses effets

(a) Boerhaave pensoit que le sel marin ne subissoit aucun changement dans le corps; mais Margraff a prouvé qu'une grande partie de ce sel se convertissoit en sel ammoniac, & le sel de l'urine est de ce genre. L'on sait que tout alkali fixe, combiné avec des substances inflammables, telles que l'huile forme un savon neutre, & il est possible que nos fluides changent l'alkali fixe en alkali vo-

peuvent être considérables ; ce qui deviendra encore plus probable, si l'on admet que tous les sels neutres qui contiennent un alkali fixe, sont changés dans le corps en un sel ammoniacal, qui, je crois, est celui qui domine spécialement dans le scorbut. Si je suis fondé à conclure que les alimens salés contribuent au scorbut, il est aisé de voir combien il peut être dangereux, d'après une autre théorie (*a*), de les regarder comme nullement nuisibles.

---

latil ; d'où doit résulter la présence du sel ammoniac dans le sang : il paroît même que ce sel est un des principaux moyens d'entretenir la fluidité du sang ; mais quand il s'y trouve en trop grande quantité, il produit l'état de la putrescence que l'on observe dans le scorbut, ce qui donne lieu au sang de s'épancher & produit les hémorrhagies. M. Cullen soupçonnoit que le scorbut affectoit particuliérement la bouche, parce que la salive contient plus de sel ammoniac que les autres fluides, car l'alkali fixe en développe un alkali volatil. Le mercure n'est peut-être aussi nuisible dans le scorbut, que parce qu'il décompose le sel ammoniac, dont la masse du sang & les humeurs sont saturées.

(*a*) On a cru, d'après la vertu dont jouit le sel marin d'arrêter la putréfaction des substances animales, qu'il pouvoit conserver cette même puissance dans le corps vivant, & qu'il devenoit ainsi un antiscorbutique ; mais il suffit, pour renverser cette opinion, de faire attention, comme Pringle l'a prouvé, qu'une petite quantité de sel favorise la putréfaction, & qu'il ne s'y oppose que quand il est employé en très-grande quantité : or, comme la quantité que peut supporter l'estomac de l'homme, est toujours peu considérable, elle doit accélérer les progrès de la putréfaction, ou au moins de l'acrimonie ; car il paroît qu'il n'y a pas de véritable putréfaction dans nos humeurs tant que la vie subsiste.

On ne peut donc pas douter que le sel marin contribue à produire le scorbut, car ce sel a souvent occasionné, chez ceux qui en ont fait usage en grande quantité, des effets semblables à ceux du scorbut, quoique les autres circonstances capables de produire cette maladie ne s'y trouvassent pas réunies. Ainsi, Huxham rapporte qu'une femme prit une livre d'eau de mer tous les matins, pendant dix jours, pour une tumeur écrouelleuse, & que cette eau ne passant pas librement par les conduits excrétoires ordinaires, la malade eut au bout de ce temps, une évacuation immodérée des regles ; les gencives furent constamment saignantes, il survint des pétéchies sur différentes parties du corps ; son pouls étoit vif & plein, son visage pâle & légérement bouffi ; sa chair molle & tendre ; elle devint scorbutique, au point qu'ayant été saignée, pour arrêter l'hémorrhagie des gencives, le sang suinta plusieurs jours de l'orifice de la saignée : elle périt enfin d'une hémorrhagie du nez. Il y a plusieurs autres exemples qui prouvent que le sel marin seul a suffi pour produire une dissolution des humeurs. On dit qu'il a même contribué quelquefois au ramollissement des os.

1814. Après avoir ainsi tenté d'expliquer ce qui a rapport à la cure du scorbut en général, je crois devoir renvoyer aux autres auteurs (a), pour ce qui regarde les symptomes qui exigent un traitement particulier.

(a) Les principaux symptomes du scorbut qui exigent des remèdes particuliers, sont, 1°. la démangeaison & la fongosité des gencives; 2°. la salivation qui survient quelquefois spontanément; 3°. l'œdème des jambes; 4° les ulcères qui affectent différentes parties du corps, & particuliérement les jambes; 5°. les hémorrhagies de ces ulcères ou des gencives, du nez, &c.; 6°. les douleurs des extrêmités, du dos, de la poitrine, &c.; 7°. la dysenterie; 8°. la toux séche accompagnée de dyspnée.

1°. Lorsque la démangeaison des gencives survient, & qu'elles sont fongeuses, il suffit, pour arrêter le relâchement des parties, de laver la bouche avec l'eau d'orge, dans laquelle on met un peu d'alun & de teinture de myrrhe. Mais lorsque la putréfaction augmente, il faut faire usage de l'eau d'orge & du miel rosat acidulés, avec quelque acide minéral, tel que l'esprit de sel, dont on variera la dose à proportion du degré de putréfaction des parties. On peut, avant de faire usage des gargarismes, enlever les parties fongeuses avec le scalpel. Lorsque les ulcères paroissent profonds & s'étendent, il faut les toucher légérement avec de l'huile de vitriol pure ou délayée avec un peu d'eau, suivant que le malade pourra la supporter. Mais souvent l'usage des végétaux suffit pour détruire l'affection des gencives, sans y appliquer aucun remède.

2°. On peut, pour modérer la salivation spontanée, appliquer des épispastiques sur différentes parties du corps, & tenir le ventre libre, par les lavemens ou les doux laxatifs. On tâchera aussi d'augmenter la transpiration en donnant, toutes les quatre heures, des bols composés de thériaque, de camphre, & de soufre; on fera en même-temps des gargarismes avec l'oximel scillitique, l'eau aluminée, ou une décoction d'écorce de chêne: on pourra même faire prendre intérieurement le quinquina & l'élixir de vitriol, & permettre un peu de vin vieux au malade.

3°. Lorsque l'œdème des jambes est modéré, mol & peu douloureux, il suffit d'y faire de légères frictions avec de la flanelle imprégnée de la fumée de benjoin, ou de quelque autre gomme aromatique; mais lorsque les jambes sont fort gonflées, dures & douloureuses, Lind recommande de les exposer une demi-heure, matin & soir, à la vapeur de l'eau chaude, dans laquelle on met un peu de vinaigre ou de sel ammoniac, & de faire ensuite des onctions avec l'huile de palme, si ce moyen, joint au régime végétal, ne dissipe pas l'enflure, il veut que l'on excite les sueurs sur la partie, en l'exposant a la vapeur de l'esprit-de-vin brûlé, ou en y appliquant des sachets de sel chaud. Hulme dit avoir retiré de grands avantages, dans les cas de tumeurs douloureuses, des frictions faites avec l'huile d'olive & le jus de limon ou d'orange.

4°. Les ulcères des jambes ou des autres parties du corps exigent le même traitement ; on y appliquera de la charpie féche, on les comprimera légérement, & on fera usage des antiseptiques qui ont été recommandés pour arrêter l'état de putridité des gencives ; tels que le miel rosat acidulé avec l'esprit de vitriol, l'onguent ægyptiac ; ou, lorsque l'ulcère est considérable & douloureux, on peut y appliquer des cataplasmes faits avec de la farine d'avoine bouillie dans l'eau & le vinaigre, à laquelle on ajoutera un peu d'huile.

5°. Lorsqu'il survient des hémorrhagies considérables, il faut avoir recours aux acides végétaux ou minéraux & au quinquina.

6°. Lind prescrit dans les douleurs des membres, l'oxymel scillitique dans une mixture diaphorétique chaude ; il permet le vin comme cordial, & fait prendre au malade, quand il est sur le point de se coucher, de l'eau chaude de gruau, dans laquelle il mêle un peu de vinaigre. Hulme recommande dans ce cas le liniment avec l'huile d'olive & le jus de limons. Lorsqu'il y a une douleur aiguë de poitrine sans fievre, il dit qu'une saignée de six ou huit onces soulage communément dans l'instant même ; mais il défend de la réitérer & conseille le vésicatoire, si la douleur continue Il ajoute cependant qu'il n'a jamais eu occasion d'en faire usage, mais que ce remêde a été recommandé avec raison par Rouppe.

7°. La diarrhée qui attaque les scorbutiques qui sont sur mer, ne doit pas être arrêtée tout-à-coup ; il faut uniquement tâcher de la modérer par le moyen des toniques unis aux acides, tels que la teinture de rose acidulée & les fruits aigrelets. Lind a quelquefois donné avec succès quatre ou cinq grains d'alun crud avec le diacordium, lorsque les malades rendoient une grande quantité de sang par les selles. L'ipécacuanha infusé dans l'eau-de-vie donné à petites doses souvent réitérées, lui a paru le remède le plus efficace pour arrêter la dysenturie scorbutique. On peut avoir ensuite recours aux toniques amers.

8°. Dans la toux séche & les autres affections scorbutiques de poitrine, les vésicatoires & les cautères conviennent lorsque les malades ont quitté la mer ; il est encore essentiel qu'ils montent à cheval & qu'ils se mettent à l'usage du lait, ou qu'ils vivent uniquement de végétaux ; l'on peut aussi, pour favoriser l'expectoration, leur donner l'oxymel scillitique & la gomme ammoniaque.

Il faut observer, relativement au traitement général des scorbutiques, que, 1°. toutes les évacuations sont nuisibles, sur-tout lorsque la maladie est avancée. L'on évitera alors la saignée & les purgatifs violens : mais on entretiendra toujours le ventre libre par les laxatifs. 2°. Il faut se garder d'exposer tout-à-coup les scorbutiques au grand air ; & quand on croira pouvoir les exposer a l'air, on leur donnera un verre de bon vin acidulé avec le jus de citron ou d'orange, qui est un bon cordial. 3°. Lorsque l'on commencera à donner des fruits ou des végétaux quelconques aux scorbutiques qui en auront été privés depuis longtemps, on usera de beaucoup de précautions, de crainte que l'excès ne produise une dysenterie, qui est souvent mortelle.

4°. Tous les médicamens tirés des minéraux, tels que le fer, l'antimoine, & sur-tout le mercure ; sont nuisibles aux scorbutiques. 5°. Les narcotiques occasionnent un abattement extrême, & augmentent l'oppression de poitrine ; on ne doit donc les donner que dans les cas de nécessité absolue, tels que les diarrhées, & choisir les plus chauds ; ils nuisent moins quand il survient une selle avant ou pendant leur action.

M. Cullen donne à la suite du scorbut, dans sa nosologie, les caractères de l'éléphantiasis, de la lépre, de la frambæsia & du trichoma. Il avoue qu'il n'ose rien décider sur ces maladies, parce qu'il ne les a jamais vues. Néanmoins j'ai cru devoir tenter d'éclaircir ce que l'on a écrit sur les deux premieres, & donner uniquement le caractère des deux autres.

De l'Eléphantiasis.

La peau est épaisse, ridée, rude, onctueuse, privée de poil; les extrêmités sont insensibles, il survient des tubercules sur le visage qui le rendent hideux, la voix est rauque & semble venir du nez. N. C. Genre lxxxvii.

L'éléphantiasis a été ainsi nommée, parce que dans cette maladie la peau s'épaissit & ressemble au cuir de l'éléphant : les modernes l'ont désignée sous les noms de *mal de saint Ladre ou de saint Lazare, mal de saint Main, ladrerie, mesclerie*, & sous celui de lépre, qui est le plus communément reçu. Cette derniere dénomination est due aux Arabes ; car chez les Grecs le mot *lépre* signifie une espece de gale qui corrode la peau, & la fait tomber sous forme d'écailles. Le terme d'éléphantiasis ou d'éléphas, paroît avoir passé des Egyptiens chez les Romains, & n'avoir été adopté des Grecs que vers le temps d'Asclépiade, où l'on crut, suivant Plutarque, que cette maladie étoit nouvelle. Mais cette opinion paroît uniquement fondée sur ce que l'on adopta un terme nouveau pour la désigner, car son origine remonte aux temps les plus reculés. Ainsi Eustathe, Evêque d'Antioche, remarque dans ses commentaires sur l'*hexaimeron*, que le premier qui fut attaqué de l'éléphantiasis, fut Pharaon, roi d'Egypte, que Dieu punit ainsi pour avoir fait périr un grand nombre de Juifs. Or, ce Pharaon paroît être celui qui vivoit lorsque Moyse naquit ; mais sans s'appuyer de ce fait pour prouver l'antiquité de l'éléphantiasis, il paroît certain que les plus anciens peuples l'ont désignée sous le nom de *maladie blanche*, parce qu'un de ses caractères, quand elle est portée au plus haut degré, est de donner une couleur blanche à la peau & aux cheveux. Ainsi le terme caldéen *mestora* & l'hébreu *sarathth*, signifient blanc ; les Perses paroissent avoir désigné de même l'éléphantiasis : c'est pourquoi Hérodote, *liv.* I, *n.* 138, l'appelle λευκὴ qui, en sous-entendant νοῦσος, signifie *la maladie blanche*, & il désigne sous le nom de *lépre*, les exanthèmes, qui ressemblent à l'éléphantiasis, ou qui la précèdent. Voici la maniere dont il s'exprime : ὃς ἂν δὲ τῶν ἀστῶν λέπρην ἢ λευκὴν ἔχῃ ἐς πόλιν οὔτε κατέρχεται οὔτε συμμίσγεται τοῖσι ἄλλοισι Πέρσῃσι : *quiconque a la peau couverte de pustules qui tombent en écailles, ou est affecté de la maladie blanche, ne peut entrer dans la ville ni se mêler avec les autres Perses.* Un passage qui se trouve à la fin du second livre des pronostics d'Hippocrate, ne permet pas de douter que la *maladie blanche* est l'éléphantiasis. Il dit: γίνονται δὲ λευκαὶ μὲν ἐκ τῶν θανατωδεστάτων νοσημάτων, οἷον καὶ ἡ νοῦσος ἡ φοινικίη καλευμένη; *les maladies blanches de la peau sont les plus funestes de toutes; telle est celle que l'on nomme la maladie phénicienne.* Galien observe dans son glossaire sur Hippocrate, que l'on doit entendre ici par la *maladie phénicienne* l'éléphantiasis. Ce qui prouve qu'elles étoit commune chez les Phéniciens, & peu connue des Grecs, puisque Hippocrate est obligé de se servir d'un terme nouveau & d'en donner l'explication: Aristote a adopté la même dénomination dans la *sect.* 10 *des Problêmes*, § 35 & 36; & dans le *liv.* 3, des Animaux, *ch.* 11, où il dit: dans l'espece d'exanthème nommée *leucé*, tous les poils blanchissent. En mettant cette maladie au rang des exanthèmes, il en caractérise assez bien la nature, qui consiste dans l'épaississement de la peau.

La maladie épidémique de l'isle de Delos, dont parle Eschines dans sa lettre a Philocrate, & que Sauvages appelle phlegmatie de Delos (voyez la fin de la note *b* du n°. 1668), est aussi désignée sous le nom de *leucé*; on doit la regarder avec Mercurial, comme une variété de l'éléphantiasis: M. Larcher, qui vient de donner une excellente traduction françoise d'Hérodote, enrichie de notes précieuses, & dont l'autorité est ici d'un grand poids, croit aussi que l'on doit rapporter cette maladie à la lepre blanche, c'est-à-dire, à l'éléphantiasis. Voyez son premier volume de la *Traduction d'Hérodote*, *note* 314

Il étoit si rare de voir l'éléphantiasis chez les Grecs, que l'on perdit de vue la vraie signification du mot *leucé*, & que l'on désigna sous ce nom la vitilige, qui est une maladie plus légère de la peau; d'autres fois on a désigné sous le nom de *leucé* une maladie particulière qui différoit de la vitilige, parce qu'elle creusoit davantage, & que les poils blanchissoient; mais il paroît, d'après la description qui s'en trouve chez les anciens, que cette maladie étoit réellement le commencement de l'éléphantiasis, que Celse, Paul d'Egine, Aëtius & plusieurs autres Grecs modernes, ont eu tort d'en faire un genre différent. *L'Albaras* ou *la lèpre blanche des Arabes*, doit aussi être considérée comme le commencement de l'éléphantiasis; c'est pourquoi Avicenne, en décrivant cette derniere maladie sous le nom de lépre, ne parle que de ses symptomes les plus graves.

Il résulte de tout ce qui précède, que l'on peut comprendre sous le nom d'éléphantiasis, toutes les maladies où la peau devient épaisse, s'ulcère & blanchit, ainsi que les poils. On ne doit pas non plus exclure la lépre des Hébreux, quoique ces derniers aient compris sous le même nom une espece de gale très-rebelle. Mais il y a lieu de croire, comme nous allons tenter de le prouver, que l'on ne doit pas uniquement juger des caractères particuliers à la lèpre des Juifs d'après les *chapitres* 13 & 14 du Lévitique, parce que, comme l'observe François Valesius dans son livre *de Sacra phi-*

losophia, les prêtres n'étoient chargés que de juger spirituellement de la gravité de la maladie, & non comme médecins; ce qu'il sera aisé de comprendre si nous prouvons qu'aucun des peuples de l'antiquité qui ont exclu les lépreux des villes, ne l'ont point fait parce qu'ils regardoient la maladie comme contagieuse, mais pour d'autres raisons qui tenoient à leur religion. Ainsi les Perses, comme le rapporte Hérodote dans l'endroit cité plus haut, excluoient des villes ceux qui étoient affectés de l'éléphantiasis commençante ou confirmée, & n'avoient aucune communication avec eux, parce qu'ils pensoient que ces sortes de malades avoient péché contre le soleil qu'ils adoroient; ils ne vouloient point non plus, pour la même raison, souffrir chez eux de pigeons blancs. Eschines, en parlant de l'espece de lèpre dont furent incommodés les habitans de l'isle de Delos, dit qu'ils en attribuoient la cause à la colère d'Apollon, parce qu'on avoit enterré dans leur isle, contre l'usage, un homme de qualité. Voyez le *vol. 1. de la Traduction d'Hérodote*. de M. Larcher. Cette horreur pour la lèpre & l'éléphantiasis, étoit, comme le rapporte Plutarque, particulière aux Barbares; mais il ne paroît pas qu'ils craignissent la contagion; car des personnes saines se marioient fréquemment avec des lépreux. Ainsi Plutarque, dans la vie d'Artaxercès, dit que ce roi épousa sa fille Atossa, quoique son corps fut rongé par une lépre blanche, & que pour l'en délivrer il faisoit des prieres continuelles à Junon. Le chemin qui conduisoit au temple de cette déesse, étoit couvert de charriots chargés de riches offrandes que ce roi envoyoit pour se la rendre favorable; ce qui prouve que ces peuples étoient persuadés qu'il suffisoit, pour guérir, d'appaiser la divinité qui avoit puni de cette maniere ceux qui l'avoient offensée.

Il suffit de lire avec attention les *chapitres* 13 & 14 *du Lévitique* pour se convaincre que les Juifs ont, de même que les autres peuples, considéré la lèpre comme un effet de la colère de Dieu, & en examinant le corps des malades, ils s'attachoient plutôt a considérer la variété des couleurs qu'ils croient être un signe de punition divine, qu'à déterminer le danger de la maladie, ou le degré de contagion. Ainsi ils regardoient commme véritablement lépreux & excluoient des villes ceux sur la peau desquels il survenoit une tumeur une gale ou une tache luisante, qui paroissoit creuser & s'étendre, & dont les cheveux devenoient blancs. Au contraire, ils n'excluoient point ceux dont les taches étoient superficielles, légérement noires & ne s'étendoient point. La lèpre leur paroissoit confirmée & ils ne faisoient aucune grace au malade si la tumeur de la peau étoit blanche, si les cheveux blanchissoient & si la chair vive paroissoit sur la tumeur. Mais lorsque la lèpre s'élevoit sur toute la peau & la couvroit entiérement depuis les pieds jusqu'a la tête, sans en excepter aucune partie, celui qui en étoit affecté étoit jugé pur par le prêtre, & digne de la société; s'il paroissoit ensuite de la chair vive, comme il arrive quelquefois aux approches de la guérison, le malade étoit de nouveau regardé comme impur & exclu de la ville; mais on le regardoit comme pur si la chair vive blanchissoit c'est-à-dire, si la maladie s'aggravoit. C'est à tort que M. Raymond

pag.

pag. 68 de son Histoire de l'Eléphantiasis, tâche de rendre raison de ces usages des Juifs, en avançant que la lépre perdoit sa qualité contagieuse, lorsque la chair devenoit blanche ; & M. Lorry n'est pas mieux fondé à avancer, *p. 372 de son Traité des maladies de la peau*, que la chair vive qui paroissoit sur la tumeur, étoit un signe funeste dans la lepre des Juifs. La vérité est qu'ils n'ont jamais pensé que leur lepre fût contagieuse, & qu'ils la regardoient comme l'effet de la colere de Dieu. Les cérémonies usitées pour purifier les lépreux, dont on voit le détail dans le quatorzieme chapitre du Lévitique, prouvent que les Juifs ne songeoient pas à guérir les malades & qu'ils ne craignoient point la contagion ; car le prêtre en approchoit, conversoit avec eux & les touchoit : ainsi il prenoit du sang de la victime que l'on avoit immolée pour se rendre Dieu favorable, il en mettoit sur l'oreille droite de celui qu'il vouloit purifier, de-là sur le pouce de la main droite & sur le gros orteil du pied droit ; il répandoit ensuite de l'huile sur les mêmes parties, & finissoit par en verser sur la tête. Il y a apparence que si l'on eût craint la contagion, il n'auroit pas approché de si près les lépreux.

Comme tous les médecins qui ont paru depuis plus de seize siecles, ont cru trouver des indices de la contagion dans les signes de la lepre, dont on trouve l'énumération dans le Lévitique, & n'ont pas cherché à connoître les motifs des cérémonies adoptées par les Juifs, j'ai cru devoir consulter les auteurs qui se sont le plus occupés de rendre raison de ces motifs, tels que Joseph l'historien, Philon le juif & Clément d'Alexandrie. Le premier, dans le *liv. 3, chap. 10, des Antiquités Judaïques*, dit positivement que les lépreux n'étoient exclus de la société des autres hommes, que parce qu'on les regardoit comme impurs, ainsi que ceux qui étoient affectés de la gonorrhée, ou qui avoient touché un cadavre ; & l'on traitoit de même les femmes pendant leurs regles, ou à la suite de leurs couches. Dans le chapitre où cet historien tâche de démontrer que les Juifs n'ont pas été chassés d'Egypte parce qu'ils étoient infectés de la lepre, il en donne pour raison que Moïse étoit pur & régnoit sur des hommes purs ; il ajoute que ce législateur n'a exclu les lépreux de la société, que pour l'honneur de Dieu, & que sans ce motif il auroit pu établir une loi contraire, sur-tout s'il eût été infecté lui-même de la lepre, ainsi que tout son peuple ; parce que chez plusieurs nations, non-seulement les lépreux ne sont pas exclus de la société & méprisés, mais sont au contraire très-respectés & comblés d'honneurs ; c'est eux que l'on charge des plus grandes expéditions militaires, c'est à eux que l'on confie les affaires les plus importantes dans l'administration publique, & ils sont admis dans les temples & les sanctuaires. Philon, dans son livre sur l'*immutabilité de Dieu*, tâche de nous donner à sa maniere, une idée de ce que les Juifs entendoient par impur, & assure que l'on doit regarder comme tel, le mêlange le plus léger de ce qui est pur avec ce qui est impur : ainsi, dit-il, lorsque la chair vive paroissoit sur un lépreux, il étoit regardé comme impur, parce que la chair saine, mêlée avec celle qui ne l'est pas, est impure, & indique un état semblable de l'ame. C'est pour cette raison, ajoute-t-il, que l'on excluoit comme impur celui qui n'avoit qu'une lepre partielle, & que l'on regardoit comme pur, celui qui en étoit tout couvert depuis la tête jusqu'aux pieds. Il revient sur le même objet dans le livre *de plantatione Noe*, & dit de plus, que la diversité des couleurs de la peau est le signe d'un esprit variable, faux & à deux faces; qu'une seule couleur est au contraire l'indice du vrai & de la constance, τὸ ποικίλον καὶ παντέχνον καὶ ἀντιτρέπον καὶ ἐπαμφοτερίζον τῆς διανοίας μεθέμενοι πάθος, τὸ ἀποίκιλτον καὶ ἀνενδοίαστον ἀληθείας ἁπλοῦν χρῶμα δεξάμεθα. Les Juifs jugeoient de même de la lepre des habits, des maisons, &c; c'est-à-dire, qu'ils croyoient en général que la variété des couleurs étoit désagréable a Dieu, quels que fussent les objets où s'observoit cette variété. Clément d'Alexandrie (*Pædago*, *liv.* 3, *chap* 11). s'exprime à-peu-près de même que Philon, & dit que Moïse n'a exclu de la société comme profanes, que ceux dont la peau étoit tachetée de différentes couleurs comme celle des serpens. Τὸ ποικίλον καὶ πολύστικτον, οὐχ ὡς ὅσιον (διὰ Μωσέως) ἀπελαύνεται, ταῖς ποικίλαις τοῦ ὄφεως φολίσιν ἐοικός. Il paroît, d'après ce passage, que les Juifs excluoient particuliérement des villes, ceux qui étoient affectés de l'espece d'éléphantiasis que les auteurs du moyen âge ont décrite sous le nom de *lepra tiria*.

Il est certain, d'après les observations précédentes, que les anciens n'ont pas regardé l'éléphantiasis comme contagieuse, & qu'elle ne l'est réellement point; car des personnes affectées de cette maladie, se sont mariées avec d'autres qui ne l'étoient pas, sans leur communiquer aucun vice, & ont donné naissance à des enfans sains; ceux même qui ont admis la contagion, conviennent de ce fait: ainsi Valescus de Tarenta dit avoir vu une fille assez jolie, engendrée d'un lépreux & d'une femme saine. Il est vrai qu'il prétend que l'on a observé sur des princes lépreux, que dans ces cas la lepre s'étoit manifestée à la troisieme ou à la quatrieme génération; mais comme il ne rapporte ce fait que sur un oui dire, il ne peut servir de preuve, & si cela eût été constant, il y en auroit eu des exemples fréquens chez les peuples de l'Asie, où cette maladie étoit fort commune. L'on peut donc assurer, avec M. Raymond, qu'il n'y a aucun exemple exactement circonstancié, & vu par des observateurs attentifs, qui constate la contagion de cette maladie, quoique dans le dixieme siecle, où elle étoit très-commune, les évêques qui prenoient soin des lépreux, allassent les laver frequemment & leur rendissent d'autres services de fraternité, quoiqu'il fût permis à ces malades de sortir de leur demeure commune pour mendier, & que ceux même qui leur donnoient l'aumône leur baisassent communément la main, comme le fit le roi Robert dans un pélérinage. On a enfin souvent vu des malheureux exempts de ce mal, contraints de se refugier, pour avoir de quoi subsister, dans les hôpitaux des lépreux, manger, boire & coucher avec eux, sans être infectés du virus. Le sentiment d'horreur & d'aversion qu'inspire cette maladie, paroît donc avoir donné lieu à l'idée de la contagion, comme l'indique Arétée à la fin de la description qu'il en donne où il dit, τοὺς δὲ οὐκ ἂν φύγοι, ἢ τίς οὐκ ἂν ἐκτραπείη? *qui ne fuiroit pas, ou qui n'auroit pas horreur de tels malades?* Il est vrai qu'au commencement du chapitre qui renferme le traitement de l'éléphantiasis, le même auteur la considére comme aussi contagieuse que la peste même, mais ce préambule paroît avoir été ajouté par quelque copiste Je soupçonne aussi que le commencement du chapitre 3, où se trouve la description de l'éléphantiasis, est supposé. Paul d'Egine, Actuarius, qui ont écrit après Arétée, ne parlent pas de la contagion. Archigene, dont Aëtius rapporte les termes, est le premier qui ait avancé qu'il étoit dangereux de converser avec ceux qui étoient affectés d'éléphantiasis, lorsqu'elle étoit portée à un tel dègré, que les ulceres exhaloient une odeur fétide; mais il ne s'appuie d'aucune observation, & il paroît n'avoir adopté cette opinion que d'après l'horreur que lui avoit inspiré cette maladie. Ceux qui l'ont suivi ont renchéri sur ce qu'il avoit avancé, & ont prétendu qu'elle étoit contagieuse dans tous ses périodes; mais, comme l'observe M. Raymond, page 112, « lorsqu'ils ont voulu s'assurer du fait, ils n'ont pu trouver aucun » exemple qui l'établit : Fernel *de morb. occult. liv.* 1, *cap* 12, après » avoir adopté l'opinion commune, avoue néanmoins que quel- » ques informations qu'il ait prises, il n'a jamais pu découvrir » un cas qui l'attestât. Forestus, Fabricius, Platerus, &c. qui pen- » soient comme le public sur ce sujet, étonnés cependant de voir » la fréquentation journaliere des lépreux avec les personnes » saines, même parmi des gens mariés, sans qu'elle fût suivie » d'aucune communication du virus, furent forcés d'en attribuer » l'origine ordinaire à certaines qualités de l'air & du régime ». Galien avance, sur un oui dire, que quelques-unes des personnes qui demeuroient avec un éléphantiaque, avoient gagné la maladie, mais comme ce médecin étoit très-crédule, son témoignage ne peut être ici d'aucun poids; d'ailleurs il cite la guérison de deux malades, dont il a été témoin, & qui n'ont pas communiqué la maladie à ceux qui les environnoient. Gordon dit avoir vu un bachelier en médecine de Montpellier, qui gagna l'éléphantiasis d'une comtesse, à qui il fit un enfant : mais la facilité avec laquelle le bachelier reçut la contagion, prouve que la maladie de la comtesse étoit une gale ou une des variétés de la lepre des Grecs. D'ailleurs, Gordon remarque que les signes de l'éléphantiasis sont souvent équivoques, & que la maladie n'est confirmée que quand le visage même est affecté : il ajoute qu'il avoit embrassé autrefois une autre opinion, mais que depuis qu'il avoit entrepris son ouvrage (ce qu'il fit l'an 1305, après avoir professé pendant vingt ans), il avoit changé de sentiment, & qu'il n'oseroit porter son jugement sur aucun lépreux. Or, si le visage de la comtesse eût été défiguré par cette maladie, l'on ne peut douter qu'il eût inspiré de l'horreur plutôt que de l'amour au jeune bachelier. J'ai cru devoir ici rapporter l'année où Gordon a commencé à écrire, pour détruire l'opinion de ceux qui penſent que cet exemple prouve que la maladie de la comteſſe étoit vénérienne. Cette obſervation démontre avec certitude que l'on a ſouvent confondu l'éléphantiaſis avec d'autres éruptions de la peau, qui étoient contagieuſes, & j'ajouterai que la difficulté que Gordon a trouvée de déterminer les ſignes caractériſtiques de la maladie, nous donne lieu de croire qu'il a ſi ſouvent vu des perſonnes ſaines vivre impunément avec des lépreux, que n'oſant nier la contagion, il n'a plus ſu quel parti prendre : c'eſt pourquoi il finit par dire, que Dieu ſeul ſait ce qu'il en eſt, que pour lui il l'ignore, *Deus tamen ſcit veritatem, ego neſcio.*

L'analogie que tous les auteurs ont trouvée entre l'éléphantiaſis & le ſcorbut, auroit pu ſuffire pour élever des doutes ſur la contagion de la premiere maladie, puiſqu'il eſt certain aujourd'hui que la derniere, dont les progrès ſont beaucoup plus rapides & auſſi affreux, n'eſt nullement contagieuſe; mais je crois inutile de recourir à ce moyen, parce qu'il eſt ſuffiſamment démontré, d'après tout ce que je viens de dire, que l'opinion généralement reçue eſt fauſſe; c'eſt pourquoi j'ai retranché du caractere que M. Cullen donne de l'éléphantiaſis, l'épithete de *contagieuſe*, qu'il a ajoutée d'après Sauvages. J'obſerverai de plus, que les commiſſaires chargés par le roi de donner leur avis ſur le mal rouge ou l'éléphantiaſis de Cayenne, me paroiſſent avoir décidé cette queſtion avec un peu de légéreté : ils conviennent que depuis ſept ans l'on n'a pu raſſembler dans la Guiane françoiſe, que vingt-ſept malades, dont quatre, après un dernier examen, ont été mis hors de rang, comme n'ayant aucun ſymptome de lepre. Un auſſi petit nombre de lepreux, en proportion de la population de la colonie, & les quatre perſonnes qui ont vécu quelque temps au milieu de la prétendue contagion, ſans en être atteintes, auroient dû les déterminer a examiner de plus près l'opinion contraire, mais ils ne l'ont pas fait Ils ſe contentent d'avancer d'une maniere vague & amphibologique, *que le concert unanime des anciens auteurs, étoit plus que ſuffiſant pour accorder aux affections lépreuſes, un degré de contagion, relatif à l'intenſité des autres cauſes & de leurs effets.* Ils ſe ſont peu embarraſſés de rechercher ſi ce concert, qu'ils regardent comme unanime, étoit réellement fondé ſur l'obſervation. Ils ne rapportent aucun fait bien conſtaté, ou plutôt ils ne s'appuient que d'un ſeul rapporté dans les actes de Copenhague, où il paroît que l'on a confondu avec l'éléphantiaſis une maladie épidémique qui en différoit en ce qu'elle régnoit particuliérement le printemps & l'automne, & enlevoit beaucoup de victimes : l'éléphantiaſis véritable ſe diſtingue des autres maladies, parce que ſes progrès ſont très-lents, & qu'elle n'eſt particuliere à aucune ſaiſon. C'eſt en vain qu'ils ajoutent que ce fait eſt avoué par M. Raymond, qui, d'un autre côté, n'a laiſſé échapper aucune occaſion de trouver en défaut ſoit la diſpoſition héréditaire, ſoit l'intimité conjugale, ſoit le commerce de la ſociété : car M Raymond lui-même paroît avoir confondu avec l'éléphantiaſis, pluſieurs maladies qui en différent eſſentiellement à pluſieurs égards, telles que la lepre qui regne ſur les côtes de Norwege, celle du Nord, celle de la Hollande, celle des montagnes d'Ecosse, celle des Asturies, & plusieurs autres affections qui sont des variétés de la lepre des Grecs, comme M. Sauvages l'a remarqué a l'égard de la derniere. Je n'entrerai pas ici dans une plus longue discussion sur cet objet, parce qu'il n'est pas possible de tout dire : il suffit, pour se convaincre de ce que j'avance, de ne pas perdre de vue le caractere propre de l'éléphantiasis. J'ai suffisamment prouvé que les législateurs anciens n'avoient eu aucune idée de la contagion, qu'ils avoient regardé la lepre comme une punition divine, & que le séquestre des lépreux étoit une excommunication religieuse. Je ne m'arrêterai pas en conséquence à réfuter ce qui se trouve sur cet objet dans le mémoire sur l'éléphantiasis de Cayenne, donné par les commissaires dont j'ai parlé plus haut. Quant a ce que l'on a avancé que cette maladie ne s'étoit répandue en Europe qu'à la suite des croisades, voyez ce qu'en a dit M. Raymond. Je vais passer à la description de l'éléphantiasis.

Les commencemens de cette maladie, dont Arétée a donné une bonne description, sont difficiles à connoître, aucun signe n'en indique les approches, elle paroît résider d'abord dans les visceres du bas-ventre, & ne se montrer à l'extérieur que quand le foie & la rate sont affectés depuis long-temps. Alors la couleur du visage devient d'un rouge foncé qui tire sur le noir, les yeux paroissent rougeâtres & retrécis, à cause de la contraction des paupieres; la respiration est gênée, la voix rauque, & le malade semble parler du nez, les cheveux deviennent extrêmement minces & petits, la couleur de la peau varie. Elle est, suivant l'observation de Paul d'Egine, tantôt d'un rouge vif, d'autres fois fort blanche, & souvent noire; les veines qui rampent sur le visage & la poitrine, sont fort larges, la sueur & l'haleine sont d'une fétidité extrême, les malades deviennent mélancoliques, ils sont troublés de songes affreux, & quelquefois sur le point d'être suffoqués pendant le sommeil; il survient différentes tumeurs épaisses & raboteuses sur tout le corps, l'intervalle que laissent ces tumeurs se fend de même que la cuir de l'éléphant, peu de temps après tout le corps se gonfle également Les poils des mains, des cuisses, des jambes, du pubis, du menton & de la tête tombent : les malades deviennent entiérement chauves, ou leurs cheveux, ainsi que les poils de tout le corps, blanchissent On apperçoit sur la tête un grand nombre de gerçures profondes & rudes. les tumeurs du visage sont dures, s'élevent en pointe, leur sommet est souvent blanc & leur base d'une couleur verdâtre. Le pouls est petit, lent & enfoncé. Il se forme sur la langue de petits tubercules durs. Le milieu des joues est légérement rouge, les sourcils sont privés de poils, fort saillans & entraînés en bas par leur propre poids, les narrines sont inégalement dilatées par des tumeurs noires. Les levres deviennent épaisses, saillantes & noires, les oreilles acquierent une grandeur extraordinaire, la géne de la respiration augmente avec la maladie, & les tumeurs se changent en ulceres fétides; quelquefois le cartilage du nez est corrodé, le nez même tombe, ainsi que les extrémités, telles que les doigts, les pieds, l'extrémité supérieure entiere & les parties de la génération; enfin la mort ne met fin aux tourmens cruels qu'éprouvent les malheureux affectés de ce fléau, que quand ils ont été mutilés & déchirés par parties. Cette maladie, en raison de sa durée, a été comparée à l'éléphant, qui est un des animaux dont la vie est la plus longue.

Les Arabes lui ont donné le nom de lepre, parce qu'elle attaque & corrode d'abord le cartilage du nez, qui se nomme *lepos* en Arabe.

Gordon dit que l'on ne doit regarder l'éléphantiasis comme confirmée, que quand le visage est évidemment affecté, c'est-à-dire, quand le nez a commencé à grossir, les oreilles à s'alonger & la respiration à devenir difficile. Il insiste particuliérement sur ces changemens de la figure, parce qu'il avoit observé que de son temps l'on se trompoit grossiérement sur le jugement que l'on portoit des lépreux. Ainsi il ne veut pas que l'on regarde comme des signes de la lepre les difformités des extrémités, tant que le visage est intact.

On peut regarder l'espece d'éléphantiasis qui vient d'être décrite, comme la seule véritable, les autres especes ne sont que des symptomes variés de la même maladie. Les médecins Arabes en ont admis quatre, qui, suivant eux, différoient entre elles en raison de l'humeur qu'ils croyoient dominer; 1°. la lepre éléphantique, qui est celle dont Arétée a donné la description, l'emportoit sur toutes les autres especes par la gravité de ses symptomes, de même que l'éléphant surpasse tous les autres animaux par sa masse énorme. Elle est particuliérement caractérisée par la petitesse des yeux, l'embarras des narines, les rides des paupieres & la couleur noire livide du visage, qui est sur-tout sensible quand le malade s'expose à l'air froid. Il survient des especes de nodosités ou des tubercules petits & durs sur tout le corps. L'insensibilité du calcaneum & des autres parties est plus considérable que dans les autres especes. Les malades deviennent mélancoliques & stupides. L'urine est décolorée & en petite quantité, le sang est noir & épais; 2°. l'éléphantiasis alopécienne, ainsi nommée parce que les cheveux & les poils de tout le corps tombent, de même qu'il arrive pendant les grandes chaleurs de l'été au renard, que les Grecs nomment ἀλωπηξ. Elle est caractérisée par la rougeur obscure & le gonflement du visage, sur lequel il survient différentes tumeurs & des ulceres virulens; les sourcils sont entiérement épilés, les yeux sont rouges & enflammés, les paupieres sont renversées & épaissies, le corps exhale une odeur forte & fétide; le sang sort du nez, il suinte aussi quelquefois du sang mêlé de sanie, des pustules qui couvrent le visage: 3°. l'éléphantiasis léonine, ainsi nommée à cause du regard du malade qui est terrible, & de la disposition qu'il a à se mettre en colere. Les yeux deviennent ronds, saillans, étincelans & très-mobiles, les veines sont fort gonflées & les narines grêles. L'enrouement est plus considérable, la peau est d'une couleur citrine obscure, le malade ressent des picotemens & des démangeaisons au visage & aux paupieres; l'urine est légérement citrine &

ténue, la peau se gerce & se fend dans différens endroits, il y survient aussi un grand nombre d'éruptions dartreuses rongeantes : 4°. l'éléphantiasis tiria. Le mot *tiria* signifie serpent en Arabe, cette espece a été ainsi nommée, parce que la peau des malades qui en sont affectés, est écailleuse & tombe comme celle du serpent. Toute la surface du corps est d'une couleur blanche qui tire un peu sur le noir, le visage est gonflé & plein de tumeurs molles, les narines sont obstruées, l'urine est blanche & épaisse, la voix devient rauque.

Suivant les Arabes, la premiere de ces especes d'éléphantiasis produite par l'atrabile, est la plus difficile de toutes a guérir ; la seconde, qui est l'effet d'un sang brûlé, est la plus bénigne ; la troisieme est la plus rapide dans ses progrès : elle est, après l'éléphantiasis alopécienne, celle qui se guérit le plus facilement ; on croyoit qu'elle étoit l'effet de la bile brûlée. La quatrieme espece qui est engendrée par le phlegme, tient le milieu entre la lepre éléphantique & la léonine.

J'ai suivi particuliérement, pour la description de la maladie, Arétée, & pour les especes, Valescus de Tarenta, qui m'a paru plus clair & moins diffus que Gibert, que Sauvages a pris pour guide. L'on a encore désigné l'éléphantiasis sous différens noms ; ainsi on l'a appellé *lion* ou *léontiasis*, a cause de la ressemblance des rides du front avec celles du lion ou des personnes en colere ; & *satyriasis*, en raison de la rougeur des joues & de la longueur des oreilles, qui rend la figure des malades semblable à celle des satyres : on l'a aussi nommée *maladie herculéenne*, parce qu'il n'y en a pas de plus grande ni de plus forte : quelques auteurs latins l'ont appellée *vitilige blanche*, & ont conservé celui de *vitilige*, pour signifier l'Αλφὸς des Grecs, qui ont désigné communément sous ce nom un changement de la peau qui n'est accompagné ni d'aspérités, ni d'ulceres.

Avicenne donne le nom d'éléphantiasis à une affection différente de celle que nous venons de décrire : cette affection est une maladie locale, dans laquelle les pieds & les jambes deviennent inégalement durs, épais, & semblables a ceux de l'éléphant ; on ne peut distinguer le gras de la jambe ni les muscles qui le forment, toute l'extrémité inférieure paroît recouverte d'une espece de cuir. Ce symptome accompagne aussi quelquefois l'éléphantiasis proprement dite, comme l'ont observé Archigene, Galien & quelques modernes ; mais il ne paroît pas essentiel, car Arétée n'en parle pas dans sa description, cette affection succéde fréquemment aux varices, comme l'a observé Avicenne, d'autres causes peuvent aussi y donner lieu ; elle est commune en Egypte, où elle afflige sur-tout les pauvres, on l'observe aussi sur les côtes du Malabar, quoique les habitans n'y vivent que de végétaux. Elle accompagne le mal rouge de Cayenne, suivant M de la Borde. J'en ai vu deux exemples, l'un chez un soldat qui étoit grand & fort, la jambe & le pied s'étoient tuméfiés prodigieusement, au point qu'il ne marchoit que difficilement ; la peau étoit dure, insensible, brune & semblable au cuir de l'éléphant : j'ai observé le second exemple chez une femme qui avoit toujours été très-bien réglée, mais cette affection différoit de la précédente, en ce que la jambe étoit non-seulement fort tuméfiée, mais la peau étoit en outre rouge, enflammée & douloureuse ; cette maladie duroit depuis plusieurs années quand je l'ai vu, ses progrès avoient été insensibles & elle a résisté a tous les remedes.

M. Sauvages a ajouté aux especes précédentes, 1°. l'éléphantiasis syphilitique, qui a été décrite par feu M. Dominique Raymond, *dans son Traité des Maladies qu'il est dangereux de guérir.* Quoique les symptomes de cette maladie fussent fort ressemblans à ceux de l'éléphantiasis, on peut les regarder comme l'effet du virus vénérien, puisque les frictions mercurielles les ont fait disparoître, & que le mari de la femme qui en étoit l'objet, avoit eu la vérole

2°. L'éléphantiasis de Java. Cette maladie commence par une tumeur lente, mais énorme, des oreilles, des doigts, des mains & des pieds. Il survient ensuite différentes tumeurs sur le visage, les bras & les jambes ; ces tumeurs croissent lentement, suppurent & produisent une carie des os qui s'étend sur les parties voisines, si l'on n'ampute celle qui en est affectée. Ces tumeurs sont dures, très-volumineuses & ressemblent aux écrouelles. Les malades sont tellement insensibles, qu'ils ne ressentent rien que quand on les pique avec une aiguille : leur peau est recouverte de taches livides qui sont également insensibles. Les cheveux, la barbe & les sourcils tombent chez plusieurs. Il est difficile de déterminer à quel genre appartient cette affection, elle ressemble à l'éléphantiasis, mais elle en différe par la mollesse de la peau, par ses progrès qui sont plus rapides : d'ailleurs la voix n'est pas rauque, la respiration n'est pas gênée, le sommeil n'est pas troublé, les cheveux ne s'amincissent pas & ne blanchissent pas avant de tomber.

3°. L'éléphantiasis des Indes. Cette maladie est fort commune dans l'isle de Bourbon, elle se manifeste par des taches jaunâtres, rougeâtres ou livides, avec défédation de la peau, il paroît ensuite des glandes tuméfiées sur l'habitude du corps, & néanmoins le malade est d'ailleurs bien portant. Les phalanges des doigts & des orteils acquierent une grosseur considérable & les malades en perdent l'usage. Il s'éleve sur tout le corps des tubercules durs, qui ne sont ni adhérens, ni douloureux, & qui se changent en ulceres, qui ne différent de ceux qui sont cancéreux qu'en ce que les malades ne ressentent point de douleur. Ces ulceres corrodent les doigts des pieds & des mains. Le coryza survient, la racine du nez grossit, les os se carient, il en sort une sanie très-fétide ; les levres grossissent, le front, les cils, les paupieres se tuméfient & le visage devient affreux Il survient tant d'ulceres sur tout le corps, que le mal pourroit être regardé comme un cancer universel ; le malade périt enfin après beaucoup de tourmens, sans que l'on observe aucun changement dans le pouls, le sang paroît fort beau dans le commencement de la maladie, mais lorsqu'elle est avancée, il devient noir & d'une consistance semblable à une gêlée corrompue. La maladie n'est point contagieuse, mais l'auteur ajoute qu'elle se transmet seulement par la génération & par la lactation. On peut a peine procurer quelque soulagement dans cette calamité, & c'est par le moyen des adoucissans. *Voyez* la description qu'en donne M. Couzier, *Journal de Médecine*, décembre 1757.

On peut, avec M. Raymond, rapporter à l'éléphantiasis une maladie qui regne dans les Indes occidentales, que l'on connoît dans les isles Angloises sous le nom de *mal des jointures*. Il paroît d'abord des taches d'une couleur brune cuivreuse sur la face, particuliérement sur le nez, elles s'étendent par degrés jusqu'à ce qu'une grande partie du corps en soit couverte, les ongles se recourbent alors en dedans ; ce mal fait tomber en pourriture le nez, les oreilles, les doigts, les mains & les pieds, & passe d'une jointure à l'autre avec de grandes douleurs. On observe la même maladie, avec des variétés qui paroissent dépendre du climat, dans l'isle de Sava, dans celles des Moluques, de la Guadeloupe, des Caraïbes, des Palicoures ; mais elle ne paroît nulle part plus commune qu'a Carthagene, comme on peut le voir dans l'histoire de l'éléphantiasis qu'a donnée M. Raymond.

L'on ne peut douter que le mal rouge de Cayenne ne soit la même maladie que l'éléphantiasis des Grecs, les symptomes qui caractérisent le premier degré, d'après la description qu'en a donnée M. de la Borde, sont, à peu de chose près, les mêmes que ceux dont on trouve le détail dans Arétée & Valescus de Tarenta ; c'est avec raison qu'il donne, comme signes essentiels, le changement de la couleur de la peau & des cheveux, la raucité de la voix, la gêne de la respiration, la fétidité de l'haleine, la propension à la mélancolie, & les suffocations nocturnes. Les autres signes sont très-équivoques, suivant Valescus de Tarenta, & l'insensibilité même de la peau ne suffit pas, comme quelques auteurs l'ont avancé, pour décider l'existence de la maladie, si l'on n'observe en même temps aucun changement sur le visage ; car il y a une insensibilité semblable dans la maladie connue des Arabes sous le nom de *mal-mort*, & dans d'autres affections de la peau.

De la lepre des Grecs.

Il s'éleve sur la peau des escharres blanches, furfuracées, gercées, au-dessous desquelles il s'amasse quelquefois de l'humidité, & le malade ressent de la démangeaison. N. C GENRE LXXXVIII.

Il y a beaucoup de confusion dans les auteurs qui ont écrit sur cette maladie ; le caractere même que j'en viens de donner, d'après M. Cullen, ne me paroît pas exactement répondre à l'idée que les Grecs attachoient au mot λέπρα, lequel est dérivé de λεπις, *écaille*, & signifie une maladie dans laquelle il s'éleve des écailles sur la peau. Ainsi toute aspérité profonde de la peau, accompagnée de démangeaison, & qui s'en va en écailles, portoit le nom de lepre chez les Grecs.

La démangeaison est un symptome inséparable de la lepre & du psora des Grecs, mais dans la lepre le prurit est tellement insupportable, que le malade ne peut point s'empêcher de ſe gratter, & que loin d'en tirer aucun avantage, il en réſulte des ulceres de toute eſpece, & même des phlegmons. Dans la lepre, le mal pénétre beaucoup plus profondément que dans le pſora, & affecte même quelquefois, les muſcles qui ſont au-deſſous; néanmoins, comme ils ne ſont alors que légérement affectés, cela ne ſuffit pas pour empêcher de conſidérer la lepre comme une maladie qui n'attaque que la peau. L'humeur de la lepre paroît tellement corroſive, qu'il ſe détache de deſſus la peau des écailles ſemblables à celles dont les poiſſons ſont couverts; ce ſont ces écailles qui établiſſent particuliérement une différence entre la lepre & le pſora, parce que dans cette derniere il ne ſe forme pas d'écailles, mais une matiere furfuracée, qui ſemble produite par une humeur de la même qualité, & ne différer de la premiere qu'en ce qu'elle eſt moins âcre; par conſéquent, ces deux maladies ſe reſſemblent beaucoup & ſont en quelque ſorte du même genre. Le pſora eſt une lepre legere, il précéde ſouvent la lepre; & l'on a remarqué que cette derniere précédoit l'éléphantiaſis, ou lui ſuccédoit. Ainſi Galien, en racontant la guériſon de deux malades affectés d'éléphantiaſis, dit qu'après leur avoir fait boire du vin où l'on avoit fait périr des viperes, la lepre ſuccéda à l'éléphantiaſis, λεπρώδης ἐγένετο; c'eſt-à-dire, que l'eſpece de croûte qui recouvroit le corps, ſe détacha, & que la peau qui étoit au-deſſous, parut molle & écailleuſe, comme on l'obſerve dans la lepre des Grecs. Voyez *Gal. lib 2, de ſimplic. Medic. facult.*

Il eſt très-douteux que la lepre des Grecs ſoit contagieuſe, au moins tous les auteurs qui en ont parlé, conviennent qu'elle l'eſt beaucoup moins que le pſora.

La lepre des Grecs ſe diviſe en quatre eſpeces, la premiere, qui eſt la plus bénigne de toutes, occaſionne une rougeur ſur la peau & reſſemble à la gale: elle n'en différe qu'en ce qu'elle produit des ulceres plus conſidérables, & forme des puſtules ou des bulles qui s'en vont enſuite en écailles. La ſeconde eſpece eſt plus grave, elle ſe manifeſte par des puſtules plus rudes au toucher, & plus rouges que les puſtules ordinaires; elle prend différentes formes, les écailles ſe détachent de la ſurface de la peau, elle corrode davantage, elle s'étend plus promptement & plus loin que la premiere, & ſe nomme *lepre rouge*. La troiſieme eſpece eſt plus épaiſſe & plus dure, elle produit des gerçures ſur la ſurface de la peau, & corrode plus que la ſeconde. Elle forme auſſi des écailles, mais elle prend une couleur noire. Elle paroît & diſparoît dans certains temps. On l'a appellée *lepre noire*. La quatrieme eſpece eſt blanchâtre & ſemblable à une cicatrice récente, les écailles qu'elle forme ſont pâles, quelques-unes reſſemblent a des lentilles; lorſqu'on les enleve, il en ſort quelquefois du ſang, mais l'humeur qu'elle rend eſt communément blanchâtre, la peau eſt dure & gercée. Cette eſpece s'étend davantage que les autres, elle eſt plus difficile à guérir, & on la regarde comme incurable.

Ces eſpeces de lepre affectent particuliérement les pieds & les mains & même les ongles, dans toutes il ſe forme des écailles ſur la peau, d'où vient le nom que leur ont donné les Grecs. Les Latins les ont décrites sous celui d'*impetigines*, comme on peut s'en convaincre en lisant avec attention le *liv.* 5 de Celse. Il est étonnant que M. Lorry n'ait pas connu la véritable signification de ce terme, qu'il ait fait un article séparé des *impetigines*, & qu'il ait avancé, *p.* 348 de son *Traité des Maladies de la peau*, que l'on ne voyoit pas bien ce que Pline avoit voulu désigner par *impetigines*, & que l'on ne pouvoit se former d'autre idée de ce terme que celle qui convient à la *dartre miliaire*.

Avicenne a appellé la lepre des Grecs, *Albaras nigras* & *impetigo excoriativa*, parce que la peau s'en va en écailles. C'est à tort que Sauvages a admis une espece particuliere de lepre, sous le nom de *Lepra ichthyosis*, c'est-à-dire, *lepre dont les écailles ressemblent à celles des poissons*. Le terme de lepre rend suffisamment cette idée; il ajoute, d'après les actes de Leipsick, que le malade qui étoit le sujet de cette observation, non-seulement avoit le corps couvert d'écailles semblables à celles des poissons, mais exhaloit même une odeur de poisson: cette odeur ne suffit pas non plus pour établir une espece, car elle est commune à ceux qui sont affectés de la lepre des Grecs, lorsque les écailles dont la peau est recouverte se changent en ulceres.

Les autres especes de lepre admises par Sauvages, sont, 1°. la lepre des Indes, 2°. la lepre des Asturies, province maritime de l'Espagne, 3°. la lepre herpétique, 4°. le Mal-mort.

1°. Dans la lepre des Indes, la peau est recouverte de croûtes écailleuses, qui se forment particuliérement sur les articulations & sur la tête, mais il en survient aussi sur différens endroits de la peau, & quand on les gratte, il en sort une matiere ichoreuse blanche; cette maladie est fréquemment accompagnée de douleurs vagues de tout le corps, & particuliérement de douleurs de tête; les malades sont agités la nuit, & se plaignent de ressentir des bouffées de chaleur, qui viennent tout-à-coup, & se dissipent de même. Cette variété me paroît peu différer de la quatrieme espece de lepre des Grecs: elle est très-difficile à guérir, & revient souvent lorsqu'elle a disparu quelque temps. *Voyez* Boerh. *consulta*.

On doit rapporter à cette espece l'éléphantiasis de Syrie, dont parle M. Raymond, dans laquelle le corps est couvert d'une gale hideuse, les articulations, sur-tout les poignets & les chevilles, sont défigurées; il en bourgeonne une chair fongeuse, les jambes ressemblent à celles d'un vieux cheval harrassé & épuisé de fatigue; l'infection que le corps exhale ne le cede qu'à celle des cadavres. L'on observe aussi à Alep une espece d'exantheme qui consiste en une tubérosité de la peau qui a un pouce de circonférence, d'où suinte une sérosité qui, venant à sécher, forme une croûte; celle-ci venant à tomber, laisse un ulcere ou une cicatrice noire. Cette affection porte le nom de *mal d'Alep*, parce qu'elle est très-commune dans cette ville: ce mal paroît le plus souvent à la tête & aux extrémités. L'on observe sur la côte de Nigritie, dans l'isle de Sava, & dans quantité d'autres endroits voisins de la mer, des affections semblables que l'on a mal-à-propos confondues avec l'éléphantiasis.

2°. La lepre des Asturies, que les Espagnols appellent *mal de la Rosa*, a été décrite par M. Thierry, médecin consultant du Roi, dans le *Jourd. de Méd.* de mai 1755 : il la regarde comme scorbutique & endémique, elle est accompagnée de tremblement de la tête & de la partie supérieure du tronc ; les mains & les pieds sont couverts de cicatrices d'une couleur rouge, on observe aussi une espece de dartre autour du col & d'autres symptomes fâcheux : mais ceux qui caractérisent particuliérement cette maladie, sont des croûtes séches, noirâtres, inégales, sillonnées de rhagades, très-douloureuses, affreuses à voir, & extrêmement fétides, qui se manifestent sur la partie externe des mains & des pieds, souvent sur les bras, les coudes, la tête & le bas-ventre. L'éruption se fait surtout vers l'équinoxe du printemps, d'abord par de simples rougeurs avec des aspérités qui se convertissent en croûtes ; elles tombent l'été & laissent des cicatrices lisses d'un rouge couleur de rose, dépourvus de poils ; ces cicatrices sont luisantes & plus profondes que le niveau de la peau, & elles ressemblent à la cicatrice qui reste après une brûlure, ces marques subsistent toute la vie ; les croûtes reviennent tous les ans au printemps & affectent plusieurs parties en même temps. Un autre symptome qui accompagne fréquemment cette maladie, est un collier ou une croûte d'un jaune cendré, large de deux doigts, qui descend du col, se divise en deux parties & forme une appendice près du sternum. Le troisieme symptome est un tremblement continuel de la tête & de la partie supérieure du tronc, ce tremblement est quelquefois si considérable que les malades peuvent à peine rester debout. Il y a en outre une chaleur douloureuse de la bouche, la langue est chargée, il survient des phlyctenes sur les levres, l'estomac est affecté de cardialgie. Le malade ressent une foiblesse universelle & gravative, qui se fait particuliérement sentir dans les jambes, sans l'obliger cependant de rester au lit La chaleur du lit lui est même insupportable, & le froid ne le soulage nullement ; il est dans un état de tristesse continuelle, quelquefois il crie sans aucune raison, quoique conservant son bon sens. Il n'est cependant pas rare de voir survenir dans cette maladie des délires passagers, ou une certaine stupidité, des érysipeles, des fievres irrégulieres, &c. On peut regarder cette histoire de la lepre des Asturies, comme une excellente description de la lepre rouge des Grecs.

3°. La lepre herpétique, que l'on nomme aussi *dartres encroûtées*, *lepre humide*, est caractérisée par des croûtes dartreuses blanches, qui s'en vont en écailles : elles sont plus considérables l'hiver que dans tout autre temps & suppurent, elles excitent une démangeaison insupportable la nuit ; elles affectent les bras jusqu'au coude, les cuisses & les jambes, quelquefois même elles recouvrent les pieds, il en sort du sang lorsque le malade se gratte ; il peut a peine fléchir les jarrets & le coude Cette lepre est souvent précédée d'une teigne de mauvaise qualité, on peut la rapporter à la premiere espece des Grecs.

4°. Le mal-mort, *malum mortuum*, de Gord. & de Valeſ. de Tarenta, eſt une gale qui eſt caractériſée par des puſtules & de larges croûtes d'un aſpect affreux, qui ſont communément ſeches & rarement humides ; quand elles ſont ſeches, la partie eſt inſenſible ; dans le cas contraire, il y a une démangeaiſon conſidérable. On a appellé cette maladie *mal-mort*, parce que la partie qui en eſt affectée paroît comme mortifiée & eſt d'une couleur noirâtre, elle ſe jette particuliérement ſur les hanches & les jambes.

Aſtruc & Sauvages ne comprennent ſous ce nom, qu'une eſpece de gale qui eſt preſque inſenſible & qui ne cauſe aucune douleur, même quand les croûtes tombent, & que la peau eſt, pour ainſi dire, à nu ; il n'y a tout au plus qu'un léger prurit dont on s'apperçoit à peine. Ce mal reſte ordinairement à la même place, ſouvent pendant pluſieurs années, & ne s'étend pas comme la dartre ; jamais il ne paroît ſur le viſage : les croûtes ne tombent que quand le malade ſe gratte, alors la peau qui étoit au-deſſous paroît un peu rouge, mais ſans aucune entamure ſenſible. On y apperçoit pourtant quelques inégalités, & il en ſuinte peu-à-peu une humeur épaiſſe, dont il réſulte en peu de temps une nouvelle croûte pareille à la premiere, & qui en acquiert bientôt l'épaiſſeur. Voyez le premier volume du *Traité des Tumeurs* de M. Aſtruc, *pag.* 402. Je crois que cette maladie peut ſe rapporter à la troiſieme eſpece de lepre des Grecs. On l'obſerve fréquemment dans nos climats.

De la Frambæſia ou du Pian.

Elle eſt caractériſée par des tumeurs qui ſurviennent ſur différens endroits de la peau, & qui reſſemblent par leur forme à des champignons, à des mûres ou a des framboiſes. N. C. GENRE LXXXIX.

Il y a deux eſpeces de frambæſia, l'une particuliere à la Guinée & qui ſe nomme yaws, & l'autre à l'Amérique, où elle eſt connue ſous le nom de pian ou épian.

1°. L'yaws eſt une maladie endémique en Guinée, elle attaque les enfans & les adoleſcens, mais ſur-tout les negres ; elle eſt contagieuſe, & celui qui l'a éprouvée une fois, en eſt exempt le reſte de ſa vie ; elle commence par des tâches qui ne ſont pas plus grandes que la tête d'une épingle, ces taches croiſſent de jour en jour & s'élevent ; alors l'épiderme tombe & l'on apperçoit une eſcharre blanche, d'où naît un petit champignon rouge, qui, par ſa couleur, ſa groſſeur & ſa figure grenue, imite une framboiſe ou une mûre ; les poils noirs qui ſe trouvent dans les environs de ces champignons, blanchiſſent : ce n'eſt qu'au bout de deux ou trois mois que ces eſpeces de champignons parviennent a leur accroiſſement parfait. Aucune partie n'en eſt exempte, mais ils ſurviennent particuliérement ſur les aînes, les parties de la génération, le bord de l'anus, le viſage & les aiſſelles ; leur groſſeur eſt proportionnée à leur nombre, quand il y en a beaucoup, ils ſont petits ; au contraire, ils ſont gros quand il y en a peu. Ils ne produiſent aucun ſentiment douloureux, & ne ſont incommodés

que par leur malpropreté. Le plus gros champignon résiste aux mercuriaux & exige que l'on ait recours à l'usage des caustiques, lorsque tous les autres champignons ont été détruits. *Voyez* les *Essais d'Edimbourg, tom.* 6.

2°. Pian signifie une fraise dans la langue des negres, d'où vient le nom de cette maladie. Son symptome principal consiste dans des excroissances fongeuses, qui, par leur couleur, leur figure, leur consistance & souvent par leur volume, imitent des fraises; le second symptome est un ulcere sordide, par où commence la maladie, & qui s'appelle vulgairement *mamapian* ou *mere des pians*; le troisieme symptome se nomme *crabe*, & consiste dans l'excoriation de la plante des pieds, ou de la paume de la main : il y en a deux especes, l'une porte le nom de *crabe verte*, & l'autre celui de *crabe seche*.

Cette maladie affecte les negres plus fréquemment que les blancs, elle est chronique & dangereuse, on l'observe particuliérement à Saint Domingue; M. Virgile, chirurgien, qui a demeuré douze ans dans cette isle, a donné a M. Sauvages la description suivante du pian.

Cette maladie commence par un ulcere de la largeur du pouce ou de la main, qui est d'abord superficiel, couvert d'une substance muqueuse, & qui ne differe guere des ulceres ordinaires, qu'en ce qu'il est plus rebelle, & ne cede pas aux remedes vulgaires; cet ulcere paroît indifféremment sur toutes les parties du corps, mais plus fréquemment sur les jambes; il survient ensuite au bout d'un intervalle plus ou moins court, des especes de champignons dont le nombre varie, qui se manifestent sur différentes parties du corps; les plus petits sont de la grosseur des pustules varioliques, & si nombreux, qu'en regardant de loin le visage & toute la peau des malades, l'on pourroit s'y méprendre; d'autres fois ces champignons sont en plus petit nombre & beaucoup plus gros, de maniere que quelques-uns imitent une noix par leur grosseur; tous sont d'une couleur rose ou d'un rouge pâle, leur surface est grenue ou hérissée de petites papilles, ils sont continuellement humectés d'une matiere muqueuse rougeâtre, ils sont toujours adhérens à la peau & ne surviennent jamais sur les parties ulcérées. Moins ces champignons sont nombreux, plus ils sont en général bénins; cependant lorsqu'il n'y en a que sept ou huit, les negres craignent que la maladie ne reste cachée & qu'elle ne reparoisse ensuite avec plus de force, quels que soient les remedes que l'on ait employés pour la guérison; c'est pourquoi ils ont coutume de tenter de faire sortir une grande quantité de champignons par l'usage des sudorifiques.

Les *crabes vertes* sont de larges excoriations qui surviennent à la plante des pieds ou dans le creux des mains, ces excoriations sont rebelles & sans aucun gonflement, mais elles ont la même couleur & la même forme que si le muscle étoit entiérement à nu; elles sont humides & d'une sensibilité extrême, elles forment des rebords lorsque la peau est déchirée, comme il arrive aux negres qui marchent nus pieds. Les crabes seches different des vertes par la sécheresse de la peau, qui ressemble à un cuir, & est cependant douloureuse, rude au toucher, d'un blanc farineux & comme vergétée.

L'ulcere qui se nomme la *mere des pians*, creuse insensiblement les chairs & corrode les os voisins ; lorsque la maladie est invétérée, il survient dans les parties voisines carie, exostose, anchylose, & des douleurs qui redoublent la nuit : ces ulceres sont muqueux, pâles, il ne s'y forme point d'escharre lorsqu'on y applique un caustique quelconque, & il n'y survient jamais de champignon ; ce qui, suivant le rapport de ceux qui ont écrit sur cet objet, établit particuliérement une différence entre cette maladie & l'yaws des côtes de Guinée : mais M. Virgile n'a jamais observé l'yaws, quoiqu'il ait vu des milliers de negres arriver de toutes les régions de l'Afrique.

Ces deux maladies ont de commun entre elles de ne jamais affecter de nouveau la même personne, lorsque la guérison a été constatée pendant trois mois de parfaite santé. On n'y observe jamais de fievre, mais si l'on n'emploie aucun remede, il survient une maigreur extrême ou une phthisie accompagnée d'une diarrhée, qui enleve le malade ; quand le pian est invétéré, il naît de nouveaux ulceres & de ces excoriations que l'on nomme crabes.

Cette maladie est contagieuse, on peut la gagner en couchant dans le même lit que celui qui en est affecté, & sur-tout par l'acte vénérien ; mais il ne survient ni chancres, ni poireaux, ni bubons, ni gonorrhée, &c comme dans la maladie vénérienne, & l'ulcere principal n'affecte pas les organes de la génération plutôt que les autres parties. L'on prétend que les mouches peuvent la communiquer, si après s'être arrêtées sur un ulcere produit par le pian elles se transportent sur l'ulcere de quelqu'un qui est sain ; ce dernier ulcere, qui étoit simple & pur, se change alors en *mamapian*, & il paroît ensuite des champignons, non sur l'ulcere, mais sur le visage, les bras, le tronc & d'autres parties.

M. Hunter donne, dans son *Traité des malad. vénér.* l'exemple d'un yaws qui fut inoculé par une écorchure, chez un homme qui ouvrit le 31 juillet 1776, un abcès d'une négresse attaquée de cette maladie. Il sortit d'abord de temps en temps des écailles blanchâtres de l'écorchure ; le malade eût recours au bout de deux mois aux frictions mercurielles ; néanmoins il survint en septembre une tumeur douloureuse à la seconde jointure du doigt, qui fut bientôt suivie de plusieurs autres qui se manifesterent sur le dos de la main. On continua les frictions sans aucun effet, car les tumeurs se multiplierent de jour en jour, & s'étendirent à peu de distance de l'aisselle sans suppurer. Vers la fin de novembre, des douleurs nocturnes violentes se firent sentir dans différentes parties du corps, mais particuliérement le long du tibia & du péronné ; le malade avoit en même temps de fréquens maux de tête, qui augmenterent & devinrent presque insupportables pendant cinq mois, quoiqu'il fît usage de frictions mercurielles, & prît tous les jours une grande quantité de décoction de salsepareille Au mois de mai 1777, il survint une éruption dartreuse sur différentes parties du corps, particuliérement sur les jambes & les cuisses; les tumeurs qui avoient paru neuf mois avant, commencerent alors à s'ulcérer. & les douleurs nocturnes se modérerent. Jamais on ne put faire saliver le malade, quoique sa bouche fût constamment irritée pendant des mois entiers, les ulceres s'aggravoient de jour en jour. Arrivé à Londres, on lui fit recommencer l'usage du mercure & de la salsepareille; M. Hunter augmenta la dose de mercure calciné, qu'on avoit commencé à lui donner à deux grains par jour, il en fit prendre jusqu'a cinq grains, & en trois mois tous les ulceres furent entiérement cicatrisés. On cessa le mercure, & le malade fut délivré de tous les symptomes de l'yaws, il ne restoit que quelques nodus sur le tibia & le malade étoit sujet à avoir des douleurs de rhumatisme quand il s'exposoit au froid; mais au bout d'un an environ, il commença à éprouver une difficulté d'avaler ou un mal-aise dans la gorge, accompagné d'un écoulement d'un mucus visqueux qui sortoit de cette partie & des arriere-narines; cet écoulement subsistoit encore au commencement de 1786, qui est le temps où l'auteur à écrit.

M. Hunter croit, d'après cette observation, que l'yaws différe de la maladie vénérienne par plusieurs circonstances particulieres. L'yaws, dit-il, suit une marche réguliere, & laisse, quand il l'a parcourue, la constitution dans un état de santé, ou au moins exempt de cette maladie : il suffit, pour obtenir la guérison, de mettre le malade dans une disposition favorable à la santé en général. Par exemple, un negre qui sera affecté de l'yaws, doit travailler peu ou point du tout, être tenu proprement & avoir une meilleure nourriture que celle dont il fait habituellement usage; par ce moyen il guérira communément dans l'intervalle de quatre a neuf mois.

On a proposé différens médicamens pour la guérison, mais il n'est pas évident qu'aucun de ces médicamens soit avantageux. Le mercure paroît avoir beaucoup d'action sur cette maladie, sans cependant en être le spécifique. Quand on le donne de bonne heure, il en arrête les progrès, & quelquefois même cicatrise tous les ulceres qui sont sur la peau, mais on ne gagne rien par-la; car la maladie reparoît bientôt de nouveau. Quelques médecins des Indes occidentales pensent qu'en interrompant le cours de l'yaws, par l'usage du mercure, l'on ne produit d'autre mal que la perte de temps; d'autres assurent que ce médicament est souvent la cause du symtome qu'ils appellent *douleur de l'os*. L'on convient généralement que le mercure peut se donner sans danger & même avec avantage vers la fin de la maladie. Il est probable que quand elle passe quatorze mois & qu'il survient des douleurs dans les os, on doit l'attribuer à l'usage trop prématuré & trop considérable du mercure. Ce qui établit une différence pour le traitement, entre l'yaws & la vérole.

Du Trichoma, ou de la Plique polonoise.

La plique est une maladie contagieuse, dans laquelle les cheveux deviennent plus épais que de coutume, se mêlent & forment des

cordons

cordons ou des nœuds que l'on ne peut développer. N. G. GENRE XC.

Il y a deux especes de trichoma : I. le *trichoma cirrosum*, vulgairement appellé *plique en cordons*, ou *plique mâle* ; II. le *trichoma villosum*, ou la *plique femelle.*

I. La plique en cordons est la plus commune de toutes & la moins funeste : elle se reconnoît en ce que les cheveux sont mêlés & aglutinés de maniere qu'ils forment de longs cordons. Les symptomes qui indiquent ses approches, sont, 1°. la pâleur du visage ; 2°. la foiblesse produite par le relâchement des articulations ; 3°. les douleurs de tête ; 4°. des douleurs qui se font sentir dans tous les membres, & particulièrement dans les articulations : à ces symptomes succèdent ; 5°. le tintement d'oreilles ; 6°. les convulsions ; 7°. la contraction des membres ; 8°. le rachitis joint à la fragilité des os.

Les symptomes favorables qui dissipent les premiers, sont, 1°. l'éruption de la plique ; 2°. la phthiriase ou la maladie pédiculaire, accompagnée d'une odeur fétide & de démangeaison ; 3°. l'alopécie ou la chûte des cheveux ; 4°. il n'est pas encore constaté qu'il sorte du sang des cheveux lorsqu'on les coupe ; 5°. cette éruption critique de la plique ne se fait pas tout-à-coup, mais après un long intervalle de temps. La maladie est à son plus haut période lorsque tous les symptomes internes s'évanouissent, & que les cheveux tombent naturellement pour renaître ensuite ; jusqu'alors il est dangereux de couper les cheveux : quelquefois il vaut mieux conserver toute la vie les nœuds qu'ils forment.

II. La plique femelle se reconnoît à des touffes villeuses que forment les cheveux, qui sont tantôt tellement entrelacés ensemble qu'il est impossible de les démêler : d'autres fois ces touffes sont séparées, ou s'unissent en forme de mitre ou de toque qui recouvre tout le corps ; on a vu une femme qui portoit cette maladie depuis cinquante ans, dont les cheveux avoient quatre aunes de long, une palme de large & quatre pouces d'épaisseur.

Cette espece produit les symptomes les plus terribles lorsque l'on coupe les cheveux ; les ongles sur-tout croissent étonnamment, deviennent raboteux & noirs, de maniere qu'ils imitent des cornes de bouc : ces ongles tombent, mais reviennent de nouveau lorsque la maladie est guérie.

Cartheuser dit que les symptomes qui précèdent cette maladie varient en raison de ses especes ; mais nous ignorons quelles sont les especes dont il veut parler.

CHAPITRE IV.

De la Jaunisse.

1815. J'Ai donné dans ma nosologie, les titres de plusieurs maladies que je passe ici, parce qu'on ne les voit pas en Ecosse. Je ne les connois pas en conséquence d'après l'expérience : sans elle l'on tombe toujours dans des erreurs considérables, en compilant les autres auteurs ; c'est pourquoi je n'en parlerai pas, & je me contenterai de donner quelques remarques sur la jaunisse, qui est la derniere maladie comprise dans l'ordre que je puis suivre dans le Cours que je me suis proposé de faire.

1816. La jaunisse consiste dans la couleur jaune de toute la peau qui recouvre le corps, & particuliérement de la cornée transparente (*a*). Cette couleur peut être produite

(*a*) La jaunisse se reconnoît à la couleur jaune de la peau & des yeux ; les excrémens sont blancs, l'urine est d'un rouge obscur, & teint en jaune les substances que l'on y plonge. N C. GENRE XCI.

M. Cullen admet cinq especes de jaunisse idiopathique ; I. la jaunisse *calculeuse* ; II. la jaunisse *spasmodique* ; III. la jaunisse *hépatique* ; IV. la jaunisse *des femmes grosses* ; V la jaunisse *des enfans*.

I. La jaunisse calculeuse ou produite par les concrétions biliaires se reconnoît à une douleur aiguë de la région épigastrique, qui augmente après le repas, & l'on observe des concrétions biliaires dans les excrémens.

II. La jaunisse spasmodique survient sans douleurs à la suite des maladies spasmodiques & des vives affections de l'ame.

Les variétés de cette espece sont, 1°. la jaunisse hystérique ; 2°. celle qui est produite par les poisons.

Il faut observer que le spasme ne peut avoir lieu que dans les parties douées de fibres musculaires, & que les conduits biliaires où l'on n'a pu appercevoir de semblables fibres, ne peuvent être susceptibles d'affection spasmodique ; il est en conséquence probable que quand cette espece de jaunisse a lieu, elle est l'effet de l'affection spasmodique du duodenum dont les fibres musculaires peuvent, en se contractant, comprimer le conduit choledoque, & interrompre l'écoulement de la bile. Quand la jaunisse est due à cette cause, elle est de peu de durée & se dissipe facilement sans aucun remède ; mais comme cela arrive rarement, il y a lieu de croire, avec M. Corps, que la jaunisse n'est produite par l'affection hystérique, que dans le cas où il existe depuis long-temps

par différentes causes ; mais je pense que dans la jaunisse, dont je donnerai plus exactement le caractère par la suite,

---

des concrétions biliaires, & la colique hystérique doit être regardée comme un des effets de ces concrétions, plutôt que comme la cause de la jaunisse.

III. La jaunisse hépatique survient sans douleur après les maladies du foie.

Il y en a trois variétés : 1°. la jaunisse hépatique produite par l'inflammation du foie, qui est caractérisée par une fievre aiguë, qui redouble la nuit, par une douleur, une tumeur, ou une tension de l'hypochondre droit ; souvent la toux, une douleur du scrobicule du cœur, une légère dyspnée, &c. se réunissent à ces symptomes Il ne faut pas confondre cette variété avec la jaunisse passagère qui survient vers le quatrieme jour, ou passé le sept dans les fievres bilieuses, qui ont des redoublemens tous les trois jours.

C'est une erreur que de regarder la jaunisse comme un symptome constant de l'inflammation du foie : ce symptome ne s'observe que très-rarement dans l'inflammation de ce viscère ; il n'a lieu que dans le cas où la partie qui est contiguë aux conduits biliaires est enflammée ; car alors l'inflammation peut se communiquer à ces conduits, diminuer leur capacité & empêcher la bile de couler dans les intestins.

2°. La jaunisse produite par l'obstruction ou le squirrhe du foie. Dans ce cas, on apperçoit une certaine résistance ou une dureté en comprimant la région de ce viscère ; il n'y a ni douleur, ni fièvre, le malade éprouve des nausées & ressent un mal-aise léger lorsqu'il veut se coucher sur le côté gauche ; mais s'il se plaint de ressentir de la douleur lorsque l'on comprime l'hypochondre droit, & que cette douleur augmente quand il se couche du côté opposé, on doit soupçonner que le squirrhe est dans un état d'inflammation, sur-tout s'il y a de la fievre, quelque légère qu'elle soit ; car les anciens ont observé que la partie concave du foie pouvoit s'enflammer sans produire un degré de fievre sensible.

M. Corps observe que la jaunisse n'est pas aussi fréquemment produite par une obstruction ou un squirrhe quelconque du foie qu'on le croit communément, & qu'elle donne plus souvent lieu à l'obstruction qu'elle ne la produit. Comme la bile n'est pas dans l'état naturel parfaitement mêlée avec le sang, la jaunisse ne doit survenir que quand l'obstruction est située dans la portion du foie qui est contiguë aux conduits excrétoires : ce qui est prouvé par l'ouverture des cadavres, dans lesquels on a trouvé souvent des abcès, des squirrhes, & d'autres affections des parties du foie éloignées des conduits biliaires, sans qu'il y eut aucune apparence de jaunisse. Dans ce cas, la quantité de la bile est uniquement diminuée, & les maladies qui en résultent dépendent du défaut de la chylification. Telle est, par exemple, l'hydropisie, à laquelle succède néanmoins quelquefois la jaunisse, lorsque l'eau comprime les conduits excréteurs de la bile.

La jaunisse purulente est la troisieme variété de jaunisse hépa-

la couleur jaune dépend d'une certaine quantité de bile qui existe dans la masse du sang, & qui, étant portée vers

tique admise par Sauvages : elle survient dans les cas où il y a une vomique ou un abcès au foie assez volumineux pour comprimer les conduits biliaires. Elle est précédée des signes d'inflammation auxquels succèdent la fievre hétique, la maigreur, &c. Bontius dit que cette maladie est commune dans les Indes orientales.

IV. La jaunisse des femmes grosses survient pendant la grossesse & disparoît après l'accouchement.

On doit rapporter à cette espece la jaunisse pléthorique de Sauvages, qui peut avoir lieu toutes les fois que le mouvement du sang est retardé dans le systême de la veine porte, & que les vaisseaux sont gorgés au point de comprimer les conduits biliaires : car l'on ne peut supposer que la jaunisse est produite dans ce cas, parce que la secrétion de la bile est interrompue en raison de la viscosité du sang, comme on le croit communément ; mais il est possible que chez les pléthoriques la bile acquiert un certain degré de viscosité & d'épaisseur, qui seul suffit pour obstruer les pores biliaires & produire la jaunisse. Quand cette cause a lieu, le malade est plus constipé que de coutume : il a le teint morne & abattu quelques semaines avant que la jaunisse se manifeste ; il n'éprouve que peu ou point de douleur dans la région du foie ; il ne se plaint que d'un sentiment de plénitude ou de mal-aise, & les excrémens sont plus ou moins jaunes.

V. La jaunisse des enfans est celle qui se manifeste peu de temps après la naissance.

Cette espece est produite par le méconium accumulé dans les intestins, au point d'empêcher la bile de couler dans le duodenum. La partie caseuse du lait, séparée des autres, peut s'amasser aussi dans les intestins des enfans à la mamelle & produire un effet semblable. Cette jaunisse se dissipe communément d'elle-même ou par de doux laxatifs.

De la Jaunisse symptomatique.

On ne doit donner, à proprement parler, le nom de jaunisse qu'à la couleur jaune de la peau, occasionnée par le reflux de la bile dans la masse du sang ; & refuser cette dénomination au changement de couleur produit par le serum, qui a acquis une couleur jaune & s'est épanché au-dessous de l'épiderme, comme il arrive dans le cas d'ecchymose. Cette distinction n'est pas toujours aisée à faire ; néanmoins M. Cullen croit que l'on peut tout au plus rapporter à la jaunisse symptomatique les especes suivantes qui sont l'effet de la seconde cause, c'est-à-dire, de l'épanchement du sérum au-dessous de l'épiderme.

1°. La jaunisse fébrile qui survient dans les fievres continues, & qui est critique ou symptomatique ; 2°. la jaunisse qui revient périodiquement avec les accès de fievre intermittente, & que Sauvages appelle *aurigo febricosa* ; 3°. la jaunisse accidentelle, que l'on nomme aussi *critique* & *symptomatique* : elle succède communé-

la surface, donne à la peau & aux yeux la couleur qui lui est propre.

1817. L'on sait que c'est en cela que consiste la jaunisse, comme le prouvent d'une maniere particuliere & avec certitude les causes qui y donnent lieu. J'observerai, pour rendre raison de ces causes, que la bile n'existe pas dans la masse du sang sous la forme qui lui est particuliere, & qu'elle ne l'acquiert que quand elle a passé dans le foie qui est son organe secrétoire : elle ne peut donc se manifester dans la masse du sang ou se porter à la surface du corps, c'est-à-dire, produire la jaunisse dans les cas où sa secrétion est interrompue ; en conséquence, cette maladie n'a lieu que quand la secrétion de la bile s'est faite, & que cette liqueur a reflué dans les vaisseaux sanguins.

Cela peut arriver de deux manieres ; premiérement, l'excrétion de la bile ou son passage dans le duodenum peut être interrompu : ce qui, en accumulant cette liqueur dans les vaisseaux biliaires (*a*), peut lui donner lieu de refluer

---

ment aux maladies aiguës, & est passagère ; 4°. la jaunisse qui survient le quatrieme jour de la fievre lente nerveuse, & qui est un symptome fâcheux. On dit qu'elle est endémique dans la Caroline méridionale & dans quelques autres contrées de l'Amérique ; 5°. la jaunisse rachialgique, qui est un symptome passager de la colique des peintres ; 6°. la jaunisse produite par les poisons, tels que les champignons, la morsure de la vipère, les purgatifs & les vomitifs violens.

On pourroit rapporter ces deux dernieres variétés à la colique spasmodique, en ce que l'irritation du canal intestinal suffit pour contracter le conduit choledoque & empêcher la bile de couler dans le duodenum ; car les poisons, & même la morsure de la vipère, sont suivis de vomissemens, de convulsions & d'autres symptomes qui indiquent l'irritation des intestins. Mais la jaunisse surviendra encore plus facilement s'il existe déjà, comme l'observe M. Corps, des concrétions dans la véficule du fiel, parce que l'augmentation du mouvement de l'estomac & des intestins peut contribuer à déloger ces concrétions, de maniere à leur faire pénétrer & boucher les conduits excrétoires.

La jaunisse des Indes, dont parle Sauvages, ou toute autre couleur naturelle à certains peuples, ne doit pas être mise au nombre des maladies.

(*a*) Il faut entendre ici les pores biliaires, qui sont des vaisseaux qui reçoivent la bile immédiatement après qu'elle s'est filtrée dans les follicules du foie. Ces vaisseaux forment, en se réunissant, un tronc commun, appellé conduit hépatique ; la réunion de ce conduit avec le conduit cystique, forme le conduit cholédoque commun qui s'ouvre dans le duodenum.

dans les vaisseaux sanguins (*a*) ; secondement, les vaisseaux biliaires étant libres, l'absorption de la bile peut se faire dans le canal alimentaire, lorsqu'elle s'y est accumulée dans une quantité extraordinaire. Je ne puis déterminer avec certitude jusqu'à quel point cette derniere cause peut agir, ni dans quelles circonstances elle a lieu ; mais je pense qu'il est rare que la jaunisse soit produite de cette maniere.

1818. La premiere cause de l'excrétion interrompue est plus aisée à concevoir ; & nous avons une preuve très-certaine qu'elle est la cause ordinaire, & même presque universelle, de cette maladie. Il est évident à cet égard que cette interruption doit dépendre de l'obstruction du conduit cholédoque commun, dont la cause la plus ordinaire est une concrétion biliaire, formée dans la vésicule du fiel, qui, tombant de-là dans le conduit cholédoque, est trop volumineuse (*b*) pour pouvoir passer facilement de ce

---

(*a*) Cette cause de la jaunisse est la plus commune & la mieux connue ; mais cette maladie peut même survenir lorsque le conduit hépatique a été obstrué long temps, & que la bile a acquis une couleur suffisamment foncée pour colorer la surface du corps en refluant dans la masse du sang. M. Heberden remarque en outre que l'obstruction d'un des pores biliaires, à travers lesquels la bile passe pour se porter dans le conduit hépatique, suffit pour produire la jaunisse.

Il y a lieu de croire, comme le soupçonne M. Corps, que l'obstruction du conduit cystique ne suffit pas pour produire une jaunisse permanente, & que dans les cas où l'on attribue la maladie à cette cause, il faut admettre une absorption de la bile qui remplit la vésicule du fiel, parce que quand la cause de l'obstruction n'est pas assez près de l'extrêmité du conduit cystique pour boucher l'orifice du conduit hépatique, ni assez considérable pour comprimer le conduit commun & en diminuer la capacité, la bile doit facilement passer du foie dans les intestins ; ainsi la jaunisse peut se dissiper, quoique le conduit cystique reste obstrué, & ne point reparoître, parce qu'il ne peut pas entrer dans la vésicule du fiel de nouvelle bile capable d'être absorbée & de se répandre dans le reste du corps.

(*b*) Il est très-rare que la jaunisse soit jamais portée à un degré considérable, sans qu'il y ait des concrétions biliaires dans la vésicule du fiel. Ces concrétions peuvent subsister plusieurs années dans le fond de la vésicule, sans produire aucun mal-aise ; mais si elles sont déplacées par une cause quelconque, telle que les exercices violens, de maniere à obstruer les conduits qui livrent passage à la bile, il pourra survenir une jaunisse durable. Les émétiques ou les purgatifs violens, les passions vives & l'accès

conduit dans le duodenum. Ce même conduit peut aussi être obstrué quand il est affecté d'une constriction spasmodique : car il est possible qu'il se forme un spasme de ce genre, ou dans le conduit même que nous regardons comme susceptible de contraction, ou dans le duodenum lorsqu'il comprime & rapproche les parois de ce conduit, ou enfin ce même conduit peut être obstrué quand il est comprimé par une tumeur formée dans les membranes du canal même ou dans quelques-unes des parties voisines qui lui sont contiguës, ou peuvent le devenir.

1819. La bile dont la secrétion est faite, doit, quand une obstruction de ce genre a lieu, s'accumuler dans les conduits biliaires ; d'où elle peut être absorbée & portée par les vaisseaux lymphatiques dans la masse du sang, ou bien refluer dans les conduits biliaires même, & passer ensuite directement dans la veine cave ascendante. Elle peut se répandre de l'une ou l'autre maniere dans la masse du sang, de-là passer par chaque vaisseau exhalant, & produire la maladie dont il s'agit.

1820. Je viens d'expliquer en peu de mots la maniere ordinaire dont se forme la jaunisse ; mais il faut observer de plus, qu'elle est toujours réunie à d'autres symptomes particuliers, telle que la blancheur des excrémens, dont il est facile de rendre raison par le défaut de bile dans les intestins ; la jaunisse est encore généralement accompagnée d'une certaine consistance des excrémens, dont la cause n'est pas si aisée à expliquer. Les urines sont aussi toujours d'une couleur jaune, ou au moins elles teignent le linge en jaune. Ces symptomes accompagnent constamment la maladie & communément il y a une douleur dans l'épigastre, qui correspond, à ce que je crois, à l'endroit où est situé le conduit choledoque. Cette douleur est fréquemment accompagnée de vomissement, & le vomissement survient même quelquefois sans que la douleur soit considérable. Dans quelques cas où la douleur est violente ; le pouls devient fréquent, plein & dur, & il se manifeste quelques autres symptomes de pyrexie *(a)*.

---

de froid des fievres intermittentes, ne déterminent communément cette maladie que quand il a précédé des concrétions biliaires.

(*a*) Le malade se plaint fréquemment d'éprouver un sentiment de pesanteur dans la région du foie ou de l'estomac ; il manque

1821. Je pense qu'il est très-rare de pouvoir guérir la jaunisse quand elle est produite par des tumeurs des parties voisines qui compriment le conduit choledoque ; l'on peut supposer avec quelque probabilité, que cette cause a lieu lorsque la jaunisse succede à d'autres maladies qui ont duré long-temps, sur-tout si ces maladies ont été accompagnées de symptomes qui indiquoient l'obstruction des visceres. Lors même que la jaunisse a subsisté long-temps sans aucune intermission & sans aucune douleur de l'épigastre, on peut soupçonner une compression externe.

1822. Dans de semblables circonstances, je regarde la maladie comme incurable ; & ce n'est guère que quand elle est produite par des concrétions qui obstruent le conduit choledoque, que nous pouvons communément espérer du soulagement, & que notre art peut contribuer à le procurer. L'on ne peut en général connoître quand l'obstruction est l'effet des concrétions biliaires ; car alors la maladie disparoît fréquemment & revient de nouveau ; l'on trouve après la premiere attaque des concrétions biliaires dans les excrémens, & la jaunisse est fréquemment accompagnée d'une douleur de l'épigastre, qui excite des vomissemens (a).

1823. Nous ne connoissons dans ces cas aucun moyen certain & prompt de débarrasser le conduit choledoque des concrétions qui le bouchent ; cela est généralement l'affaire du temps, & dépend de la dilatation graduelle de ce conduit ; l'on voit avec étonnement, d'après la grosseur des pierres auxquelles il livre passage, jusqu'à quel point il peut se dilater ; néanmoins cette dilatation se fait plus ou moins promptement suivant les circonstances ; & en conséquence la jaunisse, après avoir duré un temps plus ou

---

d'appétit & de forces, l'esprit est abattu ; le blanc des yeux est la premiere partie où se manifeste la couleur jaune ; la langue devient également jaune, & la bouche est amère ; souvent la respiration est gênée, & il y a altération ; il y a quelquefois une démangeaison de quelques parties ou de tout le corps, & même une espece de toux convulsive.

(a) Il n'y a quelquefois que des nausées ; la maladie survient fréquemment tout-à-coup sans fievre, ou après un exercice violent ; les excrémens sont parfaitement blancs, & quand ils conservent presque entiérement leur couleur naturelle, on doit soupçonner que la jaunisse n'est que l'effet de la viscosité de la bile.

moins long, cesse souvent tout-à-coup spontanément : c'est ce qui a donné lieu de croire qu'elle avoit été guérie par un si grand nombre de remedes différens dont plusieurs sont néanmoins totalement dépourvus d'action, & d'autres d'une telle nature, que l'on ne peut supposer qu'ils puissent communément contribuer à favoriser le passage des concrétions biliaires. Cela me détermine à ne pas parler ici des remedes nombreux contre la jaunisse, que recommandent ceux qui ont écrit sur la matiere médicale, ou qui se trouvent même dans les livres de pratique ; je me bornerai à faire mention des remedes que l'on peut supposer, avec quelque probabilité, favoriser le passage des concrétions, ou dissiper les obstacles qui peuvent s'opposer à leur sortie.

1824. Dans le traitement de cette maladie, il faut d'abord faire attention que comme la distension du conduit biliaire par une masse dure qui ne passé qu'avec peine, est capable d'y exciter inflammation, la saignée peut être une précaution utile chez les personnes suffisamment fortes : elle devient même absolument nécessaire quand la douleur est violente ; est jointe à un degré quelconque de pyrexie (a). J'ai remarqué dans quelques jaunisses acompagnées de ces symptomes, que le sang que l'on tiroit étoit couvert d'une croûte inflammatoire aussi épaisse que dans les cas de pneumonie.

1825. Il n'y a aucun moyen de pousser au dehors les concrétions biliaires sur lequel on puisse d'avantage compter, que l'action du vomissement ; cette action peut contribuer quelquefois assez doucement, à la dilatation du conduit choledoque, en comprimant tous les visceres de l'abdomen & particuliérement la vésicule du fiel & les vaisseaux biliaires, qui sont pleins & distendus. C'est pourquoi le vomissement a souvent été utile dans ce cas ; mais il est en même-temps possible que les efforts que fait le malade pour vomir soient trop violens, & il ne faut par conséquent employer que les doux vomitifs. Si on peut soupçonner,

---

(a) L'on doit même réitérer la saignée en proportion de l'accélération du pouls ; il faut en même-temps prescrire les délayans en aussi grande quantité que l'estomac pourra les supporter, ne pas négliger les émolliens, les bains & les lavemens. On appliquera même les véficatoires ou les ventouses sur la région du foie, si la douleur résiste aux remedes précédens.

par la longue durée de la jaunisse que le volume de la concrétion qui doit se faire un passage, est considérable; ou plutôt, si la douleur qui accompagne la maladie donne lieu de craindre l'inflammation, il peut être prudent d'éviter entiérement le vomissement *(a)*.

1826. Il est d'usage de donner les purgatifs dans la jaunisse; il est même possible que l'action des intestins excite celle des conduits biliaires, & favorise par ce moyen l'expulsion des concrétions; mais cet effet ne peut, à ce que je pense, être considérable, & l'on doit craindre d'ailleurs que l'usage fréquent des purgatifs employés dans cette vue ne nuise au malade *(b)*; d'où je crois devoir conclure que les purgatifs ne conviennent jamais que quand le ventre est paresseux & resserré.

1827. Comme le relâchement de la peau contribue à relâcher tout le systême, & particuliérement à modérer la constriction des parties qui sont au-dessous, les fomentations de l'épigastre peuvent en conséquence être utiles dans la jaunisse qui est accompagnée de douleur.

1828. Les solides du corps vivant étant très-fléxibles & cédant très-facilement, il est probable que dans beaucoup de cas le conduit choledoque pourra être aisément dilaté par les concrétions biliaires, de maniere qu'elles y passeront sans difficulté, à moins que la distension ne produise

---

(a) Il ne faut pas néanmoins être trop timide sur l'usage des vomitifs; car le docteur Heberden observe dans les Transactions de médecine, que le vomissement excité pendant que la douleur étoit violente, a plutôt modéré qu'aggravé la douleur, & qu'il ne l'a jamais produite. Il est inutile d'ajouter que quand le vomissement survient naturellement, il faut l'aider en donnant des boissons tièdes, dans lesquelles on mettra avec avantage quelque sel neutre, pour exciter une détermination vers la peau. M. Corps a observé que le vomitif donné immédiatement après le bain, agissoit particuliérement comme vomitif, ou purgeoit modérément.

(b) Tous les remèdes irritans sont pernicieux dans la jaunisse; on ne doit en conséquence employer que les doux laxatifs, tels que la crême de tartre; d'où il est aisé de voir combien l'on doit redouter les amers & les toniques, qui ont été recommandés par un grand nombre d'auteurs. Les décoctions de chiendent, de pissenlit, de fumeterre & de chicorée, ou leur suc, donné dans le petit-lait, sont préférables, & paroissent plutôt agir en diminuant la tension des fibres, que par la vertu fondante, dont l'on suppose qu'elles jouissent. Leur usage exige cependant quelque précaution quand il y a acidité & flatulence dans les premieres voies.

une contraction spasmodique extraordinaire des parties qui sont au-dessous. C'est pour cette raison que l'opium est souvent très-avantageux dans la jaunisse (*a*), & l'utilité qui en résulte prouve suffisamment la vérité de la théorie sur laquelle est fondée son usage.

1829. Il seroit fort à souhaiter que l'on découvrît un dissolvant capable d'agir sur les concrétions biliaires contenues dans le vésicule du fiel, ou dans les conduits biliaires : mais je ne connois encore aucun dissolvant de cette nature ; & je regarde l'usage du savon (*b*) dans cette maladie, comme une tentative inutile. Le docteur White, d'York, a trouvé un dissolvant des concrétions biliaires quand elles sont hors du corps (*c*) ; mais il n'est nullement probable

---

(*a*) L'opium est sur-tout avantageux, quand on a diminué la tension par la saignée & les laxatifs.

(*b*) Le savon convient uniquement pour ranimer l'action des sucs gastrique & intestinal, qui est souvent affoiblie lorsque la jaunisse a subsisté long temps. Mais l'on doit dans ce cas compter encore davantage sur l'exercice, & particuliérement sur celui du cheval. Il est également utile de faire des frictions séches sur le bas-ventre ; mais les topiques, tels que l'emplâtre de savon & autres, que quelques auteurs recommandent, ne produisent aucun effet.

L'auteur n'a pas cru devoir parler des effets merveilleux que l'on a attribués au fiel d'anguille ou de bœuf, parce qu'ils sont imaginaires.

(*c*) Les concrétions biliaires que l'on trouve dans le vésicule du fiel de l'homme, contiennent une substance saline d'une nature particuliere, dont le dissolvant propre est l'esprit-de-vin ; mais cette liqueur ne produit aucun effet sur les concrétions renfermées dans la vésicule du fiel, elle est même nuisible en raison de l'irritation qu'elle produit. M. Durande, médecin de Dijon, a recommandé un mélange d'éther & de térébenthine, comme un fondant très-efficace dans le traitement des concrétions biliaires. Il mêle deux gros d'esprit de térébenthine avec trois gros d'éther, & il donne tous les matins un cinquieme de ce mêlange au malade. Il paroît, d'après ce que l'on lit dans les *Mémoires de la Société royale de Médecine*, année 1779, que souvent ce remede ne diminue pas la douleur du foie, & qu'il cause des coliques pour lesquelles on est obligé de recourir aux bains, au lait d'ânesse, aux sucs des plantes savonneuses étendus dans le petit-lait, & aux lavemens : d'où l'on peut conjecturer que ces derniers remedes diminuent réellement le spasme des intestins & favorisent en conséquence la sortie des concrétions biliaires contenues dans le conduit cholédoque, mais que l'on doit peu compter sur le mêlange d'éther & de térébenthine ; l'éther seul est préférable, dans le cas où la jaunisse est produite par l'affection spasmodique du canal intestinal.

que ce dissolvant puisse agir sur ces concrétions tant qu'elles y sont renfermées.

Pour remplir les obligations que j'ai contractées avec le public dans le discours préliminaire que j'ai mis à la tête du premier volume de cet Ouvrage, il ne me reste plus qu'à donner la MANIERE D'ÉTUDIER LA PRATIQUE DE MÉDECINE, que j'ai traduite d'après les leçons manuscrites de l'auteur. Comme je n'ai pas cru devoir rien changer dans cet extrait, je l'ai fait imprimer du même caractère que le texte, & j'y ai ajouté quelques notes.

N. B Toutes les fois que j'ai cité M Cullen dans mes notes, sans renvoyer à aucun des ouvrages qu'il a publiés, il faut entendre ses leçons manuscrites, dont j'ai parlé dans le discours préliminaire.

F I N.

MANIERE
D'ÉTUDIER LA MÉDECINE-PRATIQUE.

Du choix d'une Méthode.

LA méthode dogmatique eſt celle que l'on doit adopter, parce qu'il n'eſt pas poſſible d'éviter la théorie : la théorie n'eſt cependant utile qu'autant qu'on lui donne un plan très-étendu ; autrement, rien n'eſt plus fou.

La médecine ne peut s'apprendre d'une maniere empirique, parce que les faits ſont très-défectueux ; c'eſt pourquoi ceux qui ont tenté cette voie, tels que Lieutaud, ſont tombés dans une infinité d'erreurs. Cet auteur a toujours fait de très-mauvais raiſonnemens : il preſcrit des remèdes ſans action & les applique ſans aucune diſtinction.

Je ne parle pas des auteurs qui ont voulu mettre la médecine à la portée de tout le monde, parce qu'ils ſont au-deſſous de la critique.

Les empiriques ne doivent être conſultés que pour les faits, & même les faits les plus certains ſont dus aux dogmatiques.

Il faut néanmoins prendre garde de ſe prévenir pour une théorie quelconque, & ſe borner toujours à des concluſions générales. Nous avons conſidéré les forces motrices comme dépendantes du ſyſtême nerveux ; nous nous ſommes arrêtés à ces généralités, & d'après cela nous avons expliqué tous les phénomènes que préſentent les maladies. Il n'y a rien de plus certain que ce que Baglivi & Hoffmann ont déſigné d'après cette ſuppoſition ; mais il faut prendre garde d'étendre cette idée trop loin, parce que nous connoiſſons peu le ſyſtême nerveux : nous en ſommes même encore réduits à des ſpéculations ſubtiles, & à faire des tentatives pour les étendre.

Le ſyſtême nerveux contient un fluide élaſtique d'une nature particuliere, & tous les phénomènes de l'économie animale paroiſſent dépendre des qualités de ce fluide, qui me paroît être de la nature de l'éther de Newton ; car l'on peut ſuppoſer que cet éther exiſte dans le ſyſtême animal, de même que dans toute la nature ; ceci ne peut néanmoins s'appliquer avec certitude à la pratique de médecine ; & il n'est pas possible de mettre des limites aux spéculations de ce genre. Je suis persuadé qu'il existe dans le système nerveux, un état appellé *mobilité*, que personne ne peut nier ; mais il est extrêmement difficile d'en faire l'application. Il y a probablement beaucoup de causes de mobilité, qu'on ne peut ni expliquer, ni appercevoir ; mais je puis assurer qu'il y a un état de pléthore & un certain degré de foiblesse qui donnent de la mobilité au systême nerveux. Cette conduite seule peut rendre les tentatives des dogmatiques sûres & même nécessaires ; il faut cependant toujours tenter de trouver des faits que l'on puisse appliquer au raisonnement, & quiconque en acquiert de relatifs à l'économie animale, peut tomber dans l'erreur s'il pousse ses raisonnemens trop loin.

Il y a trois systêmes principaux : celui de Boerhaave, celui de Stahl & celui d'Hoffmann. Sydenham n'est pas même exempt de théorie : mais il s'est arrêté aux généralités. Son plan de pratique a influé sur les trois systémes dont j'ai parlé. Je vous conseille de commencer par étudier Boerhaave, parce que c'est celui qui avoit le plus d'érudition & le meilleur jugement des trois. Ses talens l'ont rendu particuliérement recommandable, & il sert de règle à toute l'Europe. On abandonne de jour en jour le systême de Stahl, & Hoffmann n'a jamais eu beaucoup de partisans.

On ne sauroit mieux entendre le systême de Boerhaave que par les commentaires de Van-Swieten ; mais en le lisant, il faut être en garde sur sa pathologie, parce qu'il explique les phénomènes des maladies particuliérement d'après l'état des fluides ; sa doctrine de l'acrimonie considérée relativement à la chymie, est très-imparfaite. Son acrimonie alkaline me semble être une explication forcée de ce qu'ont avancé les anciens, & n'est nullement fondée. Son *lentor* est imaginaire. La pathologie des fluides est la partie la plus défectueuse de son ouvrage. L'autre partie est la doctrine de l'obstruction que Boerhaave a utilement introduite ; mais on l'a beaucoup corrigée depuis. Sa théorie de l'inflammation est fausse, comme l'a prouvé Sauvages ; & Senac a détruit la doctrine de la révulsion. Boerhaave, en s'étendant beaucoup sur l'obstruction, a omis la considération des vaisseaux & des puissances motrices. Van-Swieten a corrigé quelques-unes de ces erreurs, sur-tout à l'égard des fievres ; mais les explications qu'il a voulu donner d'après les anciens sont précaires, & même inutiles (*a*), parce que nous ne connoissons pas assez les idées des anciens.

En lisant Boerhaave, il faut y joindre Hoffmann. Il est diffus & moins correct que Boerhaave ; mais il contient plus de faits : il ne faut considérer son systême nerveux qu'en général, parce qu'il le quitte quelquefois pour se jetter dans des raisonnemens peu exacts relativement à la méchanique & à la chymie. Il est sur-tout défectueux pour le systême hydraulique.

Le troisieme systême est celui de Stahl : il est difficile de l'étudier dans ses ouvrages ; il faut avoir recours aux écrits de ses disciples, tels que Juncker (*b*), Alberti (*c*) & Carl (*d*) ; lire ensuite Stahl même, particuliérement son livre intitulé *Theoria medica vera*. Il a écrit avec une précision métaphysique extrême, qui le rend obscur : mais il a des vues étendues & curieuses. En général on trouve chez les Stahliens beaucoup de faits curieux, qu'on cherchera inutilement ailleurs, & ces faits y sont plus généralisés, comme on peut le voir dans le *Specimen Historiæ medicæ* de Carl (*e*).

Avant de connoître ces trois systêmes, on ne peut faire que peu de progrès dans l'étude de la médecine, & l'on n'est pas en état de faire attention aux cas particuliers, ou d'en tirer des conclusions.

(*a*) Cette idée de M. Cullen me paroît trop générale. On ne peut nier que Van-Swieten a souvent cité les anciens sans nécessité ; néanmoins je crois qu'il a démontré que l'on pouvoit tirer beaucoup d'avantages de leurs écrits, & qu'avec un peu de travail & de patience, il étoit aisé de saisir leurs idées.

(*b*) Juncker a donné un excellent abrégé de médecine pratique, sous le titre de *Conspectus medecinæ theoretico-practicæ. Halæ*, 1734, in-4°.

(*c*) Il s'agit ici de Michel Alberti, médecin allemand, dont tous les ouvrages sont estimés ; il faut commencer par lire son *Introductio in Medicinam practicam, generalem, specialem & specialissimam. Halæ*, 1721, in-4°.

(*d*) Jean Samuel Carl a publié *Praxeos medicæ Therapia generalis & specialis. Halæ*, 1720, in-4°.

(*e*) C'est la premiere édition de l'ouvrage qui a paru ensuite sous le titre d'*Historia medica, pathologico-therapeutica. Hafniæ*, 1737, in-8°.

Il faut être en garde contre la théorie particuliere des Stahliens : ils ont trop étendu les principes de l'autocratie & de la *force médicatrice de la nature* ; leurs explications sont peu fondées : mais on doit avouer que les principaux faits qui concernent l'autocratie, l'état de pléthore & ses causes, les remèdes naturels & ceux de l'art, ont été principalement observés par les Stahliens. Il n'y a que leur pathologie de bonne : leur pratique est foible & même mauvaise. Ils évitent les remèdes actifs, ils sont ennemis du quinquina, de l'opium : ils ordonnent peu de saignées, de vomitifs & de vésicatoires, parce qu'ils supposent que les maladies sont sous la direction d'un être intelligent, rationel, avec lequel nous n'avons nulle correspondance, & ils craignent qu'on ne trouble l'action de cet être. On peut encore leur reprocher d'être superstitieux, de croire aux amulettes, de chercher des spécifiques & de recommander des terres sans vertu.

Il n'y a que les trois systêmes dont je viens de parler qui soient originaux ; mais pour avoir une connoissance plus exacte des systêmes en général, il faut remonter jusqu'à Galien, & lire pour cet effet quelques-uns de ses compilateurs, tels que Riviere, qui a ajouté un peu de chymie aux idées de Galien ; mais il a transcrit presque tout son ouvrage de Sennert, qui est l'auteur systêmatique le plus utile que les Galénites aient produit.

Les Chymistes ont succédé aux Galénistes ; mais je ne conseille pas de les étudier. Ils furent remplacés par les Cartésiens, qui, avec plus de connoissances, ont néanmoins fait peu de progrès en fait de systême. Blancard (*a*) a très-bien décrit leur systême ; mais c'étoit un homme faux, & il ne faut pas ajouter foi aux faits qu'il rapporte.

Les systêmes précédens ont donné naissance à ceux de Sylvius (*b*) & de Willis, qui contiennent beaucoup de faits. Il faut avoir une idée de Sylvius. Quant aux anciens auteurs systêmatiques, on les étudiera dans Doleus (*c*).

(*a*) Etienne Blancard a beaucoup écrit ; mais il faut se borner à son livre intitulé *Opera medica, theoretica, practica & chirurgica. Lugd. Bat.* 1705, in-4°. 2. vol.

(*b*) Il est connu aussi sous le nom de François de la Boë : tous ses ouvrages ont été imprimés en un vol. *in-fol.* à Genève, en 1681.

(*c*) Jean Doleus a exposé clairement & succintement les systêmes des anciens dans son *Encyclopædia Medicinæ theoretico-praticæ Franco-furti ad Mænum*, 1684, in-4°.

Le

Le dernier siecle a encore produit Etmuller, qui avoit de vastes connoissances. Sa méthode est claire & bonne ; mais il y a peu de choix dans sa théorie ; elle est particuliérement fondée sur celle des Chymistes & des Cartésiens. Ses vues sont néanmoins étendues, & il contient un grand nombre d'observations.

Après avoir étudié les systêmes, il faut rassembler les faits & étendre ou concentrer par leur moyen, le systême dont on a fait choix. On lira alors les index sur les différentes maladies, tels que celui de Moronus, écrit en 1650 (*a*), celui d'Alberti (*b*), &c. : on y joindra en même temps les auteurs qui ont rassemblé des faits, tels que Marcellus Donatus, Schenckius (*c*), Bonet, *Medicina Septentrionalis collatitia* ; & l'on consultera les Mémoires des différentes Academies.

Il faut ensuite étudier la nosologie ; car l'on ne pourra faire de progrès dans la pratique de médecine, qu'autant que l'on saura distinguer les maladies. Une bonne méthode & un systême conduiront loin ceux qui ont du discernement. Notre systême de nosologie n'est pas complet ; mais il faut le prendre pour ce qu'il est, & tâcher de le corriger ; ce que vous ne pourrez faire qu'autant que vous aurez acquis une connoissance des faits & des maladies.

Choisissez les systêmes les plus généraux de nosologie, comparez-les avec l'histoire des maladies que vous observerez. Commencez par Sauvages ; il contient beaucoup d'érudition médicale que vous ne trouverez pas ailleurs. Voyez ensuite le *Sepulchretum* de Bonet. Morgagni est également rempli d'érudition & très-utile pour diriger à d'autres sources, car il n'est pas complet : il s'est particuliérement borné à faire des remarques sur Bonet, & il en a ajouté quelques-unes sur Valsalva. Lieutaud a tenté de comprendre toutes les ma-

(*a*) Cet index est intitulé *Directorium medico-practicum*. *Lug.* 1650 in-8°. Il a été réimprimé à Francfort en 1663, *in*-4°. avec de augmentations considérables données par Scheffer.

(*b*) L'ouvrage de Michel Alberti, dont il est ici question ; porte e titre de *Tentamen lexici Realis. Halæ*, 1727 & 1731, in-4°. 2 vol.

(*c*) Marcellus Donatus a donné *de Medica Historia mirabili*, *libri* 6. dont la derniere édition est de Francfort, 1664, *in*-8°. Il faut y joindre la collection de Schenckius Francfort, 1665, *in*-fol. sous le titre de *Observationum Medicarum, rararum, novarum, admirabilium & monstrosarum volumen*.

ladies dans son *Historia medica*. Il faut le consulter ; mais son livre est mal imprimé, l'index en est mauvais, & il est rare qu'on puisse se fier au récit qu'il donne des maladies ; on ne peut en conséquence se dispenser de recourir aux auteurs originaux d'où sont pris les faits qu'il rapporte.

On peut profiter des anciens, tels que Celse, Arétée de Capadoce, Cœlius Aurelianus. Les modernes ont tiré quelques observations utiles d'Alexandre de Tralles, de Paul d'Egine, d'Aetius ; mais il faut les consulter à loisir. Je dis la même chose des Arabes (*a*) & des Galénistes qui ont paru jusqu'au seizieme siecle.

Des Auteurs qui ont donné des Traités particuliers des Fievres.

FIEVRES INTERMITTENTES. Mercatus en a le premier traité, mais ce qu'il en dit est peu de chose. Morton en a mieux désigné la nature & la curation. François Torti, Cleghorn, Werlhof ont fait des observations correctes sur ce sujet ; mais Senac a donné des vues plus étendues que tout autre sur la maniere de traiter les fievres intermittentes (*b*).

Pour les FIEVRES CONTINUES & INFLAMMATOIRES, Sydenham peut suffire.

Les FIEVRES NERVEUSES & PUTRIDES demandent à être étudiées dans Huxham, Morton, Pringle, Haen. Chenot a donné peu d'observations dans son Traité de la peste, & sa théorie est mauvaise.

Des Maladies épidémiques.

On trouve quelques éclaircissemens dans Hippocrate ; il y en a beaucoup plus dans Ballonius : mais on n'a donné

(*a*) Il ne faut cependant pas confondre les Arabes & les Galénistes qui ont vécu dans les siecles de barbarie, avec les Grecs ; car les derniers ont fait un très grand nombre d'observations exactes & précieuses ; les autres au contraire, si on en excepte Rhases, ne sont que des compilateurs.

Il faut, pour avoir une idée de l'étendue des connoissances des Grecs en médecine, lire d'abord Paul d'Egine, qui a donné un bon abrégé de tout ce que l'on avoit dit avant lui ; on doit même, pour cet objet ; le préférer a Celse.

(*b*) On attribue à M. Senac le livre anonyme qui porte pour titre *De recondita febrium intermittentium tum remittentium natura*. *Genv.* 1769, in-8°.

aucune histoire exacte des épidémies avant Sydenham & Morton ; & on trouve très-peu de details avant la fin du dernier siecle. Wintringham a décrit très-exactement les épidémies, mais il ne distingue que celles qui viennent de l'air, & ne parle pas de celles qui sont dues à la contagion. Huxham est plus complet à cet égard. Il faut joindre à ces auteurs ceux qui ont parlé des maladies particulieres à certaines contrées & aux flottes, tels que Monro, Pringle, Lind.

En étudiant les maladies épidémiques, il faut avoir particuliérement quatre objets en vue, & considérer, 1°. la naissance de la contagion, c'est-à-dire, les vapeurs des marais. Lancisi a le premier traité cette matiere ; elle est complete dans Pringle & Lind ; 2° la diversité du type des fievres ; mais il y a lieu de croire que les épidemies qui regnent dans différens climats & dans différentes contrées, ainsi que celles que l'on a observées dans différentes années se ressemblent beaucoup, & qu'elles sont du genre des intermittentes ; 3°. l'étude des épidémies doit consister à rechercher la maniere la plus convenable de les traiter. Si elles étoient d'un genre uniforme, nous pourrions espérer de trouver un moyen de les guérir en suivant leur marche avec persévérance. Pour le présent il y a quelques limites à établir entre les cas où la saignée est convenable, & ceux où l'on doit recourir au quinquina ; 4°. il faut aussi faire une attention particuliere à la contagion produite par les vapeurs qui s'élevent du corps humain : telle est la contagion des hôpitaux, des armées & des flottes ; on trouve qu'elle est d'une seule espece ; la curation en est simple ; elle consiste particuliérement dans l'usage du quinquina.

On peut tirer quelques lumieres sur le pronostic en lisant les anciens, & sur-tout Prosper Alpin (*a*), & avec le secours de son commentaire, étudier Hippocrate.

Des Phelgmasies.

Consultez Barker sur la *conformité de la Médecine ancienne* :

(*a*) Le livre de cet auteur de *Præsagienda vita & morte* ; est le meilleur abregé que nous ayons de la doctrine des anciens sur le pronostic ; Boerhaave en a donné une excellente édition, *Lugd. Bat* ; 1710, *in*-4°.

& moderne. La doctrine de Boerhaave est complete, si l'on y ajoute l'usage des vésicatoires dans les fievres inflammatoires donné par Pringle.

Des Maladies inflammatoires particulieres.

Il est inutile de citer les auteurs qui en ont traité, excepté ceux qui ont écrit sur la GOUTTE. On ne trouvera l'histoire de cette maladie que dans Sydenham & Musgrave. Mais la lecture du dernier demande beaucoup de précautions. Quant à la curation, il ne faut faire attention à aucun de ces auteurs, parce qu'en cherchant une acrimonie & une matiere morbifique, ils ont perdu de vue le systême entier qui gouverne la maladie.

La Peste doit être particuliérement étudiée ; mais il ne faut consulter que les auteurs qui l'ont vue, tels que Diemerbroek, Riviere, Sydenham, Senac (*a*) & Chenot (*b*).

La PETITE-VÉROLE. On ne trouve rien sur cette maladie avant Sydenham : ceux qui, depuis, ont voulu corriger sa pratique, ne l'entendoient pas bien ; on peut y faire quelques additions relativement à l'usage du quinquina. Il faut lire à ce sujet Monro, dans les essais d'Edimbourg. Quant à l'usage des antimoniaux, consultez ceux qui ont écrit sur l'inoculation ; vous y trouverez aussi la maniere d'administrer les purgatifs dans la petite-vérole. Pour la maniere d'inoculer, Dimsdale (*c*) suffit.

Les ERUPTIONS MILIAIRES. Je conseille Hoffmann, Hamilton, Fordyce. Ils n'ont cependant pas beaucoup perfectionné la pratique. On trouve quelque chose sur ce sujet dans Allioni ; mais il a étendu sa pratique trop loin : nous savons que ce n'est qu'une maladie sporadique.

(*a*) On attribue à Senac le recueil des observations faites par les médecins qui ont suivi la peste de Marseille ; ce recueil a été imprimé à Paris en 1744, par ordre du Roi, sous titre du *Traité des causes, des accidens & de la cure de peste*, in-4°.

(*b*) Voyez aussi le Mémoire sur la Peste de Moscow, par M. Samoëlowitz. Paris, 1784, *in*-8°.

(*c*) M. Fouquet, médecin de Montpellier, a traduit en François & a ajouté à la fin de son Traité de la petite-vérole ; l'ouvrage de Dimsdale, intitulé *Méthode actuelle d'inoculer la petite-vérole*

Des Hémorrhagies

La doctrine d'Hoffmann est fort bonne : pour l'histoire ; lisez les Stahliens.

HÉMOPTYSIE & PHTHISIE pulmonaire. *Voyez* Morton

HÉMORRHOÏDES. *Voyez* les Stahliens, & sur-tout Alberti ; mais en lisant ; joignez-y la thèse de Haen & Hoffmann.

Les REGLES IMMODÉRÉES, DIMINUÉES OU SUPPRIMÉES. Je ne connois aucun auteur. Freind n'a donné aucun éclaircissement sur la MÉNORRHÉE.

Le CATARRHE. S'il est sporadique, il doit être considéré comme les phlegmasies, s'il est épidémique, *Voyez* Barker, qui a donné une très-bonne description de celui qui a régné à Londres en 1762.

DYSENTERIE. Zimmermann (*a*) est le premier qui a donné la vraie maniere de la traiter ; mais avant de le dire, consultez Pringle (*b*) & Roëderer.

Des Neuroses.

Les COMATA. *Voyez* Wepfer (*c*). Quant à la manière dont ils se manifestent, lisez Boerhaave, Van-Swieten, & le traité de Boerhaave *de Morbis nervorum* (*d*).

Des Adynamies.

SYNCOPE. Le traité du cœur de Senac, est complet à cet égard.

DYSPEPSIE. Je ne puis citer aucun auteur ; tous l'ont confondue avec l'affection hystérique. On peut tirer quelques faits de Cheyne (*e*) & de Whytt.

(*a*) Le traité de la dysenterie de Zimmermann a été traduit en François & imprimé à Paris en 1775. Celui de Roëderer a été imprimé à Gottingue en 1761, sous le titre *de Morbo mucoso.*

(*b*) Voyez son Traité des maladies des armées

(*c*) Joh. Jacobi Wepferi *observationes Medico-praticæ, de affectibus capitis internis & externis.* Scaphasii, 1727, in-4°. *Historiæ apoplecticorum*, Amst 1724, *in*-8°.

(*d*) Ce livre a été recueilli des leçons de Boerhaave, par Van-Eems, & imprimé à Leyde, 1761, 2 vol. *in*-8°.

(*e*) Cet auteur a donné un Traité des maladies nerveuses en Anglois, imprimé à Londres en 1733, *in*-8°. Je n'en connois pas de traduction françoise ; mais on ne peut en être dédommagé en lisant les

Des Spasmes.

TETANOS. *Voyez* les observations des médecins de Londres (*a*) & Hillary (*b*).

CONVULSIONS & EPILEPSIE. Pour les faits, *Voyez* Van-Helmont & Willis. Pour la partie systématique, lisez Hoffmann, & pour l'histoire de la maladie, *Voyez* Boerhaave & Van-Swietem.

Les PALPITATIONS. *Voyez* Senac, & de Lisle, *de Palpitatione cordis* (*c*). Le dernier donne peu d'éclaircissemens.

L'ASTHME. On trouve beaucoup de faits dans Floyer (*d*) & Van-Helmont.

TOUX CONVULSIVE ou COQUELUCHE. *Voyez* Willis & Hoffmann. Burton a fait usage dans ce cas du quinquina, & a établi une pratique efficace.

PYROSIS. On trouve quelques idées dans Sauvages & Linnæus.

COLIQUES. Relativement à l'ILÆUS, lisez Huxham, Haen & particuliérement Pringle.

CHOLERA-MORBUS & DIARRHÉE. Je ne connois aucun auteur qui les ait bien traitées *ex professo*.

DIABETE. Aucun auteur n'est supportable.

HYSTÉRIE. Il faut prendre garde, en lisant ceux qui ont écrit sur cette maladie, de la confondre avec la dyspepsie & l'affection hypochondriaque. Hoffmann est le seul qui ait séparé ces maladies.

HYPOCHONDRIE. L'histoire la plus complete se trouve dans Boerhaave & Van-Swieten.

La VESANIA ou LA FOLIE. Je ne connois que le docteur Battie (*e*), & il n'a rien appris. C'est pourquoi il faut avoir recours aux systématiques. Boerhaave & Van-Swieten

---

observations de M. Whytt, qui ont été traduites en françois par M. le Begue de Presle, sous ce titre, *les vapeurs & maladies nerveuses hypochondriaques, reconnues & traitées dans les deux sexes*, 2 vol. *in*-12.

(*a*) Vol 1, art. 12, par Chalmers.

(*b*) Dans son Traité des maladies des Barbades.

(*c*) Christian Everh de Lilie, *Tractatus de palpitatione cordis*; Zwollæ, 1755, *in*-8°.

(*d*) Dans son Traité de l'Asthme, dont il y a une traduction françoise, *in*-12

(*e*) L'ouvrage de cet auteur est en Anglois.

ont raſſemblé preſque tout ce que l'on peut dire ſur cette maladie.

Des Cachexies

Les MARCORES, ou LES AMAIGRISSEMENS. On trouve la ſubſtance des principales connoiſſances dans Morton.

La POLYSARCIA & l'EMPHYSEME. On trouve peu de choſe ſur cet ſujet.

La TYMPANITE. *Voyez* les auteurs qui ont écrit ſur l'HYDROPISIE; commencez par Sydenham, liſez enſuite Boerhaave & finiſſez par Monro (*a*).

La PHYSCONIE ou la VENTROSITÉ *Voyez* Sauvages.

Le RACHITIS *Voyez* Gliſſon, Mayow, Boerhaave & Zeviani (*b*).

ECROUELLES. *Voyez* Ruſſell.

MALADIES VÉNÉRIENNES. Aſtruc a raſſemblé tout ce qu'on avoit dit avant lui, & on a peu ajouté depuis (*c*).

SCORBUT. Lind eſt complet (*d*).

ÉLÉPHANTIASIS & LEPRE. *Voyez* les obſervations des médecins de Londres (*e*).

La JAUNISSE. Evitez Boerhaave, parce qu'il a donné un ſyſtême très-incorrect & imaginaire. Il faut ſe contenter

---

(*a*) Son Traité de l'Hydropiſie eſt traduit eſt François

(*b*) Auteur Italien : ſon Traité du Rachitis a été imprimé à Vérone en 1761, *in*-8°. ſous le titre *Della cura de Bambini attaccati, della Rachitide.*

(*c*) Il faut abſolument joindre à Aſtruc, l'excellent Traité que vient de publier M. Hunter ſur les maladies vénériennes, dont on nous promet une traduction françoiſe.

On ne doit pas non plus négliger les *Obſervations pratiques ſur les maladies vénériennes*, par M. Schewediawr, dont nous avons une traduction françoiſe, imprimée à Paris en 1785, *in*-8°. On y trouve une excellente énumération des différentes préparations mercurielles que l'on a miſes en uſage pour combattre cette maladie.

(*d*) Son livre eſt traduit en François

(*e*) Vol. 1, art. 18, qui eſt l'extrait d'une lettre adreſſée au docteur Cléphane, par M. Joannis, médecin d'Aix, datée du 15 octobre. 1755.

Voyez auſſi l'*Hiſtoire de l'Eléphantiaſis*, par M. Raymond, médecin de Montpellier Lauſan. 1767, *in*-12; & *de Lepra commentatione*, par M. Schilling, médecin de Surinam. Lugd. bat 1778. *in*-8°. M. Bajon a auſſi donné une bonne deſcription de l'Eléphantiaſis, dans ſes *Mémoires pour ſervir à l'Hiſtoire de Cayenne & de la Guianne françoiſe*, tome 1.

d'une idée plus ſimple, qui eſt la conſidération des concrétions biliaires. *Voyez* les Eſſais de Médecine d'Edimbourg (*a*) & Coe (*b*).

Pour la CHIRURGIE. *Voyez* Boerhaave, Van-Swieten & Sauvages.

En ſuivant cet études, ayez l'érudition en vue; tâchez de ſaiſir les idées générales & étendues des philoſophes. Mais ſoyez toujours guidés par les ſentimens d'humanité, de probité & de déſitéreſſement, qui impoſent à l'homme le devoir & l'obligation de ſoulager ſes ſemblables.

(*a*) T. I, art. 33; T. II, art. 28, par Thomas Simſon, & 29 par James Dundan. On trouve auſſi dans le tome II des Tranſactions de médecine, une bonne diſſertation de M. Heberden ſur les maladies du foie. Enfin M. Corp a fait imprimer à Bath en 1786 un Eſſai ſur la Jauniſſe, *in*-8°.

(*b*) *Treatiſe on Biliary concretions*, By-Thomas Coe, London, 1757. Je n'en connois pas de traduction françoiſe.

FIN.

TABLE ANALYTIQUE
DES MATIERES
CONTENUES DANS TOUT L'OUVRAGE (a).

A

(a) Les chiffres renvoient aux paragraphes. Ceux qui ſont précédés de la lettre *n*, indiquent les matières contenues dans les notes du paragraphe; lorſque les notes ſont longues, ou qu'il y en a pluſieurs dans le même paragraphe, la page eſt indiquée par un chiffre précédé de la lettre *p*.

Cette ligne -- entre deux chiffres ſignifie depuis juſqu'à & compris.

B.

C.

D.

E.

F.

G.

H.

K.

L.

M.

N.

O.

P.

Q.

R.

S.

T.

U-V.

Y.

Z.

Fin de la Table des matières.

www.ingramcontent.com/pod-product-compliance
Ingram Content Group UK Ltd.
Pitfield, Milton Keynes, MK11 3LW, UK
UKHW020612230726
13926UKWH00005B/2344